U0377268

"复旦大学上海医学院高水平地方高校试点建设项目
——一流公共卫生与预防医学学科建设"项目资助
2018年上海市文教结合"高校服务国家重大战略出版工程"项目资助

Modern Health Education

现代健康教育学

总　策　划　张立强

名誉主编　王陇德　胡锦华

主　　编　余金明　姜庆五

副 主 编　常　春　李英华　王继伟　魏晓敏

复旦大学出版社

总策划

张立强

编委会名单

主　　任　王磐石

副主任　余金明　马　骁　李新华　石　琦

　　　　　习　红　黄泽民　陶茂萱

编　　委（按姓氏笔画排序）

　　　　　万德芝　王华东　王　彤　王钦海　王桂松　王　锐

　　　　　玄泽亮　朱爱勇　汤　捷　孙长胜　孙　桐　杨建军

　　　　　李文芳　李申生　李　枫　李善国　吴　龙　张美娟

　　　　　金培武　周　波　姜宏云　祝天才　钱晓波　徐水洋

　　　　　唐文娟　黄泽民　韩铁光　甄世祺　虞万晋　戴正秋

编写者名单

名誉主编　王陇德　胡锦华

主　　编　余金明　姜庆五

副主编　常　春　李英华　王继伟　魏晓敏

编　　者（按姓氏笔画排序）

卫　薇　王书梅　王丽敏　王继伟　石文惠　石　琦

卢立新　卢　永　田向阳　仲学锋　刘兆炜　刘　欣

刘建平　汤伟民　汤　捷　杨达伟　李小宁　李方波

李英华　何　丽　余金明　余剑珍　沈红权　张　东

张　璇　陈启超　陈济安　郁　超　季莉莉　岳　川

周　欢　郑　莹　郑频频　胡青坡　查青林　施永兴

姜庆五　娄晓民　钱　玲　徐水洋　徐晓丽　徐望红

高俊岭　黄明豪　韩　晔　解瑞谦　戴俊明　魏晓敏

秘　　书　徐家英　单家银　姜纪武　王潇怀

主编简介

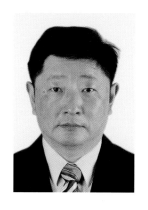

余金明 博士,流行病学与卫生统计学专业。复旦大学公共卫生学院教授、博士生导师,复旦大学医学规划与科研办公室副主任。目前主要从事健康行为、健康教育与健康促进,心脑血管病、肿瘤等慢性病流行病学和医学统计学等教学研究工作。主持或参与主持科研项目60余项,在国内外核心期刊公开发表科研论文250余篇,主编预防医学国家级教学团队教材《健康行为与健康教育》、MPH教材《医学统计学基础》。担任的学术任职有:国家卫生健康委员会健康促进与教育专家指导委员会委员,中国健康促进与教育协会常务理事、副秘书长,中国健康促进与教育协会社区分会主任委员,中国控烟协会常务理事、专家组成员,中国非公立医疗机构协会物联网医疗分会副主任委员,中国农村卫生协会常务理事、专家委员会委员,上海市卫生统计学专业委员会副主任委员等。

主编简介

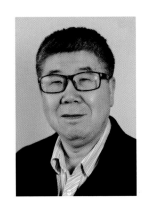

姜庆五 复旦大学特聘教授、博士生导师，欧亚国际科学院院士。曾作为访问科学家和访问学者赴美国哈佛大学、英国萨塞克斯大学、美国加州大学伯克利分校学习，曾赴泰国朱拉隆功大学经济学院学习。在血吸虫病、流感等传染病流行病学和流行病学方法等方面做了大量开拓性的研究工作，在国内外学术刊物上发表论文300余篇，主编教材与专著6部。现任中国健康促进与教育协会会长、中国农村卫生协会副会长、国家卫生健康委员会疾病预防控制专家委员会成员、国家突发公共卫生事件专家咨询委员会委员。曾任复旦大学公共卫生学院院长、国务院学位委员会第五届评议组成员与第六届学科评议组共同召集人、中华预防医学会流行病学专委会副主任委员、卫生部血吸虫专家咨询委员会副主任委员、卫生部应急专家委员会委员、卫生部疾病控制专家委员会委员、澳门特区政府卫生局顾问、上海市非典型肺炎防治工作专家咨询组成员、上海市流感防治工作专家咨询组成员、中国高等医学教育学会预防医学教育研究会副理事长；还担任过《中华流行病学杂志》《中华预防医学杂志》《中国血吸虫病防治杂志》《中国公共卫生》《中华疾病控制杂志》等杂志副主编、教育部高等学校公共卫生与预防医学类专业教学指导委员会副主任、国家社科基金重大项目的首席专家，获得"863"、国家自然基金重大项目和科技部基金的资助，主持国家七五攻关课题、国家自然科学基金课题和世界卫生组织课题等多项科研项目。其中"湖滩地区血吸虫病流行因素和优化防治对策的研究"1996年获卫生部科技三等奖，"湖滩地区血吸虫病流行因素和优化防治对策的研究"1997年获上海市科技进步二等奖，"江湖洲滩地区日本血吸虫病再感染的研究"1998年获国家教委科技三等奖。曾获上海市育才奖、复旦大学校长奖、上海市卫生系统抗击非典模范个人。主要研究方向：传染病流行病学与控制的研究、血吸虫病流行病学与控制的研究等、行为与健康的研究。

健康是人类永恒的话题,如何"讲好""做好",是广大医务人员永远需要研究的学问。

在 2016 年全国卫生与健康大会上,习近平总书记强调"没有全民健康,就没有全面小康",要把人民健康放在优先发展的战略地位,加快推进健康中国建设。2016 年第九届中国健康教育与健康促进大会强调:"树立大卫生、大健康的观念,从以治病为中心转变为以人民健康为中心,建立健全健康教育体系,提升全民健康素养。"同年 10 月,中共中央、国务院联合印发《"健康中国 2030"规划纲要》,明确提出了加强健康教育,提高全民健康素养的部署。

随着我国国民经济快速发展,政府对卫生事业投入大幅增加,我国公民健康水平得到显著提升。但不容忽视的是,我们的公共卫生事业发展与人民群众的健康需求相比还有较大差距。传染病方面,艾滋病、肺结核、乙型肝炎等的防治形势依然严峻,而慢性非传染性疾病,尤其是心、脑血管疾病,糖尿病等出现暴发增长态势;另外,我们还有 2 亿人遭受职业病的危害。一方面,这些问题造成社会疾病负担过重;另一方面,离"公共卫生均等化"目标也相距甚远。要缩小这一差距,需要政府财政增加对公共卫生事业的投入、更新相关技术与设备、加强人员培养与组织能力建设、完善相关政策与法制、落实社区卫生服务职能,这些都是我们医疗卫生工作者需要面对的重要领域。

全世界都认同这样一个观点:健康教育是花钱不多,但是投入产出效益最好的一种促进健康的手段。现在看来,糖尿病、高血压等这些影响人类健康的重要问题,无论是预防还是治疗,越来越多地依赖健康教育和健康促进。越发达的卫生体制,越重视健康教育。横向比较来看,发达国家对健康教育工作重要性的认识、健康教育在预防保健工作中发挥的作用,都是值得我们借鉴的。我们要在卫生工作方面赶上发达国家,首先就要在健康教育方面赶上去,要切实推行"健康教育先行"的理念。所谓"健康教育先行",是指无论是疾病预防控制、妇女儿童保健,还是疫情的处理,都应始终把健康教育放在首位,把健康教育工作作为健康促进的重中之重。

既然健康教育如此重要,就需要我们深入开展如何做好健康教育的理论和实践研究。上海胡锦华健康教育促进中心作为在健康教育理论实践研究方面的国内知名社会组织,勇挑重担,组织了一大批国内健康教育方面的专家、学者,编写了《现代健康教育学》。相信本书将会成为我国健康教育学科领域的重要理论著作,成为广大医学工作者的重要参考书。

在世界范围内,非政府组织已经成为社会发展过程中的一支重要力量。健康志愿者组织在 19 世纪初期开始开展健康教育,其作用很快超过了官方组织。历史经验提示,社会经济发展到一定的程度,给了志愿者更多的经济与时间的自由,所结成的社会组织就能够整合全社会的力量,动员全民关注公共健康,协助政府采取有效措施。因此,充分发挥社会组织功能,将会弥补政府部门对公共卫生事业体系建设和应对机制方面的缺口,弥补政府对公共卫生事业在财力、物力和人力技术投入的不足;通过非政府组织积极主动、自觉自愿地参与健康教育事业,促使全社会形成扶弱济困、热心公益事业的风气,使物质文明和精神文明建设共同促进、共同发展。在健康教育领域,像上海胡锦华健康教育促进中心这样的非政府组织必将大有可为。

胡锦华先生从事健康教育工作 60 余年,将毕生精力贡献给中国的健康教育事业。他在健康教育理论方面形成的人文观、生态观、文明观、先行观、群众观、方法观、政策观、特色观、生死观也是本书理论内涵的重要组成部分。对胡锦华先生 60 年如一日,始终不渝地奉献在健康教育领域,我感到由衷钦佩。

健康教育既是预防医学的重要学科之一,也是全体医学工作者的重要工作内容。我衷心希望广大医学工作者能够以胡锦华先生为榜样,关心、支持、做好健康教育工作,为实现"健康中国"的伟大理想而奋斗。

最后,祝愿本书能为我国健康教育事业再添新力量,从而助推"健康中国"建设向着"全民健康,共建共享"的美好愿景不断前进!

中国工程院院士

2019 年 9 月 25 日

FORWORD 前言

在大家热切的盼望中,经过编委会和众多专家、学者的辛勤努力和奉献,《现代健康教育学》终于面世,成为新中国成立 70 周年的献礼文献。

在 2016 年全国卫生与健康大会上,习近平总书记发表重要讲话,强调了没有全民健康,就没有全面小康,要把人民健康放在优先发展的战略地位,加快推进"健康中国"建设。中共中央、国务院印发的《"健康中国 2030"规划纲要》从两个方面推动了健康教育事业的发展:一是"健康中国"建设已经成为国家战略;二是健康教育不仅是"健康中国 2030"建设的重要内容,也是实现规划目标的基本手段。在全民健康理念下,健康教育在提高国民健康素养中的重要性日益凸显,但是社会和学术界对其发展规律仍然存在许多模糊的,甚至似是而非的认识,有必要对此持续关注和深入探索。

我国卫生健康始终坚持"预防为主,防治结合"方针。健康教育的核心是教育人们树立健康意识,促使人们改变不良行为习惯,养成良好的健康生活方式,以减少或消除影响健康的危险因素。上海健康教育和健康促进通过在工作中不断实践和总结,较早建立了以"政府主导、部门合作、社会动员、公众参与、规制保障"为特点的运行机制,赢得大众广泛的获得感和满意度,如"上海市健康大讲堂"和"上海市健康教育名医专家演讲团"等已经成为多方合作开展健康教育的典范和品牌。

《现代健康教育学》是国家卫生健康委员会宣传司委托上海胡锦华健康教育促进中心和复旦大学公共卫生学院合作编著的较完整的学术专著,致力于对中国现代健康教育事业面临的发展瓶颈问题,运用胡锦华贡献的理论实践进行探索,汇聚政教研学力量,走理论与实践相结合、国际视野与国内实际相结合之路,为健康教育理论拓展提供储备,为高等院校及相关机构和专职、兼职健康教育工作者提供专业参考书,更是研究和实践健康教育的重要参考文献。

本专著有三点创新。

一是创新"九大观念"。本专著从基本理论、实践、专题、最新进展、国内外案例分六个部分进行介绍。第一部分是绪论,重点阐述胡锦华的"人文、生态、文明、先行、群众、方法、政策、特色、生死"新观念,并对健康教育学基本理论从健康与健康相关行为、健康教育与健康促进、个体健康行为模型、人际间健康行为模型、健康行为改变的社区和群体模型、研究和实践中的理论运用、传播理论与健康相关行为改变、健康教育中的伦理学等方面分别进行介绍;第二部分立足于现状,对健康教育实践能力内容,包括数据收集方法、需求评估、计划制订、干预实施、评价与应用、组织管理和研究设计进行概括、分析和评述;第三部分是生活方式及相关疾病、场所和其他专题健康教育三个模块;第四部分是根据第九届全球健康促进大会、《"健康中国 2030"规划纲要》《全民健康生活方式行动方案(2017—2025)》、"将健康融入所有政策"等内容全面介绍健康教育与促进的最新进展情况;第五、第六部分是对国内外健康教育的相关案例进行分析解读。目前,在我国启动的十五项"健康中国行动"中,健康知识传播列在首位。

二是创新编撰视角。打破常规,在思想、结构、内容等领域均突破了同类书籍的局限,做出了开拓性的工作。本专著不同于以往健康教育领域的教科书、工具书,其重点在围绕"健康中国 2030"建设中健康教育所应发挥的引领作用、指导作用、支撑作用,就"健康中国 2030"建设中健康教育所面临的历史机遇、责任和挑战及健康教育领域科学性、系统性、复杂性的问题作深入细致地探讨和全面论述,具有内容广博、论述系统、观点成熟等特点,也是健康教育领域重要科学研究成果的体现。特别是与我国健康教育发展的实践相结合,阐述了发展我国健康教育的基本问题和基本理论。在方法论上运用了多种方法相结合的论述方法,主要有系统分析和具体考察相结合、历史回顾与现实考察相结合、理性分析与实证分析相结合、比较分析和具体分析相结合等。这些编著角度为进一步把独具中国特色、时代特点的健康教育理论与实践经验总结好、传承好、发展好,更好地指导我国健康教育未来新发展奠定了基础。

三是创新案例引用。2016 年世界卫生组织在上海市召开了第九次全球健康促进大会,本专著专门收集了会上推荐的国内外最新进展及健康教育实践 20 余个成功案例,有新意、有特色，生动地把国内外健康教育领域中实操性方法展示在读者面前，可使不同年龄、不同阶层人群从中受益，方便各级领导部门、专业机构及基层专业工作者应用于实践，指导实践。因此，足以体现案例引用国际化、经典化。本专著是各级领导部门、健康教育机构践行"将健康融入所有政策"的首选智库，也是高等医学院校专业学生的教科书；对开展健康中国行动，提供有益的指导和借鉴作用；更为其他与大健康相关行业人士了解学习健康教育提供了一个百科全书式的工具。

《现代健康教育学》是集体研究编著的成果，百余位专家教授编者分别来自国家卫生健康委员会、复旦大学、北京大学、四川大学、哈尔滨医科大学、陆军军医大学、郑州大学、上海中医药大学、中国健康教育中心、中国人口宣传教育中心和江苏、浙江、安徽、上海、广东、四川等地的健康教育与促进机构。姜庆五、马晓、余金明等教授对全书进行统编、修改和定稿。

胡锦华先生将毕生精力贡献于中国的健康教育事业，不仅在担任上海市健康教育所所长期间，为上海，乃至全国健康教育体系建设奉献了智慧和精力，而且在学术上孜孜以求，研究古今中外健康教育和健康促进的精华，推广并造福广大人民群众。更加难能可贵的是，胡锦华先生退而不休，在担任上海市政府参事期间，建言献策，积极推崇"将健康融入所有政策"；还在政府部门支持下建立了"上海胡锦华健康教育促进中心"，广泛凝聚社会爱心力量，以援藏援疆为重点，亲自带队到偏远地区，培训和提升基层骨干医生的公共卫生服务水平和能力，更好地为农牧区群众提供健康服务，被当地干部群众热情地称为"带来健康福音的不老松"。

本专著的编写还得到时任国家卫生健康委员会宣传司司长毛群安和中国健康教育中心主任李长宁、中国疾病预防控制中心党委书记李新华、复旦大学附属中山医院原院长杨秉辉的亲自指导和大力支持，谨致谢忱。期盼着各种批评建议，也希望本专著能够为我国健康教育理论创新和事业发展做出些许贡献。

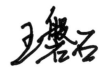

2019 年 9 月 20 日

CONTENTS 目　　录

第一篇　绪　　论

第三篇　健康教育基本方法与技能

第八篇　国内及国际进展

第九篇　国内案例分析

第一篇

绪　论

Xu　　　Lun

·现 代 健 康 教 育 学·

1 健康的概念与影响因素

1.1　健康的概念

当代对健康的思考强调赋予国家、社区、团体和个人实现自身健康目标的能力。1947 年,世界卫生组织(World Health Organization,WHO)在《世界卫生组织宪章》中提出:"健康是指生理、心理和社会适应的完好状态,而不仅仅是没有疾病或不虚弱。"本章将通过对健康概念的 10 个维度(图 1 - 1)的描述来帮助人们全面认识和理解健康的概念。

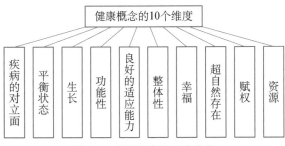

图 1 - 1　健康概念的 10 个维度

健康教育与健康促进的根本目标是健康,所以,对健康概念的全面认识和准确把握意义重大。以下

是在 WHO 给出的健康定义的基础上,分别从 10 个维度对健康进行阐述。

1.1.1　健康是疾病的对立面

从健康是疾病的对立面这个角度来看,健康和疾病被视为两个独立的状态,即健康是没有疾病的状态。从古至今,患有疾病的人一直被社会排斥。社会所定义的健康标准会导致与这些标准相悖的患者产生负面情绪。他们患有的疾病与健康的定义相悖,他们的存在威胁到了社会秩序。

当健康被定义为没有疾病时,则通过使用一种疾病标志和症状来对健康状况作评估。这种对健康的定义很大程度上是由生物医学的机械主义概念所导致的,医生主要把人看作是一个生化系统。

卫生保健专业人员准备通过症状和客观指标对疾病进行诊断。健康是一种常态,而疾病是在正常范围之外。医疗模式依赖于对疾病的诊断,而不是定义健康,它仅仅将健康定义为没有疾病。因此,健康仅是在正常范围内,最佳状态却很难被认识和实现。

1.1.2　健康是一种平衡状态

在流行病学框架中,健康的定义来源于健康-疾病-死亡这一既连续又统一的过程。这些过程的关键是环境、致病因子和遗传因素的相互作用。人类宿主、潜在致病因子和环境因素在疾病形成前的初步相互作用被称为发病前期（即疾病发生前的阶段）。发病前期是健康的一个阶段。宿主、潜在的致病因子和环境之间的平衡反映了健康状况中固有的平衡，直到有诱发疾病的刺激引起人体系统的变化，即发病。发病前的过程可以看作环境中的过程，而发病过程则是发生在人体中的过程。

疾病是一种不平衡的状态，而健康是一种平衡状态。这种平衡是通过多种因素的相互作用来实现的。健康的平衡反映在这些相互作用的性质和强度上。身体、生理、心理、社会、文化、精神、政治和经济之间的相互作用，有助于每个个体、家庭、群体和社区的健康。健康是一种特殊的状态，也是这些因素平衡的结果。

传统和文化意识形态也影响着健康，如中国传统医学所强调的阴阳和谐就是一种平衡。阴阳被形容为被动和主动、阴气和阳气、培养和刺激，以及地下和天上。当这些看似相反的力量共同作用时，能量是平衡的。阴阳失衡被认为是一种疾病的状态。个体的习惯和信仰不是独立存在的，而是其所处文化体系的组成部分，这个体系决定了个体对待健康和疾病的态度。每种文化都有其各自处理相关健康和疾病的经验与方式。

1.1.3 健康是成长

人类被认为具有不断增强和支持生长的能力；这是一个贯穿整个生命周期、持续不断的发展过程。每个生命阶段的整体健康的概念，包括具备认知、生理和心理能力，是整个生命周期的健康成长过程的一部分。每个阶段的成长都有相应的衡量标准，应按照既定的预期进展模式进行评估。在某一特定阶段中未能具备某些技能可能会阻碍下一阶段的成长。

老龄化的概念在健康的生命周期定义框架中需要被关注。在其最狭义的定义中，老年被定义为生命的最后阶段——预期的衰退时间，即预期的结果是依赖和无助。从更广泛的角度来看，老龄化是一个复杂的文化问题，而不是仅仅通过生物学参数来定义。虽然老年人的体能和对生活的期望可能有所改变，但他们仍有充分参与生活的能力。以这种观点来看，老龄化是一个不确切的术语，可以理解为一种损失和一种目标。衰老的过程也是生命的过程。

当人们从疾病的角度看待健康时，疾病将有机会被视为一个潜在的生长催化剂。如果健康和疾病共存，那么在患病时通过生活意义感、自我认识、积极改变和对生活事件的重新定义认识健康。同样的，在临终之际，转向帮助个人和家庭寻找即将到来的死亡的意义，并更好地安度晚期生活——临终关怀，达到促进健康的目的。

1.1.4 健康具有功能性

健康被视为满足关键生命功能（生理和心理功能）的能力。生理功能包括消化、呼吸、睡眠、清除毒素和循环功能等。心理功能包括行为、交流和情绪发展功能等。健康的个体应该满足这些基本功能。同样，家庭能够通过物质、情感、教育和社会支持活动等支持他们的成员。此外，社区能够为其成员提供维持其自身功能的资源。社区既要能够满足其成员的需求，同时成员也要参与社区的进一步发展中。

当个人、家庭、团体和社区的功能能力受到限制时，个体的健康状况就会发生改变。适应问题不仅包括个体去适应环境，还包括改变环境去适应个体。从这个角度来看，残疾被视为一种不同的能力，一种需要改变环境以便一个人能够实现至关重要的生命功能。

康复是一种预防措施，重点是恢复剩余的能力来维持功能。即使该功能被修改，个人的强项和能力也会以不同的方式实现功能的恢复。尽可能地恢复独立的功能，使个人、家庭或社区更少依赖其他形式的支持。

参与健康活动取决于个人的整体健康相关技能。例如，健康素养是理解旨在改善健康的信息所必需的主要技能。健康素养是获取、理解和处理基本的健康信息和服务，并据此做出健康决策的能力。因此，健康素养会影响功能健康。

1.1.5 健康是良好的适应能力

健康作为良好的适应能力，考虑了健康的决定因素。遗传、环境、医疗卫生服务和生活方式被确定为人类健康的四大影响因素。这些影响因素中的每项都很重要。当前，在公共卫生领域特别关注个人生活方式对个人健康的影响；然而，仅仅关注生活方式，而不是将健康视为多重决定因素的结果，则很容易导致"责备受害者"。当生物、心理、社会、文化和政治因素的复杂混合被低估时，个体将不得不承担不健康的生活方式所导致的结果。

虽然生活方式只是决定健康的四大因素之一，然而却是个体所能主导的选择。某些生物因素虽然是可改变的，但在很大程度上是无法控制的。健康的环境决定因素往往由更宏观的因素所决定，一般个人、家庭和社区无法控制。此外，卫生服务的可用性、可获得性、可承受性、适当性、充分性和可接受性可减少健康的不平等。没有一个因素能够单独决定一个人的健康，健康是由这些力量的相互作用所决定的。

环境是健康的关键决定因素，不能孤立地看待生活方式。健康的生态模式强调人与环境之间的相互关系。认识到内在和外在因素、社区和组织因素以及公共政策的影响，是全面了解健康相关行为和干预措施的必要条件。为解决公众健康问题，公共卫生专业人员需要基于对各种健康决定因素的全面理解。

1.1.6 健康具有整体性

从系统理论的观点来看，个人、家庭或社区的各个方面都是相互联系和相互作用的。人体是由相互作用的子系统构成的，他或她同时是家庭和社区的一个子系统，这也是彼此相互影响的部分。每个系统同时是一个子系统和一个上级系统。在这个框架中，健康可以被视为系统完整性和统一性的结合体。

健康是个体潜能的完全发展。幸福模式着眼于机体的整体，包括物理的、社会的、审美的和道德的——不仅仅是行为和生理方面。在幸福感的意义上，健康是完整。健康是人类系统奋斗的目标。

个人健康受到家庭健康的影响，一个成员的健康影响着其他家庭成员的健康。同样地，家庭是在群体、社区和社会的背景下被观察。国家作为世界的一部分，在影响世界卫生的同时也受到世界的影响。健康不再仅仅由个人指标决定。越来越多的证据表明，个人健康和社区健康是相互依存的。人类健康评估的关键要素是综合健康特点和群体之间的差异，环境、社会和经济健康决定因素，不平等的机会以及社区治理等。

1.1.7 健康体现幸福感

根据前文中 WHO 给出的健康定义，没有疾病意味着幸福的 3 个重要来源——身体健康、精神健康和社会适应的理想状态。谈到健康作为一个"完整"的状态可能意味着健康不需要改善，任何不完整的幸福都不是健康。然而，完全遵循这条路线可能

会导致对健康促进工作的否定，因为健康有时无法得到改善。

有专家利用 WHO 对健康的定义来扩展高层次的健康理念。在这个理念中，健康不仅在身体和精神层面上，同时也在家庭和社区层面，且具有兼容性。个人的高水平健康被定义为一种综合的存在和发展方式，以最大限度地发挥个人潜能为目标。它要求个体在其所处的环境中，保持连续的平衡和有目的的方向。实际上，健康的动态本质意味着健康潜力的最大化。换句话说，健康并不是一个完整的静态状态，而是在持续的基础上保持完整性。当一个人、一个家庭、一个群体或一个社区有目的地朝着一个目标移动时，平衡和动态将结合在一起。

通常人们所说的"感觉健康"是一种主观的幸福感——对个人指标的主观解释，产生一种模糊的感觉，认为一切都很好。总体幸福感包括以下因素：情绪、信念、性情、行为、处境、经历和健康。幸福是一个不精确的术语，包括主观和客观的定义以及测量方法。它可能包括满意和不满意的自我报告，一个持久的情绪水平或短暂的情绪状态、外部环境条件、生化相关行为的存在或缺失等。众所周知，不同的人有不同的方式体验幸福。人们所追求的幸福可能没有正式的定义，也没有明确的指导方针。然而，个体确实知道并理解达到这个状态的一些方法。也许没有必要或不可能对某些人的经历有一个精确而客观的定义。

1.1.8 健康是超自然存在

将健康视为一种超自然存在，是看到人类的成长和发展的无限潜能。健康就是自我发现的过程。要重新定义健康，就要放宽边界。健康被认为是与浩大的宇宙相互关联的，它融合了情感和精神的因素。自我是基于一种远远超越其普通含义的定义而探讨的；自我成为表现或表达比我们的始发地和目的地更大的物体。身体心灵的内在过程被理解为一个统一的整体，它具有巨大的潜力去体验、改变和表达健康。

一个人对一种体验或事件的认识与整体健康体验有着不可分割的联系，被称为感知。这些感知的意义影响了一个人的选择，也会对健康干预产生影响。在探索精神与健康之间的关系时，人们普遍认为精神的概念被高度个性化和情景化，缺乏一个公认的明确的定义。精神被进一步理解为一个人的内在意识，比个体的自我更伟大，也被理解为超越当前

环境的意义。正是这种意义感和目的感支撑着一个人获得控制和掌控自己所处环境的能力。

1.1.9　健康是赋权

赋权乃是个人、组织与社区借由一种学习、参与、合作等过程或机制,使获得掌控自己本身相关事务的力量,以提升个人生活、组织功能与社区生活品质。赋权透过由下而上、公民参与、协同合作、非正式协助系统等方式,进而使其相信本身是有能力的,事情是可控制或有改变的可能性,专业者在这个过程中所扮演的角色是合作者与促发者。卫生专业人员必须尊重和认识到个人有权将自己的经验作为授权过程的一个组成部分的重要性。没有这一点,专业人员就会通过为个人设置健康议程而主观地影响他人的生活。个人和社区与卫生保健专业人员和其他人合作,致力于实现个人健康的愿景。

文化价值观、态度和行为被视为个人健康的组成部分。通过加强社区行动可以增强赋权进程。只针对个人的改变会削弱这个过程。因此,当社区居民动员起来关注健康问题并发起集体行动以促进整个社区的福祉时,就能最大限度地提高赋权进程。

健康赋权的观点包括相信个人拥有众多不同的、有助于决定他们健康的自我保健能力。人们需要一定的自我保健技能来控制和指导自己的生活过程,而社区的变化取决于社区成员的自我指导能力。自我保健是指个人和社区掌握专业人员传递的必要的技能和知识的能力。

健康赋权的实现依赖于卫生服务系统内部权力的重新分配。当个人决定采取有益健康的行动时,健康的决定权往往从卫生服务部门转移到个人。尽管健康赋权强调个人参与以及更广泛的社会责任,但创造健康的公共政策和环境,使得在其中的个体能够更好地做出有利于健康的选择,仍然是健康促进工作的基础。

1.1.10　健康是一种资源

WHO强调个人或群体必须能够识别和实现愿望,满足需求,改变或应对环境。因此,健康被视为日常生活的一种资源,而不是生活的目标。健康是一个积极的概念,强调社会和个人的资源,以及身体的能力。健康作为一种生活资源的理念扩大了健康的定义及其决定因素,其中包括考虑到健康或非健康的环境,而不仅仅是强调个人生活方式的策略以达到健康。

作为日常生活的一种资源,健康是一种应对生活挑战和照顾自己的动态能力。这种资源体现了可用、未开发和潜在的能力。作为日常生活资源的健康形象延伸到了社区、社会和世界范围内。WHO和联合国开发计划署、世界银行等其他联合国机构已经认识到,健康是人类发展的核心,不仅在个人层面上,而且在全球宏观系统和社会稳定方面也是如此。健康作为一种资源整合了社会和文化层面,并包括平等(享有平等和获得健康的权利)、参与(系统与社会之间的相互责任)和效率(适当使用现有资源)。个人、社区、社会和全球健康是相互联系、密不可分的资源。

对健康的定义不仅会影响到个人决策,也会影响地区、国家和全球层面卫生政策和计划的制定。健康的定义是动态的。融合和探索健康新定义是无止境的。随着健康的重新定义,人们和社区有更多机会扩大其含义和意义,健康教育和健康促进工作也有了新的更广阔的前景。

1.2　健康的影响因素

影响人们健康的因素有很多,它们被统称为健康的影响因素。这些因素往往是相互影响的,且不受个人的控制。图1-2是根据影响范围总结的从个体层面到社会层面的主要健康影响因素。

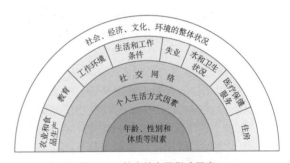

图1-2　健康的主要影响因素

来源:Whitehead M, Dahlgren G. What can we do about inequalities in health? Lancet, 1991,228:1059-1063.

1.2.1　年龄、性别和遗传因素

年龄、性别是个体最基本的人口学特征,也是对健康产生影响的重要因素。由于不同年龄、性别的生物学特征的差异,导致不同的人暴露在相同的危险因素下,其健康受到的危害可能并不相同。遗传

因素是指人类在长期生物进化过程中所形成的遗传、成熟、老化及机体内部的复合因素。遗传因素直接影响人类健康,包括体型、特殊能力、基因疾病、一般精神状态、疾病抵抗力和易感性等,对人类诸多疾病的发生、发展及分布具有决定性影响。这些先天因素在决定寿命和导致某些疾病的可能性中起一定作用。遗传因素对健康的影响往往是个人所无法决定和控制的。

1.2.2 个人生活方式

个人生活方式是指人们在长期的家庭影响、民族习俗和规范下所形成的一系列生活意识及习惯。生活方式因素包括饮食、体育锻炼、吸烟、饮酒和性行为等。个体可以通过选择健康的生活方式有效控制这些因素,从而增强健康。随着社会的发展、疾病谱的改变以及人们健康观的转变,个人生活方式对健康的影响越来越引起人们的重视。合理的、卫生的行为和生活方式将促进和维护人类的健康,而不良的行为和生活方式将严重威胁人类的健康。

1.2.3 社会环境

社会环境是指人类在生产、生活和社会交往活动中形成的生产关系、阶级关系和社会关系等。在社会环境中,有诸多的因素与人类健康有关,如社会制度、经济状况、人口状况、宗教、种族、性别、受教育程度、职业和家庭组成情况等。一般情况下,国民健康水平会随着国内生产总值的增长而提高。

不同的收入水平和社会地位均会影响健康状况。收入决定生活条件,如能够购买更加安全和舒适的住房以及购买更充足的食物。同一社会群体成员之间的态度、行为和价值观等具有相似性,不同群体成员之间存在着差异性。社会阶层能综合体现各种社会因素与疾病发生的关系,研究和分析社会阶层与健康以及社会阶层中各种因素与疾病间的关系,有利于发现高危人群,为解决人群健康不公平性提供政策制定依据。在贫困线之上,社会阶层是比物质条件更为重要的影响健康和疾病的因素,每个社会阶层都有特定的疾病风险。如处于较低社会阶层的人群,在工作和生活中暴露于危险因素(如有毒物质)的机会较多,患病的可能性高于社会阶层较高的人群。如果社会及健康保障体系比较薄弱,而且卫生保健服务在较大程度上依赖于个人支付,人们的卫生服务需求和利用就会受到限制,从而产生健康的不公平性。

健康与教育水平呈正相关;教育与社会经济地位密切相关。教育水平可以增加就业机会和收入保障,提高人们获取和理解健康相关信息的能力。

工作的人通常更健康。工作场所的社会组织、管理风格和工作场所的社会关系都会影响健康。

良好的健康状态离不开家人、朋友和社区的大力支持。来自这种社会支持中的关心和尊重可以帮助人们应对挑战,并且可以在对抗健康问题时起到缓冲的作用。影响社会支持的因素包括:①人际关系,即人类社会中人与人之间相互交往、相互联系和相互作用过程中形成的关系,是影响社会支持的主要因素;②社会网络,包括个人社会网络和服务社会网络;③社会凝聚力,综合反映人们思想道德观念、社会责任感及对社会的信心,是社会支持发生与否的决定因素。

1.2.4 自然环境

自然环境是指围绕人类周围的客观物质世界,如水、空气、土壤及其他生物等,是人类生存的必要条件。在自然环境中,影响人类健康的主要因素是生物因素、物理因素和化学因素。生物因素包括动物、植物及微生物。一些动物、植物及微生物为人类的生存提供了必要的保证,但另一些动物、植物及微生物却通过直接或间接的方式影响甚至危害人类的健康。物理因素包括气流、气温、气压、噪声、电离辐射和电磁辐射等。在自然状况下,物理因素一般对人类无危害,但当某些物理因素的强度、剂量及作用于人体的时间超出一定限度时,会对人类健康造成危害。化学因素包括天然的无机化学物质、人工合成的化学物质以及动物和微生物体内的化学元素。一些化学元素是保证人类正常活动和健康生活的必要元素,一些化学元素及化学物质在正常接触和使用情况下对人体无害,但当其浓度、剂量及与人体接触的时间超出一定限度时,将对人体产生严重的危害。

这些因素是多方面的、相互影响的,而且常常超出个人的控制范围。公共卫生干预措施的综合性和多层次性对塑造这些因素对健康产生积极影响至关重要。

1.2.5 卫生服务

医疗卫生服务是指各类促进及维护人类健康的医疗卫生活动,既包括医疗机构所提供的诊断和治疗服务,也包括卫生保健机构提供的各种预防保健服务。一个国家医疗卫生服务资源的拥有、分布及利用情况,对其人民的健康状况起着重要的作用。

1.3 医学模式

1.3.1 概念

医学模式(medical model)是人类在与疾病抗争和认识自身生命过程的实践中得出的对医学本质的概括,是人们考虑和研究医学问题时所遵循的总原则和总出发点,是人们从总体上认识健康和疾病的哲学观点,包括健康观、疾病观、诊断观和治疗观等,影响着某一时期整个医学工作的思维及行为方式,从而使医学带有一定的倾向性、习惯性的风格和特征。

1.3.2 发展

医学模式的发展经历了神灵主义医学模式、自然哲学医学模式、机械论医学模式、生物医学模式、生物-心理-社会医学模式等过程。

(1)神灵主义医学模式

远古时代,人们认为世间的一切是由超自然的神灵主宰,疾病乃是神灵的惩罚或者是妖魔鬼怪附身,故把患病称为"得"病,对待疾病则依赖巫术驱凶祛邪;而死亡是"归天",是灵魂与躯体分离,被神灵召唤去了。这种把人类的健康与疾病、生与死都归之于无所不在的神灵,就是人类早期的健康观和疾病观,即神灵主义医学模式(spiritualism medical model)。

(2)自然哲学医学模式

自然哲学医学模式(nature philosophical medical model)是古希腊至中世纪时期的医学模式。它是运用朴素的辩证法和唯物主义观解释健康和疾病现象,把哲学思想与医疗实践联系起来,以直观的自然因素现象说明生理、病理过程的一种医学模式。它是脱离于神灵主义医学模型的自体物质平衡观。我国医学的阴阳五行学说认为,金、木、水、火、土5种元素可以相生相克,并且与人体部位对应,五行若生克适度则生命健康。在古希腊,人们依据当时自然哲学中流行的土、水、火、风4种元素形成万物的学说来解释生命现象。

(3)机械论医学模式

14—16世纪的文艺复兴运动期间,随着牛顿的古典力学理论体系的建立,形成了用"力"和"机械运动"去解释一切自然现象的形而上学的机械唯物主义自然观,出现了机械论医学模式(mechanistic medical model),认为生命活动是机械运动,把健康的机体比作协调运转、加足了油的机械,而疾病是机器出现故障和失灵,需要修补与完善。机械论医学模式对医学发展具有双重性影响,一方面,倡导用观察实验方法来处理问题,促进了医学的分科,推动了生理学、病理学、外科移植学等学科的发展;另一方面,认为机体是纯机械的,常常用物理和化学概念来解释生物现象,排除了生理、心理和社会因素对健康的影响。

(4)生物医学模式

生物医学模式(biomedical model)是指建立在经典西方医学尤其是细菌论基础之上的医学模式。由于其重视疾病的生物学因素,并用该理论解释、诊断、治疗和预防疾病以及制定健康保健制度,故被称为生物医学模式。其基本特征是把人看作单纯的生物或生物机器,只注重人的生物学指标测量,忽视人的心理、行为和社会性。生物医学模式认为任何疾病(包括精神疾病)都能用生物机制的紊乱来解释,都可以在器官、组织和生物大分子上找到形态、结构和生物指标的特定变化。生物医学模式对现代西方医学的发展和人类健康事业产生过巨大的推动作用,特别是在急、慢性传染病和寄生虫病的防治方面,使其发病率、病死率大幅度下降;在临床医学方面,借助细胞病理学手段对一些器质性疾病做出定性诊断,无菌操作,麻醉剂和抗菌药物的联合应用,可减轻手术痛苦,有效地防止伤口感染,提高治愈率。

由于受到心身二元论、疾病生源说、假说先行和集中思维等观念的影响,生物医学模式具有很大的片面性和局限性。其中,心身二元论从根本上割裂了精神与躯体的内在联系,把患者是一个完整的人这一重要因素排除在医学研究之外,疾病被看成一种发生在躯体之上的、可以完全脱离患者而独立存在的实体。从这种观念出发,医生便只见疾病不见人,只治病不治人。

疾病生源说认为任何传染病都可以找到一种特异性的生物学致病因子,包括特异性病因观、特异性治疗观和单因单果的疾病因果观。它认为医学的任务就是寻找特异性的致病因子,采取特异性的治疗方法,最终治愈患者的疾病。虽然疾病生源说在控制急性传染病方面取得了极大的成功,却在慢性病盛行的年代走进了死胡同。因为对于慢性病来说,既找不到特异性的致病因子，又缺乏特异性的根治手段。

生物医学在临床推理中的理论基本上是关于疾病模型的假说，这种疾病模型预先存在于医生的意识中，使医生在与患者接触的初期就形成了一种或几种诊断假设，然后在这种假设的引导下收集病史或选择实验室检查，进行鉴别诊断。

生物医学模式的主要功绩：①降低传染病的发病率；②建立基础与临床的各个学科；③克服外科学的三大难关，即应用麻醉术克服了术中疼痛难关，止血术和输血术克服了止血难关，无菌术克服了感染难关。

生物医学模式的主要局限性：①将人孤立出来，而不是从社会关系中考察疾病；②忽视病因的因果网络以及因果关系的多样性；③对人类自身所造成的健康损害估计不足；④忽视非特异性的治疗方法；⑤忽视健康与疾病之间的过渡状态；⑥将人体分得过细，缺乏整体系统的观念；⑦只重视生物因素的致病作用，不重视社会、心理和行为因素的作用。

（5）生物-心理-社会医学模式

随着现代社会的发展，医学科学有了更大的进步，一些由生物因子（细菌、病毒、寄生虫）所致的疾病已被控制，而另一类疾病，如心脑血管疾病、肿瘤、精神疾病等，已成为人类健康的主要危害。同时，人们发现，曾经为人类健康做出过重大贡献的生物医学模式，在这些疾病面前显得束手无策。因为这类疾病的发生主要原因不是生物学因素，而是社会因素和(或)心理因素。

1977 年，美国罗彻斯特大学医学院精神病学和内科学教授恩格尔(George L. Engel)在 *Science* 杂志发表论文，指出生物医学模式关注疾病的生物化学致病因素，而忽视社会和心理维度的因素，是一个简化的近似的观点，提出应该用生物-心理-社会医学模式(biopsychosocial model)取代生物医学模式。恩格尔指出，为了理解疾病的决定因素，达到合理的治疗和卫生保健模式，医学模式必须考虑到患者、患者的生活环境以及由社会来对付疾病破坏作用的补充系统，即医生的作用和卫生保健制度。根据生物-心理-社会医学模式，医生不仅要关心患者的躯体，而且要关心患者的心理；不仅要关心患者个体，而且要关心患者的家属和后代，关心社会。

生物-心理-社会医学模式取代生物医学模式不仅反映了医学技术进步，而且标志着医学道德进步。生物-心理-社会医学模式在更高层次上实现了对人的尊重。生物医学模式重视的是人的生物生存状态，患者只要活着，只要有呼吸、有心跳，即使是低质量地活着，医务人员也应该救治。生物-心理-社会医学模式不仅重视人的生物生存状态，而且重视人的社会生存状态。人区别于狭义的动物，就在于能够以社会的方式生存，只有具有社会价值的生命才是真正的人的生命。生物-心理-社会医学模式从生物和社会结合上理解人的生命，理解人的健康和疾病，寻找疾病现象的机制和诊断治疗方法，是对人的尊重。

（余金明）

健康教育与健康促进的基本概念

2.1 健康教育与健康促进的含义

2.1.1 健康教育的定义

（1）健康教育

健康教育（health education）是在调查研究的基础上,采用健康信息传播和行为干预等主要干预措施,帮助人群或个体自觉采纳有益于健康的行为和生活方式的系统的社会活动。通过人群或个体行为与生活方式的改善,避免或减轻暴露于不利于健康的危险因素,从而实现预防与控制疾病、治疗康复和提高健康水平的目的。

WHO 将健康教育定义如下:有意识地创造多种形式的沟通学习机会,从而增进有益于个人和社区的知识以及发展生活技能,旨在提高健康素养。美国健康教育和促进联合委员会将健康教育定义为"基于科学理论有计划地开展学习和教育,为个人、群体或社区提供获得知识和技能的机会,从而使其做出有益于健康的选择"。

综合以上定义可以看出,健康教育是以疾病预防为首要任务,以健康相关行为为特定目标,以调查研究为前提,并将健康信息传播作为主要的干预措施的一种系统的活动。健康教育立足于疾病预防控制的同时,在患者的治疗和康复方面也发挥了巨大的作用,有效促进了普通人群健康水平的提高。

健康教育包括普及性健康教育工作和专业性健康教育工作两类。普及性健康教育工作的承担者主要包括基层公共卫生工作者和社区工作者,他们主要承担向当地居民传播健康知识和指导居民形成良好的行为与生活方式的职能;专业性健康教育工作承担者主要包括医疗卫生机构中的公共卫生医师,如各级健康教育部门的专业人员,他们主要承担对重点场所(如学校、医院等)和重点人群(如孕产妇、老年人、青少年等)进行有针对性的系统的健康教育干预职能。虽然工作职能不同,但两者均致力于疾病的预防控制,在不同层面努力推动着人群健康水平的提高。

健康教育是现代医学事业的重要组成部分,是预防疾病、维护健康的有效手段。特别是在高血压、糖尿病等缺少治愈方法,需长期服药的慢性病控制方面,健康教育发挥了重要作用。健康教育通过传播健康知识,推广健康行为,倡导健康理念,引导个人、群体形成有益于健康的行为和生活方式,进而达到疾病预防与控制、健康维护与提升的目的。

（2）健康教育与卫生宣教

卫生宣教就是通过各种方式向人们传播卫生知识,以达到转变人们的卫生健康知识、结构和态度的目的。卫生宣教属于单向的知识传播,其传播对象比较泛化。

健康教育与卫生宣教不能等同,两者既有区别又紧密联系。卫生宣教是卫生知识的单向传播,其受传对象比较泛化,缺乏针对性。与健康教育相比,卫生宣教侧重于改变人们的知识结构和态度。尽管卫生宣教也期望人们的行为有所改变,但实践证明,仅有卫生宣教难以达到行为改变的理想目的。健康教育是卫生宣教在功能上的拓展、内容上的深化,它的教育对象明确、针对性强、注重反馈信息,着眼于教育对象行为改变。然而,健康教育离不开卫生宣教,健康教育要实现特定健康行为目标,需要以卫生宣教作为重要手段。当前,社会性宣教仍是健康教育的重要内容。可见,卫生宣教是健康教育的重要内容和手段,健康教育是整个卫生事业的组成部分。

2.1.2 健康促进的定义

健康促进(health promotion)一词在 20 世纪 20 年代的公共卫生文献中就已出现,近年来受到国内外学者的广泛关注。随着健康促进的迅速发展,其内容也不断扩大,对于健康促进的理解也在不断完善与增进。

WHO 对健康促进的定义是:"促进人们维护和提高他们自身健康的过程,是协调人类与他们环境之间的战略,规定个人与社会对健康各自所负的责任。"

1986 年,WHO 在加拿大渥太华组织召开了第一届国际健康促进大会,会上发布了《渥太华宣言》,指出"健康促进不仅是卫生部门的职责,不仅局限于健康生活方式,健康促进关乎民生福祉。健康促进通过倡导健康,推动有益于健康的政策、经济、社会、文化环境,以及行为和生物因素的发展。健康促进关注健康的公平性"。会上同时提出了健康促进的行动领域和基本策略。2005 年的《曼谷宣言》将健康促进定义为:"健康促进是增强大众对健康及其决定因素控制能力的过程,从而提高人群健康水平。"

由以上对于健康促进的定义可以看出,健康促进不仅仅只是改变人们的健康相关行为,同时也强调了环境因素如政治、经济、文化等对健康的影响。因此,健康促进是在政治、经济、文化、教育等多种环境因素的推动下,从多个方面对人群的健康进行干预,进而改善人群所处的环境,改变人群的行为,进而提高人群的健康水平。这与著名健康教育学家 Kreuter 和 Green 所提出的"健康促进是指所有能促使行为和生活条件向有益于健康改变的环境支持和教育的综合体"的观点是一致的。

2.1.3 健康教育与健康促进的关系

健康教育与健康促进密不可分。健康促进包含了健康教育,同时健康教育是健康促进中最活跃、最具有推动力的具体实施部分。

(1) 健康教育与健康促进的联系

1) 健康促进包含健康教育。健康教育是健康促进的重要组成部分,而健康促进是健康教育发展到一定阶段后的产物。健康教育作为健康促进推进的重要策略和方法之一,是重要的先导和基础,融合在健康促进实施的各个环节中。

2) 健康教育是健康促进的核心。无论是健康政策的实施还是健康态度的倡导,都需要首先进行健康教育的推动与落实,提高人们的健康素养,树立科学的健康意识,掌握正确的健康知识与技能。离开了健康教育,健康促进的推进与实施只能是一纸空文;同样,健康教育必须以健康促进战略为指导,没有健康促进,健康教育的实施就会缺乏必要的环境和政策的支持,健康相关行为的改善也缺乏必要的保障。

(2) 健康教育与健康促进的区别

健康教育与健康促进虽然密切联系,相互作用,但是两者分别具有各自的侧重点与核心任务。

1) 健康促进通过推进有益于健康的政策、法律、经济等创建支持性环境,推动益于健康的社会行动的开展。对于行为的改变,健康促进具有支持性和约束性。而健康教育是帮助个体和群体掌握健康知识和技能,自觉采纳有益于健康的行为和生活方式。健康教育更适合有改变自身行为意愿的个体或群体。

2) 健康促进融主观参与和客观环境支持于一体,既包含健康教育,又包含环境支持。而健康教育的任务是促使个体或群体健康知识的掌握、健康信念的改变和健康行为的采纳。

2.2 健康教育与健康促进的内容、任务和意义

2.2.1 健康教育的内容、任务与意义

(1) 健康教育的工作内容

《"健康中国 2030"规划纲要》围绕全民健康的战略目标,在第四章专列"加强健康教育",提出要通过加强健康教育全面提升国民健康素养。由此可见,

健康教育与健康促进在我国发展全民健康中的战略意义。《国家基本公共卫生服务规范(第三版)》中指出,健康教育的内容包括以下7个方面:①宣传普及《中国公民健康素养——基本知识与技能(2015年版)》。配合有关部门开展公民健康素养促进行动。②对青少年、妇女、老年人、残疾人、0～6岁儿童家长等人群进行健康教育。③开展合理膳食、控制体重、适当运动、心理平衡、改善睡眠、限盐、控烟、限酒、科学就医、合理用药、戒毒等健康生活方式和可干预危险因素的健康教育。④开展心脑血管、呼吸系统、内分泌系统、肿瘤、精神疾病等重点慢性非传染性疾病和结核病、肝炎、艾滋病等重点传染性疾病的健康教育。⑤开展食品卫生、职业卫生、放射卫生、环境卫生、饮水卫生、学校卫生和计划生育等公共卫生问题的健康教育。⑥开展突发公共卫生事件应急处置、防灾减灾、家庭急救等健康教育。⑦宣传普及医疗卫生法律、法规及相关政策。

以下将结合《国家基本公共卫生服务规范(第三版)》和《全国健康教育与健康促进工作规划纲要(2005—2010年)》,从疾病和重点人群角度简述我国健康教育工作的主要内容。

1) 针对重大疾病的健康教育:针对传染性疾病,如乙型肝炎、结核病、艾滋病、性病等,健康教育工作者应认真贯彻《中华人民共和国传染病防治法》,制定传染病的预防控制健康教育工作规划,积极开展健康教育。以结核病为例,健康教育的工作内容应包括普及结核病防治的相关知识;培养大众养成良好的卫生习惯;宣传按时接种卡介苗的益处;积极宣传并大力开展对结核病患者的正确治疗等。只要切断传染性疾病流行的3个环节(传染源、传播途径、易感者)其中之一,就可以有效地阻止传染性疾病的流行。采取切断传播途径为主的预防措施中,健康教育目前是最为有效的手段。

目前,慢性非传染性疾病已成为威胁人类健康最重要的因素之一。想要预防控制慢性非传染性疾病,需要依靠健康教育,促使大众选择有益于健康的行为和生活方式,进而减少慢性非传染性疾病的发生。具体内容应包含:建立慢性非传染性疾病防治机构;发展基层医疗中慢性非传染性疾病的服务中心;同时,普及慢性非传染性疾病健康相关知识,倡导健康的生活方式等。以糖尿病为例,健康教育的工作内容应包括利用各种媒介,积极向大众普及糖尿病相关知识,让大众了解糖尿病的症状及危害,同时动员糖尿病高危人群主动筛查;针对糖尿病患者,

向他们普及控制糖尿病及糖尿病并发症相关知识,帮助他们坚持按时服药、控制饮食,动员患者积极运动并进行血糖和血压的自我监测,同时为患者进行心理疏导。

2) 针对重点人群的健康教育:针对重点人群的健康教育,是根据某区域人群的性别、年龄、职业等特点将其划分为不同的重点人群,再结合不同重点人群的实际情况,对其进行有针对性的健康教育。下面以青少年、妇女和老年人3类重点人群,简述重点人群的健康教育。

青少年阶段是成长的重要阶段,是心理、生理不断成熟的阶段。在这个特殊的阶段,青少年可塑性强、好奇心强、求知欲强,同时也更加叛逆,更加喜欢冒险。因此,针对青少年的健康教育关乎他们的健康成长。良好的健康教育,可以让青少年身心茁壮成长、养成良好习惯、预防各类疾病,为青少年的健康保驾护航。对青少年进行健康教育时,可以结合青少年的特点,向他们普及人体构造、青春期变化、疾病预防、养成良好卫生习惯等方面的知识与技巧,细心为他们答疑解惑。同时在进行健康教育时,可以运用电视、海报、广播、自媒体等多种媒介,吸引青少年的注意力,激发他们的学习热情,以达到更好的健康教育效果。对于已养成不良习惯或形成错误认知的青少年,健康教育工作者应及时发现、及时纠正,避免青少年误入歧途。

针对妇女的健康教育,应结合当地妇女的生理、心理特点,知识水平,生活、工作环境特点开展。考虑到妇女的健康状况不仅会影响其所在的家庭,更会影响其子女的健康状况,因此,针对妇女的健康教育是重点人群健康教育的重要组成部分。妇女主要会面临月经期、妊娠期、围生期和更年期等不同于其他人群的特殊时期。在这些时期,妇女会有相应的生理、心理方面的变化,有针对性的健康教育就显得尤为重要。对于女性生理结构、婚前教育、孕期保健、心理健康等各方面的知识都需要健康教育工作者详细地告知相应的妇女。特别是一些妇女恪守传统的、错误的卫生观念,对自身健康造成危害却浑然不知,健康教育工作者一定要对其进行健康教育,让她们尽快改变错误观念,接受科学、正确的卫生观念,让真正科学、正确的健康知识、态度、行为在妇女中传播。

由于人体的老化,老年人多患有慢性病。同时,我国居民首次健康素养调查结果显示:老年人群健康素养水平较低,且65～69岁年龄组的健康素养最

低,仅为 3.81%。健康相关知识的不足,将会严重影响老年人自身健康和对慢性病的管理能力。有必要通过有效的健康教育,增加老年人的健康知识,促使老年人形成良好的行为方式,提高老年人的健康素养。

因此,为了适应老龄化社会的健康需求,应针对老年人进行慢性病防治、改变不健康行为和生活方式的相关知识普及,开展老年病的防治与康复、老年保健、老年健身等多形式的健康教育活动,从而提高老年人的健康水平与生活质量。

（2）健康教育的任务

1）贯彻执行卫生与健康工作方针。贯彻执行卫生与健康工作方针离不开健康教育,因为贯彻执行卫生与健康工作方针首先要做到"舆论先行",人们对于卫生与健康工作的认可、满意,是卫生与健康工作顺利开展和贯彻执行的关键。而健康教育恰恰起到了对卫生与健康工作的宣传与推广作用。通过健康教育,人们对相关卫生与健康工作的内容和意义有所了解,对于卫生与健康工作所要达到的目标有了清楚的认识,进而可以积极配合和参与到卫生与健康工作中来,深入贯彻卫生与健康工作方针。即健康教育开展得越普及越有效,卫生与健康工作方针就可以贯彻执行得越彻底越全面。

2）建立并促进个人与社会预防疾病、维护健康的责任感。通过接受健康教育,学习健康维护的知识和技能,人群或个体可以自觉采纳有益于健康的行为和生活方式,避免或减轻暴露于不利于健康的危险因素,承担起提高健康素养的责任。健康是互为依存的,个人的不健康行为会影响周围人的健康。所以,在增进自身健康的同时,维护他人的健康是每个人都需要承担的责任。随着健康教育的广泛推广,全社会都将参与到提高中华民族健康水平的事业中来,形成人人重视健康的氛围,让预防疾病、保护健康变为人们的实际行动。

3）消除影响健康的危险因素。每个人的健康都与其生活的自然和社会环境息息相关,健康观念、文化水平、经济状况、社会背景等多种因素都会对健康造成不同程度的影响。通过健康教育,促使人们树立正确、科学的健康观,采纳健康的生活方式,认识到哪些是健康危险因素,学会如何科学、有效地消除或规避影响健康的危险因素,从而有针对性地提高健康水平。

（3）健康教育的意义

1）健康教育和健康促进是一项低投入、高产出

的保健措施。我国《国家基本公共卫生服务规范2009 年版》明确指出:"健康教育是一项低投入、高产出、高效益的保健措施。"健康教育通过改变有害健康的行为和生活方式,进而促进健康水平的提高。相较于通过手术、药物等需要花费高昂费用维持或提高健康水平的手段,从成本-效益角度分析,健康教育所需要的成本投入远远小于前者;与此相反,其所带来的健康收益却十分明显。在掌握健康知识,做出科学的健康决策,采纳正确的健康行为后,很多疾病都可以得到有效的预防。以美国疾病预防控制中心的一项研究为例,该研究表明:每年美国花费于临床技术、药品研发相关的经费超过千亿美元,但是这些医疗技术主要应用于维持少数人的健康水平,对于美国全民的健康来说,依靠这些高投入的医疗技术是不可能实现使全美人口平均寿命增加 1 年的目标的。但是,通过健康教育,向美国男性公民宣传吸烟、过量饮酒有害健康,积极锻炼、合理膳食有益健康。如果美国男性公民选择就此不吸烟、少饮酒、积极锻炼、合理膳食等行为方式,其平均寿命可以延长 10 年。这足以显示健康教育的巨大力量。由此可见,健康教育是一项低投入、高产出的保健措施。

2）健康教育是实现人人健康的重要举措。

目前,由心理因素、生活方式、行为因素等引起的慢性非传染性疾病在增加。而通过健康教育,可以激发大众接受并利用健康信息,形成维护自我健康的意识,从而选择有益于健康的行为,最终保持健康。

如果仅仅通过"防病治病"作为实现健康的途径,仅会有少部分患者或受疾病威胁的人增进健康,无法实现"人人健康"的目标。而通过全民和终生的健康教育,提高人人的自我保健意识并发展生活技能,才能真正提供全民的健康素质,最终达到人人健康的目标。由此可见,健康教育是实现人人健康的重要举措。

3）健康教育是建设精神文明的重要途径。

在人类漫长的发展历史中,迷信有着深远的影响。即使在科学发展进步的今天,仍有很多人受迷信的影响。时至今日,仍有人相信疾病是来自上天、鬼神的惩罚,是自己"因果轮回"所遭受的报应。在面对疾病时不相信求医问药的结果,反而相信参拜神佛,请求他们能够保佑自己痊愈,并因此贻误了治疗的最佳时机。

由此可见,封建迷信是损害大众健康的重要因素之一,也是影响社会主义精神文明建设的一大阻

碍。健康教育是破除迷信的有效途径之一。通过加强大众对健康相关知识的学习,提高大众的健康素养,掌握疾病与健康的相关知识,接受科学的方式方法,形成了科学的思维,自觉破除迷信思想,增强对迷信说法的鉴别力和洞察能力,从而正确地认识和解释疾病的发生发展和防治措施,同时加强大众精神文明的建设。

在我国部分地区,当地群众相信生食蝌蚪可以祛除体内的毒气,具有保健治病的功效。然而,生食蝌蚪可能使裂头蚴寄生人体导致曼氏裂头蚴病。我国曾有地区因生食蝌蚪造成了裂头蚴病的局部暴发。通过健康教育与健康促进工作者的不懈努力,部分地区的群众"生食蝌蚪可以治病"的观念开始慢慢转变,生食蝌蚪意愿和行为的发生有所下降。

2.2.2　健康促进的内容、任务与意义

（1）健康促进的内容

1986 年,在首届国际健康促进大会通过的《渥太华宣言》中明确指出,健康促进涉及制定健康的公共政策、创造支持性环境、强化社区行动、发展个人技能和调整卫生服务方向的 5 个主要活动领域。

1）制定健康的公共政策（build health public policy）:公共政策是公共权力机关经由政治过程所选择和制定的为解决公共问题、达成公共目标、以实现公共利益的方案,其作用是规范和指导有关机构、团体或个人的行动,其表达形式包括法律法规、行政规定或命令、国家领导人口头或书面的指示、政府规划等。健康促进强调公共政策对于营造支持性环境的作用以及对健康的影响,强调政府在健康促进方面扮演的制定健康相关公共政策的责任。同时,要求健康促进不仅仅由卫生部门参与和负责,各级政府、各个部门和组织的决策者都要把健康问题提到议事日程上,提出将健康融入所有政策。明确要求非卫生部门建立和实行多样而互补的健康促进政策,以达到使人们更容易做出更有利健康的抉择的目的。20 世纪 80 年代以来,美国政府颁布并实施了一系列的健康促进国家政策,如《国民健康目标 1990 年》《国民健康目标 2000 年》与《国民健康目标 2010 年》,进一步推动了健康促进运动的开展,并取得了良好的社会效益,提高了国民的健康水平。

2）创造支持性环境（create supportive environments）:是指在健康教育与健康促进过程中,必须为人们创造安全、满意和愉快的生活和工作环境,使政治、经济、文化环境都有利于健康。对持续

变化、发展的环境因素对健康的影响进行长期、系统的评估与监测,以保证支持性环境向有利于健康的方向发展。例如,在我国辽宁省瓦房店市开展的碘缺乏病综合干预项目中,通过采取多个政府部门联合协作,健全完善当地碘盐销售网络,积极推进碘缺乏病健康教育,开展社区动员,建立碘缺乏病、碘盐监测体系等方式,很好地营造了有助于预防、治疗碘缺乏病的支持性环境。经过 7 年的实施,当地的碘盐覆盖率得到极大提升,碘缺乏病患病率大幅下降,人们对于碘缺乏病相关知识的掌握程度明显提高。

3）强化社区行动（strengthen community action）:充分发动社区力量,利用社区资源,积极、有效地参与卫生保健计划的制订和执行,帮助他们认识自己的健康问题,并提出解决问题的办法,社会参与是主要措施,社区群众参与是核心。以社区为基础开展健康促进立体框架综合干预,是有效提高社区人群健康水平的最佳途径。实践证明,政策保障是社区健康促进顺利开展的关键;渲染氛围,营造环境,是社区健康促进持续进行的策略;社区动员,自觉行动,是社区健康促进有效实施的原则;发展个人技能维持健康行为,是社区健康促进工作的主要内容;调整健康投资,发展卫生服务,是社区健康促进工作持续发展的保障。芬兰开展的以社区干预为基础的健康促进项目,以降低心血管疾病的发病率、病死率为目的,干预后评估证明以社区为基础的综合干预效果显著,冠心病病死率在中年男性中,1979 年比 1969 年下降了 24%,1993 年比 1975 年下降了 75%。

4）发展个人技能（develop personal skills）:尽管一些与健康相关的因素不受个人的控制,但是仍有很多健康相关因素受到个人决策的影响。这就要求个人在做出决策时需要掌握一定的健康知识和技能,方能做出科学的、最适合自己的健康决策。而通过健康促进,为人们提供健康知识和技能,同时,周围支持性环境的影响也会帮助个人采纳有益于健康的决策。

以美国的控烟运动为例,通过对吸烟有害健康的多种形式的广泛宣传,以及开展多种活动规劝人们戒烟,通过近 30 年的努力,取得了显著的效果。烟草消耗降至历史最低点,男性吸烟率下降了 46%,女性吸烟率下降了 31%。

5）调整卫生服务方向（reorient health services）:卫生服务责任应该由个人、卫生专业人员、

社区组织、卫生部门、卫生机构、政府共同承担。调整卫生服务类型与方向，卫生服务部门不应仅仅提供临床治疗服务，还应将健康促进和预防作为提供卫生服务模式的组成部分，提高服务质量与效率，加强服务体系建设，优化卫生资源配置，让最广大的人群受益。例如，经过多年的医疗改革与优化，英国的社区卫生服务从曾经的仅开展部分基本临床治疗，到如今社区卫生服务占卫生服务的90%以上，采用疾病预防、健康促进、临床治疗全方位的社区卫生服务方式，为国民提供优质、高效、连续的卫生服务，在提高人民健康水平和控制卫生费用方面效果显著。

（2）健康促进的任务

健康促进着眼于政策、环境和个体的角度，以改善人群的健康为核心，注重实用性和实效性。

从政策方面而言，健康促进的任务在于主动争取和促进决策层和领导层面观念的转变，进而从政策上对健康需求和有益于健康的活动予以支持，同时制定各项促进健康的政策。此外，积极推动并配合医疗改革，推动医疗部门观念的改变，将医疗机构由"只是诊疗患者"的地方转变为开展健康教育与健康促进的场所，防治疾病，提高大众的自我保健能力与健康意识，同时提高医疗质量；将基层医疗机构向社区卫生服务的方向发展。同时，健康促进指导医疗卫生相关领导层面，将鼓励和教育公民自主选择健康的行为生活方式，尤其是将农村居民的健康教育作为重点。引导大众破除不利于健康的迷信，养成良好的卫生习惯，提倡文明、科学、健康的行为与生活方式，培养健全的心理素质，从而为提升全民的健康素养与科学文化水平做好基础。

从环境方面来讲，健康促进的任务在于创造有益于健康的环境与氛围。而想要实现这一目的，健康促进必须与各部门合作，多部门联合、动员社会参与获取一切能够使行为和社会环境向有益于健康的方向转变的支持系统。逐步建设良好的生活与工作环境，以场所为单位，借鉴WHO健康促进学校的概念，建设健康促进医院、健康促进社区、健康促进工作场所等概念，营造努力改善健康的社会氛围。

从个人层面来看，健康促进的任务在于提升个人对自我保健、疾病预防、增进健康、提高生活质量的责任感。健康促进向大众营造追求健康的环境，传播健康相关知识，减少或消除各项影响健康的危险因素，并强化个体的自我控制能力，从而帮助他们改变不利于健康的行为和生活方式。

（3）健康促进的意义

1）健康促进是实现初级卫生保健的先导。初级卫生保健是依靠切实可行，学术上可靠又受社会欢迎的方法和技术，通过社区的个人和家庭的积极参与普遍能享受的，并在本着自力更生及自决精神在发展的各个时期群众及国家能够负担得起的一种基本的卫生保健。实施初级卫生保健是实现人人享有卫生保健目标的基本途径和基本策略。而健康促进在实现初级卫生保健的社会目标、健康目标、经济目标中发挥了无可取代的作用，是实现初级卫生保健的先导。若在初级卫生保健工作中没有开展健康教育与健康促进活动，首先，会缺乏有益于健康的政策、法律等支持性环境。其次，缺乏健康教育，人们很难全面地掌握健康相关知识，对于危害健康的因素不得而知，此时一些片面、错误的健康观点很容易让人们采取不正确的健康决策。这就给人们接受和利用初级卫生保健带来了困难，进而使人们的健康水平难以提高，甚至对健康造成危害。相反，在有健康促进的初级卫生保健中，通过政策的支持、不同部门的相互协调、健康教育的宣传，让人们更加容易地了解初级卫生保健的目标、相关知识及服务机构，认识到初级卫生保健的优势与便捷性，激发人们利用初级卫生保健的热情，让全民通过健康促进参与到初级卫生保健中来，推动初级卫生保健目标的实现，提高全民的健康素养和健康水平。

2）健康促进是卫生保健事业发展的必然趋势。近30年来，中国慢性病患病率和病死率持续上升，中国人口的疾病谱和死亡谱发生了根本性的变化，传染病、地方病、营养不良等死因已被慢性病所取代。各年《中国卫生统计年鉴》显示，当今及未来，影响中国人健康，导致居民过早死亡和残疾的首因是慢性病。在慢性病的危险因素中，不良的行为和生活方式是首要危险因素。因此，改变有害健康的行为和生活方式是预防慢性病的最有效措施，其效果远胜于医药的治疗。而健康促进关注的恰恰是健康相关行为的改变。通过健康促进，使人们改变不良行为，规避有害健康的因素，预防各种疾病。正如美国《健康促进杂志》指出："健康促进是帮助人们改变其生活方式以实现最佳健康状况的科学（和艺术）。生活方式的改变会得到提高认知、改变行为和创造支持性环境三方面联合作用的促进。三者当中，支持性环境是保持健康持续改善最大的影响因素。"而健康促进就是提供或改善支持性环境的最有力的手段。健康促进是将多学科、多领域的知识和技能与健康结合起来的综合性的科学理论,是国民经济发展、社会稳定进步的基石之一。它运用简单、高效的干预措施,极大地促进了全民健康水平的提高。我国 2012 年发布的《"健康中国 2020"战略研究报告》中明确指出"将健康教育与健康促进作为公共卫生十大关键策略之一",由此可见我国对健康教育和健康促进的重视。在以慢性病为主要死因的今天,健康教育与健康促进的重要性不言而喻,也是卫生保健事业发展的必然趋势。

3) 健康促进是提高大众自我保健意识的重要渠道。自我保健是人们为维护和增进健康,自发的群众性保健活动,包括自我采取的与健康相关的行为与决定,其目的是预防疾病,促进身心健康。1948年,WHO 将自我保健定义为:"由个人、家庭、邻里、亲友和同事自发的卫生活动,并做出与卫生有关的决定,包括维护健康、健康促进、自我预防、自我观察、自我诊断、自我治疗、自我护理和自我康复。"实现自我保健,有助于实现"人人享有卫生保健"和"健康为人人,人人为健康"的目标。

自我保健不能自发产生,只有通过健康促进提高大众的自我保健意识。WHO 在 1995 年提出:"健康促进指个人和其家庭、社区及国家共同采取措施,鼓励利于健康的行为,增强人们改进和处理自身健康问题的能力。"由此可见,健康促进通过政策的鼓励与环境的支持,向大众强调了健康的重要性与实现健康的有效途径,并在潜移默化地增强他们的自觉性和主动性,提高对自我健康的责任感,从而有意识地关注自我健康并进行维护,最终实现躯体上的自我保护,心理上的自我调节,行为上的自我控制和人际关系的自我平衡。同时,通过健康教育实现了健康相关知识向大众的传播,并以此增强了大众对疾病风险的防范意识,提高他们对疾病与健康相关的科学知识,对疾病的发生、发展有一个清晰的认识,促使大众自觉选择利于健康的行为与生活方式,从而提升了大众的自我保健意识。

1997 年,美国疾病预防控制中心和美国国立卫生研究院联合发起了美国糖尿病教育计划(national diabetes education program, NDEP),其中就强调了要促进高危人群和患病人群的自我管理;日本第三次国民健康运动——"健康日本 21",强调以健康教育与健康促进为核心,促使本国老年人知道自己的标准体重并学会维持,建立每天散步的健康意识,知晓适量饮酒的好处和酗酒的坏处并自觉控制酒量等

自我保健内容。由此可见,健康促进是提升大众自我保健意识的重要渠道。

2.3 健康促进的基本策略:倡导、赋权和协调

1986 年,第一届国际健康促进大会提出的《渥太华宣言》指明了健康促进的三大基本策略——倡导、赋权和协调。

(1) 倡导

倡导(advocate)是指提出有益健康的观点或主张,并尽力争取社会各界给予支持和认同,激发社会关注和群众参与,从而创造有利健康的社会经济、文化与环境的一种社会活动。健康是生活质量的重要组成部分,也是社会、经济、个人发展的重要资源。政治、文化、经济等环境因素和生物因素等都有可能对健康产生影响。通过倡导健康的主张或观点,制定符合环境的健康的公共政策,激励全社会参与到健康促进活动中来,采纳有益于健康的行为和生活方式,消除或减轻影响健康的危险因素,从而实现预防疾病、促进健康和提高健康水平的目的。

(2) 赋权

赋权(empowerment)指通过健康教育,帮助群众掌握正确的观念、科学的知识和技能。人们通过接受健康教育,增强了控制健康决定因素的能力,在平等地得到健康的机会和资源的前提下,才能在促进和保护健康方面提升归属感和责任感、获得感和自律意识,才能自愿采纳有益于健康的决定,改变有害健康的行为和生活方式,从而实现人人享有卫生保健及资源的目标。

(3) 协调

控制健康的危险因素,提高人们的健康水平,仅仅靠卫生部门是不能完成的。协调(mediate)各方的利益,如个人、卫生机构、社区、社会经济部门、政府和非政府组织等都是利益相关方。在健康促进行动中,各方都应参与进来,组成强大的联盟与社会支持体系,共同努力实现健康目标。在考虑不同文化、经济等环境条件下,结合当地对于项目的接受程度和实际需要,由专业人员、卫生服务机构承担社会协调责任,充分发挥各方的优势,方能实现健康利益的最大化。

(余金明)

3 健康教育学的内容与意义

3.1 健康教育相关学科

健康教育与健康促进具有独特的学科体系,它是医学与人文科学学科的交叉。健康教育不单是医学的分支,也不单是自然科学属性,而是医学为核心,加上教育学、传播学、行为学、心理学、社会学作为第二层次,再加上美学、人类文化学、广告学、哲学等作为第三层次,构建在众多公共卫生与非卫生学科的基础上,是多学科实践、原则和概念的综合。各学科之间相互渗透、补充,形成了较完整的学科体系。在诸多的学科中,以人文科学、预防医学、行为科学、教育学、健康传播学、社会医学、社会市场学等相关甚密。

3.1.1 预防医学

预防医学(preventive medicine)是从预防的观点出发,研究人群健康、疾病与自然环境和社会环境之间的关系,采取公共卫生、社会卫生和自我保健等措施,控制和消除影响健康导致疾病的有害因素及疾病在人群中发生、发展,以达到预防疾病、增进健康、延长寿命、提高生命质量的目的。预防医学与健康教育和健康促进密切相关,在健康教育实践中特别强调流行病学、卫生统计学及其方法的应用,因为在信息的收集和确定优先项目时有其重要作用,医学

统计学的应用应贯穿在整个健康教育中。

3.1.2 社会医学

社会医学(social medicine)是一门医学和社会科学相结合的边缘性交叉学科。它主要研究社会因素与人群健康和疾病之间的相互作用及其规律,以制定社会保健措施,保护和增进人群的身心健康水平和社会活动能力,保证人们积极、全面地发展,提高人们的生活质量。健康教育和健康促进应用社会医学的重点理论、方向策略和思维观念,从社会医学的角度来分析人群健康的问题,用社会诊断、社会预防等手段制定社会保健干预的措施,最大限度地促进人类健康。

3.1.3 行为科学

行为科学(behavioral sciences)是运用实验和观察的方法研究在一定物质和社会环境中人的行为规律的科学,涉及心理学、社会学和人类学等主要学科。

改变人们的不健康行为、培养建立有益于健康的行为生活方式是健康教育的主要目的,因此,行为科学是健康教育的主要基础学科。进行健康教育不仅要思考人们获得知识、改变信念、态度和行为的过程,以及产生这些不健康行为的原因,还要考虑如何去有效地加以改变,以及了解影响这些变化的各种

因素(环境、社会文化和教育等)。因此,健康教育应具有坚实的行为学理论,不仅要掌握行为的存在及行为转变的理论,而且要研究改变个体、群体和社会行为的规范和途径。

3.1.4 教育学

健康教育是健康与教育的有机组合。教育是改变不健康行为的主要手段,教育是教与学的研究和实践,有其特定的教育规律和原则,涉及的领域包括学校教育、社区教育、大众教育、成人教育及健康咨询等。健康教育工作者必须熟悉和掌握教育对象需要改变行为的内容,根据不同的文化、习惯和需要采用不同的教育方法,如采用理论和实践相结合、生动活泼的教育方法等。教育方案的制订和实施要因时、因人、因地制宜。为了提高教育效果,健康教育工作者应重视计划设计、内容安排、教学方法(传播方法)和效果评价研究。

3.1.5 健康传播学

健康传播学(health communicative sciences)是健康教育者进行健康教育实践的理论基础,健康传播学是迅速兴起的一门交叉学科。随着电子学、计算机科学的发展,传播学的发展十分迅速。健康教育者面向目标人群的工作中,需要运用传播学的理论与方法,要求熟悉和掌握有关传播的过程、方法和技巧的实际运用及评价。

3.1.6 社会市场学

社会市场学是一种运用传播学的原理进行市场分析、执行和评价,达到计划目标的技术,也是促使目标人群接受一种观念和问题的过程。研究运用社会市场学的原则和方法,可使健康教育的目标人群覆盖面更大,成本相对更低廉,信息更为准确,有效地支持人们行为的改变。

3.2 现代健康教育学

现代健康教育学的概念是针对当今主要危害人们身心健康的危险因素,如不良的生活方式、成瘾行为、心理卫生问题、营养失衡等进行教育和干预,以达到促进人群身心健康的目的。现代健康教育学有别于生物医学模式下的健康教育内容和方法。我们提出现代健康教育学的概念,可以这样理解:为预防危害人们身心健康的当今行为或生活方式疾病而采

取的一切教育、干预、保健和预防的活动。这种活动是不拘形式的,可以是政府的、集体的、个人的、有组织的或无组织的,目的就是为了增进健康。增进健康的内涵包括心理、躯体、社会适应、道德的健康,如为了增进健康在别人休息时放音乐跳舞的行为,就不符合现代健康教育学所认定的健康行为。

现代健康教育学是研究健康教育和健康促进的理论、方法及实践的一门学科,研究对象是个体、群体及社区,研究内容为信息获得、整合和传播。健康教育学研究的方法涉及的相关学科较多,如医学、教育学、心理学、人类学、社会学、传播学、管理学、政策学等。因此,健康教育学不仅具有很强的理论性和科学的研究方法,而且具有丰富的实践内容,对提高全人类的健康水平具有十分重要的意义。其内涵有以下几个特征:①以交叉学科为基础,具有其专门的研究领域;②为制定卫生政策提供服务,是医学科技成果的推广应用和人们日常保健相联系的桥梁和纽带;③以预防为主,以促进健康为宗旨;④通过广泛生动的教育,影响或改变人们的行为,是社区服务不可缺少的项目。

3.3 现代健康教育的意义

20世纪70年代以来,健康教育在全世界迅速发展,有其内在的、客观的原因。基于这些原因,健康教育体现出它的社会、经济和学术意义。

3.3.1 卫生保健事业发展的战略措施

在过去200年中,生物医学的快速发展使人类疾病谱和死因谱发生了根本性变化。随着社会的发展,人们生活水平不断提高,威胁人类健康的基本已不再是传染病和营养不良,而是被各种慢性病所取代,恶性肿瘤、心脑血管疾病名列疾病谱和死因谱前茅。与急性传染性疾病相比,慢性非传染性疾病的发生和发展由多方面的因素共同影响和决定,全球医学工作者将这些因素归纳为4类:环境因素、不良的行为生活方式、生物遗传因素和医疗卫生服务因素。

环境中的有毒、有害因素与医疗卫生保健因素常常都需要通过人们的行为作为中介来作用于人体。通过行为改变可以减弱或避免对环境中有毒、有害因素的暴露;行为也意味着接受、利用或排斥医疗卫生保健。事实上,人的行为处于这几类因素交互作用的交叉点。研究表明,现代人类所患疾病中

有 45%～47% 与生活方式有关，而死亡的因素中有 80.9% 与生活方式有关。1992 年，WHO 估计全球 60% 的死亡主要归因于不良行为和生活方式。例如，工业化国家 59% 人口的可避免死亡和 54% 的住院患者来自酗酒、吸烟和意外伤害。我国人群的肺癌死亡率正随着吸烟行为的增加而增加。

与健康相关的 4 类因素中，行为与生活方式因素最为活跃，也相对容易发生变化。如美国历经 30 年的努力使心血管疾病的死亡率下降了 50%，此成就的 2/3 归功于健康相关行为的改善。而且，美国学者通过对 7 000 人为期 5 年半的研究，发现只要人民坚持 7 项简单的日常行为，就可以使人群的期望寿命有较大幅度的提高：①每日正常而规律的三餐，避免零食；②每天吃早餐；③每周 2～3 次的适量运动；④适当的睡眠（每晚 7～8 小时）；⑤不吸烟；⑥保持适当体重；⑦不饮酒或少饮酒。

慢性非传染性疾病对生活在 20 世纪的人们的健康造成了巨大的威胁，当前，乃至今后相当长的时间里，人类对于绝大多数慢性非传染性疾病没有很好的治愈办法，也不会有预防的疫苗。要预防和控制这些慢性非传染性疾病，降低它们对人们健康的损害程度，首先要依靠健康教育。所以，WHO 于 20 年前就将疫苗和健康教育列为当前人类与疾病作斗争的第一和第二措施，疫苗用以预防控制传染性疾病，健康教育则不但针对传染性疾病且主要针对慢性非传染性疾病。通过广泛开展健康教育，帮助人们掌握健康知识、形成健康观念、建立健康的生活方式，这样才能有效地预防、减少和控制慢性非传染性疾病的发生。健康教育对增进群体健康水平的重要性已经得到全世界的高度重视。

事实上，人的行为不仅影响慢性非传染性疾病的发生、发展，与仍危害人类的传染性疾病也密切关联。AIDS 是典型的、突出的例子。2003 年春，全世界许多国家为控制传染性严重急性呼吸综合征（severe acute respiratory syndrome，SARS）疫情所做的至关重要的健康教育工作，也再次证明健康教育对战胜传染性疾病的作用。

医学专家，尤其是预防医学专家，必然地看到了通过改善人们的健康相关行为来防治疾病的重要价值，而改善人们的健康相关行为需要健康教育。世界各国的成功经验说明健康教育可以成为控制疾病、改善社会环境及物质环境的有效策略。因此，健康教育是促进全球卫生事业发展的客观需要，这是健康教育走到疾病防治第一线的根本原因，也是健

康教育所具有的最重要的意义，即它的社会意义。

3.3.2 实现初级卫生保健的基础

健康教育是卫生保健事业中的一项重要对策，它在创建健康城市、开展社区卫生服务及初级卫生保健、实施对传染病与慢性病控制的各项任务中，均具有重要作用。1978 年，国际初级卫生保健会议发表的《阿拉木图宣言》明确指出，健康教育是所有疾病预防措施、医疗卫生问题及控制措施中最为重要的内容，是实现初级卫生保健战略目标的关键路径和基本策略，也是能否实现初级卫生保健任务的关键。1983 年，WHO 根据初级卫生保健原则重新确定健康教育的作用，提出了初级卫生保健中的健康教育新策略，强调健康教育是策略而不是工具，把健康教育作为联系各部门的桥梁，创造并获得必要的政治意愿——跨部门合作，促进全社区的参与；提供可持续发展的合适技术和资源，以实现健康的目标。

1989 年，第四十二届世界卫生大会通过了关于健康促进、公共信息和健康教育的决议，进一步认识到健康教育和健康促进是促进政策的支持和公共卫生事业的发展，促进各部门间的合作及保证广大群众参与实现"人人享有卫生保健"的目标；充分注意到健康教育和健康促进对实现卫生目标的作用和重要性。为此，紧急呼吁各会员国，把健康教育和健康促进作为初级卫生保健的基本内容，并列入卫生发展战略，加强各级健康教育机构所需的基础设施和资源。

3.3.3 健康教育是一项低投入、高产出、高效益的保健措施

半个多世纪以来，无论在发达国家还是在发展中国家，卫生费用都呈上升趋势。早在 20 世纪 70 年代初，美国等国家的卫生费用就已经耗去其社会财富总量相当可观的比例，而且持续以高于国内生产总值（gross domestic product，GDP）增长率的速度在增加。我国卫生费用所占 GDP 比例相对较低，但同样在以比 GDP 增长速度更高的速度增加且持续到现在。我国自 20 世纪 90 年代初以来，人均医疗费用年增长率在 20% 以上，在未来几十年内还将有更快的增长趋势，且大部分医疗费用花在了对慢性病的治疗上。

造成卫生费用增长的根本原因依然是人类疾病谱的变化以及人口老龄化的加重使慢性非传染性疾病总的患病人数大大增加。慢性非传染性疾病的特

征是病程长、预后差、致残率高。多数慢性非传染性疾病目前尚无治愈的方法,一旦确诊往往意味着需终身服药,这与急性传染性疾病治疗期有限的情况不同。且由于慢性非传染性疾病治疗效果不理想,人们力图发明新的诊断仪器和合成新药物来救治患者,这些新设备和新药通常都很昂贵,大大增加了医疗服务成本。

卫生费用的增长过快及所占 GDP 比例过大,将对经济和社会发展造成负面影响,所以世界各国都希望降低或控制卫生费用。然而,在保持目前经济水平不变的情况下,人们对健康有着很高的期望,不仅不希望医疗服务水平有所降低,反而希望能享有更高水平的医疗服务。这种情况下,人民对健康的无限需求和有限的卫生资源形成了矛盾。WHO 与各国政府和专家看到了健康教育是解决这一尖锐矛盾的良策。美国疾病预防控制中心研究指出:"如果男性公民不吸烟,不过量饮酒,采纳合理饮食和进行经常性锻炼,寿命可望延长 10 年,而美国用于提高临床医疗技术的投资,每年数千亿计,却难以使全国人口预期寿命增加 1 年。"

从预防的效果来看,尤其是慢性非传染性疾病,通过健康教育来改变人们不良的生活方式和行为,是预防和减少慢性病发生的一项有效措施;通过健康教育,可把与群众密切相关的科学知识转变为易理解、易学习、易操作的知识,使大众知道什么是有益于健康的行为和方式,自觉采纳健康的生活方式,改变不健康的行为习惯,从而达到降低有关疾病的

发病率和病死率、提高国民素质、促进健康、提高生活质量的目的。从成本效益的角度上看,健康教育和健康促进的成本投入所产生的效益,远远大于医疗费用高昂投入所产生的效益。从战略上来看,是有望降低卫生保健成本的最佳卫生资源。持之以恒,有高度健康意识、健康文化素质及良好健康行为的一代新人便会成长起来。这是健康教育受到重视的直接原因,也是健康教育的经济学意义。

3.3.4 提高公民健康素养的重要渠道

随着医学科学的不断发展进步,人类对健康本身的认识也在不断深入、提高。WHO 在 1947 年提出了意义深远的健康定义:健康是指生理、心理和社会适应的完好状态,而不仅仅是没有疾病或不虚弱。健康的新定义对医学提出了更高的要求,医学不能仅仅被动地救死扶伤或为预防疾病而预防疾病,医学还应该激发人民促进健康的意愿,帮助人们掌握促进健康的知识和技能,这个任务当然地落在了健康教育和健康促进工作者的肩上。只有健康教育和健康促进才能提高人们的自我保健意识和能力,促使人们为维护和增进健康,预防、发现和治疗疾病,主动采取卫生行为并做出与健康有关的决定,增强人们实行躯体上的自我保护、心理上的自我调节、行为生活方式上的自我控制、人际关系上的自我调整,实现更高层次的健康。

(余金明)

4 国内外健康教育的发展历程

4.1 我国健康教育的发展概况

4.1.1 我国健康教育思想的起源

我国早在古代就有传播医药和养生知识的传统健康教育思想。

(1)"防病未然"

如古书记载的"惟事事乃其有备,有备无患""君子以思患而预防之",都体现了我国古代早就认识到疾病可以预防,讲究卫生有利于健康长寿。

(2)"医乃仁术"

我国古代医学家十分重视医德修养,认为"救恤之惠,无先医术"。社会上把医学看作济世活人的"仁术"。

(3)"知之则强"

我们的祖先很早就认识到,掌握保健养生的知识规律,即所谓的"道"或"知",是"保命全形"、健康长寿的根本,如"知不知,上;不知知,病"。

(4)"强国之本"

如"哀公问政于孔子,孔子曰:'政之急者莫大乎使民富且寿也。'"把增进人民健康水平当作增强国力、巩固政权的"政之急"来抓。

(5)保证"十全"

古代医师根据病情对患者进行指导,使其在日常生活、行为习惯、思想情绪等方面,做必要的调整,这对疾病来说,有着强大的治疗效果。

(6)"禁巫兴医"

我国古代医学家、思想家很早就提倡朴素的唯物主义思想,反对媚神事鬼等愚昧无知的迷信活动。

(7)"上下和亲"

借传播医药知识,为巩固政治统治服务,即为了"遇人之上恩也",使能"上下和亲,德泽下流",获得"传万祀而无昧,悬百王而不朽"的政治效果。

4.1.2 国内健康教育发展史

(1)中华人民共和国成立前的健康教育

健康教育的历史大约与人类本身的历史一样长。中国是人类文明的发源地之一,中华民族的健康教育活动可以追溯久远。早在2000年前,中国就有了传播养生和运动保健知识的记载,显示中华民族健康教育的历史源远流长。在我国最早的医学典籍《黄帝内经》中,即论述到健康教育的重要性:"知之则强。知,谓知七益八损、全性保命之道也。不知则老。"甚至谈及健康教育的方法:"人之情莫不恶死而乐生,告之以其败,语之以其所善,导之以其所便,开之以其所苦,虽有无道之人,恶有不听者乎?"春秋时期著名的政治家、军事家管仲认为"善为国者"必须注重"除厉(瘟疫)""以寿民",而"明于化(教化)"是重要措施。历代仁人志士,多有健康教育的实践,留下许多传播医药、防病、养生健体知识的著述。但在漫长的封建社会,传播健康知识只是少数人散在、自发的活动,对人们的健康影响不大。

1)20世纪20年代,健康教育学科理论开始引进我国。太平天国运动的领袖洪秀全曾亲自从事健康教育活动。他写下一段民歌劝群众戒毒、戒酒、戒烟:"他若自驱陷阱者,炼食洋烟最癫狂;如今多少英雄汉,多被烟枪自打伤。即如好酒亦非正,成家宜戒败家汤;请观桀纣君天下,铁桶江山为酒亡。"

从19世纪初叶开始,随着西方医学知识的传入,健康教育学科理论开始引进中国,有识之士纷纷编译专著、组织学术团体和专业机构,标志着健康教育的兴起,出现了现代健康教育的雏形。在我国最早向群众传播现代医学知识的是英国东印度公司的Alex Pear-Son(1780—1874年)。他在清朝嘉庆十年,即英国医师Edward Jenner发明种牛痘防天花的论文发表后7年,在广州试种牛痘成功。自19世纪初叶医学传入我国,到1927年的1个多世纪中,先由教会医师开始,后来我国西医界热心人士医学会的组织力量推行下,做了一些现代健康教育活动。例如,1890年,教会成立基督教节制会,编印有关戒毒、戒酒、禁娼知识的小册子;1892年,教会成立"光学会",编印出版科技图书期刊和通俗卫生读物;1910年,博医会成立医学宣传机构,决定加强学校卫生教育,开始编印有关防治肠道传染病的通俗读物;1911年,上海广学会创刊《女铎》杂志,内有卫生教育专栏;1915年,中国医生成立了"中华医学会",首任会长颜福庆宣布学会的宗旨之一即是向民众普及现代医学科学知识,以"广泛唤起民众公共卫生意识";1916年,成立"卫生教育联合会",由胡宣民(美国约翰·霍普金斯大学公共卫生学博士,是我国最早的健康教育专业人员)任秘书,我国开始有了最早从事健康教育的专职人员;1920年,开始出现我国第一部卫生科教片《驱灭蚊蝇》;1920年,王吉民医师在杭州倡导开展儿童保健宣传活动,举办儿童健康体检、卫生展览、专题讲座并放映卫生科教片等;1924年,卫生教育联合会创办《卫生》,为我国最早的健康教育期刊。

从20世纪20年代后期开始,在全国城乡建立了若干健康教育实验区,工作较有成绩的有河北定县、上海高桥、山东邹平、陕西三原、湖南长沙、南京汤山等,其中尤以定县最为突出。陈志潜在定县创办了第一个农村实验区,开展了大量健康教育工作并创立了一套卫生保健新模式(图4-1)。当时针对农村的四大病根——贫、愚、私、弱,提出了以生计教育治贫、以文化教育治愚、以民众教育治私、以卫生教育治弱的方针,全县实施卫生教育的组织为保健院,联村保健组,每村设有保健员。定县的经验影响深远,可说是开创了中国农村社区健康教育的先河。

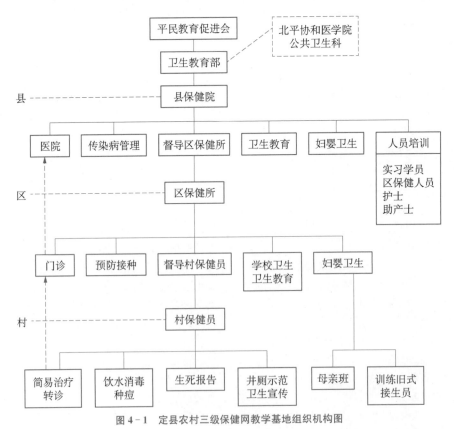

图4-1 定县农村三级保健网教学基地组织机构图

2) 20 世纪 30—40 年代出现了健康教育理论与实践的活跃局面。20 世纪 20 年代,我国教育界众多学者对于提高民族健康极为重视,提出"健康教育从学校抓起"等口号。1927 年,在北平协和医学院,以健康教育为根本任务的丙寅医学社成立,主要成员有陈志潜、朱章庚、贾魁、诸福棠、李振翩、杨济时等。1929 年,北平市成立"学校卫生委员会",这是我国最早的市级学校健康教育行政机构。1931 年,成立"南京市健康教育委员会";同年,中央大学教育学院设立"卫生教育科",由卫生署和中央大学联合培养学校健康教育师资,开始培养高级健康教育人士,学制 4 年,毕业后授予教育学学士学位,共培养 4 年制学士和 2 年制学生 92 名,陈志潜、朱章庚、徐苏恩先后担任科主任。1933 年,北平市卫生教育委员会拟定健康教育章程及实施规划;次年,教育部成立中小学卫生教育设计委员会,制定《师范学校卫生课程标准》,规定教育目标为"使学生明了健康与人生之关系,以培养重身心健康之意识与实行卫生习惯之信心""使学生明了健康教育之原理及实施要点""灌输普通医药常识,使学生具有解决实际生活问题之智能";先后出版了《学校健康教育》(徐苏恩主编)、《卫生教育讲义》《健康与经济》等著作。1935 年,胡定安、邵象伊等发起组织建立中国卫生教育社,同年,中华健康教育研究会成立,这两个全国性健康教育群众性学术团体的成立,对促进当时健康教育事业的发展起了积极作用。

在健康教育研究机构方面,1931 年成立的卫生实验处就设有卫生教育系,负责健康教育专业人才的培养及学校卫生和民众健康教育方法的研究、设计、推行及材料制作等业务工作。抗战期间改称中央卫生实验院教育组。1935 年,戴天佑到南京协助朱章赓创建我国最早的健康(卫生)教育机构——中央卫生实验院健康(卫生)教育系,并创办了《丙寅周刊》,担任健康教育组主任,负责健康教育研究及推广工作。1939 年,中华健康教育协会在上海成立,该会与中华医学会合办《中华健康杂志》,该刊创办以来,以大量篇幅普及卫生知识,并重视心理、社会和环境的健康教育。20 世纪 30—40 年代,中央大学及国立江苏医学院(前身为江苏医政学院)共培养了健康教育专业人才 92 名,成为中国健康教育的骨干力量,后因经费困难先后停办。此外,还派遣陈志潜、朱章赓、周尚、邵象伊、徐苏恩、戴天佑、贾伟廉等赴美国、欧洲、日本等国家进修健康教育学,分别获得硕士、博士学位后回国。他们在当时非常困难的条件下,为开创和推动我国健康教育事业做出了不懈努力,成为我国健康教育事业的开拓者和奠基人。专业机构和学术团体的出现是健康教育事业兴起的重要标志。可以认为,这一时期是我国健康教育事业令人振奋的发展期。

1949 年以前真正通过广泛的卫生教育而对保障人民健康取得实际社会效果并产生深远作用的,是在中国共产党领导下的革命根据地。中国共产党作为与人民群众血肉相连的先进政党,从最初建立工农红军和中央苏军时起,就十分重视部队和地方的卫生防疫工作,一直有依靠人民群众做好卫生工作的传统,卫生宣传教育也得到了相应的发展。1929 年,由方志敏领导的赣东北根据地红军总医院设有卫生宣传栏,向伤病员及红军指战员普及卫生知识。1931 年,创建《健康报》,在军队中确立了"预防为主"的方针。1933 年,中央军委总卫生部保健司规定:将卫生宣传和卫生运动的计划与实施列为主要工作,定期汇报检查;规定连一级卫生勤务要开展多种多样的宣传活动。1934 年 1 月,毛泽东同志在中华苏维埃第二次全国代表大会上,做了题为《关心群众生活,注意工作方法》的报告。大会期间,中央内务部卫生管理局及中央军委总卫生部,为普及卫生知识,保障苏区革命群众及红军健康,编印《卫生常识》一书,作为"红色医生的礼物"赠给大会代表。1934 年 3 月 10 日,中央人民政府委员会决定成立中央防疫委员会,以贺诚同志为主任,并分设宣传、设计、疗养、总务各科,这是中央苏区最早的卫生教育机构,使得卫生宣传教育工作得到了进一步发展。中央苏区依靠群众开展卫生工作的成功经验,为我国卫生事业找到了最基本的工作方法。

总之,在 30—40 年代,我国的健康教育事业在理论和实践上都取得了可喜的进展。我国许多学者在有关健康教育概念、目标、任务、实施方法、网络建设、人才培养、经费筹集等方面都做了深入的研究和探讨。有的学者在深入实践中深切感到健康教育对国民健康的重要性,指出:"归纳若干点,国家民族的危险现象,其症结常在卫生教育不能普及",呼吁"鼓起全国卫生教育的思潮"。但是由于旧中国政府的腐败、经济的落后以及帝国主义列强的入侵,我国人民长期处于水深火热之中,因此,许多对发展中国健康教育事业的设想和建议得不到重视和实施,健康教育工作出现"第一次停滞状态"。

(2) 20 世纪 50—60 年代的健康教育发展

新中国的健康教育在一定程度上是在中央苏区

和延安时期开展群众性卫生宣传工作的基础上发展起来的。新中国成立以来,我国的健康教育事业经历了一段极为曲折的道路。新中国成立初期,中央卫生部在以贺诚同志为代表的领导带领下,十分重视健康教育事业。他们根据毛泽东同志"我们必须告诉群众,自己起来同自己的文盲、迷信和不卫生的习惯做斗争"的教导,以及解放区和人民军队卫生工作的传统和经验,在1950年第一届全国卫生会议上就强调提出卫生工作者要把与疾病作斗争的方法教给人民,使人民懂得怎样做,并且自己动手去做;并确定了"面向工农兵、预防为主、团结中西医"为我国卫生工作的指导原则,动员广大人民自己向疾病、迷信、愚昧和不卫生习惯作斗争。1952年,党和政府组织全国人民展开了具有伟大历史意义的爱国卫生运动,毛泽东主席发出了"动员起来,讲究卫生,减少疾病,提高健康水平",以及"除四害、讲卫生,增强体质、移风易俗、改造国家"的号召,极大地动员全民参与除害灭病工作;几乎一夜之间清除了妓院,改造了妓女,控制了性病,于1964年在全国范围内基本消灭性病,从而成为当时全世界唯一基本消灭性病的国家。在除害灭病过程中建立了"三级卫生保健网",充实了农村医师,为初级卫生保健工作奠定了基础并提供了经验。在"预防为主"的方针下,依靠党的政策和广大医务人员,组织发动全社会力量,宣传、动员全国人民自觉行动起来,以及采用与当时发展水平相适应的技术,在短短几年内就取得了有效控制天花、鼠疫、霍乱等多种烈性传染病及性病、吸毒、新生儿破伤风等举世瞩目的成绩。这些成绩的取得与卫生宣传教育工作是密不可分的。仅"种牛痘、防天花"一项宣传教育就使2.8亿人受益,真正做到家喻户晓,妇孺皆知。尽管当时WHO还没有提出"健康促进"战略,但在中华人民共和国成立初期,我们就已经在当时这样一个人口众多、经济落后、疾病肆虐的国家按"健康促进"原则实施卫生工作,并显示了巨大的威力。

中华人民共和国成立以来,健康教育专业机构、人才培养机构、研究机构和学术团体不断发展。1951年,中央卫生部设立卫生部宣传处,作为领导全国健康教育的职能机构;1954年,成立卫生部卫生教育所,随后各地也相继成立了卫生教育所,培养和组建了近千名工作人员的专业队伍,采取卫生宣传专业机构与城乡医疗卫生机构和各专业防治单位相结合的办法,开展经常性的各种卫生宣传活动。1956年,卫生部发出《关于加强卫生宣传工作的指示》,明确了健康教育工作体制,要求在省一级和大中城市建立卫生教育所,并要求卫生防疫站、妇幼保健站把卫生宣传作为主要业务之一,其他医疗卫生单位和医务工作者也都要进行卫生宣传工作。20世纪50—60年代的健康教育发展由于50年代后期错误指导思想的影响,总体工作进展缓慢。

(3)20世纪60—70年代的健康教育发展

1965年6月26日,毛泽东主席在中南海听取卫生部部长钱信忠汇报工作讲到中国农村缺医少药的情况后,指示:"应该把医疗卫生工作的重点放到农村去!""培养一大批'农村也养得起'的医生,由他们来为农民看病服务"。在这次谈话中,毛泽东主席重点谈了改善农民医疗条件的问题,并且提出了在农村培训不脱产的卫生员的总构想。毛泽东主席做出指示是在6月26日,因此,该指示便被称为"六二六"指示。"六二六"指示下达之后,各地开始贯彻落实。在上海市委部署下,各郊区开始按照毛泽东的指示精神,培训"农村也养得起",又能长期在农村给农民看病的农村卫生员。例如,在此背景下,上海川沙县江镇公社于1965年夏办了一个医学速成培训班,目的是培养半农半医的农村卫生员。招收学员的文件传到大沟大队后,村党支部认为王桂珍出身于贫农家庭,政治上表现好,是团支部书记、预备党员,又是小学毕业生,是最适合的人选,便确定送王桂珍去学习。学习结束后,王桂珍回到队里当乡村医师,给农民治病。鉴于王桂珍是不脱产的乡村卫生员,有了患者,她背上药箱就去看病,看完病回来,就下水田与社员们一起劳动,当地农民自发而又自然地送给王桂珍一个称呼"赤脚医生"。

或许是王桂珍的事迹传播日久影响较大,或许是她的事迹经过近3年时间的沉淀经验更加成熟,上海市党政部门于1968年派出记者前往川沙县江镇调查、采访她。他们意识到,王桂珍的做法,与毛泽东主席几年前做出的指示,以及他所提倡的方式是暗合的。考虑到这一点,记者们没有把采访结果写成一篇一般性的报道,而是写成了一篇调查报告,题为《从"赤脚医生"的成长看医学教育革命的方向》。文章中第一次把"赤脚医生"定义为:"不拿工资,帮助种地,亦工亦农,赤脚行医。"当年9月出版的《红旗》杂志第3期和9月14日出版的《人民日报》全文转载了这篇调查报告,毛泽东仔细阅读了这篇文章,并且在他看过的《人民日报》上批示:"赤脚医生就是好"。毛泽东的批示是对王桂珍事迹的肯定,更是对不脱离农业生产,亦医亦农,在乡村中直接为农民服务的医疗模式的肯定。他的批示下达后,全国各地农村普遍在大队一级设立卫生室,配备"赤脚医生"。由于毛泽东是在介绍王桂珍事迹的调查报告上写下"赤脚医生就是好"7个字的,王桂珍也就成为中国赤脚医生第一人。

1966年,"文化大革命"开始了,农村三级医疗卫生保健网和"赤脚医生"依然克服困难为解救中国农村地区缺医少药的燃眉之急做出了积极的贡献。总体看,60年代和70年代我国建立的"县乡村三级医疗卫生保健网""农村合作医疗制度"和"赤脚医生制度",为初级卫生保健奠定了基础和提供了经验。并在"预防为主"的方针指引下,宣传动员全国人民自觉行动起来,组织发动全社会力量,采用与当时发展水平相适应的技术,在短期内就取得了极为辉煌的成就。到20世纪70年代中期,我国人口零岁组预期寿命从1950年的35岁多延长到68岁左右,使当时占全球人口1/4的中国人的健康水平空前提高,这在世界历史上绝无仅有。取得这一伟大成就,健康教育工作功不可没。

(4)1978年以后至20世纪90年代的健康教育发展

1977年,卫生部重新设立卫生宣传办公室,开始健康教育工作。1978年以来,随着我国改革开放政策的实施,健康教育事业得到了较好的发展。1978年12月,党的十一届三中全会决定把党的工作重点转移到社会主义现代化建设上来,从此我国进入了新的历史发展时期,健康教育也得到恢复并有新的发展。1979年7月,《健康报》复刊出版。我国成功地使婴儿病死率从200‰以上降低到34‰,人口病死率从25‰降低到7‰,人均期望寿命从35岁提高到70岁,卫生事业的发展取得了惊人的成绩。逐步吸纳国际先进的健康教育新概念和新理论,从1984年开始,中国正式引用"健康教育"一词。各省市的健康教育所得到迅速恢复和发展,专业科室不断健全。为团结广大健康教育人员促进学术交流,我国于1984年在北京成立了中国健康教育协会。协会下设社会健康教育、卫生报刊、卫生美术、电化教育、摄影及卫生文学创作6个研究会。协会和各研究会每年都举行学术讨论会,进行学术交流。协会成立之后,创办了《中国健康教育》专业学术期刊。1986年,经国家计委批准,成立了中国健康教育研究所,作为我国健康教育科研和业务指导的中心;到1988年年底,已有23个省市自治区和直辖市建立了健康教育所,70个大、中城市也先后建立了专业机构,这标志着我国健康教育事业进入了一个新的阶段,一个比较完善的健康教育体系在我国已基本形成。1988年,中国出版了第一部由贾伟廉主编的《健康教育学》。尤其值得提出的是,20世纪80年代后期,不少省、市派出了健康教育专业人员赴国外访问,开展学术交流,汲取国外健康教育的新经验、新成果,促进我国健康教育工作模式由单一的卫生宣传向传播与教育并重转化。全国部分高等医学院校和中等卫生专科学校建立健康教育专业(或亚专业),培养了一批具有硕士、本科、专科学历的健康教育人才。健康教育学及其相关课程在高等医学院校已普遍列为预防医学、临床医学、妇幼卫生、护理等各专业的必修课和选修课。辽宁、福建、上海、深圳等省市社区、医院、学校等开展多种形式的健康教育,其他地区也纷纷行动,全国上下呈现出一派欣欣向荣的局面。接着上海医科大学、同济医科大学、北京医科大学、河北省职工医学院、华西医科大学先后创办健康教育专业,开始培养健康教育领域的硕士、学士和专科人才,充实中国健康教育专业人才队伍,对发展中国健康教育事业起到了重要的作用。

同时,有关健康教育的法律、法规也开始颁布,如1986年颁布的《卫生部、中央爱国卫生运动委员会关于健康教育专业人员聘任专业职务有关问题的意见》,1989年颁布的《卫生部关于加强健康教育工作的几点意见》等。这期间随着"行为危险因素的观点"的提出,我国的健康教育研究机构开展了一系列课题研究,开始重视包括设计、实施、干预、管理和效果评价在内的健康教育的全过程,同时也开始考虑社会与自然环境因素的制约。我国健康教育学科建立与网络初步形成。

(5)20世纪90年代以后的健康教育与健康促进发展

20世纪90年代后,全国爱国卫生运动委员会将健康教育列为全国城市卫生检查评比活动的重要内容,我国健康教育工作模式开始发生深刻的变化。1990年4月,在全国健康教育工作会议及中国健康教育协会第二届理事会扩大会议上,将"卫生宣传教育"改为"健康教育"。健康教育的概念得到了进一步延伸,已从原来单纯通过传播、教育、增进人民的卫生知识行为,扩延到通过教育与环境支持,即通过健康教育为核心,制定相应的公共卫生政策,创立支持性环境,社区行动与挑战卫生服务方向等健康促进策略来协同促进健康;其工作目标正由以疾病为中心的卫生知识传播转变为对行为危险因素的干预，以及政策和社会环境的改变；健康教育的目标人群正从疾病易感人群向着社区人群、社会全人群转变。各级政府和有关部门对于健康教育在卫生改革与发展中的重要作用增加了共识，把引导人民建立科学、文明、健康的生活方式放在卫生工作的战略重点位置。

1995 年，卫生部等七部委联合下发了《中国城市实现"2000 年人人享有卫生保健"规划目标》和《中国城市实现"2000 年人人享有卫生保健"评价指标体系》，健康教育和健康促进被列为《中国农村初级卫生保健发展纲要（2001—2010 年）》八项任务之一，以提高在一级、二级、三级城市中小学学生和居民健康教育的普及率；至 1997 年，全国城乡已有健康教育机构 2 654 所，健康教育专职人员近 20 万名；各行各业如军队、铁路、民航、劳动、冶金等部门都制定了健康教育目标；各级各类学校加强了对青少年人群的健康教育；农村健康教育围绕初级卫生保健提出了农民的卫生知识和卫生行为规范，"亿万农民健康教育"行动在全国开展；城市在结合创建卫生城市，加强卫生基础设施的同时，强化了居民卫生法规意识，建立健康生活方式已列入了市民文明公约或行为准则；各级工会、共青团、妇联及各类协会和社团组织均结合本身业务，开展健康教育工作；大众传媒参与健康教育活动，推动我国健康教育事业全面发展。由于社会需求的增加和双边及多边国际合作项目的开展，健康教育与健康促进的科学研究蓬勃发展，研究领域不断扩大，水平不断提高。目前在控制烟草危害，预防艾滋病、高血压病、结核病、地方病，增进妇幼健康等诸多方面具有融健康教育与健康促进为一体、强化健康促进的国际合作项目。

1997 年 1 月，《中共中央、国务院关于卫生改革与发展的决定》（以下简称《决定》）明确指出：健康教育是公民素质教育的重要内容，要十分重视健康教育，提高广大人民群众的健康意识和自我保健能力，积极推进九亿农民健康教育行动。从《决定》颁布以来，各级政府更加重视健康教育工作。卫生部根据中央《决定》，制定《中国健康教育 2010 年远景规划》。此后，有关部委发出了包括健康教育在内的公共卫生服务资金统筹、普及医药科学知识、倡导文明健康的生活方式等一系列指示。中央的相关政策进一步强化了在医药卫生改革中的健康教育与健康促进工作。学科建设、学术团体、专业杂志等都在巩固、发展和提高，卫生机构改革后的工作模式，运行机制也正在摸索改进和发展。

2002 年，预防医学和公共卫生机构改革，从中央到地方的健康教育专业机构与同级其他预防医学/公共卫生机构组成疾病预防控制中心，使健康教育与疾病预防和健康促进其他方面的工作机构整合为一体，卫生部、国家计委、财政部、农业部等七部委将健康教育列入"政府支持、农村医疗卫生机构与人员建设、基本医疗管理规范、疾病预防保健服务"等十大项参考指标之中，促进了健康教育事业的发展。同时，随着城市社区卫生服务中心的建立，健康教育开始被纳入社区卫生服务的业务职能，成为"六位一体"的重要内容。

2003 年，七部委又联合制定下发了《全国九亿农民健康教育行动规划》及《全国亿万农民健康促进行动评价指标体系》，成为指导农村健康教育工作实施的行动纲领，标志着我国农村健康教育走上科学规划管理轨道。同年，国务院副总理兼卫生部部长吴仪在全国卫生工作会议上把健康教育与健康促进定位为公共卫生体系 7 项职能之一，并强调各级卫生部门要把加强卫生宣传教育作为一项重要工作来抓，使之经常化、制度化。

2005 年，卫生部首次制定并下发了《全国健康教育与健康促进工作规划纲要（2005—2010 年）》。从专业队伍、重点人群、公共策略、社会环境等方面提出了健康教育和健康促进的总目标：建立和完善适应社会发展需要的健康教育与健康促进工作体系，提高专业队伍素质；围绕重大卫生问题针对重点场所、重点人群，倡导健康的公共策略和支持性环境，以社会为基础，开展多种形式、各级政府领导、多部门合作、全社会参与的健康教育与健康促进活动，普及健康知识，增强人们的健康意识和自我保护能力，提高农村居民的健康素质与生活质量。

2007 年，卫生部下发了《〈全国健康教育与健康促进工作规划纲要（2005—2010 年）〉督导评估方案》，并开展中期督导评估工作，全面推进了我国健康教育与健康促进工作科学规范地开展。

2008 年，为积极应对我国主要健康问题和挑战，推动卫生事业全面协调可持续发展，在科学总结新中国成立 60 年来我国卫生改革发展历史经验的基础上，卫生部启动了"健康中国 2020"战略研究。"健康中国 2020"战略研究提出了"健康中国"这一重大战略思想，为把提高人均预期寿命纳入"十二五"国民经济和社会发展主要目标体系提供了重要循证依据，为实现卫生事业发展和国民健康水平提高提供了重要抓手，对科学制定我国中长期卫生发展战略目标和战略步骤意义重大。

在 2012 年 8 月 17 日开幕的"2012 中国卫生论坛"上,卫生部部长陈竺代表"健康中国 2020"战略研究报告编委会发布了《"健康中国 2020"战略研究报告》。"健康中国 2020"总目标是:改善城乡居民健康状况,提高国民健康生活质量,减少不同地区健康状况差异,主要健康指标基本达到中等发达国家水平。到 2015 年,基本医疗卫生制度初步建立,使全体国民人人拥有基本医疗保障、人人享有基本公共卫生服务,医疗卫生服务可及性明显增强,地区间人群健康状况和资源配置差异明显缩小,国民健康水平居于发展中国家前列。到 2020 年,完善覆盖城乡居民的基本医疗卫生制度,实现人人享有基本医疗卫生服务,医疗保障水平不断提高,卫生服务利用明显改善,地区间人群健康差异进一步缩小,国民健康水平达到中等发达国家水平。

2011 年,国务院审议通过的《中华人民共和国国民经济和社会发展第十二个五年规划纲要(2011—2015 年)》(简称十二五规划),其中第三十四章第一节加强公共卫生服务体系建设:完善重大疾病防控等专业公共卫生服务网络。逐步提高人均基本公共卫生服务经费标准,扩大国家基本公共卫生服务项目,实施重大公共卫生服务专项,积极预防重大传染病、慢性病、职业病、地方病和精神疾病,提高重大突发公共卫生事件处置能力。逐步建立农村医疗急救网络。普及健康教育,实施国民健康行动计划。全面推行公共场所禁烟。70% 以上的城乡居民建立电子健康档案。孕产妇病死率降到 22/10 万,婴儿病死率降到 12‰。其中明确提出了要普及健康教育。

(6) 2016 年以后的新时代健康教育

2016 年,第九届中国健康教育与健康促进大会在北京召开,强调"树立大卫生、大健康的观念,把以治病为中心转变为以人民健康为中心,建立健全健康教育体系,提升全民健康素养"。习近平主席在日前召开的全国卫生和健康大会上明确指出,要将健康教育和健康促进作为提升居民健康素养水平,促进健康生活方式形成的根本策略。同年,中共中央、国务院印发了《"健康中国 2030"规划纲要》,纲要指出,要将健康教育纳入国民教育体系,把健康教育作为所有教育阶段素质教育的重要内容,以中小学为重点,建立学校健康教育推进机制。构建相关学科教学与教育活动相结合、课堂教育与课外实践相结合、经常性宣传教育与集中式宣传教育相结合的健康教育模式。培养健康教育师资,将健康教育纳入

体育教师职前教育和职后培训内容。同时,推进全民健康生活方式行动,强化家庭和高危个体健康生活方式指导及干预,开展健康体重、健康口腔、健康骨骼等专项行动,到 2030 年基本实现以县(市、区)为单位全覆盖。开发推广促进健康生活的适宜技术和用品。建立健康知识和技能核心信息发布制度,健全覆盖全国的健康素养和生活方式监测体系。建立健全健康促进与教育体系,提高健康教育服务能力,从小抓起,普及健康科学知识。加强精神文明建设,发展健康文化,移风易俗,培育良好的生活习惯。各级、各类媒体加大健康科学知识宣传力度,积极建设和规范各类广播电视等健康栏目,利用新媒体拓展健康教育。

在今天,对健康教育的理解,已不是单纯的医学知识普及活动,而是一种以全民为对象,通过生理、心理、社会的以及与"健康"密切相关的知识教育,帮助人们改变各种不利于健康的行为习惯,以建立科学的行为方式,使人人都有自我保健能力,进而达到人们在精神、身体、社会交往等方面保持完美状态,成为身心健全者的社会活动。以传播和教育并重的健康教育活动已广泛开展,且形式日益多样化,如广播、电影、电视、报纸、杂志、宣传橱窗、展览等;对重点人群包括养成健康生活方式在内的系统健康教育,也由点到面逐步展开。健康教育作为卫生保障事业的组成部分,已发展到学校健康教育、医院健康教育、企业健康教育、社区健康教育以及特定疾病与特定人群健康教育等多个领域。

新的理论、工作模式及生物-医学-心理模式的转变,推动健康教育和健康促进的途径、方式、方法不断发展和丰富。一方面,电视、电影、广播、报刊、计算机网络等新的传播媒介开始在我国健康教育工作中被广泛利用,培训班、专题讲座、卫生科普游园等多种多样的健康教育和健康促进活动开始蓬勃发展;另一方面,近年来,健康教育工作的横向联系及与新闻媒介、教育、计划生育、工会、交通、公安、街道社区等社会部门的合作不断加强,建立了基本完善的正式和非正式的健康教育网络,推动健康教育和健康促进活动顺利开展,使我国绝大多数地区、场所和人群都能得到健康教育覆盖;与 WHO、联合国儿童基金会、联合国艾滋病规划署等国际卫生组织的合作日益广泛,世界银行和一些国家的政府所资助的大规模健康教育和健康促进项目的成功实施,标志着我国在此领域与国际的交流进入了新阶段。在防治艾滋病、SARS 等严重威胁人类健康疾病的斗争

中,健康教育和健康促进所取得的显著成效已经再次向世人证明其重要意义和地位,加强健康教育和健康促进工作已成为全社会的共识。当前已跨入崭新的 21 世纪,展望中国的健康教育与健康促进事业必将得到持续健康的发展,为保护国家社会主义建设的生产力,为全中国人民健康素质的提高发挥独特的作用。

4.1.3　当前我国健康教育的主要模式

近年来,我国的健康教育工作又有新发展,健康教育和健康促进工作已经形成了以下 4 种模式。

(1) 政府主管模式

政府部门把健康问题纳入政府的议事日程,并根据社区居民的需求,制定社区健康教育规划和年度计划,确定各有关部门的责任、考核标准、资金投入,制定有关政策和制度并监督执行;由街道办事处领导牵头实施健康教育工作,尤其体现在政策、资源的支持上,并且建立了健康促进委员会,负责领导协调全市健康教育工作。政府下发健康教育、卫生改革与发展的若干意见系列配套文件,领导、组织、协调及考核评估健康促进工作;街道成立社区健康促进委员会,街道办事处领导任委员会主任,居民委员会参与并协助开展健康教育工作。

(2) 医疗卫生服务机构模式

将健康教育融入医疗保健各项服务之中,贯穿于社区医护人员的日常医疗保健活动中,伴随家庭病床、门诊咨询、围生期保健等服务,开展不同形式的医学知识宣传活动,主要由医护人员根据患者或服务对象预防保健的个体需求进行随机的指导。我国多数地区实行这种模式。

(3) 社区协作模式

许多城市的街道办事处成立健康教育或健康促进学校,校长由街道办事处主任或书记担任,街道卫生专职干部和中心主管健康教育人员都是学校的管理人员。开展居民健康教育由医护人员具体实施,社区健康教育学校每月集中上课一次,教室利用街道的文化活动室或医院的礼堂,电化教学设备则互通有无,解决了社区卫生服务中心(站)缺乏健康教育业务用房和经费的困难,促进了社区资源的共享。

(4) 市场发展模式

城市医院与企业挂钩合办社区卫生服务,为社区居民提供健康促进与健康教育、卫生防疫(含计划免疫)、妇女儿童保健、老年保健、慢性病防治(高血压、心脑血管疾病等)、家庭病床、疾病防治等服务,

建立强大的联盟和社会支持系统。政府组织和多部门的参与建立了社区强大的联盟,形成全社会支持的群众性网络是搞好社区健康促进的保证,通过社会、经济和政策的干预以及公共卫生的措施来唤起全社区群众的热情,实现卫生领域的"公正"与"平等"状态,充分激发动员群众参与社区健康促进的制定、执行与评价,形成了强大的社会支持体系。

国家、省、市等各级都建设有独立的或下属于疾病预防控制中心的健康教育专业机构,全国高等医药院校设置健康教育学专业、相应开设了健康教育学必修课和相关选修课程,培养了大批健康教育专业人才;但是,专业机构设置、学科建设、人才培养体系等尚需要进一步完善。科学研究和实践方面取得了显著成绩,母乳喂养的健康教育、高血压的健康教育、预防艾滋病的健康教育、控烟健康教育、营养改善的健康教育、妇幼健康教育、慢性病的健康教育、各类学校和青少年人群的健康教育、农村的健康教育等均取得了一定的成效。全国爱国卫生运动委员会、国家卫生部根据中央卫生改革和发展的精神制定了《中国健康教育 2000 年工作目标及 2010 年远景规划》,这对推动我国健康教育事业深入发展产生了巨大影响。展望未来,我国健康教育事业一定能加快发展的步伐。

4.2　当今世界健康教育发展概况

4.2.1　国外健康教育的发展

国外有组织的健康教育最早源自学校有关的卫生教育。从 19 世纪后期开始,美国及欧洲一些国家相继尝试在学校中开设生理卫生科,"健康"开始被列为一系列学校教育目标之一。据有关文献报道,"health education"一词最早出现在 1919 年的美国儿童健康协会的会议上;此后,一些直接从事卫生和教育的专家们也逐渐明确地把健康与教育联系起来,阐述通过教育指导人们对疾病的预防。

世界各国的健康教育的发展离不开国际组织的指导和协调。1951 年,健康教育的国际性民间学术组织——国际健康教育联盟(International Union of Health Education,IUHE)在法国巴黎成立,总部设于巴黎,成员来自 80 多个国家,联盟的宗旨是"通过教育来促进健康",强调健康教育是健康生活必不可少的组成。随着健康教育和健康促进的快速发展,于 1994 年该组织更名为国际健康促进与健康教育

联盟（International Union of Health Promotion and Education，IUHPE）。它的活动方式是组织国际性大型专题研讨会，每 3 年组织 1 届，对促进各国健康促进和健康教育的发展起了很大的推动作用。1977年，第三十届世界卫生大会做出决定，WHO 和各国政府在未来 10 年中的主要卫生目标是"2000 年人人享有卫生保健"。在实施初级卫生保健的过程中，健康教育是基本的、必不可少的，只有让人们充分掌握预防保健的知识并自觉地付诸行动，才能产生效益。因此，健康教育贯穿于实施初级卫生保健的全过程，在许多方面成为实施初级卫生保健的前提。1989年，WHO 总部设立公共信息与健康教育司，负责领导、指导和协调各国的健康教育发展，并在世界各地设有健康促进机构。明确地将"协助各国人民开展健康教育工作作为该组织的 14 项任务之一"。WHO 多次组织召开世界卫生大会并通过健康教育的决议，并与联合国儿童基金会（United Nations Internationd Children's Emergency Fund，UNICEF）、国际健康促进与健康教育联盟、联合国教科文组织和世界银行等机构合作，开展双边或多边的区域性交流和研究，并为发展中国家提供贷款。

（1）20 世纪 70 年代国外的健康教育

健康教育与健康促进在世界各国的发展是极不平衡的，发达国家起步较早，发展中国家起步较晚。发达国家的健康教育事业起步虽然较早，但真正被重视是在 20 世纪 70 年代以后。以美国为例，美国从 19 世纪末到 20 世纪 50 年代初，病死率呈持续、稳定下降。卫生分析专家指出：病死率大幅度下降的主要原因是环境条件的改善，如公共卫生设施改善，饮用水、污水处理，推广免疫接种、卫生食品的供应等。然而在此期间，美国医务界认为，是医学与技术的进步使病死率下降，如抗生素及其他特效药物的问世、外科手术的发展（如器官移植、冠状动脉旁路移植）等。由于受这种思想的影响，出现了重治疗轻预防的倾向，20 世纪 60 年代，美国的初级卫生保健和家庭医生濒于消失的边缘，医疗费用急剧增加，美国人口病死率到 20 世纪 50 年代中期已停止下降。WHO 的一份关于世界健康状况的报告指出，几乎所有发达国家经历了病死率急剧下降后都进入"停滞期"。表明单纯运用生物医学模式的手段已显得苍白无力。

进入 20 世纪 70 年代以后，行为生活方式逐渐被重视。由于疾病谱发生了变化，许多发达国家慢性退行性疾病已取代传染病及营养不良；由于环境污染等对人群健康状况的实质性影响，使人们认识到疾病的发生主要是不良行为生活方式造成的，如吸烟、不良饮食习惯、酗酒及缺少体育锻炼等。1972年，美国加州大学公共卫生学院院长莱斯特·布瑞斯洛（Lester Breslow）等，通过对约 7 000 名成人的 5 年半随访观察，显示期望寿命与健康质量和 7 项行为有关。直到 20 世纪 70 年代，美国的健康教育才被政府重视。1971 年，设立美国健康教育总统委员会，并建立全国健康教育中心。1974 年，美国国会又通过《美国健康教育规划和资源发展法案》，明确规定健康教育为国家优先卫生项目之一。1979 年，美国卫生总署发表《健康人民》（Health People），文件宣告发动"美国历史上的第二次公共卫生革命"，指出：美国人民健康的进一步改善不只是增加医疗照顾和经费，而是国家重新对于疾病预防以及健康促进所做的努力。通过健康教育和政策指导，美国人民的生活方式发生改变，许多疾病的发病率和病死率均明显下降。如 1963—1980 年，美国居民食用动物油下降 38%，植物油和鱼类消费增加 57.6% 和 22.6%，冠心病和脑血管病的病死率分别下降近 40% 和 50%。

美国民间组织进行的大量活动推动了健康教育，如各种保险组织及学术团体。特别是注意从幼儿园到 12 年制学校开展系统的健康教育，帮助学生在可塑性最大的青少年时期养成良好的卫生习惯，形成正确的健康观。国家还十分重视人才培养，据统计，美国有近 300 所高校开设健康教育课程并授予健康教育学士学位，有 20 多所大学培养健康教育硕士、博士研究生，从而保证有高质量的专业人才充实专业队伍。

1974 年，加拿大政府出版了《加拿大人民健康的新前景》。该书首次把所有死亡及疾病的原因归因于 4 个要素：①不健康行为生活方式；②环境因素；③生物因素；④现有卫生保健系统的缺陷。阐明环境及个人生活方式的改善是降低病死率及患病率的最有效途径，并制定生活方式的行动计划，即把卫生政策侧重点由疾病治疗转移到疾病预防和实施健康促进。

欧洲许多国家如芬兰、瑞典、德国已把健康教育作为卫生保健的重要组成部分，作为社会进步的标志之一。苏联对健康教育十分重视，早在 20 世纪 20 年代初就强调"没有健康教育就没有苏联的保健事业"，并制定了工作条例，规定"健康教育事业费不得少于地方卫生经费的 5%"。1929 年设立健康教育研究所,领导并组织全国健康教育工作。在欧洲其他国家,健康教育也被作为国家的优先项目和社会进步的标志之一,明确规定预防是卫生工作基本策略。英国于1927年成立全国健康教育委员会;德国于1976年成立健康教育协会,并将健康教育列为医学院校的必修课程,最早在学校开展健康教育。芬兰北卡利里亚地区是高血压、冠心病的高发病区,从1972年开始实施对不健康行为的健康教育干预计划,经过15年的努力,总吸烟率从52%下降到35%,吸烟量净下降28%,血清胆固醇水平下降11%,中年男性缺血性心脏病病死率下降38%。为做好慢性病防治工作,芬兰进行基础流行病乃至大规模干预研究,在解决社区卫生问题过程中,以研究为先导,监测为依据,从而使社区工作保证严格的学术性,阶段目标明确,干预效果显著,资料与数据可信、可比,说服力很强;通过慢性病的防治工作,培育了许多卓有建树的研究人员,自上而下建立了一支强大的人才队伍,既把示范点的工作推广到全国,又保证了以社区为基础的健康促进工作在取得成功后可坚持下去。

20世纪70年代世界各国的工作实践和经验表明,单纯的健康教育理论已不能解释工作的成效,满足不了健康发展的新需要,必须有新的理论思维来指导进一步的行动。

(2)20世纪80~90年代以来的健康教育与健康促进

1986年,40多个发达国家在加拿大渥太华召开了第一届国际健康促进大会,试图率先在发达国家实现"人人享有卫生保健"的战略目标,会议提出的《渥太华宣言》奠定了健康促进的理论基础。《渥太华宪章》明确提出,健康促进是一个增强个人和社区控制健康影响因素的能力的过程。健康促进不仅仅是一种理念,还是一种理论和方法,更是指导人们实践和行动,达到健康的理想途径。《渥太华宪章》是国际上公认的健康促进的里程碑,它指出健康的根本条件和资源是和平、住所、食物、收入、稳定的生态系统、持续的资源、社会公正及公平待遇,全面提出了健康促进的5项行动策略,包括:制定有益于健康的公共政策、创造支持性环境、加强社区行动、发展个人技能和调整卫生服务方向。这5项行动的根本原则就是为个人和群体提供适当的资源和途径,使人们能够控制影响其健康的各种因素。健康促进是一个积极推动健康的主动过程,包括环境、立法、组织、群体及个人等各方面的干预。

1988年在澳大利亚的阿德莱德和1991年瑞典的宋斯瓦尔召开第二届、第三届国际健康促进大会。第三届国际健康促进大会认识到健康促进对发展中国家的意义,邀请了近一半发展中国家的代表参加大会,同时还邀请了交通、住房、教育、社会福利、工会等部门的代表。会议通过了以"创造有利于健康的环境"为主要内容的《宋斯瓦尔宣言》,把健康与环境两大主题紧密连接起来。这两次大会对全球的健康促进起了很大的推动作用。为落实《宋斯瓦尔宣言》,WHO在非洲区、西太区、东南亚区召开了一系列地区性健康促进会议,分析和交流本地区健康促进的问题和经验,对本地区健康促进工作提出指导性建议。

1988年,中国健康教育代表团参加了在美国休斯敦召开的第十三届健康教育大会后,向中央卫生部和中央爱卫会提交的《关于参加第十三届世界健康教育大会情况及今后工作建议的报告》中,提出对当前世界健康教育发展的新趋势的看法,主要内容如下。

1)观念更新。目前,一些发达国家对健康教育和健康促进已有了新的概念,美国卫生总署署长把健康教育称之为"发动美国历史上的第二次公共卫生革命",许多威胁人们健康的疾病,如癌症、心脑血管疾病等都是与生活方式、行为习惯等密切相关的,而这些是可以通过健康教育预防的。

2)人人参与。健康教育和健康促进需要全社会的配合与支持,必须积极扩大活动范围,以便采取政策和资源的支持,与社会各行各业共同组建一个强大的联盟。

3)传播与教育并重。近年来,健康教育的理论和方法得到不断完善和检验,一改过去只重视单向的大众传播教育方式,转为与双向的教育手段相结合,重视行为的转变及其效果评价。这一发展趋势强调要从小抓起,让健康教育系统地走上幼托机构和中小学校的课堂,同时强调要注重树立和培养良好的健康行为和卫生习惯,以培养为指导的思想。

4)行政干预。采取行政干预手段是推动健康教育和健康促进的有效政策,且这个成功的经验已被一些国家和地区所证实。

1991年,全球健康教育联盟(Global Health Educational Consortium, GHEC)成立。GHEC是一个非政府机构,由致力于全球健康专业学校和住院医师项目教育的教师和卫生保健教育者组成。GHEC成员活跃于美国、加拿大、中美洲和加勒比地区的 70 多所卫生职业学校和培训项目中,致力于在 4 个领域促进全球健康教育——课程和培训材料开发、临床培训、职业发展和教育政策。

1993 年,全球健康教育联盟更名为国际健康促进和教育联盟,以保证健康教育在促进健康中的决定作用。联盟每 3 年举行 1 次健康教育国际会议,中国自第十三届会议开始派代表参加。

1996 年,为实现"健康为人人"的宏伟目标,根据初级卫生保健的《阿拉木图宣言》和《渥太华宪章》的精神,以及 WHO《第 9 个特定时期工作总规划(1996—2001 年)》的行动计划,WHO 的健康教育与健康促进科(HEP)在与 WHO 总部、WHO 地区办事处、WHO 驻各国办事处、WHO 合作中心、联合国系统的其他组织、其他政府间组织和非政府组织合作中,通过了 5 年行动计划,并建立了相关目标:①制定健康教育和健康促进的政策;②通过信息技术拓展健康教育和健康促进新的方法学;③通过学校促进健康;④增强所选定场所、组织和健康教育、健康促进网络的能力;⑤促进健康行为和生活方式的监测及相关评价研究。

1997 年 7 月,在印度尼西亚首都雅加达召开了第四届健康促进国际大会,这是第一次在发展中国家举行的健康促进会议,也是第一次在健康促进的支持中有私人部门的参与。会议以"新时期的新角色:将健康促进带进 21 世纪"为主题,并发表了《雅加达宣言》。《雅加达宣言》在《渥太华宣言》的基础上,进一步思考有效的健康促进经验,重新审视健康的决定因素,确定了为完成在 21 世纪促进健康这个艰巨任务所需要的策略和指导方向,指出 21 世纪健康促进的重点内容包括:①提高社会对健康的责任感;②增加健康发展的投资;③巩固和扩大健康领域的伙伴关系;④增强社区的能力并赋予个人权利;⑤保证健康促进所需的基础设施;⑥行动起来。

2000 年 6 月,WHO 泛美卫生组织和墨西哥卫生部在墨西哥城联合举办了第五届世界健康促进大会,主题为"架起公平的桥梁",重申为了实现人人健康和平等,健康促进必定是各国卫生政策和规划的基本组成部分;目的是展示健康促进如何改善人们的健康状况和生活质量,尤其是那些生存环境恶劣的脆弱人群,要在地方、地区、国家和国际的卫生政策及项目中,把健康促进摆在首要位置,促进社会不同部门及各个阶层间建立密切的合作关系。

2005 年 8 月,第六届世界健康促进大会在泰国曼谷举行,主题是:政策与行动伙伴,解决健康的决定因素。会议通过了《健康促进曼谷宪章》,目的是就健康促进提出指导各方行动的意见,以便减少健康的不平等现象。

(3) 2016 年以后的新时代健康教育

2016 年 11 月,第九届全球健康促进大会在上海召开,大会的总目标是推动将健康促进融入联合国 2030 全球可持续发展议程,重振健康促进在 21 世纪的发展。大会的主要目的包括:更新未来数十年健康促进的任务;明确和优化健康促进在改善健康和健康公平中的作用;提供行动指导,帮助各国利用健康促进理念和方法实现可持续发展目标;通过可持续发展目标,激发"人人享有健康"的政治承诺;为实现可持续发展目标,动员人们、政府、公民社会应对健康社会决定因素,促使人们能够控制自身的生活;交流改善健康素养的国家级经验,加强跨部门行动和社会动员,建设健康城市、社区和人居环境。

近年来,西太区一些国家的健康教育进展较快。新加坡对慢性病控制的健康教育计划在全国实施。澳大利亚重视健康教育和健康促进人才的培养,在新威尔士州成立了健康需求评估和卫生结果研究所,其职责是研究卫生投资所导致的人们健康素质变化情况,分析所得出的结果,并以此为证据,反过来重新分析卫生保健需求,也就是进行卫生成本-效果评估。韩国、马来西亚、菲律宾等国的政府部门在健康教育卫生政策的制定、机构增设等方面,取得了一定的成绩。但是相比较而言,西太区的健康教育发展还不平衡、不够充分。

4.2.2 世界健康教育阶段划分

纵观世界健康教育的发展大致可以分为 4 个阶段。

(1) 生物医学阶段

20 世纪 70 年代以前,以疾病为中心的医学年代和生物医学模式,强调治疗与预防疾病、以集体的功能机制为出发点,主要以生理学危险因素的检出为工作重点,如高血压、免疫接种、早期筛检等,忽视社会的公正与平等,忽视非卫生部门的干预作用,忽视群众对自己生活和健康的作用。

(2) 行为阶段

20 世纪 70 年代后,开始引入行为(或生活方式)的手段,认识到疾病谱已发生根本性改变。随着生活水平的提高,单纯的生物医学手段在预防疾病、提高生活质量方面已不能起到更好的作用,提出健康生活方式即行为危险因素的观点,增加了教育、行为、社会和政策理论等,拓宽健康教育的事业,超越了生物学预防的范畴。

（3）社会、环境阶段

20世纪80年代后,人民注意到行为生活方式的改善并非是孤立的,在很大程度上取决于社会与自然环境因素的制约,因而健康促进概念得到发展,特别强调以人类的健康为中心,实现人人健康。整个国家、政府对其民众的健康负有责任,这种责任只能通过采取适当的卫生和其他社会措施来实现,而不单是卫生部门承担义务。

（4）生态-群体-健康阶段

20世纪90年代以后,从重机体向重环境、心理、环境因素与机体相互作用的方向发展,健康促进的理念得到进一步扩展。健康促进战略性行动主要从2个层面对生活方式和环境产生影响:①健康促进作为一项公共卫生行动,贯穿于整个卫生保健过程中,从重机体转向为重环境、心理、社会因素与机体相互作用的综合因素;从重疾病诊治转向为重预防、生命全程保护、健康管理综合性预防,以及最后的康复。②健康促进作为一项社会事业,保障全民的健康幸福的权利。从重城市向重城乡、社区发展,才能发展全民的保健事业。促进健康的生活方式是一项提高人类生活质量的社会投资。卫生部门和非卫生部门应平等合作,共同参与健康促进这一领域的工作,健康既是一项产出,也是一项社会目标。健康是维护社会安定、保障基本人权、提高社会生产力、建设精神文明、反映社会公德的社会进步因素。此外,还要充分认识到人类的生老病死不是孤立的医学问题,必须依靠政府的领导、多部门的参与,资源的合理配置,采用适宜技术以及保护人类赖以生存的生态环境。

4.2.3 世界健康教育发展的特点

根据WHO近30年来的文献分析研究,健康教育发展有以下4个特点。

1）由中央转向地方,更强调需要根据不同的地方制定不同的健康教育计划,只有这样才能更好地动员社区参与,当地政府的资源才能持久、有效地用于发展健康教育事业。

2）由单项转向多项目标,强调健康教育不只限于防治某种特定的疾病规划服务,而应与生活方式、生活质量联系起来。

3）由单一的健康教育内容和技术模式,转向传播扩散、社会参与、行为改变和行政干预的解决问题模式。

4）由重视个人的行为改变转向影响健康生活方式、促进健康社会环境因素的改变,以支持接受健康信念、改变行为达到"人人健康"的目的。

（余金明）

胡锦华健康教育理论与实践

20 世纪 50 年代以后,我国健康教育事业在一批有影响力的专家学者的带领下,逐步从弱到强、与世界接轨,并在有些领域领先于世界。其中杰出的代表有陈志潜、梁浩材、贾伟廉、胡锦华等。现以胡锦华先生为例,对其在健康教育理论与实践方面的贡献进行梳理。

胡锦华先生 1959 年参加工作伊始就投身健康教育战线,进入的工作单位是刚成立 3 个月的上海市卫生教育馆,从基础的卫生教育传单、宣传小册子、挂图、展览等文字设计工作开始,到创建、编辑、出版、发行《上海大众卫生报》,参与了一系列上海医学科普创作的社会活动。1985 年起担任上海市卫生教育馆常务副馆长,开始全面协调、规划、推进上海市的健康教育事业,并于 1985 年在上海市卫生教育馆建立了世界卫生组织上海卫生教育合作中心。1988 年上海甲型肝炎大流行期间,时为上海市健康教育所所长的胡锦华先生身先士卒,带领全体同仁为控制甲型肝炎流行进行了系统的应急风险沟通和健康教育工作,对有效控制流行起到了重要作用。2003 年抗击"非典"战役中,上海市第一时间开通了"非典健康热线",并在防控"非典"中呈现出巨大效果,也为随后的全国"12320"卫生热线做了实践上的准备。胡锦华先生从事健康教育与健康促进工作已走过 60 年,见证和参与了中华人民共和国成立后的新中国健康教育的发展,首次将健康教育的概念引入国门,从理论到实践对我国健康教育事业发挥了巨大的推动和引领作用。以下是编者通过学习胡锦华先生所著及其工作实践,对其健康教育理论与实践提出的一些粗浅认识。

5.1　人文观

人文观提出了"健康教育人文学说"。健康教育学是医学与人文科学学科的交叉学科。健康教育学不单是医学的分支,也不单是自然科学属性,而是以医学为核心,加上教育学、传播学、人类学、心理学、社会学作为第二范畴,再加上美学、广告学、哲学等作为第三范畴。知信行(knowledge-attitude-belief-practice)是知识、态度、信念和行为统一的简称。该理论认为健康知识是建立正确且积极的信念和态度,进一步改变健康相关行为的基础,信念与态度是行为改变的动力。知识、态度、信念、行为之间存在因素联系,但不存在必然联系。人们的生活方式都有着其独特的文化环境才能赖以生存,并世代延续,同时受到经济、教育、宗教、习俗、价值观、人生观、哲学观等人文因素的综合影响。不良的生活方式并不是上一堂课、读一本小册子或看一部卫生录像片就能改变的。知识是必要条件而不是充分条件,所以,健康传播的同时要针对性地加入人文理念及方法,使健康知识不仅入眼耳,更要入心脑。健康教育与人文的结合,可以让知识转化成态度及信念,进一步改变行为的同时,让该信念内化到人的灵魂深处,使其主动形成的健康行为变成为社会文明必需的行为、下意识的行为,确保健康教育的成果长久、稳定。

胡锦华先生 1989 年发表于《健康教育》杂志的文章《以大文化观念来开拓健康教育学》,深入阐述了健康教育的人文观。

健康教育按共识是属于科学的范畴,但就其本质,健康教育也是一种文化形态。就广义文化的内涵而言,分为表层文化与深层文化。表层文化形态是指语言文字、音乐舞蹈、美术、建筑、服饰、礼仪、制度、习惯、风俗、行为、生活方式等;深层文化形态是指民族的心理结构、思维方式、价值观等。健康教育在表层或深层文化形态中都可找到许多交叉点。健康教育的目的是要改变人们有损健康的行为、风俗习惯与生活方式。这里的行为、风俗习惯与生活方式都是一种文化形态:当个体行为成为一个地区的群体行为并且绵延下去时,就形成风俗习惯,其中的一部分就是生活方式;生活方式是一种经验模式、习惯模式,即习惯性的生活行为。群体的生活方式融合在民族的风俗之中,个体对该生活方式很难做单独的改变,因为它是长期形成的,根深蒂固。所以,要改变,必须先改变该地区的"文化土壤"。

健康教育要通过对人的行为渗透来表现。文化就是通过对人的行为渗透来表现的。每个人都处在特定的文化环境中,这种环境不知不觉地影响着人本身的行为与观念。文化环境的表现有3种形态:第一文化环境是人所处的文化氛围,包括时代、地域、种族、家庭等;第二文化环境是个体主动建立的与伙伴、朋友、同事的活动圈;第三文化环境是一种超越时空的信息传输环境。健康教育工作者不得不认真研究健康教育对象的文化环境。健康教育者最根本的任务之一是改造文化环境,使之成为一种"健康""卫生"的文化氛围。

文化,除了风俗文化外,还有哲学、艺术、宗教等层次。健康教育与这3个层次都有关联。健康教育诊断、项目设计、实施及评价等环节均应将这3个层次的内容考虑在内,以进一步增进健康教育的效果。同时,健康教育要学会"拿来主义"。东西方健康教育观是有差异的,由于各自的历史、地域与民族心理的不同而产生了此等差异。这种差异首先体现在价值观上,如对"健康""教育""宣传""指导"与"评价"等概念,东西方有不同的理解。由于我国政治对文化的影响,总能成功地动员成千上万的对象来参加各种健康教育活动,这是西方健康教育工作者很难做到的事,这也是他们所赞扬的"群众参与"。西方纯粹把健康教育看作是一项科学的计划,他们所赞赏的"一对一"讨论方法在人口众多的中国是难以实施的。所以,我们学习西方先进健康教育经验的同时,还要兼顾中华民族的文化特色,立足中国国情。

胡锦华先生发表了一系列有关健康教育人文学方法的著作,如:《以大文化观念来开拓健康教育学》(《健康教育》,1989年),《被极度放大了的"健康"——介绍马斯洛的"健康"概念》(健康促进论坛,1989年),《健康道德必须建立在公众的社会意识基础之上——兼论道德层次、健康道德与健康教育》(全国健康道德学术讨论会论文,1990年),《论医学科普工作者的道德观》(全国医德讨论会论文,1990年),《文化、行为与健康教育》(中国医学行为科学学会论文,1990年),《"破译"概念——译解西方健康教育著作中的一个问题》(《中国健康教育》,1990年),《解开健康教育的"价值结"——读〈健康教育——健康教育学与研究〉一书有感》(《中国健康教育》,1993年),《论文化背景在慢性病健康教育中的作用》《医院健康教育应是一种人文关怀》(新版《胡锦华健康教育文集》,2013年)。

5.2 生态观

提出了"唯有和谐才有健康"的健康生态观。生态观是人类对生态问题的总的认识或观点,是在人类—自然全球生态系统层次上进行的哲学概括,是能够用于指导人类认识和改造自然的基本思想。胡锦华教授特别指出,健康生态观的核心所在是和谐,包括社会和谐、自然和谐、身心和谐。

从政治层面讲,社会和谐包含了社会各阶层人员的和谐相处,各地区之间的和谐相处,各社区乃至社会的细胞——家庭的和谐相处,生活在这样的氛围中,其乐融融,其身也健。

从环境层面讲,自然的和谐也是十分重要的。当然,大自然常常有它不和谐的一面,如洪灾、旱灾、地震乃至雪灾、冰灾,给人们带来了苦难。但是作为宇宙间最美丽的星球——地球来说,正因为有和谐的自然环境,才会有如此众多的生灵。而当我们过度开发地球资源,使环境受到污染,气候发生变化时,人的生命与健康也会受到威胁,引发一系列环境病。而每个普通人能做到的是,从生活的细节做起,节约每一度电、每一滴水、每一张纸,减少污染,保护我们的地球家园。

从人的自身层面讲,身心的和谐也是至关重要的。心灵的宁静、豁达,身体的安泰与康健,至乐至康就是人的身心和谐的表现。躁、怒、忧、愤,则是心灵失衡的表现;"不通则痛"乃是身体失衡的表现;各种不健康的生活方式,会诱发各种慢性疾病的发生,如高血压、糖尿病、冠心病、卒中、痛风和肿瘤等。

胡锦华先生特别指出,我们所处的现代社会是一个高科技、快节奏、信息密集、压力频加的时代,我们追求高质量的健康生活,就要追求"平衡"与"和谐",而最便捷的方法就是养成健康的生活方式:"管住嘴,迈开腿,戒烟酒,好心情",追求内心世界的平衡。用一句使用频率最高的语句就是:健康快乐每一天!

胡锦华先生对生态观的论述著作有:《唯有和谐才有健康》《终身学习有助延年益寿》(《家庭用药》,2008年),《2000年上海健康教育战略研究》(原载《2000年上海健康教育战略研究》,1987年),《"健康":跨出卫生界——评〈生态大众健康〉》(新版《胡锦华健康教育文集》,2013年)。

5.3 文明观

提出"健康教育需要与社会主义精神文明建设融合"。中国健康教育最显著的特点,是健康教育纳入社会主义精神文明建设轨道,要求全体公民有良好的卫生公德与公共卫生行为规范。同时健康教育与性教育、道德教育、法制教育、职业安全教育、环境保护教育相结合。健康教育应该做到:从传染病扩大到慢性生活方式性疾病;从生物医学模式扩大到生物-心理-社会医学模式;从生理意义的健康扩大到精神意义与社会适应能力意义上的健康;从医疗卫生扩大到全社会。

胡锦华先生曾谏言"关于在出租车司机中进一步消除不卫生陋习,加强精神文明建设的建议"(2005年10月10日)。良好的卫生习惯是一个国家、民族素质的重要体现。一个人在生活中讲卫生,能迁移到学习上、工作上、生活上,成为一个时时处处比较自觉、办事细致认真、讲究精神文明的人。是否讲卫生,反映出一个人的思想觉悟、道德水平和文化素质的高低。市民文明素质和城市文明程度是精神文明建设的重要目标,健康教育能够充分动员全市人民积极追求整洁优美的生活环境、有礼有序的生活习惯、健康文明的生活方式。

胡锦华先生的相关著作有:《五十年来我对健康教育认识的变化》(新版《胡锦华健康教育文集》,2013年),《2000年上海健康教育战略研究》(原载《2000年上海健康教育战略研究》,1987年),《制订2000年中国健康教育目标的科学依据》(《中国2000

年卫生保健目标·健康教育·前言》,1990年)。

5.4 先行观

提出"预防疾病,健康教育先行"。疾病三级预防是预防医学中的重要概念。第一级预防,又称病因预防,主要是针对致病因子(或危险因子)采取的措施,使健康人免受或少受致病因素的危害,同时采取一些增进健康的措施,也是预防疾病的发生和消灭疾病的根本措施。第一级预防当然是最重要、最积极的,但需全社会和每个人的充分合作。第二级预防,也称临床前期预防,或称"三早"预防,即早发现、早诊断、早治疗,它是发病期所进行的阻止病程进展、防止蔓延或减缓发展的主要措施。对于传染病要做到早发现、早诊断、早隔离、早治疗、早报告"五早"措施。第三级预防,又称临床期预防,主要为对症治疗,对已患病者及时治疗,防止恶化;对慢性病患者,通过疾病管理等措施,减少疾病的不良影响,防止复发、转移,预防并发症和伤残;对已丧失劳动力或残废者通过康复医疗,促进其身心方面早日康复,使其恢复劳动力,病而不残或残而不废,保存其创造经济价值和社会劳动价值的能力,提高生命质量、延长寿命。

健康教育的核心是教育人们树立健康意识、促使人们改变不健康的行为生活方式,养成良好的行为生活方式,以减少或消除影响健康的危险因素。健康不仅属于第一级预防的范畴,更加具有零级预防(第一级预防前)的概念;不仅为了改变人们影响健康的不良行为生活方式,更重要的是使人们形成增进健康的健康行为生活方式。"预防疾病,健康教育先行"概念的提出,更加突出了健康教育在卫生健康领域的重要地位和基础性的核心作用。

"预防疾病,健康教育先行"是上海胡锦华健康教育促进中心的"行动纲领",更是胡锦华先生一直倡导的,既突出了健康教育的重要性,又突出了健康教育的意义和作用。胡锦华先生的相关著作有:《制订2000年中国健康教育目标的科学依据》《中国2000年卫生保健目标·健康教育·前言》,1990年),《跨世纪的中国健康教育机构将走向何方》(第二届全国健康教育理论研讨会论文,1991年),《关于健康教育评价的若干思考》(《中国健康教育》,1992年),《人群抗癌宣传教育和评价》(《中国肿瘤情报》,1991年),《论肿瘤的健康教育》(《中国肿瘤》,1992年),《健康教育理论与实践的进展》《健康教育与传染病控制《考察笔记——美国、加拿大、新加坡卫生教育考察记、美国的健康教育与健康促进、德国的健康教育与健康促进、澳大利亚控制艾滋病见闻、北欧环保见闻》(新版《胡锦华健康教育文集》,2013 年)。

5.5　群众观

提出"健康科普是健康教育走进群众不可或缺的手段"。胡锦华先生提到和其他科普不同的是,医学科普在于提高科普对象自身的健康水平,而人们对自身健康的关注,一般来说超过对其他事物。如果说,一般的科普是对智力的投资,那么医学科普则是对健康和智力两者的投资。

对于卫生科普的特点,胡锦华先生总结出"以普及卫生科学知识为主,有地方特点""文字通俗,篇幅短小;形式活泼,体裁多样""结合群众生活,结合健康需要"等。对于卫生科普中存在的问题,胡锦华先生指出"不要忽视初级卫生科普""重要的问题是选材""通俗性须与科学性一致"等。胡锦华先生还特别建议多开展地区间的科普学术交流活动,就医学科普理论和编辑技术(读者对象、作者队伍、题材选题、文章体裁、文稿修改、版面安排、美术设计等)进行广泛探讨。积极开展报刊评论,每年评选一些优秀卫生报刊和科普文章,调动编辑队伍的积极性,充分发挥他们的创造力。

健康科普是健康教育走进群众不可或缺的手段,是提升居民健康素养的重要方式。

胡锦华先生投身健康教育的第一个重要贡献就是创办《上海大众卫生报》,并且以上海市健康教育馆(后更名为上海市健康教育所、上海市健康促进中心)为载体开展了一系列引领全国的健康科普活动,并有相关著作:《医学科普工作的一条重要渠道——评全国各地的卫生报》(新版《胡锦华健康教育文集》,2013 年),《关于性知识宣传的探讨》(《医学科普评论》,1982 年),《坚持特色才有报纸的生命力》(全国卫生科普报刊座谈会论文,1983 年),《试谈医药卫生新闻》(《卫生宣传研究》,1983 年),《论医学科普报刊的群体组合》(《医学科普评论》,1983 年),《论卫生科普报在报刊系列中的位置》(上海科普创作协会论文,1984 年),《浅谈卫生科普报的新闻性》(上海市报纸新闻学术研讨会论文,1984 年),《面向读者迎接挑战》(中国卫生报刊首届学术讨论会论文,1985 年),《性教育的方式方法》(《性教育研究文集》,1986 年),《坚持"两个为主"方针,办好卫生科普报刊》(中国卫

生报刊第二届学术讨论会论文,1986 年),《"群众参与"与健康教育》(《健康教育研究》,1988 年),《健康三人谈》(《上海大众卫生报》,2005 年 2 月—2013 年 6 月)。

5.6　方法观

提出"健康教育与健康促进是卫生领域的一门方法学,健康教育是医疗卫生事业中的'软件'"。医学中的许多学科理应使用健康教育与健康促进这样的方法,结合学科自身加以深入开展。也只有这样的健康教育才可以渗透到各个领域中去。健康教育是医学与其他自然科学、社会科学结合的学科,健康教育运用了人文科学的理论及现代科学技术的手段;健康教育属于现代医学的范畴,是现代医学的重要组成部分,贯穿于疾病的三级预防以及临床医学的诊断、治疗、康复等全过程,为防治保康提供基本的方法学支撑。随着疾病谱的变化,医学模式的转变,健康教育在医学中的地位及作用越显突出。健康教育学既从自然学科中的基础医学、临床医学、预防医学、护理学、康复医学、心理学和社会学科中的教育学、传播学、人类学、经济学、家庭学、法学等汲取营养,同时又形成了自己科学完整、规范的知识和理论体系。健康教育是对人们的健康相关行为及其影响因素进行研究的方法,健康教育诊断方法、干预方法、分析及评价方法,分析问题及解决问题的思路等已广泛应用于预防医学和临床医学的各个领域,健康教育参与并渗透到其他医疗卫生领域,并为其提供相关技术支持。

胡锦华先生在他的著作中给了这样的描述:健康教育工作似乎是医疗卫生事业中的"软件",有些发展中国家往往不重视"软件",正像他们进口了电脑,却不重视程序设计一样;他们高度重视高难度手术突破,却不重视健康教育(《上海健康教育》,1987 年)。这段话形象、生动地描述了健康教育在现代医疗卫生事业中的作用和地位。

胡锦华先生对健康教育方法学有许多独到的见解,相关的著作有:《对卫生教育几个命题的思索》(《中国健康教育》,1986 年),《五十年来我对健康教育认识的变化》(新版《胡锦华健康教育文集》,2013 年),《健康教育在现代医学中的地位》(上海健康教育,1987 年),《健康教育理论与实践的进展》(新版《胡锦华健康教育文集》,2013 年),《健康促进:一项世界性的卫生运动》(《文汇报》,2003 年),《健康促进

委员会的建立和健康城市建设》(在苏州召开的第二届世界健康城市联盟大会上发言,2006年),《以健康促进策略推进健康城市建设》(《文汇报》,2007年),《关于卫Ⅳ项目的基本框架与理论模型》(《中国健康教育杂志》,1998年)。

5.7 政策观

政策是健康教育最有力的支持和保证——是"将健康融入所有政策"的早期设想。胡锦华先生作为中国"改革开放"后第一个健康教育出国考察团4名成员之一,于1985年9月7日—10月5日赴美国、加拿大和新加坡3国考察,第一次把健康教育的概念引进国内,从此替代了卫生宣传的提法。对美国制定健康教育的标准与政策,规定必须做的工作,监督执行完成情况等进行了深入的分析和解读,突显了政策的重要性。并用实例佐证了健康教育中政策的重要性,如访美观感之一:把健康教育纳入医疗保险之中;访美观感之二:用政策干预开展控烟活动。提出健康促进大体由教育、政策、环境三方面来合成。教育的重要性是不言而喻的,但光有教育是不够的,政策、环境同样重要,环境是保障,政策既是保障也是干预。《2000年上海健康教育战略研究》(1987年)一文中明确指出:"现代医学模式的转移导致整个卫生事业实行战略性转移,每个卫生行政部门负责人应该看到这一点,把健康教育纳入本地区的卫生战略发展规划,这是十分重要的事情。"健康不能单靠卫生部门来获得(1987年);"健康"已经跨出卫生界,渗透到了全社会(2000年)。

自2002年起被聘为上海市政府参事10年间,胡锦华先生提的建议很多与健康教育有关,其中8件控烟建议,分别是"关于世界卫生组织有意支持F1方程车赛的情况报告"(2003年2月10日)、"关于革除国人卫生陋习的若干建议"(2003年6月9日)、"关于开征'烟草附加税'的建议"(2004年5月8日)、"关于在出租车司机中进一步消除不卫生陋习,加强精神文明建设的建议"(2005年10月10日)、"关于在国产影视片中减少吸烟镜头的建议"(2007年8月18日)、"关于上海落实无烟奥运行动的建议"(2008年3月6日)、"关于实现无烟世博的几点建议"等。1994年,市政府发布《公共场所禁止吸烟暂行规定》,这是全国最早的控烟规章,后来上海又制定了最早的控烟地方性法规,并在2016进行修订。

在慢性病与健康促进领域,胡锦华先生谏言"关于扩大爱国卫生委员会功能的若干建议"(2003年6月16日)、"关于在社区推广'慢性病自我管理模式'的建议"(2006年5月16日)、"关于加强对晚期肿瘤患者关怀的建议"等。

在健康教育专业领域之外,胡锦华先生参与调研并积极谏言的有"关于上海开展文化产权交易的建议"(2003年2月10日)以及"关于上海市不宜举办西班牙斗牛比赛的建议"。正如胡锦华先生所言,"健康"始终是不变的主题,而"明天"的健康,将是一种新概念,需要个人的维护,更需要社会的保障、环境的支持、政府的承诺。化健康教育于"无形"之中,是胡锦华先生的"初心"。而这个"无形",即是指健康理念无处不在,健康政策遍地生根。

胡锦华先生是中国健康教育的引领者、创新者,是中国健康教育的一面旗帜,他从学者角度、健康教育专业机构管理者的角度以及上海市政府参事的角度,对健康政策的作用、意义,以及推动健康政策的制定和实施做出了巨大努力,也取得了一系列标志性的成果。从上海市健康教育所的创立、发展、壮大到成为全国的独立于疾病预防控制中心之外的专业机构的标杆,引领着中国健康教育事业的发展。在胡锦华先生的指导下,卫生部健康教育处制定并贯彻落实了《全国九亿农民健康教育行动计划(2001—2005年)》《全国健康教育与健康促进工作规划纲要(2005—2010年)》《全国健康教育专业机构工作规范》等一系列工作规划规范,这些都是我国第一批工作规划或规范,具有一定的创新性。为将2010年的上海世博会办成真正的"无烟世博",向上海市政府发出了参事建议:关于实现"无烟世博"的几点建议,除了全面清除烟草广告、全面禁烟外,还要确保世博会不接受与烟草相关企业的赞助,最终使大会成功退回某烟草企业的2亿元人民币的赞助款。

胡锦华先生的相关著作有:《跨世纪的中国健康教育机构将走向何方》(第二届全国健康教育理论研讨会论文,1991年)、《五十年来我对健康教育认识的变化》(新版《胡锦华健康教育文集》,2013年)、《2000年上海健康教育战略研究》(原载《2000年上海健康教育战略研究》,1987年)、《制订2000年中国健康教育目标的科学依据》(《中国2000年卫生保健目标·健康教育·前言》,1990年)、《以健康促进策略推进健康城市建设》(《文汇报》,2007年)、《参事建议》——关于世界卫生组织有意支持F1方程车赛的情况报告,关于本市在建设健康城市中加强对外交往的若干建议,关于开征"烟草附加税"的建议、关于

《烟草控制框架公约》履约的相关建议、关于实现"无烟世博"的几点建议、关于建立"上海市健康博览馆"的若干建设、关于在社区推广"慢性病自我管理模式"的建议、关于加强对晚期肿瘤患者关怀的建议等（新版《胡锦华健康教育文集》，2013年），《考察笔记——美国、加拿大、新加坡卫生教育考察记、美国的健康教育与健康促进、德国的健康教育与健康促进、澳大利亚控制艾滋病见闻、北欧环保见闻》（新版《胡锦华健康教育文集》，2013年）。

5.8　特色观

胡锦华先生对中国特点的健康教育方法进行了凝练和概括：政府主导，行政干预，群众参与，社区"六位一体"（医疗、预防、保健、康复、健康教育、计划生育），传播与教育并重。

健康促进的核心策略是"倡导、赋权和协调"。倡导是一种有组织的个体及社会的联合行动。为了创造有利于健康的社会、经济、文化和环境条件，要倡导政策支持，开发领导，争取获得政治承诺；倡导社会对各项健康举措的认同，激发社会对健康的关注以及群众的参与意识；倡导卫生及相关部门提供全方位的支持，最大限度地满足群众对健康的愿望和需求。进一步通过协调政策、机构、团体和个人的资源，形成跨部门、跨领域、跨地域的联合行动，共同努力，消除有害于健康的社会和环境因素，保护和促进健康。协调的目标是形成和履行高度的政治承诺。通过健康传播进行赋权，使人们最充分地发挥各自健康的潜能，应授予群众正确的观念、科学的知识和可行的技能，获得控制那些影响自己健康的有关决策和行动的能力。让健康权牢牢地掌握在群众自己手里，这是实现卫生服务、资源分配平等合理的基础。

胡锦华先生对于中国健康教育方法的凝练正是对健康促进核心策略的具体、生动的阐释。特别是2011年，在胡锦华先生的倡导和发起下，成立了一个以他的名字命名，面向全民开展健康教育活动、普及健康知识、资助贫困地区医护人员专业培训等工作，而设立的专门从事健康教育专业化、公益性的非营利性的社团组织——上海胡锦华健康教育促进中心，也标志着胡锦华先生从事健康教育新的里程碑。该中心的援疆援藏项目取得了丰硕成果，为期3年共为西藏及其周边藏区县乡两级培训基层骨干医生1500余人；为新疆基层培训1200余名乡镇卫生院

院长和500多名社区卫生服务中心主任，从临床知识、公共卫生基本理论到前沿的医学知识、理念和方法等进行专业培训，深受学员们的欢迎。2012年年底，中共中央政治局委员、新疆维吾尔自治区党委书记张春贤同志在接见胡锦华健康教育促进中心代表并听取项目工作汇报时，高度肯定了胡锦华先生的贡献，并把培训项目提到"现代文化引领"的高度。

胡锦华先生的相关的著作有：《五十年来我对健康教育认识的变化》（新版《胡锦华健康教育文集》，2013年），《2000年上海健康教育战略研究》（原载《2000年上海健康教育战略研究》，1987年），《以卫IV项目为动力推动上海市健康促进工作》（《健康教育论坛》，1996年）。

5.9　生死观

提出"死亡教育应列为健康教育的重要组成部分"。随着国人平均寿命的不断增长，逐渐进入老龄社会，如何面对疾病与死亡变得越来越重要。然而在中国人的传统观念里，死亡是个"不吉利"的话题。无论文化上还是制度上都存在空白，我们没有关于死亡教育的书籍，学校也没有开展关于死亡或者生命教育的课程。现代的健康教育也主要是针对增进健康、预防疾病、促进康复等。白岩松先生2016年5月23日在"追问生命尊严：医学的使命与关怀"专题圆桌会上说："中国从来没有真正的死亡教育"。白岩松先生从一个媒体人的角度指出该方面的问题。死亡教育就是要帮助人们正确面对自我之死和他人之死，理解生与死是人类自然生命历程的必然组成部分，从而树立科学、合理、健康的死亡观；消除人们对死亡的恐惧、焦虑等心理现象，教育人们坦然面对死亡。范关荣教授在《追问医学的目的》一文中指出，医学的目的有四：一是无病防病，增进健康；二是解除病痛；三是照料患者；四是追求安详死亡。胡锦华先生发表在《大众医学》（2007年）的文章《感悟"小病求生，大病求死"》，从健康教育的角度对死亡教育进行了诠释，健康教育的实施不能把死亡教育遗忘在角落。

死亡教育不仅让人们懂得如何活得健康、活得有价值、活得无痛苦，而且还要死得有尊严。它既强化人们的权利意识，又有利于促进医学科学的发展，通过死亡教育，使人们认识到死亡是不可抗拒的自然规律。目前，我国已进入老年型社会，人口老龄化

问题已经引起社会的广泛关注。工作的丧失、生理机能的减退和社会关系的变化均使得老年人承受着沉重的心理负担,很多老年人感受不到生活的意义。死亡教育让他们学会调适不健康、趋向死亡的心理,重新认识生命的意义,可从容地面对死亡。死亡教育也是破除迷信和提高素养的教育,是社会精神文明发展的需要,也是人生观教育的组成部分。社会上的生死问题逐渐增多,所以死亡教育对死亡及濒死的正确了解和调试,以及充分认识生命的本质是非常必要的。

胡锦华先生的相关著作有:《感悟"小病求生,大病求死"》(《大众医学》,2007 年),《参事建议:关于加强对晚期肿瘤患者关怀的建议》(新版《胡锦华健康教育文集》,2013 年)。

(余金明)

我国健康教育面临的挑战及展望

随着经济与社会的发展，人们对卫生保健的需求日益增加，从理论到实践上对健康教育与健康促进提出了更高要求。展望未来，我国健康教育与健康促进面临许多机遇和挑战。

经济全球化、城市化、环境污染、人口老龄化、工作生活节奏加快、家庭组成和结构的变化以及疾病谱改变等一系列变化，都将带来新的卫生和健康问题，人们更加关注健康和生活质量，对健康教育与健康促进的需求不断增加。

近几十年来，全球新发现40余种传染病，对人类健康构成威胁。一些旧传染病如结核病、疟疾发病率上升，控制难度加大。心脑血管疾病、癌症、精神疾患等慢性非传染性疾病已成为城乡居民的常见病、多发病，意外伤害增加，不健康生活方式导致的疾病负担加重。在广大农村，特别是贫困和偏远地区，农民缺乏基本卫生知识，因病致贫、因病返贫比较突出。

受多年来"卫生宣传"模式的影响，我国大陆的健康教育工作现状与社会需求不相适应。健康教育工作规划、规范、监测评价体系尚未完善，经费投入不足，管理体制不顺，网络不够健全，专业人员整体素质较低，社会有关方面对健康教育还存在着模糊认识，这些都制约着健康教育事业的发展。

与此同时，以信息技术、生物学技术和人工智能技术为代表的新技术迅猛发展，势必对以预防疾病、促进健康为目标，以健康信息传播为主要工作策略，从而改善人们的健康相关行为的健康教育带来巨大冲击和机遇。健康教育的工作内容、工作模式、工作方法等将因此发生巨大的，甚至目前还难以预料的变化。

面对机遇与挑战，应认真总结历史经验和教训，在已有成绩的基础上，加快健康教育与健康促进的发展，努力建立起政府负责、部门配合、法律保障、群众参与的工作机制，实现卫生部门宏观调控与群众自愿相结合、健康教育专业指导与各部门工作相结合、公益服务与市场运作相结合，充分运用行政管理、市场引导、群众参与等方式，倡导和推动全社会自觉采纳科学、文明、健康的生活方式，提高全民族的健康素质。因此，21世纪的健康教育与健康促进工作可从以下几个方向推进。

6.1 从政治、经济、环境方面解决健康问题

健康促进作为一项公共卫生行动，贯穿于整个卫生保健过程中，从重机体向重环境、心理、环境因素与机体相互作用的综合因素转变；从重疾病诊治向重预防、生命全程保护、健康管理综合性预防，以及最后的康复转变。健康促进作为一项社会事业，保障全民的健康幸福权利，只有从重城市到重城乡、社区的转变，才能发展全民的保健事业。促进健康的生活方式是一项提高人类生活质量的社会投资，卫生部门和非卫生部门应平等合作，共同参与健康促进这一领域工作，健康既是一项产出，也是一项社会目标，健康是维护社会安定，保障基本人权，提高社会生产力，建设精神文明，反映社会公德的社会进步因素。

6.2 坚持以人为本，以健康为中心

WHO指出："健康促进的重点是社会健康行动

促进健康的发展,获得可以达到的最高健康水平。"通过健康促进获得健康可以从个体、社区和政府3个层面去理解。在个体层面,提高个体的健康理念发展保健技能,促进并掌握与健康相关的知识、态度和技能,使个体具备掌控危险因素而健康生活的能力;在社区层面,需要动员全社会共同参与,发展强大的联盟和社会支持体系,来提供公平、有效的社区健康服务,共同创建健康生活的条件;在政府层面,需要政府公共政策的支持,积极营造健康的支持性环境,促进卫生资源的合理分配,并保证健康作为经济和政治的重要部分以促进健康的发展。

6.3 建立广泛的战略合作关系

健康教育与健康促进是一项长期的系统工程。WHO指出"促进健康和社会发展是政府的核心义务和职责,并由社会其他所有部门共同承担"。如果没有一个由政府和社会各部门组成极具凝聚力的领导机构是难以完成促进健康的使命的,因此,健康促进并不是健康教育机构单一部门的责任和义务,有效的行动需要达到广泛的共识,进而产生必要的政治愿望并得到强有力的支持才能实现。因此,应打破部门的界限,加强卫生部门与其他相关政府职能部门、学校、街道社区、企业商业、社会团体、医疗机构与社会保险的战略合作,共同确定影响健康的危险因素,并对健康促进工作投入人力、物力和财力,社会全方位参与、多部门协同作战模式开展健康教育活动。

6.4 信息网络与健康教育相结合成为时代的需要

随着信息技术和网络技术的迅猛发展,以及人民对医学科普内容需求的变化和获取信息的途径与学习方法的更新,互联网已被公认为是继报刊、广播、电视、电影之后的最主要的现代信息传播载体和大众传播媒介。现代网络媒体具有信息量大、更新速度快、查询检索方便、双向互动式传播等优势,不仅具有报刊、电视、广播等传统大众传媒及时、广泛传递信息的一般功能,更具有数字化、多媒体、时效性和交互式传递信息的独特优势。随着网络技术的日趋成熟和普及,我国各级健康教育专业机构的网站也在逐步建立与完善,这将为信息传播的权威性、规范化及可信度提供很好的平台。而作为新时期的

健康教育工作者,如何把现代信息技术引入健康教育领域,加速健康教育工作的现代化,以信息化带动健康教育与健康促进工作,并促进卫生信息的网络化发展,是值得我们深入思考和研究的问题。

总之,新公共卫生时代的特征是倡导整体性、系统性、多元性、综合性和协同性的理念。在人的健康问题上,既有个人层面上的饮食、锻炼、养生、调适等具体的科学技巧,更有社会层面上的医疗、卫生、环境、和谐、文明等具体的科学决策问题。健康的理念早已超越医学范畴而扩展到人文、社会和自然科学的许多领域,包括个人健康到全民健康再到国家文明、和谐发展等综合的健康要素。健康问题正在成为社会和谐发展的核心问题,健康促进的策略也将成为健康发展的大趋势。可以相信,随着国家逐步重视疾病预防控制与公共卫生工作,我国的健康教育与健康促进事业将有更大的发展,取得更大的成绩。

(余金明)

附录1

关于健康教育的几个并重
胡锦华

一、传播与教育并重

传播,过去就是"宣传"。"宣传"是大覆盖的,注重"量",而忽视"质",没有评价,是造一种声势,要"如雷贯耳"。我曾随崔月犁部长去海南,他就讲了一句话,"党靠群众虎靠山,卫生工作靠宣传",可见当年对卫生宣传之重视。

改革开放后传来了新名词:"传播"。传播,有人际传播与大众传播之分。传播,进一步强调了它的科学性、针对性与精确性。

健康教育至今不能轻视传播,而要更重视与善于利用传播工具,包括传统的传媒以及新媒体。

目前,许多医院开设的各类健康讲座方兴未艾,许多年轻医务人员设计、制作、表演医学科普作品,新颖、别致,适合了新一代受众的口味。

教育是一种系统的学习。教育的主体形式,是学校教育,实际上健康教育也源于此。早在清光绪年间,戊戌政变之后,新学校的教材中就有了卫生课本,民国时期更是进一步加以拓展,新中国成立以来

中小学校的健康教育内容,也纳入了课程或第二课堂。由我主编的《中小学健康教材》由上海教育出版社出版,至今已有十余年,每年都有重印。

我参加的1985年中国健康教育考察组,访美、加、新三国后回来,向卫生部撰写考察报告,其中第一条建议就是强调传播与教育并重。

二、网络建设与学科建设并重

健康教育必须依靠社会组织与网络,这是我们中国特色社会主义制度的优越性所在。我们有市、区、社区三级的健康教育网络,过去在防治"非典"期间"守望相助",靠的就是这个网络。

健康教育要提高学科地位,必须加强学科建设。这已经提到议事日程上来。从贾伟廉(20世纪40年代在耶鲁大学专攻健康教育学)、王立璋(卫生部第一任卫生宣传处长)主编的第一本《健康教育学》开始,我们已经出版了许多本健康教育专著。这项工作,今后必须继续做好,通过实践提升理论水平,反过来理论又进一步指导实践。

三、社会动员与监测评价结合

社会动员是我们国家的优势,集中力量办大事。社会动员预防疾病,特别是对传染性疾病,如甲肝、非典、禽流感都是要靠社会动员,配合科学对策。

我们在1985年考察美国健康教育时,发现他们将"社会营销学"原理应用到健康教育上,很受启发。社会营销,首先就是人群的专业识别,也就是"细分",这样可以取得事半功倍的效果,不能盲目地无对象识别。

其实健康管理也是如此。健康管理,我认为也是点对点的,就是个性化的健康检查、评估与干预,每一个对象都有不同的健康状况。这是过去劳伦斯·格林教授提出的健康教育诊断模式,包括流行病学、传播学、行为学、社会学等不同层次上的诊断,它开创了健康教育的先河。

但是社会动员的效果如何,仍需运用统计学工具进行监测与评价。世界银行贷款卫生Ⅶ项目开创了行为危险因素与社会危险因素监测的方法,这就突破了过去只是"知晓率"的层次,对于判断健康教育效果更有说服力。美国马里兰州立大学创立的"慢病自我管理小组",已经成功应用到上海,且发挥了重要的互助作用。卫生部建立"健康素养66条",作为金律,几年一贯地测评,是非常好的一个创造。

总之,我认为健康教育与卫生统计学、流行病学一样,是一门方法学。健康教育的实验室在社会,在社区,每一个健康教育工作者都应该是一个社会活动家。

这或许就是现代理论与实际相结合的中国健康教育的一种趋向。

上海市政府《关于加强本市社区健康服务 促进健康城市发展的意见》(四)加强社区健康宣传教育,可好好琢磨。

(本文为2019年2月第3次《现代健康教育学》编委扩大会议发言)

附录2

"生命英雄"一个甲子的"健教情"
——胡锦华先生的健康教育之路
记者 冷嘉

这样一个早晨,一位精神矍铄、声音清朗的老人来到了上海胡锦华健康教育促进中心开始了一天的工作。他步伐稳健、神情从容,而他身后的这条健康教育之路,已有足足60个春秋,他便是我国健康教育界的老前辈、资深健康教育专家、原上海市健康教育所所长胡锦华先生。

"人生不过一甲子"这句话多出自影视剧,剧中人物多为感叹光阴易逝,眨眼之间,曾经的年少轻狂、雄图大略已随风飘散。而工作中的一个甲子已过,这位已届古稀之年,荣获2018年医药卫生界"生命英雄"称号的胡锦华先生依旧躬耕在健康教育的战线上。他又有着怎样的一个甲子的"健康情缘"呢?

卫生宣传:农村科普的"排头兵"

"三十二到三十八,时光恰逢好年华。上承甘霖力奖掖,下蒙百草竞争夸。我亦勤奋不知乏。"

这是《胡锦华诗选》中的一首小诗,恰好概括了他从而立到不惑在健康教育路上的心路历程。1959年9月,胡锦华从上海医学专科学校毕业后来到了刚成立三个月的上海市卫生教育馆。

半个多世纪以前,上海的松江、金山、青浦属于河网地区,钉螺丛生,血吸虫病流行。胡锦华面临新中国成立后上海卫生系统的第一场"大战"——深入农村,做一位农村科普的"排头兵",消灭血吸虫病。

当时,青浦任屯村与江西的余江一样,是有名的血吸虫病流行区。典型的血吸虫患者俗称"五瓜人"，就是"肚皮像冬瓜，头颈像丝瓜，脸面像南瓜，手臂像黄瓜，脚膀像苦瓜"。

有一回，胡锦华和同事们要制一套"灭螺挂图"，由他负责制作。这需要到农村深入生活，于是，胡锦华带了一名美术师与摄影师去任屯村。他们先坐车到青浦县城，再转乘船到西岑。西岑是当时淀山湖边一个芦苇荡的小镇，因为已傍晚，只得住在招待所。偌大的招待所就一个大房间，十几顶帐子，仅仅三人，空荡荡的，微风吹来，帐子随风摆动。美术师笑着打趣："到演聊斋的地方了。"

"去上海郊区，别的不怕，最怕是虫咬。去一次，马上身上长出大小不一的红块，很快变成水泡，奇痒难忍，要持续一个星期才会好。现在想想，这不是跳蚤就是螨虫吧？"回忆起50多年前的农村卫生宣教，胡锦华想起了不少轶事趣闻。他也感叹道："当时，我几乎走遍了上海大小城镇，现在再去看，真可谓'天翻地覆，换了人间'，完全没有那个时候的情景了。"只是当时，他未曾想自己与健康教育事业结下了一生的缘分。

健康教育：从"摇身一变"到"飞出国门"

"新中国成立以来，我们所开展的教育，无疑是一种'卫生教育'，因为它基本上都是围绕爱国卫生运动来进行的。而社会的老龄化、人群病因谱的变化、个人健康意识的增强，必然要求'卫生教育'向'健康教育'转变。笼统地一般号召、粗放的卫生宣传，应该为具体指导、精细的健康教育所取代……"

这是多年前胡锦华在《中国健康教育》上的思索，而这一份思索提前吹响了新时代健康教育的号角。至此，胡锦华无时无刻不在思考"健康"的定义。医学之外，他喜爱心理学、历史学与哲学，在此之间，他也在融会贯通地探索真正意义上的"健康"。

而真正意义上工作理念的转变，来自1985年赴国外的考察。那是我国第一个健康教育出国考察团，也是"健康教育"理念首次引进国门。卫生教育"飞"出了国门。胡锦华看到了泰国发动大众传媒的控烟运动、在美国学习当地医院健康教育、在澳大利亚看见非政府组织开展健康促进工作、在澳门两家不同体制的医院里思索医院改革之路……他眼界大开，激动不已，写下论文《对卫生教育几个命题的思索》，并提到"要将单向的、指令与号召式的'卫生宣传'转变为有针对性的、积极引导群众主动参与的'健康教育'"。

1985年，上海市卫生教育馆迎来了一位特殊的客人：世界卫生组织西太区主任中岛宏博士。在听完胡锦华的工作介绍后，他给予了上海健康教育高度的评价。于是，一个意向慢慢在双方蓝图里渐渐清晰：在上海成立世界卫生组织健康教育合作中心。同年11月23日，经世界卫生组织和原国家卫生部批准，世界卫生组织上海卫生教育合作中心在上海市卫生教育馆挂牌成立了。

这块沉甸甸的"世界卫生组织上海健康教育合作中心"铜牌来之不易。面对世界卫生组织上海健康教育合作中心证书中规定的六条健康促进任务，胡锦华认为，"小卫生"观念终于迎来了"大健康"理念，他说："预防医学关注的对象并不仅仅是患者，而是包括暴露于危险因素之中的所有人群。因此，健康促进是全社会的责任。"

历史赋予了健康促进更多的使命。1990年，上海市卫生教育馆更名为上海市健康教育所。1994年8月，世界卫生组织上海卫生教育合作中心改名"世界卫生组织上海健康教育与健康促进合作中心"。1995年，世界银行对中国第七期卫生贷款项目健康促进子项目促进了上海卫生宣传向健康教育与健康促进渐渐蜕变。为期5年的项目实施中，13个项目试点区从领导层、管理人员到专业技术人员共5000多人接受培训，最终打造出近100名项目骨干人员，使上海慢病防治工作在人才培养、机构、网络、政策与模式等方面都形成了可持续发展的新格局，打造了一支带不走的队伍。

医学科普："尺幅之地，可驰千里"

"辛勤攀得十年度，采编通美共育抚。筹划赖得八方意，斟酌终须三分妩。为求篇篇传健康，未必字字皆珍珠。殷勤探问读报人，画眉深浅入时无。"

这是胡锦华在《上海大众卫生报》创刊十周年时挥笔写就的诗句，这份于1982年改名的健康类报纸前身是《卫生宣传》《卫生知识》。它一跃成名，要从20世纪80年代末发生在上海的那场让人为之色变的甲肝大流行说起。

胡锦华回忆道："其实，在甲肝流行之前，上海发生了流行性肠胃炎，感染的人有1万多。当时，我特邀传染病学专家康来仪进行专访。他说，甲肝的潜伏期是一个月，上海可能在一个月后有甲肝流行。这则发表在《上海大众卫生报》头版的专访消息向市民们发出警示：'为了你们的健康，请不要生食毛蚶。'"不久后，甲肝果然大暴发。在甲肝流行期间，由上海市卫生教育馆印制的 230 万份预防肝炎传单和 35 万份"肝炎专刊"送到千家万户,3 部自行摄制的电视片迅速播放,引起社会强烈反响。"我们通过报纸、电视等节目,让市民了解甲肝是怎么传染、如何预防,家里发现甲肝患者如何及时隔离消毒。在很短的时间里,上海市民养成了饭前洗手等好的卫生习惯。"胡锦华说。

然而在当时,全国大部分人对甲肝谈之色变,甚至有人把上海前往北京开会的记者作为"特殊客人"而专门预留了位置。于是,《上海大众卫生报》又相继刊登了《甲型肝炎预后良好,患者大可不必担忧》《上海平均一半居民对"甲肝"有抵抗力,40 岁以上 90％有抵抗力》等文章。

胡锦华感慨道:"小报小报,其实不小。小报办好了,仍可发挥大作用。这样一来,'尺幅之地,可驰千里',健康科普虽是'四季歌',但只要谈得巧、唱得好、谈在火候上、唱出了新意,同样受欢迎。"

上海防控甲肝的快速发力使甲肝并未出现第二个流行高峰。这个案例作为健康教育的经典案例被写进了《胡锦华健康教育文集》,文章题目是《健康教育对 1988 年上海市甲型肝炎暴发流行的影响》。胡锦华说,此次甲肝流行好似一声惊雷,使人们清醒地意识到,健康教育虽是"春风化雨",但一直缺乏特定的宣传目标。因此,健康教育不但在疾病流行时"唱主角",更需要在平时就高度重视,时刻做好"紧急备战"的准备。

历史给出了第二次考验。2003 年,"非典"肆虐,胡锦华当机立断,支持上海市健康教育所开通防治"非典"健康热线"52285500"。该条热线开通仅一个月后,接听量突破 10 万人次。同时,胡锦华接受上海电视台的邀请,临时客串一档"非典"知识介绍的科普节目主持人,一个月做了 30 期的节目。

由于健康热线在防控"非典"中发挥出的巨大效果,给恐慌的市民吃了一颗"定心丸",让胡锦华看到公益电话在突发公共卫生事件中具有强大威力。因此,当 12320 上海公共卫生公益电话筹备建设时,他主动向当时上海市卫生局"请缨"承接这项意义重大的任务。2006 年 12 月 8 日,"上海 12320"在上海市健康教育所正式开通,至今,这座横跨上海的健康热线搭建起政府和市民间的连心桥,它以多种咨询方式、24 小时全天候服务,领跑市民健康生活。目前,"上海 12320"每年直接受理市民诉求 30 万件左右,年受理"上海 12345"市民服务热线转来的健康咨询服务 6 万件。

控烟之路:三十余年上下求索

多年前,他在散文中写道:"烟真让人讨厌,可为什么吸烟的人却欢喜得很?""与烟之间划清了一条界线,不仅自己'敬而远之',还要劝吸烟的先生、女士早日戒烟……"他也曾探究过"把香烟当礼送"的现象,写道"即使有千百条理由,吸烟有害健康却是不容置疑的。把香烟送给亲朋好友,实在是不智之举……"这些看似寥寥的只言片语,却成了胡锦华数十年来的又一项重要使命——控烟。

1987 年,胡锦华担任上海市控制吸烟协会会长。当时,政府与社会关注的重点是传染病防控,控烟只占了极小的一部分。后来,随着社会发展、医学模式转变,疾病谱发生了变化,控烟才被"提上日程"。

上海的健康教育工作中,控烟是极为重要的一部分。"当时,我开展控烟工作的着力点是两个:一是劝阻青少年不要吸烟;二是公共场所劝阻吸烟行为。"胡锦华说。

退休后,作为上海市市政府参事的他先后提出了 8 件控烟建议。2003 年,F1 赛事头一次进中国,并在上海举办。"过去,F1 赛事常由烟草商赞助。国外舆论沸沸扬扬,国内控烟专家集体致信要求抵制烟草商冠名,我递呈报告要求抵制烟草商冠名。最终,市政府采纳了我的建议,F1 赛车由中石化总冠名,我听了非常高兴。"

在上海筹备世博期间,胡锦华又提出了"无烟世博"的建议:"当时,韩正市长问我什么是'无烟世博',我做了解释。其间,还有烟草公司赞助等一些曲折的过程。但最后,世界卫生组织肯定了这一届世博会实现了无烟的目标。这件事,是集体努力的结果,而我个人也算是尽了一份力。"

健康教育与健康促进工作的推进让上海控烟工作取得了良好的效果,同时也获得了不少经验,如创建无烟单位、无烟学校、无烟医院、无烟企业等。2003 年,世界卫生组织授予胡锦华"控烟贡献奖"。2008 年,他又获得了"两岸四地华人控烟贡献奖"。

2010 年 3 月 1 日,《上海市公共场所控制吸烟条例》开始施行。2017 年 3 月 1 日,新修订的《上海市公共场所控制吸烟条例》正式实施,这个史称"上海最严控烟令"的实施让胡锦华无比欣慰。

回顾 31 年的控烟之路,胡锦华认为,全社会控烟氛围的形成需要很漫长的时间,控烟不仅是政策问题,还涉及文化、经济、社会、思想、心理等方方面面的因素。任何健康习惯与健康行为的养成,都非一朝一夕之功,而是必须假以时日,才可奏效,这无疑是一条"上下求索之路"。

健康促进:从"事必躬亲"到跃然纸上

"赞声,怨声,呵斥声,声声都听。好事,难事,窝囊事,事事都干。"这首名为《自嘲》的小诗是胡锦华年轻时的自勉。现在读来,似乎在健康教育的领域,他依旧如此事必躬亲。

2002 年,胡锦华被上海市市长聘任为市政府参事。胡锦华说,曾有次在与朋友闲谈中,说起弘一法师的一句话"小病求生,大病求死。"他认为,医学的目的有四个:一是无病防病,增进健康;二是解除病痛;三是照料患者;四是追求安详死亡。如果有"优生",那也应该存在"优逝"。面对"绝症",医疗的目的不是"不惜一切代价去治疗,而是减轻其痛苦,让他安详地离开这个世界。"并非"逢瘤必割""化疗、放疗一起上",而是按实情求治。为此,胡锦华向上海市政府提交了《关于加强对晚期肿瘤患者关怀的建议》。

如今的"健康"概念早已跨出了卫生界。正如胡锦华当年在《胡锦华健康教育文集》中写的工作场所健康促进策略有初、中、高等三种方法。初等方法提供信息及增强意识,通过散发传单、册子和广告展览来达到健康宣教目的;中等方法提供综合的健康教育,手段包括咨询、体检、讲课、培训、自助小组等;高等方法是提供支持环境,如改良工作环境、公共场所控烟等。他认为"从根本上看,这是健康教育向健康促进的转变。健康教育不仅仅满足于改变行为,更在于促进行动。"

2012 年 5 月,由胡锦华健康教育促进中心出资近 1 000 万元并主办,中南大学湘雅医院和新疆卫生共同承办的"援疆项目"正式启动。项目历时一年,通过 11 期培训,让 1 200 名来自新疆基层乡镇卫生院的院长们系统地接受了从临床知识、公共卫生基本理论到最前沿的医学知识、理念和方法的专业培训。

60 年来,胡锦华形成了自己一整套系统、独具特色的健康教育理论。他著有《胡锦华健康教育文选(上、下)》《岁月如歌——中国健康教育发展侧记》《实用健康教育学》《市民健康行为指南》《公共卫生教育读本》(小学、初中、高中版)等数十部论著。尤其是 2005 年受原卫生部委托,中国健康促进与教育协会牵头,组织编写了反映中国健康教育事业 50 年历程的《中国健康教育五十年》。

人生若只如初见,何待甲子赏铁花? 从"小卫生"到健康促进是一条漫长的求索之路。这一个甲子让意气风发的少年郎跨入了古稀之年,但却让健康教育发生了翻天覆地的变化:从卫生教育馆到上海市健康教育所再到上海市健康促进中心,从"卫生宣传"到"健康促进",从"以病为主"到"以人为本"。一年一度的"上海市健康教育周"已成为上海健康教育与健康促进的形象代表。在每月数次的"上海市健康大讲堂"中,沪上知名医学院士、专家教授、院长组成专家团队普及医学知识,引导市民建立"未病先防"观念。12320 心理健康咨询推广、亿万农民工健康促进行动、健康促进志愿者活动、爱心帮困及卫生健康知识竞赛等活动陆续走进更多社区,开展一场场精彩纷呈、寓教于乐的健康教育"大戏"。为了推进上海健康城市建设、倡导全民健康生活方式,上海市政府从 2008 年起,每年向市民家庭免费发放健康读本和工具,而健康自我管理小组已在上海遍地开花……

正如胡锦华在《岁月如歌——中国健康教育发展侧记》后记中写的那样:"人类有一个永恒的主题,那就是对健康的追求永不改变。健康教育,为之奋斗的人们默默奉献,可歌可泣。"他未忘初心,用一生的时间耐心等待"健康"这枚种子在更多的人心中生根发芽、枝繁叶茂、硕果累累……

(本文原载于 2019 年 1 月 1 日《上海大众卫生报》)

附录 3

上海居民健康素养与"健康上海 2030"

顾沈兵,潘新锋,胡亚飞,陈润洁,夏明康,康凯,丁园
上海市健康促进中心,上海 200040

健康素养是指个人获取和理解基本的健康信息和服务,并运用这些信息和服务做出正确决定,以维护和促进自身健康的能力[1]。相关研究结果显示,健康素养可以作为独立的影响疾病结局的因素[2],低健康素养的人发生不良健康结局的可能性是高健康素养者的 1.5～3 倍[3]。健康素养低的个体,往往预防保健知识不足,自我健康管理能力差,从而增加发病的概率,导致医疗费用大大增加[4]。国际上目前认同健康教育与健康促进是改善人群健康素养水平的主要手段之一,并将健康素养的改善情况作为反映健康教育与健康促进行动效果的一个主要指标[5]。

1 健康素养概念产生的背景及发展历程

健康素养概念的提出,可以追溯到 20 世纪 70 年代。1974 年 Simonds 的文章讨论了健康教育作为政策问题对卫生保健系统、教育系统、大众传播方面的影响,并提出应为各年级学生制定健康素养的最低标准。该文被认为是第一次提出健康素养的概念[6]。1999 年,美国医学会将健康素养定义为在医疗环境下执行基本的阅读和计数等相互影响的一系列能力[7],这主要是从医疗角度,对于患者理解药物指导和其他健康资料的角度考量的。2000 年 Ratzan 和 Parker 将健康素养定义为个体获得、理解、运用健康信息并做恰当的健康决策的能力[7]。2006 年 Baker 提出健康素养是包含个体能力和健康服务系统需求的综合产物[7],将健康素养的概念扩大到社会公共服务系统的范围。WHO 也给出了包含提高和改善个人能力及健康行为的定义,健康素养代表着认知和社会技能,这些技能决定了个体具有动机和能力去获得、理解和利用信息,并通过这些途径能够促进和维持健康[8]。2013 年,WHO 欧洲区办事处重新定义健康素养是人们在生命全程中进行与医疗服务、疾病预防和健康促进有关的日常活动时,获取、理解、评价和应用健康信息以做出健康相关决定,进而维持或提高生活质量的知识、动机和能力[9]。

我国健康素养研究起步较晚,直到 2007 年才正式启动监测和促进健康素养工作。2008 年 1 月,卫生部公告(2008 年第 3 号)全文发布了《中国公民健康素养——基本知识与技能(试行)》。该公告界定了现阶段我国公民健康素养的基本内容,包括基本知识和理念、健康生活方式与行为和基本技能三个方面,共 66 条,简称为《健康素养 66 条》。这是世界上第一份界定公民健康素养的政府文件,它的面世有力推动了我国公民健康素养促进工作的全面展开。2008 年,为了解和掌握当前我国居民健康素养现状,由卫生部组织,中国健康教育中心/卫生部新闻宣传中心作为技术支持单位,在全国范围内开展了首次中国居民健康素养调查。

2 上海市成人健康素养监测的三个阶段

上海历来重视健康素养的促进和监测工作,在 2008 年以前,致力于健康教育,提升上海市民的健康核心知识知晓力,促进市民采取保护自身健康的能力。2008 年至今,上海市健康素养监测工作经历了探索期(2008—2009 年)、形成期(2010—2016 年)和发展期(2017 至今)三个时期。

2.1 第一阶段:探索期

2008 年,结合全国居民健康素养调查工作中上海的 3 个农村点(青浦区、南汇区、崇明县)和 3 个城市点(徐汇区、长宁区、杨浦区),并将监测范围扩展至其余 13 个区县,形成覆盖全市范围 19 个区县的局部健康素养监测调查,总样本量约 3 300 人(见附表 1)。根据卫生部提供的统一的分析方法分析。结果

附表 1　上海市 2008—2017 年健康素养监测信息及健康素养水平

年份	全市样本量(人)	监测方法	监测点	抽样方法	调查问卷	健康素养合格率(%)
2008	3 300	国家级监测,市级补充	全市所有区县	整群随机抽样	2008 版国家问卷	6.97
2009	3 390	国家级监测,市级补充	全市所有区县	整群随机抽样	—	—
2010	4 000	市级独立	全市所有区县	整群随机抽样	2008 版国家问卷	10.99
2011	6 000	市级独立	全市所有区县	整群随机抽样	2008 版国家问卷	14.27
2012	6 000	市级独立	全市所有区县	整群随机抽样	2008 版国家问卷	14.38
2013	6 000	市级独立	全市所有区县	整群随机抽样	2008 版国家问卷	18.24
2014	6 000	市级独立	全市所有区县	整群随机抽样	2013 版国家问卷	18.61
2015	6 000	市级独立	全市所有区县	整群随机抽样	2015 版国家问卷	21.94
2016	3 840	市级独立	全市所有区县	PPS 抽样	2015 版国家问卷	22.07
2017	27 527	市级指导,区级独立监测	各区抽取的样本街道	PPS 抽样	2017 版国家问卷	25.36

[注]2009 年采用的不同评价标准的问卷,故不列入本文分析范围

显示,上海市民具备健康素养的总体水平为 6.97%,略高于全国平均水平。2009 年,上海市继续在全国健康素养监测工作的基础上开展上海市健康素养监测工作,覆盖全市 19 个区县(6 个国家点,13 个市级点),总样本量为 3 390 人。这一阶段,无论是国家层面还是上海市对于健康素养监测工作都处于起步和探索的过程,调查分析方法与监测内容都与后期有较大差异,因此称为探索期。

2.2 第二阶段:形成期

2010 年和 2011 年,国家级未组织开展全国范围内健康素养监测调查。上海市为了获得连续的监测数据,在全市范围内组织了本市居民健康素养监测调查。项目严格按照卫生部首次中国公民健康素养监测项目要求进行组织和实施,以便将今年的数据和 2008 年的基线数据进行比较。2010 年、2011 年上海市健康素养监测点均覆盖全市 18 个区县,样本量分别为 4 000 例、6 000 例。样本规模逐年增长。

2012 年起,全国健康素养监测工作重新启动。上海市在完成全国素养监测工作同时,独立开展了覆盖全市所有区县的本市居民健康素养监测调查工作。2012—2015 年,每年平均开展 6 000 例样本的监测;2016 年在改进抽样方法后,调查总样本量为 3 840 份,调查质量进一步提升。

在此阶段,国家级和上海市健康素养监测方法、内容以及数据分析方法基本定型,且逐年微调完善,基本形成较为固定的监测模式,因此称为形成期。

2.3 第三阶段:发展期

健康素养是《"健康上海 2030"规划纲要》中的一项重要指标,要求该指标应该能反映各区的健康素养水平。同时也依据"国家卫生城区"中关于各区健康素养监测工作的要求,2017 年上海市各区根据国家健康素养监测原则,开展本区的健康素养监测工作。2017 年全市监测总样本量超过 2 万例,各区形成了本区的科学的健康素养监测结果。2018 年,上海市各区继续开展本区居民健康素养监测工作。目前,现场调研工作已全部完成,调查数据正在统计汇总中。这一阶段,在健康素养监测模式基本定型的基础上,将健康素养监测从上海市级下放到上海市各区级,促使各区自行开展能够代表本区健康素养水平的监测工作,上海市健康素养监测工作进一步得到发展,因此称为发展期。

3 上海市成人健康素养的监测方法

上海市健康素养监测是根据国家卫生和计划生育委员会(原卫生部)健康素养调查的统一要求,抽取本市非集体居住的 15~69 岁城乡常住人口开展调查。长期在外工作、学习的家庭成员,如果在过去 1 年内在外时间超过 6 个月,则不纳入本调查。健康素养调查属于抽样调查,在保证调查设计科学性的基础上,兼顾地理分布均衡性、经济有效性以及方案可行性等原则,采用多阶段分层整群随机抽样的方法,使用概率比例规模抽样(PPS)。2016 年及以前,开展市级健康素养调查时,每个区抽取 3 个街道或乡镇;区县收集抽中乡镇的常住人口信息,采用 PPS 抽样,每个街道抽取 2 个居委会或村;使用简单随机抽样,每个居委会或村抽取若干个家庭户(视当年总样本量定);调查员收集调查家庭户内人口信息,选取 15~69 岁的城乡常住人口使用 KISH 表法抽取 1 人调查。2017 年起,各区调查根据本辖区调查总样本量,计算每个街道(乡镇)所需调查样本量,每个街道(乡镇)抽取适量(≥2 个)居委会(村),每个居委会或村抽取若干个家庭户(视本区总样本量定);调查员收集调查家庭户内人口信息,选取 15~69 岁的城乡常住人口使用 KISH 表法抽取 1 人调查。

随着监测方法的不断成熟与完善,上海居民健康素养监测的样本来源、样本量、抽样方法以及调查问卷在这 10 年中均做了不同程度的调整,从原来的以国家监测为主,市级监测做补充,到市级开展独立监测,再到全市各区在市级统一指导下开展本区的健康素养监测工作。监测方法的逐渐成熟与完善,使得健康素养的监测结果越来越准确地反映上海市民的真实健康素养水平。

为了与全国以及其他省市进行比较,上海市健康素养监测视全国健康素养监测工作开展进度,问卷采用当年或前一年全国健康素养标准化问卷,2013 年及以前采用 2008 年全国健康素养问卷。问卷从基本知识和理念、健康生活方式与行为和健康技能 3 个方面,科学健康观、传染病防治、慢性病防治、安全与急救、基本医疗、健康信息 6 个维度对居民健康素养水平进行评价,以正确回答 80% 及以上健康素养调查内容的调查对象视为具备健康素养的判断标准。

4 上海市成人健康素养的监测结果

从监测结果看,自 2008 年上海市开展健康素养监测以来,全市市民健康素养总体水平呈现逐年上升趋势,上海市民健康素养水平从 2008 年的 6.97% 上升至 2017 年的 25.36%,9 年时间增长了 18.39%。由附图 1 可见,在过去的 10 年内市民的健康素养水平总体呈现稳步上升的态势。在健康素养干预的初期,健康素养水平上升较快,但在达到一定的水平后却遭遇了瓶颈,2012 年素养水平和 2011 年基本持平,2013 年市民的健康素养水平又有了较大幅度提升,这可能与公共卫生三年行动计划项目中的全人群健康素养监测和干预项目的带动和影响有关;2013 年素养水平和 2014 年基本持平,2015 年市民的素养水平又有了较大幅度提升,可能与 2015 年是健康"十二五"规划的收官之年同时本市积极倡导健康素养干预为全球健康促进大会积极准备有关,2016 年数据与 2015 年数据基本持平,2017 年市民素养水平又有了较大幅度提升,平均水平达到

25.36%,提前达到了《"健康上海 2030"规划纲要》中关于"到 2020 年全市居民健康素养水平达到 25% 的目标",可能与全国卫生与健康大会、第九届全球健康促进大会的后续影响有一定关系。

根据《上海市健康素养监测报告》,健康素养水平分布特点与国家总体水平相似:城市居民高于农村居民;女性略高于男性;健康素养水平随年龄增高而下降;文化程度越高,健康素养水平越高。不同职业中,医务人员的各类素养水平较高,工人和农民素养水平偏低,高收入人群健康素养水平高于低收入人群。各类人群健康素养水平在过去 10 年间均有不同程度的提升。除性别外,不同特征人群之间的素养水平仍存在较大差异。大专及以上文化程度居民、15～44 岁居民和城市居民的健康素养水平提升速度较快,10 年间素养水平绝对值提升程度超过或接近 20%;小学及以下文化程度居民健康素养水平提升速度最慢,10 年间提升比例均低于或接近 10%[10]。上述特征与国外研究结果一致[11-12],说明还需要在今后的工作中区别人群开展针对性健康教育才能更好地促进居民健康。

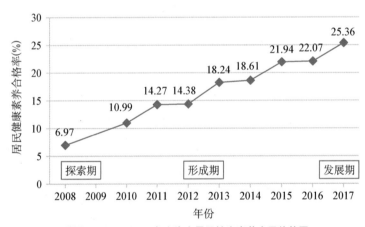

附图 1 2008—2017 年上海市居民健康素养水平趋势图

[注]2009 年采用的不同评价标准的问卷,故不列入本文比较范围

对上海市近 10 年健康素养监测结果进行回归方程拟合,所得预测公式为 $\hat{y} = 1.98x - 3\,967.987$,$R^2 = 0.98$,$P < 0.001$,拟合方程具有统计学意义。根据回归方程预测,预计到 2030 年,上海市民健康素养水平可以增长到 51.4%(附图 2)。虽然利用过去 10 年数据进行曲线拟合效果很好,但由于预测时间跨度较长,在居民健康素养水平增长过程中存在如经济学中的边际效应递减规律,即在健康教育与健康促进投入不变的情况下,居民健康素养水平会

逐年增高,但增长速度会逐渐降低。这主要是因为随着具备健康素养的人群越来越大,不具备健康素养的人群越来越集中在文化程度低、健康教育接受度差等严重影响其自身健康素养提升的人群范围内,健康教育和健康促进难度不断增加。因此,上海市民健康素养水平并不会一直如下图预测值一般直线上升。考虑到整体居民文化素养等有利因素也会不断改善,预计到 2030 年,上海市民健康素养水平应该能够达到 40% 以上。

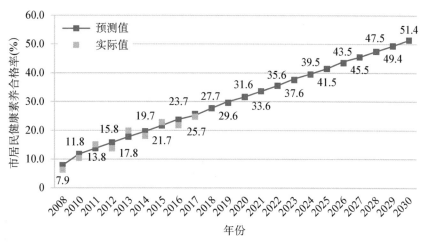

附图 2   2008—2030 年上海市健康素养合格率实际值与预测值拟合曲线

[注]2009 年采用的不同评价标准的问卷,故不列入本文比较范围

总而言之,具有高健康素养的劳动者是社会经济稳定快速发展的基础。上海目前居民健康素养水平已提前达到《"健康上海 2030"规划纲要》制定的 2020 年目标 25％,但距离 2030 年目标 40％还具有较大差距,而素养水平的变化目前已经涨幅趋缓。因此,还需要社会各方的共同努力。根据《健康促进上海宣言》的倡议,我们只有充分认识健康素养是健康不可或缺的决定因素,将健康融入政策之中,充分利用学校、工作场所、医疗机构、社区等场所的关键场所,锁定重点人群、重点健康问题系统地整合干预措施,充分利用大众媒体的作用,营造提升市民健康素养的良好氛围,才能更为有效地促进本市居民的健康。

5   健康素养促进工作展望

自健康素养概念引入中国以来,上海市非常重视居民的健康素养促进,不同时期结合当时的卫生工作要求与重点内容开展相应的健康教育与健康促进工作。经过不断的积累与发展,上海市已经逐步建立起政府主导、多部门合作、专业机构支持、全社会参与的健康素养干预机制与体制。上海市政府自 2008 年开始每年针对不同的健康主题向 700 万户以上的家庭发放健康大礼包,包括健康书籍、控油壶、控盐勺、腰围尺等健康小工具和平衡膳食冰箱贴等日常用品,深受市民的好评。各级医疗机构、疾病预防控制中心和健康教育中心专业机构通力合作,通过卫生日大型宣传活动、大讲堂、专家巡讲等方式大

力普及《健康素养 66 条》。社区、机关、企事业单位、医院、学校等单位/场所积极参与健康单位/场所的创建,主动提升场所内人群的健康素养水平。建设"健康社区",以社区为基础,以健康自我管理小组为载体,开展多种形式的健康教育与健康促进活动,普及健康知识,增强居民健康意识和自我保健能力,拓宽民众参与健康之道[13]。各类媒体会经常更新发布健康素养相关的信息,提高市民对健康素养相关活动的关注度和参与度。通过以上的努力,上海居民的健康素养水平稳步提升。

尽管上海市的健康素养促进工作取得了显著成效,但不可否认也还存在着一些国内开展健康素养促进工作共性的不足与问题,如健康素养促进工作外部支持力度仍较薄弱,组织管理体系尚不够健全,人员专业能力仍有不足等等。同时,国内在健康素养监测方面也同样存在着一些不足,如指标测量的准确性、地区间数据的可比性、健康素养水平的连续增长的边际递减性等。这些问题都需要我们深入思考与探讨。

2016 年 11 月,在上海举办的第九届全球健康促进大会,更新了健康促进基本概念,在首次提出的五个工作领域和三大基本策略概念的基础上,新增了三个关键要素,即良好治理(good govern)、健康城市(health city)及健康素养(health literacy)。大会发布的《上海宣言》指出:健康素养能够赋权于公民个体,并使他们能够参与到集体的健康促进行动中。决策者和投资者具有较高的健康素养水平有利于他们采取影响力更大、协同效果更好、更有效地应对健康决

定因素的行动。健康素养以包容、公平地享有优质教育和终身学习为基础，是范围较广的技能和能力的综合体，人们需要首先通过学校课程，而后在整个生命周期内不断发展这类技能和能力。另外，《上海宣言》也对未来健康素养促进工作提出了倡议：①充分认识健康素养是健康不可或缺的决定因素，并投资于提高健康素养；②制订、实施和监测提高所有人健康素养的、贯穿整个教育体系的国家和地方跨部门策略；③通过发挥数字技术的潜力，增强公民对自身健康及健康决定因素的控制；④通过价格政策、透明化信息和清晰的标识，确保消费环境有利于健康选择。《上海宣言》对于健康素养的作用以及未来健康素养促进的要求与倡议为居民健康素养促进工作指明了发展方向。

2017年3月21日，上海市卫生与健康大会召开，《"健康上海2030"规划纲要》(以下简称《规划纲要》)作为未来13年推进健康上海建设的行动纲领。《规划纲要》提出，要健全覆盖全市的健康素养和生活方式监测体系，并把提升学生健康素养纳入学校发展规划和教育督导评估体系。同时，提出2020年和2030年全市居民平均健康素养水平分别达到25%和40%。进一步明确了上海市居民健康素养促进工作努力的目标。

居民健康促进工作，首先要确定居民应掌握的健康素养知识与技能；其次，制定核心健康素养内容，并针对上述内容开展健康素养促进相关工作；然后，依据核心健康素养内容制定监测量表，定期评估居民健康素养水平以及健康素养知识与技能方面的不足；最后，根据评估结果，调整健康素养促进工作，进一步提升居民健康素养。

不同地区居民的健康问题不完全相同，居民需要具备的健康素养知识与技能也不完全相同。上海市健康促进中心组织专家编写了具有上海本地特点的《上海市公民健康素养核心信息72条》作为上海居民健康素养能力建设的学习读物，并已由上海市卫生计生委对社会发布，为上海地区居民健康素养水平的提升工作提供了重要的支持。

根据《上海宣言》和《规划纲要》的要求，要促进全市居民健康素养水平的提升，对不同人群健康素养促进的要求不同，即需要其掌握的健康素养内容有所差异。针对不同人群的科学合理的健康素养促进工作可以有效促进各类人群应具备的健康素养能力与素质的提升，从而最终推动全体居民健康素养水平的提升。

《上海宣言》中关于"决策者和投资者具有较高的健康素养水平"对于健康教育与健康促进工作以及普通居民健康素养水平提升的促进作用有明确的表述。开展公务员健康素养促进工作，推进公务员健康素养能力与素质的提升，能够有效地落实把"将健康融入所有政策"的理念。针对公务员健康素养促进工作，应侧重于公务员对健康教育、健康促进相关理念的掌握与理解，公务员只有在理解和认可了健康理念后，才能将较好地健康融入政策。

《上海宣言》和《规划纲要》均指出，要开展学校健康教育，提升学生健康素养。要促进学生健康素养水平的提升，首先要求教师具备较高的健康素养水平，才能"传道、授业、解惑"，身体力行地教导学生，促进学生的健康素养。针对教师的健康素养促进工作，除了要提升教师自身健康素养能力外，还需要强化教师开展学生健康教育的能力，保证教师传授健康知识与技能的有效性。

青少年是社会的未来主体。青少年的健康素养能力水平，直接决定了未来社会主体人群的健康素养水平的高低。另外，青少年时期也是健康行为与卫生习惯养成的重要时期。良好的健康素养教育能够促进青少年正确健康行为与卫生习惯。反之，则容易形成不良卫生习惯和健康危险行为，后期纠正难度更大。针对青少年健康素养促进工作，应侧重于不同年龄段的重点健康问题，如洗手方法的掌握、眼睛、牙齿的保护，青春期心理健康等，确保青少年养成适合其年龄段的健康行为与卫生习惯[14]。

患者健康素养促进工作也是未来需要推进的方向之一。在国家医疗体制改革的过程中，医患矛盾较为突出，伤医事件时有发生。在对医患矛盾进行梳理后可以发现，由于患者对医疗程序、医疗知识、健康知识等缺乏而造成的医患沟通不畅最终导致医患矛盾纠纷的不在少数。开展患者健康素养促进，提升患者健康素养水平，可以有效提高医患协作沟通效率，加快病患疾病康复，改善医患关系。因此，患者健康素养促进，除了应覆盖普通居民健康素养知识与技能外，应侧重患者对理解医嘱能力，执行医嘱能力，与医生交流沟通能力等方面内容。

在居民健康素养监测方面，目前我国开展的工作侧重于评估居民健康知识与技能的掌握情况。掌握健康知识与技能是促进居民形成健康行为的必要条件，但并非充分条件。高的健康知识与技能水平并不必然形成健康行为。未来在开展居民健康素养监测工作的同时，应开展居民健康行为监测工作，为健康教育与健康促进中针对居民健康行为改善的干预工作提供参考与数据支持。

（作者声明本文无实际或潜在的利益冲突）

参考文献

［1］中华人民共和国卫生部. 健康 66 条：中国公民健康素养读本. 北京：人民卫生出版社，2008：3－4.

［2］Baker DW, Wolf MS, Feinglass J, et al. Health literacy and mortality among elderly persons. Arch Intern Med, 2007,167(14)：1303－1509.

［3］Dewalt DA, Berkman ND, Sheridan S, et al. Literacy and health outcomes：a systematic review of the literature. J Gen Intern Med, 2004,19(12)：1228－1239.

［4］胡亚飞，陈润洁，潘新锋，等. 2012 年上海市 15～69 岁居民健康素养分析研究. 中国健康教育，2015,31(2)：151—154.

［5］Nutbeam D. Health literacy as a public health goal：a challenge for contemporary health education and communication strategies into the 21st century. Health Promot Int, 2000,15(3)：259－267.

［6］Ratzan SC. Health literacy：communication for the public good. Health Promot Int, 2001, 16 (2)：207－214.

［7］Berkman ND, Davis TC, Mccormack L. Health literacy：what is it? J Health Communi, 2010,15(S2)：9－19.

［8］Nutbeam D. Health promotion glossary. Health Promot Int, 1986,1(1)：113－127.

［9］WHO. Health literacy：the solid facts. Geneva：WHO Regional Office for Europe, 2013.

［10］潘新锋，丁园，胡亚飞，等. 2008—2015 年上海市 15～69 岁居民健康素养变化趋势及相关因素研究. 上海预防医学，2016,28(10)：697－701.

［11］Kobayashi LC, Wardle J, Wolf MS, et al. Aging and functional health literacy：a systematic review and meta-analysis. J Gerontol B Psychol Sci Soc Sci, 2014,71(3)：445－457.

［12］Rikard RV, Thompson MS, Mckinney J, et al. Examining health literacy disparities in the United States：a third look at the National Assessment of Adult Literacy(NAAL). BMC Public Health, 2016,16：975.

［13］刘惠琳，姜综敏，顾沈兵. 打造健康文化　提升健康素养——上海健康细胞创建实践与思考[J]. 上海预防医学，2018,30(1)：15－20.

［14］Okan O, Lopes E, Bollweg TM, et al. Generic health literacy measurement instruments for children and adolescents：a systematic review of the literature [J].
BMC Public Health, 2018,18：166.

（原文刊载于《上海预防医学》2019 年第 1 期第 16－22 页）

附录 4

上海市健康教育与健康促进 30 年

吕冰慧，吴芃，夏娟，闫芮，杨忍忍，王继伟，余金明

复旦大学公共卫生学院卫生部卫生技术评估重点实验室，国民健康社会风险预警协同创新中心，上海 200032

1988 年上海市预防医学会成立至今已 30 年，30 年来，上海市公共卫生事业快速发展，党和政府始终把人民健康和生命安全放在一切工作的首位，尤其重视公共卫生事业。健康教育是一项公共卫生策略，是健康维护与健康促进的重要手段，WHO 将健康教育与促进、计划免疫和疾病监测列为 21 世纪疾病预防与控制的三大战略措施。其不仅是遏制慢性病、传染病流行的重要手段，还是引导全民形成健康行为和生活方式、加强国民健康素质及延长期望寿命的首选策略。本文对此进行回顾总结及展望。

1　上海市健康教育与健康促进工作回顾

1.1　制定健康促进的公共政策

健康问题涉及很多领域，其相关政策的制定需要多部门合作，包括各级卫生部门和多个非卫生部门。上海市一直将健康城市建设工作纳入规划中，各级政府和职能部门也分别将健康社区建设工作融入地区和部门发展的总体规划。上海市政府于 2003、2006、2009 年先后下发了实施《上海市建设健康城市三年行动计划》的通知（2003—2005 年、2006—2008 年、2009—2011 年）[1]，于 2000 年 8 月下发了《上海市预防和控制慢性非传染性疾病中长期规划(2001—2015 年)》，2011 年 3 月下发了《上海市健康促进规划(2011—2020 年)》，旨在提高全民族的健康素质，实现健康教育与健康促进工作惠及人人的目标。为推进健康中国建设，2016 年 10 月 25 日，国家印发并实施了《"健康中国 2030"规划纲要》；2016 年 11 月 21 日，第九届全球健康促进大会发表

了《2030 可持续发展中的健康促进上海宣言》[2]。在《"健康中国 2030"规划纲要》的背景下,上海市于 2017 年 9 月 27 日正式发布了《"健康上海 2030"规划纲要》[3]。

在控烟方面,上海市政府于 1994 年颁布了《公共场所禁止吸烟暂行规定》。2009 年 12 月 10 日,《上海市公共场所控制吸烟条例》在上海市第十三届人民代表大会常务委员会上通过,并于 2010 年 3 月 1 日起施行[4-5]。2016 年 11 月,《上海市公共场所控制吸烟条例》修正案在上海市第十四届人大常委会第三十三次会议上通过,并于 2017 年 3 月 1 日起开始施行。

在学校健康促进方面,上海市教委 2010 年制定了《中小学健康教育实施方案》,把学校健康教育内容划分为循序渐进的 4 个等级,并通过梳理知识点,与多个学科教育有机结合,注重课堂内外教学活动相结合,发挥学校健康教育的整体效应。2011 年,上海市政府出台《上海市学生健康促进工程实施方案(2011—2015 年)》[6],切实提出了当前学校健康促进的具体工作内容,这是在全国率先而为的、由政府做出的对学校健康促进的承诺。

1.2 营造健康促进的支持环境

健康促进工作的顺利开展,还有赖于安全、满意、愉快、相辅相成的外部环境,以支持人们更好地形成有利于健康的行为。健康促进的支持性环境,包括健康社区、健康单位、健康学校、健康食堂、健康餐厅/酒店、健康步道、健康小屋(健康加油站)、健康一条街和健康主题公园 9 个方面[7]。2003 年,上海市下发的《上海市开展建设健康社区活动的实施意见》,明确提出把建设健康社区作为一项重要工作[8]。自《"健康上海 2030"规划纲要》发布以后,上海市快速推进了健康社区公共服务工作[9-10]。作为"日行一万步"运动配套建设的健康步道,在《上海市建设健康城市 2009—2011 年行动计划》中首次提出在全上海市广泛开展[11-12]。

在"全民健康生活方式行动"和"中国公民健康素养促进行动"的号召下,从 2007 年开始,上海市大范围推广"市民健康自我管理小组"项目[13-14],以提高上海居民的慢病防治能力。上海市各区大力开展健康小屋,可使居民方便地监测健康指标,及时了解自身健康状况,有效地指导居民健康的生活方式,预防疾病的发生和发展[15-17]。

从 2017 年 3 月 1 日起,上海市公共场所控烟范围扩大,实现了室内全面禁烟。上海市各部门在《上海市公共场所控制吸烟条例》的指导原则下,开展"无烟上海"等活动[18]。自 2017 年 3 月 1 日起,上海市室内公共场所、室内工作场所、公共交通工具内禁止吸烟,违者个人最高罚款 200 元,场所最高罚款 30 000 元。

上海市在各个学校,开展多种形式的大中小学生健康教育,努力开展完善的健康学校建设[19-22]。为了达到将创建健康城市和健康促进学校紧密结合的目标,上海市教委提出在全市学校开展创建"健康校园"活动,同市教育局等部门制订并实施了 3 轮"健康校园"行动计划。上海市学校健康促进已在运动面积及器材,活动场所,学习与休息时间,活动课程,饮用水卫生,健康知识的培训和心理咨询等方面提供支持性措施。上海市还通过主题班会、宣传栏、健康教育课,提高学生的健康知识水平。

上海市率全国之先提出的"健康教育先行的理念",成效卓然,并已成为全国健康教育工作的指导思想。由上海市爱卫办编写的《市民健康自我管理知识手册》已作为各小组的指定参考读物。上海市制定了"2000 年人人享有卫生保健"的目标,推进实施基于"居民电子健康档案"的卫生工程。上海市还增设完善了健康相关部门,上海市健康教育所于 2006 年增设 12320 公共卫生公益电话咨询服务,形成了以 WHO 上海健康教育与健康促进合作中心、上海红十字宣传教育中心、12320 上海咨询服务中心、上海农村医疗服务中心为一体的专业机构[10]。

1.3 加强社区行动和社会宣传,提高居民健康技能

社区是实施健康促进的重要场所。在深化"医改"的背景下,社区健康教育和健康促进工作内容主要包括:大众媒体广泛宣传,形式多样的宣传教育活动,观看科普片、面对面宣传、发放宣传资料及现场培训,健康促进县(区)建设,12320 热线服务,健康促进医院建设,慢病自我管理小组,重点疾病或领域的健康教育等[23]。

研究表明,面对面咨询是社区居民健康教育最希望的形式[24]。上海市各级单位已开展各类讲座,进行面对面健康教育宣传,例如开展"优生优育社区行"巡讲,进行各类家庭计划指导服务。2000 年,开展首届冠心病患者健康教育课堂。2006 年,《健康教育与健康促进》杂志首期顺利出版,增加了健康知识宣传方式。自 2008 年开始,上海市政府为居民发放了《健康素养 66 条》《健康饮食指南》《上海市民中医

养生保健知识读本》等读物。为了控制慢性病的发病,自 2008 年,上海市发放了计量盐勺、控油壶、腰围尺及平衡膳食冰箱贴等工具,使上海市居民对控盐、控油、营养均衡有了更深的认识,有效地提高居民健康意识,达到预防慢性病的目的[23-26]。基于《健康素养 66 条》的评价内容,上海市政府以健康素养内涵为理论指导,构建了上海市健康素养评价指标体系,旨在提升全民健康水平和生命质量。

在每年的各类健康日,上海市统筹规划、积极布置、主动参加多项卫生日活动,例如"无烟上海"活动、上海健康教育周、艾滋病宣传日等大型健康教育活动[10]。上海市充分应用"互联网＋"的模式,如广播、电视台、报刊出版社等传统传媒,及网络、移动电视、手机等新兴媒体[23],开展健康促进工作。

1.4 调整卫生服务方式

在长期卫生服务工作中,上海市逐渐形成了"政府主导,多部门合作,全社会参与"的健康促进卫生服务方式,强调个人、社会团体、卫生人员、卫生部门、其他有关机构、政府等协同合作,建立起以市民健康为中心的综合性、连续性的健康服务体系。

上海市充分发挥医护人员的作用,将健康教育知识的普及运用到门诊、入院、住院及出院等各个环节。2007 年,上海市实行家庭医生覆盖制,充分发挥家庭医生对健康的责任。2011 年,上海正式启动家庭医生制试点,在长宁、徐汇、静安、浦东、闵行、青浦、金山、宝山、闸北、杨浦 10 个试点区率先开展了家庭医生制[27-29]。2012 年底,上海家庭医生制已经推广到全市的 17 个区县,2013 年起家庭医生制全面推广,将在 2020 年落实到全上海的所有社区[28-30]。2015 年 6 月,上海市出台《关于进一步推进本市社区卫生服务综合改革与发展的指导意见》及 8 个配套文件[31]。到 2017 年 4 月,该项试点工作已经覆盖上海市 122 家社区卫生服务中心、387 家服务站、597

家村卫生室,家庭医生共计接诊了 110 多万人次[10]。

2 上海市健康教育与健康促进成就

2.1 全面提升上海市居民健康素养

我国于 2005 年引入健康素养概念后,受到政府高度重视及社会广泛关注和认可[32]。健康素养被认为是维持全民健康最经济有效的策略[33],也是衡量健康教育和健康促进工作的成果与产出的综合指标[34]。2008 年国家卫计委发布《中国公民健康素养——基本知识与技能(试行)》(简称《健康素养 66 条》),并于同年首次在全国范围内开展了中国居民健康素养调查,上海作为参与省份之一[35]。截至目前,上海已经连续 10 年在全市范围内开展 15~65 岁居民健康素养的调查,结果呈现明显的上升趋势。上海市居民总体健康素养水平从 2008 年的 6.97％持续上升到 2017 年的 25.36％,10 年时间提升了18.39％[36]。在健康素养三方面中,基本知识和理念、健康生活方式与行为、基本技能素养水平均呈现波动上升趋势,分别从 2008 年的 17.75％、8.69％、15.71％ 上升至 2016 年的 29.21％、23.09％、26.79％。从 6 类健康问题素养来看,上海市居民安全与急救素养提升幅度较大,由 2008 年的 23.97％提升至 2016 年的 65.65％,增长幅度为 41.68％;其次为科学健康观素养水平、基本医疗素养水平、慢性病预防素养水平,分别由 2008 年的 40.06％、4.01％、3.71％提升至 2016 年的 50.18％、15.73％、13.17％;传染病防治素养从 2008 年的 17.66％提升至 2016 年的 22.63％,8 年时间提升 4.97％;健康信息从 2014 年开始监测,2016 年较 2014 年略有提升[37-38]。此外,科学健康素养一直处于较高水平,基本医疗素养与慢性病预防素养长期处于较低水平。见附表 2。

附表 2　上海市 2008—2016 年 15~69 岁居民健康素养合格率(％)

项目	2008 年	2010 年	2011 年	2012 年	2013 年	2014 年	2015 年	2016 年
总体健康素养水平	6.97	10.99	14.27	14.38	18.24	18.61	21.94	22.07
基本知识和理念	17.75	19.14	24.87	23.71	30.65	34.13	29.33	29.21
健康生活方式与行为	8.69	14.76	17.98	18.89	20.59	21.62	23.55	23.09
基本技能	15.71	21.97	23.67	21.18	30.98	25.66	31.98	26.79
科学健康观素养水平	40.06	29.79	36.49	40.85	41.82	49.09	47.85	50.18
安全与急救素养水平	23.97	20.82	27.50	26.37	34.01	58.60	65.12	65.65

项目	2008 年	2010 年	2011 年	2012 年	2013 年	2014 年	2015 年	2016 年
传染病预防素养水平	17.66	26.65	25.32	28.32	27.50	19.46	23.51	22.63
基本医疗素养水平	4.01	6.84	11.96	15.03	17.53	18.18	18.49	15.73
慢性病预防素养水平	3.71	10.31	10.95	12.62	16.40	22.26	12.78	13.17
健康信息素养水平	—	—	—	—	—	29.02	30.95	30.98

2.2 健康教育与促进工作进入重点突破、全面展开的新阶段

学校健康教育于 1995 年在我国正式启动,目前健康促进学校正迅速发展。研究显示,上海市宝山区大部分学校都能按学校健康教育与促进工作要求开展工作,嘉定区各类学校都能开设健康教育课[39],促使学生自觉养成健康的行为习惯,增强学生体质[40]。上海市医疗机构门诊患者健康教育需求及满意度的调查研究结果显示,患者对门诊健康教育的总体满意度为 85.6%,并且居民对健康教育需求较高[41]。医院结构及功能的扩大,医院的教育范围从院内扩展到社区,教育对象从患者到家属、职工、社区人群。1990 年以来创建国家卫生城市活动及1995 年《中国城市实现"2000 年初级卫生保健"规划》的颁布实施,都极大推动了社区健康教育与促进的发展[42]。截至 2018 年上海市"无烟单位"有 2 561家。研究显示,上海市南市区接受健康教育的人由1991 年 4 550 人骤增到 1995 年的 192 127 人[43];2002 年起,上海市各街道、镇都实施社区健康教育达标活动[44],WHO 已把上海称作全球健康促进的样板城市。

2.3 戒烟工作成绩显著

上海市控烟健康教育与控烟条例的颁布实施取得了良好效果,吸烟率呈下降趋势。2007 年对上海市慢性病及其危险因素监测数据分析显示:男性居民的吸烟率、现在吸烟率分别为 61.8%、54.8%,女性为 1.2%、1.0%,人群戒烟率、成功戒烟率分别为11.3%和 8.6%,非吸烟者被动吸烟率为 43.1%[45]。2007—2013 年上海市黄埔区吸烟状况研究显示,黄浦区吸烟率下降,戒烟率呈上升趋势[46]。上海市健康促进中心开展的监测调查(3 312 例)结果显示:2017 年,上海市 15 岁以上成人现在吸烟率为20.2%,较 2016 年 21.0% 下降 0.8 个百分点,且2016 年吸烟率低于往年[47];非吸烟者暴露于二手烟

的比例由 2016 年的 58.5% 降至 2017 年的 50.6%;控烟宣传力度不断增加,调查对象在各种媒介获取到控烟信息的比例为 81.2%,看见任何一种烟草广告、促销、赞助的比例为由 2016 年的 14.3% 下降为9.4%,其中在销售卷烟的商店里看到烟草广告的比例,从 6.1% 下降至 3.4%;市民对烟草危害的正确认知进一步提升,2017 年,调查对象对于吸烟可导致中风、心脏病、肺癌、阴茎勃起障碍的知晓率分别为60.7%、66.3%、95.4% 和 37.3%,知晓吸烟会引起以上 4 种疾病的比例为 32.3%,相比普通卷烟,对于标明低焦油含量卷烟的危害并不小的知晓率从 2016年的 30.4% 上升至 34.6%,对低焦油卷烟危害的认知误区仍然存在。

2.4 为健康相关指标改善做出重要贡献

据上海卫生计生状况报告,上海市人均期望寿命增长显著(附图 3),从 1949 年之前的 44.39 岁(男42.00 岁,女 45.56 岁)提高到改革开放时 73.35 岁(男 73.35,女 74.78 岁),到 2017 年,已达到 83.37 岁(男 80.98 岁,女 85.85 岁);婴幼儿死亡率从11.98‰ 下降至 3.71‰(附图 4);孕产妇死亡率从31.69/10 万降至 3.01/10 万(附图 5)。上海市居民主要健康指标逐年改善,并达到发达国家水平[48]。

自改革开放以来,上海市居民死因谱变化不大,循环系统疾病、肿瘤、呼吸系统疾病始终位于死因顺位前列,损伤中毒与内分泌营养代谢病顺位、传染病与寄生虫病占总死因比例逐年下降。文献指出,上海市的心血管硬化死亡率在 20 世纪 50～90 年代之间呈现上升趋势,到 90 年代后已经开始呈现下降趋势[49],但不表明相关危险因素正在减少[50]。1973 至2014 年间,无论男女,其癌症的粗发病率呈上升趋势,除去人口结构变化影响后,男性年龄标化发病率较为稳定,女性呈上升趋势[51-52]。上海呼吸系病标化死亡率在 1996—2015 年逐渐降低,各区县检测结果基本一致,提示上海市慢性病预防、控烟政策、环境治理方面取得了一定成效[53]。上海市糖尿病的患

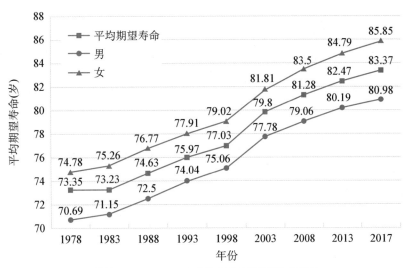

附图 3　1978—2017 年上海市平均期望寿命的变化

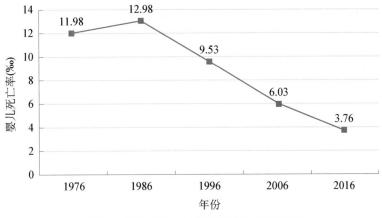

附图 4　1976—2016 年上海市婴儿死亡率的变化

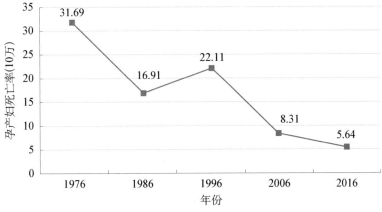

附图 5　1976—2016 年上海市孕产妇死亡率的变化

病率自改革开放来一直呈现上升趋势[49]。传染病死因构成比逐渐下降,自 1956 年建立传染病报告登记制度至 1980 年,全上海市登记的 15 种传染病共 339 011 例,平均年发病率 2 715.23/10 万[54];截至目前,传染病的发病率降至 161. 31/10 万,死亡率为 0. 67/10 万。

3 展望

3.1 将健康融入所有政策

2006 年,欧盟第一次正式提出"健康融入万策"的决策。第 8 届全球健康促进大会提出和倡导"将健康融入所有政策"的口号,发挥跨部门的协调机制[55]。健康融入所有政策是一项大规模跨部门行动,探讨实施战略的潜在机制,关注健康相关政策和行政责任,更注重政治决策的制定,以国家的角度,重新审视健康系统和健康管理,关注的是更长期的公共人群的健康促进。它可影响国家政策的制定,引领全新的政策结构和过程,促进新的形式转变,不仅关注健康促进政策,而且涉及健康相关的公共政策,注重健康公平性,要求部门之间协调预算,甚至要求国家之间的合作[56]。"将健康融入所有政策"要求有关机构更加透明,更加具有责任性,更清楚地界定政治决策中相关卫生政策的范围[57]。"将健康融入所有政策"可有效实现慢性非传染性疾病的早期预防、早期干预和健康促进,是建设健康中国的重要组成部分。2016 年国家制定的《"健康中国 2030"规划纲要》,旨在实现共建共享新时代的健康中国梦。上海市健康促进工作必须落实《"健康上海 2030"规划纲要》,紧跟"将健康融入所有政策"新方向,发挥不同部门之间的联合作用,贯彻全方位、全生命周期的健康服务理念,将健康与不同政策相结合,将健康促进落到实处,通过健康扶贫,实现贫困地区人民的健康公平性。

3.2 将健康素养融入所有健康教育与健康促进活动

健康素养指的是获得、理解和使用健康信息和服务,以维护和促进自身健康的能力[58]。健康素养的高低还可以评价健康教育与健康促进工作的效果。减少可控危险因素暴露可预防慢性病的发生,在影响慢性病的众多因素中,健康素养是一个很重要并且可控的因素。健康素养的提高可从多方面着手,如增加健康素养教材的编写,加大健康素养相关知识的宣传,加强健康素养量表的开发,加大健康素养活动经费的投入,加大决策者对健康素养的重视等。将健康素养融入所有活动,可达到从更大范围、更大程度、更深层次增加居民的预防保健知识,提高居民的自我健康管理能力,提高健康素养水平的目的。

3.3 将健康行为养成融入所有健康教育与健康促进的工作目标

健康教育与健康促进工作的最终目的,就是居民行为习惯的改变,形成健康的生活习惯,以预防疾病,降低医疗费用。健康行为是个体采取的对自身生理、心理、社会适应方面有益的活动[59]。行为是习惯性的自我反射过程,一旦形成不良的行为习惯,特定环境下,人就会自然反应出相应的行为。而干预可对行为产生影响,居民行为的干预可通过健康促进工作实现。行为变化受个人认知、心理,社会环境因素及其他因素的影响。健康促进工作需注重这些因素的干预,实施针对个人特点的健康干预,制定相关的目标指标,切实把行为改变落实到数据指标,达到人群自觉采取有利于健康的行为,有效预防疾病,达到全民健康的目的。

继往开来,上海市健康促进工作仍有需要改进的方面,仍需不断努力探索未知领域。

(作者声明本文无实际或潜在的利益冲突)

参考文献

[1] 赵芳. 上海市健康城市建设及其健康促进能力研究. 上海:复旦大学,2010.

[2] 李有强. 从大众传媒到社交媒体:美国借助现代传媒开展健康促进的发展动向与启示. 体育科学,2017,37(6):52-61.

[3] 郑杨,王春芳,吴春晓,等.《"健康上海 2030"规划纲要》三项主要指标解读. 上海预防医学,2018,30(1):11-14,20.

[4] 朱燕红,向伦辉.《上海市公共场所控制吸烟条例》颁布前后居民控烟知信行现状和控烟环境调查. 中国健康教育,2011,27(9):658-660.

[5] 丁园.《上海市公共场所控制吸烟条例》实施效果及制约因素分析. 上海:上海交通大学,2012.

[6] 杨燕国. 上海市青少年儿童体质健康促进的学校、家庭、社区联动模式研究. 上海:华东师范大学,2012.

[7] 陈先献,任杰,高丛丛,等. 2008—2014 年山东省创建健康支持性环境工作进展与分析. 预防医学论坛,2015,21(7):557-559.

[8] 鲍勇,龚幼龙,玄泽亮,等.健康城市和健康社区的建设. 中国全科医学,2005(23):1950-1953.

[9] 贺小林.上海完善社区健康公共服务研究.科学发展, 2018(6):96-106.

[10] 瞿乃婴.上海市社区健康教育管理工作优化研究.上海: 上海师范大学,2017.

[11] 陶建秀,高霞,戴俊明,等.上海市金山区健康步道使用 观察结果分析.中国健康教育,2015,31(11): 1062-1065.

[12] 陶建秀,高霞,吴龙辉.上海市金山区健康步道环境 设施调查结果.健康教育与健康促进,2014,9(6):414- 416.

[13] 武晓宇,李忠阳,李光耀,等.上海市民健康自我管理小 组项目的实施与成效.上海预防医学,2016,28(1):15- 18.

[14] 袁程,魏晓敏,武晓宇.上海市民健康自我管理小组. 上海预防医学,2016,28(10):735-738.

[15] 冯伟,张建桃,朱春芳,等."健康小屋"在社区卫生服务 中心慢性病管理中的功能及意义.社区医学杂志,2013, 11(14):64-65.

[16] 尹君,周嫣,张韬,等."健康小屋"互助课堂健康管理模 式应用于老年失眠患者的研究.基层医学论坛,2015,19 (20):2826-2828.

[17] 许速.上海:社区居民自助体检新体验.中国社会保障, 2009(2):86-87.

[18] 杨建军,唐琼.修订《上海市公共场所控制吸烟条例》,努 力打造"无烟上海".健康教育与健康促进,2017,12(2): 85-88.

[19] 赵鑫.上海中学心理健康教育二十年.上海:华东师范大 学,2007.

[20] 陈景龙,李言,沈淑军,等.城镇小学生健康教育现状.上 海预防医学,1993,5(3):13-14.

[21] 王玫.加强对大学生进行身体和心理健康教育——上海 部分高校健康教育记实.中国高等教育,1994(S1): 59-60.

[22] 任杰,平杰,舒盛芳,等.青少年体育健康教育模式的构 建与干预策略——基于上海地区中、小学生的调查.体 育科学,2012,32(9):31-36.

[23] 庄煜峰.社区健康教育的需求研究.上海:复旦大 学,2014.

[24] 谢华,陈倩,张向杰,等.上海部分社区就诊居民健康教 育需求现况调查.中国全科医学,2010,13(36): 4118-4120.

[25] 王晓宇,李敏,丁瑾瑜,等.上海市全民控盐干预效果评 价——居民控盐知识和行为变化情况分析.环境与职业 医学,2015,32(1):32-37.

[26] 李新建,李光耀,吕宁,等.2012年上海市18~69岁居民 控制食盐摄入的认知和行为现状.中国慢性病预防与控 制,2014,22(2):167-169.

[27] 唐昱,黄峰平.对上海发展家庭医生制度的政策建议.中 国卫生资源,2012,15(5):417-419.

[28] 何江江,杨颖华,张天晔,等.上海市家庭医生制度的实 施进展与发展瓶颈.中国卫生政策研究,2014,7(9): 14-18.

[29] 余澐,张天晔,刘红炜,等.上海市社区家庭医生制服务 模式的可行性探讨.中国初级卫生保健,2011,25(10): 7-11.

[30] 吴忠,栾东庆.上海家庭医生制度实施状况评估调查报 告.科学发展,2015(12):101-105.

[31] 王玲,张天晔,易春涛,等."上海市家庭医生制度构建" 专家主题研讨.中国全科医学,2017,20(1):80-84.

[32] 谢长勇,柯学峰,鲁娟.上海市社区居民健康素养现状调 查.中国健康心理学杂志,2018,26(2):186-193.

[33] 孙浩林,傅华.健康素养研究进展.健康教育与健康促 进,2010,5(3):225-229.

[34] Nutbeam D. Health literacy as a public health goal: a challenge for contemporary health education and communication strategies into the 21st century. Health Promot Int,2000,15(3):259-267.

[35] 卓晟珺,付伟.国内健康素养研究进展.中国预防医学杂 志,2013,14(8):628-631.

[36] 陶婷婷.上海市民健康素养水平10年提升了18.39%. [2018-07-01].http://img.duob.cn/cont/820/ 203981.html.

[37] 潘新锋,丁园,胡亚飞,等.2008—2015年上海市15~69 岁居民健康素养变化趋势及相关因素研究.上海预防医 学,2016,28(10):697-701.

[38] 李文芳.上海市民健康素养9年提两倍.健康报,2017- 01-03(4).

[39] 王韶华,方伟,张一英,等.上海市嘉定区学校健康教育 现状调查.中国校医,2012,26(8):567-568.

[40] 王路,蔡忠元,陈婷,等.上海市宝山区学校健康教育现 状调查.中国健康教育,2012,28(7):533-535.

[41] 黄晓兰,顾沈兵,高晶蓉,等.上海市医疗机构门诊患者 健康教育需求及满意度分析.中国健康教育,2017,33 (11):987-991.

[42] 鲍勇,何园,张静,等.中国城市社区健康教育与健康促 进工作回顾.中国全科医学,2004,7(3):139-141,145.

[43] 戈戎.上海市南市区健康教育工作健康发展探讨.中国 健康教育,1996(8):18-19.

[44] 杨青敏,林文,杜苗.上海市社区健康教育与健康促进现 状分析及对策.天津护理,2008,16(5):251-252.

[45] 徐继英,李新建,姚海宏,等.上海市民吸烟、戒烟及被 动吸烟现状.中国慢性病预防与控制,2009,17(3): 234-236.

[46] 王烨菁,高淑娜,何丽华,等.2007—2013年上海市黄浦 区居民吸烟、戒烟及被动吸烟状况变化趋势.环境与职 业医学,2016,33(5):471-474,479.

［47］陈德,蒋月英,尉晓霞,等.2016年上海市居民烟草暴露和烟草危害的认知情况.上海预防医学,2018,30(8)：689－693.

［48］徐东丽,杨琴文,刘念,等.全民健康形势下上海市闵行区居民健康水平分析.复旦学报(医学版),2017,44(5)：553－559,566.

［49］林松柏,宋桂香,周峰,等.上海市慢性非传染性疾病流行病学趋势研究：1951—1998年死亡资料分析.中华流行病学杂志,2001,22(4)：265－268.

［50］陈丽菁,陈林利,倪静宜,等.1996—2015年上海市闵行区居民死因变化分析.复旦学报(医学版),2017,44(5)：560－566.

［51］郑莹,吴春晓,金凡,等.上海市区1973至2005年癌症的发病趋势.诊断学理论与实践,2009,8(1)：25－32.

［52］鲍萍萍,龚杨明,彭鹏,等.2014年上海市恶性肿瘤发病和死亡特征分析.中国癌症杂志,2018,28(3)：161－176.

［53］朱晓云,高霞,乔国良.1985—2011年上海市金山区居民慢性阻塞性肺病死亡率及潜在寿命损失的趋势分析.职业与健康,2013,29(11)：1292－1294.

［54］黄德渔,何瑞芝,邵子良.上海县传染病发病率.上海第一医学院学报,1982(S1)：47－51.

［55］胡善联.健康融入所有政策是建设"健康上海2030"的政策保障.上海预防医学,2018,30(1)：7－10.

［56］Franklin PK. Public health within the EU policy space：a qualitative study of Organized Civil Society (OCS) and the Health in All Policies (HiAP) approach. Public Health,2016,136：29－34.

［57］Koivusalo M. The state of Health in All policies (HiAP) in the European Union：potential and pitfalls. J Epidemiol Commun Health,2010,64(6)：500－503.

［58］李新华.《中国公民健康素养——基本知识与技能》的界定和宣传推广简介.中国健康教育,2008,24（5）：385－388.

［59］李桂玲,兰雪,王崇梁,等.健康行为改变与健康信息行为的关系研究进展.医学与社会,2016,29(1)：69－70,74.

（原文刊登于《上海预防医学》2019年第2期第134－140页）

第二篇
健康教育基本理论

Jian Kang Jiao Yu Ji Ben Li Lun

·现代健康教育学·

个体健康行为模型

健康教育学是一门实践性与应用性很强的学科,其活动的核心是通过教育、传播、干预的手段改善个人、群体及组织不健康的行为和生活方式,促进与强化健康行为。根据健康行为的生态学模型,健康行为的发生与发展受到多个水平因素的影响,如个体水平,家庭、朋友等人际水平,以及组织、群组水平,社区、社会水平。因此,用于解释、预测和指导健康行为的健康行为相关模型分为3个层次,即个体水平、人际水平及社区水平。本章主要介绍应用于个体水平的健康行为模型:健康信念模型、理性行动与计划行为理论模型、阶段变化理论模型。

7.1 健康信念模型

7.1.1 模型的起源和发展

健康信念模式(health belief model,HBM)于20世纪50年代由心理学家 Hochbaum 首先提出。1952年,美国的 Hochbaum 等公共卫生和心理学专家为了解人们不愿参加结核筛查项目的原因,对1 200名成年人进行了调查分析。他们调查了这些成年人对参加 X 线透视进行结核筛查的意愿,包括对肺结核易感性(susceptible)的信念和对早期透视益处(benefit)的信念。研究结果显示:愿意参加 X 线透视筛查结核项目的人们都相信,X 线透视筛查能在症状出现前发现结核,而且早诊断、早治疗的预后较好。经过比较,发现拥有以上两种信念(即相信肺结核的易感性、相信早期检查的益处)的一组对象中,82%在调查期间至少做过一次 X 线检查;而另一组没有这两种信念的对象中,仅仅有21%的人在调查期间去做过 X 线检查。由此,Hochbaum 得出结论:人们去透视的行为主要取决于两个互相影响的变量——知觉到易感性的信念和知觉到利益的信念。进一步的分析表明:两个变量之间比较,对易感性的信念是更有力的变量。例如:有易感性信念而没有早期检查有益性信念的成年人,有64%愿意去做 X 线透视检查肺结核;相反,仅有有益性信念而没有易感性信念的成年人仅有29%愿意去做 X 线透视。

健康信念模式最先用于解释人们的预防保健行为的理论模式,后经 Becker 和 Maiman 进一步修订完善,并逐步提出易感性、严重性、益处与障碍等概念。目前,该模式已成为解释和指导干预健康相关行为的重要理论模式之一,已被成功地应用于促进汽车安全带使用、遵医行为和健康筛检等方面的健康教育工作。

健康信念模式的形成主要受刺激反应理论和认知理论的影响。刺激反应理论认为,行为的发生往往会受到行为结果或预期结果的影响。例如,不吸烟可改善吸烟者的呼吸功能,提高健康水平;当吸烟者感受到这种益处后,则会受促进,并坚持不吸烟,从而达到戒烟的目的。认知理论认为情绪和行为受认知影响,强调个体主观心理过程如期望、思维、推理、信念等对行为的主导作用,即行为决定于主体的价值判断,如果行为的结果与主体价值判断相一致,则主体会自觉自愿采纳这种行为,否则这种行为的发生频率就会降低甚至消失。例如,计划免疫的推广,首先要让公众认可某传染病发生的可能性及其后果的严重性,然后要使其相信预防接种可以预防传染病的发生。如果公众希望不被感染传染病,就会自觉接受计划免疫;如果对疾病的风险不以为然,或认为患病只是小事一桩,或认为预防接种无济于事,就不会去接受免疫接种。

在以上研究的基础上,不同学者的多项调查研究实践又进一步充实了健康信念理论模式。现在认为,个体的健康行为产生除了与人们对疾病易感性信念、对疾病严重性信念和知觉到健康行为益处有关外,还与对健康行为的障碍(如费用、时间、设备等)的知觉等有关。

7.1.2　模型及其关键结构的描述

健康信念模式认为信念是人们某种行为的基础,人们如果具有与疾病、健康相关的信念,他们就会采纳健康行为,改变危险行为。具体地说,人们是否采纳有利于健康的行为与下列因素有关。

（1）知觉到威胁

对疾病威胁的感知程度直接影响人们产生行为动机。个体对疾病威胁的感知(perceived threat)包括对疾病易感性的感知和对疾病严重性的感知两方面。

1）知觉到易感性(perceived susceptibility):是指个体对自身患病可能性的判断。人们越是感到自己患某疾病的可能性大,越有可能采取行动避免疾病的发生。例如,有肥胖家族史的人往往比较注意控制体重。

2）知觉到严重性(perceived severity):即对疾病的后果的感知,包括疾病对躯体健康的不良影响和疾病引起的心理、社会后果,如体力、形象、工作、生活和社交等方面的影响。个体如果认为某病后果严重,则更有可能采取行动防止疾病的发生、发展。人们对容易发生的、严重的疾病往往会更加重视,注意预防。

（2）知觉到行为益处和障碍

知觉到行为益处和障碍(perceived benefit and barrier)是个体对采纳或放弃某种行为能带来的益处和障碍的主观判断,即对健康行动的利弊进行比较。健康行为的益处是指它对健康状况的改善及由此带来的其他好处,如能否有效降低患病危险性或缓解病情、减少疾病的不良社会影响以及行为实施过程中的积极情绪体验。行为的障碍因素则指采纳行为所需付出的代价,包括有形代价和无形的付出或牺牲,如劳累痛苦、个人清洁事务增加、开支增加、随意支配时间减少、社交活动减少甚至社交格局改变等。如果个体认为利大于弊,则采纳健康行为的可能性高,反之则可能性降低。

（3）自我效能

自我效能(self-efficacy)类似于自信心,是个体对自己控制内、外因素而成功采纳健康行为的能力的评价和判断,以及取得期望结果的信念。例如,通过调整饮食和增加有氧运动而减肥,时间充裕、经济上节俭、能吃苦的人认为这是简单易行的方法,非常乐意采纳;而时间紧凑的人则会觉得花大量时间来配制平衡膳食和进行有氧运动很难持久,故而会放弃这种方法。健康行为能否采纳并坚持,受个人对此行为的信心和意志力影响,如果个体坚信行为能够产生好结果并具有达不到目的誓不罢休的意志力,则其自我效能较高,更容易发生并坚持健康行为。

（4）行为线索

行为线索(cues to action)指的是诱发健康行为发生的因素,是导致个体行为改变的"最后推动力",指任何与健康问题有关的促进个体行为改变的关键事件和暗示,包括内在和外在两方面。内在线索包括身体出现不适的症状等,外在的线索包括传媒中有关健康危害行为严重后果的报道、医生的劝告、家人或朋友的患病体验等。实际上健康教育项目也是行为线索的一种。行为线索越多,权威性越高,个体采纳健康行为的可能性越大。

此外,健康信念模式也强调社会人口学因素对行为的影响,包括个体的社会、生理学特征,如年龄、性别、民族、人格特点、社会阶层、同伴影响,以及个体所具有的疾病与健康知识。不同年龄、性别、个性特征和生活环境的人对采纳健康行为的态度和采纳程度并不相同。具有卫生保健知识的人更容易采纳健康行为。

简而言之,健康信念模式的基本思路就是:一个人是否采取健康行为(或放弃不健康行为),取决于以下几个方面。①认识到自己面临发生某个负性健康结果的风险较高,而且这一负面结果对自己的健康和利益(经济、家庭、社会地位等)具有严重的威胁;②产生一个正向的期望,即希望能够避免负性健康结果所产生的信念；③相信若实施由专业机构或人士推荐的某种行为，将能避免该负性健康结果的发生；④具有较高的自我效能，即相信自己能够克服困难、坚持采纳所推荐的行为并取得成功。但是,这个行为转变的过程可能会受到性别、年龄、社会经济地位等个体特征的影响(图7-1)。

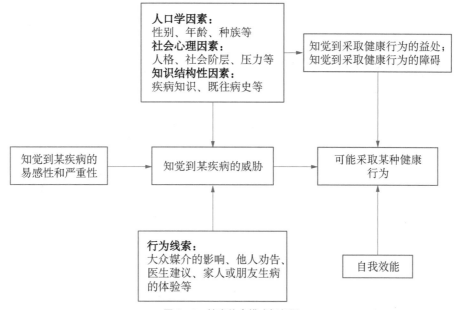

图7-1　健康信念模式框架图

7.1.3　模型的应用实践

案例　控制肥胖儿童的教育项目

1977年，美国Becker等在控制儿童体重的教育项目中,主要通过调查和研究儿童母亲的相关认知因素,并尝试从这些认知因素着手去控制儿童的体重。

这一项目对182名过度肥胖儿童的母亲进行研究,儿童的平均年龄为11.5岁(2～17岁),主要来自低收入家庭。项目按照健康信念模式分析儿童母亲的健康信念和动因。首先请营养学专家对这些母亲进行控制儿童体重教育项目的讲解,然后通过量表评估母亲们的健康信念因素。在整个教育活动期间,对这些儿童的体重进行定期测量(每半月测量1次),在1年内还测量儿童的遵医行为及长期遵守营养门诊预约的行为。

健康信念模式第一个因素——知觉到易感性。项目测量母亲对其孩子过度肥胖容易患病的知觉。儿童肥胖与8种疾病有关。评价表是测量母亲对肥胖与8种易感疾病认识的专项

目录表。评价结果表明,知觉到易感性是非常有用的信息。

第二个因素——知觉到严重性。方法是测量母亲对孩子患病的严重危害的担心焦虑程度,也测量其对提出问题的反应情况。这些问题包括"如果你的孩子患有8种病中的一种,你将会怎样的忧虑"等。研究情况表明,严重性程度的测量比易感性的测量在体重控制的教育中更有预测性。

第三个因素——知觉到效益。方法是测量母亲对孩子体重控制效果的感觉。例如,当问及预防心脏病的措施时,如果母亲回答与饮食活动、节食、控制胆固醇等有关,被记为效益知觉测量等级水平高。母亲对这些问题的回答,反映其对体重控制的效益判断高低不同。

第四个因素——知觉到障碍。分析母亲对一些问题的观点,如节食是否安全、实际控制体重的困难、营养是否全面、家庭中经济问题等,以及没有定期去门诊的原因。这些障碍是非常复杂和各种各样的,从母亲的回答中,可以测量其知觉到障碍或困难的认识情况。

通过评价母亲对控制儿童体重的健康信念因素，逐一帮助解决问题，提高知觉水平，取得良好效果。

由于前述研究中发现对于严重程度的知觉具有重要的预测意义，因此将干预重点放在提高对严重性的知觉水平。专家们对3组孩子的母亲给予3种不同的信息。第一组给予讲解，同时发给宣传小册子，提供具有冲击力的体重超重引起严重疾病的信息。第二组给予低度的信息。第三组不提供超重危害的信息。经过教育以后，第一组唤起了母亲的高度恐惧感，孩子们有效地控制了体重且没有反弹；第二组也减少一些体重，但过了一段时间后，又恢复了体重。第三组没有任何改变。

这个研究证明了在行为分析和干预中，如果能够正确分析对象的健康信念，并做出有针对性的干预，就可改变人们的健康相关行为。

7.2 理性行动理论和计划行为理论

7.2.1 模型的起源和发展

理性行动理论（theory of reasoned action，TRA）和计划行为理论（theory of planned behavior，TPB）都认为行为意向（behavioral intention）是影响行为最直接的因素和行为发生的最佳预测值。而行为意向反过来由行为态度和主观规范来决定。TPB是TRA的扩展，其在TRA的基础上引入了感知行为控制。近年来，Kasprzyk和Fishbein等借鉴其他行为理论的内容进一步扩展了TRA和TPB，提出了整合行为理论（integrated behavioral model，IBM）。

TRA是由美国学者Fishbein于1967年首先提出来的。该理论阐述了态度、意向和行为之间的关系。鉴于许多以往的研究发现态度和行为之间的联系较少，故一些理论研究的学者提出态度不作为影响行为的因素。但是，Fishbein在该理论的发展中，将对物体的态度和对行为的态度进行了区分，并证明对行为的态度是行为产生的一个最佳预测指标，如对乳腺筛查的态度比对癌症的态度可以更好地预测个体乳腺筛查的行为。

TPB是从信息加工的角度，以期望价值理论为出发点解释个体行为一般决策过程的理论。合理行动理论认为行为意向是决定行为的直接因素，它受行为态度和主观规范的影响。由于该理论假定个体行为受意志控制，严重制约了理论的广泛应用，故为扩大理论的适用范围，Ajzen于1985年在合理行动理论的基础上，增加了感知行为控制变量，提出计划行为理论。

目前，TPB仍在不断地发展与完善。行为研究领域除了合理行动和计划行为理论，其他个体和人际间的行为理论或模式也被广泛应用，包括健康信念模式、社会认知理论等。尽管这些理论框架中的概念构成要素多数是相似或者是互相补充的，但在研究中被更多关注的是它们的差异。源于此，美国心理健康协会组织个体水平和人际间水平的行为理论的开发者和研究者们为整合这些构成要素而考虑发展一个综合的理论框架。Kasprzyk等学者与Fishbein合作，通过开展艾滋病预防项目，形成了整合行为理论，其实就是TRA和TPB的整合和进一步扩展。

7.2.2 模型及其关键结构的描述

TRA和TPB假设的前提是：人的行为是在其主体意识支配下发生的，各种行为发生前要进行信息加工、分析和思考，一系列的理由决定了人们实施行为的动机，人们所认为的"合理性"是行为发生和维持的主要原因。TRA和TPB的运作框架如图7-2所示。Fishbein等给出了其框架中构成要素的明确定义和变量测量方法。

（1）行为态度

行为信念（behavioral beliefs）：指行为主体对行为的结果或特性所持的信念，即个体在主观上，认为采取某项行为可能造成某种结果的可能性。

行为结果评价（evaluation of behavioral outcomes）：指行为主体对行为所产生结果或特性的评价，即个体赋予行为结果的一个主观上的价值判断。

行为态度（attitude toward behavior）：指行为主体对某种行为所持有的一般而稳定的倾向或立场，即对于某个特定的行为，从自己的角度衡量时，给予正面（赞成或支持）和负面（反对或不支持）的评价。由每个行为信念乘以相应的结果评价之积作为间接指标。

（2）主观规范

规范信念（normative beliefs）：指对行为主体有重要影响的人或团体对行为主体的行为期望，即

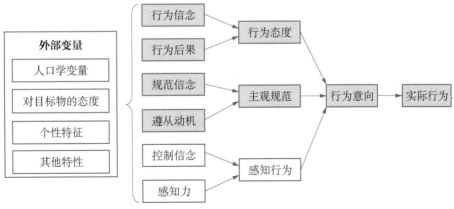

图 7-2　合理行动理论和计划行为理论框架图

个体感受到重要影响的人、团体赞同或者不赞同行为主体的行为。这里对行为主体具有重要影响的人或团体一般为配偶、父母长辈、兄弟姐妹、朋友同事等。

遵从动机(motivation to comply)：指行为主体服从重要他人或团体对其所报期望的动机，即个体是否愿意遵从规范信念的意愿。

主观规范(subjective norm)：指他人的期望使行为主体做出特定行为的倾向程度，它反映的是重要的他人或团体对个体行为决策的影响。由每个规范信念乘以相应遵从动机之积总和作为间接指标。它反映的是重要他人或团体对个体行为决策的影响。

（3）感知行为控制

控制信念(control beliefs)：指行为主体对控制行为可能性的感知，即行为主体感知到可能促进和阻碍实施行为的因素。

感知力(perceived power)：又称知觉力或自觉能力，是指行为主体对行为控制难易程度的感知，即每个促进或阻碍行为发生因素的影响程度。是一个人针对前面可能遇到的各种情况，自觉可以顺势或者克服困难而顺利执行行为的能力。

感知行为控制(perceived control)：其概念相似于自我效能。与行为意向一起共同影响行为，也可以调整行为意向对行为的效果。当意志控制高，则感知行为控制降低，行为意向是充足的行为预测指标。而当意志控制不高、感知控制可精确评价时，感知控制和行为意向共同影响行为。

（4）行为意向与行为

行为意向(behavior intention)：指行为主体发生行为趋向的意图，为发出行动之前的思想倾向和行为动机，是一个人准备执行某项行为的可能性。

行为(behavior)：在计划行为理论中，行为指个体在特定时间与环境内对特定目标做出的外显的可观测的反应。其包括对象(target)、行动(action)、环境(context)和时间(time)4个元素，这4个元素简称为行为的 TACT 元素。

7.2.3　理性行动理论的基本内容

理性行动理论包括信念、态度、意向和行为，其中信念可分为行为信念和规范信念。理性行动理论认为行为意向是直接决定行为的重要因素（见图7-2阴影部分），而个体行为意向的又受到实施行为的态度和与行为有关的主观规范的影响。该理论针对人的认知系统，阐明了行为信念、行为态度和主观规范之间的因果关系。行为态度是以信念为中心，实际上是多个信念综合形成的态度。个体的"行为信念"和"行为后果"的评价，共同决定个体本身对该行为的态度，它是权衡利弊后追求获益的期望。而一个人做出"健康"的决定不仅基于"健康"价值观，而且还有他/她的社会关系、家庭关系和文化实践的健康观念。对于重要他人或团体，个体感受到的"规范信念"和本身的"遵从动机"共同影响主观规范。

7.2.4　计划行为理论的基本内容

TPB 是在 TRA 运作框架中，考虑到个体不可能完全用意志控制行为的情形，而引入感知行为控制要素(图7-2)。感知行为控制不仅可以与行为意向一起共同影响行为,也可以调整行为意向对行为的效果。当意志控制高,则感知行为控制降低,行为意向成为充分的行为预测指标。而当意志控制不高、而感知控制可精确评价时,感知控制和行为意向一起影响行为。另外,感知行为控制、行为态度和主观规范,都是独立的行为意向决定变量。当态度和主观规范无变化时,个体执行行为难易的感知将影响行为意向。在不同人群与不同行为中,决定行为意向的这3个要素的权重是不同的。

图7-2的整个理论框架显示个体因素和所处社会两个方面的因素对个体行为的影响。理性行动和计划行为理论假设了一个因果关系链,通过态度、主观规范和感知行为控制,联系了作用于行为意向和实际行为的行为信念、规范信念和控制信念,这些信念也是行为态度、主观规范和感知行为控制的认知与情绪基础。而外部变量如人口学和环境学特性(人格、智力、经验、年龄、性别、文化背景等),作为其他影响因素,不是独立地作用于行为,而是作用于理论框架的各要素,间接影响行为态度、主观规范和感知行为控制,并最终影响行为意向和行为。

7.2.5 模型的运用

在个体水平的行为健康教育理论中,TPB优势是通过主观规范考虑了社会因素的影响,通过访谈和概念模式组合探寻行为重要信念,并且伴随理论高度发展了测量方法,在理论框架构成要素因果关系假设被确定后,就可准确描述其测量和计算。其中,TRA主要是用于解释具有高度意志控制个体的行为意向和行为,TPB主要是解释具有较低意志控制个体的行为意向和行为。

总体来说,TPB具有良好的解释力和预测力,特别是针对具体的行为和特定目标群体。并且,TPB可协助确定干预的对象和识别有说服力的劝导信息,是许多研究和行为干预项目的良好理论基础。其适用行为领域包括:饮食行为,如摄取纤维素、避免咖啡因;成瘾行为,如戒除烟酒、毒品;临床医疗与筛检行为,如健康检查、癌症筛检、乳房筛查;体力活动,如慢跑、爬山、骑自行车;艾滋病或性传播疾病的预防行为以及避孕药具的使用;卫生服务利用;安全行为,如安全带和安全头盔的使用。下面主要介绍我国应用TRA和TPB的实例。

案例 青少年寻求生殖健康服务意愿的健康行为研究

全球青少年健康发展策略把提供适宜的健康服务视为促进青少年生殖健康最为有效的一大途径,但是青少年寻求生殖健康服务受到个体态度、家庭和社会环境等诸多因素的影响,由于这些因素之间存在相互影响和相互制约的关系,任何单一变量的研究结果均不能获得可信的结论。

为了能探讨影响青少年利用生殖健康服务的行为、心理和社会等因素,北京大学儿童青少年卫生研究所,于2003年选取北京、济南、广州和武汉作为项目点,采用分层整群抽样的方法,以10~24岁男女青少年为研究对象,以TRA/TPB为基础,分别从"个人行为态度""主观规范"和"感知行为控制"3个方面展开调查,共15个条目,根据其是否愿意就青春期生殖健康问题去医院就诊问题的回答情况,采用逐步多因素Logistic回归分析方法筛选出适合我国国情的可能影响因素。该研究就"个人行为态度"中的"行为信念"的指标(如学习青春期生殖健康知识的重要性)和"行为结果评价"的指标(如对青春期问题选择向医务人员或家人求助还是不向任何人求助,医疗机构应该传授相关知识,开设青少年专科门诊的必要性等)进行探索分析;同时对于青春期生殖健康概念的理解以及涉及对父母同伴对主动就诊的态度等"主观规范"指标,以及由于没有时间、距离太远或门诊环境混乱而没有就诊等行为主体感知到可能促进和阻碍实施行为的"感知行为控制"因素进行综合分析。结果证明:合理行为理论模型的三类变量("态度""主观规范"和"感知行为控制"),如青少年对青春期生殖健康及其保健服务的态度和认识、家庭和社会对青少年利用生殖健康保健服务的支持以及就医条件等,均对青少年的就诊意愿具有一定的影响;但也发现有些指标,如医疗费用并未能影响行为主体实施就诊的行为。由此说明,TRA/TPB的理论框架基本能解释和预测我国青少年是否愿意就青春期生殖健康问题去医院就诊这一行为。此外,研究者认为TPB需要针对具体问题及涉及的社会家庭环境因素,还应考虑人群的特点,如青春期这一特殊人群,其个人行为规范、习惯、责任都尚未成熟。

7.3 阶段变化理论

7.3.1 模型的起源和发展

阶段变化理论(transtheoretical model and stage of change,TTM)是由 Prochaska 和 Diclemente 在 20 世纪 80 年代初提出的。TTM 根植于心理学,首次在临床患者中运用就取得了很好的效果。目前,这一理论在国际学术界得到了普遍认可和广泛应用,并且实践证明具有良好的效果。由于它整合了若干个行为干预模型的基本原则和方法,故又被称为行为分阶段转变交叉理论模型。TTM 最初开始于对吸烟行为的干预研究,以后便涉及更为广泛的领域,包括酒精和物质滥用、饮食行为、久坐的生活方式、艾滋病预防、遵从医嘱、非计划妊娠干预等行为问题的研究,对疾病行为及有关病症的研究也获得了令人满意的效果。

与健康信念模式不同的是,阶段变化理论是从一个动态的过程来描述人们的行为变化,而健康信念模式则是从行为诱发因素的角度来探讨人们行为变化的原因。阶段变化理论最突出的特点是强调了根据个人和群体的需求来确定健康促进策略的必要性。该理论在组织戒烟、参加体育活动、体重控制和乳腺癌筛查等健康促进项目中很快成为重要的理论依据之一。该理论除了重视变化过程外,还对不同人群的具体需求进行了解。模式特别强调应选择适宜的项目以满足人们真正的需求和适合各人的具体情况,而不是企图把同一个策略用于所有的人。

7.3.2 模型及其关键结构的描述

该模式不仅提出了制订有效干预措施的方法,还为健康促进工作者提供了一种合适的干预策略。即:他们应当清楚,为了帮助人们克服可能遇到的障碍,行为改变出现反复也是一种正常现象。由于这个模式突出了项目的阶段性,项目设计者在制订计划时会感到它非常实用。该理论认为,人的行为改变必须经过几个阶段,而且这是一个完整的心理发展过程。处于不同的行为改变阶段,人们有不同的心理需要,健康教育应针对其需要提供不同的干预帮助,以促使受教育对象向成功采纳健康行为的下一阶段转变。阶段变化理论由行为变化阶段(stages of change)及对其产生影响的均衡决策(decisional balance)、行为变化过程(processes of change)和自我效能 4 个概念构件组成。行为变化阶段、行为变化过程和模型的假设是 TTM 的核心部分,决策均衡和自我效能是 TTM 的强化部分。

(1)行为变化阶段

TTM 模型认为,人的行为变化不是一次性的事件,而是一个渐进的和连续的过程。如果干预策略和措施想要与研究人群的需求相匹配,必须了解其危险行为的阶段分布情况。行为变化一般分为 5 个阶段,对于成瘾性行为来说还有第六阶段。

1)无打算阶段(pre-contemplation):在这一阶段,人们没有改变行为的意向,通常测量时指在未来 6 个月。人们之所以处于这一阶段是因为他们对行为的结果不了解或感知麻木,或他们已试图多次改变行为但最终失败而心灰意冷。这些人属于无动机群体,他们常会提出一些理由来对行为干预进行抵触,没有考虑改变自己的行为,或者是有意坚持不改变。他们或者不知道这样做的后果,或者觉得浪费时间,或者认为没有能力来改变等,他们也不打算参加健康促进或防治项目。传统的健康促进的方法忽略了这一群体的特殊情况,所实施的方案针对性差,效能低。

2)打算阶段(contemplation):处于这一阶段的人们打算改变行为,但却一直无任何行动和准备行动的迹象,通常测量时指在未来 6 个月。这时候人们已经考虑对某些特定行为做出改变。他们已经意识到改变行为可能带来的益处,但是也十分清醒所要花费的代价,在对收益和成本之间进行权衡时处于一种矛盾的心态。在此阶段停滞的时间可能不会很长。该阶段常常被称为慢性打算或行为拖延阶段。

以上两个阶段合称为准备前阶段。

3)准备阶段(preparation):处于这一阶段的人们倾向于在近期采取行动,通常测量指在未来 1 个月内人们严肃地承诺做出改变,并且开始有所行动,有的在过去 1 年里已经有所行动,如制订行动计划、参加健康教育课程、购买有关资料、寻求咨询、摸索自我改变方法等。

4)行动阶段(action):处于这一阶段的人们在

过去(通常测量指在过去 6 个月内)已经做出了行为改变。因为行为是可以观察到的,行为改变往往等同于行动。但是在该模式中,行动仅是 6 个阶段中的 1 个阶段,并不是所有的行动都可以看成行为的改变。人们的行为改变要达到科学家或公共卫生专业人员认可的能减少疾病风险的程度。例如,在戒烟行为中仅仅是减少吸烟量,或合理膳食行为中仅仅是减少来源于脂肪的卡路里量,都只能被看成是行动而并非行为。

5) 维持阶段(maintenance):处于这一阶段的人们保持已改变了的行为状态已经 6 个月以上,达到了预期的健康目标。在这个阶段应当预防反复,使人们对行为改变更有自信心。根据有关抵抗诱惑和自我效能的研究资料,估计维持阶段一般可能在 6个月至 5 年之间。如果人们经不住诱惑和没有足够的信心和毅力,他们就可能返回到原来的行为状态,这种现象称为复返(relapse)。

一种行为的形成不是一件容易的事,往往经过多次尝试才能形成。行为改变阶段模式将行为改变分为不同阶段,但行为改变并不是单向线性的模式移动,而是以螺旋的模式(spiral model)来改变。举例来说,处于准备期的戒烟者下决心来戒烟门诊,并且对其亲友宣告开始戒烟并付诸实践,就可以算作进入行动阶段;如果戒烟持续 6 个月,就称为维持阶段。但是如果参与戒烟门诊失败,可能又回到打算阶段和准备阶段,一段时间后可能又想再度戒烟,再次进入行动期。螺旋的模式比较能够真实地反映戒烟者的行为改变。虽然行为改变有 5 个转变阶段,我国大部分的吸烟者都处在无打算阶段,这也是很多戒烟门诊就诊者寥寥的原因。而来戒烟门诊的戒烟者,多半则处在打算阶段、转变阶段和行动阶段。

以行为改变的阶段模式来解释戒烟可以使戒烟者了解自己处于哪一个阶段,帮助医师和戒烟者了解每个阶段所应该面对和处理的问题。当戒烟者成功进入下一个阶段后,医师可以给予心理上的正面鼓励,这样能帮助戒烟者维持戒烟成功,直到完全终止吸烟行为为止。另外,处于不同阶段的人的需要不同,所以要根据各阶段的特点和需要,采取不同的措施。各个阶段人的行为和心理特点总结见表 7 - 1。

(2) 行为变化过程

行为变化过程是人们在改变行为的过程中所进行的一系列心理活动变化过程,它帮助人们从不同

表 7 - 1 行为改变阶段人的行为和心理特点

行为变化阶段	行为计划	行为心理特点
无打算阶段(第一阶段)	未来 6 个月不打算改变行为甚至坚持不改	未意识到自身问题行为存在或曾尝试改变,因失败而丧失信心
打算阶段(第二阶段)	未来 6 个月内打算改变问题行为	意识到问题行为存在,并意识到改变行为的益处、困难与障碍,但心理较为矛盾
准备阶段(第三阶段)	将于未来 1 个月内改变行为	对所采取的行动已有具体打算或在过去 1 年中已有所行动
行动阶段(第四阶段)	过去 6 个月目标行为已有所改变	行为的改变需符合足以降低疾病风险的判断标准
维持阶段(第五阶段)	坚持健康行为 6 个月以上,达到预期目的	对避免诱惑、防止旧行为复发较为自信

的行为变化阶段过渡。人处在不同阶段,以及从一个阶段过渡到下一个阶段时,都会有不同的心理变化历程。为保证行为干预的有效性,健康教育者必须先了解目标人群的行为阶段分布,确定各阶段的需求,然后采取有针对性的措施帮助他们进入下一阶段。在第一、二阶段,应重点促使他们进行思考,认识到危险行为的危害,权衡改变行为带来的利弊,从而产生改变行为的意向、动机;在第三阶段,应促使他们做出自我决定,找到替代危险行为的健康行为;在第四、五阶段,应改变环境来消除或减少危险行为的诱惑,通过自我强化和学会信任来支持行为改变。如干预不理想或不成功,目标人群会停滞在某一行为阶段甚至倒退。

行为变化过程共有 10 个步骤和方法,它们对行为干预有着重要的指导作用。

1) 提高认识(consciousness raising):指发现和学习新事实、新思想,向支持健康行为方面努力等。具体包括提高对不良行为及其结果的感知,革除不良行为的意义和有关问题的认识,发现和学习改变行为的新方法等。应用健康咨询、媒体宣传等方法都有利于达到这一目的。

2）缓解紧张情绪（dramatic relief or emotional arousal）：指缓解伴随着不健康的行为而产生的负面的情绪，如恐惧、焦虑、担心等。在行为改变初期往往会出现一些负性情绪，研究证实减轻负性情绪有利于行为矫正，这一策略在很多行为治疗的方法中都被使用。心理剧、角色扮演、成功实例见证等都为可用的技术。

3）自我再评价（self-reevaluation）：指从认知和情感方面对自己有无某种不良习惯自我形象的差异进行评价，从而认识到行为改变的重要性。自我价值认定、健康角色模式和心理想象等技术有助于完成这一过程。

4）环境再评价（environmental reevaluation）：指意识到自己周围的环境中，存在着不健康行为的负面影响或健康行为的正面影响，从认知和情感方面对自己不健康行为对社会环境产生的影响进行评价，也包括人们对他人所起到的好或不好的角色示范的感知。例如，评估自己吸烟对他人及环境的影响。同情训练和家庭干预等可产生这样的效果。

5）自我解放（self-liberation）：指在建立行动信念的基础上做出要改变行为的承诺，是人们改变行为的信念和落实信念的许诺。

6）寻求帮助（helping relationships）：指在健康行为的形成过程中，向社会支持网络寻求支持。家庭支持、同伴帮助、电话咨询等均为获得社会支持的有效手段。

7）逆向制约（counter-conditioning）：指认识到不健康的行为的危害，选择一种健康行为去取代它，学习用健康的行为替代不健康的行为。可使用放松、厌恶和脱敏疗法及尼古丁替代等策略。即认识到不健康行为的危害，学习一种健康的行为取代它。

8）应变管理（contingence management）：指增加对健康行为的奖励，减少对不健康行为的奖励，适时地在一定的行为改变方向上提供结果强化。尽管应变管理也包括惩罚，但研究发现，行为改变者主要依赖于奖励而不是惩罚。应对健康的行为变化增加奖励和对不健康的行为减少奖励。行为契约是常用的策略。

9）刺激控制（stimulus control）：指消除不健康行为的促发剂，增加健康行为的促发剂。研究显示，戒烟失败的诱惑情境，第一为社交，第二为庆幸，第三为压力。戒烟者在戒烟期间回避和解决这些情境对于成功是至关重要的。通过环境重塑、自我帮助

小组都可实现这一目的。

10）社会解放（social-liberation）：指意识到社会风尚的变化在支持健康行为中的作用。社会规范使所有人行为的变化向着有利于健康的方向发展。社会改变的目的是为人们营造一种健康行为、消除危险行为的机会和条件。宣传鼓动、合适的政策等都有利于人们的健康促进，如禁烟区的设立、安全套的易得性等均可帮助所有的人改变行为。

每个阶段发生的心理变化总结见表 7-2。从表 7-2 中可见，从无打算到有打算采取行动，主体需要经历 4 个阶段的变化，即提高认识，对原有的不健康行为经历焦虑、恐惧的情感体验，对周围提倡的健康行为有了新的认识，然后意识到应该改变自己的不健康行为。从打算行动进入准备阶段，主要经历自我评价，意识到自己应该抛弃不健康的行为。从准备到行动是重要的变化，主要经历自我解放的阶段，即从认识到改变行为的信念，到做出承诺改变自己的行为并付诸实施。当人们一旦开始行动，需要有很多支持条件来促使行动进行下去。这些条件包括健康行为的促发剂，建立支持网络，社会风尚的变化，对人们行为改变形成社会支持等。在健康教育过程中，了解人们的心理活动，有助于人们清楚其行为发展到了哪一阶段，有何需要，以便有针对性地采取措施，帮助对象进入下一阶段，最终建立健康行为。

表 7-2 行为转变不同阶段的心理变化过程的描述

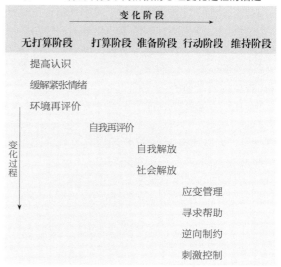

变化过程	变化阶段				
	无打算阶段	打算阶段	准备阶段	行动阶段	维持阶段
	提高认识				
	缓解紧张情绪				
	环境再评价				
		自我再评价			
			自我解放		
			社会解放		
				应变管理	
				寻求帮助	
				逆向制约	
				刺激控制	

（3）权衡

权衡即对收益和所花的代价进行比较。收益

(benefit)指改变行为所获得的好处。成本(cost)指改变行为所花费的代价。综合戒烟、体重控制、性安全、锻炼和太阳浴等行为的研究,发现人们在打算阶段对行为改变的收益认知较高;从这一阶段到准备阶段,收益认知增加而弊处认知则无差别。准备阶段与行动阶段相比,收益认知低而代价认知高。在个体采取行动前,收益和代价认知交替;如果收益大于代价认知,显示人们在准备行动。这样在前准备阶段,主要针对增加收益认知的干预,在准备阶段主要针对减少代价认知的干预。

(4)自我效能

指成功地实施和完成某个行为目标或应付某种困难情境能力的信念,是人们采取行为的信心和抵制诱惑的控制力,包括自信心和诱惑。自信心(confidence)指相信自己在面对各种挑战时,都能采取一种健康行为的信念。诱惑(temptation)指诱使人们放弃健康行为的各种挑战,它反映了在矛盾的情况下,渴望采取某种特殊行为的程度。人是行为的主体,人的主体意识支配着其行为。自我效能反映人体对自身潜能的发挥,在健康教育过程中通过增强自我效能,可以达到促进健康的目的。

总之,TTM模型关注行为的5个阶段、10个心理变化过程、行为改变的收益、代价和自我效能。它是基于促进行为的自然改变而实施干预的关键理论。提出TTM的依据是:①任何单一的理论无法解释行为干预的复杂性,应该使用综合理论模式来进行行为干预。②行为改变并非一次性的,需跨越一系列的阶段。③行为变化的阶段相对稳定但又是可以改变的。④没有计划的干预会使人们停留在早期的行为阶段。⑤大多数高危险人群处于不准备改变的无打算阶段。⑥有效的行为改变应该是一个渐进的过程。⑦针对行为变化的特定阶段运用行为改变相应的原则和方法有助于其在不同阶段过渡,TTM模式要求干预方法必须与变化阶段匹配。⑧慢性行为模式是生物、社会和自我控制诸因素结合形成的,阶段匹配干预策略应重视自我控制。实践证明,传统的行为干预方法作用极其有限,将一次性行为模式转变为阶段性行为模式对健康促进有很大影响。

7.3.3 模型的运用

对事物或观点的认识可以改变行为,但认识不一定导致行为的改变。已经认识和改变了的行为,在某种情况下,又可以改变回去。这说明认识除了知识的因素外,还有习惯的因素、环境的因素、道德的因素等。当然,认识和行为的脱节,其中一个重要原因就是缺乏明确而严格的行为练习,如果针对行为的不同阶段反复地学习,使学习者懂得应该做什么、不应该做什么,这样就可以从一个行为阶段向下一个行为阶段逐渐转变,形成正确的行为。不断地使正确的行为形成习惯,就达到了健康教育的目的。

以戒烟为例:从没有戒烟打算转变为有戒烟愿望,乃至准备戒烟阶段,然后发展到采取戒烟行动,再到维持戒烟行为和防止复吸,需经历5个阶段,吸烟者只有从一个阶段向下一个阶段逐渐转变才能达到改变吸烟行为的目的。处于不同阶段的对象显然有不同需要,控烟健康教育应提供不同的干预帮助,促使对象由所处阶段向趋向戒烟成功的下一阶段转变。

在一项由1800名志愿者参与的戒烟试验中,阶段变化理论得到了很好的应用。志愿者中,男性占36.9%,女性占63.1%,平均年龄42.2岁。志愿者大多数已婚(62.2%),具有较长的吸烟史(平均25.5年),平均每日吸烟量21.4支。有大约一半的志愿者每周有1~4小时的轻体力劳动,但大约2/3的志愿者几乎没有重体力劳动,有40%的人的家中至少还有1个吸烟者,他们开始吸烟的平均年龄是16.7岁,Fagerstrom实验检测尼古丁依赖性(nicotine dependence,FTND)的平均得分是4.8分。

志愿者所处的阶段是通过问卷调查来判断的。相关问题是他们在未来6个月内是否特别想戒烟,和在过去的1年内是否曾经成功戒烟1天以上。回答在最近的6个月内不准备戒烟的人判断为无打算阶段;打算阶段的人是打算在最近6个月内戒烟但还没有具体戒烟计划的人;准备阶段的人是打算在最近30天内戒烟,而且尝试戒烟1天以上。问卷判断结果有46.4%的志愿者处在打算阶段,48%的志愿者在准备阶段,有5.6%的志愿者无法判断其变化阶段。所有志愿者在戒烟期间不鼓励他们用药物戒烟,而是鼓励其成功地完成戒烟计划,并在项目期间至少1个月内不得使用尼古丁替代药物。然后对处于不同阶段的人给予不同分干预。

(1)无打算阶段

帮助提高吸烟有害健康的认识,推荐有关读物和提供建议。只有当他们认为有戒烟需要时,才给他们提供帮助。

(2)打算阶段

需要帮助促进吸烟行为转变,协助拟定戒烟计划,提供戒烟相关的材料或邀请参加戒烟专题讲座。

提供控制自己行为的技能,指导吸烟行为转变的方法和步骤。

（3）准备阶段

提供规范性行为转变方法,确定切实可行的目标。采取逐步改变吸烟行为的步骤。寻求社会支持,包括同事、朋友和家属的支持,确定戒烟行为的倾向因素、促成因素。克服在戒烟行为转变过程中可能出现的困难。

（4）行动阶段

争取社会的支持和环境的支持（如从家里和办公室移走烟灰缸、不买烟、张贴戒烟广告等）、替代方法（如用饭后散步替代饭后1支烟、用嚼口香糖来替代吸烟等）、请戒烟成功者做现身说法、戒烟同伴的帮助和互相鼓励。

（5）维持阶段

这一阶段需要做戒烟成功后的一切工作。创造支持性环境和建立互助组等。

干预操作本身运用关于吸烟危害的教育、自我监控、紧张管理、控制体重策略和行为修正策略。群体支持也是一个策略,志愿者之间保持联系,可以相互之间探讨他们的戒烟计划进程。志愿者的吸烟状况通过戒烟3个月后的电话回访来评价。为了能够"毕业",志愿者必须保持戒烟3个月,并且在至少1个月内不得使用尼古丁替代帮助。在3个月的戒烟干预结束后,有39.5%的人报告不再吸烟,51.9%的人报告还在继续吸烟。吸烟状况不明者占8.9%。从效果来看,基于TTM基础上的行为干预的结果优于千篇一律的简单干预。

行为的干预首先要确定靶人群所处的阶段,然后用相应的干预措施才能收到事半功倍的效果。例如,当吸烟者感到吸烟是愉快的事而不认为是有害

健康,这时如果给他过多的戒烟信息,预期不会收到很好的效果,甚至还会产生逆反心理。对于这些人,可仅仅给予最简单的信息,并告诉他们,有需要的时候我们会再给予帮助。转变人现有的生活方式和行为是一个十分复杂的过程。而且每个做出行为转变的人都有不同的需求和动机。为什么在一次干预中,行为转变成功的仅仅是少数,而大多数是失败的,或是半途而废,尤其是成瘾性行为（addiction behavior）如吸烟、酗酒（alcohol abuse）和药物滥用（drug abuse）,究其原因就是没有认识到人群中所处的行为转变阶段是不同的。

而且,还要充分认识到,仅仅定位于行为改变是不够的。健康教育应该不仅仅满足于改变行为,更在于促进行动。我们应该改变对健康问题的狭隘的理解,不要总是从生物医学的角度将尽可能多的吸烟有害健康的知识灌输给目标人群,而没有涉及目标人群的基本心态与人生目标。我们应该知道,人生的总目标是追求美好的人生,而"健康"只是这目标中重要的一个,而人生目标必须有一个价值取向问题。多数人的心态是希望兼而有之。对一些人来说,吸烟是一种享受,在健康没有受到直接威胁前,他可能不会割爱。尽管知道"吸烟有害健康",然而"害"未显现,总有侥幸心理,其结果常常使戒烟行为难以长久成功。因此,个人生活方式的调整必须得到社会的认同。这里的社会既包括周围人群,也包括环境。对危险因素的重视,不能片面强调个体行为危险因素,而忽视了环境危险因素。个人行为的确立,必须建立在良好的社区与场所环境的基础上,决不可忽视环境的重要性。

（高俊岭）

8 人际间健康行为模型

8.1 社会认知理论

8.1.1 社会认知理论的起源与发展

19 世纪时,俄国巴甫洛夫(I. P. Pavlov)提出古典制约(classic conditioning),指一个刺激和另一个带有奖赏或惩罚的无条件刺激多次联结,可使个体学会在单独呈现该一刺激时,也能引发类似无条件反应的条件反应。

1898 年,桑代克(E. L. Throndike)根据猫在迷箱的实验提出联结论(connectionism),总结了 3 条学习定律。

（1）准备律

准备律(law of readiness)包括 3 个组成部分:①当一个传导单位准备好传导时,而且传导不受任何干扰,就会引起满意之感;②当一个传导单位准备好传导时,但传导无法实施,就会引起烦恼之感;③当一个传导单位未准备传导时,强行传导就会引起烦恼之感。

准备律是反应者的一种内部心理状态。一切反应是由个人的内部状况和外部情境所共同决定的。因此学习不是消极地接受知识,而是一种活动。学习者必须要有某种需要,体现为兴趣和欲望。此外,良好的心理准备还应包括对该情境起反应所必不可少的素养和能力准备。

（2）练习律

练习律(law of exercise)分为 2 个次律:①应用律,即一个已形成的可变联结,若加以应用,就会变强;②失用律,即一个已形成的可变联结,若久不应用,就会变弱。

练习律的实质就是强化刺激与反应的感应结。反应在情境中用得越多,它与这个情境发生的联结越牢固。反之,长期不用这个反应,这种联结就趋于减弱。后来,桑代克修改了这条定律,指出单纯的重复练习,不如对这个反应的结果给以奖赏取得的效果更大些。

（3）效果律

效果律(law of effect)强调个体对反应结果的感受将决定个体学习的效果。即如果个体对某种情境所起的反应形成可变联结之后伴随着一种满足的状况,这种联结就会增强;反之,如果伴随的是一种使人感到厌烦的状况,这种联结就会减弱。桑代克在20 世纪 30 年代进一步考察了这条定律,发现感到满足比感到厌烦能产生更强的学习动机,因此他修正了效果律,更强调奖赏,而不大强调惩罚。

斯金纳（B. F. Skinner）提出了操作制约(operant theory),主张学习者最初在特殊环境中的反应是随机的,但经过操作反应后会选择性增强。

1）操作性条件反射:操作性条件反射这一概念,是斯金纳新行为主义学习理论的核心。斯金纳把行为分成两类:一类是应答性行为,这是由已知的刺激引起的反应;另一类是操作性行为,是有机体自身发出的反应,与任何已知刺激物无关。与这两类行为相应,斯金纳把条件反射也分为两类。与应答性行为相应的是应答性反射,称为S(刺激)型("S"来自英文 simulation);与操作性行为相应的是操作性反射,称为R(反应)型("R"来自英文 reaction)。S型条件反射是强化与刺激直接关联,R型条件反射是强化与反应直接关联。斯金纳认为,人类行为主要是由操作性反射构成的操作性行为,操作性行为是作用于环境而产生结果的行为。在学习情境中,操作性行为更有代表性。斯金纳很重视R型条件反射,因为这种反射可以塑造新行为,在学习过程中尤为重要。

2)强化理论:斯金纳在对学习问题进行了大量研究的基础上提出了强化理论,十分强调强化在学习中的重要性。强化就是通过强化物增强某种行为的过程,而强化物就是增加反应可能性的任何刺激。斯金纳把强化分成积极强化和消极强化两种。积极强化是获得强化物以加强某个反应,如鸽子啄键可得到食物。消极强化是去掉可厌的刺激物,是由于刺激的退出而加强了那个行为。如鸽子用啄键来去除电击伤害。教学中的积极强化是教师的赞许等,消极强化是教师的皱眉等。这两种强化都增加了反应再发生的可能性。斯金纳认为,不能把消极强化与惩罚混为一谈。他通过系统的实验观察得出了一条重要结论:惩罚就是企图呈现消极强化物或排除积极强化物去刺激某个反应,仅是一种治标的方法,它对被惩罚者和惩罚者都是不利的。他的实验证明,惩罚只能暂时降低反应率,而不能减少消退过程中反应的总次数。在他的实验中,当白鼠已牢固建立按杠杆得到食物的条件反射后,在它再按杠杆时给予电刺激,这时反应率会迅速下降。如果以后杠杆不带电了,按压率又会直线上升。斯金纳对惩罚的科学研究,对改变当时美国和欧洲盛行的体罚教育起了一定作用。

斯金纳用强化列联这一术语表示反应与强化之间的关系。强化列联由3个变量组成:辨别刺激、行为或反应、强化刺激。刺激辨别发生在被强化的反应之前,它使某种行为得到建立并在当时得到强化,学到的行为得到强化就是刺激辨别的过程。在一个列联中,在一个操作-反应过程发生后就出现一个强化刺激,这个操作再发生的强度就会增加。斯金纳认为教学成功的关键就是精确地分析强化效果并设计特定的强化列联。

班杜拉(A. Bandura)提出人借由观察与模仿,不需要靠直接的亲身经验照样可获得学习(观察学习)。传统的学习理论认为,人只能通过尝试错误(trial-and-error)而获得行为的技能和行为方式太偏执于行为与反应结果之间的直接关系。1986年,班杜拉结合了社会学习的概念,提出社会认知理论(social cognitive theory,SCT),主要是以个人、行为、环境三者之间的交互作用、相互影响的关系来解释人的行为。班杜拉的"交互决定论"(reciprocal determinism)是建立在吸收了行为主义、人本主义和认知心理学的有关部分的优点并批判地指出它们各自不足的基础上,具有自己鲜明的特色。班杜拉指出:"行为、人的因素、环境因素实际上是作为相互连接、相互作用的决定因素产生作用的。"班杜拉把交互(reciprocal)这一概念定义为"事物之间的相互作用",把决定论(determinism)定义为"事物影响的产物"。

班杜拉在交互决定论中批驳了行为主义者的环境决定论,他们认为行为(B)是受作用于有机体的环境刺激(E)控制的,因此公式为:$B=f(E)$。同时,他也反对人本主义者的个人决定论,他们认为本能、驱力和特质等内部事件,驱使有机体按照某些固定的方式行事,即环境取决于个体如何对其发生作用,公式为:$E=f(B)$。他认为这些都是单向决定论。交互决定论(reciprocal determinism)强调:个体行为和认知会影响未来的行为;个人、环境与行为三方面是交互作用与影响;个人体质、环境或行为改变时,必须重新评估行为、环境与个人的关系(图8-1)。人会改变与构筑一个为自己设计的环境,而这个环境又影响到行为。

(1) 单向的相互作用　　$B=f(P \longleftarrow E)$
(2) 部分双向的相互作用　$B=f(P \longrightarrow E)$
(3) 三向的相互作用

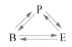

B:行为;P:个体;E:环境

图8-1　班杜拉的相互作用3种模式

A. 环境是决定行为的潜在因素。一是环境确实对行为有影响,甚至产生决定作用的影响。二是这种作用是潜在的,只有环境和人的因素相结合,并且被适当的行为激活时,环境才能发挥这种作用。这种潜在因素包含在行为发生之前,或行为发生之后,要具体分析。在行为发生之前,是因为发生在个体周围包含在环境中的事物往往有一定的规律。人们可以根据他们和环境交往的经验归纳出这些规律,并预期在什么情况下会产生什么结果,借此来调节人们的行为。由于人类能认识环境中事物的规律,所以不一定要直接和事物接触才可以获得经验,他们可以观察别人的行为结果,来调节自己的行为。

B. 人和环境交互决定行为。班杜拉指出:人既不是完全受环境控制的被动反应者;也不是可以为所欲为的完全自由的实体,人与环境是交互决定的。环境中各种外部因素是通过 3 种主要方式影响自我调节过程。环境有利于建立自我调节功能,从而建立和发展自我反应的能力。

C. 行为是三者交互的相互作用。环境、人和行为的相互关系和作用是一种交互决定的过程。在行为内部,人的因素和环境影响是以彼此相连的决定因素产生作用的。这个过程是三者交互的相交作用,不是两者的连接或两者之间双向的相互作用。

除了个人能力与环境的相互作用,社会认知理论也强调人的集体行动能力。这使得个人能够在组织中携手合作,有利于整个集团的组织和社会系统的环境变化。

在社会认知理论中,班杜拉区分了行动性学习和替代性学习。所谓行动性学习就是从做中学并体验到行动结果的过程中来学习。所谓替代性学习,就是指人借由观察与模仿,不需要靠直接的亲身经验照样可获得学习。班杜拉认为,不论是人类还是动物都可以仅仅通过观察另一个体来掌握某些行为模式。替代性学习是人类学习的一种重要形式,因为人们不可能通过亲自行动并体验到行动后果来掌握各种复杂事物。

8.1.2 社会认知理论的构成要素

社会认知理论的构成要素可以分为 4 类:①心理层面的因素;②观察学习;③自我调节;④道德脱离。

(1) 社会认知理论心理层面的因素

许多个人层面的心理决定因素已经在社会认知理论中得以区分。其中一个主要的决定因素是自我效能,用于衡量个体本身对完成任务和达成目标能力的信念的程度或强度。自我效能不仅会影响人们所做的每件事,如如何思考、感觉、动机的引发与执行,还会影响行动的过程,包括行为的选择、付出多少努力、面临各种阻碍与失败时的持久度与弹性、思考模式等。人们在行动前,除非个人有自信这个行动可以有预期的效果,否则只会有很少的动机去维

持或克服这个行动遇到的困难;也就是说,自我效能为个人在面临各种情境时能够产生特定行为的自信能力。这个心理因素会持续影响行为的开始直至维持阶段:在开始阶段,自我效能会影响行为的选择;在维持阶段,自我效能会影响个人愿意付出多少努力以及面临各种阻碍与困难时,能够持续坚持下去的程度。虽然其他的心理因素也会影响动机,但自我效能预期确实是行动最基本的因素。

1) 自我效能的两大主轴。班杜拉通过两大主轴效能预期(efficacy expectancy)和结果预期(outcome expectancy)来探讨自我效能(图 8-2)。

个人 ———————→ 行为 ———————→ 结果
　　效能预期　　　　　　　结果预期

图 8-2　效能预期与结果预期的区别

效能预期是个人对本身能否成功地执行某种行为以产生某一结果的信念;结果预期是个人对行为导致某种结果的预估。个人对其本身效能的信念强度影响其活动的选择、投下的心力及面对困难时坚持的程度。

2) 评估自我效能。班杜拉认为个人对效能的预期,主要源于以下 4 个方面:①成就表现结果;②替代性经验;③语言的说服;④情绪的激发。

A. 成就表现(performance accomplishments):成功的经验可提高效能;重复的失败,则会减低效能。然而一旦建立高效能后,偶尔的失败也不会构成威胁,因高效能者在失败时会归因于情境因素,如努力不够、策略不当等,而不会归因于能力不好,仍有信心会成功。

B. 替代性经验(vicarious experience):个体不仅受直接经验的影响,也会受替代性经验的影响。观摩他人成功地表现类似行为,也会提高自我效能。

C. 语言的说服(verbal persuasion):语言说服表示说服个体相信他具有成功达成目标的能力,有助于其试图达到成功,改善技能,并提高自我效能;但若无实际成功经验,则此效果短暂。

D. 情绪的激发(emotional arousal):个人面对问题情境时的情绪,反映其对该压力的焦虑程度,即情绪被激起的程度越大越不稳定时,会影响其效能低落。

3) 自我效能的 3 个向度。依班杜拉的观点,自我效能有以下 3 个不同向度,会影响行为表现的不同。

A. 幅度(magnitude):不同的个体对自我效能

的评估亦不同,有些人的效能预期只限于比较简单的工作;有些选择中、难度的工作;有些可能延伸至最难以执行的工作。

B. 普遍度(generality):随个人效能的高低,其面对情境的普遍度也会有所不同,有些人由于经验不足而使效能预期限于特定的情境;有些人则可根据广泛的情境来评估自我效能。

C. 强度(strength):对自己能力有较强信念者,即使遭遇困难也能坚定其能力去克服;反之,对自己能力信念较弱,则易受负面经验的影响。

总之,透过效能的幅度,可了解个人在面对困难情境时的规避情形,其普遍度可知效能的适应范围,其强度可了解个人面对障碍时的坚持程度。从图8-3中我们可以对自我效能的概念有更清楚的认识。

自我效能的来源→自我效能的向度→自我效能的影响

成就表现结果	不同的幅度	行为的选择
替代性经验	不同的普遍度	努力的多少及持久度
语言的说服	不同的强度	情绪的激发
情绪的激发		回馈作用

图8-3 自我效能基本概念模式

这些过程的探讨并不是意味着自我效能对所有的行为都有重要的影响,好比一般例行性的工作或是一些简单的动作,当我们必须遭遇个人或环境带来的阻碍时,才需要去评估自己的能力。例如,在学校,学生学习新课程时会评估他们的自我效能,但对一些反复练习的技能却不会。

自我效能并不是唯一影响行为的因素。高自我效能的人,如果缺乏必要的技能也无法表现出令人满意的成果;对外在结果的期望也是很重要的原因,个人不会为了得到一个负向的结果而努力;另外,个人对行为结果的评价也会影响他想要多努力来得到这个结果。总而言之,在评估个人基本技能、相信表现后会有自己评价高的正向结果后,我们才能将自我效能假设成影响个人做决定和其他行为的重要变项。

(2)观察学习

班杜拉认为,人能透过观察而形成行为的心理表征,借由仿效(modeling)历程进行学习。行为习得和表现是不一样的。无论有无增强作用,每个人都可以学习一种新的行为;至于他是否会表现该项行为,就得看有无增强作用(赏罚)存在。班杜拉承认,我们的许多行为无论好或坏,正常或异常,都是从模仿他人行为而来。

1)观察学习的对象:班杜拉认为,凡是能够成为学习者观察学习对象的,就可以称之为榜样或示范者。榜样不一定是活生生的人,也可以是以符号形式存在的人(如影视中的人)或事物、动物等。班杜拉认为,榜样有3种形式:①活的榜样,即具体的活生生的人;②符号榜样,指通过语言或影视图像而呈现的榜样;③诫例性榜样,即以语言描绘或形象化方式表现某个带有典型特点的榜样,以告诫儿童学习或借鉴某个榜样的行为方式。

2)观察学习的类型:班杜拉根据观察者观察学习的不同水平,把观察学习划分为3种类型。①直接的观察学习,即学习者对示范行为简单的模仿;②抽象性的观察学习,学习者从示范者的行为中获得一定的行为规则或原理;③创造性观察学习,学习者从不同示范行为中抽取出不同的行为特点,并形成了一种新的行为方式。

3)观察学习的过程:

A. 注意阶段。当榜样行为出现时,学习者首先要注意并精确地知觉榜样行为的重要特征及行为的意义,才能引起观察学习的行为。正如后面将要讨论的,榜样、观察者的特征、人际交往、价值偏好等因素都会影响到学习者的注意。

B. 保持阶段。观察者观察榜样所示范的行为后,必须以表象或言语等符号表征形式将其储存在记忆系统中,即学习者需要对榜样信息进行组织、复述、编码和转化。

C. 动作再现阶段。学习者需要将榜样行为的符号表征转换成适当的外显动作。一些简单的行为模式通过观察就可学会,动作的再现就表明了观察者已掌握这些行为模式。但是大多数的行为模式都是通过综合应用模仿、有指导的练习和正确的反馈来获得的。

D. 动机阶段。个体通过观察不仅能学会榜样的行为,而且会在适宜的时刻愿意自己模仿这些行为。

4)观察学习的后果:班杜拉认为,观察学习可能会导致5种后果的出现:引导注意力、调节已有行为、增强或削弱对行为抑制、获得新行为和新态度、激发情绪。

5)影响观察学习的因素:班杜拉在对观察学习过程进行深入分析的基础上,认为榜样和观察者的特点、行为调控因素都会影响学习效果。

A. 榜样的特点。学习者如果在年龄、态度、价值观或文化背景等方面同榜样越相似,越容易学习榜样的行为,并产生对榜样模仿的动机;那些地位较高、社会声誉良好、富有人格魅力、能力出众的榜样更能引起学习者的注意并对其榜样行为进行有效模仿。

B. 观察者的特点。榜样的呈现要与观察者的信息加工能力匹配,如对能力低的个体要简化榜样的行为及其背景并做讲解和指导,否则会影响模仿效果;如果观察者对自己在某方面的行为反应不知是否恰当,处理两难境地时,会更加注意榜样行为的示范作用,以便他们做出正确选择;观察者的某些人格特点也会影响到观察学习;如果观察者具有较强的自我效能感水平,更可能从榜样身上进行学习,即他们要相信自己能完成那些达到特定目标的行动。

C. 观察学习的行为调控因素。班杜拉将行为主义的强化概念进行扩展,提出了3种不同的行为强化模式。第一种为直接强化,当观察者正确重复示范行为后就直接给予强化。第二种为间接强化,也称为替代性强化。如果个体看到他人因某行为得到奖赏,也会受到鼓舞而加以模仿。第三种为自我强化,指因个人的行为表现符合或超过自我制订的标准而带来的强化。班杜拉认为,这是人的行为最重要的强化方式,它是个体自我调节能力的重要表现。

(3)自我调节

班杜拉认为,自我调节是个人的内在强化过程,是个体通过将自己对行为的计划和预期与行为的现实成果加以对比和评价,来调节自己行为的过程。人能依照自我确立的内部标准来调节自己的行为。按照班杜拉的观点,自我具备提供参照机制的认知框架和知觉、评价及调节行为等能力。他认为,人的行为不仅受外在因素的影响,也受通过自我生成的内在因素的调节。自我调节由自我观察、自我判断和自我反应3个过程组成,经过上述3个过程,个体完成内在因素对行为的调节。班杜拉认为,自我调节包括3个基本亚过程,即自我观察、自我判断和自我反应。

1)自我观察:指人们根据不同的活动中存在的不同衡量标准,对行为表现进行观察的过程。行为可能在广泛的范围内发生变化,如质量、速度、创造性、重要性、变异性和伦理性等。人们对自己行为的观察也会有不同侧重点。人们有选择地注意他们行为的某些方面,而忽视另一些方面。如在田径场上,人们注意的是他们的工作质量、数量或创造性等。

班杜拉认为,自我观察至少有两个重要功能:

①提供必要的信息以确定符合现实的行为标准和评价正在进行变化的行为;②通过对一个人的思维模式和行为的加倍注意,促进自我指导的发展。

2)自我判断:指人们为自己的行为确立某个目标,以此来判断自己的行为与标准间差距并引起肯定的或否定的自我评价的过程。自我判断的核心是自我标准的建立,对大多数行为来讲,评价其行为的适应性并没有绝对的标准。跑1英里所需的时间,做某一习题所得到的分数,这些内容并不能传递有关自我评价的充分信息。当评价行为的适应性相对地受到限制时,评价是通过与他人的比较来进行的,一个想得到较前名次的学生,考试中得到115分,如果他不知道别人的成绩,就不能进行肯定的或否定的自我评价。

班杜拉认为,自己要想评价由社会标准衡量的行为,至少需要相对地比较来自3个方面的信息:绝对的行为操作标准、个人标准和社会参照标准。参考的标准因课题不同会有不同的形式。在某些常规活动中,基于代表集团利益的一般标准被用于决定个人的相对价值,然而,最为常见的则是人们与在同一环境中的特定的同伴的比较。因此,对同伴的判断实质上受制于比较他人的能力水平的影响。与能力较低的人进行比较可提高自我评价,与更有能力的人比较则会降低自我评价。社会学习训练不是让人们把自己与他人比较,而是让人们参考自己的能力和标准去判断自己。

3)自我反应:指个人评价自我行为后产生的自我满足、自豪、自怨和自我批评等内心体验。自我反应是个人满足兴趣和自尊的发展的重要和持久的基础。完全符合行为标准的工作会形成个人有效感,增强对活动的兴趣并引起自我满足。没有活动标准和对活动不进行评价,人们会没有积极性,感到无聊和仅仅满足于一时的外部刺激。过于严格的自我评价也会成为个人不断烦恼的原因,引起一些精神病理症状,造成各种异常行为,甚至导致自残。

班杜拉认为,行为标准的建立既可以通过教诲,也可以通过示范。人们在观察他人如何评价自己行为的基础上,部分地学会了如何评价自己的行为。成人提供了有价值的行为标准。他们在孩子达到和超过标准时总是很高兴;而在孩子的行为达不到标准水平时,则表现得很失望。其结果是,儿童变得能够以自我认可和自我批判的方式来反映自己的行为。

从大量的示范影响中选择哪种自我评价标准,

受一系列因素的影响。榜样与观察者的能力是否一致就是因素之一。一般来讲,人们更喜欢选择与自己能力相仿的榜样作准。当自我满足以高成就为条件时,要想达到能给予奖赏的行为水平需要付出大量的时间和努力,因此,人们不愿意设立太高的标准是可以理解的。尽管如此,高标准仍被广泛地采用,这是因为人们在追求高标准时会受到社会的称赞和夸奖,而自我满足于无足轻重的行为则会受到责备。看到他人因追求高尚的行为受到公众的称赞,这促使观察者也效仿。

社会环境中有很多互不一致或相互矛盾的示范影响。面对这种情况,儿童往往选择同龄伙伴的标准,因为成人的标准相对地高些,选择成人标准的儿童由于看到自己的成绩总是低于标准而经常感到失望。如果不同的标准或同一榜样在不同的场合所表现的自我标准不一致,那么学习榜样的过程会发生混乱。因为观察者必须处理矛盾的信息,最终形成一个衡量自己行为的标准。

最容易产生矛盾的是观察者知道自己所期望的榜样与他人坚持的标准不同。班杜拉认为,最严格的行为标准的建立需满足3个条件。首先,要观察到成人榜样由于坚持高标准而受到社会称赞。其次,儿童们没有接受与之相矛盾的同龄榜样的标准。第三,儿童没有受到成人榜样的很不严格的要求。他指出:由于使用的标准不同,使某个人满足的成绩会使另外一个人不满足。评价标准因活动而异,不同领域的行为易于形成不同的自我评价。一个人的自我概念甚至会因同一活动领域的不同侧面而有所不同。因此,某一特殊领域中自我评价的测量比综合的测量更有意义。

班杜拉认为,自我调节系统存在的原因有4点:①社会的影响。人们若不坚持自我的标准并为之努力,可能会受到他人的"负面浸染"。②对现实情景的预测。人们估计到,如果自己不努力达到目标,会得到什么境遇。③个人的得益。一个人可能从自我对不良行为的改变中得到实际的好处。④示范者的影响。看到他人的成功,会直接影响个人自律的动机和方法。

（4）道德脱离

虽然人的行为会被社会规范所引导,但是有时候会因为特定的议题,对自己产生更高层次的道德观,使行为与原来的社会规范道德不同,从而产生道德脱离(moral disengagement)。

道德脱离事实上是一套认知策略或者机制,它们之间相互联系,彼此作用,分离个体行为与他内在的价值取向,以避免由于个体内在的价值标准产生的对于行为的自我制裁。道德脱离不仅是一种机制,更是个体唤起认知的一种倾向,个体通过这种认知重新理解自己的行为,减少行为对自己的伤害,降低个体心理对行为应负责任的负担,或者减轻自己行为可能给他人带来的痛苦认知,达到避免自我制裁的目的。

道德脱离使得个体通过一种内在的自我认知消除由于自己的行为违背内在标准而出现的罪恶感。这就很容易强化个体的非道德行为,使个体更多地做出非道德决策或不良行为。高道德脱离的个体更容易启用一种有利于自己的认知机制,帮助他们忽略自己行为中的道义感和社会性而重新构建对自己行为的理解,从而可以使社会普遍强调的社会责任不再成为自己内心的负担,让支配个体道德行为的道德自我调节过程暂时失去效用。道德脱离机制的作用就是使得个体的道德自律失去调节和控制作用,不管个体表现出多少的非道德行为,没有伴随着明显的负罪感和内疚感。

道德脱离影响个体的道德行为表现。道德行为在社会各领域都普遍发生,会增加攻击和行为过错等反社会行为。

班杜拉认为,个体的行为是在观察他人的行为以及后果的基础上获得的。他的观点在行为主义和认知理论之间形成了一种有机联系,对当代的学习理论研究和教育实践产生了巨大影响。

社会认知理论由于能较满意地解释人类社会行为的学习而引起人们的广泛注意。班杜拉开始注意中介变量中的认知过程,强调符号、替代和自我调节所起的作用,充分重视人的主观能动性。其理论对儿童的社会化、行为矫正等实践领域都做出了重要贡献。

此外,班杜拉的交互决定论思想在一定程度上揭示了个体与社会环境之间的相互作用关系,给研究者思考人类的行为提供了一个新颖的角度,对于人们正确认识和调节个体的行为具有重要作用。

当然,班杜拉的社会学习理论也有其明显的不足和局限性,这主要表现在以下几点:①缺乏内在统一的理论框架。该理论的各个部分较分散,如何将彼此关联起来,构成一个有内在逻辑的体系,是一个亟待解决的问题。②该理论是以儿童为研究对象建立起来的,但忽视了儿童自身的发展阶段会对观察学习产生影响。③该理论虽然可以解释间接经验的获得,但对于比较复杂的程序性知识,以及陈述性知识和理性思维的形成缺乏说服力。④该理论虽然强调了人的认知能力对行为的影响，但对人的内在动机、内心冲突、建构方式等因素没做研究，这表明其理论本身仍然有较大的局限性。

案例 为了健康和快乐多吃蔬菜和水果

此案例讲述美国一个帮助小学四、五年级的学生多吃蔬菜、水果的学校健康教育项目，目的是将学生每日蔬菜、水果食用量由 1.8~8.5 份提高到 5 份（美国饮食指南建议为 5~9 份）。环境、个人、行为方面都对儿童不愿吃蔬菜、水果有影响，包括：低收入家庭难于保障供应，其他家庭购买意愿不强；个人对水果、蔬菜不喜欢，对口味方面没有积极的预期；学生缺乏选择食谱的能力。表 8-1 为社会认知理论中的主要概念在该项目中的应用。

表 8-1 社会认知理论中的主要概念在该项目中的应用

概念	具体措施
环境	改善获得蔬菜、水果的条件，父母购买、学校午餐中多准备
行为能力	提高学生在家中、学校午餐中以及快餐店中主动要求蔬菜、水果的能力
结果预期	让学生明白多吃蔬菜、水果能增强在学校的活动能力并得到同学的尊重
自我控制	让学生制订多吃蔬菜、水果的目标
观察学习	学生观察老师、家长如何为自己制订改善饮食习惯的目标
强化	对实现目标的学生给予精神和物质鼓励
自我效能	通过角色扮演让学生增强获得水果、蔬菜的信心
相互决定论	学生要求家中多买蔬菜、水果；而当家中蔬菜、水果多了以后，学生就能因为方便而多吃；增加了对水果、蔬菜的接触又会使学生更喜欢吃它们

8.2 社会网络和社会支持

8.2.1 社会网络

社会网络（social network）是指社会成员之间因为互动而形成的相对稳定的关系体系，社会网络关注的是人们之间的互动和联系，社会互动会影响人们的社会行为。成员可以是个体的，也可以是一个集合单位，诸如部门、组织或家庭。关键在于成员们彼此交换资源并将之联结在一个社会网络中。这些资源可能包括数据、信息、财物、社会支持等。每种资源交换都是一种社会网络关系，而维系此种关系的个体都可称为网络联结点。每个联结点的强弱依赖所交换资源的数目及类型、交换频率及彼此间交换的私密性。

一项研究表明，如果家庭关系很差，家庭成员基本不可能参与社区或当地市民的公众活动。如果人们都在忙于生计（即为最基本的温饱、安全的住所而奔波于工作），他们将不会关注那些超越他们基本生存的社区问题。社会资源也不会总是发挥正面作用。许多毒品交易和犯罪活动与紧密的社会网络有密切关系。如果社区能产生良性的社会资源和信任，将抑制犯罪的发生。增加社区资源及发展个人技能可以加强社区网络，促进社区活动。

社会网络可分为结构与过程两个部分。就结构来说，可包括社会整合与网络结构两部分。社会整合是指社会关系的存在量或个体数量，也就是所接触的个体总数或是接触的频率。社会网络结构（social network structure）是指社会关系的结构特性，这些结构特性包括了互惠性（个体间是否有良好的双向关系）、持久性（关系存在的时间长短）、密度（指在网络中，成员间彼此关系的紧密程度）与同构性（指个体与其网络成员，在性别、年龄、教育、职业等特质上是否相同）等。一个人的社会整合程度反映在所参与的互动频率上，通过这些社会互动，往往能得到社会支持，进而增进心理健康。

8.2.2 社会支持

社会支持（social support）长久以来与社会网络两个名词的认知经常被混淆使用，但两者也有明显的区别。社会支持倾向于社会互动的功能，社会支持对个人产生具有正向的帮助并具"资源"的概念，基于个人与他人之间的互动而产生，会因个人主观的感受而存在。因此，社会支持是个体通过社会网络的协助，使个体能解决日常生活中产生的危机问题及维持生活运作。通过社会支持的作用，减缓了压力源对身心健康所产生的负向影响，在应对压力或学习困难时，所产生的社会支持能发展积极的自我概念并给予保护。当个体面对环境时,能通过社会支持促进人们之间所产生的相互依赖并对个人在追求目标的特定情况下感受到照顾、尊重及协助,使个体能适应压力及降低压力效果以获得满足需求所产生的功用。

(1) 对社会支持的看法

通常包括:①亲密关系观。即人与人之间的亲密关系是社会支持的实质。这一观点是从社会互动关系上理解社会支持,认为社会支持是人与人之间的亲密关系。同时,社会支持不仅仅是一种单向的关怀或帮助,它在多数情况下是一种社会交换,是人与人之间的一种社会互动关系。②"帮助的复合结构"观。这一观点认为社会支持是一种帮助的复合结构。帮助行为能够产生社会支持。③社会资源观。社会支持是一种资源,是个人处理紧张事件问题的潜在资源,是通过社会关系、个体与他人或群体间所互换的社会资源。④社会支持系统观。社会支持需要深入考察,是一个系统的心理活动,它涉及行为、认知、情绪、精神等方方面面。

(2) 社会支持的类型

社会支持可被分为 4 种类型:①情感性支持(emotional support),包含表达提供同情心、爱、信任与关心。②工具性支持(instrumental support),包含提供适当的实际帮助和服务。③资讯性支持(informational support),针对问题提供忠告、建议和资讯。④评价性支持(appraisal support),提供对自我评价有效的资讯,如有用的回馈和肯定。

(3) 社会网络和社会支持与健康的关系

巴恩斯在 1954 年首次提出社会网络的观念来叙述社会关系的模式,并非只是用传统的社会单位来解释,如大家庭或工作团队等。社会支持的研究在很大程度上归功于社会流行病学家约翰·卡塞尔的工作。从大量的动物和人类的研究中,卡塞尔假定,社会支持服务作为一个重要的社会"保护性"因素,能够降低压力对健康的影响。他还特别指出,社会心理因素,如社会支持可能会在疾病的病因中起到一种非特异性的作用。因此,社会支持可能会广泛影响健康的结果。

在图 8-4 中总结的机制中,通过社会网络和社会支持可能会对身体、心理和社会适应性等健康要素产生积极的影响。该模型描述社会网络和社会支持为出发点,或引发健康结果的因果流向。

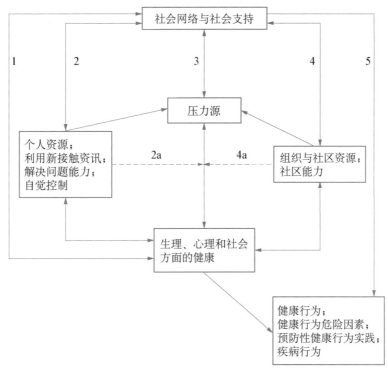

图 8-4 社会网络和社会支持与健康之间关系的概念模式

在图 8-4 中,路径 1 代表虚拟的社会网络和社会支持对健康的直接影响。通过满足人对同伴的基本需求、亲密的归属感等,支持关系可能会增加福祉和健康。途径 2 和 4 分别代表一个虚拟的社会网络和社会支持对个体应对资源和社会资源。例如,社交网络和社会支持可以提高个人的能力,获取新的联系人和信息,发现和解决问题。如果提供的支持有助于减少不确定性和不可预测性,或有助于产生预期的结果,那么个人的具体情况和生活领域的控制感会提高。

在个人和社区层面的资源有增进健康的直接效果,也可以减少由于接触到压力而对健康产生的负面影响。当人们遇到压力,个人或社区资源将具有增强应对压力的作用,减少短期和长期的不良健康后果。这种效应被称为“缓冲作用”,并反映在通路 2a 和 4a。社会网络和社会支持的人经历生活中的重大转变(如丧失工作或孩子出生)的研究已经表明,影响应对过程并且缓冲应激对健康的影响。加强社会网络和加强交换的社会支持可能会增加社区的能力以争取其资源和解决问题。

途径 3 表明,社会网络和社会支持可能会影响对应激源的暴露频率和持续时间。例如,支持主管可确保雇员在可利用的时间就可以完成未给予更多的工作。同样,社会网络提供新的就业机会的信息,可能会降低个人遭遇长期失业的可能性。减持压力,反过来,与增强心理和身体健康相关联。

途径 5 反映了社会网络和社会支持对健康行为的潜在影响。通过人际交往的社会网络,个人得到在遵循医药方案等健康行为的影响和支持,寻求帮助的行为,途径 5 明确表明社会网络和社会支持可影响疾病的发病率和康复。

(4)发展与实施社会网络增强干预的决定性因素

社会关系影响的实践证明,不同时期的社会关系、社会网络、社会支持,对健康、暴露压力源,以及压力和健康间的关系都有一定的影响。流行病学常常用社会整合式测量方法做研究,并且研究社会关系和死亡率之间的关系,发现亲密的情感关系会提高心血管疾病的存活率。早期研究文献的结果指出,社会网络的相互性、密度和正向心灵的健康有一定相关。相对而言,社会网络的大小、密度也与高风险行为(如注射毒品)相关。有学者研究了社会支持与生理健康之间的性别差异,指出社会关系对男性

死亡率较有影响,也就是说增强社会网络对男性更有健康保护效果。

流行病学的研究已经清楚地证明,支持性社会网络对健康是有利的影响。发展与实施社会网络增强干预,健康教育和健康促进研究者面临几个决定性因素。1981 年,美国众议院用一个问句来概括决定性因素:为有效地增强社会网络的健康照护功能,应该由谁向什么人(何时)提供什么[Who should provide what to whom(and when)]?

1)谁(Who):社会支持可由不同类型的人提供,包括个人非正式的网络,如家庭、朋友、同事、监督者等,以及更多正式的协助性的网络,如健康护理专家、人群服务工作者。不同的网络成员有可能提供不同类型的支持。

提供有效的支持源自社会上经历过相似的压力源或处境的人。这些特性能够增强提供设身处地的理解,使提供的支持更能符合要求。而且,这些需求支持的人也更容易寻求协助。

健康教育干预借由连接受协助者和专业协助者增加社会支持的资源,可从社区中吸收新成员,针对健康议题给予知识和技能的训练,如乳房 X 光检查等。非专业的协助者和社区工作者可借由相似的生活经验设身处地地提供有需要的讯息支持。

2)什么(What):受帮助者的感受并不是客观的,而是和其本身健康和适应状态有很大的关联。这些因素包括受协助者先前接受过支持的经验、社会情景的关系、角色期待、个人对社会支持的偏好等。

3)何时(When):研究指出,社会网络和社会支持能够增进健康和适应,因接受者的年龄层和发展阶段的不同而有所差异。因此,人们接受主要的人生转变和压力在不同阶段会受到不同的支持。

8.2.3 社会网络和社会支持的干预措施

社会网络与社会支持的干预措施主要包括以下 4 种。

(1)加强现有网络的联系

介入目标为加强改变接受支持者、提供支持者或两者的态度、行为。通过活动建立有效支持动员、供应等。专注在社会节点品质的增强,用以应付特殊的健康议题或者提供给许多不同环境状况的支持。

(2)发展新的社会网络联系

当现存连接点很小、负担过重或是不能提供有

效支持时,发展新的网络是很有用的方法。此种方法常被用来应用在面临重要的人生节点及特殊压力下的人们。自我帮助或者自助团体能够提供新的一组网络连接点,这对无法从其他社会关系中调动社会支持的参与者特别有效。

(3) 通过网络积极分子和社区健康工作者加强社会网络

网络积极分子可以对有需要的网络成员提供支持,还可以连接每个社会网络成员及网络外的资源。社区健康工作者可以提供一些社区中可使用且被需要的特殊健康主题资料、社区服务资源及社区问题解决策略,且可与网络积极分子建立关系。

(4) 通过社区资源建立并解决问题来加强社会网络

社区组织技术有 3 个介入目标:①提升社区解决自我问题的能力;②增加社区对社区生活重要意义的决策角色;③解决特殊的问题。

使用各种干预形式,形成综合策略,往往可以起到更好的效果。网络积极分子及社区健康工作者参与社区问题的解决,能够解决个别成员的需求,更能满足在社会层面上的问题,如社会性、合法性、经济性的问题。通过与社区居民合作来解决问题可提升解决问题的效能。

干预活动的例子如表 8-2 所示。

表 8-2　干预活动

干预类型	例　子
加强现存网络的联系	训练网络成员提供社会支持的技巧; 训练核心人员在社会网络中的维持与流通的系统方法
发展新的社会网络联系	创造与良师益友的联系; 发展伙伴系统; 建立自助团体
通过网络积极分子以及社区健康工作者来加强社会网络	确认网络积极分子; 网络积极分子现有社会网络分析; 加强对健康议题与社区问题解决策略的训练
通过社区资源建立并解决问题来加强社会网络	确认社区的重叠网络; 调查社会网络中选择性需求或目标区域的成员特色; 持续的建立社区问题的确认和解决问题的机制

8.3　压力、应对和健康

8.3.1　压力研究的主要理论背景

1936 年,塞利从生物医学的研究角度出发将压力(stress)定义为人或动物有机体对环境刺激的一种非特异性的生物学反应现象。我国有心理学家则认为压力包括压力事件和心理压力两个概念,压力事件是指令个体紧张,感受到威胁性的刺激情境或事件。心理压力是个体在生活实践中对压力事件反映而形成的一种特别紧张的综合性心理状态,即个体心理真正意识到压力存在而无法摆脱时形成的带有紧张情绪的心理状态,而应激则是心理压力的特殊表现形态。从上述观点来看,不同的心理学家对压力的定义并不尽相同,可见,压力是个普遍概念而非单独概念。

(1) 反应理论——生理医学的压力观

该理论认为压力是人或动物有机体对环境刺激的一种生物学反应现象,诸如交感神经系统活化、肾上腺素浓度变化、血压变动、肌肉紧张、失眠、噩梦、负面情绪状态等。这些由加在有机体的许多不同需求而引起,并且具有非特异性。塞利提出应激的一般适应综合征(general adaptation syndrome,GAS)模型,并将 GAS 分为 3 个阶段,即惊觉阶段、阻抗阶段和枯竭阶段。在惊觉阶段,引起应激的外界因素(stressor)会使人体内产生一系列生理和化学反应。例如,脑垂体后叶素和肾上腺素分泌增多、呼吸加速、心跳加快、血压升高、敏感性增强,等等。如果这种因素持续起作用,则进入第二阶段,即阻抗阶段。这时,人体会动员相应的器官或系统去应付这种因素。由于人体内的某些器官或系统被动员起来应付引起应激的因素,体内的其他一些器官或系统对某些疾病的抵抗力会下降,产生破坏性后果。例如,一些研究指出,癌症与应激有关,某种内分泌素在血液中流动,会突破脆弱环节,引起病变。最后,当这种引起应激的因素长期、不断地持续下去,人体会进入枯竭阶段。这时,第二阶段出现的某些器官或系统的适应机制所产生的能量已消耗殆尽。在这种情况下会出现两种结果:一种是返回到惊觉阶段,再动员其他系统或器官去应付造成应激的因素;另一种则导致人的死亡。

GAS 模型的不足之处在于:没有包含理解人类应激的重要心理因素,把人看作是对不良环境做被动反映的生命体。在强调生理指标的同时,忽视了人心理和行为的反作用。

(2) 压力刺激理论——生物物理学的压力观

该理论模型把压力定义为能够引起个体产生紧张反应的外部环境刺激。一般可以分为以下几种类型:①灾难事件,包括地震、火灾、车祸等;②重大生活事件,如考试、结婚、搬家、换工作等;③生活中的琐事,如与人冲突、赶写报告、忘带钥匙等;④长期环境问题,如生活在嘈杂、拥挤的环境。其关注的核心在于何种环境能够使人产生紧张反应。

该模型的主要贡献在于:通过推动压力源(生活事件)的定量化研究,促进了人们对社会心理刺激和疾病关系的认识,从而加速了身心医学的发展。在该模型基础上开展的一系列研究对于揭示生活事件和躯体疾病及精神病症状的关系,具有重要的现实意义。该理论重要的研究代表首推 Holmes 和 Rahe,他们于 1967 年发展了社会再适应评估量表(social reajustment rating scale,SRRS),通过计算重大生活事件的事件量,经过适度加权、汇总后,以该总分作为压力指标。该模型的不足也显而易见:将活生生的人机械化,忽视了人的主观能动性和心理行为的复杂性。

(3) 交互作用模型——心理学的压力观

当运用反应理论及压力刺激理论时常会产生以下的疑问:①为什么对于同样的事件,有些人感到很有压力,而有些人却认为没什么?②为什么对于同样程度的压力情景,有些人的反应程度很高,而有些人的反应程度较低?③即使是同一个人,对于同样的事件在不同的时间点会有不同的感受与反应?这些问题显示出反应理论和压力刺激理论所解释的是压力的一般性,但是无法解释压力的特异性,也就是所谓的个体差别。由于以刺激或反应来界定压力均有其局限性,因此交互作用模型便应运而生。

压力的认知-现象学-交互作用(cognitive phenomenological transactional,CPT)模型,该模型的典型人物代表是拉扎罗斯(Lazarus)和福克曼(Folkman)等人。该模型的核心点是,应激"既不是环境刺激,不是人的性格,也不是一个反应而是需求以及理性地应对这些需求之间的联系"。

该理论模型包含如下 3 个基本要点。

1) 认知的观点:即认为思维和认知是决定压力反应的主要中介和直接动用,换言之,压力感能否产生,以什么形式出现,均取决于个体对其与环境间关系的评估。

2) 现象学的观点:既强调与压力有关的时间、地点、事件、环境以及人物的具体性。

3) 相互作用的观点:包含两大要点。①在压力过程中,存在许多中介因素,压力源与中介因素的交互作用将直接或间接的影响个体最后的反应方式和结果。②压力产生与个体与环境间的特定关系,若个体认为自己无力对付环境需求则会产生压力体验。

该模型包含了压力研究的基本的 4 个要素:压力源、中介变量、生理或心理的反应结果。1978 年,Lazarus 和 Launier 认为:任何一个事件,只要是环境或内在要求超出了个体的适应性资源,压力就会产生。

与 GAS 模型和刺激模型理论相比,CPT 具有下述特点:①不像前两种理论那样,只关注压力过程的两端,而是更注重中间过程的研究,尤其强调了个体心理和行为的作用,对于全面理解压力想象具有重要意义;②克服了前两种理论中对人的机械生物化的看法,不再将人看作是只受压力情景摆布的消极有机体,而是认可和强调了人的主观能动性的重要作用;③运用该模型可促进对压力的干预方式的研究,如改变中介机制可有效控制压力反应等。

8.3.2 压力与健康的关联性

压力与健康的关系的议题已被广为探讨。许多研究发现,忧郁症、冠心病、胃溃疡、糖尿病、物质滥用、事故伤害等与压力有某种程度的相关。除了对人生理、心理方面的影响外,压力也会影响个体行为,如作息时间不规则,漫不经心,对烟、酒的消费量大。有些研究则指出压力与工作绩效、工作满意度有负相关。然而个别研究所展示的结果与上述并不完全一致,有些研究显示压力与健康有正向相关存在,有些呈现两者相关性偏低,以及相关不显著。许多研究者开始考虑到压力与健康之间可能存在一些变量,调节了压力与健康之间的关系。

压力与健康间的影响变量:1999 年,Pearlin 指出压力过程(stress process)主要有 3 个组成部分(图 8-5)。第一个组成部分为压力源(stressors),也就是客观压力。第二个组成部分为输出结果(outcomes),包括心理健康与生理健康的状态和程度。第三个组成部分是调节变量(moderators)。调节变量介于压力源与输出结果之间,扮演着调节压力效果的角色,主要包括社会支持、应对方式、人格特征等。

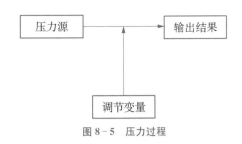

图 8-5　压力过程

1997 年,鲁洛则表示介于压力源与健康之间的变量可能有些不仅仅是调节变量,也扮演着中介(meidate)角色,因此,鲁洛绘出图 8-6 所示的压力过程。她进一步指出,主观压力是连接客观压力与健康之间不可或缺的中介因子。当个体遇到可能有压力的事件时,首先会评估事件的要求对自己造成什么样的影响,随后会检查、测量目前所拥有的资源,是否足以应付当前的状况。

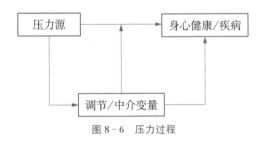

图 8-6　压力过程

8.3.3　应对方式

Lazraus 和 Folkman 将"应对"定义为"当一个人判断与环境的交互作用可能会为自己带来负担,甚至超出自己拥有的资源时,他为处理(减低、最小化或忍耐)这种交互作用的内、外需求而采取的认知和行为上的努力"。尽管迄今,对"应对"的认识还存在分歧,但对"应对"的定义主要集中在以下几个重要方面:应对和压力反应的关系、应对的过程、应对的性质、应对的自我调节、应对的维度和潜在类型等。并且,就应对的本质而言,可理解为个体在应激环境或事件中,对该环境或事件做出认知评价以及继认知评价之后为平衡自身状态所采取的措施。

应对方式(coping style)又称应对风格,是指个体面对不同的应激源时所采取的具体的应对方法、手段或策略。具有不同的分类和维度。例如,主动应对和被动应对,积极应对和消极应对,情绪指向应对和问题指向应对等。

(1) 社会支持与压力

1984 年,Cohen 和 Mckay 指出,社会支持是指保护人们免受压力事件不良影响的有益人际交往。它作为个体对其人际关系密切程度及质量的一种认知评价,是人们适应各种人际环境的重要影响因素。

社会支持对于个体身心健康的作用形式存在着以下两种不同的过程模式。

1) 社会支持的作用主要发生在处于压力状态下的个体身上,称之为缓冲效应模型(buffering effect model)。即社会支持的作用是针对这种压力性事件的,社会支持缓冲了压力事件对个体的影响,保护了压力状态下的个体免遭伤害(图 8-7)。

社会支持在两个环节上扮演着缓冲的角色:

A. 社会支持影响着个体对潜在的压力性事件的知觉评价。即个体知觉到他人能够提供应付情景所引起的反应要求的资源,从而没有把潜在的压力源评价为压力事件。

B. 在压力知觉以后,足够的社会支持能够导致压力再评价、抑制不良反应或产生有利的调整性反应,从而降低甚至消除压力反应症状;或者直接影响生理过程,从而达到缓冲效果。例如,通过提供解决问题的方法,降低问题的重要程度,镇定神经内分泌系统;或者提供健康的行为方式等使人减少压力知觉后的反应。

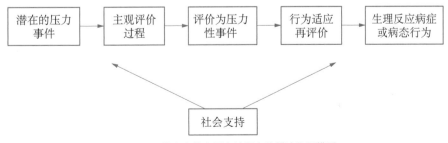

图 8-7　社会支持在压力过程中的缓冲作用模型

2）一定的社会关系资源始终具有一种潜在的维护个体身心良好状态的作用，而不论个体是否处于压力状态下。因为这一结论来自研究的同价统计结果，即统计过程中只出现了社会支持对个体身心反应症状作用的主效应，而未出现社会支持与不良生活事件之间的交互作用，所以被称为主效应模型（main effect model）（图8-8）。

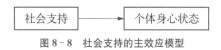

图 8-8　社会支持的主效应模型

（2）人格特质

1）人格特质的定义：对于人格特质，不同的学者有不同的定义。人格心理学家阿尔波特说："人格乃是个人适应环境的独特的身心体系。"艾森克说："人格乃是决定个人适应环境的个人性格、气质、能力和生理特征。"卡特尔说："人格乃是可以用来预测个人在一定情况下所作行为反应的特质。"1998年，Sarafino 表示具有不同人格特质的人对事件的评估往往会有不同，具有某些人格特质的人较容易将事件评估为有压力，有威胁的，而有些则不会。

2）人格特质（personality traits）对压力感受的影响：在诸多人格特质中，最常为压力研究者所探究的包括控制信念、坚毅性格、A 型性格、乐观性等。

控制信念（locus of control）的观念是社会心理学家 Rotter 所倡议的，其定义为个人在日常生活中对自己与环境关系的看法。有的人相信事在人为，将成功归因于自己的努力，将失败归因于个人的疏忽，这种主动承担责任的人是内控型（internal control）；另外，有人将成功归因于机遇，失败是受人阻难，这种不愿意承担责任的人是外控型（external control）。因此，当一位内控者面临压力时，将压力视为一种挑战，而不是威胁，因此原属于具伤害性的压力，将受到个体的控制信念影响而改变性质。相对的，当一位外控者面对压力时，可能的状况是不战而败，未战先怯，如此将扩大压力的负面影响。这样的观点指出，个人不同的控制信念将影响个人压力感受的高低。

坚毅性格（hardiness）是 Kobasa 于 1979 年提出，特征是乐于接受挑战并积极投入，相信自己可以掌控生活。有研究发现，相较于非坚毅的人，坚毅的人较少将压力事件评估为负面，较常会把压力生活事件视为成长的来源，并勇于接受挑战。

A 型性格是由美国心脏病专家 Friedman 和 Roseman 于 1974 年提出，指出此类型人格特质与罹患心脏血管疾病有关，其特征是倾向奋力追求目标，积极竞争，急躁、赶时间，易怒等。1998 年，Sarafino 指出，具 A 型性格的人常把压力生活事件解释为对个人控制的威胁。A 型性格较易对于环境的刺激产生生理与心理上的反应，患心脏病的概率较非 A 型性格高出许多。

对于乐观性，目前普遍接受的定义是 Scheier 和 Carver 于 1985 年提出的，他们认为乐观是一种稳定的人格倾向性，是对未来事件结果的一种稳定积极的期待。压力可能源自人们对事件的评估方式，而不是事件本身。乐观者通常对未来持积极看法，这可能会影响他们对压力源的评估和处理方式。大量研究表明，乐观情绪在应激源暴露期间可以起到保护作用，可能缓解压力事件的不利影响。

正因为人格特质有前述特征，因此它影响着个体对压力的判断与知觉，并进一步对个人身心健康产生影响。从压力过程而言，人格特质如一先导因素，影响着个体对压力高低的直觉。在 Robbins 的工作压力模式中指出，控制信念与 A 型人格等的个人差异因素，将会影响个人对压力的感受，且这种感受将进一步对个人的心理、生理与行为三方面产生影响。

（王继伟）

基于社区和群体的健康行为模型

9.1 通过社区组织和社区建设改善健康

9.1.1 社区的概念

WHO对于社区（community）的定义是：社区是一组特殊的人群，通常居住在某一区域，有共同的文化、价值观和道德标准，按一定时期的发展形成社会关系并处于一定的社会结构中。过去，社区更容易被看成一种地理位置或者行政区划；而今，更加强调的是社区内部人群的共同利益和特征，如共同的兴趣、喜好和价值观等。以往，社区常常被视为个体的简单集合，或者被视为能够干预大批人群以促使行为改变的途径和场所，如20世纪70年代斯坦福的健康教育项目等。在2004年，Nutbeam和Harris把社区视为一种互动系统，并可以通过内在的优势和能力影响和支持促进健康的方式。

按照健康生态学理论，健康的影响因素是多层次的。因此，健康教育和健康促进理论也是多层次的：个体水平、小组水平以及社区水平。相对而言，个体水平的理论更容易理解，也更容易通过实验研究验证。与此相比，社区水平的理论更难以验证。

然而，关于社区的一些理论非常重要，值得我们去探讨。

9.1.2 社区组织和社区建设理论

（1）社区组织

社区组织（community organization）并不是指一个社区中各种各样的组织机构，而是一个过程，帮助社区群体确定问题或目标，动员社区资源，制订和实施策略，以实现他们所设定目标的过程。在此过程中，社区工作者协助居民组织起来参与行动，协调社区内外资源，采取自助行动计划等步骤，解决社区共同问题，发展社区合作精神，提高居民生活素质与促进社区建设的整体目标。

社区组织在公共卫生领域的应用一直受到重视。1978年，在苏联的阿拉木图举行的国际初级卫生保健会议上，强调了社区组织和社区参与对卫生工作的重要作用。在这次会议签署的《阿拉木图宣言》中指出，"人们有以个体或集体形式参与计划和实施他们卫生保健的权利与义务""真正的社区参与蕴涵着人们对权利与责任的分享，而非让人们简单地去遵循卫生和社会服务专业人员的意思做事情"。因为通过社区组织和社区参与可以在大范围人群中实现既定的卫生目标和社会目标,WHO和其他一些国际组织在此后发布的一系列文件也体现了对社区组织和社区参与的重视。

1986年,《渥太华宪章》明确了健康促进的策略,该策略强调提高人们自身对其健康决定因素的控制,公众的高度参与和多部门合作,这一策略后来也反映在WHO发起的健康城市行动上。"健康城市"行动体现了在一个城市范围内的社区协作,旨在通过政府和非政府部门的合作,发展健康的公众政策,参与社区的自发行动,减少不同群体间的不公正与不平等,从而创造一个可持续发展的环境。

Rothman把社区组织的实践理论和工作模式分为3类,该分类方法由3个不同实践模型组成:地方性发展(locality development)、社会计划(social planning)和社会行动(social action)。地方性发展模型强调以过程为导向,强调共识和协作,目的是要培养社区成员对社区的认同感和归属感。社会计划模型则是以任务为导向,强调(通常是在社区外部专家的协助下)理性的和根据实证经验的手段来合理解决问题。而社会行动模型既以过程为导向,同时也以任务为导向,这种模型主要关注的是社区自身解决问题的能力是否真正得到增强,以及是否有利于减轻社会弱势群体和其他社会成员之间的不平衡现象。

Rothman的分类方法和他的假设也受到了一些质疑,其中非常重要的一点是,Rothman的分类方法是"以问题为基础的"和"以组织者为中心的",而不是以增强社区解决问题能力为基础和以社区成员为中心的,这样就产生了一个理论的和实践相悖的缺陷。

(2)社区建设

随着健康促进实践项目的开展,社区建设(community building)的重要性也开始得以体现。社区建设继承了社区发展模型对于合作和自助的强调,但它所着重的不是依赖外部专家,而是更加强调社区自身的力量。倡导社区成员能够建立共同的价值观,并为实现相同的目标而努力。

过去十几年,几种社区组织和社区建设的模型已经被不断完善。图9-1将社区组织和社区建设模型结合到一起,分别从以需求为基础和以能力为基础的角度对社区组织和社区建设模型进行了分类。沿着以需求为基础的轴线,分为主要建立在共识上的社区发展和主要建立在冲突上的社会行动。新的以能力为基础的模型,分为社区建设和能力建设和以赋权(empowerment)为导向的社会行动。社区能力、领导力的培养、赋权方面的多重视角等概念,都贯穿在这两种方法中。从纵向来看,社区发展和社

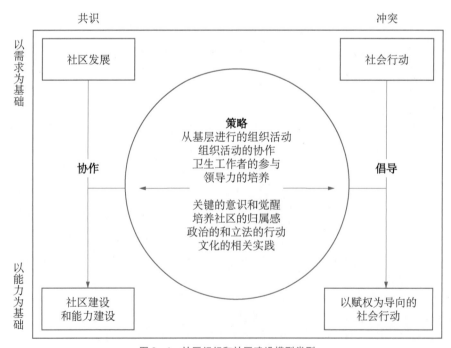

图9-1 社区组织和社区建设模型类型

区建设与能力建设主要是通过协作的策略,以寻求达成共识,来进行社区组织的活动;社会行动和以赋权为导向的社会行动主要是通过倡导的策略,使冲突最终变为统一行动,并通过建立联盟来支持倡导的努力。中心圆内的一些策略,如领导力的培养、社区的归属感建立等,可以根据实际需要纳入任何一个模型的运作中。

尽管目前还没有被统一认可的社区组织和社区建设模型存在,但是一些关键的概念或理论要点是运用这些模型的核心。通过社区组织和社区建设促进大众健康,其中最重要的原则就是赋权、社区参与(community participation)和社会资本(social capital)。

9.1.3 赋权、社区参与和社会资本

(1)赋权

一个社区健康促进项目的成功与否,核心问题还在于要赋予社区当家做主、积极参与和主宰自己命运的权力,也就是赋权,即能力和权力的提升,从而提高社区组织与行动的水平。因此,强化社区行动的核心是对个人和社区的赋权,通过加强个人和社区自身识别和解决问题的权力和能力,以达到影响和控制其健康决定因素。

在社区组织的实践中,赋权可以同时在个体和社区两个层面发生作用。在个体层面,赋权可以让个人体验到更多的社会支持,这种社会支持有助于个体产生对自己行为的控制感和自信心。在社区组织和社区建设实践中,通过增强个体的行为控制感和自信心,就可以在个体水平上解决一些由于环境诱导控制感丧失而产生或加剧的健康或社会问题。在社区层面,社区赋权可以使社区成员对社区更有归属感,形成更广泛的社区参与、加强社区能力,使政策和环境出现实质性的变化,从而增加资源,减少健康不平等。

(2)社区参与

社区组织实践的中心原则是参与原则。项目的成功与可持续常常有赖于广泛的社区参与。即使是最健全、最完善的政策,也需要社区居民的积极参与,才能成功地将这些政策付诸实施。

社区参与的原动力是使人们能够识别生活中存在的问题并且获得解决这些困难和问题的机会。因此,在社区实践中,所选择的问题必须是可以被识别和解决的。

(3)社会资本

社会资本在公共卫生领域日益得到重视。在这里,社会资本是指社区成员之间互相信任、互惠的关系。研究表明,缺少社会资本和低健康水平与健康相关的生活质量下降以及一些疾病的发病率、死亡率上升有关。

9.1.4 社区组织和建设理论的应用

在美国加州开展的"YES!"(Youth Empowerment Strategies,青年赋权策略)项目是社区组织和社区建设模型的经典应用案例。该项目旨在帮助贫困社区的青少年建立健康积极的生活方式,远离吸烟、酗酒、吸毒等问题。与传统的基于个体的教育信息传递、技能提供相比,该项目更加强调青少年所在的环境对他们行为的影响,把青少年作为"批判性的思想者"和"问题的解决者"纳入该项目。这项为期3年校外开展的青少年赋权项目融合了社区组织和社区建设的一些关键理念和原则。项目的核心是在5所学校建立了37个分别由4~12名学生组成的社区行动小组。在项目协调人的帮助下,通过问题识别、社区诊断等社区建设和社区组织的方法,确定社区的资源、优势及面临的问题和挑战,并通过达成共识,共同努力来解决问题。YES! 项目致力于建立社区意识和认同感,在此基础上,在小组中通过决策制订的课程来教授相关的认知和社会技能。而在这个课程中,不仅仅是知识的传授,而更强调能力的建设,包括做出健康选择的技能和资源、信心、获得社会资源的途径,以及如何通过参与社区工作为社区做出贡献。课程要求学生通过拍照记录他们的校园生活,写下他们的感受,并贴在地图上。这些照片有的增加了他们的认同感,如安全、快乐、健康等,有些则反映了学校的一些问题。项目的协调人进而根据照片启发他们:从照片上看到了什么? 到底发生了什么? 这与我们的生活有什么样的关系? 为什么这个现象会存在? 我们能够做些什么? 之后通过分组讨论,引导学生体会为什么一些个人的经验和感受是共有的,而这其中的根源是什么。学生通过讨论和思考,对一些问题的重要性和可改变性进行权衡,进而提出每组的社区行动目标和计划。事实上,学生提出了不同的行动计划,有改变学校环境的,提高健康相关意识的,也有的侧重于提升校园文化和精神。因此,该项目通过让青少年识别社区问题,计划和参与社区行动从而改变那些可能会导致不良行为的社区环境。

毋庸置疑,在实际工作中,很多社区的健康促进项目往往是由社区外的专家和机构开展的,所要解

表 9-1 创新扩散阶段的基本概念和扩散阶段

名 词	概 念
创新 (innovation)	被个体、组织、社区或其他采纳单位看作是新的观点、实践、服务等
扩散 (diffusion)	一项创新通过一定渠道经历一段时间在社会体系成员间扩散的过程
传播 (dissemination)	促使项目或创新更广泛地被采用的活动或方法。扩散则是这些努力直接或间接的结果
传播渠道 (dissemination channels)	信息传播的途径，包括大众媒体、人际间传播等
社会体系 (social system)	为达到某一共识或者目标的不同组织的集合。社会结构和规范有一定的结构和规范
创新的发展 (innovation development)	从新思想最初萌生到发展和产生过程中所有相关的决定和活动
采纳 (adoption)	目标人群对项目或者创新的接受和采用
实施 (implementation)	创新实践中得以应用的过程创新在实践中得到持续实施和应用
维持 (maintenance)	当原有项目资源结束后，创新或者项目的效果维持的程度
可持续性 (sustainability)	将项目与现有组织的工作规程结合，或者与当地的政策、法律结合
制度化 (institutionalization)	

决的由社区成员问题已经确定，从而和理论模型中所强调的由社区成员问题已经确定，从而和理论模型中所强调如此。社区组织和社区建设中的一些核心原则依然可以得到应用。如何通过最大限度的社区参与和领导力建设，把社区的能力培养作为整个健康教育项目的一部分。事实上，不论是现有社区组织和建设理论，还是今后的相关理论都将把改变社区的社会、政治环境作为健康教育的重要途径和策略。

9.2 创新扩散理论

9.2.1 创新扩散的概念

一个非常有意思的现象，汽车从发明到普及用了近百年的时间，而因特网在几十年的时间里深入千家万户，也有一些创新从未得以应用，而另外一些创新如曾经风靡的寻呼机则很快就销声匿迹。健康促进领域也是如此。人们逐渐认识到，再有效的公共卫生项目、产品、实践如果不能有效和广泛地被应用，在健康促进进程中的作用就无法真正得以发挥。

创新扩散理论（diffusion of innovations theory）阐述了新理论、新产品或新的实践在社会中怎样在一个社会中扩散，或从一个社会（社会体系）扩散到另一个社会（社会体系）。创新（innovation）是指被个体、组织、社区或其他采纳单位看是新的观点、实践、服务等。扩散（dissemination）的定义为，一项创新通过一定的渠道经历一段时间在社会体系成员间扩散的过程。有效的扩散不仅涉及项目在个体水平上的播散，还涉及在不同场所中实施不同的策略，应用多种正式或非正式的媒体和扩散渠道。

表 9-1 列出了创新扩散理论中的关键概念和扩散经历的阶段。

创新扩散过程是从创新的发展到制度化的过程。这其中非常关键的是，创新必须符合目标人群的需求。在采纳过程中，要考虑的内容包括：目标人群目前的态度和价值观；对创新可能做出的反应；能促使其采纳创新的因素；可促使他们改变现有的行为和采纳新行为的方法；阻碍其采纳创新的障碍；克服这些障碍的方法。

在实施阶段，采纳者必须思考所面临的问题，并寻找解决问题的资源以使创新付诸实践。在这一阶段，采纳者可能因为使用创新而获得诸如收益而进一步实施得以强化，也可能收效不够满意或者遭遇到障碍而放弃。

在维持持续阶段则侧重于项目的持续性，而制度化则可以使创新的可持续性问题得到彻底解决。当然，事实上，很多创新结果能够持续一段时间但是未必能达到制度化阶段。

可能会有人觉得创新扩散理论和阶段变化理论有些相似。其实，创新扩散理论强调的是采纳一项有益于健康的观念或行为，而阶段变化理论住住用于中止一项已有的不健康行为；另一方面，创新扩散理论作为社区水平的理论，强调信息和资源的影响力，阶段变化理论作为个体水平的理论，着重于个体的自我认知过程。

9.2.2 影响扩散的因素

哪些因素能够影响创新的扩散？在创新和扩散

理论中,包含了 4 个要素:创新、传播的途径、社会体系和时间。究竟哪些因素能够影响创新的扩散?影响创新扩散的因素包括创新本身的特征,采纳者的特征及环境特征。

(1) 创新自身的特征

创新自身的特征会影响扩散的速度和范围,表 9-2 列出了影响扩散速度和扩散范围的创新特征。鉴于这些特征对扩散的重要影响,健康促进工作人员与研究者在发展创新阶段时需充分考虑这些特征,并把相关信息传递给潜在采纳者。

表 9-2 影响扩散速度和扩散范围的创新特征

特 征	概 念
相对优势 (relative advantage)	与原有方法相比,创新是否更优越
相容性 (compatibility)	创新能否被受众所接受,是否与现有的价值观、信念等相一致
复杂性 (complexity)	创新是否易于使用(开展)
可试验性 (trialability)	在做出决定之前,能否对创新进行试验
可观察性 (observability)	创新成果是否易于观察或者测量
对社会关系的影响 (impact on social relations)	创新是否会对社会环境造成不良影响
可逆性 (reversibility)	创新是否容易被中止和逆转
可扩散性 (communicability)	创新是否能被人容易和清楚地理解
所需时间 (time required)	创新能否在短时间内被采纳
风险和不确定性 (risk and uncertainty level)	采纳创新所具备的风险和不确定性
所要求付出的努力 (commitment required)	创新能否在投入较小努力的情况下产生效果
可更改性 (modifiability)	创新会否随着时间更新和更改

(2) 创新采纳者的个体特征

如果把时间因素作为横坐标,相应时点新加入的采纳者人数作为纵坐标,创新的采纳过程呈现一条相对规则的钟形曲线;如果横坐标不变,相应时点的总的采纳人数作为纵坐标,创新的采纳过程则为 S 形曲线(图 9-2)。根据个体第一次采纳新的思想或

行为的时间,将具有同等创新采纳程度的个体分成一类,研究者们将其分为了 5 类:①具有创新精神的创新者;②受人尊敬的早期采纳者;③深思熟虑的早期大多数;④持怀疑态度的后期大多数;⑤墨守成规的落后者。作为最先采纳的创新者,他们见多识广,富有冒险精神,能够承担创新结果的不确定性。他们成为创新推广的守门人。早期采纳者往往也受过良好的教育,他们承担风险的能力高于一般水平。早期的大多数占整个人群的 1/3 左右,他们在采纳一项创新之前往往要经过周密的考虑。后期的大多数也占了人群的 1/3,他们对于创新持怀疑态度,往往要在社会压力下才会采纳。落后者往往是教育程度不高,对创新非常保守,要历经最长的时间才能采纳创新。

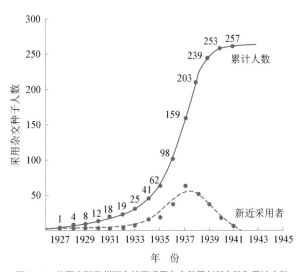

图 9-2 美国衣阿华州两个社区采用杂交种子创新人数和累计人数

影响采纳过程的因素很多,如教育经历、社会经济水平、社会状况等。一般来说,越具有同情心、能够应对挑战、理性及志向远大的人,能够越早采纳创新。

创新采纳者的分布呈正态曲线,如果在正态曲线上以垂线标出标准差,将正态曲线分成几个区域,同时在相应的区域标明该区域的个体占总样本的比例大小。如图 9-3 所示,正态分布被分为 5 个区域,代表创新采纳者的 5 个种类及各自所占的比例。尽管上述的分类是一种理想状态的分类,但这种分类仍然可以作为某个人群中的个体进行设计和实施干预项目的基础,例如,对早期采纳者的干预应该着重于提高其认识,对大多数采纳者应该强调动机,而对较晚采纳者的干预应该注重克服障碍。

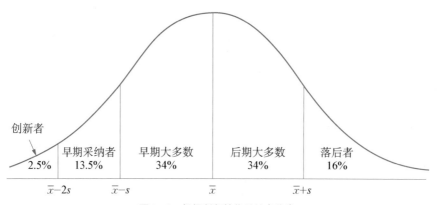

创新者

2.5%

早期采纳者
13.5%

早期大多数
34%

后期大多数
34%

落后者
16%

$\overline{x}-2s$ $\overline{x}-s$ $\overline{x}$ $\overline{x}+s$

图 9-3 根据创新性将采纳者分类

9.2.3 组织环境对于创新扩散的影响

对于公共卫生领域而言,大部分的创新都包括了全面的政策、环境、制度等方面的改变。对于一个单位而言,如工作场所、学校、医院,对一项创新接受往往意味着新的服务的引入,政策和制度的改变包括一些人员的角色和功能的变化。而对于一些更高层次上的问题,如烟草控制,创新则意味着更高水平的变革,如税收的调整、烟草包装的变化及无烟政策的实施。事实上,烟草控制已经成为一个全球性问题,需要发达国家和发展中国家的共同努力。

人们已经意识到,能够影响创新扩散这一过程的绝不仅仅局限于创新本身及采纳者的特征。创新扩散实际上是在创新的特点、有意向的采纳者以及环境背景之间的互动过程。艾滋病预防策略中的一个原则是在研究者和社区服务机构之间建立协作关系。经验表明,通过多水平的涵盖计划、社会营销、培训、技术支持、能力建设和评价等方面的国家策略,可以使艾滋病预防项目的扩散速度明显提高。

有时项目的扩散和本身的效果并不一定一致。国外的分析发现,一些针对青少年在学校开展的远离毒品的教育项目,尽管没有足够的证据证明该项教育起到作用,项目本身却得到广泛的推广。而一些为了预防艾滋病的针对吸毒者的针具交换项目,尽管效果已经得到证实,在一些地区的推广却遇到困难。究其原因,因为政府会比较认同青少年毒品预防教育是一个值得关注的社会问题,而针具交换则可能与一些社会的伦理、道德标准产生差异。在这种情况下,社会的价值观对于创新扩散的影响可能远远高于创新和采纳者本身。

9.2.4 创新扩散理论的应用:旧金山遏制艾滋病项目

1981 年,艾滋病的流行主要集中在美国几个大城市,其中之一是旧金山。当时,旧金山男性的同性恋现象十分普遍,社会对此也持比较宽容的态度。性自由非常普遍,导致艾滋病在同性恋中开始蔓延。尽管同性恋组织开始努力防止艾滋病的蔓延,但为时已晚,HIV 的感染率非常高。

遏制艾滋病项目由旧金山男性同性恋组织发起,该项目的设计基于创新扩散模型并采用小组活动策略。该项目征集了男性同性恋者,其中许多人已感染了 HIV。他们每个人又召集了 10~12 名男性成员,并定期在卡斯特罗街等同性恋集中的地方召开小组会议。每次会议由小组的发起者(也是同性恋者通常还是 HIV 感染者)主持,讲解艾滋病的传播途径和安全性行为的重要性。每次会议结束前,都会有组员举手表示他们将采纳这些建议并且去组织新的小组传播这些信息。

这是创新扩散模型在艾滋病预防的应用。该项目的假设是,如果项目能在男同性恋者区中说服大批重要的舆论领袖(opinion leader),也就是那些意见为人们所尊重的人,就可以通过他们把预防艾滋病的新理念传递给其他同性恋人群。所采用的小组策略不断地造就新的舆论领袖,使创新的扩散成为可持续性的过程。

这项遏制艾滋病项目获得了成功。7 000 多人接受了小组培训,这些人又影响了另外 3 万名同性恋者,大约占当时旧金山全部男同性恋者的 1/4。艾滋病新发感染人数从 1983 年的 8 000 人下降到 1985 年的 650 人。无保护的肛交等传播艾滋病的高危行为从 1983 年的 71％ 下降到 1987 年的 27％。每年死于艾滋病的人数也从 1 600 人下降到 250 人左右。

在这个案例里，我们看到了创新扩散理论和小组策略结合，在遏制艾滋病中取得的成功。遗憾的是，这种"旧金山模式"在其他城市的适用性受到限制。例如，其他城市的同性恋者可能并非聚居于城市的某些街区，难以形成社会网络。然而，毋庸置疑的是，旧金山的遏制艾滋病项目已经成为创新扩散理论成功案例之一。

9.3 组织改变理论

9.3.1 组织机构

组织机构（organization）是由一群有着共同目标的个体组成。组织机构也是一个完整的社会系统，常划分为较小的单元、小组或部门，组织机构利用其资源或"输入"（如原材料、资金、技术和人力资源）生产一定的"输出"（如产品、服务和利益），根据组织机构成员、服务对象和外部环境的反馈，组织机构实现其目标。全球化和技术化组织机构结构越来越复杂，组织机构与环境之间的界限也越来越难以明显区分。

理解如何促使组织机构的改变是健康促进的一个重要方面。很多的健康促进项目在组织机构里开展。例如，学校提供的性教育课程，工作场所里的戒烟小组活动等。另一方面，组织的环境、服务、政策等也会对员工健康产生影响。例如，提供职业保护减少有毒物质的损害，为员工提供健康食品，调整组织制度降低职业紧张等。组织改变理论往往不像个体水平的理论那么常用和利于理解。然而即便是针对个体行为改变的项目，仍然可以使用组织改变理论营造有利于健康行为的组织环境，或者用于解释组织中哪些问题阻碍了健康行为的形成。

组织机构是分层次的，从最宏观的处于外部周围环境中的组织机构层次，到组织机构内部管理和结构层次，到工作组层次，一直到个体成员层次。改变可以在组织机构的各个层次发生。通常，个体层次的行为改变关注个体内在因素如知识、态度、信念、动机、自我认知、经验和技能等。而组织机构的改变，则要在一个更大的社会环境中运作。因此，组织机构层次的改变需要一系列更复杂、对组织机构内部和外部文化及环境影响做出反应的综合性策略。只有当组织机构改变的策略能够针对组织机构的各个层次，并考虑到环境因素时，才是最有效且具有持续性的策略，才能产生最持久的理想效果。

9.3.2 组织改变理论内容

组织改变理论包括两大类：组织机构内部改变和组织机构间改变。前者主要包括组织机构改变阶段理论、组织机构发展（organization development，OD）理论；后者我们主要介绍组织机构间关系理论。这 3 种理论均演示了如何在不同的组织机构层次水平上、通过制订不同的干预策略来实施组织机构改变。

（1）组织机构内部改变

1）组织改变的阶段理论：即组织机构在改变过程中要经过一系列的步骤或阶段，每一阶段均可制订相应的策略以促进该阶段的改变。组织机构改变的阶段理论解释了组织机构如何实现新目标、提出新观点、执行新项目和创造新技术。要有效运用组织机构改变的阶段理论，必须对拟改变组织机构目前所处的阶段以及社会环境进行仔细评估，以制订相应的策略。

现代组织改变的阶段理论包括 4 个阶段：

A. 意识阶段：这一阶段主要是意识到目前存在的问题，并积极地寻求可能的解决途径；对各种解决方法进行综合分析和评价，最终确定采取何种行动。这一阶段，需要管理者和其他相关人员参与发现问题的行动。

B. 采纳阶段：在组织内部发起行动，制订有利于组织改变的政策并获得相资源。这一阶段可能包括对于决策者的咨询、说服并需要实施者的参与。

C. 实施阶段：创新执行的开始，带来角色的变化。这一阶段要提供培训、技术支持帮助解决相关问题。

D. 制度化阶段：政策得以持续，创新项目成为常规组织工作的一部分。这一阶段需要克服制度化过程中的障碍，保证组织改变的可持续性。

在组织机构内部，不同的领导者或"组织机构改变的实施机构"在组织机构改变的不同阶段发挥着不同的作用。正如 1984 年 Huberman 和 Miles 在对学校的创新研究中发现的那样，高层管理者对发现问题（意识阶段）起着重要作用；中层管理者（如校长、教学课程制订者）在发起行动（采纳阶段）和早期实施阶段具有重要作用；教师在改变实施阶段具有指导性作用；而在改变制度化阶段，高层管理者再次发挥关键性作用。同样，组织机构改变所采取的策略,也与其所处阶段及周围社会环境(如家长教师关系和社区参与等)的支持度有关。

2) 组织发展理论:组织机构发展是将行为科学知识应用在有计划的组织机构变革、策略、结构和过程改进之中,从而使组织机构更加有效的一个系统过程。组织发展所关注的不仅仅是组织系统本身,也包括组织间的相互关系及外部环境。组织机构发展包括诊断、计划、实施和评价的连续过程,进而提高组织解决问题的能力。根据社区发展理论,干预应该致力于提高组织的表现和能力,提高工作质量,同时也提高组织成员们共同发现问题、解决问题的能力,从而实现在个体和组织水平的赋权。

20世纪60年代的组织发展干预侧重于组织的设计,并通过技术和人文措施等使工作更有成效。到了70年代,则着重于对工作能力提升的正向评价和奖励。最近,组织发展理论更侧重于通过组织学习和知识管理,以及组织规范、文化、价值观的改变,使组织更好地适应外部环境的变化。

A. 在组织发展理论中有几个关键概念:

组织发展:提高组织工作有效性的途径。通过组织诊断,发现影响员工健康的正向和负向因素。

组织气候:是每个组织独有的特点。每个组织都有自身的特点和"性格"。一般说来,卓越的领导、开放的交流、参与式的管理和民主评议制度等有利于提升工作满意度,降低职业紧张。组织气候还可以预测服务质量,而且能够影响新的项目能否成功实施。

组织文化:和组织气候相类似,组织文化包括组织成员一些深层次的价值观、规范及行为。组织文化的要素包括组织愿景、价值观、规范、行为模式,以及组织的一些有形的东西如标志、宣传的信息等。组织的愿景、价值观、规范等这些主观特征反映了组织成员对组织的一种诠释,而这些又反映在他们的行为模式和组织的标志、宣传语等一些有形的形式上。和组织气候相比,组织文化是长期形成的,更加复杂、稳定和难以改变。

从健康教育和健康促进的角度,组织气候和组织文化可以影响一个组织对于新的技术、措施的应用,影响跨部门的协作。有时,组织本身就是健康教育干预的对象,组织气候和组织文化影响到这些干预措施的采纳、实施和成效。

组织能力:指一个组织及其子系统的功能。Prestby和Wanderman曾提出组织能力包括4个方面:资源的获取,组织结构的维持、生产或行动能力

以及成效的实现。也就是说,任何组织如果不能获取足够和正确的资源,发展获取资源和领域工作的组织结构,有效地开展动员,并且能够产生富有成效的产品或行动,这个组织必将走向衰退。

B. 经典的组织发展理论要包括诊断、行动计划、干预和评价4个阶段。

诊断,一般由外部专家进行,分析组织的任务、目标、政策、结构以及组织文化和组织气候,环境因素、期望目标以及行动意愿。对于组织进行诊断,发现目前的问题,分析问题产生的根源。诊断的方法包括知情人访谈、问卷调查等。

在诊断之后是行动计划阶段,根据诊断的问题制订相关策略。选择何种干预措施,应该根据组织自身的意愿、干预在组织内能够产生的效果,以及组织内成员实施干预的技能。本质上来说,组织机构(包括行动执行者和组织机构成员)应参与到行动计划过程中,以判定不同组织机构改变策略实施的可行性,同时也增强了他们对所选择行动的责任感。

干预阶段可能包括组织的重新定位与设计、结构重组,以及过程咨询和组织发展。在这个阶段,改变的效果日益显著。同时,需要组织发展的顾问帮助组织发现在组织改编中存在的障碍并解决这些问题。

评价则是对干预实施的整个阶段进行监测,并评价其实施效果,确定是否干预相应的调整。例如,如果评价表明由于课时有限,针对学生的健康教育课程没有得到很好实施的话,就应该对课程的安排进行重新规划和调整。

(2) 组织机构间改变

组织机构间关系理论(interorganizational relations theory):随着社会、政治、经济因素的复杂化及各种竞争的日益加剧,人类所面临的各种问题已不仅仅涉及一个部门或组织机构,越来越多的组织机构牵涉其中,因此,急需各个组织机构之间通过加强联系来适应形势的发展,如基层社区组织机构联合开展慢性病管理工作、医院形成联合体以减少竞争和增强对技术快速创新的应对能力。本节将要介绍的组织机构间关系理论即是着重研究多个组织机构如何共同协作的一种组织机构理论。

组织机构间关系理论基于以下前提:社区组织机构之间的联合将会产出一个更为全面的协同措施,以应对一个复杂事件。例如,对于突发性公共卫生事件的处理,是人们意识到,必须通过社区动员和多部门合作,共同应对公共卫生问题或突发事件。

现代组织机构间关系理论是基于组织机构改变阶段理论和组织机构发展理论发展而成。

阶段理论常用于解释组织机构间关系的建立和发展。1989年,Gray提出建立组织机构间关系的三阶段模型:第一阶段,确定共同关心的问题和参与协作的各个组织机构,做出协作的承诺;第二阶段,确定协作的方向,安排工作日程,设立机构,分配任务,制订基本规则,达成协议;第三阶段,实施阶段,建立外部支持,完善内部结构以保障协作活动的可持续性,并监督协议的执行。

1993年,Alter和Hage的网络发展三阶段模型提出了组织机构网络从非正式协作到正式协作的连续过程:①交换式或合约式网络阶段,此阶段各组织机构联合松散,主要是进行资源交换和参与少数协作活动,通过在各个组织机构间进行协调和任务整合的个人来维持;②行动或促进性网络阶段,此时各组织机构对资源进行统筹共享,采取一致的行动;③系统化网络阶段,此阶段各组织机构形成正式的长期联盟,以保证在生产或服务上的密切合作。

外部环境是影响组织机构间关系结构和运作过程的主要因素。当组织机构间关系网络依赖于单一的资金来源时,为增强投资者对工作管理和成本控制的权力,该网络结构将倾向于高度集中或被网络中的某个组织机构或小组掌握。反之,在有多方面资金来源、协作自愿的情况下,组织机构间关系网络将趋于通过组织机构间协调委员会的形式运作,此时组织机构间关系网络受指令的规范较少,对其开展的工作具有更多的选择权。

9.3.3 组织改变理论在加拿大新斯科舍促进心脏健康项目的应用

慢性病的危险因素包括不合理膳食、体力活动不足、吸烟、饮酒等危险因素,而这些危险因素又可以归因于社会的、经济的、环境的决定因素。通常,公共卫生项目往往直接从行为危险因素着手。然而,在加拿大新斯科舍促进心脏健康项目中,通过社区发展理论,强调社区动员、社区参与和环境改变取得了成效。之后,该项目又转向了提高组织机构的计划、实施和对于项目持续能力的建设。而通过组织能力的建设,项目的可持续性得以保证,并且在多个地区得以推广。

在这个项目中,组织发展作为主要的支持理论之一,从而提高组织成员健康促进的知识和实践,使

他们切身感受到,健康促进如何使他们真正受益。项目包括4个干预策略:①技术支持,包括提供健康促进项目的一些培训,包括健康传播、倡导、评价等。项目还建立了一些网站提供相关的技术支持。②建立社区促进心脏健康行动的队伍,针对至少一种健康危险因素进行干预。③行动研究。通过监测、评价制订新的行动方案。通过评价结果的反馈,也使得各个组织的领导者意识到他们如何能在自己的组织内提升心脏健康。④组织咨询。项目成员在决策咨询中发挥了重要作用,帮助组织能力建设,并通过组织参与为机构提供学习和提升的机会。

通过项目,在140个组织机构中建立了41个培训班,在39个机构中建立了18个促进心脏健康的团队。同时,组织机构报告通过健康促进项目知识和技能的提升程度。通过6个机构的案例分析结果表明,组织发展理论的应用,不仅使员工的相关知识和技能得以提高,建立了健康促进的新政策,也建立了有利于健康的组织文化。

9.4 结语

健康促进活动正向多部门的合作,鼓励社区的广泛参与,确保健康公共政策的实施,促进能力建设的方向转变。社区组织实践模型主要关注共识与协作、社区自身解决问题的能力和社区内的权力平衡。社区建设更加强调社区自身的力量。倡导社区成员能够建立共同的价值观,并为实现相同的目标而努力。通过社区组织和社区建设促进大众健康,其中最重要的原则就是赋权、社区参与、社区资本。创新扩散理论阐述了新理论、新产品或新的社会实践怎样在一个社会中扩散或从一个社会体系扩散到另一个社会体系。本章阐述了健康扩散的过程以及影响这种扩散的相关因素。旧金山的遏制艾滋病项目是创新扩散理论应用的经典案例,以舆论领袖为中心的社会支持系统成为项目成功扩散的关键。组织机构改变理论能帮助健康教育工作者深入理解如何在组织机构内促进一项基于证据的干预被采纳和制度化,并有助于解释积极的健康行为如何在组织机构内得到强化或者弱化,因而在丰富健康促进项目内容、有效利用工作网络、策略伙伴关系和组织机构联盟中发挥重要指导作用。本章论述了组织机构改变在健康促进中的作用,并为组织机构改变的成功开展分析了三种组织机构改变理论:阶段理论、组织机构发展理论和组织机构间关系理论,其中,阶段理论

和组织机构发展理论均提出在组织机构改变的不同阶段应采取不同的策略,两个理论的结合使用将在最大程度上促进组织机构改变的顺利进行;组织机构间关系理论则强调组织机构间如何共同协作以及组织机构间关系的维持。本章介绍的部分案例将有利于读者深化对于上述理论的理解。和个体水平的健康教育、健康促进理论相比,社区和组织水平的行为改变和健康教育理论更为复杂,应用、评价时也面临着更多挑战,也需要通过更多的公共卫生实践不断加以完善。

(王继伟)

10 研究和实践中的理论运用

10.1 PROCEDE-PROCEED 模型

无论从历史或流行病学角度都可以证明健康教育干预是目前人类对付主要死因的最有希望的有效手段。近几十年来,随着人类疾病谱和主要死因顺位的变化,这一手段的作用正在被逐渐加强。在健康教育干预之前,首先要明确的是与目标疾病或目标健康问题密切相关的行为,以及影响这些行为发生、发展的关键因素等情况,从而为制订有效可行的健康教育干预计划以及执行计划和评价服务。PRECEDE-PROCEED 模型就是明确这些问题的一种逻辑清晰、简明完整而且可操作性强的健康教育计划设计理论模型。

10.1.1 PROCEDE-PROCEED 模型的概况和意义

20 世纪 70 年代,以格林(L. W. Green)为首的美国学者提出了一个健康促进的计划设计模式,这一模式把健康促进计划分为两个阶段,第一阶段为

诊断阶段或健康需求评估阶段,称为 PRECEDE 阶段(PRECEDE,即 predisposing, reinforcing and enabling constructs in educational/environmental diagnosis and evaluation 每个单词的首字母),意为"在教育/环境诊断和评价中的倾向因素、促成因素和强化因素";第二阶段为执行阶段,称为 PROCEED 阶段(PROCEED,即 policy, regulatory and organizational constructions in educational and environmental development 每个单词的首个字母),指"在教育和环境发展中的政策、调控和组织构架"。两个阶段整合在一起就形成了完整的 PRECEDE-PROCEED 模型,又称格林模型。

在 PRECEDE-PROCEED 模型的两个阶段中,健康教育诊断阶段工作方向是由右向左;而在健康教育干预阶段工作方向是从左向右(图 10 - 1)。PRECEDE-PROCEED 模型的 PRECEDE 部分包含着几层逻辑递进关系:某些健康相关行为与目标疾病或健康问题间可能存在某种因果关系;若干倾向因素、促成因素和强化因素与目标行为间可能存在着某种因果关系。通过对倾向因素、促成因素、强化

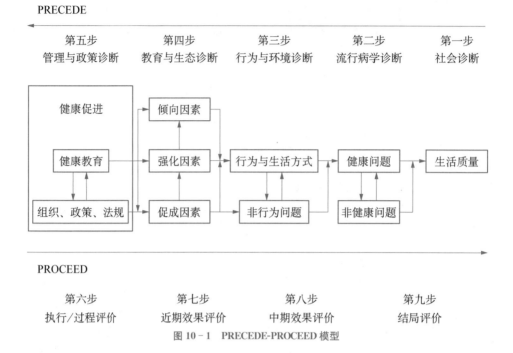

图 10-1　PRECEDE-PROCEED 模型

因素和健康相关行为的健康教育干预可有效控制或减少疾病或健康问题危害。

所以 PRECEDE-PROCEED 模型是以健康教育对象人群的生活质量和健康问题为起点开始调查研究,力求通过系统地收集相关信息和多层次、多维度、多因素分析而逐步明确以下问题。

（1）影响人们生活质量的因素

包括健康问题和非健康问题,公共卫生和医学工作者主要关心其中的健康问题。通过分析何种健康问题对生活质量影响最大/较大,可以帮助明确应该以哪个/哪些健康问题为工作目标。

（2）影响目标健康问题的因素

包括行为因素和非行为因素,从事健康教育工作的公共卫生医师主要关心其中的行为因素;通过分析哪些行为因素对目标健康问题影响最大/较大,可以帮助明确应该以哪个/哪些行为为目标行为。

（3）影响目标行为的因素

人的行为有许多影响因素,在 PRECEDE 模式中将其归为 3 类,即倾向因素、强化因素和促成因素。通过分析 3 类因素中的具体因素与目标行为的联系,可以帮助从事健康教育工作的公共卫生医师明确应该以哪些因素为干预重点,由此考虑应该采取何种干预策略。

（4）健康教育干预的主要策略

针对这 3 类因素开展健康教育干预需要分别采取不同的策略。因此基于以上调查研究结果,从事健康教育工作的公共卫生医师可为制订有效的健康教育干预计划提出基本策略。

依据这一逻辑关系基础来设计健康教育诊断计划和调查数据分析思路,就很有可能得出目标健康问题、与目标健康问题相关的行为和与此健康相关行为相关联的倾向因素、促成因素和强化因素等结果。而这些结果又为设计健康教育干预计划及实施干预的效果评价提供了基础,使 PRECEDE-PROCEED 模型的 PROCEED 阶段,即健康教育干预的执行和评价工作得以顺利进行。

PROCEDE-PROCEED 模型前后呼应,为计划设计、执行和评价提供了一个连续的步骤。这一阶段设计充分体现了 PRECEDE-PROCEED 模型:①在健康教育干预之前应该对所面对的健康问题或相关疾病进行系统的调查研究并在此基础上制订干预计划;②PRECEDE-PROCEED 模型的思路是从健康教育的目标终点着手开始健康问题分析,找出健康问题或相关疾病的原因,作为健康教育干预的依据,而解决健康问题时则是由原因干预达到健康教育目标;③PRECEDE-PROCEED 模型应用多层次、多维度的生态学观点和思辨与实证相结合的方法看待影响健康问题和健康相关行为的因素,并将健康相关行为的影响因素创造性的分为倾向因素、促成因素和强化因素3类;④PRECEDE-PROCEED模型的健康教育计划设计理论以框架结构的形式展现,使PRECEDE-PROCEED模型不仅仅是理论,也成为健康教育领域立足于实际调查研究思路建立的可以实践操作的工作框架。

这个PRECEDE-PROCEED模型框架为在健康教育工作中运用多种行为科学理论和方法提供了一个可操作的系统、完整的工作平台,使健康教育干预计划设计和干预工作更有效果和效率。

由此可见,PRECEDE-PROCEED模型的上半部分是在健康教育诊断中普遍采用的主要思路,是在面对人群的健康问题时,通过系统地调查、测量来收集各种有关事实资料,并对这些资料进行分析、归纳、推理、判断,确定或推测与此健康问题有关的行为和行为影响因素,以及健康教育资源可得情况的过程,从而为确定健康教育干预目标、策略和方法提供基本依据。其中,将影响健康相关行为的因素分为倾向因素、促成因素和强化因素是PRECEDE-PROCEED模型的重要思想。健康教育诊断工作是为设计科学的健康教育计划和实施有效的健康教育干预活动所开展的调查研究,为健康教育干预和效果评价准备必需的基线资料。

模式的第二阶段同样考虑了影响健康的多重因素并帮助健康教育计划者以这些因素为依据,确定计划重点干预目标和评价标准,同时提供了政策制定、计划执行及评价过程中的工作程序。PRECEDE-PROCEED模型既是健康教育诊断的思路,也是指导健康教育干预和效果评价的思路。具有重要的科学意义和实践指导意义。

健康教育诊断也常被称作健康教育需求评估或健康行为危险因素评估等。健康教育诊断的核心是确定影响目标健康问题的主要健康相关行为,以及确定影响目标行为发生、发展的主要因素。所以格林及其同事将健康教育工作的第一个步骤称为"诊断"。正如同临床医学一样,诊断的核心是判断所患疾病及影响该疾病发生发展的内外部原因,只有找到了真正的致病原因才能采取有效的针对性治疗措施。

10.1.2 PROCEDE-PROCEED模型要点

PRECEDE-PROCEED模型作为健康教育干预计划设计模式,首先强调了在健康教育干预之前应

该对所面对的健康问题进行系统的调查研究,即健康教育诊断或健康需求评估;得出的健康教育诊断结论同时为健康教育干预取得实际效果提供了基本的干预依据和逻辑思路,并在此基础上制订干预计划;通过多种干预措施实施改变影响目标问题健康行为的倾向因素、促成因素和强化因素,促使目标相关行为得以改善;而目标相关行为的改善又最终导致目标健康问题改善、疾病控制或危害减少,实现防治疾病、提高健康水平的目的。

PRECEDE-PROCEED模型是基于健康促进需求的综合性的计划制订体系,其中的PRECEDE是应用最多的健康促进需求评估模型,这一模型有几个基本要点,主要包括社会诊断、流行病学诊断、行为与环境诊断、教育学与组织学诊断以及管理与政策诊断5部分。

(1) 社会诊断

影响人们生活质量的因素有健康问题和非健康问题,公共卫生和医学工作者首先关心其中的健康问题。生活质量和健康问题相互影响(图10-2)。健康教育通过干预减少健康问题对生活质量的不利影响,但健康教育同时也关心社会政策等对健康的影响。

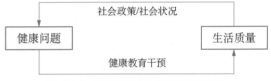

图10-2 健康问题与生活质量相互影响

社会诊断的目的和任务主要有3项:①评估目标社区或目标对象人群的生活质量并明确影响其生活质量的健康问题;②了解目标社区或目标对象人群的社会环境;③动员社区或对象人群参与健康教育项目。

生活质量包括主观和客观两方面。客观指标用以反映目标社区和对象人群生活环境的物理、经济、文化和疾病等状况;主观指标用以反映对象人群对生活质量满意程度的主观感受。与生活质量有关的客观指标包括范围很广,从地理环境到社会政策和社会服务,例如,居住条件、空气质量、饮水质量、食品供应、交通、教育、卫生服务,等等。但健康教育最关心的是影响生活质量的疾病或健康问题指标,如死因顺位、发病率顺位、患病率顺位、疾病经济负担顺位、孕产妇死亡率、期望寿命,等等。客观指标的

数据主要通过查阅当地卫生机构统计资料和文献回顾、专家咨询等方式获取,必要时要通过现场实地观察了解。生活质量的主观指标指目标社区居民或目标对象人群对生活满意程度的主观感受。主要通过问卷调查或访谈、座谈会、小组讨论等定性方法获取。

在收集主、客观资料的同时要注意收集、了解当地社区的社会历史、人文环境,可供健康教育项目利用的社区资源情况,为设计健康教育干预方案时考虑策略和措施提供基本信息。而这些信息资料也可帮助确定影响生活质量的健康问题、帮助分析健康问题和健康相关行为问题发生发展的原因。

（2）流行病学诊断

流行病学诊断的主要任务是确定哪种/哪些疾病或健康问题对社区或对象人群生活质量有最大/较大的不利影响,以及这些疾病或健康问题的分布特征及原因推断。

流行病学诊断的预期产出主要有:①其中主要疾病或健康问题在时间和空间上的分布情况及分布特点;②这些疾病或健康问题中哪个/哪些对社区或对象人群的生活质量构成最大/最突出的威胁,或为社区或对象人群最为关切;③这些疾病或健康问题累及哪些人群,其中受影响最大的一类人群有什么样的人口学特征;④影响该疾病或健康问题发生、发展的因素有哪些,其中什么因素影响最大,这些因素中有哪些是可能改变的;⑤如果要改变影响该疾病或健康问题的因素,需要什么样的条件和资源;⑥健康教育对控制该疾病或健康问题,或改变影响该疾病或健康问题的因素可能发挥什么样的作用。

通过流行病学诊断在影响社区或对象人群生活质量的若干疾病或健康问题中确定最主要的健康问题,体现了将有限的资源应用于解决哪些对社会生活质量有重要作用的健康问题的思想。

在流行病学诊断中,健康教育工作者可以用现有的政府和卫生机构统计资料(如疾病统计资料、健康调查资料、医学管理记录等)整理出二手数据资料供分析。这些资料不仅要提供人群的发病率和病死率,而且能够说明亚人群,特别是高危人群的情况。亚人群的特征主要用年龄、性别、种族、职业、教育、收入、家庭结构、地理位置等人口学因素来描述。

同时,开展当地流行病学调查收集原始数据资料也是必要的。来自流行病学诊断的数据资料的收集和分析,应该为确定可测量的健康教育干预计划目标提供可靠、有效的指标。此外,对熟悉目标社区或对象人群的医学专家进行咨询获得的资料对流行病学诊断也很有价值。

利用目标社区和对象人群疾病或健康问题的资料,健康教育工作者应该着手找出需要优先解决的健康问题,并确定健康教育干预计划的目的和目标。健康教育干预决定的做出还要以社区居民的需求为导向,有些疾病或健康问题虽然不是最重要的死亡或致残原因,但社区居民高度关切,即应该给予特别重视。

（3）行为与环境诊断

行为与环境诊断是在流行病学诊断的基础上进行的。行为危险因素是导致目标健康问题发生和恶化的行为与生活方式。环境因素是社会与物质因素,常常超出了个人的控制,但可以采取健康促进措施使之改善以支持健康行为或影响健康结果。如在寄宿制学校有了足够多的方便实用的水龙头才能支持小学生"饭前便后洗手"的健康行为养成活动。因此,合理的健康教育干预措施也需要相应的支持环境。

行为诊断的重要任务是:①区分引起健康问题的行为与非行为因素;②区别重要行为与相对不重要行为(标准是与健康问题联系密切程度及该行为发生频度);③区别高可变性行为与低可变性行为,即评估行为的预期干预效果。理想的目标健康相关行为是高可变的重要行为。

（4）教育与生态诊断

教育与生态诊断的目的和任务是在明确了影响目标疾病或健康问题的主要行为问题的基础上,对导致该行为或行为群发生、发展的因素进行调查和分析,从而为制定健康教育干预策略提供基本依据。

能够影响行为发生、发展的因素很多。这些因素可能来自行为者自身,如遗传因素和心理因素;也可能来自行为者日常生活所接触的人文和物理环境;还可能来自社区或社会的大环境,以及大众媒介、法律法规、卫生服务等环境因素。在 PRECEDE-PROCEED 模型中,这些因素被高度抽象并概括为倾向因素（predisposing factors）、强化因素（reinforcing factors）和促成因素（enabling factors）3 类。

PRECEDE-PROCEED 模型认为任何一项健康相关行为都会受到这 3 类因素的影响。针对不同的目标健康相关行为,每类因素的具体内容不同,产生的影响不同,需要应用的干预策略和方法也不同。

任何企图改变健康相关行为的健康教育计划都必须考虑不止一种影响因素。把影响健康相关行为的因素分为3类也便于分析和制订健康教育干预计划。如计划仅考虑健康信息传播措施而未同时考虑促成因素和强化因素,那么健康干预活动很可能对目标行为毫无影响。

1) 倾向因素:倾向因素是目标行为发生、发展的主要内在基础,包括个人的知识、态度、信念、自我效能认识,以及行为动机和意向。可把倾向因素看作"个人"的偏爱,在健康教育过程中可能出现在一个人或一组人身上。这种偏爱不是趋向于有利健康的行为就是趋向于不利健康的行为。

2) 促成因素:指使行为动机和意愿得以实现的因素,即实现或形成某行为所必需的技能、资源和社会条件。正如提倡人们喝安全、卫生饮用水,就得提供水源及保持饮水清洁的技能。这些资源也包括医疗卫生服务、有关信息和促使健康相关行为变化所需的新技术、行政部门的支持、立法等,还包括一些影响行为实现的物理条件,如交通运输等。

因此,对促成因素的确认包含环境因素评估。在多数情况下,对促成因素的诊断可以与社会诊断分享调查资料。

3) 强化因素:强化因素是那些在行为发生之后提供持续的回报或为行为的维持和重复提供的激励。包括父母、同伴、保健人员和领导的赞扬劝告等社会支持、影响,也包括自己对行为后果的感受,如社会效益(如得到尊重)、生理效益(如通过体育锻炼后感到舒展有力、经治疗后痛苦缓解)、经济效益(如得到经济奖励或节省开支)、心理收益(如感到充实愉快)等。

因为在这一诊断中涉及如此多的行为环境因素,所以被称作教育与生态诊断。以控烟项目健康教育诊断为例,3类因素需要分别考虑的内容如下:①倾向因素,包括吸烟危害健康的知识;对戒烟的态度;对戒烟有益健康和戒烟能够成功的信念等。②强化因素,包括家人及朋友对戒烟的认识和态度;家人及朋友是否支持戒烟;邻里中是否有人因戒烟而使呼吸循环系统疾病症状得到改善等。③促成因素,包括烟草价格和销售政策;公共场所禁止吸烟的规定及执行情况;大众媒体对戒烟工作的参与程度等。

教育与生态诊断主要采用直接在目标人群中开展定量和定性调查,辅以查阅资料、专家咨询、现场观察等方法获取资料。在人群中开展健康教育调查,应根据流行病学知识进行科学、周密的现场调查设计,也要综合应用社会学等学科的理论和调查方法用以指导教育与生态诊断,为下一阶段确定健康教育干预策略和措施提供尽可能丰富和适当的依据。此外,也必须对调查数据资料进行深入细致的统计分析。

教育与生态诊断是健康教育诊断的关键。在诊断中应强调融合不同的行为理论,以利于获得丰富的现场资料,选择适当的干预策略。如果在进行健康教育诊断时没有根据理论指导来设计调查内容或根本没有进行调查,也就难以发现问题所在并提出有针对性的策略建议和具体措施建议。通常,个体层面上的理论对于分析倾向因素最合适,人际层面上的理论对于分析强化因素最合适,人群和社区层面上的理论对分析促成因素最合适(表10-1)。

表 10-1 PRECEDE-PROCEED 模型作为应用行为理论的框架

不同水平的行为理论和原则	PRECEDE-PROCEED 模型的不同阶段				
	阶段1 社会诊断	阶段2 流行病学诊断	阶段3 行为与环境诊断	阶段4 教育与生态诊断	阶段5 管理与政策诊断
社会水平					
参与及适宜性	√	√	√	√	√
社区组织	√				
组织改变					√
创新扩散					√
人际水平					
社会认知理论			√	√	
成人学习				√	
人际交流				√	
个体水平					
健康信念模式				√	
阶段变化理论		√		√	
理性行为理论			√		
计划性行为理论		√		√	
信息处理				√	

(5) 管理与政策诊断

管理和政策诊断主要通过评估项目需要的和目前可及的经济资源、人员支持等,分析促进或阻碍健康促进项目实施的政策、制度以及资源等条件,为健康促进项目的有效实施奠定基础。PRECEDE 可以运用于健康促进需求评估的任何阶段,即可以根据不同阶段的目标,选择相应的模块作为指导,因此,PRECEDE-PROCEED 模型的实践过程中,既有完全应用也有部分应用。

管理诊断是对制订和执行计划的组织及管理能力的评估和发展,是对执行计划所需资源、当地现有资源的估测,以及计划实施中困难的评估。主要评估项目所需的资源、在你的组织或社区中现有的资源以及执行过程中存在的障碍。并可通过与其他地方部门或更大的组织包括省和国家级机构进行合作或与当地其他组织建立联盟和政治同盟以解决上述问题。政策诊断探求什么政治法规和组织的支持可以促进项目发展,促使社会活动支持教育与环境行动以及改变存在的困难以有利于项目。政策诊断主要是审视目标社区现有政策状况。如:有无与项目计划目标相一致的支持性政策、该政策是否完善等。这样 PRECEDE-PROCEED 模型就从 PRECEDE 设计阶段进入 PROCEED 执行阶段。评价成为计划与执行过程的一部分。

（6）评价阶段

第 6~8 阶段称评价阶段。评价并非模式的最后一个阶段,而是应连续地贯穿于整个模式始终。事实上 PRECEDE 模式一开始就着重于评价问题,并贯彻整个模式的始终。如,社会诊断明确地强调了规划目标的重要性,目标的可行性与可接受性。规划目标是在计划制订前确定的,而不是在评价时才确定。

PRECEDE 保证项目能适合于个人或群体的需要和情况。PROCEED 保证项目是有效的、可以达到的、可以接受的以及可以查考的。在健康教育干预项目中,计划与政策能为项目提供明确的目的、资源和保护。PROCEED 用以评估项目所必需的资源以保证项目是有效的,评估必需的组织改变以保证项目是可以达到的,评估必要的政策和法规的改变以保证项目是可以接受的。最后通过评价以保证使决策者、管理者、受益者及有关领导查考项目是否能达到预期目标。

10.1.3 PROCEDE-PROCEED 模型应用实践

在学校中已广泛运用 PRECEDE 模式开展了各种调查,包括从心血管疾病及其相关危险因素到传染病控制、一般的健康促进、营养政策等。有关社会、行为和教育的理论知识对于快速确定影响技能和行为的倾向、促成和强化因素是至关重要的。

它的实际效益在于从这些理论中能促使计划者精确地选定他们的问题,也包括调查在内,这样可以节约宝贵时间和减少问卷的负担。下面举例说明。

运用 PRECEDE 模型程序原则的第一步是社会诊断。

（1）社会诊断

学校健康促进需求的社会诊断也能得出教育与健康之间双向因果关系的有力证据。正如关于学校和社区在改善青少年健康的作用中提到"为什么当今一大部分青年人不能或不愿意学习,健康行为是重要原因。流行病学研究表明,青少年时期接受学校教育的这些年中,对其后的任何年龄阶段,甚至终身的健康状况都有决定性影响。

（2）流行病学诊断

在学校中,计划者可以运用两种方法相结合进行流行病学诊断。第一种方法要求分析当地的健康资料以确定所在学校儿童的主要健康问题。资料来源包括学校的健康记录、当地卫生部门的资料、社会服务机构、公安部门、公路交通安全部门、当地医师关于儿童健康的报告,以及对当地的专题调查。通过这些程序收集的信息有助于计划设计者:①增加了发现比通常情况下预期更多的健康问题的机会;②比较特定学校人群的不同健康状况的患病率;③学校人群的发病率和患病率与本地区、临近地区、州或国家作比较;④学生中危险因素的流行率与社区成年人主要健康问题做比较。

由于人口特征环境情况和社会规范所有的结合在一起形成了特定社区的健康状况,因此,计划设计者应用当地的资料是比较理想的。然而,当地关于青少年健康资料通常是比较缺乏的;或即使有资料,有时也难得到或是不甚可靠,在这种情况下,可采用第二种方法:估计地区、州或国家学龄儿童的主要健康问题。尽管这种方法有明显的不足,可能查不出某特定学校或社区的问题,但仍有很大的参考价值。

因为没有一种方法可以充分地阐述儿童健康问题的频度,有些问题只有家长或亲属知道,因为他们不会(或不愿)在家庭之外暴露或没有寻求医疗帮助。有些问题只有老师能观察到,因为他们比家长有特有的条件。有些健康情况只有通过专业人员的特殊调查或医师的诊断才能发现。

问题重要的是程度,例如,某社区少年因饮酒有关的车祸死亡率高于全国平均水平 35%;但车祸仍是全国 15~24 岁青年人主要的伤害和死亡原因。

因而学校不必等待"高于"情况出现后采取措施,同样的情况也适用于其他问题,包括少女怀孕、性病、滥用药物、吸烟、肥胖及体育锻炼少等。鉴于这些问题在任何国家都是重要的,作为促进全球性的目标是有价值的。

"放眼世界、立足本地"作为环境运动的口号。"和平始于家庭"作为预防儿童吸毒的口号。这样的观点创造了一种精神境界。即学校与社区个人的努力就是全国性预防威胁所有学龄青少年健康问题斗争的一部分。许多学校的卫生专业人员极力主张把全国性的健康问题作为学校健康教育需求的指标。表 10‐2 表明美国学龄青年主要的健康问题的顺序。

表 10‐2　美国学龄青年的问题

次序	健康问题
1	15～24 岁年龄组是美国近几十年来死亡率唯一增加的年龄组
2	1985 年,美国青少年中有近 40 万例淋病和梅毒,是 1965 年的 2 倍以上。所有性病相加为 250 万例,患病率为 12%,为 1965 年的 3 倍
3	每年 100 余万少女怀孕,概率为每 10 名少女中近 1 人,至少是其他工业化国家的 2 倍;未婚少女(15～19 岁)生育数从 1965 年的每天 686 名增加到 1985 年的 1 293 名,约为 1965 年的 2 倍
4	青少年自杀率较 1959 年增加 3 倍,成为青少年的第二位死因;约 10% 的少男和 20% 的少女都曾有过自杀企图
5	50% 以上高中男生每月至少饮酒 1 次,酒后开车成为车祸的第一原因;每天因饮酒有关的死亡少年超过 21 名
6	他杀率是 1～14 岁的第四位死因,15～24 岁的第二位死因;男性杀人概率高 5 倍
7	在 5～12 年级学生中,仅有 50% 符合每周最低锻炼的要求;男孩和女孩的体表脂肪厚度(根据皮肤皱褶测量)均比 25 年前厚

表 10‐2 不仅包括了健康问题如车祸、自杀、性病,也包括行为如饮酒、性活动和体育锻炼情况。这些健康问题与健康相关行为的混合就是学校健康教育内容的所在。对于 55 岁男性高血压患者来说,不服用高血压药物与卒中的发生时间非常贴近,而青少年的吸烟与肺癌的发生则不然,尽管如此,学校健康计划者仍应充分考虑将吸烟作为主要的健康问题。虽然吸烟、酗酒、滥用药物摄入高脂饮食及久坐等对健康的损害不是即时的,但对学习和在校表现

的效应即可体现出来。

尽管如此,把行为问题与健康问题联系起来的传统方法仍然是十分有用的,因为并非学龄儿童所有的行为问题与健康的结局之间都是那么遥远,饮酒或吸毒与车祸死亡之间的时间距离非常之短。学校与社区努力拓展在毕业庆典不饮酒以降低与饮酒有关的车祸的计划取得巨大成功就是一个例证。

PRECEDE 模式从来就无意成为僵化的、固步自封的程序,而是被设计成一种组织框架以促使计划者对复杂的个体和群体行为做出分类,以便于为制订或选择有效的健康促进策略提供借鉴。将学龄青年的健康问题与行为问题结合起来促使计划者和 PRECEDER 用以检验其灵活性。研究表明,学校并非处于真空之中而是大社区中的一部分,其计划和活动总是反映社区的价值兴趣和期望。因此,如若包容社区和学校两方面的信息,社会和流行病学诊断就显得充实了。尽管扩大了诊断范围,花费了更多的时间和精力,但仍然是值得的。

学校卫生政策的调查资料是很有价值的,其价值在于澄清健康问题及政策,目的在于解决问题,同时也唤起人们对学校优先问题的关注并使之合法化。决策者重视重要的问题,即健康教育计划者运用社会和流行病学诊断相结合以明健康问题的重要性。

（3）行为、环境和教育的诊断

学校健康教育不同于患者健康教育,他们所面临的问题是将健康教育活动与将来的行为联系起来,这个问题由于随时间的转移而受到许多潜在的干预变量的干扰而混淆。在教育计划中,要正确地决定哪些倾向、促成和强化因素需要得到重视,计划者需要从研究的学生中正确、可靠地调查所需的资料。PRECEDE 模式在处理这一问题时是有效的,即在教育结构(倾向、促成和强化因素)与行为结构之间增加"技能"作为干预结构(图 10‐3）。

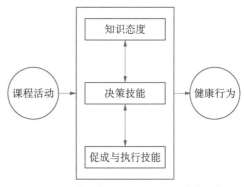

图 10‐3　健康教育课程对倾向、促成的影响

综合性学校健康教育计划如果不把重点放在特定的行为上,就不能期望在短期内这些行为会发生明显的变化。应把重点放在评估学生的兴趣、理解、技能和态度。评估主要的行为是否升高、降低或维持不变。

例如,"了解你自己身体"计划已经评价了扩大应用 PRECEDE 的变化(图 10 - 4)。该项目在哥伦比亚特区 4～6 年级学生中进行为期 5 年的研究,以学生心血管疾病的危险因素作为干预,根据目标行为吸烟、饮酒、控制体重和锻炼相关的技能确定倾向、促成和强化因素。该计划根据教育诊断的要求,顾问代表、多部门人士和家长均参与。

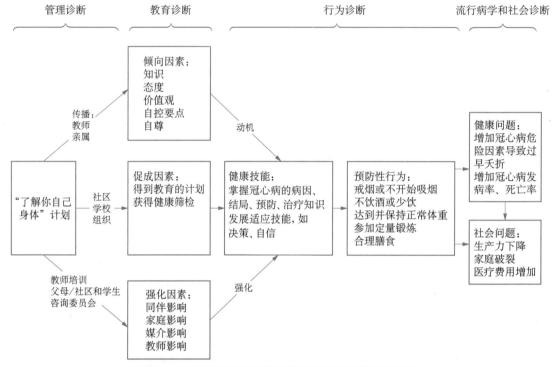

图 10 - 4 应用 PRECEDE 模式于"了解你自己身体"研究项目

学校卫生研究者的工作已经证实了积极的结果,他们的结论一致认为发展有关认知技能、抵御同伴的压力及社会工作技能,或一些方法相结合以促进或阻止某种改变。通过法规和政策的作用进一步增强教育效果以改变环境。

根据我国卫生部 1985 年的调查,30～50 岁男性吸烟率近 75%。浙江省健康教育所张德秀及其同事们应用 PRECEDEI 模式作为学校健康教育的基础,开展了一项有效地预防和戒烟的杭州计划,该计划包括 23 所小学,由 10 395 名 9～12 岁学生组成。授课的目标有:①提供学生有关知识、态度和技能以抵御可能激发他们开始吸烟的压力。②建立学生动员家长(特别是父亲)戒烟。学生成为向家长宣传有关吸烟的知识和态度的主要媒介(倾向因素),同时也鼓励学生向父母表达对他们健康的关切(强化因素)。

杭州计划的早期结果令人鼓舞,共发放 10 367 份戒烟表,回收 9 953 份,其中 6 843 份(69%)为吸烟者,表 10 - 3 显示从 1 天至 7 个月自报戒烟率,超过了对学生直接教育的效益,自报戒烟率为 11.7%。根据我国有关研究,戒烟率通常<5%,因此该结果是令人满意的。

表 10 - 3 家长自报戒烟率

戒烟日数	戒烟人数	戒烟率(%)
1～10	6 191	90
11～20	4 411	64.5
21～30	3 339	48.8
31～60	2 017	30.3
61～180	900	11.71
210	800	11.7

学校场所中的行为、环境和教育诊断程序与前述相同。学校卫生研究已证实长期以来的假定,即合格的教师对学生的健康知识、态度和实践有很大的影响。但教师是否要对学生行为发生明显的改变负责? 由于学校是为社区服务,那么就有理由认为学校活动和教师应对社区成员,尤其是学生家长负有主要责任。父母应有理由指望他们的孩子在完成某一年级学业后,获得必要的知识和技能以顺利地进入下一年级。如果认为五年级学生能够以一定的速度阅读和一定程度上理解问题,那么就应制订测验以便确定这些能力。在健康教育中,这样的测验既能提供短期效果评价又能证实促成未来有益于健康行为的进展。

1) 行为诊断:通常采用现场调查、复习文献资料、专家咨询等综合方式进行。行为诊断可以通过5个步骤来完成。

假设某地的卫生部门已经完成了一项生活质量评价和流行病学诊断,确定心血管病为目标健康问题。流行病学诊断表明,健康教育干预应针对无症状的青少年进行初级预防。

A. 区别引起健康问题的行为和非行为原因:首先将有关心血管病的危险因素排列如下。①吸烟;②过量饮酒;③糖尿病;④性别;⑤久坐习惯;⑥紧张感;⑦肥胖;⑧高血清胆固醇;⑨高血压;⑩高脂饮食;⑪年龄;⑫家族史。在这些因素中,吸烟、过量饮酒和高脂饮食是行为因素;而性别、年龄、家族心脏病史和糖尿病,是非行为因素。虽然高血清胆固醇、肥胖、高血压不是行为因素,但它们本身就与行为因素(如不活动、少锻炼)密切相关。通过分析可看出,哪些因素仅仅表面上是非行为因素。

B. 拟出行为目录:①确定与目标健康问题有关的行为,并据以采取措施。②按顺序确定处理问题的步骤。人们依从推荐的预防或治疗方法所必须经过的步骤,每个步骤都是一种行为。

表10-4即此目录。许多行为看来既是预防行为,也是治疗行为。这并不少见,而且也是很有价值的。如果一个单独行为问题(吸烟)在目录的预防和治疗栏目中都出现,那么这种行为的改变(戒烟)无论是在一级预防还是二级预防水平都可提高获得积极健康效益的可能性。

这份行为目录,尽管是由几种不同的行为组成,但还是很粗糙且缺乏特异性。表10-4列出的有些行为实际上包括数个特定行为。例如,"保持或达到理想体重"这个行为,是其他诸如购买低热量食物、

表 10-4 行为目录

预防行为	治疗行为
保持或达到理想体重	决定是内科治疗、外科手术或其他
戒烟或不开始吸烟	遵从医师的治疗方案
戒酒或不开始饮酒	保持或达到理想体重
继续或开始有规律运动锻炼	戒烟
避免过分持久的紧张和(或)做放松运动	戒酒
参加高血压筛检计划	继续或开始有规则运动锻炼
	避免过分持久紧张和(或)做放松运动

低脂饮食、少吃少喝、低蛋白、减少点心和以新鲜水果取代含糖高的甜食这一系列行为的结果。

所以,有时需要将某种行为分解成人们为达到行为目标而实际应该采取的步骤。更具体地分析行为的途径,是把行为自始至终的起因或转变的过程用流程图表示。例如,服从医嘱治疗方案需要几个行为步骤:求诊、得到处方和保证处方上的药物能降低血压。在此过程中,许多行为常常脱节。例如,高血压患者未能去预约门诊,因而处方无法修改更新。

C. 依据重要性将行为分级:有了一份行为目录,接下来就是确定哪些行为是最重要的,从而将行为目录缩减到方便处理的范围。下边几条指导原则有助完成此项工作。

最重要的行为应是:①调查资料清楚地表明,行为与健康问题密切相关;②经常发生的行为。

最不重要的行为应是:①行为与健康问题的联系不是很密切或仅仅间接地与健康问题有关或与预期结果有关;②行为很少出现。

如果有强有力的理论依据证明某行为与健康问题存在因果关系,那么也认为这种行为是重要的。在没有足够现场资料的情况下,或可通过系统的文献复习获得有关证据。理由越充足,选择为健康教育干预的目标行为的可能性就越大。

本例中的行为重要性分级见表10-5。

D. 依据可变性将行为分级:也许对某一健康问题来说某一行为是极重要的,但这种行为不可能通过健康教育来改变。例如,许多作者强调过分紧张与心血管病有关,但是在紧张感得到改变之前,工作场所和家庭的条件必须先发生改变,在这一点上,健康教育干预的可行性不大。

关于可变性的判断,必须仔细考虑时间因素,即需要多久才能出现变化。行为越是根深蒂固和普遍,时间因素就越重要。

表 10-5　与心血管疾病预防相关的行为的重要性分级

重要性分级	行为分级基础
重要的	
吸烟	极强相关;高发病率
高脂饮食	强相关;高发病率
暴食	中度相关;高发病率
缺乏锻炼	中度相关;高发病率
无放松运动	中度相关;高发病率
不重要的	
不检查血压	
不坚持治疗	与初级预防计划的预期结果无关
不遵从医嘱	

可变性高的行为是:①正处发展时期或刚刚形成;②仅仅表面上与文化传统或生活方式有关;③在其他计划中得到了成功改变。

可变性低的行为是:①形成已久;②深深地根植于文化传统或生活方式中;③在以前的尝试中未得到成功的改变。

在事物发生和发展得越早期进行干预,改变的可能性就越大。

通过检查行为的可变性得出了一个初步的决定:应该对哪些行为进行干预(表 10-6、10-7)。

表 10-6　根据行为归因法判定各种行为的相对可变性

健康行为	相关性	社会赞成	优越性	复杂性	价值观经验和需要的可比性	可分性或可试性	显著性
戒烟	+	+	+	-	-	+	+
控制体重	+	+	+	-	-	+	+
控制血压	+	0	+	-	+	+	+
服药	+	0	+	-	+	+	+
保持低盐饮食	+	+	+	-	-	+	+
保持低胆固醇饮食	+	0	+	-	-	+	+
运动锻炼	+	+	+	+	+	+	+
预防性体检	+	0	+	+	+	+	+

注:+,积极的(正向作用);0,中性或两可;-,消极的(负向作用)

表 10-7　与心血管病有关的行为的可变性顺序

可变性	行为顺序依据
吸烟	因为年轻人作为我们的目标人群,所以我们有理由假设许多相关行为正处发展阶段,提示可能成为高可变性
高脂饮食	
暴食	
缺乏锻炼	
无放松锻炼	行为根植于生活方式的程度不同,改变它们的尝试不一定取得同样成功

E. 选择目标行为:在将行为以重要性和可变性分级后,设计者就可着手选择作为教育干预重点的行为。为了便于选择,推荐一个简单的四格表(图 10-5),我们可以将重要性和可变性分级的结果排列于其中。

	重要	不重要
可变	(1)计划重点考虑的行为,除非出于特殊需要	(3)计划很少考虑的行为
不可变	(2)可在一定条件下作为计划的重点行为	(4)计划不予考虑的行为

图 10-5　重要性和可变性的分级结果

健康教育目标行为的选择取决于计划的目的。目标行为极可能选自第一、二方格。第三格中的行为,除非出于政治的需要,不大可能列为重点。即使有这样的需要也只能作为暂时的重点。有时第一格中可能没有任何行为。如果确实没有而健康问题又很紧迫,就需要做广泛的教育和行为研究和评价。通常各种机构和基金会都是这样决定他们自攻的研究重点。

图 10-6 中的第二格中有 5 个导致心血管病的

	重要	不重要
可变	(1) 没有	(3) 没有
不可变	(2) 行为: 吸烟 高脂饮食 暴食 缺乏运动 无放松锻炼	(4) 没有

图 10-6　预防心血管病的重要性及可变性的分级

重要行为。然而,这些行为中没有一个可以通过健康教育干预发生明显的变化。在选择作为计划重点行为的设计时,有一名工作人员提出反对选择几种行为,否则有限的资源就会分散。经过讨论,决定选择出一种行为。

工作小组认为最值得做的事情之一是劝阻吸烟,因为即使降低冠心病的病死率相对小,但能救活大量的人。因为不开始吸烟要比戒烟容易得多。预防努力应该主要针对低年龄组,尤其因为这样的工作不需几年就会出现有益的结果。鉴于已有一些证据表明控制吸烟计划的成功,工作小组决定将范围进一步缩小,重点针对一种行为:吸烟。

阐明行为改变目标:一旦确定了目标行为,健康教育工作人员就着手进行最后一步,阐明行为改变目标。

如果行为目标模糊不清,那么健康教育努力就失去针对性而无的放矢。当行为的改变是理想的、可能的和合适的,我们就应该将全部注意力放在正确地阐明行为目标上。每一行为改变目标都应当回答这些问题:①何人(who)——期望其行为发生变化的人;②何种行为(what)——要求改变的是什么行为;③多少程度(how much)——要达到改变的程度;④何时(when)——预期改变所需的时间。

例如,健康教育工作小组决定在 A 县实施健康教育干预项目,因为此县于人口统计学上在全地区具有代表性。确定行为改变目标前,明确:①"何人",包括 A 县中所有 15~25 岁的居民;②"降低什么",降低吸烟率;③"降低多少",根据全国目前吸烟率稳步下降的趋势将改变程度定为 20%;④"何时",即进行随访评价的时间,从计划开始执行后两年。简言之,行为目标为:A 县 15~25 岁的青年人在计划实施的两年内吸烟率下降 20%。

2) 对环境因素的要求同样如此。应在确定目标环境因素后明确:①"何种因素";②"发生什么变化";③"变化多少";④"在什么时间内发生变化"。

以针对农村弱势人群的健康教育诊断为例,生活质量和社会环境的评估内容如下。

A. 相关健康问题:发病率顺位、患病率顺位、死因顺位、病死率、疾病经济负担、直接或间接原因及其相关因素等。

B. 卫生服务相关问题:卫生服务可及性和可得性、卫生服务利用情况、卫生服务质量和水平等。

C. 当地相关卫生政策:卫生投入力度、卫生资源配置及分布是否合理、相关医疗保障政策等。

D. 社区资源现状:卫生服务机构分布、卫生服务机构人员及构成、设备条件等。

E. 社会经济发展水平:总人口数、全年人均生产总值、人均年收入、弱势人群数量、教育水平、道路交通情况等。

案例 运用格林模型在贫困农村地区进行防制感染性腹泻的健康教育诊断

1. 工作目的与对象

为防制感染性腹泻的健康教育干预计划提供依据。

在南方某地抽取两个有代表性的行政村为样本,对所有有 5 岁以下小孩的农户进行调查。以小孩看护人为调查对象,共计调查 123 户。

根据国内外经验,以 5 岁以下儿童腹泻发生率指标代表全人群腹泻发生水平。

2. 调查内容

1) 5 岁以下儿童急性感染性腹泻发病情况。采用秋季连续 3 个月,每月回顾调查 2 周获得原始资料。急性感染性腹泻定义为每天拉肚子超过 3 次,且有血性便、脓血便、发热之一者。

2) 有关行为因素:共包括 18 项指标,采用实地观察和调查员询问方式相结合获得原始资料。

3) 倾向因素:包括 10 项指标,采用调查员按调查表询问,对象回答的方式获得原始资料。

4) 强化因素和促成因素:包括 7 项指标,采用调查员询问并辅以实地观察的方式获得原始资料。

3. 结果

3.1 影响 5 岁以下儿童感染性腹泻的看护人行为因素

以 5 岁以下小孩在观察期内发生感染性腹泻与否为因变量,以其看护人的可疑行为因素为自变量进行非条件多元 Logistic 回归分析。以 $P<0.05$ 作为筛选变量的标准,从 18 个行为变量中筛选出了 4 个变量,建立 Logistic 回归模型,结果显示,与 5 岁以下小孩感染性腹泻发生有关的看护人健康相关行为见表 10-8。

表 10-8　影响 5 岁以下儿童感染性腹泻的看护人行为因素

变量	系数	标准差	P	OR 值及 95% 可信区间
是否使用防蝇罩	−1.408 5	0.561 9	0.014	4.09 (1.34～12.49)
吃饭前用抹布擦碗	−0.807 3	0.329 5	0.016	2.24 (1.16～4.31)
吃饭前给小孩洗手	−0.198 4	0.074 3	0.009	1.22 (1.05～1.41)
取水点与最近污染点距离	−0.223 8	0.104 1	0.034	1.25 (1.02～1.54)

上述回归模型将居住条件、小孩年龄等设置为控制变量,表 10-8 中 OR 值为该项行为变量在控制居住条件、小孩年龄和进入模型的其他行为变量后单独与腹泻发生的联系程度,即调整 OR 值。

3.2　回归分析一

分别以上述与腹泻发生有关的行为因素为因变量,以 10 项认知指标和 7 项背景状况指标为自变量进行回归分析。根据资料类型分别进行非条件 Logistic 回归分析和逐步回归分析。

3.2.1　以是否使用防蝇罩为因变量

影响防蝇罩使用的认知因素和背景因素见表 10-9。结果表明,相关认知水平越高,越可能使用防蝇罩。

表 10-9　影响防蝇罩使用的认知因素和背景因素

变量	系数	标准差	P	OR 值及 95% 可信区间
对痢疾、伤寒的传播途径的认知	0.360	0.183	0.05	1.4 (1.0～4.80)
对不在厕所内大小便的危害的认知	0.496	0.175	0.01	1.6 (1.16～2.32)
常数	−1.759	0.356		

3.2.2　以吃饭前是否用抹布擦碗为因变量

影响吃饭前是否用抹布擦碗的认知因素和背景因素见表 10-10。结果表明,对疾病传播途径的认知水平越低,越可能吃饭前用抹布擦碗。

表 10-10　影响吃饭前是否用抹布擦碗的认知因素和背景因素

变量	系数	标准差	P	OR 值及 95% 可信区间
对痢疾、伤寒的传播途径的认知	1.194	0.504	0.02	3.3 (1.22～8.94)
常数	0.105	0.205		

3.2.3　以吃饭前是否给小孩洗手为因变量

影响吃饭前是否给小孩洗手的认知因素和背景因素见表 10-11。结果表明,对疾病危害和传播途径的认知水平越高,行为越好。

表 10-11　影响吃饭前给小孩洗手的认知因素和背景因素

变量	系数	标准差	P	OR 值及 95% 可信区间
对肠道感染性疾病危害的认知	0.537	0.260	0.04	1.71 (1.02～2.86)
对痢疾、伤寒的传播途径的认知	1.019	0.515	0.05	2.77 (1.00～7.67)
常数	−0.770	0.231		

3.2.4　以是否让小孩喝生水为因变量

是否让小孩喝生水与认知得分分析的结果见表 10-12,可知与水有关的认知得分越高,越少让小孩喝生水。

表 10-12　是否让小孩喝生水与认知得分分析

变量	系数	标准差	P	OR 值及 95% 可信区间
对喝生水的认知	0.527	0.226	0.02	1.69 (1.08～2.64)
对喝开水的认知	0.979	0.177	0.00	2.66 (1.88～3.77)
对与水有关的健康相关行为的认知	0.325	0.127	0.01	1.38 (1.08～1.78)
常数	−1.672	0.272		

3.2.5 以饮水源到最近污染点的距离值为因变量

影响选择取水点的认知因素和背景因素见表10-13。该地居民饮用沟渠水和大口井井水。水源到最近污染点的距离反映了调查对象对取水点的选择和保护情况。与水有关的认知得分越高，水源离最近的污染源的距离越大。

表10-13 影响选择取水点的认知因素和背景因素（逐步回归）

变量	偏回归系数	标准差	P
对那些情况可污染水源的认知	0.704 5	0.337 9	0.04
对与水有关的健康行为的认知	0.806 0	0.193 4	0.00
常数	2.767 2	0.334 5	

3.3 回归分析二

以感染性腹泻发生与否为因变量，以有益健康的行为的拥有情况为自变量进行Logistic回归分析。即根据调查对象在"吃饭前不用抹布擦碗""厨房使用防蝇罩""吃饭前给小孩洗手""不让小孩喝生水中"和"水源离最近的污染源距离"几项行为中拥有多少项为自变量进行Logistic回归分析，结果见表10-14。表10-14中所列出的OR值为拥有1种以上有益健康行为者和没有上述有益健康行为者相比，其小孩发生腹泻的比数比。

表10-14 小孩感染性腹泻的发生与看护人健康行为拥有情况的关系

变量	系数	标准差	P	OR值及95%可信区间
不拥有这些有益行为	—	—	—	1
拥有1种有益行为	−0.639	0.685 1	0.353	0.53 (0.14~2.04)
同时拥有2种有益行为	−1.925 3	0.734 0	0.010	0.15 (0.03~0.63)
同时拥有3种及以上有益行为	−3.098 6	0.843 9	0.000	0.05 (0.01~0.24)

单独拥有任何一种健康行为并不能达到减少腹泻的目的（$P>0.05$），而同时拥有2种以上的卫生行为则可大大降低发生腹泻的危险；并随同时具有的卫生行为数的增加，发生腹泻的危险性降低，这反映在OR值上。这个近似于量效关系的结果可为制订健康教育干预策略提供参考，即健康教育干预如果只针对单一的行为，则对控制腹泻的效果可能不大，而通过针对多种关键健康相关行为进行综合性干预，则可能取得较好效果。

4. 结论

在这一诊断过程中产生的模型构成了该项健康教育工作的目标体系。

进入模型的关键行为构成了健康教育干预的"二级目标"，即目标行为；进入模型的关键认知因素和背景因素构成了健康教育干预的"三级目标"，即目标认知问题和行为环境问题。

以上结果从18项可能与腹泻相关的行为中筛选出4项行为，作为干预的目标行为。影响这些行为的因素主要是认知因素。因此，干预策略将集中在提高对象人群的相关认知和对水源水的保护。

以上研究结论为当地一项重要卫生项目的干预策略和工作计划的制订提供了有力证据，显著增加了健康教育干预的有效性和可行性，并且因此节约了数以百万计的项目经费。

10.2 健康行为的生态学模型

10.2.1 生态学模型的历史和发展

世界的生态系统大都受人类活动的影响，社会经济生产系统与自然生态系统相互交织，实际形成了庞大的生态复合系统。行为生态学理论把行为学、生态学联系在一起，了解生物行为与其生存环境（生物和非生物环境）之间的相互关系。不仅与生理学、遗传学、进化论密切相关，还涉及心理学、社会学等学科的内容。

生态学（ecology）是研究生物体及其周围环境相互关系的科学。在长期进化过程中，生物的生存、繁殖等活动逐渐形成了对周围环境的空间、物质与能量的需要，而且各种生物所需要的物质、能量以及所适应的理化条件是不同的。生态学概念的本质是人类健康会受人群中个人特点、生活和工作环境特点、个人和环境间相互作用等因素的影响。生态学模型可以被认为是个人、社会和环境特征的模型。

行为生态学(behavior ecology)主要研究动物行为对环境的适应和环境变化对动物行为的影响。行为生态学的研究将使人更深刻地理解行为的本质，包括行为的发生、发展及其与生态条件的关系等，以更好地探究行为的本质和发生、发展机制。

人类行为生态学则是研究人类生态环境对行为决策和行为发生、发展的影响，以及这些行为反过来对人类生态环境产生的影响等。人们由于所处的社会环境不同，所做出的行为反应和所采取的生存方式也不相同，由此就逐渐形成了不同的行为方式和行为习惯，而这些行为反过来又影响其所处的社会环境，包括物理环境和社会文化环境的形成与构建，由此形成各具特色的社会物理环境与社会文化环境。

1977年，美国学者 Bronfenbrenner 为了说明个体内部、个体之间和个体之外的多层次的因素对人类行为的影响，提出了行为生态学理论构架，将影响人类行为的环境因素分成3个层次：微系统(microsystem)、中系统(mesosystem)、外系统(exosystem)。微系统由特定环境下的个体以及人与人之间的相互作用组成，如家庭成员、朋友；中系统是指环境间的交互作用，如家庭间、学校间、环境间、工作场所间；外系统是一个较大的社会系统，能通过经济、文化等影响个体及其内部因素。这个行为生态学的理论构架也是之后大多数学者利用生态学模型进行健康行为研究的基本理论框架。

1988年，McLeroy 等将生态学理论引入健康教育与健康促进领域，认为健康促进要把个人和社会因素同时作为关注的目标，不仅包含教育活动，也包括倡导、组织改变、政策形成、环境改变等多方法策略，提出了健康行为生态模型。该模型认为，环境是影响行为的主要因素，而且所影响的不仅仅是个体而是一类群体。该模型解释了环境如何影响人的健康行为，环境和人的行为之间的相互作用，以及两者之间的关系；其构建的通过理解人的行为并以此形成有效影响健康行为的全人群策略来促进个体健康行为形成的研究框架，弥补了以往局限于个体层面的健康教育干预措施和策略的不足。

对于人类行为的发生、发展及行为影响因素，各学派有不同认识。健康行为生态学理论在影响人类行为的各因素中分析了不同层面的生态环境因素，为人类复杂的行为发生、发展提供了较为完整的解释构架。

1989年，Bronfenbrenner 将行为生态学理论中影响人类行为的3个层次因素再细分成4个层次。该理论认为，影响人类行为与发展的环境因素包括个体内、个体间、个体外多层次因素的影响。并将影响人类行为的环境因素分为微系统、中系统、外系统和宏系统(macrosystem)。

（1）微系统

指个体生长过程中，个体活动和人际交往的直接接触的环境，包括自然环境和社会环境。伴随着个体的成长，微系统会不断发生变化和发展，如家庭、学校、父母、老师、同学、朋友等，不断影响着个体行为的形成和发展。

（2）中系统

指各个微系统之间的联系和交互作用。若各个微系统之间有较为一致的积极联系，对个体及行为的发展会产生正面的作用；反之，当各个微系统之间处于非积极联系或联系相互冲突，如价值观、教育方式等冲突时，则会造成个体的诸多行为与发展环境的适应问题。

（3）外系统

指个体成长过程中，未直接接触或与其生长环境无直接相关的多个环境之间的联系。外系统会对微系统、中系统产生影响，间接影响个体的环境适应性，如父母职业、社区服务等。

（4）宏系统

泛指存在于以上3个系统中的社会大环境，包括社会意识形态、价值观、社会规范等。宏系统为环境中的个体设定了行为标准和法规制度。直接或间接影响着个体的行为发展目标。

该理论还引入了时间维度，强调个体的发展是一个将时间和环境结合起来的动态发展过程。一个个体的出生，首先通过本能行为影响环境来获取食物等生存条件。随着时间的推移，个体生活微观环境的不断变化，影响着个体行为的社会化过程，如升学、工作、结婚等，每次变化都会导致个体生态环境系统的变化，这些变化都会成为个体行为发展的动力之源。在研究个体行为发展时，应将行为放置在一系列相互影响的生态系统中，观察个体行为与系统的相互作用和相互影响。

之后，学者们在此基础上对行为生态学理论框架进行了不断发展，健康行为生态学模式的概念仍在不断的完善。

在20世纪的后期，有多个学者相继提出了健康相关行为的生态学模式。认为个体行为受多个水平因素的影响,包括个体自身(生物学的、心理的)、个体间(社会的、文化的)、组织、社区环境,以及物质环境和政策环境等水平。Kelly指出,健康行为的生态学模式就是个体本身与个体生存的外环境各因素间良好"适应"的优化模型。健康行为生态学模式的核心内容主要包括以下内容。

1)健康行为的发生、发展受多个水平的因素影响。5层次因素系统会影响人类健康行为:①个人因素;②个体间因素;③组织因素;④社区因素;⑤公共政策因素。

2)人类个体行为的产生可反映在3个方面:①个人对环境的评价;②个人存在的环境;③个人和环境之间动态的相互作用。

3)影响行为发生的因素和水平间存在相互联系,而人的行为与环境是相互作用的。

4)健康教育干预活动在不同因素、多个水平同时实施干预取得的效果最佳。包括个体内部因素、社会文化因素、公共政策因素和物理环境因素。

5)多个水平的健康教育行为干预活动需在多个方面的细分人群中实施。

人的行为受生态环境多个层次的交互作用的影响,健康行为生态学模式一般将个体所处的生态学环境分为个体自身、人际、社会环境3个水平;也有除个体自身生理、心理因素以外,把行为的环境影响因素分为微观生态环境和宏观生态环境等。宏观生态环境多指社会环境,包括社会文化环境、风俗习惯、法律和社会健康服务等因素;微观生态环境一般指个体所处的人际社会关系和生活环境,包括家庭成员、朋友、同学、同事、企事业单位、学校、家庭等。微观生态因素对个体健康行为形成的作用更为直接、具体,宏观生态因素较微观因素影响面更大、更持久,影响更深刻,宏观生态环境因素可通过微观生态因素起作用。

10.2.2 健康行为生态学模型的核心原则

健康行为生态学模型强调人类个体存在于一定的社会生态环境之中并受其影响。个体发展基于个体与周围环境的互动,而环境可分为多个层次,个体所处的社会生态环境既影响个体的生存和健康成长,也影响个体行为的形成和发展。而且影响健康行为的各生态学因素之间也存在着交互作用和相互关联。

健康行为生态学模型为健康教育工作者提供了健康行为形成与发展的多水平影响因素,以及各水平因素间交互关系的理论框架。健康行为生态学模型也能够指导健康教育工作者,以生态学的理论观点开发综合性的健康行为干预模式,使每个水平的影响健康行为的因素以及各水平因素间交互关系都得以改善,从而使个体行为朝着有利于健康的方向发展。

如有学者把生态学理论观点应用在学生心理健康促进工作中,认为学生心理健康状况由其与环境之间的互动所决定,学生的心理发展变化是生态环境系统适应性调解后的必然结果。学生的心理健康干预应该突破仅关注有限个体的心理健康问题咨询或干预上,应从心理问题的个体干预拓展到以增强学生群体社会心理适应能力为主的方面。学校的心理健康干预要综合考虑影响学生心理健康发展的多重因素,不仅需考虑学生个体的个性特征,还要综合考虑学生家庭、家长,学校、师生,社区、社会等因素的影响以及各因素间的交互作用。

在健康教育干预活动中,改善健康行为的干预策略应尽可能采取包括以家庭、社区等为基础的有多个人群参与的微观生态环境因素改变的综合措施,通过社会环境中个体人际水平,包括家庭成员、同事、朋友、健康教育工作者及周围其他人的意见、劝告和支持来影响个体健康行为的形成和改善;同时也需要通过社区、组织机构和相关公共政策等社会因素来规范或约束个体的健康行为。

基于健康行为生态学理论模型的健康行为干预策略,其本质就是让目标人群的生活环境发生多层次、多水平的有益变化,从而有利于实现健康行为和生活方式的养成或改善,最终实现提高人们健康水平的目标。随着社会经济和现代工业化的高速发展,自然资源、人口、粮食和环境等一系列影响社会生产和生活的问题日益增多,也日趋复杂,基于生态学观点的健康行为形成要思考的不同层面的影响因素更加错综复杂。

在健康教育干预项目中,帮助健康教育者形成利用人们全方位生活环境的改变的多层次、多水平的有效方法来改善人们健康行为的干预策略是健康行为生态学模型的核心指导原则。

(1)构建多级别、多层次的健康行为生态学干预模型

基于健康行为生态学模型的理论,建立国家(或目标社区最高级政府)健康行为干预策略非常必要。对目标社区内居民健康行为干预策略生态学模型的

建立具有很强的指导作用,有利于下级政府或团体在上级健康行为干预策略的指导下,针对本区域的情况制订相关干预措施和要求。

有了多级别、多层次的针对性强的各项措施和要求,以健康行为生态学模型为指导,对所有相关者进行统一部署和协调,形成支持健康行为形成和完善的、可持续的环境干预生态,使社会处于有利于健康的、平衡稳定的生态社会状态,满足社会各方面对有利于目标人群形成健康行为氛围的需求。使在该生态社会内生活的所有社会成员在内心的认知、人际、组织、社区等层面都得到有益的支持,提高社会成员对健康行为的认识,自愿修正和改变他们原有的生活行为和习惯使之朝有益于健康的方向发展,促进健康行为的养成。

(2)形成多层次、交互协作的健康行为干预的社会支持网络

健康行为生态学模型理论指导健康行为干预者,若要人类个体形成或改善为良好的健康行为,就需要使家庭、学校、社区、工作环境等微系统层面,各微系统之间,如家庭和学校,积极地产生联系和交互作用,并在外系统层面的卫生保健系统、大众媒体和宏系统层面的社会文化环境、政治经济以及政策、法律环境等各环境系统之间开展有效的交互协作,形成健康行为干预的社会生态网络,来影响人们对健康行为的选择。

在健康行为干预社会网络的各层次环境空间系统中,家庭和社区作为生态学模型中最小的微系统,也是影响个体健康行为的最活跃因子。众多活跃的家庭会结合形成活跃的社区,活跃的社区生活环境可以通过组织各种有益于健康行为形成和发展的活动,教育系统和卫生系统可以为大众普及有关的健康知识和健康技能,在积极的政治经济环境、社会文化、政策和法律环境以及大众媒体等的支持下形成积极活跃的、有着多层次交互协作的健康促进的社会网络环境。

借助生态学模型系统可以为包括学校、社区、企事业单位、卫生保健系统、政府机构、社会工作者、大众媒体以及各类商家等开发一系列多样化的特定的全民健康促进行动框架;可以加大教育系统和卫生行政系统在公共健康教育和健康行为发展与完善领域的投入力度,使更多专业人员为有需要的个体提供健康行为、建立指导和技术服务开发出有效的网络通道;可以倡导健康、积极的社会文化氛围和完善对健康行为进行鼓励的社会政策,形成有利于健康

行为形成的生态学环境,共同发挥多层次的健康行为干预的社会网络作用。

(3)实现多级别、多层次社会网络间的交互影响

健康行为生态学模型认为,个体健康行为的养成要综合考虑影响个体健康行为的多重因素,即不仅需考虑个体的个性特征,还要综合考虑家庭、社区、学校或工作单位环境、社会文化等因素的影响以及各因素之间存在的交互作用。

家庭是社会的基本单元,家庭的健康行为和生活方式的形成会受到社会文化、风俗习惯、社会规范等的广泛影响。如果社区内有多个家庭拥有良好的健康行为习惯,这一习惯通过社区内家庭之间的交互影响,则会进一步扩展到其他家庭,也会更有利于每个个体成员健康行为的养成。同样,学校或/和工作单位环境内是否有坚持良好个人卫生习惯要求,有积极从事体育锻炼的氛围、条件和有类似爱好的同伴,会影响相关个体健康行为习惯和体育锻炼习惯的坚持或改善。健康行为的生态学模型帮助我们探索通过家庭、社区、学校、工作和社会环境的变化,以及风俗习惯、社会舆论、大众媒体等来影响个体健康行为选择的途径和策略。

我国居民健康行为的选择与我国的家庭教育、学校教育、社会教育等均有直接的关联性。大力构建影响居民健康行为养成的多级别、多层次的生态学体系,使社会中的每个家庭和成员都处在这一生态学体系交互影响之中,有利于促使健康行为生态学体系之中的每位个体形成终身健康的意识,终身拥有不断适合自身特点的良好健康行为和生活习惯。

(4)生态学环境内健康行为干预对象的广泛性

在健康行为生态学模式下,个体健康行为形成和改善的影响因素包含生态环境中的诸多因素,那么健康行为的干预对象就应该包括这些诸多因素。在社区健康教育中,健康干预策略包括社会各界,如目标人群的家庭成员、朋友、同学、同事、领导,社区居民以及家庭环境、社区环境等广泛参与,形成一个庞大社会共同参与网络。例如,在控烟项目中,戒烟干预策略除关注个体健康观念和知识、戒烟行为外,还应关注该个体的家庭成员、朋友、同学、同事和领导等状态(是否吸烟或戒烟)和态度,以及生活环境中的控烟氛围和社会支持等。

在健康行为生态学模式下,个体健康行为形成和改善干预策略中,对象个体健康行为问题的形成过程,以及问题行为形成过程中的生态学环境因素

也是应关注的内容。例如,在青少年控烟项目中,除关注个体吸烟行为问题现状外,还应关注个体成长的生态环境,促使其吸烟行为形成的支持因素、影响因素是什么。健康行为干预策略不仅要干预改变已经形成的问题,还要干预改变其生态环境中影响健康行为的因素,以避免问题行为的再次发生和形成。故健康行为生态学模式要求健康教育工作者深入探索在人类成长过程中,如何帮助个体形成健康行为的方法和策略,促使他们的健康行为不断形成并得到巩固,使人类不断地与其自身生存的自然和社会生态环境达到动态发展过程中的平衡与和谐。

将健康行为生态学模型置于我国国情之下,探索针对影响我国国民健康行为的多个层次的环境变量,建立多级别的干预策略。通过制定公共策略、构建支持的社会环境,社会各界共同努力,从大环境改变的角度来改善国民健康行为,促进我国全民族体质健康水平的提高,将会成为具有深远意义的事件。

10.2.3 生态学模型在健康行为上的应用实践

生态学模型把环境对人类行为的影响分成多个层次,可依其模型制定多维的干预策略。随着人们对行为问题复杂性的进一步理解,近年来,生态学模式因其模式结构层次分明、规划设计便利等优点,在世界范围内得到了广泛的应用,如营养、控烟、体力运动、糖尿病、肥胖、健康公平性、行为自我管理等领域的很多项目,均取得了良好的效果。

来自美国、加拿大、英国、新西兰等大学的某些学者则是利用生态学模式的理论分析文献进行回顾性研究,对一些健康现象进行解释,验证其在健康行为研究中的适用性。如饮食和体育锻炼、健康行为等项目,按照生态学模型的理论将影响目标行为的环境因素从 3 个层次进行分析。文献分析结果显示,控制外系统的因素可导致人们行为改变,如限制向未成年人售烟的政策能够有效减少青少年吸烟,看电视导致人们形成长达 3 小时以上的久坐生活方式而限制了体育锻炼,周围社区不安全限制了人们外出体育锻炼。通过控制这些外系统和中系统的因素能够改善人们相应的体育锻炼行为。在文献分析中,还有学者阐述生态学模式影响行为的机制,探索其各层次因素间的关系。

(1) 生态学模式在健康行为促进中的应用

由于认识到个人特征,如收入,对健康行为的影响不及环境,如足够的住房、就业机会以及医疗政策、工作环境的影响大,因而很多学者倡导利用政策

和环境干预健康行为。生态学模式在健康行为研究中得到了广泛应用,而应用的方法和特点也不尽相同。

以美国、加拿大的 Huberty、Richard 等学者及美国疾病控制与预防中心(CDC)为代表,采用生态学模式进行纵向干预研究,如控烟、儿童肥胖、营养、糖尿病自我管理、体育锻炼等。他们从生态学模式理论的外系统、中系统、微系统 3 个环境因素层次进行干预设计。在控烟的研究中,外系统如社区环境、政策、周围组织的使命、周围公共健康机构的支持;中系统如研究项目组的资源、项目组的相关工作经验、成员持续接受相关培训的机会、从上级结构如烟草监督局得到的支持;微系统如具体参与项目的专家的相关工作经验、对于控烟的健康态度和信念。

健康行为生态学模型对健康行为干预因素一般包含以下几点:①物品的可得性,如减少售烟、酒的商店数量,增加促进健康的物品如果蔬、避孕套的数量;②物理结构,指对健康行为或结果有影响的物品的物理特征,如房屋窗户的安全护栏可以预防儿童坠落,垃圾桶的放置可减少随手扔垃圾的行为;③社会结构,指法律或政策等对行为的限制因素,如禁止在公共场所吸烟的规定,大大减少了公共场合吸烟的行为;④文化和传媒信息,如烟、酒和高脂食品这些产品的广告对人们增加或减少它们的消费行为具有非常强的影响。

在应用生态学模式的过程中,一些学者还对其作用机制做了探索:①环境直接对行为产生影响,即使是通过改善个人的认知结构形成行为改变,环境和行为的直接关系仍然存在;②环境与个人行为之间互为影响;③各因素间互为补充(如微系统因素增加中系统因素的有效性),如小区的门廊提供了邻里间交谈的机会,公益宣传吸烟的危害协同"禁止公共场所吸烟"的规定来减少公共场所吸烟行为;④很多因素间的作用是双向的,越内部的环境因素,对直接的行为越有影响力,末端的环境因素通过内部因素缓冲而影响行为;⑤生态学模型的行为影响具有暂时性、动态性,如禁止吸烟的法令对吸烟率下降的影响;⑥环境中的各种因素通过心理作用来影响行为,在垃圾遍地的环境中,"扔垃圾"的行为机制很可能是因为人们通过心理判断其行为是可以被接受的;⑦人类的行为有遗传性,而人们对行为的影响是通过个体外的环境因素来缓和的,这些机制有些得到了较为广泛的支持,有些还处于假设阶段,但为我们进一步的研究提供了有意义的启示。

除了单独应用生态学模式之外,还有少部分学者如美国内布拉斯加大学的 Huberty 教授将生态学模式与其他的行为模式相结合进行研究。在其控制儿童肥胖的研究中,将生态学模式与健康政策模式相结合,从生态学模式的角度出发,对儿童、家庭、学校/同伴、社区等不同层次的因素进行干预,从健康政策模式的观点出发,重视政策的引导以保证需要的社区的合作及相应的资源分配。

（2）生态学模式的优势

1）生态学模式对健康行为进行多层次、多维度的理解:之前的个体理论关注的是从个人角度来促进健康,所取得的效果有限,而生态学模式大大拓宽了人们的思维,认识到除了个人因素之外还有物质环境、经济、政策、文化等更多,更大因素对人们的行为具有重要影响。例如,学者们从生态学的视角认识到培养人类资源(如社会资本)与关注物质资源(如建立物质环境、就业)相结合能够更为广阔地理解环境对健康行为的影响。Haire-JoshuD 指出,实施健康教育最好的方法就是从被干预人员生长的文化角度开始。

2）生态学模式提供了对健康行为进行多目标、多维度干预的指导,提供了整合利用各种资源的方法:以生态学模式的理论框架为指导,研究者能够进行全面的行为干预,多维度的方法能够给行为干预提供长期、持续的支持,保证各种健康促进计划适应社区的特殊需要。在控烟干预的应用研究中,专家们认为生态学模式比其他的传统的干预模式更具有"多维度的效果"。各种社会资源的结合,能够帮助社区成员和联合机构提高利用各种资源的能力,并且提供了影响公共健康机构的更大机会。糖尿病患者自我管理项目也取得了很好的效果,在众多分析文献的回顾性研究中也显示干预生态学模式的各层次的环境因素对促进目标行为效果明显。

3）生态学模式的干预使环境中所有人受益:由于对每个个体均进行干预是十分困难且成本昂贵的,因而个体维度的干预多是针对高危人群,使他们从"高危行为"转向"低危行为"。由于它并不能直接针对群体中所有人员,只是将高危个体作为目标,因此并不能预防其他人员发展成为高危人群。而生态学模式的多维度干预,通过改变物质环境、社会经济和政策,能够把整个人群作为目标,而不论其个人是否具有危险行为,它改变的是人群的平均水平。

（3）生态学模式存在的问题

1）生态学模式的干预需要大量的资源投入和多部门协作,在应用中存在挑战:以对儿童肥胖的研究为例,该项目投入了共计百万美元、事先得到了项目需要的各部门共同参与的承诺,而在项目的进程中仍有很多部门和专家退出了研究。因为资源有限,公共健康机构的人员负担不起,也不愿意把资源投入到改变各种环境中,从而来改变行为。而在来自不同领域的专家的合作中,突破个人的专业界限实现通力合作也有难度。

2）缺乏对生态学模式干预效果的科学评价:T. D. Wachs 等对几个生态学模式干预行为的研究分析得出结论,"取得更多的进步是下游的、即针对个体的干预,而不是更大范围的环境干预"。在 Richard 的控烟研究中,部分专家感受到更多的是生态学模式的复杂性,缺乏评价其效果的客观证据。环境因素对行为的影响需要经过一个纵向的、长时间的个体对环境的暴露才能检测到,也缺乏一个对多种维度的影响都敏感的检测生态学模式干预效果的方法。

3）缺乏对生态学模式机制的深度分析:生态学模式干预具有多维性,而目前缺乏同时收集各维度数据的方法和一个合适的统计方法。个体研究的个人数据收集是非常翔实可信的,而多维数据收集时要包含社区等信息,数据的真实性较难保证。这些都限制了对生态学模式机制的深度研究。

10.3 社会营销

社会营销自 20 世纪 70 年代被提出,随着其理论与实践的不断发展,社会营销在解决多种社会问题方面发挥了重要作用。从社会营销角度看,健康教育就是将有利于人类健康的新思想和新理念传播给目标人群,并指导它们改善健康相关行为,提高居民健康水平和生活质量。健康教育工作者可借用社会营销的概念和方法来开展各项工作,研究目标人群并设法达到公共健康目标,以满足群众的健康需求。

10.3.1 社会营销的定义

社会营销(social marketing)这一概念最早由 Kotler 和 Zaltman 提出,用来定义一个将市场营销概念和技术运用于社会范畴而不是产品和服务的过程。并将它的含义表述为:社会营销是采用产品开发、定价、沟通、分销和市场研究的技术,通过设计、实施和控制有计划的运动来影响社会观念的接受程度。

20 世纪 80 年代末,Kotler 又对社会营销的定义进行了补充完善:社会营销是利用市场细分、消费者调查、产品概念开发和测试、针对性交流、便利设施、鼓励手段和交换理论的概念,以及追求目标接受者反应程度的最大化,通过设计实施和控制变革运动,实现在一个或几个目标接受者群体中提高某种社会观念或实践的接受程度的社会变革管理技术。这一定义强调了对市场营销学原理和技巧的应用,以此影响社会变革管理,进一步扩展和丰富社会营销的内涵,使其更加系统化。

此后,众多学者和社会营销实践者对此概念进行不断的补充和发展。有学者从实践的角度出发,强调社会营销的目的属性,认为社会营销是使用市场营销原理,大范围影响人们行为的过程。其目的不是商业利益而是社会利益。即运用市场营销手段来影响目标群体的行为习惯,使其自愿接受,最终目的是提高目标群体或其所处社会的整体福利,这是所有社会营销的核心,同时也是社会营销区别于其他商业市场营销的关键。

2002年,Kotler等在吸收了学术界的最新理论成果后,给出了如下定义:社会营销是使用市场营销的原理与技术来影响目标受众,使他们为了个人、群体或整个社会的利益而接受、拒绝、调整或者放弃某种行为。目前,这一定义得到了学术界较广泛认同。它突出强调社会营销的方法、内容与目的,而虚化隐含社会营销的主体。社会营销的主体可以是政府机构(如卫生行政部门、交通部门、公共事业部门等),也可以是非政府机构(如非政府组织、联合国儿童基金会、公共关系公司、营销策划公司等)。

社会营销是对传统营销理论的创新,着眼于个人或群体行为的改变,具有广泛的社会性特点,可以有效地提高行为变革的效率和效果,更好地满足社会公众的不同需求,这也决定了它能够应用于多种社会问题的解决。随着社会营销理论与实践日趋成熟,将会有更广阔的发展前景。

既然社会营销是使用市场营销的原理与技术来影响目标受众,其目的是将新的思想和理念介绍、传播给对象人群,使他们为了个人、群体或整个社会的利益而接受、拒绝、调整或者放弃某种行为。因此社会营销思路可以很好地应用于健康教育工作,用以指导健康教育的实践,也可以认为健康教育就是一种满足人们健康需求的社会营销活动。

健康教育工作者可以借用营销的概念和方法来开展各种项目,研究对象人群并设法达到公共健康目标,以满足目标群众的健康需求。当社会营销应用于健康教育与健康促进领域时,其营销的主要内容自然也就侧重于与健康相关理念、行为和健康技能的推广和应用。也必将影响到健康教育工作未来的发展。

社会营销是从市场营销中演变发展而来,通过参照市场营销的主要理论和技术,构建自身的理论体系和方法,因此,两者在营销战略、流程、理论等方面有着共同之处,都以交换理论为基础,都以消费者为导向,都应用"4P"(产品、价格、地点、促销)策略等。但社会营销虽起源于市场营销,却也存在着明显不同,社会营销是使目标人群获得健康等社会效益,而市场营销是使企业或团体获得经济效益。

10.3.2 社会营销的基本原则

社会营销的基本原则主要包括以下5个方面:①社会营销目标人群的需求是社会营销的出发点和归宿。②社会营销的目的不是商业利益而是社会利益。③社会营销的目的不是让目标人群被动地改变认知和行为,而是要让它们为自己的健康负责,参与工作过程并提出解决问题的办法。④产品、价值与交换。"产品是能满足人们某种需要的物品",并且具有可交换性。"社会产品"的价值是交换者对其能在多大程度上满足自己需求的评价。人们通过交换获取所需之物并提供另物作为代价。⑤社会营销不营利,但强调成本-效益原则;社会营销要耗费一定的人力、物力、财力和时间,有其自身成本。按社会营销观点,应以最低成本提供最大价值服务。

10.3.3 社会营销理论框架的主要内容

(1) 以"消费者"为导向

社会营销者认为其目标人群具有积极特征,并把"消费者"参与项目活动看作一个过程而不是分散发生在各个时间点上的个人行为。来自社区的参与者代表广大"消费者",熟悉社区的环境、文化和行为规范,因此能对健康教育工作计划的设计、实施和评价提供中肯意见,并及时反馈信息以便于健康教育活动能够被对象人群所接受。"以消费者为导向"并不意味着健康教育项目只能是基于目标人群所关心的东西,因为多数情况下健康教育工作者比目标人群掌握更多的疾病信息和健康信息。

"以消费者为导向"在注重消费者的需求和需要时也要注重项目的可行性。满足对象人群的需求是社会营销的主要目标,为此,健康教育工作者应提供行为和心理改变、疾病或健康问题得到控制的有说服力的数据资料。

健康教育工作者无疑应该"以消费者为导向"，但有时可能有障碍：①由于缺乏对对象人群的足够了解；②因缺少调查研究未能确定明确的工作重点和关键的对象人群；③其他因素凌驾于"消费者需求"之上；④健康教育者偏爱某种工作模式；⑤由于工作"紧迫感"，使健康教育工作者马上投入自己的行动，并为其提供理性化解释。特别需要警惕的是，草率的调查研究或不切实际的要求往往导致缺乏对对象人群的关注和了解。项目的时间再紧也须有适当的调查研究。

（2）以"交换"为基础

所有营销活动的基础都是交换。不论是一种理念、一种产品，还是一种服务，都是在需方选择是否"购买"的前提下进行的。许多社会营销项目侧重于通过开展强有力的传播攻势来实现产品和服务的"化无形为有形"，却忽略了"交换"在认识领域同样能起作用。策略就是：使消费者知道自己有健康问题，且能够在营销者那里得到解决。

社会营销是双方或多方之间主动交换资源（信息、关系、技能等）并逐渐积累的过程。这种资源交换不同于商业活动中的交换，很难被赋予货币价值。然而，社会营销者必须认识到，当一个消费者在权衡是否戒烟时会考虑行为的成本-效益等经济因素。消费者花一定的时间或金钱得到新信息或采纳新行为方式；而且他们可能冒着当采纳新的理念或行为时被家人或朋友视为异类的风险，并可能被原所属群体排斥。社会营销者应该事先想到消费者在采纳新的观念或行为时需要付出的代价。

（3）目标人群的细分和分析

社会营销需要对目标人群有所了解，包括他们的社会人口学特征、心理特征和行为特征。社会营销者的目标是广泛地改变公众行为，在实际工作中，往往是从对象总体中挑选出一些亚群体，它们在一个关键的或更多的特征上是同质的（如某疾病高风险人群等）。对目标人群进行调查研究和细分是整个社会营销计划的基础和核心，细分的每个部分代表不同的销售组合。

对象细分应当是细分出的同一部分人群具有同质性，不同细分部分的人群具有异质性。细分部分应当有足够的大小以保证组织资源的分配；细分应当使相关信息、产品和服务的传递有意义。

对目标人群进行细分和分析的主要优势有：①通过对目标人群需求的了解发展相应的信息产品

和服务，可以有针对性满足消费者的需要。②细分对象才能使项目产生具有最佳成本-效益的方法来发展信息、产品和服务。③细分对象方能使健康教育计划内容和措施与目标人群的亚文化和行为条件相联系。

表10-15列出了一些在人群细分时可能考虑的变量。

表10-15　市场细分变量

社会人口学特征	行为特征	心理特征
位置（社区、邻里）	产品、服务的运用	自尊
房屋面积	利益获取	转变的倾向性
年龄	身体活动水平	自我反省
性别	空闲时间的使用	情感探索者
种族	性活动方式和水平	快乐主义者
国籍	健康保健模式	成功的方向
宗教		独立的需求
婚姻状况		赞同的需求
文化程度		权利的需求
职业		社区意识
收入		
社会阶层		

市场细分不应仅局限于个人，社会体系也应是考虑的对象。社会体系可以容易地被分为几个部门，如教育、交通、工业和卫生等。这些部门还可以进一步细分，如根据位置可以细分为城市和农村教育部门，根据工作性质可以细分为服务业和制造业等。还可根据现阶段工作（如雇员健康教育项目）、组织形式（如领导方式、雇员参与方式和社区动员情况）、组织的有关特征（集中性、复杂性）等变量来细分。在范围广泛的健康教育项目中制订干预策略时，组织细分和人群细分都很重要。

（4）竞争分析

企业的竞争者是那些试图满足相同的顾客和需求，并提供相同产品和服务的企业。竞争分析包括企业自身分析和竞争者分析，常用的方法是SWOT分析技术，其内容包括优势（strength）、劣势（weakness）、机会（opportunity）和威胁（threat）4个方面。同样，在启动社会营销计划前，必须对目标环境的过去与现况进行系统的回顾或评估。分析与社会营销机构面临的特定营销状况有关的调查研究结果,发掘当前必须解决的突出问题及可行的方法,以及该计划成功所带来的效益。同时,为预测环境中可能出现的问题和发生的变化并抵制这些因素对目标的冲击,应对所关注问题的内外环境进行正确的评估。分析,了解明确的和潜在的有关健康观念和健康行为的"竞争者",如迷信活动、不利健康的传媒活动等。即对自身的内部环境优势及劣势、外部环境的机遇及可能面对的威胁进行分析与评价,如拥有资源状况、管理能力、健康教育目标与干预方针、目标市场定位、目标人群数量等,以及原有不利健康的行为和促使其形成的因素等。在竞争分析的基础上,发挥优势、规避或改善劣势、及时抓住外部机遇、做好应对潜在威胁的准备。SWOT分析是社会营销计划成败的关键之一。

（5）销售组合

市场营销的"4P"销售组合,产品(product)、价格(price)、地点(place)和促销(promotion)通常被称为市场营销的四要素,"4P"能很好地帮助销售商制订和实施有效的商业活动。满足特定市场需要的这4种要素的组合是市场销售概念运用的体现,在社会营销中"4P"被赋予了新的概念。

1）产品:社会营销的产品,可以是传统的有形产品(如预防艾滋病为目的的安全套)和服务(如定期健康体检);可以是无形的理念或态度(如环境保护、节约用水、锻炼身体增强体质)等;也可以是由行动和行为组成的实践(如在人群密集区设置义务献血点,如养成早睡、早起的好习惯),行动的改变往往是短期的、暂时的,而行为的改变则是一种长期的习惯改变。

2）价格:社会营销的价格是指目标人群为得到产品付出的成本与代价。成本分两种,一种是有形成本,如金钱;另一种是无形成本,如时间、精力、固有习惯等。有时候态度和观念很难用金钱来衡量,每个目标受众对于危险的评判也不尽相同,一旦觉得使用该产品的价格高于需要放弃的代价,则不会选择该产品。从价格角度衡量,社会营销比传统市场营销更困难。例如,在安全套推广项目中,使用安全套的代价除了购买时花费的金钱,还有购买安全套时候的尴尬、窘迫心理等。社会营销的价格还包括"不购买"的危险,如不使用安全套可能感染性病或意外怀孕等。

3）地点:社会营销中的地点是指产品、服务或理念传达的地点。社会营销人员应对目标人群进行细分,选择合适的社会营销地点。互联网时代的到来,网络成为社会营销的又一场所,海量线上信息提供给消费者无穷的虚拟购买地点,显著扩大了营销地点的选择。

4）促销:社会营销中的促销是指通过各种传播手段和渠道,促使产品的理念更易被消费者接受。促销手段也有正面和反面两种。例如,在校园里,经常可以看到预防意外伤害的正面宣传;在公交车站、地铁站和商场等的公益宣传栏中会有吸烟有害的控烟广告。

（6）社会营销管理

主要指安排组织内的资源以适应消费者的需要和目标实现。社会营销要在调查研究基础上仔细考虑项目执行的时间安排、工作部门间和工作人员间的合作,评估计划活动的有效性和对下一步行动做前馈评价等。有效的管理对于达到短期和长期的项目目标都是重要而必需的。

1）社会营销审计:建立"营销审计"制度能帮助营销管理机构确定项目的优势与不足。社会营销审计要点主要包括4个方面:①市场,即营销的主要目标市场和对象人群,在本次营销项目中有哪些主要的部分,本次营销及其各部分的特点,目前的和预期达到的营销规模;②顾客,即项目的目标对象人群和公众如何看待健康教育组织机构,目标人群现有的与将来的需求是什么,项目如何满足他们的需要,目标人群如何做出其购买与采用的决定;③竞争者,即谁是本健康教育项目的主要竞争者(或主要障碍),可以预测的竞争的趋势是什么;④宏观环境,即影响项目的人口、经济、技术、政策、文化因素及其主要发展。

2）社会营销项目的构成:社会营销项目应建立营销管理机构和营销系统,包括以下内容:①营销目标,即健康教育组织的长期目标和短期目标是什么;营销的目标是什么;目标是否有清晰的层级次序;如何对目标的实现效果进行计划与测量;考虑到竞争位置、资源和机会,营销目标是否合理。②营销计划,即为了达到目标,所采取的核心策略是什么,成功可能性有多大;对各项核心策略是否分配了足够的资源;营销资源在市场组合中是否被分配到了最佳状态。③项目执行,即项目是否有具体营销计划,其程序是否有效;项目组织是否按照程序(月、季度)来执行计划以保证其年度目标的实现;项目组织是否开展了周期性的调查以决定不同营销活动的贡献和有效性;是否有充分的营销信息系统(如追踪系统)为项目管理人员服务。④项目组织,即项目组织中是否有高水平的专业人员从事分析、计划和执行营销计划;其他直接从事营销工作的人员的工作能力如何;是否需要更多的训练、激励、监督或评价;与不同的营销活动相对应的营销责任是否合理。

3) 社会营销实践:社会营销实践使健康教育组织进入一种新的状态。环境在迅速变化,需要健康教育组织采用新的策略才可能获得成功。精干的组织和队伍,较少的管理层次才能保证紧密联系对象人群并响应对象人群的要求。社会营销需要良好的管理技巧并发展一种组织内部的文化,工作小组内的交流能促进工作人员在面临新挑战时进行创新。健康教育工作人员要深入社区、深入对象人群、工作在现场第一线,同时在工作过程中能作为一个科学工作者而对项目目标、策略、措施和方法整合有清晰概念并发挥关键作用。把责任和权威放到组织的底层,而不是集中在上面,能够赋权给工作人员以应付事情变化和更好地把目标人群的需求放在关键的位置。

4) 社会营销中可能遇到的问题和挑战:社会营销者必须注意与目标人群有关的其他人的影响,特别是与对象人群有重要关系的其他人;政府机构和保险公司等则是另一种"沉默的"顾客,尽管他们并不直接参与到为消费者提供的服务交换中,但可以间接地影响到诸如营销范围、内容、结果,甚至是某些服务的可得性;卫生专业人士要遵守一定的道德和实践的准则,如为对象(如 HIV 感染者)严守秘密;维持高水平的项目质量控制是一个中心环节,尤其是当有越来越多的人参加项目工作和接受服务时,如果没有恰当的质量监督控制措施,项目努力很容易失败。

社会营销服务因其自身性质,很难在被使用之前得到消费者的评价,通常是在被使用好多次之后才能得到评价。例如,对象人群很难对比众多的戒烟项目哪个更好,也很难明确他们所选择的戒烟项目是否真的能够降低患肺癌的概率。因此在社会营销中,对目标人群的健康教育就变得更加重要。基于卫生专业工作者角度,应正视营销实践在商业领域的成功,在伦理上和实践上负责任的健康营销行为会提高卫生服务提供的效率。

社会营销方法从目标人群拒绝改变行为的角度来理解各种各样的成本,同时列出改变某一特定行为的益处,进而制订出营销和传播策略,其中既强调能够得到的益处,又说明要付出的代价。对于改变健康相关行为需付出的代价不应轻视或忽略,那样

不仅会破坏项目的可信度,而且不利于建立对对象人群的理解。对象往往通过健康教育工作人员的这种理解得知"他们知道我要经历怎样的困难"。

在价格等式的另一端是"效益"。社会营销策略可以根据对象人群对于效益的不同看法为基础。例如,吸烟者可以不按社会人口学特征被分类,而是以他们对于戒烟的效益的看法分类:如为孩子树立良好的榜样、生出一个健康的孩子、可以更轻松地锻炼身体、没有香烟控制他们对生命的感觉等。营销艺术更大程度上在于有效地传播行为改变的效益,让人们觉得按其"价格"花费是值得的,这与商业营销没有不同。

强调效益是营销项目的一个显著特点:效益期望使行为改变所需的动机得以建立。认为不应该用行为改善的效益来"贿赂人们去做那些他们应该做的事情"(如不吸烟、合理膳食)的观点脱离实际。正是对行为危险因素的理性评估和对切实效益的期望才会提高人们采纳促进健康行为的可能性。没有什么产品是消费者"无论如何也应该购买的"。

(7) 健康教育的社会营销策略

现代企业的生存和发展在很大程度上取决于能否制订正确的市场营销战略,在不断变化的环境中,抓住机会,在竞争中求得生存和发展。建立健康教育的营销策略体系是健康教育管理中的重要步骤,是推动健康教育良性发展和实现社区健康目标的根本保证。健康教育服务营销策略方法的构建同样可以市场营销学的基本原理和方法为指导。

1) 健康教育营销策略定位:健康教育人员应当充分考虑各种市场因素对健康信息传播及其他干预措施的影响,并在对各种市场因素进行分析和评估的基础上进行策略定位。

A. 消费者健康需求评估。将健康教育对象人群看作健康消费者,以消费者定位,满足他们的健康需求。健康教育市场分析、计划制订,以及活动实施全过程均应以消费者为中心。影响居民健康需求的因素很多,包括来自个体的因素和来自宏观、微观环境的因素。必须对这些因素、它们的影响、它们的相互关系和演变进行认真分析,这就是通常所说的健康教育诊断活动。

此外,衡量市场需求规模的基础数据是服务区域内的人口数或对象人口数。健康教育服务人员在制订健康教育干预计划时,应考虑目标社区人口总数或对象人口数以及人口构成,并依此预测市场需求空间。

B. 现有政策及资源分析。健康教育的性质要求社区内各单位和群众协作、参与健康教育工作,要求动员社区的传播、教育和组织资源等。从市场学角度出发,应对目标市场的现有政策、自身条件及合作者、环境条件进行分析。包括社区语言和文化背景、社区政策和组织,人财物和信息媒介资源、社会关系网络,以及以往工作基础、对象人群对健康教育的态度等,从中寻找健康教育的市场定位。

C. 在市场细分基础上确定营销策略。市场细分已经将目标社区整体市场分为若干亚人群的小市场。这些小市场内部的细分因素应尽可能同质。通过市场细分,健康需求层次清楚,可以发现健康服务市场的营销机会,有利于制订健康教育市场营销策略,使健康教育针对需要该"健康服务产品"或"健康干预措施"的消费者人群开展活动,使干预目标具体、明确,健康信息传播渠道、内容确切,使健康教育干预措施更适合对象人群的健康需求,活动更易于开展。如在控烟干预活动中,对不同人群的细分市场的干预策略和措施应不同。

2) 营销策略以市场为导向:以市场为导向的营销是根据市场的类型、大小来确定营销方案,从而满足市场需求的一种经营理念。以市场为导向的服务营销模式(service marketing pattern)注重总体服务质量和整体服务价值,并考虑供需双方的长期关系。建立以市场为导向的健康教育营销策略必须立足于健康服务市场需求。在进行市场分析的基础上,制订出自身发展的战略规划。

A. 根据市场需求确立目标和服务内容。以服务对象人群的实际需求而不是以服务提供者的某种理念为依据来确定工作目标和服务内容应是健康教育项目不可动摇的原则。例如,在防治艾滋病的健康教育工作中,社区对象人群需要的是切实有用的相关健康信息和卫生服务,而不是抽象的关于某种"权益"的说教。社区居民是一个庞大的健康消费者群体,社区内居民各自的年龄、性别、职业、经济收入、文化程度、家庭背景等因素的差异,使其健康需求不尽相同,因此社区健康教育服务组织应根据不同的社区居民群体的不同健康需要,提供不同的健康教育服务。

B. 根据市场需求构建服务体系。社区健康教育服务体系是以基层健康教育服务网络或基层医疗卫生服务网络为主体的网络化服务组织。根据社区居民的健康需求,在干预社区内建立兼职的或自愿的健康教育服务网,建立一个布局合理、功能定位准

确、方便快捷并能满足居民健康需求的健康教育服务体系是干预措施落实的基础。

健康教育服务的营销过程是对象人群参与的消费过程,每个服务环节都是实施健康干预的过程,要通过提高对象人群的参与意识来提高健康教育服务质量和干预效果。健康教育管理人员应运用市场营销学原理和手段,实行全程质量控制,使健康教育服务体系网络能高效率运营,为社区健康消费者提供优质的健康教育服务。

3) 健康教育营销网络化策略:网络化营销是一种现代化营销手段,关系和网络是构成营销渠道的两个基本要素,即建立服务提供者与服务消费者之间的联系,通过一定的渠道或网络将服务(如健康信息)提供给消费者。网络营销有利于服务者与消费者双方关系的沟通,提高消费者的自主参与感,有利于提高营销效益。

健康教育服务提供者与服务对象人群之间的联系,是健康教育营销活动的必备条件和前提。一个实力较强的健康教育营销者或机构,通过为对方提供高质量的产品(健康信息)、优良的服务(适当的干预措施)等,可赢得越来越多的供需关系,最终形成网络化营销局面。健康教育效果的评价指标不仅仅是营销所带来的社会效益和经济效益,同样重要的是健康教育"关系网络"的建立。

社区健康教育具有十分明显的网络化服务特征。在健康教育营销中,三级医疗卫生服务网是健康教育营销网络化的基础,许多健康干预项目都可在不同级别的医疗卫生服务网络中展开。建立各种健康教育民间组织也是健康教育营销网络化的一种有效形式。利用某种组织形式将分散的对象人群组织起来,使健康教育机构与健康消费者关系正式化、稳固化,方便沟通和管理。同时在沟通和了解的基础上,可发现许多新的健康需求点,使健康服务得到延伸,起到营销增值作用。这些组织多以人群或疾病种类命名,如老年人健康促进会、知识女性健康联谊会、周末保健沙龙、高血压或糖尿病患者之家等。健康教育的网络化营销特征表现为以下几方面。

A. 社会各界广泛参与。社区健康教育是政府倡导、社区参与、卫生专业机构指导下的一项系统社会工程,参与人员涉及社会各层面。这种全民参与行为本身就说明健康教育工作的开展需要一个庞大的社会支持网络。

健康教育营销活动不能脱离社区实际,相反,必须立足和积极应用社区的各种资源条件。在社会动

员的基础上，健康教育营销活动应能激发社区成员的积极性，从而将社区的组织、传播媒介、服务系统等资源吸引到健康教育营销网络中并使之发挥作用。

B. 网络各方关系密切。社区健康教育组织是产品（健康服务）的提供者，为社区人群提供健康教育及综合性健康服务。社区居民是健康观念和行为方式的购买者，需要得到健康服务，随时都有可能发生购买行为。两者之间是社会营销网络。消费者、服务提供者和营销网络同时存在，三者以满足消费者（社区居民）的健康需求为目标，因此能够建立密切关系。密切关系的存在能促进社区健康教育营销过程的顺利实施。随着我国社会经济的发展和居民生活水平的提高，这种健康教育网络将与日俱增。

C. 组织建设层次分明。社区健康教育组织是在卫生行政部门指导下组建的，其组织结构应该层次清晰、分工明确。社区健康教育领导小组是最高领导和决策部门，负责制订社区健康教育战略目标和发展规划，对社区健康教育进行宏观管理、协调各部门关系。健康教育工作组负责健康教育项目计划的实施，指导社区健康教育服务网络的日常工作。社区健康教育的一线工作人员，包括卫生工作者、其他部门的工作人员和志愿者，负责落实健康教育的各项具体活动。

10.3.4 社会营销在行为改变中的应用实践

（1）促进目标受众健康认知的改变

知识是行为改变的基础，促进公众健康的第一步是促进目标受众健康认知的改变。人们采取某些不良行为可能源于他们并不了解这种行为的潜在危害，如果能及时对公众进行知识普及和教育则有利于减少相应行为的发生。

（2）促进目标受众健康价值观的形成

健康价值观是个体或群体在成长过程中逐渐形成的一种对待健康的内部尺度和主观看法。健康社会营销的一项主要内容就是帮助人们改变原有的不健康的价值观念，形成正确的、符合时代发展要求的健康价值观。这个过程更加复杂和困难，需要运用社会营销的各种策略，有针对性、有步骤地促进人们健康观念的改变。

（3）促进目标受众健康行为的改变

社会营销更高层次的干预是促成目标受众行为的改变，行为改变具有连续性和反复性特点，所以是一个相对复杂的过程。健康社会营销根据不同类型行为的特性，充分考虑产品、价格、地点、促销的因素制订有持续性的干预策略，增加推广行为的接受程度，使目标受众形成长期、稳定的行为变化。

如今社会营销理论已越来越多地应用于健康教育与健康促进领域，解决健康相关问题。以下列举一个应用社会营销的典型案例——一个小范围的、持续时间较短的社区层面的控烟探索，这个项目取得了良好的成效。通过这个案例的分析可以更深入理解社会营销理论及计划过程在实践中的应用。

案例 社会营销策略在社区控烟中的应用

1. 背景概要

吸烟已成为我国目前最大的公共卫生问题之一。根据2002年的全国行为危险因素监测结果，15岁以上人群的吸烟率为35.8%，有51.9%的不吸烟者受到被动吸烟的危害。美国蒙大拿州对青少年开展了为期8个月的主题为"我们都不吸烟"的社会营销，使青少年首次吸烟的比例下降了7%。但我国在此方面还没有相关尝试。因此，从2002年开始，复旦大学公共卫生学院选取上海市长桥社区开展为期3年的社区控烟干预。

2. 方法和结果

项目开展前了解到，长桥社区位于上海市西南的城郊结合部，拥有常住人口10万人，包含29个居委，3.3万户家庭；其中教育资源丰富，学校种类齐全；有社区卫生服务中心、社区公共健康中心等社会资源；经济水平一般，中低收入者占有相当的比例。对所拥有的资源和受众进行分析，最后决定联合社区、学校、医院和居委会采取干预措施。

（1）目标设定

项目组对不同的人群设定了不同的目标，针对学生提出"在无烟环境中健康成长"，针对一般非吸烟者提出"无烟，健康的选择"，而针对吸烟者则进一步明确"我要戒烟，我能戒烟"的行动目标。总之，干预的最终目的是减少吸烟，减少青少年的尝试吸烟行为，降低吸烟者的吸烟量，促进戒烟行为。

（2）营销策略

不同场所使用不同的营销策略。在社区，一方面，通过宣传（制作包含控烟知识的健康小年历漫画和打油诗等）、媒体（报刊、电视等新闻传媒报道，宣传折页，自助阅读手册，版面巡回展览，戒烟赛等）和领导者的倡导等方式宣传创建无烟的社会风气，并为吸烟者开设戒烟班，进行戒烟知识与技巧的传授。而且在策划戒烟班的课程之前，抽取36名吸烟者进行一对一访谈，深入了解吸烟者戒烟意愿薄弱以及戒烟成功率低的原因，进而制订戒烟课程（如课程针对性地设置了"权衡利弊"的内容，请吸烟者比较吸烟与戒烟的利弊）。另一方面，社区内倡导无烟家庭，每个无烟家庭门上张贴无烟标志，倡导健康家庭的建设。对社区内的烟草广告、促销实施合法限制；在社区进行戒烟者培训、开展戒烟课堂和戒烟热线服务等。除此之外，在社区控烟干预中，居委会、社区医师、健康志愿者会定期对戒烟人群进行随访，了解掌握其戒烟状态。

在学校，采取实验、角色扮演、讨论等方式对青少年进行拒绝烟草的控烟教育，同时通过学生对家长进行戒烟劝导。

在医院，不仅倡导医生成为社区不吸烟的典范，并将其对患者的戒烟劝导纳入工作流程，而且在医院设立戒烟门诊服务。

此次社会营销项目计划评估贯穿了项目实施的始终，并通过所提供的反馈对营销策略予以修正。通过近3年的干预，控烟社会营销项目取得了一定的效果：中学生最近1年尝试吸烟率下降5.8%；干预后半年，中学生重度被动吸烟率下降7.0%，吸烟者戒烟的比例增加6.8%，全人群的现在吸烟率变化不明显。

3. 结果解释

在上述社区控烟干预中，干预策略的制订围绕社会营销环境分析、目标受众和市场细分、营销目的与目标、"4P"的营销组合和研究与评价展开。具体分析如下。

1）营销环境分析：在项目开展之前，对目标社区进行了充分的调查，了解其位置、规模、居民量、所拥有的资源、居民的收入水平等，为项目顺利开展做好准备。此外，还对相关竞争进行分析，项目中的竞争，不仅仅包括吸烟者继续原有的吸烟行为，也包括传统的吸烟习俗、以获利为目标的烟草生产和销售企业。目标人群在接受控烟干预的同时，也正处于社会交往中的吸烟压力、传统的吸烟风气以及烟草商所制造的烟草广告、促销氛围中。

2）市场细分和目标受众分析：社会营销工作人员还对社区资源和受众进行分析，了解到它拥有种类齐全的学校、社区卫生服务中心、社区公共健康中心等。还有常住人口10万人，包含29个居委，3.3万户家庭。经济水平一般，中低收入者占有相当的比例。最终确定社区、学校和医院的目标市场，以及中学生、家庭、吸烟者、居委会、志愿者等受众。

3）确定营销目的与目标：在进行环境目标分析之后，社会营销工作者对不同的人群设定了不同的目标，最终确定了本次项目开展的目的——减少吸烟，减少青少年的尝试吸烟行为，降低吸烟者的吸烟量，促进戒烟行为成功。

4）确定"4P"的营销组合：

A. 产品：在本项目中，将产品设定为减少吸烟，减少青少年的尝试吸烟行为，降低吸烟者的吸烟量，促进戒烟行为。除此之外，还有许多附加产品（指为达到目标行为所提供的有形物品和服务），如在学校开展的青少年控烟课程、社区医院的戒烟门诊、社区的戒烟者培训、戒烟热线等服务。

为了提高社区人群对控烟的关注与接受程度，针对不同的目标人群进行不同的社会产品定位。在学校的目标为"在无烟环境中健康成长"；针对社区一般非吸烟者提出"无烟，健康的选择"，而针对吸烟者则进一步明确"我要戒烟，我能戒烟"的行动目标。针对不同目标人群的准确定位突出了控烟带来的潜在利益，符合目标群体的心理需求，有利于他们接受行为改变。

B. 价格：控烟的难度主要在于吸烟人群的行为改变，因为戒烟者在实施控烟行为的过程中，获得健康的同时，必然有部分人放弃已有的东西，如吸烟所带来的身心愉悦和满足感，以及人际交往的便利。针对吸烟者较多地强调吸烟的好处而影响了戒烟动机这一情况，在戒烟课程中特别设置了"权衡利弊"的内容，请吸烟者比较吸烟与戒烟的利弊，明确克服戒烟带来的障碍是值得的，有效地提升了戒烟动机。免费的戒烟门诊、戒烟培训班免去了戒烟者的直接经济成本,通过居委会、社区医生、健康志愿者对戒烟人群进行随访,提高社会支持,降低戒烟的精神成本。

C. 地点:项目根据不同的目标受众,选择社区、学校、医院等不同的干预场所,通过学生、老师、医师、居委会干部、社区志愿者等人员的信息传播与服务,使目标人群能在最方便、最容易的场所获得社会产品的理念或有形服务,并互相影响,促进行为改变。

D. 促销:在传播途径上,项目采用多种媒介与渠道,包括报刊、电视等新闻传媒报道,宣传折页,自助阅读手册,戒烟竞赛等。除此之外,每年制作一份健康小年历,把控烟及健康的相关内容,以群众喜闻乐见的漫画、打油诗等形式植入年历中,并发放到家庭;学校采取实验、角色扮演、讨论等方式,使青少年认识到吸烟的危害;在每个无烟家庭门上张贴无烟标志,对无烟家庭是一种激励。这些都是实用且有效的促销手段。

E. 研究与评价:3年间,项目实施过程在不同的阶段均对其进行了评价和分析,并通过所提供的对营销策略的反对意见予以修正。社会营销项目也取得了一定成效,部分预期目标得以实现。干预后,中学生的1年尝试吸烟率与重度被动吸烟率都有所下降,吸烟者戒烟比例也有小幅增加。

本案例将社会营销理念引入社区控烟干预项目中,其目标明确,受众细分,营销策略适当,因此取得了一定成效。这对社会营销起步较晚的我国来说,具有重要的借鉴意义。但从结果也可以看出,全人群吸烟率的下降并不显著,由于该项目是社区层面的、小规模的,并且持续时间也较短,因此,项目的实施可能受到一些客观条件的限制,想要获得更好、更持久的干预效果,还需加强政策、经费以及技术等方面的支持力度。

10.3.5 社会营销的优缺点

社会营销是一种用于改变目标受众行为的有效工具和策略,它在运用和开展解决复杂社会问题方面取得良好的成效,尤其是在健康教育与健康促进领域发挥了巨大的优势。由于社会营销自身的独特

作用,未来还将有更广泛的应用,更快的发展。但社会营销也不可避免地存在一些局限性。

首先,社会营销在细化目标人群的同时,会减少目标人群的数量,可能会导致部分需要改变某种行为的人群因为不符合目标人群的要求而被排除在外。第二,用社会营销方法去推行一种行为或理念,需要投入大量的时间、金钱、人力资源,并且需做好市场调研、需求评估、计划制订、结果评价等工作。第三,社会营销的主要理论来自市场营销,理论建设仍存在争议,尚需进一步完善。

10.4 RE - AIM 模型

10.4.1 RE - AIM 模型的产生

过去传统的健康教育干预评价研究中,干预有效性评估往往基于片面的特征,如干预的强度;干预仅为积极人群设计并实施,使其无法在被试者缺乏积极性、工作人员过度劳累等复杂环境中起作用;而过度关注干预的效果评价、忽视过程评价,则无法判定其在实际环境中推广的可行性。

Glasgow 针对糖尿病患者自我管理教育(diabetes self-management education, DSME)项目,对比 1990 年前及 1990—1997 年间相关研究中采用的评价标准,发现少有变化。研究多以掌握相关知识多少、糖化血红蛋白水平为主要指标,并未将因素间的交互作用、生活质量等其他重要指标考虑在内;而基于社会生态模型对相关研究结果进行整理后,又发现过去的研究几乎仅集中于个人或人际间层面的效果评价,尚未关注组织层面(如街道、社区或医疗系统)以及不同层面间的相互影响。后续更多的有关 DSME 研究虽已开始评价干预的可及性,但还应更多开展针对有代表性的被试群体、干预者和环境的、以实践为目标的研究。

1999 年,Glasgow 为弥补传统评价方法的不足,在 Abrams 及其同事相关研究的基础上,通过增加采纳性(A)、应用性(I)和持续性(M),扩展了原有的 RE(Reach×Efficacy)模型,提出了 RE - AIM 框架,并对 RE - AIM 框架及其所包含的可及性、有效性、采纳性、应用性及持续性这 5 个维度进行了细致阐释。

RE - AIM 是 5 个重要评价维度的字首组合,这 5 个维度分别是:可及性(reach)、有效性(efficacy)、采纳性(adoption)、应用性(implementation)和持续

性(maintenance)。其中,可及性与有效性为个体层面的评价指标,采纳性、应用性和可持续性为组织层面的评价指标。

10.4.2　RE-AIM 模型概述

（1）RE-AIM 模型的目标

RE-AIM 框架的总体目标是鼓励研究的设计者、评价者及利益相关者在关注项目内部有效性的同时,也要关注项目的外部有效性和实施过程中的一些其他必要元素,从而促进项目实施的有效性、可扩展性,并增加其实施的证据基础。在 RE-AIM 框架中,要促进项目的可持续性进展,实施是很重要的一个方面。与其他以效果为基础的评价方法相比,RE-AIM 方法更多地关注干预的实施环境及项目工作者对于项目的执行情况和执行的内容,而并非仅仅是接受项目干预的个体研究对象。RE-AIM 更强调在实施干预过程中环境方面可能的影响因素,强调评估项目中不同实施内容及不同项目干预工作人员所带来的影响。

（2）RE-AIM 模型的特点

RE-AIM 评价方法理论是在之前许多不同的健康教育理论的基础上融合产生的,包括创新扩散理论和格林模式理论。但 RE-AIM 更加关注成本以及政策环境所带来的影响。RE-AIM 评价的不同之处在于:①更特定地关注将理论研究转化为实际应用;②兼顾内部有效性和外部有效性的均衡,并且更强调代表性;③在评价公共卫生影响和推广应用方面,提供了特定的标准化方法来测定重要的影响因素。

（3）RE-AIM 模型的内容

Glasgow 等设计的 RE-AIM 评价框架是一种系统的健康行为干预的评价方法,可用于全面评价干预项目过程中各个不同方面可能的影响。其内容从简单的效果评价扩展到涵盖多个方面的系统性评价。相对而言,可以更好地评价从干预理论到干预实践的可行性,更好地确定健康干预措施对公共卫生的影响,并且更多地关注内部有效性和外部有效性之间的平衡。

Glasgow 等提出的 RE-AIM 评价框架具体内容如下。

Reach(达到,可及性):个体水平的评价指标,指接受到干预措施的人群在目标人群中所占的比例,关注的内容是目标人群。

Efficacy(有效性):个体水平的评价指标,指接受

干预措施后,取得阳性结果的个体占所有接受干预措施的人群的比例,关注的内容是干预效果。

Adoption(采纳性):组织水平的评价指标,指受到干预措施影响,采纳了干预措施的社会环境、活动或者方案的比例,关注的内容是项目实施目标、实施机构和实施者。

Implementation(应用性):组织水平的评价指标,指干预措施按预期内容实施的程度,最少需要收集半年至 1 年的资料,关注的内容是具体干预实施与项目方案的一致性和成本花费。

Maintenance(可持续性):既是个体水平也是组织水平的评价指标,指一段时间(最少 2 年)之后项目的持续程度,关注的内容是一段时间之后干预在个体和组织的持续效果。

综合以上 5 个方面的得分,RE-AIM 对于健康干预项目对公共卫生影响的评价涵盖了不同的组成成分和维度,因此,更加系统而全面。而评价的权重则根据具体的项目内容、目标和环境的差异而有所不同。

（4）RE-AIM 模型的作用

RE-AIM 提供了判断干预项目在现实环境中是否值得持续性投入的理论框架,借助它可能实现:①对干预影响的综合评估;②对不同时期或不同组织干预影响的比较;③基于各个维度对不同干预项目进行比较;④判断是否持续推广某个干预项目。

（5）RE-AIM 模型的局限性

尽管 RE-AIM 框架关注对干预项目内、外部有效性的评价,包含了较为全面的影响因素,但仍然存在一定的局限性。主要有以下 3 点:①框架中可及性、有效性、采纳性、应用性、持续性 5 个维度的相互关系,以及它们是如何协同作用从而决定干预项目的公共卫生影响力尚不明确。②在最初的 RE-AIM 框架中,由于缺少数据支持,这 5 个维度被认为同等重要,因此其权重也默认相同,但在实际应用中并非总是如此。在某些研究中,如果 1 个或某几个维度被认为更加重要,其权重应考虑重新分配;同样,并不是在每项研究都需要评估框架中的所有维度。③在提出框架时,建议在项目开展 6 个月至 1 年后进行针对应用性的评价,在开展 2 年后针对持续性进行评价,这样的设置略显武断,在今后的研究中有必要确定不同行为、不同群体是否有更加合理的时间点来对上述特征进行评估。

10.4.3 RE‑AIM 模型在评价健康促进项目中的应用实践

对于健康干预项目而言,建立和完善一套行之有效的干预措施是项目能否取得预期目标的关键,而一套有效且高效的项目评价方法则能够对干预项目的实施提供科学的评价,从而达到科学说明项目价值、及时修正和完善计划、阐述项目效果,进而保证项目成功的目的。

很长时间以来,对干预项目的主流评价方法是以效果为基础进行评价,但这并不总是最恰当的评价方法,而且也存在一定的局限性。比较典型的现象是,许多干预项目非常注意消除可能存在的混杂变量,使得纳入的研究对象具有很高的同质性,并且大多选择没有疾病的(除了所研究疾病)的健康个体。

也正因为如此,这种以效果为基础的评价方法虽然针对特定研究内容能够提供很重要的信息并且有很强的内部有效性,但是从外部有效性的角度,会导致抽取的样本在现实环境中代表性的下降,同时对干预项目所处的环境(包括自然环境和社会环境)的代表性也不充分。

最近几年,越来越多的研究除了关注项目内部有效性之外,也开始更多地关注与干预措施密切相关的其他影响因素,包括干预项目的稳定性、干预项目的可应用性和可持续性,以及对公共卫生的影响等。

而且对于一套综合性更强的,能够同时兼顾内部有效性和外部有效性的项目评价方法的需求也日益强烈。

案例 RE‑AIM 框架评价方法的应用实例

RE‑AIM 建立的最初是为了评价某研究结果和研究报告的一致性,后来发展到应用在不同环境中健康干预和疾病管理项目。

从 1999 年将 RE‑AIM 作为健康干预的评价方法起,应用 RE‑AIM 框架法的设计或研究包括了癌症生存者研究、慢性病自我管理、身体运动和健康饮食、控烟干预、健康政策和健康行为等公共卫生和健康干预项目的各个领域。从应用 RE‑AIM 方法进行干预活动评价来看,这种评价方法也得到了越来越广泛的应用和认可。在 Glasgow 等应用 RE‑AIM 框架方法进行的糖尿病自我管理支持干预项目

的评价中,作者应用此方法比较了美国国立卫生研究院(NIH)资助的两个不同的糖尿病自我管理项目,也是首次将 RE‑AIM 的各方面与实际数据相结合。

比较两个项目在可及性、有效性、采纳性和应用性 4 个方面的评分,结果发现其中一个项目在可及性、有效性和应用性方面得分更高,而另一个项目在采纳性方面得分更高,而最终得出的综合评分则由于互相之间优缺点的互相抵消而基本相同。故增加有关干预项目对公共卫生的影响以及外部有效性的评价指标,更能够体现项目对人群健康的影响及干预项目的实际适合程度。

Carlfjord 等依据 RE‑AIM 方法对所进行的健康行为生活方式干预项目进行设计和评价,并且特别关注了实施方面的内容。他们的研究表明,使用明确的策略会取得更好的效果,而工作场所和工作人员按项目方案实施干预的程度对于项目的效果也有很重要的影响。Glasgow 等引入 RE‑AIM 方法,将其应用于通过打电话和邮寄宣传材料等方式对吸烟者进行控烟干预的项目,在评价效果的同时评价项目的可及性、实施情况、成本等多个方面。虽然项目的效果以阴性结果居多,但在可及性和实施情况方面做出了很好的总结,成本方面对于在社区开展该类项目也有了新的建议。也有学者应用 RE‑AIM 框架评价方法在 5 个方面均设立了具体指标,评价了"办公室人群行走"项目,同时还进行了成本‑效益评价。结果表明,虽然参与对象的干预效果有限,但项目在将研究成果应用于实践方面还是有成效的。Goode 等应用 RE‑AIM 方法设计了"社区电话促进运动和改善饮食结构"的项目。结果发现,在将研究结果应用于社区实践时,社区的合作程度与参与者接受干预措施的程度密切相关,且干预组饮食改变的结果同对照组相比差异有统计学意义。DerAnanian 等实施了"骨关节炎患者机体运动"的干预项目,他们在方案设计和结果评价时引入了 RE‑AIM 框架方法。特别探讨了项目中与采纳性和持续性两个方面可能有关联的关键影响因素。Jenkinson 等应用 RE‑AIM 方法对身体运动同伴教育的中学女生进行领导能力干预,结果发现,在进行学校同伴教育干预项目时,外部因

素对于项目的成功与否有着极其重要的影响。Estabrook 等将 RE‐AIM 方法应用于肥胖控制项目,发现健康饮食干预与医院及医务人员的参与是密不可分的,后者对于项目的参与和实施程度与项目目标的实现有很大的关系。

由于在项目设计时已考虑到项目中各具体活动的保持,项目的可持续性也得到了很好的体现。RE‐AIM 维度和方法也可以应用于政策研究,用于评价比较不同政策对于公共卫生的影响。在设计公共卫生政策时引入 RE‐AIM 方法,有助于增加公共卫生政策获得成功的概率,促进卫生政策与公共卫生促进策略的结合。

Glasgow 和同事应用 RE‐AIM 方法进行了对网络健康行为干预、卫生服务机构健康行为干预和糖尿病自我管理行为干预项目的综述和评价。Allen 等应用 RE‐AIM 方法进行了健康素养干预方面的综述,Arkers 等进行了其在体重控制干预项目方面的综述,Bull 等完成了其在工作场所健康干预项目的综述,Dzewaltowski 等完成了其在社区环境下行为干预项目的综述。通过应用这种方法进行综述,使得读者对于不同项目的有效性能够有更清晰、更全面的了解和认识。

RE‐AIM 框架评价方法是近 10 年来刚刚兴起的一种健康干预项目设计与评价方法,它的评价内容不仅包括干预效果,而且还包括了对干预的外部环境、影响人群、实施过程、成本-效益和可持续性的综合评价。对于健康促进的 5 个活动领域(建立促进健康的公共政策,创造健康支持环境,加强社区行动,发展个人技能和调整卫生服务方向)而言,RE‐AIM 框架评价方法可能是更适合的。这也为健康教育和健康促进相关项目的综合评价提供了方法上的参考。

由于评价是在项目设计时就需要考虑的内容,因此,RE‐AIM 方法实际上也逐渐地应用于更多的项目设计。在具体评价时,并不是简单地进行这 5 个方面评价指标得分平均值的比较,而是以 5 个不同方面具体指标组成的多项内容对每个方面都进行描述的综合评价。反过来看,即便某方面的具体评价指标并不完全,但应用 RE‐AIM 方法也可以对其他方面进行多指标的综合评价,而不是因为缺少某些指标就不能进行评价。

RE‐AIM 方法兴起的时间比较短,还在不断地发展和改进。许多具体的评价指标已经进行修正和完善,而 5 个方面的指标各自也都有了进展。随着 RE‐AIM 方法被越来越多地应用,其自身也会得到进一步的补充和完善。

(娄晓民)

11 传播理论与健康行为改变

20 世纪 40 年代后期,随着社会进步和信息技术的发展,一门新兴的学科——传播学迅速兴起。传播学是研究人类一切传播行为和传播过程发生、发展的规律以及传播与人和社会的关系的学科。随着传播学的发展,尤其是传播学在医学领域的应用,自 1970 年起,美国学者将传播学引入公共卫生与健康教育领域,丰富和发展了健康教育学科理论和方法。

11.1 健康传播的基本概念

11.1.1 定义

传播(communication)是人类最基本特性之一,是人类普遍存在的一种社会行为。人类传播活动自人类诞生以来就出现,并随着人类社会文明的进步,

科学技术的发展而不断发展。传播学者将人类的传播活动的历史划分为 4 个阶段:①非语言传播阶段;②语言传播阶段;③文字传播阶段;④电子传播阶段。根据 1988 年我国出版的第一部《新闻学字典》,传播的定义为:"传播是一种社会性传递信息的行为,是个人之间、集体之间,以及集体和个人之间交换、传递新闻、事实、意见的信息过程。"

1975 年,国际传播协会(International Communication Association,ICA)首先提出了健康传播(health communication)这一概念,并定义为"健康传播就是以大众传媒为渠道来传递与健康相关的资讯以预防疾病、促进健康"。1997 年,美国公共卫生协会(American public Health Association,APHA)将健康传播列为公共卫生健康教育与健康促进专业的学科之一。

20 世纪 90 年代初"健康传播"概念被中国学者介绍引进到国内的教学和项目培训中,并将健康传播学研究纳入健康教育学科体系。将健康传播定义为:以"人人健康"为出发点,运用各种传播媒介渠道和方法,为维护和促进人类健康的目的而制作、传递、交流、分享健康信息的过程。进入 21 世纪,医学科学已从单纯的技术服务发展为技术服务与知识服务并重。从而促进健康传播作为健康教育的主要工作策略在医疗预防保健中得到广泛应用和发展。

11.1.2 传播的分类

根据传播的主客体相互关系,人类的传播活动通常分为 4 类:人际传播(interpersonal communication)、大众传播(mass communication),组织传播(organization communication)和自我传播(intrapersonal communication)。也有学者提出再加上团体传播和公共传播。健康教育工作中,最常用的是人际传播和大众传播。

(1)人际传播

是指两人或者多人之间直接的双向交流活动。狭义的人际交流是指两个人面对面的直接交流活动,但是广义的人际交流不仅包括多人之间的交流也包括打电话、视频通话等交流活动。人际交流(传播)是共享信息和建立人际关系的基础。人际传播的特点是有信息的发出者和接收者的角色可以随时互换,反馈及时。因此,人际交流的针对性强。

(2)大众传播

是由职业性传播机构和专业人员通过报刊、广播、电视、电影、书籍、网络等大众传播媒介,将信息传播给不特定的大众人群的过程。大众传播具有信息量大、传播速度快和覆盖范围广的特点。

(3)组织传播

是以组织对组织之间或组织内部部门之间的传播活动。是有组织有领导进行的有一定规模的信息传播。如一个机构发给另一个机构的函件或机构内部的公文往来,都属于组织传播。

(4)自我传播

是指个人接收外界信息后,在头脑中进行信息加工处理的过程。个人传播分主动和被动两种,主动是个人主动有目的的寻求相关信息、知识、解决方法等;比如,看科普文章和科普片,上网查询等。被动是指在生活或工作中被动无目的接受相关信息和知识,比如广告、手机短信等。在互联网时代,数字化新媒体的发展使信息和知识的可及性极大提高,个人自我传播越来越成为个人获得相关信息和知识的主要形式。

随着互联网和数字化技术发展,新媒体如网站、微博、公众号、小程序、手机软件(APP)、微信等越来越挑战甚至取代传统的人际和大众传播模式,成为现阶段人际和大众传播的主流模式。

11.1.3 传播基本模式

传播活动是由多种要素的共同参与才能完成,缺少某些要素,传播活动就无法进行,或者即使可以传播,也达不到应有的效果。

(1)拉斯韦尔传播模式

1948 年传播学的奠基人之一,美国政治学家哈罗德•拉斯韦尔(H. D. Lasswell)将传播过程概括为 5 个要素,即"5W"模式。该模式描述一个传播活动要回答下面 5 个问题:①谁(who);②说什么(says what);③通过什么渠道(which channel);④对谁(to whom);⑤取得什么效果(with what effect)。据此也界定了传播学的研究范围和基本内容。拉斯韦尔的"5W"传播模式奠定了传播的核心和基本要素。

(2)施拉姆双向传播模式

拉斯韦尔传播模式的局限性是将传播的过程看作线性模式,即信息的流动是直线的、单项的,从而忽视了传播的双向性——反馈的作用。1954 年美国学者施拉姆(W. Schram)在其出版的专著 How Communication Works 中将反馈加到传播模式中,提出了双向传播模式。该模式将传播描述为一种由反馈的信息双向循环往复的过程(图 11-1)。因此,传播的过程包括 6 个要素:传播者(communicator)、讯息(message)、传播渠道(channel)、受众(audience)、效果(effect)和反馈(feedback)。

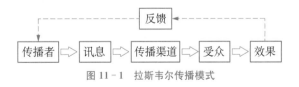

图 11-1 拉斯韦尔传播模式

1)传播者:在传播过程中指传递信息的主体,传播者既可以是个人(如卫生工作者)也可以是集体或专门的机构(如报社、电台、电视台、网页和公众号等)。传播者在传播过程中担负着信息的收集、加工和传递任务。

2)讯息:指传播的信息内容,它是由一组有意义的符号组成的信息组合。符号包括语言符号和非语言符号。

3）渠道：是讯息的载体，传递信息的中介渠道，如电视、广播、书刊、报纸、宣传画、网络、手机等。

4）受众：在传播过程中接收信息的一方（如读者、听众、观众、健康教育目标人群等）。它是传播活动的最终对象。

5）效果：是传播的信息到达受众（目标人群）后在其认知、情感、态度、行为各层面所引起的反应。它是检验传播活动是否成功的重要指标。

6）反馈：是指传播者获知受众接受讯息后的心理和行为反应。及时的信息反馈在传播中具有非常重要的作用，反馈越及时、越充分、越真实，则越有利于传播双方的信息沟通。反馈有两种情况：一种是受众向传播者主动的反馈，另一种是传播者向受众收集反应。特别是在间接传播中，传播者需要用反馈机制去收集受众的反应。

11.1.4　常用传播媒介及其优缺点

大众传播的传播媒介各有其特点，健康传播者在选择传播策略时要充分考虑不同传播媒介的特点，传播活动才有针对性。

（1）电视

优点是传播速度快；覆盖面广，信息量大，科学性强，有声音和图像，受众易于接受。缺点是需要专业人员和专业机构进行制作，制作成本高、时间长。

（2）报纸

优点是可以反复阅读，多人、多次接受所传播的信息，信息量也相对比较大，而且发送不受条件限制。缺点是需要一定文化水平即识字能力才能看懂报纸上的内容。

（3）广播和收音机

广播的优点：制作成本低，有线广播可以由社区和村镇比较自主、自由地传播信息。收音机的优点：设备简单，接收方便，不受时间和地点的限制。缺点：要由专业人员和专业机构制作信息。

（4）画册、画片、折页

优点是有图画，形象生动，感染力强，能帮助读者学习和理解信息内容，制作成本相对较低。缺点是信息量少，受版面限制不能传播太多的信息。

（5）视频材料

优点：有画面和声音，形象生动，受群众欢迎，传播效果好，而且播放次数不限，可以单人看也可以多人看，比较灵活。缺点：需要光碟机或者计算机或数码电视机等设备和工具，使用受到一定限制。

（6）数字媒体

数字媒体是当代信息技术发展所出现的媒体新形式，如数字报纸、数字杂志、数字广播、数字电视、手机短信、微信、QQ 等。这些数字媒体的优点是快速、多样、受众可灵活选择，受众可以根据自己的喜好选择数字媒体以及信息内容，新媒体信息可以简便地被进行多次、多级再传播，因此也可以在短时间内得到大量传播，传播速度迅速，影响面大。缺点是媒体内容和科学性很难控制，受媒体特点的限制，传播范围比较集中在中青年群体，老年人比较少。

11.2　人际传播

人际传播是健康教育常用的干预方法，尤其在针对个人知识、信念和态度的转变及相关技能的学习等方面。

11.2.1　定义

人际传播也称人际交流、人际沟通，是指人与人之间沟通的交流活动。人际传播可以分为个人与个人之间、个人和群体之间、群体与群体之间 3 种形式。个人与个人之间的传播形式有交谈、访问、劝告、咨询等。个人与群体之间的传播形式有授课、报告、演讲、讲座等。群体与群体之间的传播形式有会谈、座谈、讨论等。

11.2.2　特点

人际传播的特点是信息的发出者和接收者的角色可以随时互换。因此，人际传播具有以下特点。

（1）针对性强

在人际传播中，首先要确定传播的目标人群和核心信息，在传播过程中可以及时得到反馈，因此针对性强。

（2）双向动态

人际传播是动态的，传播的双方都处于不断的相互作用中，即信息发送者和接收者相互之间是可以转换的。所以，在人际传播的过程中，传播的双方或多方都在不断地变换着自己的角色，不断地接收信息和发出信息。

（3）成本低，易操作

人际传播简便易行，不受机构、媒介、时空等条件的限制。所以在健康教育的传播活动中，特别是在过去大众媒介使用还不够普及的偏远农村，和目标人群受教育程度比较低的情况下,人际传播往往是主要的传播策略。

（4）反馈及时

人际传播中双方的交流充分,反馈及时,因此可以随时调整传播技巧,以提高传播效果,实现传播目标。

（5）覆盖面小

相对大众传播而言,人际传播的信息量较少,覆盖的范围较小;传播的速度也较慢。在一定时限内,人际传播的信息覆盖的人群远不及大众传播。

（6）质量不易控制

在人际传播中由于传播者的理解能力、知识背景、表达习惯,以及记忆力等原因容易造成信息"走样",甚至"误传",尤其在多级传播过程中。因此,在开展健康教育人际传播活动时要特别注意对传播者的培训,使其准确理解和掌握要传播的信息内容,并在传播活动的实际开展过程中注意对信息质量的监测。

11.2.3　应用

人际传播在健康传播中的应用主要包括以下5种。

（1）教育与培训

运用教育学的原理和原则,对目标受众进行教育,以使目标受众学习某些专门的知识,或者转变对某种事物的认知和态度等,或针对某个健康技能的专门培训。

（2）咨询

健康教育工作者针对个体的健康问题,从心理、营养、运动等方面为寻求帮助的人分析问题,使其理解卫生知识、树立正确观念、激发改变动机。如戒烟咨询门诊。

（3）指导

对某些个体或群体的学习过程、实际操作技能、健康行为实践给予具体指导。如社区对慢性病自我管理行为的具体指导。

（4）同伴教育

人们通常愿意听取与自己年龄相仿,知识背景、兴趣爱好相近,或经历相同健康问题的人的意见和建议。因此,有的行为干预通过培训同伴领袖作为健康教育者,利用他们在同伴中的影响力,去教育、示范和影响同伴的行为。例如,青少年控烟教育,高危人群艾滋病健康教育等。

（5）小组干预

指具有共同健康问题的人群,自愿组成小组,通过互相学习、分享经验,榜样示范,鼓励支持等活动来提高小组成员的自我效能,通过信息、情感、物质方面的支持,帮助人们树立信心,改变行为。如社区慢性病自我干预小组等。

11.3　组织传播

11.3.1　定义

组织传播是指组织所从事的信息传播活动,包括组织内部个人与个人、团体与团体、部门与部门、组织与其成员的传播活动,以及组织与相关的外部环境之间的交流沟通活动。组织传播既是保障组织内部正常运行的信息纽带,也是组织作为一个整体与外部环境保持互动的信息桥梁。

11.3.2　特点

组织传播分组织内传播和组织外传播。组织内传播的形式有工作会议、业务通讯、内部杂志、工作手册、工作备忘录、闭路电视、文件通告、电子公告板等。组织外传播的形式有广告、年度报告、公共服务、媒体宣传(及其所有公关手段)、社区项目、游说项目、各种公共促进项目等。

11.3.3　应用

组织传播可用于以组织为单位的健康戒烟与健康促进项目中,如无烟机构创建项目,无烟学校、无烟医院、无烟企业的创建。健康促进示范单位创建活动中,如健康促进学校、健康促进医院、健康促进机关和健康促进企业的创建等。在这些组织的创建活动中,充分利用组织传播的方法和特点,开展针对组织特点的健康促进创建活动。

11.4　大众传播

大众传播是健康教育与健康促进工作中应用最广的干预策略。主要用于政策倡导,社会动员、社区参与,提高公众知晓率等。

11.4.1　定义

大众传播指通过大众传播媒介向范围广泛、为数众多的社会大众传播信息的过程。传统的大众传播形式有广播、电视、报纸、杂志、书籍、电影、宣传栏、标语、传单、小册子、宣传画等;新的大众传播形式有互联网、手机、数字电视等。

11.4.2 特点

与人际传播相比,大众传播具有如下特点:

1) 传播者是职业性的传播机构和人员,并需要借助非自然的传播技术手段。

2) 所传播信息是公开的,面向全社会人群的。

3) 信息量大,质量可靠,内容权威。

4) 扩散距离远,覆盖区域广,速度快。

5) 单向传播,很难互换转换角色,信息反馈慢,而且缺乏自发性。

6) 制作成本高,需要资源多。

11.4.3 应用

大众传播在健康教育与健康促进中的应用主要包括以下几方面。

(1) 政策倡导

利用大众传播的权威性、覆盖面广的特点,宣传新的有利于健康的政策及相关法律法规。如:政府出台的酒驾不安全驾驶政策,公共场所禁止吸烟政策,艾滋病的"四免一关怀"政策,基本公共卫生服务政策等,全民健康生活方式倡导,"三减三健"等。

(2) 社会动员

即通过新闻、广播、电视、报纸及互联网等传播媒介进行的宣传动员。即在特定时间,对特定目标进行的一系列的宣传动员活动。如爱国卫生运动,卫生城市创建活动,全民健身活动,健康中国行活动等。

(3) 社区参与

任何针对特定人群的健康教育项目要达到预期目标,社区参与是重要的干预策略之一。以社区为基础的健康教育与健康促进活动和项目中,通过社区宣传栏、宣传画,小册子、传单等大众传播媒介动员社区群众参与,增强社区居民自己是健康第一责任人的责任感,如以社区为基础的基本公共卫生服务项目和慢性病示范区自我管理项目等。

11.5 传播技术与健康行为改变

健康传播的目的就是利用传播策略和技术将健康知识和信息,正确信念价值观和技能传播到目标人群,让目标人群知晓健康知识、树立健康的信念、掌握健康技能,从而改变不健康的行为,形成健康的行为。因此,健康传播是行为干预手段之一。此外,目标人群的行为改变还需要政策、环境、社区、卫生服务、家庭等方面的改变和支持。根据社会生态学模式(social ecological model,SEM),人们的行为是受很多因素的影响,除个人的知识、态度、价值观、技能等,还受人际因素(家庭、同伴、朋友等)、组织(单位、企业)、社区和政策等5个方面因素的影响,因此,行为干预应该从影响行为的多因素、多层面进行干预。行为干预要根据影响行为改变的个人、人际/群体、组织、社区和政府/政策5个水平的不同层次设计不同的干预策略,健康传播只是健康教育与健康促进的一个有效的策略和方法。

有效的健康传播活动是建立在科学设计传播干预计划上,如何制订健康传播计划是健康传播活动实施成功的关键。针对具体的健康教育项目,针对行为改变的健康传播计划设计的技术包括以下内容。

11.5.1 确定目标人群

目标人群的年龄、职业、收入、文化程度、背景、健康观念、信仰、心理状态不同,健康教育的需求也各异。因此,健康传播首先必须要明确目标人群,并深入了解他们的基本情况及健康相关问题和教育需求,以量身定做有效的健康传播活动。

确定目标人群时,除了一般情况外,还应该考虑的因素有:①目标人群的数量;②某个健康问题在人群中出现的频率;③此健康问题在该人群中的严重程度;④根据以往经验解决此健康问题的办法有哪些;⑤该人群在没有外界帮助的情况下解决此问题的能力;⑥接触该人群的难易程度;⑦可投入的人力、经费和资源。

11.5.2 了解目标人群需求,确定传播目标

运用 PRECEDE 模式,对目标人群进行需求评估,了解目标人群的健康问题(流行病学诊断),这些问题由哪些行为引起(行为学诊断),分析这些行为的影响因素(教育诊断),根据这些因素和项目可利用的资源来确定项目要干预的目标。确定传播目标,要围绕"4 个 W,2 个 H"的问题进行。即:①对谁(who);②在哪(where);③实现什么变化(what);④在多长时间内实现这种变化(when);⑤变化程度是多少(how much);⑥如何测量该变化(how to measure it)。

在需求评估的基础上确定健康传播的目标,目标的确定要遵循 SMART 原则。即:具体的(special)、可测量的(measurable)、可完成的(achievable)、相关的(relavant)和有时限性的(time bound)。即传播目标要具体、可行、可实现,传播活动的目标与项目总目标是相关的。

11.5.3　确定传播内容

根据目标人群的相关行为及与之相关的影响因素来确定传播内容。不同项目,不同的健康问题,行为干预的因素也不同。一般有下列主要因素:①个人因素,如知识、价值观、态度、技能、自我效能等;②环境因素,如社区运动场所、无烟场所、咨询体检服务等;③政策因素(相关支持政策),如艾滋病的"四免一关怀"、社区提供的基本公共卫生服务支持等;④技术支持、行为技能培训或支持性工具的使用(如限盐勺和控油壶)等。

11.5.4　确定传播者

传播者的专业素养、传播技能、权威性直接影响着传播效果。因此,在选择传播者时应遵循以下原则:①专业性,在相关领域的正规专业机构,如大学、疾控中心、健康教育所、社区卫生服务中心等;②感染力,具备信息加工及健康科普能力,受众喜闻乐见的专家或专业人员;③权威性,根据内容需要选择相对权威人士更有说服力;④可及性,方便、就近。

11.5.5　确定传播渠道

常见的传播渠道有人际传播、组织传播和大众传播。健康教育工作者需根据项目需要选择最佳途径。常用的具体传播媒介或方法有:①人际传播(培训、咨询、劝导、小组讨论、专题讲座等);②大众媒体(广播、电视、报纸、杂志等);③群体传播(团体行为训练、研讨会、社交俱乐部等);④组织传播(会议、简讯、教育项目、工作场所活动等);⑤互动式媒体(微信、公众号、微课等)。

健康教育工作者应根据教育内容、受众、传播者并结合实际情况,综合评估各种传播媒介的优缺点,选择一种或多种组合的最佳传播媒介。

传播环境也会对传播效果产生一定的影响。如传播活动的场所环境(社区、乡镇、企业、学校、军队等)、时间、天气、地点、距离、现场布置、座位排列等,这些都应在传播活动策划中加以考虑。

11.6　影响健康传播的因素和对策

健康传播是一个十分复杂的过程,在每个环节上,都有许多因素能直接或间接地影响传播效果。影响健康传播效果的因素包括传播者、内容、渠道、受众和反馈。

11.6.1　传播者

虽然人人都可以是传播者,但并非人人都能充当健康传播者。健康传播者既要有医学科学知识背景,还要具备传播与教育的知识和技能。因此,健康教育工作者与所有负有健康教育职责的专业人员是健康传播的主体。健康传播者需要具备的素质如下。

（1）发挥把关人作用

健康教育专业人员和相关医学专家都是健康信息的把关人(gate-keeper),对要传播健康信息是否科学、准确,是否符合目标人群的需求,是否符合目标人群的教育水平进行评估。

（2）是合适的传播者

选择合适的传播者,传播者的信誉和学术威信越高,传播效果越好。

（3）传受双方拥有共同经验范围

如果传播者和受众在他们的背景中有某些共同的经验范围,则能强化传播效果,传播者关键在于能确认并开发这些共同的经验。

11.6.2　信息与内容

健康传播的信息与内容是传播的核心,传播信息的研究和开发是传播学的关键。健康信息要具备的基本要求是:①信息内容要有针对性与科学性;②使用符号要准确和通用,适合受众理解与媒介采用;③信息表达要符合传播的目标与需求。对传播信息的研究是健康传播专业研究的重点之一。

11.6.3　媒介渠道

不同的信息、不同的目标人群,选择的传播渠道也不同,传播渠道的选择要根据传播需要达到的效果及可以利用的资源。选择媒介渠道的原则是:有效性、针对性、速度快、可及性、经济性。实际工作中,一个健康传播干预计划常常同时选择多媒介渠道联合运用。比如,在项目开始需要干预地区知晓时,常常选择大众传播渠道进行宣传,扩大影响,制造氛围;在项目进行中期,选择人际传播渠道,针对目标人群进行针对性的咨询、培训、指导、示范,引起态度和行为的改变。

11.6.4　受众(目标人群)

健康传播的受众是公众人群,他们有着不同的社会文化背景、价值观、生活的社会及自然环境,以及健康需求。传播内容要符合受众的特征及生理与心理特点。人们接收新的信息除以上特征外,还受下列心理因素影响。

(1) 受众的 4 个心理发展阶段

受众在接受一个新信息或采纳一个新行为时,要经历知晓、劝服、采纳和加强 4 个心理发展阶段。了解这 4 个阶段对制订健康传播策略具有指导意义。如按受众 4 个心理发展阶段制订传播计划,决定传播信息,选择传播渠道,会加强传播效果。

(2) 3 种选择性心理因素

受众在接受外界信息时的 3 种选择性心理因素分别为选择性接触(选择性注意)、选择性理解(选择性扭曲)和选择性记忆。并有"5 求心理":求新、求真、求近、求短、求情厌教。

(3) 受众的健康状况

受众的健康状况会直接影响对健康信息的需求和选择。受众在患病期间,有强烈的健康信息需求,这个阶段是健康教育最佳时期,因此,医院或社区卫生服务医疗机构是开展健康教育最好的场所之一。

(4) 环境因素

传播活动开展的自然环境和社会环境也影响受众接收传播信息的效果。自然环境包括传播活动地点、场所、距离、环境布置等。社会环境包括社会经济状况、文化习俗、社会规范,以及受众周围人对此态度和行为的影响等。

尤其在新媒体和数字化新技术的发展,时代对受众的研究可以更深入。通过人工智能学习,数字化传播可以做到精准、定制化、个性化传播、大大提高了传播效果和效率。

11.7　健康科普信息制作

健康科普是健康传播的重要职责之一,健康科普就是将医学和卫生保健等专业知识转换为大众能理解的通俗易懂的语言,传播和普及到目标人群。健康科普信息制作即提供科学、适用、具有行为指导性的健康教育信息的科普材料。

11.7.1　制作程序

一般健康教育材料制作程序包括以下 10 个方面:①明确传播目标和目标人群;②组建设计制作小组;③对目标人群进行需求评估;④选择和确定传播核心信息;⑤制订工作计划;⑥设计形成初稿;⑦组织专家对初稿进行技术审查;⑧对初稿进行预试验;⑨修改与定稿;⑩生产与发放。

11.7.2　传播材料的设计和使用技巧

(1) 选择和确定核心信息

核心信息即拟向目标人群传播的信息,因为信息的传播并不是越多越好。因此,在众多医学健康知识中,需要提炼和筛选目标人群必须要了解和掌握的核心信息。确定核心信息的步骤为:①根据目标人群的基本情况及健康相关问题列出信息需求;②确定期望得到的行为改变,如安全的性行为、健康饮食、定期运动等行为;③确定可行的行为方式;④分析与可行行为方式相关的因素;⑤确定可以帮助目标人群改变行为的信息。

(2) 设计和制作

健康传播材料设计应考虑:目标人群、材料种类、使用范围、使用办法、发放渠道、如何进行预实验、确定数量、如何评价和经费使用等。在材料的设计阶段可以邀请目标人群参与其中。设计过程中,应制作容易阅读的(easy to read, ETR)传播材料。信息加工技巧有:①专业术语转换。对于深奥、复杂的专业术语,要用容易被理解的普通词语替代。②避免说教,不能用"高对低"的姿态针对受众,要基本保持中立,客观分析,讲清道理。③使用一些通俗、生动的语言加工技巧。④编排和设计。不管是哪一类传播材料,都要考虑美术设计和排版艺术,图文并茂,给予读者或听众视觉冲击。

(3) 传播材料使用

传播材料制作完成后,要对使用的对象、时间、场景、形式、方法进行详细说明。如果有时间和资源,对使用的人员进行培训。

11.7.3　预试验

预试验是从市场预测和商业广告界发展而来的,20 世纪 80 年代被引进健康教育与健康促进领域。由于它体现了健康传播材料制作的科学性和针对性,因此被运用在各种健康教育材料制作中。预试验是在传播材料还未正式制作前,将传播材料的初稿,在小范围目标人群中进行测试,征求其意见并进行修改的过程。

（1）预试验的目的

预试验主要有以下目的:①可以使材料形式更加适合于目标人群;②进一步保证材料的内容和语言、画面等可被目标人群理解;③节约经费、省时间;④更有可能取得较好的传播效果。

（2）预试验的内容

预试验可对传播材料内容的完整性、实用性、易懂性、可接受性和吸引性进行测试:①信息内容是否可以理解;②语言、图画是否符合当地文化;③语言是否有说服力;④目标人群是否可以接受材料;⑤材料是否有吸引力;⑥是否包含了目标人群需要的信息;⑦是否能激励目标人群行为。

（3）预试验的方法

预实验的方法可以根据不同的传播材料的类型采用不同的预实验方法。通常进行预实验的方法有:①问卷调查法;②专题小组讨论;③专家访谈。

（4）预试验的程序

预实验的程序包括前期准备、过程实施和总结3个组成部分。

1）前期准备:①准备材料初稿;②联络参加小组讨论的目标人群;③准备预试验小组讨论提纲;④如果存在语言交流障碍,预先请翻译人员;⑤落实预试验场地。

2）过程实施:通过专题小组讨论收集和了解目标人群对传播材料的反馈。①让目标人群接触到传播材料;②鼓励目标人群谈对材料的任何看法;③如果有两份以上材料,要评论完一份再评论一份,避免混乱;④在目标人群分别评论完全部材料后,再把所有材料拿给目标人群看,请他们作比较,选出他们认为最好的材料;⑤任何时候都要避免诱导性问题。

3）总结:与目标人群确认专题小组讨论中提出的问题和建议,并感谢目标人群的参与和支持。

（5）修订传播材料

根据预试验的反馈数据和意见修改内容;表述方式、设计形式的修改多参考受众的建议,以受众的喜爱为前提。修改后的传播材料,再用同样的方法进行第二次预实验,根据目标人群反馈结果修改。如果修改内容多,应该再进行第三次预实验,最后定稿。

（6）制作传播材料

专业人员将形成的最终稿交付给制作部门进行排版和美术加工,并与编辑、美编一起修稿、定稿。联系出版社或印刷机构,签订出版或印刷合同,有些还要按财务规定招标。按出版合同程序如期制作成品。

（7）发放及使用传播材料

提前做好接收单位地址和联系人电话表。按计划数量、发放单位发放,在经济、便捷的前提下选择正规渠道。按传播计划供传播者和受众使用。

11.8　有效传播项目的策划及案例介绍

案例 **山东省减盐项目** *

1. 背景

2004—2005年,山东省城乡居民心脑血管疾病标化死亡率为188.2/10万,高于我国东部地区平均水平(171.6/10万),在山东省城乡居民疾病负担中排第二位,占全部疾病负担的16.66%。根据2002年中国居民营养与健康状况调查表明,山东省成人高血压标化患病率为25.1%,比全国水平(18.8%)高出6.3%;高血压控制率为5.7%,比全国平均水平低6.1%。中国居民营养与健康状况调查表明,2002年山东省居民人均每日烹调用盐量为12.6 g,高于全国平均水平(11.9 g),为《中国居民膳食指南》推荐量(6 g)的2.1倍。研究表明,如果山东省居民平均每日食盐摄入量控制在9 g以下,每年可以避免3.6万人成为高血压患者,并可减少高血压导致的直接经济负担近10.1亿元。

国际实证经验表明,采取健康促进策略,推行综合性减盐措施,可以有效减少居民食盐摄入量并控制高血压及其相关疾病发病水平。山东省于2010年启动了"健康山东行动",并于2011年3月与原国家卫生部签订了联合开展减盐防控高血压项目协议书,开展了为期5年的减盐防控高血压健康教育与健康促进项目。

---

　*　选自《第九届全球健康促进大会案例和选编》,有删减和修改

2. 策略与目标

2.1 策略

通过支持性政策开发、减盐支持环境建设、公众健康教育等措施，开展不同领域的专项干预行动，降低居民食盐摄入量。

2.2 目标

2.2.1 总目标

建立减盐环境支持体系，进一步增强居民低盐膳食防控高血压和科学健康饮食意识，到2015年全省居民人均每日食盐摄入量降到10 g以下。

2.2.2 具体目标

(1) 出台公共政策

出台1~2项地方性减盐食品标准，在鲁菜菜系标准中增加食盐使用量的规定。将减盐干预纳入医疗机构和学校健康教育。

(2) 餐饮减盐行动

餐饮服务单位从业人员减盐培训率达到100%。每个县(市、区)至少有5家以上餐饮单位采取减盐措施。

(3) 公众宣传与教育

减盐宣传以村(居委会)为单位覆盖率达到100%，85%以上的家庭拥有1份减盐健康教育材料，居民低盐膳食知晓率达到80%以上。

2.3 技术路线

2013年进行了阶段性评估和干预措施的局部调整。2016年开展终期评估，总结适于不同人群和场所的工作模式，推动建立减盐干预的长效机制。具体技术路线见图11-2。

3. 主要工作内容

3.1 开展基线调查和需求评估，确定干预策略

3.1.1 食盐摄入量与高血压流行现状

2011年6—7月，在全省140个县(市、区)中，采用分层4阶段整群随机抽样方法，对15 339人进行问卷调查和体格。结果显示：山东省居民标准人日调味品食盐摄入量为12.5 g，18~69岁居民高血压患病率为23.44%，7~18岁中小学生血压偏高检出率达14.8%，与2002年相比没有明显变化。

3.1.2 居民对盐与高血压的知信行情况

山东省城乡居民对"少吃盐可以降血压""推荐成人每人每天6 g盐"和"低钠盐"的知晓率分别为52.0%、22.2%和12.8%。仅有6.9%的居民使用定量盐勺；仅有11.0%居民在购买加工食品时关注过食品的钠/盐含量。居民对低盐饮食的总体认识水平不高，且城市居民的知晓率和行为形成率高于农村居民，提示

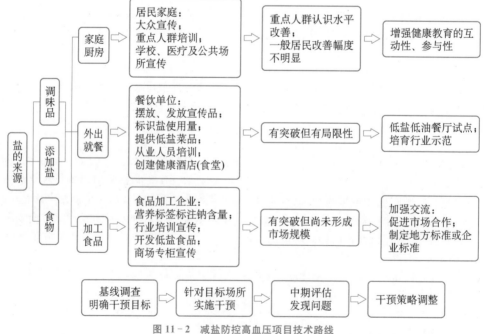

图 11-2 减盐防控高血压项目技术路线

通过健康教育提高居民对盐与健康的认知水平应作为项目重要的干预措施,且要重点关注农村地区和农村居民。

3.1.3　减盐环境因素分析

居民摄入食盐的来源包括 3 个方面,即家庭厨房、在外就餐和加工食品。基线调查显示,居民标准人日膳食钠摄入总量为 6 090.1 mg,其中调味品占钠摄入总量的 80.9%。居民在外就餐率为 32.7%,每人次食盐消耗量中位数为 6.4 g。膳食钠中来源于加工食品的钠为 613.8 mg,占总钠摄入量的 10.1%。因此,推出减盐公共政策,指导居民家庭减少烹饪调味品的使用量作为干预重点,同时,鼓励餐饮单位提供减盐或低盐菜品,鼓励食品企业生产减盐或低盐食品。

3.2　减盐干预策略

3.2.1　减盐健康教育传播政策

下发《山东省减盐防控高血压综合干预项目基层医疗卫生机构服务规范》,将减盐综合干预纳入基本公共卫生服务项目,作为健康教育和重点人群健康管理的内容。中小学校开设低盐膳食及高血压防控健康教育课程。将“每天一顿减盐营养餐”作为健康家庭评选的标准之一。

3.2.2　家庭减盐健康促进活动

（1）家庭减盐竞赛

在全省每个县(市、区)招募 10 户志愿家庭参加“减盐,让生活更有滋味”家庭减盐竞赛,对减盐 20% 以上的家庭进行奖励。活动旨在推广成功减盐经验和技巧,树立居民对减盐的信心。竞赛活动期间,由经过培训的家庭减盐指导员向竞赛家庭发放控盐勺和宣传材料,定期进行用盐指导、家庭成员血压监测、家庭含盐主要调味品用量监测等。3 个月后,对竞赛家庭减盐情况进行评估,有 65% 的家庭人均食盐摄入量降低 20% 以上。

（2）家庭减盐经验推广与指导

组织“我的健康故事”征文、家庭健康美食厨艺大赛,同省妇联发起“健康厨房行动”,培训 15 879 名基层妇女干部和积极分子,评选“健康家庭”,宣传推广家庭减盐经验。结合基本公共卫生服务项目,由接受培训的 207 369 名医务人员为社区家庭提供减盐指导,3 年来

共举办 13 032 次减盐健康教育讲座,对 659.8 万名孕产妇、老年人和慢性病患者提供了食盐摄入量评估与减盐指导。

3.2.3　“小手拉大手”学校减盐干预试点

在山东省 6 个县(市、区)选择 24 所小学,以小学四年级老师、学生及其家长为目标人群,分为干预组和对照组。干预期为 8 个月,分为一般干预、密集干预、假期加强干预 3 个阶段。

针对老师的干预:主要采取减盐培训和发放宣传材料等措施。

针对学生的干预:开设减盐健康教育课、布置学校和教室减盐宣传环境、假期减盐实践活动、举办“减盐控压”征文/绘画/演讲/知识竞赛等。

针对家长的干预:开展减盐讲座、发放宣传材料和 QQ、微信等平台发送核心信息。

干预结束后,干预组学生、家长和老师的“盐与高血压”核心知识知晓率分别较对照组高 61.3%、27.0% 和 0.8%。

3.2.4　公众宣传与健康教育

（1）开发制作音视频和图文等多种传播材料

1）拍摄减盐公益广告片。拍摄《减盐防控高血压公益广告片》(家庭版/餐饮版/食品加工企业版),在山东卫视、山东生活、综艺频道黄金时段及地方电视台、室外广告屏、城市媒体、医疗机构、超市/商场等公共场所视频窗口投放播出。

2）录制减盐广播公益广告。在山东交通广播、生活频道、音乐频道和地方广播播出。

3）拍摄科普电影。拍摄科普电影《低盐饮食保健康》,获得了国家电影局统一颁发的电影公映许可证,纳入全国农村电影放映工程,在全省农村地区放映 1.1 万余场次。

4）开发系列平面宣传材料。开发制作《盐与健康》《盐与高血压》知识读本、控盐工具包、提示牌、墙贴、宣传海报、年画等多种宣传品,张贴发放范围至全省所有村(居)、学校和 20% 以上的餐厅(食堂)。

3.2.5　多层次媒体宣传

在省内最权威的党报《大众日报》刊登“减盐,山东在行动”专版。在发行量最大的《齐鲁

晚报》开辟"减盐健康食谱"征集与评选专栏。在山东省疾病预防控制中心主页上开设减盐专题网站(http://smash.sdcdc.cn/),定期发布项目进展。2015年,与新华网山东频道合作,利用山东省卫生计生委官方微信"山东卫生计生"、微博"健康山东"和新华网微信公众号等平台,采用线上线下的互动模式,发布"盐与健康"相关科普知识,通过"盐与颜的秘密""科普贴士"和"微信红包有奖答题"等环节鼓励公众参与减盐宣传活动。

4. 项目的初步成效

4.1 居民食盐摄入量下降

根据2013年的中期评估膳食调查结果,居民标准人日食盐摄入量为11.58 g,较2011年基线调查(12.5 g)减少0.92 g,降低7.36%,城市和农村地区分别降低了3.04%和8.46%。2013年与2011年相比,全省居民标准人日食盐摄入量10 g以上的比例由65.3%下降至51.1%,10 g以下的比例由34.7%上升至48.9%。

4.2 食盐销售量呈下降趋势

2006—2012年,从全省小包装食盐销售情况来看,小包装食盐销售量从24.1万吨上升到31.1万吨,平均每年递增4.84%;2013年销量首次出现下降拐点(30.9万吨),2015年下降到27.7万吨,2012—2015年食盐销售量每年平均递减3.64%(图11-3)。

4.3 居民低盐膳食知信行水平提高

居民对高血压诊断标准的知晓率由2011年的30.9%提高到了2013年的49.9%;每人每天6 g盐的知晓率由22.2%提高到46.2%,使用定量盐勺的比例由6.9%提高到21.1%,体现居民减盐意识和认知水平的各项指标改善幅度均在50%以上(图11-4)。特别是教师、妇女干部、医务人员等重点人群减盐知识培训效果较明显,该群体定量盐勺使用率达55.7%,明显高于普通居民。

4.4 社会效应显著

通过探索对"高盐饮食"这个单一危险因素进行干预,增强了社会、企业和个人的健康自觉意识,必将加快推进政府主导、部门协同、全社会参与的"大健康"格局的形成。

在政府方面,各相关部门进一步确立了以健康为导向的责任意识,在重大公共政策制定中切实把健康作为必须首先考虑和优先遵守的发展准则,必将助推"健康融入所有政策"。

社会和企业方面,食品和餐饮企业通过参与减盐行动树立了健康的品牌形象,获得消费者信任,成为行业发展的新的增长点。

个人方面,覆盖广、强度大的干预活动促使居民更加关注与健康有关的生活方式,提高自我健康保健意识。

5年来,山东省实施的减盐防控高血压项目取得了实质性突破,但仍然面临巨大的挑

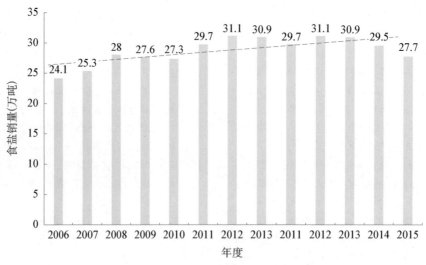

图11-3 2006—2015年山东省小包装食盐销售情况

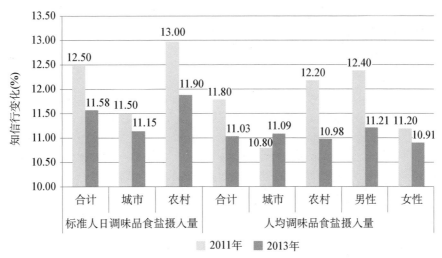

图 11-4　2011 和 2013 年人群食盐摄入量与高血压知信行变化

战。虽然居民对低盐膳食的知晓率水平有了大幅度提升,但转化为减盐措施的比例不高,说明改变口味和饮食嗜好是一个长期的过程。另一方面,由于食品和餐饮消费具有较强的市场性,单靠行政手段和宣传倡导难以取得理想的效果。下一步将充分利用项目工作已经建立的机制,继续扩大与有关部门的合作,推动食品营养方面的地方立法,建立推动全民减盐的长效机制。

（仲学锋）

12 健康教育中的伦理学

12.1　伦理学与医学伦理学

自人类社会发展开始,道德和行为规范便伴随着人类的生存和发展而存在。道德和规范作为人类社会发展的一种内在需求,影响着人类的生存和社会的进步。在现代社会中,由于个人占有的不均衡、人群的多样、社会发展的多元化,这种道德关系变得更为复杂和不易评判。然而,随着全球经济的发展,人与人之间的利益关系必须用道德和规范来进行约束。

伦理学,又称为道德哲学,是研究人类道德的学科,是关于制定优良道德规范的方法、过程及其实现途径的学科,属于哲学分支之一。伦理学的研究客体是道德现象,包括道德和伦理问题的理论和实践。

医学领域中的伦理学是整个伦理学领域中的一部分,备受关注。医学是研究人的生命过程以及人类同疾病做斗争的,促进人类健康的一门科学。而医学道德,简称医德,包括医务相关工作者自身的道德品质和调节医务相关工作者与其他个体、集体及社会之间关系的行为规范、准则的总和。

医学伦理学是研究医学道德的学科形态。从伦理学的角度看,它是运用一般伦理学的观点、原理和方法研究医学实践和医学发展中的道德关系、医学行为准则和规范。

在伦理学的领域内,一直关注的重点是个体的道德行为。然而,医学伦理学经历了由关注个体转向关注以医务工作人员为主体的群体阶段。就整体而言,医学伦理学经历了3个阶段:医德学、医学伦理学和生命伦理学。

医德学,关注的是医务工作人员的个人道德。医德学统领了医学伦理学很长的时期,在我国,医学的发展深受儒家思想的影响,儒家思想强调"医儒同道",儒家认为医者应"仁爱救人","仁"为医者应具备的道德,"救"是医者应具备的责任。从扁鹊的"六不治"到"医家五戒十要",再到孙思邈的《大医精诚》,均可以看到我国传统医学对医务人员医德的重视。与此同时,外国的迈蒙尼提斯祷文、希氏誓言、胡佛兰德医德十二箴,包括《日内瓦宣言》,也都是强调以医务工作人员个人医德为主体的医学伦理。但是在这一阶段,患者的知情和选择的权利往往被忽视,医务人员与患者的地位并不平等。

在第二次世界大战结束后,1946年在德国的纽伦堡军事法庭上,23名军医由于没有运用所学医学知识为人类健康造福,反而进行了一系列人体试验而被审判。而为了确保人体试验在以后的社会发展和医学进步中更为规范,第一部规范人体试验的《纽伦堡法典》由此诞生。至此,从《纽伦堡法典》开始,到之后的《赫尔辛基宣言》《悉尼宣言》《夏威夷宣言》,医学伦理学才开始由医务工作人员的个人医学道德过渡到对医疗行为的干预。

到了20世纪五六十年代后,一系列直接干预人体生命技术的出现,如脑死亡后呼吸机的撤离、辅助生殖技术等,促成了生命伦理学的诞生。1971年,生物学家波特在其著作《生命伦理学——通向未来的桥梁》一书中明确提出了"生命伦理学",他认为"生命伦理学是一门新的学科,它将生物学知识和人类价值体系结合起来"。生命伦理学是医德学、医学伦理学的继续发展,它并不是不研究传统医德学、医学伦理学的内容,而是其研究的范围更加广泛。生命伦理学是根据道德价值和道德原则,运用哲学的原理和方法,对生命科学和卫生保健内的人类行为进行系统的研究。生命伦理学要求医务工作人员要更多地去关注患者、研究参与者及其家属的真实感受。随着医疗设备、手段的进步,在与人的健康息息相关的医疗领域中,伦理、法律、社会等问题层出不穷。例如,"试管胚胎"、人体器官商业化、器官移植、胎儿性别鉴定、安乐死、基因信息的安全等问题所导致的伦理学冲突,至今仍争论不休,均有待进一步深入探索与研究。医学技术的飞速发展,不仅为人类健康带来福音,同时也带来了更多的伦理难题,为生命伦理学的理论研究和实践提出了更多的挑战。可以预见的是,生命伦理学在未来的医学发展中将发挥更大的作用。

从医学伦理学的研究内容来看,在国外,医学伦理学的研究已经形成了 8 个研究主题,分别为职业道德、伦理审查、临床试验、临床伦理、安乐死、卫生政策、教育教学和医患关系。在我国,医学伦理学更偏重于医学职业道德及其教育,强调医德和医风的建立,并由此发展出教育教学、生命伦理、医患关系和医学研究(伦理审查和临床试验)4 个领域。由此可见,我国医学伦理学研究尚存在一定的局限性。

然而,不管是国内还是国外,医学伦理学的发展都已经滞后于医学的进步与人类健康和卫生体系的发展。医学伦理学需要研究和面临的伦理问题已经不再局限于上述内容,更需要包括卫生体系改革与健康发展问题抉择议程中伦理、卫生资源分配中公平与公正伦理、基本公共卫生和基本公共卫生服务均等化的公共卫生伦理准则。

12.2 医学伦理学的基本理论和原则

12.2.1 医学伦理学的基本理论

（1）生命论

1）生命神圣论:指人的生命是至高无上的,神圣且不可侵犯。生命神圣论强调对生命的尊重,强调生命的价值和意义,强调生命价值与质量的统一。生命神圣论的局限性在于仅重视个体生命的神圣价值,而忽视人群整体利益的重要性,因此,生命神圣论对于控制人口数量、提高人口质量等观点持否定态度。

2）生命质量与价值论:生命质量论是指根据个体生命的身体素质或智力状态不同,而采取不同对待的理论。生命质量是生命价值的基础,施予患者的医疗措施应根据其生命质量加以选择。而这也就导致生命质量论认为,对于生命质量低下的人,医师没有必要对其进行救治。

生命价值论是根据个体生命对于自己、他人、社会的价值不同,而采取不同对待的理论。该理论认为,生命的意义取决于生命自身所创造的价值。因此,该理论的局限性在于,它认为对于生命价值低下的人,可放弃给予其卫生资源,并认为这是符合医学伦理学要求的。

（2）人道论

人道论是指人基于自身的最高价值而善待每个生命的理论。医学人道论是指,在医学活动中表现出来的关心生命、维护生命的利益、尊重生命的人格与权力、珍视生命价值和质量的伦理思想。人道论的核心内容主要包括四方面:尊重生命的价值、尊重生命的人格、尊重生命的平等、尊重生命的质量。

（3）美德论

美德是指人的内在和外在的和谐统一。医学美德论探讨了医务相关工作者应该具备怎样的高尚品德,包括仁爱、诚恳、公正等。医学美德论强调医务相关工作者不仅应具备高超的医学技术,更应具备高尚的医学美德。但是该理论仅从美德的角度对医务相关工作者的行为进行要求,并未揭示医务相关工作者行为的义务性。

（4）义务论

义务论是研究义务与责任的理论。义务论强调了人们应该遵守道德规范、履行道德义务。医学义务论探讨了医务相关工作者应该做什么,不应该做什么。其核心是医德义务,是医务相关工作者应具备的职业道德责任。医学义务论的提出有利于医务相关工作者明确自身的义务,弥补了医学美德论相应理论的缺乏。

12.2.2 医学伦理学的基本原则

医学伦理学的基本原则是指医学道德的基本精神,它会随着医学的发展和社会的进步不断变化,是各种医学道德都应遵守的最高准则,是其他一系列医学伦理准则必须遵循的基本原则,是所有医务相关工作者开展医学活动所必须遵守的根本要求。

医学伦理学的基本原则主要包括以下 4 个方面。

（1）尊重原则

尊重原则是指医务相关工作者在开展医务活动

时应充分尊重施与对象的人格与尊严,尊重他们的自主权,平等对待每个患者。

尊重原则的内容包括:尊重患者人格、尊重患者自主权利和尊重患者隐私权。

1) 尊重患者人格:尊重患者人格是现代医学模式的具体体现和必然要求。它强调患者享有人格权,每个医务相关工作者都应无条件地尊重患者的人格。在所有的医学实践中,每位患者都应被一视同仁、公平公正的对待。

2) 尊重患者自主权利:体现在尊重患者的自主性,保证患者的自主知情、自主选择、自主同意的权利。医务相关工作者尊重患者的自主权利并不意味着要听从相关人群的所有要求和意愿,应结合他们的实际情况加以判断,在考虑、尊重患者自主权的同时,为他们提供最科学、最有效的医疗相关服务。当出现患者错误行使自主权的情况时,医务相关工作者应为患者提供科学的建议,纠正患者的错误决定,以达到为患者提供更好的医疗服务的目的。

3) 尊重患者的隐私权:隐私权是指个人隐私不受他人侵犯的权利。在医疗实践中,医务相关工作者常常可以了解到患者的隐私。对于这些隐私,医务相关工作者要保密,不泄露出去。否则会给患者带来心理伤害,造成患者对医务相关工作者严重的不信任,阻碍医务工作的顺利开展。

(2) 不伤害原则

不伤害原则是指在开展医疗服务过程中,不伤害患者的身心健康。医务相关工作者要结合患者的健康情况开展医疗服务,如果医疗实践过程中对患者施加不必要的、无益于患者的、使患者受到伤害的医疗措施,就违背了不伤害原则。然而,不伤害原则也不是绝对的,在有些情况下,出于对患者健康的考虑,有些医疗服务难免会对患者造成身体或心灵的伤害,这时医疗工作者要向患者解释清楚,分析利弊,取得患者的理解,在患者的同意下,开展医疗服务。

不伤害原则要求医务相关工作者要以患者为中心,避免在开展医疗服务的过程中伤害患者,给患者造成不必要的身体、心理方面的负担,为患者选择最适合的医疗服务,在医疗实践过程中尽可能将伤害降到最低,坚决杜绝有意识的、有动机的伤害。

(3) 有利原则

有利原则是指医疗工作者在开展服务时,应以患者健康利益最大化为目的。正如《希波克拉底誓言》中提到的"为病家谋利益",作为医疗工作者,开展一切医疗服务都应站在患者健康利益最大化的角度思考,进而选择最有利于患者健康利益的医疗服务。

有利原则具体体现在,医务相关工作者应树立全面的利益观,在开展医疗服务时将患者健康利益放在第一位,提供优质、高效的医疗服务。在全面权衡利害得失的情况下,考虑患者的意愿,努力提高患者的健康水平。

(4) 公正原则

公正原则是指医务相关工作者在医学服务中公平、正直对待每位患者的伦理学原则。公正即公平或正直的意思。在医学中,公正原则体现在以下3个方面:人际交往公正,医疗资源分配公正和医患纠纷、医疗事故处理公正。

1) 人际交往公正指的是医务相关工作者与患者平等交往,同时,医务相关工作者平等地对待每位患者,不因为患者的职业、经历等区别对待。

2) 医疗资源分配公正指的是以公平优先、效率兼顾为原则,实现现有医疗资源的优化配置,保证人人享有基本医疗卫生服务。在我国,目前主要指住院床位、手术机会和稀缺贵重医疗资源的配置。临床上,公正原则要求医务相关工作者按照医学、社会价值、家庭角色、科研价值、余年寿命的标准综合权衡,确定稀缺医药卫生资源优先享受者。其中,医学标准主要考虑患者的病情需要和治疗价值;社会价值标准考虑患者既往和未来的社会贡献;家庭角色标准考虑患者在家庭中的角色和地位;科研价值标准考虑患者诊疗对医学发展的意义;余年寿命标准考虑患者治疗后生存的可能期限。其中,医学标准是必须优先保证的首要标准。

3) 医患纠纷、医疗事故处理公正指的是医务相关工作者在处理医患纠纷、医疗事故时,坚持实事求是的原则,兼顾各方利益。

12.3　健康教育的伦理学基本原则

健康教育的过程需要健康教育工作者与研究参与者的接触,为了保护研究参与者应享有的权利,健康教育需要伦理学的原则约束;同时,健康教育本身也是一种医学科研,也需要遵循医学科研中应遵循的规范。美国的健康教育发展较为成熟。1994年,美国健康教育发展协会颁布了《健康教育工作者的伦理学准则》,提出了健康教育工作者五方面的责任。结合美国健康教育发展协会的伦理学准则与医学科研中的伦理学准则,健康教育中应遵循以下的伦理学基本原则,这是健康教育工作者的最低行业标准和健康教育过程中应遵循的原则。

(1) 公平公正,尊重他人

在实施健康教育时,健康教育工作者应该公平地为所有人提供专业服务,不论其年龄、性别、民族、健康状况、职业、经济状况,一视同仁。如在对女性性工作者进行关于艾滋病的健康教育时,虽然她们长期受主流文化、主流人群的排斥,道德标准与主流社会存在一定的区别,但她们也是有思想、有感情的人,也需要享受所有人都期望的尊重。因此,健康教育工作者应平等地对待目标人群,在实施健康教育的整个过程中,与目标人群面对面接触时,注意自己的语言、语气和表情,在向目标人群传播健康教育相关材料时,注意图片的选择、文字的撰写,避免歧视。此外,健康教育工作者在提供健康教育服务时,不能要求目标人群在情感、性、经济或其他方面予以回报,操纵或侵犯他人的权利。在整个健康教育过程中,应秉承公平公正的态度,为每个个体提供健康教育服务。

此外,健康教育工作者应尊重目标人群拥有不同价值观、态度、信仰和观点的权利,了解并尊重各种文化和社会规范,并在健康教育的实际工作中时刻意识到自己正处于不同的文化与社会规范之中。如健康教育工作者在少数民族地区进行健康教育工作时,应注意当地的风俗习惯,避免做出与当地风俗相冲突的行为举动。另外,健康教育工作者要尊重个体和群体积极参与到健康教育整个过程中各个方面的权利。如在健康教育实施前期的健康评估中,健康教育工作者应鼓励目标人群参与到评估过程中,发现自己所存在的健康问题,自主提出改善自我健康的方法,在尊重目标人群权利的同时,也能够激发他们自主改善自我健康的意识,提高参与健康教育的热情和积极性,从而使得健康教育效果更佳。

值得注意的是,健康教育工作者实施的策略和方法应该使个体能够通过选择而不是通过强制来采取健康的生活方式。健康教育工作者应支持个体在了解所有情况(如改变生活行为方式后利于健康的益处、拒绝改变某些行为方式不利于健康的后果)后做出的有关健康的决定。虽然已经有大量证据表明,吸烟、不规律饮食、不坚持运动等行为会极大增加个体健康风险,进而增加疾病负担,但每个人都有决策自由。如面对吸烟者,健康教育工作者只能通过多种形式、多样化的健康教育,让其选择戒烟的行为,而不能强制要求个体必须戒烟。但是吸烟者若在公众场合吸烟,则会危害公众的健康利益。因此,在面对个人选择和保护公众健康时,在做到两者并重的前提下,底线是个人选择不能损害他人或公众的健康。吸烟者可以选择不放弃吸烟,但不能在公共场合吸烟,确保他的吸烟行为不会危害到他人的健康。

(2) 获取知情同意

知情同意是指向研究参与者告知项目的各种情况后,研究参与者自愿表明同意参加该项目的过程,同时,签署《知情同意书》写明日期作为文件证明。知情同意是人体生物医学研究的主要伦理要求之一。它反映了尊重个人的基本原则,保证了可能的受试者在理解研究性质的基础上自由选择是否参加研究的权力,体现了研究参与者尊严的不可侵犯和自主权。在实施健康教育前,健康教育工作者也需要获取研究参与者的知情同意。在获取研究参与者知情同意时,健康教育工作者应该告知的内容包括:本次健康教育相关研究收集资料的目的、意义;对研究参与者完成研究过程的描述;研究参与者可能承担的损失或风险,如具体花费的时间、需要采集研究参与者的血液、因此可能导致的不良反应等;研究参与者参加研究可能的受益;研究得到信息和数据的保密范围等。以此获取研究参与者的理解与配合。同时要说明研究是自愿的,研究参与者有权在任何时候中止参与并且不会受到任何处罚。严禁健康教育工作者以任何形式威胁研究参与者强行参与研究,保证所有同意参与研究的参与者都是自愿和知情的。

(3) 接受伦理审查

1978年,我国首次提出应建立医学伦理委员会。至今,医学伦理委员会在医学中的意义显著。医学伦理委员会既保护了研究参与者的权利和尊严,避免他们受到不必要的伤害,也提高了大众对伦理的关心度,同时提高了医疗质量和医学研究的质量,也在客观上保护了医务相关人员。因此,健康教育工作者除了要获取研究参与者及其家属的知情同意外,还需要在开展健康教育工作前,将知情同意交由医学伦理委员会进行审查。这种审查对于保护对医学的概念和技术不熟悉的人以及能力受到限制不能给予充分知情同意的个体(如儿童、智力或行为有障碍的成年人等)尤为重要。在健康教育项目进行过程中也要接受医学伦理委员会的检查和监督;同时,在项目结束后发表成果时,其成果也要经过医学伦理委员会的审查,确保健康教育整个工作中研究参与者的健康利益。医学伦理委员会的审查是保护研究参与者利益、维护科研秩序的必要手段。

（4）保护隐私

隐私权是指自然人享有的私人生活安宁与私人信息秘密依法受到保护,不被他人非法侵扰、知悉、收集、利用和公开的一种人格权;权利主体对他人在何种程度上可以介入自己的私生活,是否向他人公开隐私以及公开的范围和程度等具有决定权。隐私权是自然人所享有的一项基本人权,体现了人的尊严和价值。伴随着人类社会的文明进步,人们也愈发关注对隐私权的保护。

健康教育工作者应根据法律和专业标准保护研究参与者的隐私。在健康教育的过程中,由于研究的需要可能要收集研究参与者部分较为敏感的信息如婚育史等;同时,在健康教育相关工作中,有时受众会是某些特殊疾病如艾滋病、结核病等疾病的患者,由于这些疾病是需要长期治疗的传染病,大部分受众会因担心受到歧视而不希望自己的病情曝光给其他人,一旦曝光可能会造成研究参与者生活的困扰,所以研究参与者的信息不宜传播给健康教育项目无关的人员。因此,在进行健康教育研究参与者相关资料收集时,应授意无关人员离开,不得让更多人知晓研究参与者的隐私;如因工作需要拍摄研究参与者照片时,应事先征得研究参与者的同意,同时应注意不得擅自将照片上传到网络或分享给健康教育项目无关的人员;当需要使用研究参与者资料进行学术交流时,也应提前获得研究参与者的同意,并在交流材料中对敏感内容进行处理,材料中不应出现任何可识别到个人的信息;健康教育工作者也应避免将研究参与者的隐私作为谈资与他人分享。健康教育工作者应履行他们对研究参与者的承诺,尊重研究参与者的隐私并严格保密。

（5）避免伤害

早在古希腊时期,医学家希波克拉底就提出了不伤害的医学伦理原则。21世纪,不伤害原则已经成为世界各国医学领域和临床实践中共同遵守的伦理原则。在健康教育过程中,不伤害原则表现在避免对研究参与者身体的伤害,对研究参与者与其家属的心理伤害和精神伤害以及研究参与者及其家属的经济损害。

健康教育工作者在进行健康教育相关资料收集时,收集资料的方法应对研究参与者无伤害或伤害最低。如在进行问卷调查或访谈时,应注意时间,不扰乱研究参与者的正常工作或学习,不过多占用研究参与者的休息时间;需要采集某些生理指标时,健康教育工作者应尽量避免有创检查,采集尿液、粪便、毛发等进行检测;如需进行有创检查,如需要采集研究参与者的血样时,应招募专业护士统一培训后再进行血样采集,并在采集过程中严格遵守无菌操作规范,尽量减小对研究参与者的伤害,保证他们的安全与健康。

健康教育工作者在实施健康教育时,除了应避免对研究参与者身体的伤害,还要注意避免伤害研究参与者及其家属的心理和精神。如在进行艾滋病健康教育时,按照通常的思维模式,在开展健康教育时经血液传播没有什么可避讳的,然而某些地区经血液途径传播艾滋病多数是因有偿献血(即卖血)所致,卖血意味着贫穷和耻辱。在这一背景下,如果开展健康教育时针对卖血强调艾滋病经血液传播的方式,有可能伤害艾滋病患者及其家属的自尊心。因此,在这些地方进行艾滋病健康教育时,应注意讲话的方式、方法,不宜过分渲染卖血这一途径,因为当地艾滋病健康教育受众有感染者,也有感染者家属或患者家属。如果强调卖血导致艾滋病,就有可能在无意间伤害到部分受众的精神与心理。

此外,健康教育工作者还应避免对研究参与者及其家属的经济性伤害。经济性伤害指健康教育工作者在实施健康教育活动的整个过程中,由于个人专业水平和服务理念的偏差造成研究参与者因健康教育活动而遭受的经济损失。如健康教育前进行需求评估时,部分个体健康状况略低于平均水平,但健康教育工作者却由于个人医学专业水平认为这些个体健康状况很差并告知他们,导致这些研究参与者不断去医院检查、过度诊疗而造成经济损害。

（6）科学严谨,关注个性化需求

在健康教育的实际工作中,健康教育工作者一般需要完成调查研究、干预和评价效果3个环节的工作。在整个健康教育项目实行的过程中,应始终注意项目的质量控制。在健康教育项目的选题中,健康教育工作者不能过分地强调个人的兴趣、名利,而应以增进健康、提高人类健康水平和生活质量为目的,与个人、集体科研水平和国家人民的需要相契合;对已经确定将进行研究的课题,要做到有所发现、有所创造,否则将会失去其伦理价值;在健康教育工作开展前,健康教育工作者应根据公认的科学和道德标准在复习大量文献的前提下进行健康教育研究的设计,要遵循统计学"随机、重复和对照"的3

个原则。在调查研究前注意统一培训调查员，保证调查员现场行为的一致性；在调查研究中不断核查收集到的资料，确保收集的信息无遗漏、无逻辑错误；在收集到数据资料后通过双人录入数据、一致性检验、双人独立分析数据等方法确保结果的可靠性；而在进行干预时，健康教育工作者提供的教育干预措施应基于一定的理论框架并有相应的经验证据支持，在整个健康教育项目研究过程中贯彻认真、严谨的科研态度。同时，当健康教育工作者接受他人的健康相关咨询时，提供的健康相关建议应使用当前的专业标准、理论和指南。若因健康教育工作者自身的问题导致个人或群体的健康受到严重损害，健康教育工作者应自行承担相应的后果。

此外，健康教育工作者还应根据不同人群的需求调整战略和方法。目标人群个体化性质决定了健康教育过程不能一成不变，应根据目标人群的个体差异制订合适的健康教育方式。如在对糖尿病患者进行健康教育教育时，有调查显示，病程年限不足1年的糖尿病患者对糖尿病的治疗与预后、药物指导、日常自我护理技能、心理指导、临床表现、发病机制与诱因等方面的知识比较关注；病程年限1～10年的患者的健康教育侧重点则是普及慢性并发症的预防、检验项目及指标、运动指导、急性并发症与处理、自我管理技能、胰岛素注射等方面的知识；病程年限超过10年的患者对慢性并发症的防治，治疗新理念、新进展，急性并发症与处理等方面比较注重。不同病程的糖尿病患者健康教育需求不同。健康教育工作者应根据他们各自的需求，传播特定的糖尿病相关知识，帮助他们积极配合治疗、控制病情并延缓并发症的发生。

由此可见，目标人群的个体化差异导致了他们健康教育需求的差异。因此在健康教育实施前，健康教育工作者应与目标人群面对面沟通，从而对重点人群进行个性化需求的评估分析，为开展有针对性的干预提供依据和指导。

（7）及时评价效果、真实发表结果

在健康教育的工作中，健康教育工作者应定期评估干预的有效性，及时评价项目执行情况，保证计划执行的质量和进度。同时，及时的评价进而修正和完善健康教育项目计划，使之更适合目标人群特点和需要。健康教育工作者在进行干预有效性的评估时，应注意合理规划，在确保效果的前提下，以最小的样本量、最少次数的资料收集进行评价，尽量减少对研究参与者正常生活的干扰。

此外，在整个健康教育项目结束后，健康教育工作者应及时、真实地报告自己的研究和评估结果。无论项目的结果是否符合预期目标，健康教育工作者应如实报告自己的项目数据，坚决杜绝篡改、伪造数据的行为，更不能将他人的研究成果据为己有。在健康教育的实际工作中，健康教育工作者有时会作为第三方去评估其他项目的干预效果，而作为评估其他项目的健康教育工作者应只与邀请他们进行健康教育项目评估的人讨论评估项目的结果，除非对该结果的保密会危害他人的健康或安全。同时，健康教育工作者自己的项目结果也不应受第三方的影响，不涉及利益的冲突，也不隐瞒结果。

健康教育工作者在正式出版物发表自己的研究结果时，应充分认识到自己在整个健康教育研究工作中对他人的成果做了哪些借鉴与利用，并在正式出版物中标识出他人的研究成果，予以充分的肯定。值得注意的是，正式出版物中作者的排列顺序应与自己在实际工作中的贡献相符，一般来说，贡献大的署名在前。同时，健康教育项目往往是依靠团队项目齐心协力共同完成的，因此，健康教育工作者应对自己的学生和同事的专业贡献给予适当的认可；此外，在正式出版物的致谢部分，健康教育工作者应真诚地感谢每个为本项目提供帮助、支持的人。

（8）提升专业素养，以身作则

由于个人知识、水平与经验的限制，健康教育工作者在健康教育领域的专业能力势必存在一定的不足。因此，健康教育工作者应准确认识到自己专业能力的有限与不足。而且，健康教育工作者的知识水平、专业素养都会影响到健康教育工作的效果。因此，健康教育工作者应通过不断地接受教育和学习来保持自己的专业能力，与时俱进，及时学习新的理论、指南和专业标准。另外，健康教育工作者应接受并鼓励他人对自己专业能力的批评性话语，善于听取不同的意见，以此更好地改善自己的专业能力，不能采取不正当的手段要求别人肯定或赞美自己的专业水平。在健康教育的研究过程中，交流观点、互相分享自己掌握的数据，可以使得有限的人力、财力和物力资源发挥更大的价值和作用。因此，除了不断地学习专业理论知识外，健康教育工作者还应本着资料共享的原则，在做到在一定范围内适当保密、保证自己及团队科研成果合法权益的前提下，善于分享自己发现的有效的方法策略，以此让更多的健康教育工作者提升自己的专业素养。只有健康教育工作者不断进行自我完善，不断适应环境的变化，才能为指导大众生活、提升大众健康起到积极的作用。

同时,健康教育工作者的言行与生活方式对大众起到了较强的示范作用。因此,健康教育工作者应注意自己的言行举止,用健康的生活方式在无形中影响大众。如健康教育工作者想要对吸烟者进行戒烟教育时,应做到自身就不吸烟,否则会让吸烟者认为医务工作人员都吸烟,自己吸烟也不会影响健康。由此可见,健康教育工作者不仅要在大众中做好健康相关知识的宣传、教育和普及工作,更要以身作则,亲自示范,让大众更好地明白怎样的选择是有益于健康的,从而不断提高自身的健康素养、改善生活方式。

(周　欢)

第三篇
健康教育基本方法与技能

Jian Kang Jiao Yy Ji Ben Fang Fa Yu Ji Neng

·现代健康教育学·

13 需求评估

为了科学制订健康教育计划，收集居民健康相关信息和内容，分析居民主要健康问题、健康危险因素以及可利用的资源，将有助于指导健康教育工作的开展。这一过程就是需求评估。

13.1 需求评估

健康教育需求评估常称之为健康教育诊断，指在人们面对健康问题时，综合运用社会学、行为学、流行病学、卫生统计学等有关方法和技术，通过系统的调查、测量来收集各种与健康有关的事实与资料，并对这些资料进行整理、归纳、分析、推理、判断，从而确定或者推断与健康问题有关的行为或者影响因素，同时确定健康教育资源可及性，为确定健康教育干预目标、策略和措施提供基本依据。健康教育需求评估是健康教育工作计划、实施和评价的前提。

评估的基本目的是收集数据信息以确定在既定场所开展哪种干预是恰当的。要成功地开展评估，就必须制订评估计划、收集数据、分析相关问题、确定优先问题并且形成评估报告。确定优先问题时，评估人员还必须整理现有的资源，并对现有人、财、物进行合理判断，之后才能开展。

13.1.1 制订需求评估计划

需求评估是对当地人群和健康相关因素进行系统性分析的一个过程，在需求评估过程中，计划人员需要确定和测量"什么是"和"应该是"之间的差距，以便为干预的设计和支持提供方向，其中人群的卫生服务需求或需要是需求评估数据的重要组成部分。为了实现一个完整的需求评估，必须设计一个严谨的需求评估过程，包括确定需要评估的人群、确定可以利用的资源、确定目前已有的数据信息、收集数据,以及使用研究方法指导数据收集等内容。

13.1.2　确定需要评估的人群

需求评估确定需要评估人群的过程就是在正式开展诊断前确定范围的过程,是从结果入手开展工作。应了解需要评估人群的特征,如性别、年龄、种族和收入,将影响为需求评估收集到的信息。除了人口统计以外,健康教育专家还需要从社区的整体角度来判断评估对象,如社区的地理位置及环境、文化和社会、人口规模,以及社区人口交流所形成的社区文化、邻里关系特点等基本特征,以进一步全面地进行需求评估。此外,还应考虑哪些是优先群体,以及优先群体中拥有重要需求的次分群体。

13.1.3　确定可利用的资源

需求评估可以通过多种方式进行,但常受到时间、人员和/或资金的限制。因此,为了尽快有效地完成需求评估,有必要对现有资源进行分析。进行评估所需的资源可分为人力资源(如适当的工作人员,收集数据人员和其他相关的专业技术人员的可用性)、物质资源(可用的车辆、设备等)、政策资源(可用的激励和参与措施、财政支持)以及信息资源(相关参考资料、数据、可用网络等)。在进行评估前,健康教育专业人员应该知道是否已经在目标社区或目标群体中进行了类似的调查或需求评估,以避免重复和资源的浪费。相关的评估研究也可以使社区需求分析更加全面地进行。

13.1.4　确定利益相关者

利益相关者是指在健康教育项目中具有既得利益的个人或机构。它们也可以分为两类。

1)伙伴,指在实施健康教育计划或项目时可以引入知识、技能或资源的个人或组织,他们愿意分担风险、责任和奖励。

2)利益相关方,即那些影响或受变更影响、与结果或针对结果的干预冲突的个人或组织,或是干预项目过程或受项目结果影响的个人或组织。

提高关键群体、合作伙伴和利益相关方在评估过程中的参与程度,不仅可以促进评估的发展,而且可以提高评估结果的价值。显然,利益相关者和合作伙伴对评估过程的贡献可能不同。有时,健康教育专业人员可以使用相关理论或他们自己的经验进行评估,并且利益相关者可以提供有用的信息或其他收集相关信息的方法。卫生教育工作者应识别不

同类型的利益相关者,与他们建立良好的关系,并请他们帮忙建立一个有效的执行团队来执行需求评估。

13.1.5　确定理论模型

一般来说,健康教育和健康促进项目非常复杂,所以综合干预往往是最有效的。因此,健康教育专业人员需要从行为、组织、文化、社区、政策和环境等诸多方面考虑需求评估的影响,相关的理论和模型可以为需求评估提供思路和框架。可供借鉴的理论和模型包括格林模型、四维需求理论、马斯洛需要层次理论、KANO模型,或重点参考健康行为干预理论,如社会营销理论、创新扩散模型、健康信念模型、行为变化的阶段变化模型、理性行为理论和计划行为理论,自我效能理论、社会认知理论、社会网络与社会支持理论等。这些需求评估模型不是独立的,健康教育工作者可以同时应用多个模型。

13.1.6　确定需求评估方法

PROCEDE-PROCEED模型是较具代表性、较为公认的健康教育需求评估基本思路。根据PROCEDE-PROCEED模型,健康教育需求评估主要从5个方面进行诊断评价,分别是社会诊断、流行病学诊断、行为和环境诊断、教育与生态学诊断以及管理与政策诊断。在进行需求评估时,应根据项目的要求和实际工作情况,确定采用的评估方法。一般而言,需求评估的具体方法包括文献综述、定量调查(流行病学调查)和定性调查(社会学调查方法)等。

13.1.7　将伦理原则应用到评估流程

在需求评估中应当考虑伦理原则。由于关键群体、利益相关者、合作伙伴和健康教育工作者都参与到需求评估中,在需求评估的理论模型选择、数据采集和结果判断等方面会不可避免地存在一些冲突和矛盾。因此,在数据收集过程中应认真考虑伦理原则的适用,如知情同意、机构审查委员会批准等。

13.2　收集健康相关信息

进行需求评估的技巧在于能够识别最相关的信息。考虑到成本和可及性,建议规划人员在开始数据收集过程时,设法找到相关的二手信息。一旦确定了相关的二手信息,规划人员需要集中注意力收

集适当的第一手信息。

13.2.1 收集已有的健康信息（二手数据的收集）

需求评估需要收集一些现有的健康信息，也称为二手数据，这些信息先前是为某些其他目的收集的，并且还可以使用于其他研究或项目。健康教育工作者可以通过可获得的信息了解目标社区或人群及其健康优势、风险因素和需求。收集方法通常包括统计数据，如健康状况、危险因素、发病率和/或发病率、死亡率、出生率等。信息源包括有关政府机构和非政府组织的调查结果、现有文献和记录等，也可以通过与利益相关方、机构或数据源的合作和协议获得。获取信息的渠道包括互联网、计算机化参考数据库、书籍和期刊等。

13.2.2 评估已有的健康信息

为了获得与健康有关的数据和其他信息，应该使用各种方法。然而，并非所有现有的信息都是有效的，因此有必要确认它是否适合于需求评估。大部分健康教育工作者通过回顾现有文献来确定关键群体的需求。因此，有必要非常仔细地收集特定群体的现有信息，并确定该群体具有与本研究中的关键群体相似的特征。

13.2.3 原始数据的收集（一手数据的收集）

原始数据是指直接从目标个人或群体收集的数据。这些数据可以用于回答特定需求评估提出的问题。原始数据可以通过定量调查获得，也可通过访谈、焦点小组讨论和直接观察等定性研究获得。收集原始数据时需制订调查问卷、访谈或观察等收集方案，选择收集方法，确定收集过程，培训工作人员并加以实施。

13.2.4 确定健康问题

进行需求评估的主要目的是针对干预因素制订切实可行的、可及的、科学的、有针对性的健康教育干预和评估计划。为此，有必要弄清应当解决或干预哪些健康问题，如确定影响目标人群生活质量和健康的主要健康问题（如患病率最高的慢性病、发病率最高的传染病、患者经济负担最重的疾病等，老年人发病率高的疾病，该地区不同年龄段的主要疾病），以及这些问题的影响因素（肥胖率、吸烟率、参加体育锻炼的比例、饮酒状况、交通状况、空气污染

状况、水质合格率、食品安全状况等），确定目标人群（男性或女性、老年人或年轻人、公务员或农民工等）、目标行为（洗手、戒烟、接种疫苗、参加体育活动、改变饮食习惯等），确定行为干预的策略和方法，为制订健康教育计划、方案和策略提供依据。

13.3 分析主要健康影响因素

类似于 PRECEDE-PROCEED 模型的流行病学诊断，定义了前面步骤中提到的健康问题的决定因素。如，哪些遗传、行为和环境风险因素与健康问题相关。由于大多数遗传决定因素可能无法改变或与行为和环境相互作用，因此这一步骤的任务是定义行为和环境因素，并按顺序排列它们。

13.3.1 分析影响健康的行为和非行为因素

影响健康的因素有很多。对于特定的人群，健康的决定因素可以分为两类：行为因素和非行为因素。行为因素（生活方式）是指个体、群体和社区各级与健康有关的行为，包括遵从性行为，如根据医生要求严格治疗；消费和利用行为，如乘坐公交车或共享自行车或在工作中步行等；模仿行为，如学父亲吸烟，学明星纹身；预防性行为，如积极接种疫苗和参与健康体检；自我保护行为，如使用安全带和避孕套。有很多方法可以分析影响人类健康的行为。根据 PRECEDE-PROCEED 模型，这些因素可分为 3 类：促成因素、强化因素和倾向因素。非行为因素包括遗传和生理因素，如性别和年龄；社会环境和社会特征，如社会歧视、目标人口的收入和社会保障；物理或整体生态环境因素，如当地居民的生活环境、拥挤程度和环境保护；卫生服务和卫生保健因素，如地方卫生保健机构建设与设置、初级卫生保健可及性、医务人员总数、医疗保险覆盖率、家庭医生签约率等。

13.3.2 确定可干预的行为因素和非行为因素

影响健康的因素很多，如何选择工作重点并确定干预措施就显得尤为重要。因此，需要根据目标人群的特点和当地条件，选择相对重要并具有较好的干预效果的行为因素和非行为因素开展工作。

13.3.3 分析影响行为的因素（促成、强化、倾向）

与 PRECEDE-PROCEED 模型教育和生态诊断

类似,规划者需要确定似乎对风险因素有直接影响的倾向、促成及强化因素。

以高血压为例,在优先群体中可能会:①需要降压的技巧(倾向因素);②取得降压的途径(促成因素);③周围支持控制血压的人(强化因素)。

13.4   资源评估

对于每个活动,导师、设施、设备和材料等资源及相关费用需要确定。每个健康教育与健康促进项目的开展都会受到客观资源条件的制约,包括社会资源、环境资源、人财物力资源等。对于任何项目而言,资源都不是无限的,因此确定拟实施活动的所需资源、分辨障碍是项目顺利实施的重要保障。

组织的全职成员可以带来独立的资源,并提供许多项目所需的资源。一项活动的成功实施必须克服潜在的障碍。列出潜在的障碍并集体讨论可能的解决方案。

13.4.1   社会资源

即分析可以利用的与健康相关的政策法规和可以合作的组织与机构。前者包括多种形式,如行政命令、法律、条例、立场声明、规则以及正式或者非正式的规定及它们的制定和执行情况,相关健康问题是否得到有关部门及领导的重视;后者则包括政府及非政府组织或者个人,还包括能否与其他部门协作共同开展项目。

13.4.2   环境资源

为了实施健康教育与健康促进项目,有必要分析各种环境资源,了解社会、环境和政策因素。健康教育者必须认识到,不仅存在生理风险因素,还有环境、社会和行为因素,影响个人健康的所有因素不一定都是可控的。人们可以改善他们自己的健康,但他们不能脱离环境和社会背景。

13.4.3   (组织内的)人力、财力、物力资源

可以利用的人力资源如专家团队、兼职工作人员、志愿者等,及其年龄、性别、职称、学历构成等;物力资源如房屋、设备等;财力资源如有无明确的预算,政府或非政府组织提供的经费、企业或个人捐赠的经费等。

项目资金是一个重要问题,因为需要对现有的或者更多的服务和人员进行额外投资以进行大规模

调查。在大规模调查和干预中,需要编制财务预算并将其纳入项目成本。这包括直接成本(与项目直接相关)和固定成本(随时可能发生)。直接成本包括:①雇员工作,如职工劳动报酬、养老金、用人单位的国民保险金,以及一定的年度增长;②资产成本,如电脑;③特殊活动的成本,如租用社区中心的培训场地、采购资源所需的培训;电话、邮件、复印;旅费和生活费;支持员工发展的培训和会议。固定成本包括管理费、住宿费、采暖费、照明费、电话费等。预算控制系统定期检查支出和结余。它通常监控如何花钱,如何分配,以及余额和超支,并在每个月月底结算结余和超支两者之和。

13.5   确定需求

13.5.1   需求的优先级排序

通过需求评估可以发现,特定群体和社区的健康需求和问题呈现多方面、多层次特征。健康教育工作者难以在短时间内解决所有问题,因此应从中确定重要、普遍的问题作为优先解决对象,如发病率高、受累人群比例大的疾病,以及在人群中分布较广的风险因素。对需求的优先级排序,就是确定优先干预的健康问题或行为问题,一般要考虑的基本原则有:重要性原则、有效性原则、可行性原则、成本-效益原则。除此之外,还要考虑干预效果的问题,如目前没有有效的干预方法,就不应作为优先项目。

可根据评估问题的大小和范围进行排序,根据干预效果进行排序,根据干预的经济性、可接受性、资源和合理性进行排序等,采用不同的标准对健康需求进行排序。确定健康需求优先顺序的一个简单方法是考虑干预是否改变了健康问题,以及健康问题是不是重要并值得处理。

计划者应该能够按界定好的问题/需求的优先顺序处理。在优先领域,计划者应该寻找问题的答案:现实需求是什么;有什么资源可利用以恰当地解决问题;解决问题最好的方法是用健康促进干预,或是可以通过其他更好的办法解决;干预策略对于所提出的问题是否有效;问题是否可以在合理的时间解决。

13.5.2   基于需求评估结果提出工作建议

在需求评估的基础上,健康教育者可以识别需

要改进的方面或领域,然后设计干预活动的框架,判断需求的干预效果,确定干预重点,并提出工作建议。

13.5.3　撰写需求评估报告

健康教育人员必须确保健康教育的需求与项目的需求相一致,但可设置较多或较少指标。在总结评估结果之后,健康教育者需要考虑将向谁报告评估结果,如关键群体、研究人员、赞助商或其他利益相关者,并以不同的方式表达评估结果。

(魏晓敏)

14 计划制订

任何一项健康教育与健康促进研究都不是无序的,都必须有科学的计划设计、计划实施和计划评价3个重要组成部分,而且三者之间是相互联系、相互制约,密不可分的整体。健康教育计划是在需求评估的基础上,针对优先解决的健康问题,提出需要开展的一系列健康干预活动以及开展这些活动的方法、步骤、人员、经费等,是开展健康教育干预的行动纲领和总遵循原则。

14.1　计划制订的依据

计划制订是在众多的健康问题和有限的人力、物力、财力资源的矛盾中,根据目标人群和/或目标社区的需要和主客观条件,选择优先项目,制订明确的目标和具体的量化指标,从一系列可行的策略和措施中做出最优选择,提高资源的利用率,给管理工作一个详细、具体、可行的方案,指导和协调各有关部门和有关人员共同行动,克服工作中的盲目性和无序性,强调科学性、有效性,及时纠正偏差。

14.1.1　制订原则

（1）目标明确

健康教育计划必须有明确的目的和目标,目标要尽可能具体和可测量。目标是整个活动的方向指引,只有目标明确清晰,才能让整个活动做到有的放矢、以终为始。健康教育的目标一般有明确的总体目的和具体目标。总体目的是指宏观的、计划理想的最终结果。如一项青少年控烟项目,其总体目的可以设定为"造就不吸烟的下一代";具体目标可以是切实可行的、量化的、可测量的条目,如增加烟草危害知识的知晓率、降低吸烟率等。

（2）重点突出

制订计划必须重点突出,不能平均发力。要明确健康教育项目的关键环节,针对关键环节开展认真研究,提出具体、可行的工作方案。

（3）科学可行

在需求评估的基础上,明确优先解决的健康问题及其影响因素。根据人力、物力、财力合理制订计划。要充分考虑目标人群的文化习俗、思想观念、受教育水平、经济状况等,以及工作中可能遇到的困难和障碍。

（4）共同参与

健康教育工作的开展常常需要多个部门、多方人员的团结合作,在项目的筹划、酝酿阶段就需要明确利益相关者。在计划制订过程中,利益相关者各方要共同参与、达成共识,这是项目顺利实施和取得预期成效的重要保障。

14.1.2 确定优先项目

根据需求评估,开展需求分析。依据对人群健康威胁的严重程度排序,确定优先解决的健康问题。受该疾病或健康问题影响最大、最严重,处在健康危险状态的群体,就是健康教育优先干预的目标人群。选择重要且可变性大的行为作为干预行为。明确优先项目的核心是群众最关心、健康问题中最迫切、干预最有效、成本效益最好。

具体来讲,需要考虑以下问题:①要解决哪些健康问题;②主要针对谁(目标人群)开展干预;③目标人群有哪些特点(年龄、文化程度、经济条件、健康状况等);④目标人群需要哪些针对性的知识和行为建议;⑤目标人群是否接受推荐的行为;⑥哪些因素会阻碍目标人群采纳健康行为;⑦哪些措施可以促进目标人群发生态度和行为的转变。

（1）确定健康问题

健康问题的确认首先要考虑重要性和有效性。重要性是指选择涉及面广、发生频率高、对目标人群健康威胁严重,对社会经济发展、社会稳定影响较大,发病频率或致残、致死率高,后果严重,居民关心的健康问题。有效性原则指选择通过健康教育/健康促进干预,能有效促使其发生可预期的改变,干预措施简便具有可行性,易为目标人群接受,有明确的客观评价指标的健康问题。

依据重要性和有效性原则,即依据健康问题对人群健康威胁的严重程度、危险因素的可干预性排序,进行确定。问题非常严重,经过干预后效果非常好的,可列为优先选择处的健康问题;问题的重要性低,干预的有效性也很低的问题,一般不予考虑。当然,随着时间和环境的变化,健康问题的重要性和有

效性会发生变化,优先选择的健康问题顺序也会变化。

此外,计划还要考虑目标社区的背景及政策对疾病和健康问题干预的支持力度和有利条件,以及项目的成本效益。

（2）确定优先干预行为

明确优先干预的健康问题后,就应该确定与该健康问题密切相关的、可干预的优先目标行为。对与该健康问题密切相关的行为问题进行分析,从众多的相关行为中选择具有特异性、预期可改变的关键行为作为干预的目标行为。

选择优先干预行为的方法通常可依据重要性和可变性的程度进行排序选择,即依据行为对人群健康威胁的严重程度、危险行为因素的可干预性排序、打分。对人群健康威胁的严重程度越高、危险行为的可干预性越高则分值越高,得分最高者原则上可考虑为优先干预行为。

14.1.3 明确目标人群

目标人群是指健康教育干预的对象或特定群体。目标人群的分类方法有多种。最常见的分类方法是根据目标人群与目标行为的关系进行分类,可分为3类。

一级目标人群:期望发生行为改变的人群,是项目的直接受益者。

二级目标人群:对一级目标人群有重要影响的人群,他们的言行将会对一级目标人群是否采纳行为建议有较大影响。

三级目标人群:主要指政策决策者、经费资助者和其他对计划能否成功有重要影响的人。

14.1.4 明确利益相关者

通常,项目计划者需要获得关键人群的支持才能开始项目的设计,从而确保计划和实施过程的顺利进行。考虑各利益相关群体的利益,将有助于充分发挥他们在制订计划与实施中的积极作用,克服他们在制订与实施时可能产生的消极作用,最终使活动计划的制订和实施得到最广泛的支持。因此,在研究开始前要分析哪些是项目的利益相关者,并向其解释项目的必要性。

14.1.5 必要性和可行性陈述

通过必要性陈述,说明实行该项目计划对于为某地区人群谋求健康福祉是非常重要的选择,是在

现阶段必须要解决的健康问题。同时,需要说明从大环境角度的政策可行性,从社区小环境的操作可行性,从项目实施角度的技术和资源可行性。

14.2 制订总目标和具体目标

目标是健康教育工作的方向,是期望达到的最终结果。任何一项健康教育与健康促进项目都必须有明确的目标和具体的指标,它是计划实施与效果评价的依据。确定计划目标是将健康教育诊断结果转换成计划具体目标的过程。

目标包括总目标和具体目标。

14.2.1 总目标

项目的总目标是指健康教育与健康促进计划理想的最终结果。一般比较宏观、长远,是对健康教育工作提出的一个努力方向。

例如,针对控烟项目,可以提出"享受无烟生活"的总目标;针对艾滋病公众教育项目,可以提出"远离艾滋病"或"杜绝艾滋病"的总目标;针对孕妇住院分娩项目,可以提出"降低孕产妇死亡率"的总目标。

14.2.2 具体目标

具体目标是为实现总体目标设计的,具体、可测量的指标。这些目标是小的、具体的因素,可以促使最终目的的实现。

(1) 指标制订原则

指标制订原则即(SMART 原则):①具体的(S);②可测量的(M);③可完成的(A);④可信的(R);⑤有时限性的(T)。

(2) 内容要求

具体指标的制订要求有明确的、具体的、可量化的指标,要回答 4 个"W"和 2 个"H"问题:①对谁(who)? ②实现什么变化(what)? ③在多长时间内实现这种变化(when)? ④在什么范围内实现这种变化(where)? ⑤实现多大程度的变化(how much)? ⑥如何测量这种变化(how to measure)? 例如,"3 年内(when)将本社区内(where)高血压患者(who)的管理率(what, how to measure it)提高到 85%(how much)"。

(3) 具体目标的分类制订

具体目标通常包括 3 类目标:教育目标、行为目标和健康目标。

1) 教育目标:是指为实现行为改变所应具备的知识、态度、信念和技能等,是反映健康教育项目近期干预效果的指标。

例如,实施围生期保健健康教育计划 3 个月后,95%的孕妇能说出母乳喂养的好处(知识);100%的孕妇相信她们能够用母乳喂养自己的孩子(信念);100%的产妇能够掌握母乳喂养的方法(技能)。

2) 行为目标:是指健康教育计划实施后,期望干预对象在行为养成方面需要达到的目标,是反映健康教育近期或中期效果的指标。

例如,实施母乳喂养健康教育计划 1 年后,辖区90%的产妇实现了母乳喂养。

3) 健康目标:是指健康教育计划实施后,期望干预对象在健康状况方面需要达到的目标。由于健康状况的改变往往需要较长时间,因此,健康目标通常反映的是健康教育的远期效果,如发病率的降低、健康水平的提高、平均期望寿命的延长等。

例如,实行社区高血压干预 10 年后,社区居民脑卒中的发病率由 2015 年的 12.65% 下降至 2025 年的 8% 以下。

4) 政策/环境目标:政策/环境目标是改善支持性环境,促进其他目标的实现。

一项健康教育计划应该设什么指标、设多少指标,没有统一规定,也不是所有计划都需要具备知识、行为、健康、政策/环境这几类指标。因此,健康教育计划应综合考虑计划的性质、健康问题的特点、干预措施、期望产生的效果等因素进行制订。

14.3 干预策略与措施的选择

健康教育与健康促进干预策略和方法的确定是整个干预过程的灵魂,合理、可行的策略设计能从根本上保障预期结果的实现。干预策略的制订要紧紧围绕目标人群的特征及预期达到的目标,理想的教育策略应该包括健康教育策略、社会策略、环境策略、资源策略 4 个方面。

14.3.1 选择适宜的理论模型

PRECEDE-PROCEED 模型是目前健康教育领域最常使用的计划模型,也是当代健康教育领域最有代表性、应用最广泛的健康教育项目过程模式。

此外,行为阶段转变理论模型、健康信念模式等都可以在健康教育计划使用。健康信念模式是通过感知疾病易感性、知觉疾病威胁、知觉益处、知觉阻碍从而积极采取促进行为转变,被广泛地应用于控烟、营养、性病/艾滋病、高血压筛查、安全带使用、乳腺自检、锻炼等众多的健康教育与健康促进项目和活动的计划、设计和实施工作之中。行为阶段转变理论模型认为,人的行为转变是一个复杂、渐进、连续的过程,可分为 5 个不同的阶段,即没有准备阶段、犹豫不决阶段、准备阶段、行动阶段和维持阶段,已经被广泛用于成瘾行为干预、慢性病干预等健康教育项目中。

14.3.2 应用循证原则

循证原则有助于提高健康教育效果,提高资源的有效利用率。健康教育的设计需要基于目标人群的需求、资源可得性和现实可行性,通过充分的分析论证能够保证策略措施的有效性和可重复性,便于今后的推广运用。

14.3.3 评估不同干预策略和措施的针对性和有效性

选择的策略方法必须"适合"或者满足重点人群的需求,从而保证项目具有针对性和有效性。项目目标不管是个人或者群体行为改变、环境调整还是政策转型,都应该在保证有效性的前提下采取容易接受的方式开展,同时兼顾对组织的适宜性,策略/干预实施的可行性及成本,以及在重点人群中的可及性。

14.3.4 考虑人群特征及文化适宜性

目标人群的社会人口学特征如年龄、性别、受教育程度、收入、居住地等,也需要考虑文化、风俗、宗教信仰、地域、语言、方言等因素会影响他们对干预的接受程度,在策略选择中应充分考虑这些因素,有助于增加其适宜性。

14.3.5 确定策略和方法

干预策略是达到目标的方式、方法和途径,一般分为教育策略、社会策略、环境策略和资源策略。

(1) 教育策略

通过健康信息传播、健康技能培训、行为干预等方法,提高目标人群的健康相关知识与技能,促进目标人群的行为改变。通常教育策略又可分为信息交流类(即各种大众传播和人际传播策略手段)、技能培训类、组织方法类等。例如,针对目标人群的教育策略:①大众传媒,广播、电视、报纸、网络;②传播材料,小折页、墙报、标语、视频光盘;③讲座、培训;

④医务人员入户指导;⑤社区活动,咨询、义诊、义务大扫除;⑥同伴教育、"小手拉大手"。在确定教育策略时,要同时注意结合技能发展和个性化服务,进行可行性与成本分析。

(2) 社会策略

通过社会倡导,让全社会都来关注特定健康问题,营造良好的社会舆论氛围,引导公众的健康理念和行为。要发掘并充分利用已有相关政策、法规,同时注意促成新的健康相关政策的形成。例如:①向有关部门提交健康教育报告或做专题汇报;②与当地媒体合作,形成舆论关注;③请领导参加健康教育会议、活动、现场考察等。

(3) 环境策略

改善目标人群的生活环境、学习环境和工作环境,为目标人群的意识、态度和行为改变提供支持性环境。例如:①对已有健康服务、设施的完善和改造;②增加健康服务内容、新建健康服务设施。

(4) 资源策略

充分动员、协调、分配和利用社区中各种有形和无形的资源,立足实际,最大限度利用已有的资源。

14.3.6 进行预实验

在项目进行大规模实施之前,应该把所设计的策略和活动在小范围进行试点或预试。预试的结果能够帮助项目设计者了解物资、策略和干预措施是否可行,恰当,是否能被优先受众所接受。预试可以专题小组讨论、个别访谈、问卷调查等多种方式进行。根据预实验的结果,健康教育项目设计者应该对项目进行修订和完善。

14.3.7 应用伦理原则

健康教育工作人员应当遵守《全国健康促进与健康教育工作规范》和伦理学原则。在计划制订过程中需要充分考虑伦理道德和工作规范。

14.3.8 根据需要调整现有的干预策略和措施

通过预试验发现项目计划、干预策略和措施中的不足,然后对干预策略和措施进行相应调整,从而采用更好的措施或策略促使项目更好地适用于利益人群。

根据项目需要,确定干预活动。涉及多项活动时,要明确每项活动的参与部门、参与者,包括活动的总牵头人、具体实施人员、辅助协作人员等,以及各自的分工,岗位责任落实到人。健康教育内容应根据目标人群的知识水平、接受能力、项目的目标和要求来确定,要具备科学性、针对性、实用性和通俗性。

(1)活动形式

一是根据目标人群的特点,选择适合目标人群的活动形式;二是根据干预内容的需要,选择适合内容传播或展示的形式。在此基础上,进一步设计活动的具体环节和步骤,估计每次活动的时长。

(2)活动内容

一是明确需要活动传播的理念、知识和技能;二是要明确整个活动的安排,包括参加活动的人员构成、人员的组织、开场白、活动的介绍、活动的实施、活动的总结等。

(3)起止时间和频率

明确干预活动的起止日期和干预频率,告知项目人员和目标人群,提前安排各自的工作和生活,最大限度地参与到干预活动中。

(4)健康教育材料

根据干预活动的需要,准备干预材料,如健康教育平面材料、视频材料、音频材料、干预工具(如健康项目中的减盐勺、减油壶等)、辅助教具等。

14.4 人员、经费和时间进度

14.4.1 确定核心团队、合作伙伴、雇佣人员

确定核心团队、合作伙伴、雇佣人员是执行健康教育计划的组织保证。健康教育计划开展工作网络以健康教育专业机构为主体,协调政府部门、医疗卫生部门、社区组织、大众媒体等机构和组织参加,组成多层次、多部门、多渠道的工作网络。核心团队是指主要工作人员对项目实施管理和具体操作,往往是项目的申报者或者执行者;合作伙伴是与项目相关的人员,用以配合、支持项目的顺利开展;雇佣人员是在项目实施中临时参与项目的人员,采用购买服务的方式进行。例如,在一项健康调查中,申报调查项目、设计问卷、开展调查员培训并进行质控的是核心团队成员,在社区配合协调调查开展的往往是合作伙伴,而在健康调查中开展调查的主要是雇佣人员。

14.4.2 确定经费来源和经费预算

明确项目是否已经有相应的经费安排。一般项目的经费来源主要包括:财政拨款、科研经费、合作经费等,根据项目计划和相关经费使用规定,分别测算出每项活动的经费开支,通过汇总列出整个项目的经费预算,主要支出一般包括:工作人员劳务支出、专家劳务支出、消耗品支出、设备支出、会议培训支出、宣传推广活动支出等。

14.4.3 确定时间进度

将健康教育干预活动按照时间先后顺序进行排序,形成进度表。根据项目实施开展的资源要求、难易程度等进行判断,编制越细致越有助于项目实施的质量控制。进度表不是一个简单的时间计划,而是一个以时间为引线排列出各项实施工作的内容、具体负责人员、检测指标、经费预算、特殊需求等内容的一个综合执行计划表。进度表需要在编制计划时提前决定,以便项目所有相关参与者都可以知道他们应当什么时候参与项目以及参与的内容。

14.5 评价方法与指标的选择

一方面,评价最主要的作用是判定健康教育、健康促进干预实施后是否实现目标,达到预期效果;另一方面,评价还需在计划设计和实施阶段进行,关注计划的科学性、可行性和适宜性,并对计划实施的进度和质量进行评估。

14.5.1 确定评价内容

健康教育评价作为一个系统地收集、分析、表达资料的重要组成部分,贯穿于计划和实施的全过程,因此,在项目的设计阶段就要考虑评价问题。根据项目目标,制订项目效果评价方案,对评价对象、指标、方法、时间等做出明确规定。由于健康教育评价与项目本身的密切相关性,因此在评价设计中,必须重点把握几个内容:

1)项目所关注的问题及评价的目标,评价的目标确定了健康教育评估开展的范围。

2)项目评价的标准,标准是用于评价执行的尺度。

3)资料收集的方法,只有明确资料收集的范围和方法,才能形成规范、有实践意义的评价。

4)评价结果的利用者及其期望。

形成评价就是对健康教育项目计划本身的评价,目的是评价计划的科学性、针对性和可行性,以

便完善计划,通过对人群特诊、是否有新情况发生等进行适度调整。

过程评价是对项目执行的过程是否按照计划执行进行的评价,用以监督计划活动的完成情况和覆盖面以及目标人群的满意度。

效果评价是评估计划导致目标人群健康相关行为及其影响因素的变化情况,焦点在于活动对目标人群的直接影响。

14.5.2 确定评价方法

不同评估目的的方法也有所不同,形成评估主要利用现有资料分析、小组访谈、个别访问等方式进行,过程评估可以利用项目实施过程中数据通过督导方式开展;效果评估可以利用同一人群的前后对照或者与其他人群的横向比较进行。

评价可以通过定量和/或定性方法来完成。定量方法重在探讨数量关系,用数据来说明项目确立的必要性、执行过程的数量,以及产出的大小。定性方法重在探讨深层次的原因和评价质量。

14.5.3 确定评价指标

评价的指标则根据评价方式的不同有所区别。

形成评价的主要指标包括促进项目实施的因素、阻碍实施的因素、需要开发利用哪些新资源等;过程评价指标主要包括项目活动执行率、活动覆盖率、干预有效指数、目标人群满意度、经费执行率等;效果评价主要指标与项目目标一致,包括行为形成率、知识知晓率,等等。

14.5.4 撰写健康教育计划书

健康教育计划要以计划书的形式呈现出来,这样才便于执行团队和目标人群了解该项目,知晓项目目标、任务以及时间进度等。

根据上述制订健康教育计划的步骤,结合实际健康问题,撰写健康教育项目计划。

健康教育计划是健康教育项目的有机组成部分,撰写健康教育计划书也是健康教育工作者的一项基本的专业技能。

(李英华　高峻岭)

15 干预实施

15.1 实施前的组织协调

15.1.1 建立工作组

在开始实施一项健康教育计划项目前,必须要先建立实施工作的领导机构和具体承担落实任务的执行机构,同时还要确定相关协作单位,建立协作关系。

(1)领导机构

根据项目所涉及的范围和内容,组建一个具有影响力、决策力、办事效率高的领导机构。一个完整的领导机构应包括项目工作实施直接相关的部门或机构的领导,以及主持实施工作的业务负责人。一般可由原有的行政机构兼任或替代;对于大型的干预项目而言,可能还需要另行组建多层次、多部门的领导小组或委员会。领导机构需要负责审核实施计划和预算,提供政策与经费支持,督导项目的实施进展和控制实施质量,研究与解决计划执行中的困难和问题等。如在《全国健康教育与健康促进工作规划纲要(2005—2010年)》中明确规定,"亿万农民健康促进行动"的领导小组由卫生、宣传、爱卫、农业、广电、扶贫、妇联、共青团等相关部门联合组成。

(2)执行机构

执行机构是指听取和接受领导机构的意见,负责分解计划中的每项活动,将计划具体付诸实施与落实,以实现预期目标。同时,执行机构有责任向领导机构汇报工作进展情况。一般的执行机构,常设置在一个与项目直接相关的业务部门或专业机构内,大多由该部门或该单位的专业人员和管理人员组成,必要时还需从相关业务部门聘请人员或外聘项目人员。对于大型的综合性干预项目或某些特殊情况下,需要另外成立专门执行机构或跨部门执行机构。

执行机构人员的数量和专业组成应根据计划的内容、覆盖的范围、工作需要、经费数额等确定,要符合工作开展的需要,尽量避免庞杂。团队中既要有管理人员和高级专业人员,还应包括专业技术骨干,以保证团队既有技术指导和把关人员,也有具体的执行人员。此外,执行人员的相对稳定性也十分重要,特别是核心团队必须保持稳定,以保证工作的延续性。因此,在选择执行人员时,特别是执行时间较长的项目,必须考虑主要执行人员能否从始至终、保质、保量地参与和完成项目工作。

（3）专家团队

健康教育干预项目是一项复杂的社会系统性工程,所涉及的知识范围较广,需要多领域的专家共同参与合作。因此,在项目开始实施前,应成立多领域、相对固定的专家团队。专家既可以是项目执行团队的成员,也可以是团队另外聘请的相关专业人员。主要职责是按照项目计划与要求提供技术支持,解决与其专业领域相关的问题,提出项目面临的风险和防控方案等,促进项目开展,达到预期目标。

（4）组织间的协调与合作

一项健康教育干预项目能否成功实施,并取得预期性效果的重要保障之一,在于有关部门能否真正参与,即社会有关组织、机构、团体、目标人群能否被发动并有效参与计划的实施。应充分运用社会动员和行政干预的功能,协调不同部门、组织间建立合作并提供相应支持。

15.1.2 制订实施方案

项目的实施实际上就是按照项目计划的安排,具体、有效地开展、落实各项行动,以实现项目目标、获得预期效果的过程。实施方案是联系具体行动和预期效果之间的纽带,起着全面指导实施过程的作用。因此应根据项目目标,项目干预的情况来制订内容翔实、重点突出、切实可行、科学合理的实施方案。

一份完整的实施方案应涵盖该项目的推进过程。在项目启动后,项目人员可以借助实施方案跟踪项目的进展,有序地完成各项工作;针对在实施中可能遇到的变化和问题及时做出预测,加以防范应对;并记录项目过程中的责任追溯等情况,确保工作质量,有效地控制实施过程。同时实施方案也为项目的过程评价及其对结果的影响提供了重要的文件记录。

实施方案不能随意地制订,应根据实施工作的要求、项目的目标以及执行单位的实际情况来制订,这样才能切合实际、突出重点。制订实施方案时,要以上级的有关文件及精神为依据,符合大的方针、政策、法规、精神,要系统性地从全局角度和整体利益出发,做到实施目标与现实情况的统一,还要符合社会发展。要求把项目工作中的工作背景、目标要求、工作内容、实施的方法步骤以及领导保证、督导、检查等各个环节都做出具体、明确的安排,要求做到实施目标具体、明确并且重点突出。实施步骤安排详

尽、切合实际,要具体落实到实施某项工作的环节分解、各项工作的开展时间,分几个阶段进行、由哪些部门和人员负责、如何具体落实以及在实施过程中的政策与经费保障等。还要制订明确、可测量的量化评价指标,对于需要重视、较难解决的关键问题还应进行详细的说明,有重点地集中人力、物力、财力及其他条件着力解决关键性问题。同时,对于所成立的领导小组,工作组成员的责任要划分细致,从而"纲举目张",以最有效的途径达到目标,使相应的措施行之有理,切实可行。

实施方案中应包括以时间为引线的项目实施工作时间表（表 15-1),用于对照检查各项工作计划的

表 15-1 项目实施工作时间表的主要内容介绍

类别	内 容	备 注
时间	各项活动预期安排的时间	按照时间顺序排列
工作内容	具体的各项实施活动,如启动会、培训班、干预活动、督导监测、中期评估、项目总结等	①不需要过细地分解各项活动;②按照活动的时间先后顺序排列;③充分考虑各项工作所需的时间与时间跨度,保证工作时间服从工作质量;④各项工作内容进行相应归纳
负责人员/单位	明确各项活动的具体负责人员,负责或协作的单位机构	①具体负责各项活动落实;②及时向领导小组报告各项工作的进展,保证项目的总体工作进度
监测、评估指标	用于监测、评估项目工作是否完成的依据,反映工作的完成情况	指标设定是具体、科学、可测量的,可客观反映项目的效果,如知晓率、健康素养水平等
经费预算	对开展该项活动所需经费的预估,是重点内容	①合理分配和有效使用,避免经费分配不均匀,保证各项活动配备必需的经费;②如财政专项的项目,有明确的经费执行进度节点,在安排经费时应考虑执行进度
特殊需求	实施该项活动中所需的特定设备、资料、场所、技术支持等特殊需求	根据项目实际情况、经费安排进行选择

完成情况、进展速度、完成数量,指引各项工作有条不紊地开展,一步一步地实现各项目的阶段性目标,最终实现总体目标。

15.1.3 确定实施所需的人、财、物

（1）根据干预计划的具体内容和分工确定所需人员

一般而言,实施人员主要从执行机构中选定。当执行机构的人员数量不足时,则需要从相应业务部门聘请人员,或从几个共同承担实施任务的专业机构中选定实施人员,某些特殊情况还需另外招聘专、兼职项目人员。

选定工作人员时既要考虑数量,又要考虑项目实施工作的各方面的需要。除了健康教育、医药卫生的专业人员外,可能还需要纳入懂得相关设备、材料制作的人员,在大型项目中还需要配备财务管理人员等。在选定具体工作人员时,其原有的专业知识、技能、实践经验也十分重要,曾参与某些项目实施工作或接受过相关培训的人员更适合工作需要,将能较快地进入角色,承担工作任务。

（2）确定项目资金的来源

项目的经费来源主要有：①中央财政固定经费,如中央转移支付专项经费、国家重大公共卫生服务项目、国家基本公共卫生服务等专项活动均属于中央财政固定经费,一般以当年或分年划拨的形式下达经费,其中分年划拨的经费则需要先提交相关经费预算,下一年度经费才能够拨付到位；②省级、地方财政经费,主要指省级、各地级市政府、区级政府安排用于开展健康教育项目的专项资金或配套资金；③科研项目经费,通过申请国家级、省级、市级甚至区级的科研立项课题,获得工作经费用于开展各项实施活动；④合作项目经费,通过与国家、省际等联合合作的项目,以固定的合作项目经费开展各项实施工作；⑤国际组织、国外政府、国外非政府组织（non-govermmental organizations，NGO）,如 WHO 提供经费开展的慢性病干预项目,WHO 在国内与专业机构合作开展的课题研究,如艾滋病 NGO 组织联合开展艾滋病防治项目（成人避孕套使用干预项目）；⑥社会团体、企业、个人的捐赠资金,用于支持项目工作的实施,如保险公司资助的糖尿病等慢性病的干预项目。

合理精确的经费预算是项目有效实施的基础,需要充分考虑开展各项活动所需的费用,确保每个项目都有相应的经费支持,避免经费分配不均,影响项目总体进展。项目人员需要事先了解项目预算中费用报销的范围,需要使用的设备物件和健康教育材料,活动所需要的人力、活动发生的地点及和当地的物价、通货膨胀等因素（表 15-2）。经费预算与实际开支之间的差距应该控制在 10% 以内。

表 15-2 项目经费预算安排分类

项目	用 途	费用	备 注
人员支出	①督导、质控复核、外聘工作人员劳务等劳务费；②专家讲课费、咨询费等；③差旅交通补贴	价格×数量	根据文件相关要求,确定报销范围和金额
设备支出	购置或租借相应设备物件	根据设备物件实际报价确定所需费用	交通工具、医疗仪器、教学设备、办公设备、音响设备等
消耗品支出	①健康教育传播材料印刷；②活动宣传纪念品购置；③相关资料印刷；④数据收集与分析	实际单价×数量	健康知识宣传手册、现场海报、调查问卷等
		根据实际情况确定相应费用	调查问卷劳务、问卷录入、数据处理分析等费用
培训、会议、信息发布会等支出	①举办项目工作的相关培训班；②举办相关工作会议,如工作安排部署会议、项目交流会议等；③新闻发布会	根据实际情况预算费用	培训会场、食宿、交通、劳务、差旅补贴、现场布置、印刷资料等

根据项目目标、干预策略和内容，以及经费预算，选择相应的设备物件和健康教育材料等物资。比如在偏远农村地区开展健康教育干预项目，根据当地目标人群的特征，选用海报、宣传折页、小册子、广播作为主要的干预策略，考虑当地群众的文化层次较低，采用通俗易懂、图文并茂的形式。用当地语言录制健康知识广播，并安排在早餐、午餐、晚餐前的时间段每天多次循环播放。实施过程中使用的设备物件可以源自执行机构、合作单位或者项目经费购置、租用等多种途径。对于一些特殊设备，应有专人负责管理设备物件；对于新引进的新设备，还需要对使用和管理这些设备的有关人员进行专门培训。此外，应协调各项设备在实施活动中的轮回使用，避免闲置，充分发挥设备和传播材料的作用。

15.1.4 遵守伦理与法律

所有健康教育干预项目的设计与实施，均要遵守我国法律法规和政策，遵循法律法规、政策要求和发展方向，符合社会发展观和伦理道德规范。健康教育干预项目的主要对象是具有主观能动性的人，因此在项目实施过程中，可能会出现如个人隐私保护、公众知情权、个人尊重与尊严等一系列的伦理道德问题。健康教育工作者有维护干预对象尊严和遵守专业伦理的责任，实施健康教育干预项目必须遵守伦理道德规范。如艾滋病属于传染病，需要长期治疗，但当前社会中对艾滋病的相关知识和问题仍存在认识不足、认识偏差，甚至还会有人"谈艾色变"，憎恶和排斥艾滋病患者。在艾滋病性行为干预项目中，就需要注意正确处理正常人群、HIV 感染者、艾滋病患者的隐私权和个人意愿等方面的伦理道德问题。

在健康教育干预项目的实施过程中，虽然与临床实验不同，不涉及药物或治疗对目标人群的影响，但是需要目标人群花费一定的时间，改变自己的一些生活习惯，比如戒烟限酒、改变膳食模式、坚持运动等，甚至可能还需花费一定金钱购买相关书籍、食品或者一些辅助器材等。基于目标人群的个体差异等多种影响因素，健康行为干预的结果可能在不同个体上体现出的效用不尽相同。此外，在一些干预项目中，还需要通过对照试验研究评价和确定干预的效用。相较于试验组，对照组的成员无法感受到干预措施所产生的健康效益，这在无形中已损害对照组成员积极采纳健康行为生活方式改善自身健康

的权利，损害了他们合理利用卫生资源和服务的选择权。

在健康教育干预项目的实践中，应遵循以下伦理原则。

（1）赋权

承认并尊重个人或每种文化的价值与权利，让目标人群参与到健康需求评估过程中，赋权让他们发现和认识自己的健康问题，自主参与决定健康干预策略。

（2）避免和减少伤害

干预项目的实施应选择对目标人群无伤害或伤害程度最低的方法。如进行问卷调查，应事先取得调查对象的知情同意，选择适合的时间，尽可能减少对调查对象的正常生活和工作秩序的影响。

（3）知情同意和隐私保护

必须遵守对象的知情同意与隐私保护，真正落实尊重隐私与保密原则。应向目标人群如实告知项目的目的、意义、目标人群可能出现的损失（如时间花费、习惯改变等），完全避免威胁、利诱和隐瞒，以积极争取目标人群的理解、支持与配合。

（4）避免使用歧视性、引发耻辱感的语言

必须尊重所有目标人群，平等对待，不得歧视目标人群。在面对面交流中，应注意自己的言行，健康传播材料中要避免使用歧视性、引发耻辱感的词句、图片等。

15.2 对工作人员开展培训

15.2.1 确定培训目的

在实际工作中，应根据项目目标、执行手段、教育策略等项目工作要求，对项目人员进行针对性培训。工作人员必须经过必要的培训，全面了解干预计划执行的目的、意义，熟悉项目的管理程序，掌握实施工作中的内容、方法与要求，并学习项目工作相关的专业知识和技术，提高工作水平与技能。

项目工作人员的培训目标可以大致归纳为以下几类。

（1）改善开展项目管理、监督和评估的技能

项目管理人员需要明确项目目标、熟悉相关的政策、管理法规，掌握诸如项目工作实施方案的制订，人员、经费、物件的管理和调配，质量控制，与上级领导部门和相关协作单位的联络，以及组织开发与社会动员的技能。

（2）改善、强化项目技术人员的专业知识

根据干预计划的内容和目标，要求项目技术人员掌握专业内容和技能，除熟知实施方案外，还应掌握实施过程中可能使用的调查方法、资料收集、分析和应用资料的技能，人际传播知识与技巧，社区参与及具体的健康问题控制，监测与评价方法等健康教育行为干预方法与策略。在不同层面工作的人员所需掌握的内容和程度也不尽相同，如省级工作人员需要掌握在实施过程中的监测与效果评估技能，如调查问卷的设计、资料收集、数据分析、效果评估、报告撰写以及培训方法等知识；而在区（县）级或基层工作人员则需要掌握如何使用问卷、如何开展调查、填写、录入问卷以及问卷质控等内容。

（3）掌握实施过程中所需的操作技能

如健康传播设备、调查设备以及其他设备的使用技能等，如数据报告系统使用的专项培训等。

15.2.2 确定师资和培训对象

培训应围绕一个专题，目标明确，主题突出，内容精炼，切合工作实际，并充分体现学员特点，从而在较短的时间内达到较好的培训效果。

确定培训对象，就是指根据培训的目的对需要培训的人员进行筛选，明确本次培训主要针对什么人进行，哪些人是主要培训对象，哪些人是次要培训对象，提高培训对象与培训内容的匹配程度，避免因为大规模集中培训造成会的人不愿意听，不会的人听不懂的不合理现象，影响培训效果。学历水平不同、专业工作年限不同、实际工作能力差距等均会直接影响培训的效果。因此，选择的培训对象应该遵守齐同性原则，做到有针对性的培训，才能有效地实施项目工作。在合理控制培训规模的基础上，可对培训对象进行学历背景、工作经验、素质状况等多方面的综合性分析，考虑将同一知识水平层面的人员安排在一起培训。这样，一方面，有助于确定培训形式和方式，从而达到强化培训的目的，提高培训的效果和满意度；另一方面，也有助于控制培训成本。

师资力量选择的合适与否将对培训效果产生直接影响。应根据培训目的、培训对象的层次、培训内容、时间、地点以及经费等综合因素，选择适宜的师资开展培训活动。

师资选择应综合考虑以下几个方面的因素：①具有与培训内容相关的专业背景或工作经验，精通所传授的技术和技能；②对培训目的、培训内容的重点有明确了解，制订合适的教学计划，并贯穿培训全过程；③师资应对培训对象有充分的了解，提供的信息适合培训对象的需求；④具备良好的人际交流技巧，能根据培训的内容和培训对象的不同，灵活运用培训方法。

师资主要有3种来源：①国内外健康教育与健康促进领域的专家和学者。聘请权威专家既可以从理论与实践层面进行针对性的技术指导培训，又可以从宏观层面为管理者培训，有利于更好地把握整体发展趋势，同时也为制订相应决策提供依据和参考。②执行单位有经验的管理者和业务骨干人员，具有对项目的实施方案、实施情况、所需专业技能等内容较为熟悉的优势，能够更加准确地把握培训对象的培训需求，可结合实施工作的开展情况，有效地解决实施过程中所出现的技术性问题，提供贴近实际工作的建议。③兄弟单位有经验的管理者和优秀业务骨干。邀请兄弟单位、示范单位的管理者和业务骨干作为培训师资，既可从实际工作应用和操作上学习借鉴经验，更可以取长补短，及时更新工作方法，有效解决在实施过程中出现的问题。

15.2.3 评估培训需求

培训需求评估是指在规划与设计每项培训活动之前，由培训部门、主管人员、工作人员等采用各种方法与技术，对各种组织及其成员的目标、知识、技能等方面进行系统的鉴别与分析，以确定培训内容、制订培训计划、评价培训效果的前提和实施的依据，是直接影响培训整体质量的关键性阶段。

培训需求应从组织分析、任务分析和人员分析3个方面进行评价和分析，确定出可培训因素及培训重点，即最必要的知识、技能和态度，这是确定培训内容的依据。组织分析主要包括培训是否与组织及项目计划的发展方向和目标相吻合，是否有足够的资源支持培训，组织的内部人员能否作为培训师资。任务分析是明确需要进行培训的重点任务和培训内容。通过培训需求评估，区分可训练因素和不可训练因素，筛选出当前问题存在的主要原因和影响因素，并根据因素的重要性，确定其在培训内容中的结构权重。人员分析主要是确定培训对象，细分培训对象当前的知识、技能水平以及所存在的问题和需求情况，能否通过相应的培训并加以解决。

目前，比较常用的评估培训需求的方法主要有访谈法、问卷调查法、观察法、小组讨论法、任务能力对照法和重要性系数评价法（表15-3）。

表 15 - 3　常用培训需求评估方法对比　　　　　　　　　　　　　　　　　　　　　　　　　　　　续　表

方法	形式	优点与缺点
访谈法	通过谈话的方式了解调查对象对于项目工作的认识、个人技能需求、培训意愿等情况,收集所需资料	优点:可根据调查对象的不同灵活变化,有助于得到比较细致的信息 缺点:操作起来耗时耗力,特别是大型的培训活动难以操作
问卷调查法	①运用统一设计的问卷向选定的调查对象了解情况和征询意见的调查方法;②将调查对象自认为现时急需改进和提高的知识、技能、面临的技术问题等情况进行汇总,结合当前的现状从中选取普遍性缺乏的项目作为具体的培训内容	优点:一般能够与调查者的现状与需求紧密结合,具有极强的针对性,充分体现了"缺什么补什么"的原则 缺点:①问卷的设计水平会对调查效果产生直接的影响;②现实中较难要求每个调查对象都能客观、理性、准确地发现自己工作中的问题,欠缺的知识和技能等
观察法	通过现场观察调查对象的工作技能、工作态度和工作方式,了解他们在工作中存在问题	优点:实地观察,可多次、反复提高需求的准确性 缺点:被调查者有可能意识到自己正在被观察从而使行为与平时有所出入,影响调查结果
小组讨论法	通过座谈会的方式组织被调查者共同探讨重点培训问题,鼓励大家畅所欲言,相互启发	优点:可以在短时间内收到大量的信息,但信息的有效性、针对性需要进一步归纳整理 缺点:在集中讨论过程中被调查者有可能受当时环境的影响,不能直接表述个人最真实的想法,从而影响调查的真实性
任务能力对照法	①根据项目要求将各项工作任务进行分解和逐项分析,确定各项任务的工作环节及其对工作人员的具体要求;②将现有工作人员的结构和素质与工作要求相对照,从中	优点:直接对照工作需要,体现"缺什么补什么"的原则 缺点:当所需培训的薄弱环节较多时,该方法很难确定培训内容的重点和先后顺序
	确定影响项目实施的薄弱环节,并将其所对应的理论和操作技能要求等作为具体的培训内容	
重要性系数评价法	①根据项目要求将一项具体工作划分为几个不同的环节;②根据各个环节对工作质量的影响程度的大小即其重要性给每个环节赋值一个重要性系数;③通过任务能力对照法找出各个环节的薄弱方面,根据重要性的大小来确定对各环节薄弱方面进行培训的先后顺序和详略程度	优点:针对性强,直接"缺什么补什么" 缺点:确定各个环节重要性系数的难度大

培训需求评估方法的选择和使用没有固定的要求和标准,可根据培训目的和实际情况选择一种或几种方法来开展培训需求评估。对所获得的培训需求数据进行科学的整理、分类、统计分析,并确定培训需求评估。

15.2.4　确定培训方式

培训针对的是有工作经验的成年人,应当充分结合具体的培训内容和学员素质来选取培训方式。在选择培训方式时,需要进行综合分析与考虑,以期达到令人满意的培训效果。常见影响因素包括以下几个。

（1）培训目标

培训目标直接影响培训方式的确定。例如,对专业理论知识的培训通常以讲授的方式为主,所取得的效果也较好;对于实践操作知识的培训,则应侧重于亲验性的培训方式,如演示与练习法。

（2）培训对象的特征

应充分考虑培训对象本身的知识状况、接受能力、应对能力。对层次较高、经验较为丰富的培训对象可以侧重使用如头脑风暴法等参与性与交互性较强的培训方式;而对理论知识与经验较为薄弱的培训对象,应以课堂讲授方式为主。

（3）培训时间

应根据培训目的、培训经费、所能投入的培训时间，选择适当的培训方式，如现场演练与实习的培训就需要安排较长的时间。

（4）培训经费

不同的培训方式所需的培训经费也有所差异，应根据培训经费预算酌情选择合适的培训方式。如课堂讲授、小组讨论、头脑风暴等培训方法，所需费用一般不会太高，而现场考察与学习、视听教学等形式的培训则需要较大的花费。

（5）培训对象的数量

当人数较少时，宜选用小组讨论、小课堂讲授等培训形式；但当培训的规模较大时，应选择多媒体教学、讲授等方式。

（6）培训者自身的素质和能力

要求培训者有较高的理论知识、良好的人际交流技巧和现场组织能力。

应综合考虑各种影响因素和培训方法的适用性，选择合适的培训方法，综合运用，以提高培训的效果（表15-4）。

表15-4 常用培训方法

| 培训方法 | 培训目的 | | | | | 参与度 | 费用 |
	理论知识	转变态度	交流能力	决策能力	操作能力		
课堂讲授	√					一般	少
小组讨论		√	√	√		高	少
头脑风暴	√			√		一般	少
角色扮演		√	√	√	√	高	少
案例分析	√			√		较高	少
现场示教	√				√	较高	少
现场演练/参观	√	√	√	√	√	高	多
视听	√		√	√	√	一般	多
游戏	√	√	√	√		较高	少
研讨	√	√	√	√		较高	少
自习	√					低	少
书面作业	√		√	√		低	少
技能竞赛	√		√		√	高	多

15.2.5 实施培训

培训的实施主要包括培训前准备、培训实施、培训评价3个阶段的内容。

（1）培训前准备

培训实施的前期准备工作一般在制订培训计划时就开始了，应遵循准备原则和注意事项（表15-5）。

表15-5 培训实施前准备原则与注意事项

事项	准备原则	注意事项
人员准备	负责部门（科室）、参与准备工作的项目小组人员组成	工作落实到人并随时督促检查

续 表

事项	准备原则	注意事项
	小组人员的工作分工 培训对象对培训安排、课程的了解 培训纪律、注意事项的强调	提前通知、强调，并要求学员做好相应的预习和问题准备
时间准备	培训日程安排 培训程序安排（如是否有领导讲话等） 领导、相关人员时间与培训时间协调	培训规划应提前1～2个月进行并与相关人员沟通时间安排，避免时间冲突，以保障培训的顺利开展
培训通知与人员确定	提前发布培训通知 统计培训对象人数	（1）根据培训时间安排提前发布培训通知。通知应包含培训

续 表

事项	准备原则	注意事项
培训通知与人员确定	培训师资确定	的目标,明确指出培训对象的范围,如部门、层级等 (2)根据报名回执,最后确定参训学员名单 依照教学计划与培训师资进行沟通落实,收集课件、资料等,及时检查教学活动是否存在偏差
培训资料	培训各类辅助资料整理复印 学员资料、培训需求、以往培训记录等及时整理 培训效果、评估问卷的准备 学员培训考勤签到表	各类资料、讲义要有预留一部分数量,以备不时之需
培训场地	场地是否宽敞、桌椅是否足够,能否自由移动 培训会场布置、主席台、人员座次安排 宣传资料、指示牌的张贴、悬挂 室内光线是否合适,有无噪声、异味,位置是否安静,人员是否频繁往来	培训现场情况要向讲师说清楚,并在培训前让讲师考察,征询其意见并立即调整
培训器材	投影仪(是否与计算机匹配) 麦克(有线或无线)、音箱 电源插座是否正常 白板、白板笔(油/水性)、黑板、粉笔 培训道具、器材的购买与准备	最好有备用麦克、插座等辅助器材,根据课程不同有别,培训前要向老师核对清楚
食宿行程安排	讲师和专家接送车、住宿安排 参加人员、专家的饮食和活动安排 讲师、专家返回行程票预订	住宿、票务要提前几天预定
预备项目	应急和防范措施 培训准备的其他事项	如准备好复印机,随时复印各种资料
经费预算	预算中应包括培训场地和设备租用费,教材或资料的复印、装订、购买的费用,外请专家的劳务费、交通费,以及工作人员的食宿、交通补助等	预算时要遵循经费使用政策与方法,尽量准确,并要考虑一些意外情况。预算经费应尽量精确,避免实际支出与预算出入较大

(2)培训实施

在培训正式开始前,简单介绍培训课程的安排、培训背景、导师背景等,提出培训效果的期望。在培训过程中,组织者要随时注意资源的利用情况和培训计划的执行情况,及时收集学员的反馈,适时调整教学计划,纠正存在的问题,以保证培训课程的有效完成。在培训过程中,现场的各种后勤安排也必不可少,需要安排人员进行跟进和解决。

(3)培训总结

培训结束后,要及时检查培训效果,并及时总结本次培训的优缺点,积累好的经验,重点改进不足之处,为今后的培训做好准备。

15.2.6 对培训进行评估

培训中必不可少的一个重要步骤就是进行培训评估,旨在评价和检验培训效果,及时总结培训工作经验,同时也是向上级汇报工作的依据。评价主要包括培训效果评价、培训教学评价、培训组织评价,可以参考"柯氏四层次培训评估模式"(表15-6)进行。

(1)培训效果评价

培训的最终目的是使受培训者能胜任实际工作,主要包括即时效果评价、近期效果评价和远期效果评价。即时评价主要评价培训对象在接受培训后相关知识、技能的掌握情况;近期效果评价主要检验培训对象在工作岗位中对所学知识、技能的应用情况;远期效果评价主要评价培训对象在培训结束较长时间后,在实际工作中运用知识和技能的情况和所产生的结果。

(2)培训教学评价

针对讲师的授课能力与教学方法,培训内容的实用性、适宜性和针对性,课程安排的适宜性等进行评价。有助于及时总结教学经验,探索更适宜不同培训对象的教学方法,提高培训效果。

(3)培训组织评价

主要针对培训安排、教学条件、生活条件等内容,对培训组织者与后勤服务人员进行评价,以了解讲师与培训对象对培训组织的满意程度,及时总结存在的不足之处,并在今后工作中进一步完善。

培训评估中除了常用的问卷调查、课堂观察、理论考核等方法外,还可以根据实际情况,进行快速的非正式评估。如每天的监督和反馈,口头直接反馈意见,当场填写反馈意见、评分表、评估轮状图等简便、易行的快速评估方法。

表 15-6 柯氏四层次培训评估模式

评估级别	评估内容	评估方法	作　用
一级反应评估	①对培训的内容满意度；②对培训讲师的培训技巧反应；③对课程组织的反应；④对培训的知识和技能的实用性；⑤所得收获	问卷调查法、课堂观察法、座谈会法	改进培训内容、方式、教学进度等
二级学习评估	①培训后知识的掌握情况；②培训后技能的掌握情况	问卷调查法、理论考核、角色扮演等	①确定培训对象接受培训后，在知识、技能、态度等方面是否得到提高；②核对是否达到培训目标
三级行为评估	①学员的工作表现在培训前后有无变化，变化多大；②工作中能多大程度的运用所学知识	培训回访（问卷调查，电话回访）、绩效考核、观察法	考察培训对象知识，技能实际应用程度
四级成果评估	培训后创造的经济效益和绩效	相关考核指标	考察培训为单位、组织带来的效益

健康教育骨干培训班效果评估问卷

感谢您对本次培训班的支持与配合，为了持续提高培训质量，请您花几分钟完成培训班效果评估问卷。

地市：＿＿＿＿＿　单位名称：＿＿＿＿＿

学员姓名：＿＿＿＿＿　培训日期：＿＿＿＿＿

一、培训内容

1. 课程内容的针对性

□很好　　□好　　□一般　　□差

2. 课程内容的实用性

□很好　　□好　　□一般　　□差

3. 培训整体教学计划安排

□很满意　　□满意　　□一般　　□不满意

二、培训讲师

1. 培训讲师的专业水平

课　程	很满意	满意	一般	不满意
健康传播的理论与实践				
微信公众号实战经验				
健康科普演讲技巧				
多媒体课件制作技巧				
工作资料整理				

2. 培训讲师的演讲技巧

课　程	很满意	满意	一般	不满意
健康传播的理论与实践				
微信公众号实战经验				
健康科普演讲技巧				
多媒体课件制作技巧				
工作资料整理				

3. 培训讲师队伍的整体评价

□很满意　　□满意　　□一般　　□不满意

三、培训收获

1. 本次培训对您今后开展工作的帮助

□很大　　□较大　　□一般　　□没什么感觉

2. 课程内容对您启发最大的是(可多选)

□健康传播的理论与实践　　□微信公众号实战经验

□健康科普演讲技巧　　□多媒体课件制作技巧

□工作资料整理

3. 通过培训您觉得收获最大的是(可多选)

□开阔了思路　□增长了知识　□提高了技能

□学习了经验　　□其他：＿＿＿＿＿＿＿＿＿

4. 您认为课程或讲师最应该改进的地方是：＿＿

＿＿＿＿

5. 其他培训建议或培训需求：＿＿＿＿＿＿＿

15.3 实施计划

15.3.1 收集基线数据

（1）数据分类

医学统计数据一般分为计数资料和计量资料两类。计数资料是指先将观察单位按其性质或类别分组，然后清点各组观察单位个数所得的资料。其特点是：对每组观察单位只研究其数量的多少，而不具体考虑某指标的质量特征，属非连续性资料，如血型、性别等。计量资料指连续的数据，通常有具体的数值，如身高、体重、血压等。

（2）数据收集方法

1）直接数据（一手数据）的收集方法：直接数据来源于直接的调查或试验的数据，这是统计数据的直接来源，也称为第一手统计数据，或称为原始数据。如定性调查、定量调查、观察法、试验法。

2）间接数据（二手数据）的收集方法：对数据的使用者而言，不是自己组织调查或试验得到的数据，而是别人试验或调查得到的数据叫间接数据，也称二手数据。

A. 内部来源。来源于单位的日常工作或者单位的其他部门。如服务对象的资料，各项业务活动的资料，统计资料（统计报表、各类统计分析资料等），财务资料，调研报告，经验总结等。

B. 外部来源。大量的组织提供了健康数据，包括国家和地方政府、卫生健康行政部门、公共卫生专业机构、行业协会、科研院所，可以从这些机构获得有关数据。还可以从图书馆查阅有关的文献资料，从新闻媒体的新闻报道中获取资料，有关生产或经营机构提供的商品目录、广告、说明书等，国内外各种展销会、博览会等，各种学术交流活动等途径。

15.3.2 考虑人群的社会文化特征和受教育水平

目标人群的社会文化特征和受教育水平是影响计划实施的重要因素。

（1）社会文化

社会文化是与广大人民群众生产和生活实际紧密相连，由人民群众创造，具有地域、民族或群体特征，并对社会群体施加广泛影响的各种文化现象和文化活动的总称。健康教育内容、方式和方法要与当地的社会文化相适应：一是要使用当地的语言；二是干预方式要与当地的社会经济发展水平相适应，例如在经济欠发达地区农村，健康教育还应该以传统的纸、牌、板为主；三是结合当地的风俗习惯开展特色活动，使健康教育融入当地的传统文化或者流行文化中。

（2）受教育水平

不同受教育水平者的健康教育方式不同。对受教育水平较低的人群实施健康教育要简洁、直观、易懂，多采用视频或者图片形式。对受教育水平较高的人群实施健康教育可增加一些分析和理解的内容。不论受教育水平高还是低，健康教育都要做到"傻瓜化"，达到一看就懂、一学就会、一用就灵的效果。

15.3.3 按照既定的设计方案开展活动

实施工作是按照计划的内容采取行动，实现计划中的目标，获得效果的过程。

（1）SCOPE 模式

实施工作包括以下 5 个环节。

1）制订时间表（schedule）：用来对照检查各项工作的进展速度和完成数量。在项目过程评估时可依据时间表检查每项工作是否按计划进行，按照按时完成工作项目占计划总项目的比例计算出任务执行率。时间表以时间为引线列出各项实施工作内容、工作地点、具体负责人员、经费预算、特殊需求等。

2）实施的质量控制（control of quality）：采用一定的方法和手段对实施过程进行监测和评估，了解实施过程和实施效果，发现和解决实施工作中存在的问题，及时调整实施策略和工作方法，调整人力、财力、物力的分配，控制实施质量。

3）实施的组织机构（organization）：建立领导实施工作的领导机构和具体承担实施任务的执行机构，并确定协作单位。

4）实施人员与培训（person）：参考相应章节[实施人员选择见 15.1.3（1）；人员培训见 15.2]。

5）实施所需设备物件（equipment）：实施的设备物件包括交通工具、音像设备、印刷设备、电子化办公设备、各类辅助器材等。在实施过程，要按照活动的实施要求选择合适的设备，同时要做好设备物件的维护、保养和管理。

（2）逻辑模型

逻辑模型是对计划活动内在逻辑关系的可视化描述，它描述了项目资源、计划活动和情况变化预期改变三者间的关系。图 15-1 展示了逻辑模型示意图。

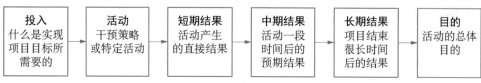

图 15－1　逻辑模型示意图

15.3.4　收集干预后数据

干预活动实施后,要及时收集数据,以评估干预效果和成本－效益。干预后数据收集也叫效果评估调查或终末调查。干预后数据收集方法与基线调查相同。

15.4　质量控制

质量控制是指为达到质量要求所采取的作业技术和活动。质量控制是一个复杂的过程,应贯穿于整个健康教育活动的始终。

质量控制的方法有:①核检清单法,是项目质量控制中的一种独特的结构化质量控制方法。②质量检验法,是指那些测量、检验和测试等用于保证工作结果与质量要求相一致的质量控制方法。③控制图法,是用于开展项目质量控制的一种图示方法。控制图法是建立在统计质量管理方法基础之上的,它利用有效数据建立控制界限,如果项目过程不受异常原因的影响,从项目运行中观察得到的数据将不会超出这一界限。④帕累斯图法,是一种表明"关键的少数和次要的多数"关系的一种统计图表,它也是质量控制中经常使用的一种方法。帕累斯图又叫排列图,它将有关质量问题的要素进行分类,从而找出"重要的少数"(A 类)和"次要的多数"(C 类),以便对这些要素采取 ABC 分类管理的方法。⑤统计样本法,是指选择一定数量的样本进行检验,从而推断总体的质量情况,以获得质量信息和开展质量控制的方法。⑥流程图法,主要用于在项目质量控制中,有关分析项目质量问题发生在项目流程的哪个环节和造成这些质量问题的原因以及这些质量问题发展和形成的过程。⑦趋势分析法,是指使用各种预测分析技术来预测项目质量未来发展趋势和结果的一种质量控制方法。

15.4.1　时间进度管理

时间进度管理是项目管理中的一个重要方面,甚至在某些特定项目中是项目管理的首要因素。由于时间是刚性资源,因此项目时间管理就成了项目管理的关键领域。

实施时间进度管理的重要意义在于确保能按时、保质、保量完成项目。项目的时间管理主要包括以下 4 个方面的内容。

（1）定义工作内容

为实现项目目标必须开展的项目工作,同时还要定义这些工作的具体内容,列出项目工作内容清单。其依据为:项目范围管理中生成的工作分解结构、项目范围的定义,以及项目的约束条件、假设前提和各种历史信息。确定项目活动清单的方法有多种,小项目一般采用"头脑风暴"法,大项目一般采用工作分解结构法。

（2）项目工作内容的排序

为了制订项目的工期进度计划,必须根据项目工作内容间的必然依存关系、人为依存关系、项目内容与非项目内容之间的外部依存关系,以及项目的各种约束和假设条件来准确、合理地安排和确定项目各工作内容的顺序,以及依这些顺序排列而构成过程的项目工作路径。

（3）项目工作内容的时间长度估算

通常根据项目内容清单、项目的约束和假设条件、各项工作内容工期的历史信息、项目的资源数量和质量情况,采用专家评估法,或类比法,或模拟法等方法算出各项独立工作所需的时间,并由此估算出整个项目所需的时间。

（4）时间计划表的编制

根据项目网络图、项目时间长度估算、项目资源要求与资源共享说明、主要约束条件和工作的提前、滞后说明,采用系统分析法(包括关键路径法、项目计划评审技术等)、模拟法、资源水平法、甘特图法、项目计划管理软件等编制项目工期计划,包括项目的起止日期、具体的计划方案与措施。

甘特图法是用可视化的图表将每一阶段活动的完成时间标示出来。甘特图能帮助组织项目人员和规划项目活动,共同推进项目完成。良好的甘特图是项目人员最实用的管理工具。

将时间计划做成甘特图（图15-2），需要完成以下几个问题：①需要完成哪些活动之后才能进入下一环节？②每个活动完成的最后期限。③完成每个活动所需要的时间。④时间表里是否包含休息日、假期和其他可预测的工作间隔（这意味着较少的工作时间，导致活动无法按时完成）。⑤项目进展报告和评估时间点。

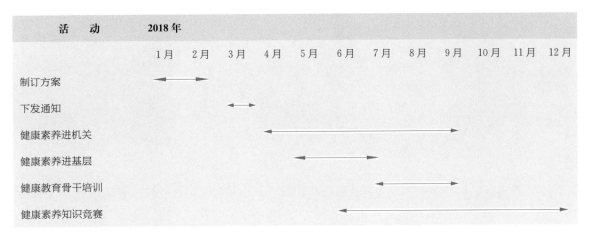

活　　动	2018 年											
	1月	2月	3月	4月	5月	6月	7月	8月	9月	10月	11月	12月
制订方案	←→											
下发通知			←→									
健康素养进机关				←──────────────→								
健康素养进基层												
健康教育骨干培训								←──→				
健康素养知识竞赛					←────────────────────────→							

图 15-2　××省健康素养集中宣传年甘特图

15.4.2　工作进度与质量（调查结果的真实性复核）

工作进度与质量的关系是对立统一的。对立体现在，如果提高质量，就不得不降低进度；而如果强调进度，就不得不降低质量要求。统一体现在，如果项目进度计划制订得既可行又优化，使项目进展连续、均衡，则不但可以使时间缩短，而且有可能获得较好的质量和较低的成本。

项目进度管理是根据项目要求编制进度计划，用来衔接项目各阶段的工作内容、程序、时间等之间的关系，并且以此作为进度控制的目标，同时要注意检查实际进度是否按计划付诸实施，如果出现偏差，要及时分析原因并采取相应的措施，保证项目顺利完成。进度的控制目的是保证项目进度目标计划的实现，合理安排资源供应和节约成本。

在项目开始前，一定要编制一份详细、合理、可行的进度计划。项目进度计划的好坏直接影响后续各项工作能否顺利开展。

工作进度应进行 PDCA 闭环管理。P 即计划（plan），包括方针和目标的确定以及活动计划的制订；D 为执行（do），执行就是具体运作，实现计划中的内容；C 是检查（check），总结执行计划的结果，注意效果，找出问题；A 即行动（action）（或处理），对总结检查的结果进行处理，成功的经验加以肯定，并予以标准化，或制订作业指导书，便于以后工作时遵循；对于失败的教训也要总结，以免重现。对于没有解决的问题，应提供给下一个 PDCA 循环中去解决。

15.4.3　计划与实施的一致性

这是对项目计划实施与实际变动等所开展的控制管理工作。主要内容包括：对影响因素的控制（事前控制）、对执行过程的控制（事中控制）以及对计划变动的管理，确保项目的计划与实施的一致性，最大的效果。项目计划与实施控制的结果是：更新的项目实施计划、项目计划纠偏措施以及项目应吸取的经验教训。

15.4.4　经费使用与管理

经费使用和管理是健康教育项目和活动开展的重要组成部分。经费管理的目的是保证经费使用合法合规、高效使用。

预算管理是指预测完成某项工作时需要各种资源的耗费情况安排，并且将实际耗费按照预算进行控制。项目经费的预算管理涉及预算的编制、审核、发布、执行、监督和考核等一系列活动。因此，项目经费的预算管理在计划、资源分配、内控和考核等方面发挥着不可替代的作用。预算编制是预算管理的起点，它需要根据预算编制的原则和项目的具体情况，制订经费筹集和使用的计划。预算执行是继预算编制后的又一重要环节,是对预算编制的具体实施,如果说预算编制是理想,那么预算执行就是现实,最好的状态是现实能够按照理想的方式进行。为了让"现实"更接近"理想",预算执行过程中的有效监督必不可少。预算的考核是预算管理的事后环节,通过"现实"和"理想"的对比,对预算的执行做出评价和反思,为下一次预算积累经验。预算管理是促进资源合理分配的有效手段。

（汤　捷）

16 评估与应用

健康促进与健康教育工作进行评估与应用所必需的知识与技能包括工具设计、数据的收集与管理、数据分析、结果解读以及成果应用等。这些能力让健康教育专业人员能够对相关政策、项目及方案开展评估,以及设计和开展基础研究及应用研究。

16.1 制订评估计划

"凡事预则立,不预则废",评估健康教育项目的评估和其他工作一样,在正式实施评估工作前须制订相应的计划。计划可将整个评估分解,为各个部门和健康教育专业人员开展评估工作提供具体依据。合理、有效的计划能为评估工作的管理者提供指挥和协调的依据,能够降低评估过程中的各种风险,可以提高评估工作的效益,还有利于评估工作的质量控制。因此,为了确保整个评估工作顺利、高效地开展,制订合理的评估计划是十分必要的。

16.1.1 确定评估的目的和目标

针对健康教育项目开展评估,首先必须要明确评估的目的,即为什么要开展这个评估以及通过该评估要回答什么问题。只有明确评估目的后,健康教育专业人员才能有针对性地设计相应的评估计划。在健康教育工作中,开展评估工作的目的主要有以下3个方面:①根据项目的基础条件,评估项目的可行性;②收集项目实施过程中的各类数据和信息并展开分析,评估项目的运行情况;③根据项目展示的结果,评估项目是否实现预期目标或实现预期目标的程度。

在项目的不同阶段,评估的目标也有所不同。为了进一步完善计划,调整计划的可行性和科学性,使计划更符合目标人群的需求,开展形成性评估;关注项目是否按计划执行,监督项目的时间进度、经费使用、工作完成的数量和质量等执行情况,监测计划中的资源利用情况,开展过程性评估;针对目标人群健康相关行为及其影响因素的变化进行的评估是近期效果评价;结局性评估则着眼于评价项目实施后目标人群健康状况以及生活质量的变化,又称为远期效果评价。

16.1.2 确定评估的工作流程

为了让评估工作更加清楚明确,健康教育专业人员应将用于评估的各类资源,研究的主要内容、方法、对象以及预期的产出和结果等通过一定的逻辑模型,以一种简明的流程图形式,可视化地展现出来。表16-1展示了逻辑模型的实例。输入指的是用于项目的各类资源和行动等。输出指的是根据精巧的研究计划并合理运用各类资源所设计出来,用于研究对象的各类活动或服务等。结果常分为短期结果、中期结果和长期结果。短期结果指可量化的行为或知识的改变,以及了解研究计划是否顺利开展。中期结果则是观测与疾病或健康状况有关行为的改变,而长期结果则是观测一些能导致患病率或死亡率改变的情况。当逻辑模型应用于评估过程时,它既可以简单也可以复杂。

表 16-1 逻辑模型举例

输入 →	行为 →	输出 →	短期结果 →	中期结果 →	长期结果
人力、物力、财力等用于达成研究目标的各类资源	当各类资源可用之后,接下来的行为会成为各种可用的产品和服务	能够对短期目标产生影响的各类产品、行为和服务	调查对象在知识或技能方面的改变	行为或政策方面的改变	患病率或死亡率方面的改变

逻辑模型的创建和使用不是一成不变的。当评估者或项目专家发现通过改进某些环节能获得更好的结果时,原有的逻辑模型就可能会被调整和修改。当利益相关者、实施者和评估者回顾并修改逻辑模型时,只有在各方都同意之后,才能对流程和期望的结果做出修改。

16.1.3 评估所需资源和可用资源

评估实施的可行性取决于各类可利用的资源,包括人力资源(如研究者及其职责)、物力资源(比如开展评估的场地)、财力资源和智力资源(如各种专业性的意见)等。凭借着充足的资源和利益相关者的支持,评估工作对项目的流程和成果都有很好的回馈。

健康教育专业人员在考虑开展评估时,应当致力于最严谨的评估设计,即满足评估所要求的各项标准,如可用性、准确性、时间及资源成本等。将一些研究设计如随机对照试验、病例研究等应用于评估计划,可让评估者和利益相关者对调查的效果充满信心。此外,对于各种情形所带来的影响或效果与项目是否有关,也可以通过这些设计估算。由于成本、时间、结果变化以及严格的研究设计不一定可行,评估设计必然会在有效性、准确性和可用性上做出一些妥协,但这并不会对回答评估问题造成严重影响。有时,横断面或观察性的调查方法更为可行,并且与那些更严格的设计相比,性价比更好。

16.1.4 确定收集数据的方法

定性和定量评估广泛应用于健康教育领域,这两种评估对健康教育专业人员来说也很有实用价值。定性方法是描述事物的本质,并试图发掘和解读为什么会发生这些现象。定量方法致力于运用数值资料对于健康教育项目有关的事项进行观测或测量,以帮助描述、解释或预测各种情形。通过运用这两种方法,健康教育专业人员能够对项目及参与者获得更深刻的见解。

通常情况下,同时使用这两种方法收集数据来"讲故事"、描述分类(如多少)以及阐释为什么某种现象会发生在这个人群中。这样做有助于评估者为将来的规划提出合理的建议,以及为将来的评估和研究提供新的假设。各个水平的健康教育专家都应当分析定量和定性资料收集的优点和局限性。健康教育领域常用的数据收集方法包括查阅工作记录和文件资料、观察法、个别访谈、专题小组讨论、批质量保证抽样方法(半定量评价)和问卷调查等。

16.1.5 选择用于评估的模型

评估计划需要使用一些来自特定评估模型的理念来支撑,表16-2列举了国际上常用的一些评估模型。评估者在选择模型时,一定要考虑哪种模型在所开展的评估中能够起到最好的效果,以及这些评估方法是应当单独或联合使用。合理的模型能够为数据收集和决策分析提供帮助。

表16-2 评估模型

评估模型	特 点
(目标)实现 (Attainment)	侧重于项目目标;也作为评估标准
决策制定 (Decision-Making)	基于设计出来供使用者进行决策的4部分内容:环境、资源、流程和产出
目标游离 (Goal-Free)	不基于目标,评估者会调查所有的结果,包括那些意料之外的正面结果以及负面结果
写实(还原) (Naturalistic)	侧重于定性资料和使用调查队所回复的信息;最关注讲述"为什么"某个行为发生了或没发生改变
系统分析 (System Analysis)	运用性价比或效费比分析,根据实际效果来定量评估一个项目所带来的影响
使用(人群) 集中 (Utilization-Focused)	运用于某些特定人群

此外,对于评估模型而言,用于总结和组织评估项目中各个必要元素的框架已经搭建,这些框架能

为开展和监测评估提供一个平台。图16-1和表16-3展示了一个可帮助指导评估项目的美国疾病预防控制中心的六步评估框架。健康教育专家应当将评估项目的独特性和普适性放在同等重要的位置上。评估标准作为一个指南,用于管理评估流程以及对现有评估项目进行评定;这些评估标准描绘出在规划评估设计时,需要着重思考的事项。

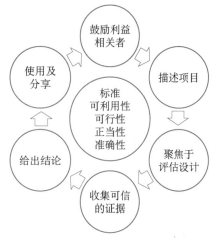

图16-1 六步评估框架

表16-3 六步评估框架的步骤和标准

评估步骤	评估内容	评估标准
鼓励利益相关者	利益相关者包括了有谁参与、谁受到影响、谁会最先使用这个评估	可利用性,即评估能够提供满足预期使用者需要的信息
描述项目	包括描述项目的需求、期望的效果、项目行为、资源、项目的各个阶段、所处环境以及逻辑模型	可行性,即评估经过精心设计,具有灵活性和可实现性,并且不会过于复杂
聚焦于评估设计	包括了评估的目的、使用者、如何使用、评估问题、评估方法及有关协议	正当性,即该评估是合法且符合伦理学要求的,且评估是基于让参与者和受影响者获益而设计的
收集可信的证据	包括了相关的指标、来源、数量、质量以及内在逻辑	准确性,即评估能准确地揭示和传达信息
得出结论	包括标准、分析/综合推理、解读、判断、意见以及建议	
使用及分享	包括评估有关设计、准备、反馈、随访以及传播	

开展研究常用于了解各类健康问题的病因、明确项目效果、探索病因与干预措施间的关联或制订和检验一种新的研究方法。研究者都希望在可靠的实验设计下,通过改变一个或多个影响因素,来研究这些改变会产生何种效果。这与某些对照试验是一致的,这些试验会将所有的群组或参与者以机会均等的方式随机分到研究所设置的各个组中。准随机分组试验则是根据某些设计如某些数字或是奇偶数来对研究对象分组。而在非随机对照试验中,参与者的分组并不依靠随机方法,而是由研究者主观地做出决定,非随机对照试验也被称为准试验研究。

除了试验研究,研究者还可以运用一些与健康教育领域方面常用的设计如队列研究、病例研究、横断面研究及生态学研究等。大多数研究计划包括了研究问题以及一系列的研究变量。研究的设计应确保能有效观测到对研究变量的影响,以及满足资料、样本和资源等方面的需求。数据收集都是服务于研究设计和目的。

研究根据其设计可大体分为两类:描述性研究和分析性研究。

描述性研究主要是运用各类调查结果、监测数据及其他常规数据来描述人群、场所以及一段时间内疾病的发生情况。分析性研究用于解释各种病因及因果关联,其目的是探究暴露于结局之间的关联强度。

表16-4展示了描述性研究与分析性研究之间的主要区别。

表16-4 描述性与分析性研究设计的特点

描述性研究	分析性研究
描述性	解释性
更具探索性	更具探索性
介绍各组的特征	分析各组会为什么有这些特征
侧重于发现"什么"	侧重于解释"为什么"
不提出假设	提出假设
不需要对照组	需要对照组

16.1.6 制订评估数据收集程序

数据收集应当遵循精心设计的评估计划、评估问题以及之前选定的数据来源。评估问题应当谨慎地考虑,并且确定评估问题的类型、数量以及准确性。收集数据时,应当认真考虑最大限度地减少参与者和二手数据提供者的各种直接和间接的负担。

在制订数据收集计划时,健康教育专业人员应当认真考虑以下几个方面:可利用的资源;人群的敏感性、可靠性;数据对利益相关者的重要性。

16.1.7 制订评估数据分析计划

制订数据分析计划是整个评估过程中重要的一步。通过制订数据分析计划,收集的数据将变得完整和有结构,从而使数据变得易于理解和可用于回答评估问题。潜在的受众、项目工作者以及关键的利益相关者也会对分析计划产生影响,因此也可邀请他们参与制订数据分析的计划。分析计划要根据评估的目的和可利用的资源而定,此外还要考虑可能会使用这些结果的潜在受众。数据分析的目标是精简、综合、组织和总结各类信息,并使得它们易于理解。分析能够明确评估的结果是否符合预期。制订数据分析计划是研究中很重要的一步,那些存在方法学问题的研究很难提供令人信服的结果,而数据分析计划能帮助最大限度地减少因不恰当的统计方法而造成的错误。数据分析计划应当在设计项目时就开始设计并指导数据收集。一个综合性的分析计划能发现可用于回答研究问题的条目和意见。数据分析计划陈述了各个调查问题的观测水平以及将运用哪些统计性和(或)描述性数据方法来回答研究问题。

16.1.8 在评估过程中应用伦理原则

健康教育工作致力于实践和推动个人、家庭、组织和社区的健康。因此,开展评估时应当以人为本。为了避免调查对象遭受各种可能或意外的风险,开展评估前,评估者应向相关的伦理委员会或社区机构咨询有关议题。无论名号、工作环境或服务于什么样的人群,健康教育专业人员都应当对公众,对职业和对资助者负责,并对与健康教育有关的各个方面负责。出于礼貌,健康教育专业人员应当尊重社会里多元的价值观及各种不同的文化,应当支持所有人的价值、人格、潜能以及他们的与众不同,此外,他们还应当诚实、正直并遵守职业道德。同时,尊重人身自由、推动社会正义、避免伤害也是所有健康教育专业人员所应担负的责任。

16.2 选择、调整和(或)创建数据收集工具

数据收集工具对定性或定量的数据方法都是有

用的。在开发数据收集工具之前,研究者要考虑需要收集什么样的数据。常见的数据收集方法有面对面调查、电话调查、传统的邮件调查以及通过网络平台(如火车采集器神策数据等)开展调查。数据收集工具是用来回答研究者或评估者所提出的问题。各类可用的数据收集工具都有其优势和短板,优先选择什么样的工具,要根据调查的目标人群和可用的资源来决定。

16.2.1 确定数据收集工具

在收集数据之前,有一个很重要的步骤,那就是明确所需收集资料的种类和来源。根据研究者所设立的目标,用于收集数据的方法是多种多样的。健康教育专业人员可以选择现成的数据收集工具。当研究或评估问题确立之后,在合适的情况下,研究者应当考虑使用与研究相关的现成资料或工具。现在,有大量用于定性或定量调查的现成工具(如各种量表)。很多工具都经过了效度和信度检验,并被广泛运用于各类调查和项目之中。健康教育专业人员应当熟悉本领域常用的一些现成调查工具,见表16-5。

表16-5 健康监测项目

项目名称	项目内容
行为危险因素监测	通过电话调查收集美国各州与成年人健康相关的危险行为、慢性病以及有关的预防服务
青春期危险行为监测系统	通过电话调查,收集有关导致青少年暴力、吸烟、饮酒、滥用药物、缺乏体育活动、不健康饮食及性行为的行为
中国居民健康素养调查	基于全国的,关于我国城乡居民健康素养状况、变化趋势及影响因素的调查
中国居民营养与健康状况调查	这是一系列评估中国成人和未成年人健康和营养状况的研究。该调查包括询问调查、医学体检、实验室检测和膳食调查等内容
中国青少年烟草调查	该调查主要对全国青少年烟草使用、烟草依赖、戒烟、二手烟暴露、烟草制品的获取及控烟等方面开展调查

项目评估常关注一些内部的情况如收集特定的资料,并且不会考虑将所得的结果推广到其他环境或情形。开展项目评估也常运用现成的数据收集工

具,然而他人开发的工具在人群、地域和时间的选择上与所开展的评估不一致,会带来一定程度的内部偏倚,进而可能会给整个评估过程带来麻烦。评估者应当全面审阅所使用的现成工具,确保各个条目都合适并对各个变量进行充分的检验。评估者还应确定工具中没有与评估目的无关的多余条目。除此之外,使用的工具还应当表达清楚并适用于目标人群,同时效度和信度经过检验。最后,在开展评估前,还应当先用工具对一定量的目标人群开展预调查。

开发一个新的数据工具是一项艰巨且耗时的工作,因此现成的数据收集工具也许能够为研究者所用或者经过调整后能够满足研究者的需要。根据调查对象和数据收集方法的特点,研究者应当对资料收集工具的可获得性进行检验。

调整或修改现有数据收集工具对于开展一个新的研究非常有利,如经过了信度检验、可直接比较测量方法、更省时省力以及为使用者所熟悉等。需要注意的是,虽然这些现成工具经过了充分的信度检验,但由于调查人群的特征有所不同,其可靠性可能会存在一些问题。

对于健康教育专业人员来说,创建新的调查工具用来收集数据,特别是关于那些项目活动、产出及短期结局的数据也很常见,这些内容包括调查问题、行为评估的条目,以及用于面对面访谈或焦点小组的访谈问题及指南等。除了方法的选择,检验工具的信度和效度也是一项重要的工作。

16.2.2 确定数据收集的条目

即便是内容不同的调查,现成的工具也可用来调查其中相似的问题。尽管并不是任何时候都能原封不动地使用现成工具,但从中选择一些合适的条目还是可行的。确保这些条目对要开展的研究仍然有效及可信非常重要,该工具的开发者可能提供一些信息来明确这些条目的效度和信度。在运用这些条目前,研究者需要考虑以下问题:这些条目是否符合研究的目的;条目的语言是否适合目标人群;这些条目是否已经在目标人群测试过;打算让谁去使用这些条目。

在研究中,为了适应新的需要,有时必须要修改一个问题、问卷或工具的内容、形式或表现方式。很多时候,一些已经在某些评估中使用过的问题,在经过修改后,又用到新的评估中。这些变化常与适应数据收集的需要有关,并常形成一个用途更广的数

据收集工具。此外,条目或调查工具也可能会被专门修订以适应新的调查人群,包括用词、表现形式等。

调查者根据研究目的及研究问题来决定为什么他们要提出某个问题。一般来说,开发评估用的条目和研究用的条目,其基本原则是相同的。研究者应当使用调查对象所熟悉的语言,教育水平、年龄及其他相关的人口学信息也应当充分予以考虑。根据所需收集信息的类型,题目是可以变化的。在评估中,有两种基本的条目类型:开放式和封闭式条目。评估者必须确定开发的条目能否满足回答研究问题的需要。

开放式条目可以提供定性的资料,需要调查对象用书面或口头的方式运用自己的语言来回答问题,并且这些问题不是几个字就能表达清楚的。对于那些需要调查对象自由回答的问题,评估者在设置的时候,要做到少而精。设置开放性问题的原则和封闭式问题是一致的,但评估者还须确保这些问题能让调查对象做出有见解的回答。以下一些情况需要避免出现在定性问题的设置中:回答"是或否"的问题,以及容易得出特定答案(并通常很简要)的问题;问题太宽泛;问题过于深入;问题太多。

封闭式条目则要求调查对象从研究者给出的答案中,选出符合自身实际的选项,常见的回答有多项选择、李克特量表等。进行定量分析时,封闭式条目需要注意可选择答案应囊括所有可能性,语言应简单易懂。对于需要调查对象打分的问题,开发者最好能够拟定具体标准。同时避免出现以下情况:假设所有人都有相应的知识基础;缩写;诱导性的提问;双重否定;所问的问题需要调查对象回忆很久以前的事情。

16.2.3 进行预调查

预调查是为了确定所使用的工具是否能调查到本应调查的内容。预调查能够测试问卷或量表作为特定项目评估工具的有效性、灵敏性、可行性、特异性和可靠性。

预调查的受试者应该选取跟评估工作的目标人群具有相同或相似人口学特征的人群。预调查的规模是小范围的,调查结果能体现人群特征但不具有人群代表性,所以调查设计不能完全复制评估方案设计,个别访谈和小组专题讨论是常用的预调查方法。预调查的结果能够给健康教育专业人员修改评估方案提供参考。

16.2.4 确定数据收集工具的信度和效度

通过工具收集的数据会以一种统一或标准化的方式来描述、解读和探索一个重点人群。考虑问卷效度时,研究者应当考虑3个方面的效度:内容效度、准则效度及结构效度。内容或表面效度表示工具条目是否测试了应该测试的内容。请该领域的专家来评审工具是用来检测内容效度的一个方法。准则效度表示量表所得到的数据和其他被选择的变量(准则变量)的值相比是否有意义。结构效度则表示诸项目对编制该测试所依据的理论的各个基本方面的反映程度。数据收集的过程和工具都应当经过预调查的检验,以确保它们在调查中能够正确测量相应的概念。

研究者和评估者都希望自己所使用的工具是可靠的。信度反映了一个工具测量的准度和精度,并且信度检验可以通过预调查来完成。对于收集观察性资料和收集资料的工具而言,信度是一个值得重视的问题,而一些特定的流程是可以用来评估工具的信度。内部一致性指的是各个条目之间的内在关联。选择何种信度检验方法比如内部一致性、重测信度或分半信度要根据资料的性质而定。评估一个测量区间或率的工具时,应当采用内部一致性方法来检验其信度。而评估那些测量知识性问题的工具时,则可使用重测信度或分半信度。

将预实验的数据通过统计软件(如 SPSS 或 SAS)进行分析时,可以获得两个重要的信度指标:相关系数矩阵和剔除条目后的 α 系数。分析师可以通过删除一些条目(不超过20%),在保持内容一致的情况下,提高工具的信度。信度系数在0~1之间,0表示该工具完全不可信,而1则表示该工具在信度上已经没有任何问题。当信度系数≥0.7时,则认为该工具的信度符合要求。

16.3 收集和管理数据

数据收集工具确认之后,健康教育专业人员就可开始根据计划开展数据收集。尽管存在伦理道德、项目花费、政策及资源等因素的限制,评估者也应当在满足专业性和伦理学要求的基础上,开展最严格的设计和最科学、合理的数据收集。

16.3.1 对数据收集者开展培训

确保所有的数据是由经过训练的专业人士收集

能在一定程度上控制研究偏倚。健康教育专业人员应当明确告诉数据收集者如何使用研究工具、如何开展访谈、焦点小组和其他数据收集行为。

以下步骤有助于减少研究结果中的错误：①与数据收集者一起通读研究工具，指出需要特别说明的地方；②向数据收集者提供一个已完成的问卷或访谈的文稿作为范例参考；③向数据收集者提供一个清楚的说明和/或脚本（针对电话调查和访谈）供其参照；④当有一致性的需求时，给予数据收集者一个"标准"的案例供其进行练习，能以相同的标准或方式收集应答者的回复；⑤允许访谈者和焦点小组的服务者进行"角色扮演"的练习；⑥向他们提供反馈或者提供准确性检测来改进他们的方法。

16.3.2　根据评估计划收集数据

必须严格按照评估计划收集数据，如果随意改变收集方法，数据就会失去代表性。在数据收集过程中，健康教育专业人员应确保在尽量短的时间内收集到所需的全部信息，降低由于时间调查长、应答率下降而带来的信息不准确；同时也务必减少无关的问题和话题。在定性调查的开放性问题中，无关数据的收集会使数据提取和管理工作负担增加，并且这些无关数据最终可能会产生不利的虚假结果和关联。

16.3.3　监测和管理数据收集过程

收集数据是用来调查或记录数据以达成项目目标的过程。数据可用来评估组织、服务、项目或政策的效果。为了能最好地利用数据，整个数据收集的过程应当被严格地监测。在运用一个数据收集工具之前，健康教育专业人员应当确定以下内容：如何鼓励被调查对象参与、可接受的应答率、需要提供给应答者的数据或文件等。

开展现场调查包括：安排事先与应答者联系的一些协议、向被调查者介绍调查工具、保持与调查对象的联系，以及在可能的情况下开展随访。

收集数据时常需要懂得统计和经过培训的调查员参与，以满足分析及解释的要求。数据收集人员应当遵守质量控制要求，确保数据的可用性。

数据管理是整个研究或评估过程中不可或缺的一部分。那么，如何根据数据类型来管理数据、收集数据以及利用数据呢？有效的数据管理能帮助研究者组织整理各类数据并进行评估和分析，这有助于确保研究质量并为发表研究结果提供支持。

利用网络调查平台开展数据的收集和管理已经

越发流行。电子数据的收集是一种相对较新的技术。它的主要优点是效费比高和便利性强。基于网络开展的数据收集为调查对象提供了很大的方便，即他们可选择自己觉得方便的时候来完成调查。从数据监测的角度，绝大部分调查软件能够让评估者下载这些数据，并能将这些数据直接输入统计软件中，这样可以极大地减少在数据录入过程中产生的错误。

但是，通过网络收集数据的方法也有一些短板。和其他的一些调查方法相比，在线调查的应答率比较低，一方面，可能是因为调查对象觉得这些不明来源的邮件都是垃圾邮件；另一方面，可能是在线调查的便利性导致人们会收到大量请他们完成调查的请求，因此除非他们觉得这个调查有价值，否则他们不会愿意完成它。一般来说，研究者事先将调查对象招募到研究中，并教会他们如何使用相关软件，会让在线调查取得更好的效果。

在决定是否使用在线调查时，研究组还应当考虑调查对象的计算机水平及是否能够上网。如果调查对象对电脑并不熟悉，那么在线调查就不太合适。

在管理电子数据的问题上，研究者还应当注意服务器崩溃以及黑客入侵的问题。因此，如果评估者考虑利用某个调查平台，可以通过一些商业调查公司来调查该平台的安全性。除此之外，评估小组还应当定期检查和下载数据，以确保数据的完整性。

16.3.4　收集、储存和维护数据过程中应遵守法律法规

计划和开展研究或评估时，健康教育专业人员应当遵守各类法律法规以及行业标准。美国健康教育组织联盟（Coalition of National Health Education Organization，CNHEO）提供了一套健康教育专业人员在开展研究或评估的指南，内容如下：①健康教育者应当支持调查对象与其自身健康有关的决定，只要这些决定不会危害他人健康；②健康教育者鼓励那些能够让健康效益最大化和能消除或让健康风险最小化的法案或政策；③健康教育者应当准确地告诉参与者所参项目潜在的各类好处、风险和结局；④健康教育者应当对影响个人、家庭、团体和社区健康的有关行为负责；⑤健康教育者应当清楚自身能力和经验方面的能力和局限，并根据其专业能力的情况提供相应的服务；⑥健康教育者应当遵守伦理学原则，尊重、保证以及保护个人的隐私、秘密及其人格尊严；⑦健康教育者在开展健康教育的过程中，应当与个人、团体和组织一起全程参与到整个健康

教育过程中，以便最大限度地了解他们会受到什么影响并对此负责；⑧健康教育者应当尊重他人持有不同价值、态度和观点的权利。

贝尔蒙报告总结了一个关于对研究中人类受试者保护的基本伦理学原则和指导意见。虽然不是所有的健康教育专业人员都会开展研究，但都应遵循其中的3个原则：尊重人、有利和公正。

健康教育专业人员开展研究时，需获得研究对象的知情同意。知情同意书是用来让研究对象选择参与或不参与什么研究，并且需要研究对象签字来表明他们的选择。知情同意书包含了以下内容：①项目的性质和目的；②项目中存在的风险；③项目中可能对参与者带来的不适；④可能获得的利益；⑤为达到相同的结果，而可能选用的替代性项目和方案；⑥可随时退出的选择。

研究者应该避免收集与研究不相关人群的任何信息，这都是有违伦理道德的；还应避免数据收集的间隔过短，以致无法反映有意义的结果；此外，不要用定性方式收集二分类或有序的定量数据。

在医院和高校类机构中，为了开展包括与人有关的研究，都需要成立伦理委员会。伦理委员会的职责是保护那些参与研究的受试者。因为评估工作可能有与研究相同的伦理学考量，所以在开展数据收集前，必须获得伦理委员会的审查和批准。伦理委员会有时可能是独立的，也可能是一个受到正式指派用于批准、监控和审查涉及人类受试者的生物或行为方面研究的单位。这种监管是为了保护受试者的权利。伦理委员会必须严格监管涉及人类受试者的研究，以保证它们是科学的、符合伦理的以及是可控的。

还需要特别注意的是，在数据共享或传播的时候，要遵守相关法律、知情同意以及保密承诺。研究者对所收集数据的使用，需得到被调查者的授权或许可。

16.4 分析数据

健康教育专业人员需要收集、分析和解读数据。研究问题、数据的测量水平，甚至包括研究目的，都可用来指导数据分析。

16.4.1 数据预处理

数据准备是整个数据处理阶段中的第一步。数据处理计划应当包括将数据从工具中转移到数据分析软件的各个过程。数据处理计划还应当说明如何将数据赋值和编码，如何处理缺失值和异常值。对于问卷来说，一个计分指南就能告诉研究组如何对变量进行编码。计分指南还会说明哪些条目是填空不计入得分计算，以及那些条目要反过来进行编码。

另一项重要的工作是数据筛查。数据筛查包括了评估数据录入的准确性，如何对缺失值和异常值进行处理，以及统计方法是否得当。根据其属性，异常值有一元和多元两类。统计软件可以识别出异常值，不过如何处理异常值通常由研究组决定。这些异常可能是一些不合理或存在偏差的数据；有益的异常值对人群有代表性，有问题的异常值则对人群没有代表性。一个异常值是有益的还是有问题的，通常基于研究组的判断。需要注意的是，一些推理性的测试对异常值特别是多元异常值十分敏感，因此多元异常值不常与其他和得分相关的变量联系在一起。

在没有统计检验的帮助下，异常值很难被发现。在删除异常值之前，研究组应当对数据进行多次检查以确保数据录入的准确性。研究者同样还需要处理缺失数据。缺失数据指那些在研究中想要获取，但没能获取的数据。如何处理缺失数据要根据数据缺失的多少以及数据缺失是否有规律可循。

参数检验取决于多种假设，如果这些假设不成立，则会对结果的完整性产生影响。在数据分析的计划阶段，研究组应当明确哪些假设需进行检验以及如何检验。在准备阶段，研究者需要检验他们将要用到的统计学检验的假设，如大部分参数检验需要因变量和自变量呈线性关系，排斥多重共线性和正太分布关系；一些非分组推断性分析，如回归分析，要满足方差齐性的假设；而分组推断性分析，如方差分析，则要求方差同质性。

16.4.2 定性方法分析数据

运用定性方法分析数据能帮助研究者在他们感兴趣的问题和现象里积累更多的经验。因此，研究者或评估者运用定性分析方法能够进一步加深对他们所感兴趣问题的理解。定性研究对研究复杂或敏感的问题、需要深入了解人群对某个特别话题的想法、希望对相应问题进行归纳等非常有帮助。定性研究能让研究者非常详细，并通过研究对象自己的话来描述他们感兴趣的现象。

选择何种类型的定性分析方法取决于研究者的目的、可用资源以及运用的其他技术。用于健康教育的常见定性研究方法包括：①观察；②参与式观察；③文献研究；④访谈；⑤焦点小组。

定性分析的样本量一般不大。合理的定性研究是可控和系统性的。大部分定性分析都对资料内容进行了系统性分析，将其分解成各个有意义的部分，再组合起来，使人能够更好地理解这些资料的含义及特点。定性研究主要有以下步骤：①资料精简，该步骤涉及资料的选择、聚焦、精炼及转换。这个过程的目的是寻找哪些资料能够最完美地回答评估问题。②资料展示，即通过一种有条理且精简的方式组织资料（如文本、图表等）。资料展示能帮助明确资料的主题、样式及它们之间的关联，以帮助回答研究问题。③得出结论及验证，在这最后一个步骤，评估会反复查看资料以核实、检验或确认资料的主题及类型是否明确。

定性分析会根据研究对象的情况，多次开展调查，反复调整假设以及根据新的想法回顾资料，因而整个分析是一个循环反复的过程。研究者会将资料当作新问题、新主题和新出现的关联反复研究。评估者和研究者调查定性资料是为了发现如下内容：①模式、新的主题、相似处与不同之处；②哪些模式能够帮助回答研究问题；③模式里的一些分歧及产生这些分歧的原因；④有意思或特别有深意的故事；⑤人们用来描述某个现象的特别的语言；⑥之前的研究或评估对某一模式的支持程度（如果不是，则寻找可能是那些因素造成了这些差异）；⑦该模式在多大程度上提示需要进一步收集资料。

以下软件常用于定性分析：①ATLAS，可用于视觉化分析资料；②Ethnograph，可用于分析文本资料；③HypeRESEARCH，可用于分析文本或多媒体资料；④QSR Nvivo，可帮助整理、分析和找到对非结构化或定性数据（如采访、开放式调查回答、文章、社交媒体和网页内容）的深刻见解；⑤MAXQDA，可用于分析从非结构性访谈、焦点小组或文档等多种途径获得的文本性资料。

16.4.3　定量方法分析数据

研究者对每个观察单位的某项特征进行测量和观察，这种特征能表现观察单位的变异性，称为变量。对变量的观测值称为变量值或观察值，变量的取值若是连续的称为连续变量，若是离散的称为离散变量。按属性，可将资料分为以下类型：①计量资料，又称定量资料或数值变量。②计数资料，又称定性资料或无序分类的分类变量。为将观察单位按某

种属性或类别分组计数，分组汇总各组观察单位数后得到的资料，分两种情形：二项分类、多项分类。③等级资料，又称半定量资料或有序分类的分类资料。

描述性分析是最常用的定量分析方法。描述性分析可用于总结某研究人群或某个研究项目的特征。描述性分析是运用描述性统计学方法，如频数、百分比或率，来探索研究内容的本质或描述某个人群的一些具体现象。

分析性分析可用来探索研究对象的本质，并同时运用描述性和推断性统计方法来解释现象。研究者希望得出结论时，会使用推断性方法如 t 检验、方差分析、协方差分析和回归分析，以及各种多元方法如因子分析、聚类分析和判别分析等；这其中也包括如中位数、平均数或众数等各类有关人群中样本分布的推断。在一定程度上，研究和项目评估所用的很多抽样方法是相同的。健康教育专业人员应当掌握使用推断性和其他统计方法的相应条件。

常用于定量分析的统计软件有：Excel、SPSS、SAS、Stata 以及包含各种统计软件包的开源 R 语言。

16.5　解释结果

对于健康教育专业人员而言，解释自己或他人研究结果的能力是十分重要的。仅是发现研究中所表现的东西并不足以得出结论。解释是一个指明研究结果所表达意义的工作，同时也是为了掌握如何搜集证据。理想情况下，健康教育专业人员能够将研究所得的结果和证据融入决策工作、政策制定和项目实施中。证据是在评估或研究过程中，经过精心策划的工作得出的。基于循证医学原理的项目在健康教育实践中很受欢迎。

16.5.1　解读结果如何解决问题或假设

健康教育专业人员应当将根据自己研究所得出的结果与先前的研究所提的问题进行比较。这些问题反映了利益相关方的要求（需求），这些标准也是判断项目成效好坏的一个基础。当利益相关方提出和商定他们的需求，协定的结果就成了判断一个项目是否成功、合格的标准。数据的收集和分析方法越合理，研究结果不是偶然得到的可能性就越大。评估或研究的结果可描述有关经验，以及调查的优点和不足。对结果的合理解读能够提供有价值的信

息,让研究者能够将所得的结果与利益相关者所期望的结果进行比较。

16.5.2 将结果与其他研究或评估结果进行比较

作为研究者或评估者时,健康教育专业人员应当将数据分析的结果清楚地描述出来,使之能与其他的研究或项目的结果进行比较。合理展现的结果及经过统计学分析的数据能为健康教育专业人员提供可比较的结果。研究结果既可以与先前针对相同人群的研究结果进行比较,也可与通过平行研究、监测数据、在线数据库及文献资料所获取相似研究的结果比较。可用来比较不同来源数据的方法多种多样,可以通过表格、图形、条形图、线形图或饼状图等图表方式展示出来。将研究结果同发表的文献进行比较,可产生有用的信息供利益相关者和评估者参考。

16.5.3 提出对结果的可能解释

研究或评估的信息不会自动转变成有依据的决策或合理的行动,为确保流程和结果能合理地运用及传播,对结果的解释工作一定要谨慎、合理。研究者需要清楚地表达研究或评估的结果,为利益相关者提供必要的观点和意见,使其对项目的优点、价值及重要性做出正确判断。

在对结果进行合理性解释时,要充分考虑到以下5个方面:①设计,即如何构建需要明确问题、使用的方法及整个流程;②准备,即事先对如何使用结果进行演练;③反馈,所有当事人之间开展的交流;④随访,为用户提供他们在评估过程中及获得评估过程后所需要的技术和情感支持;⑤传播,即及时、公正并连续地将评估过程和从评估中所得的经验教训与相关受众交流的过程。

16.5.4 确定结果的局限性

即使在最理想的情况下,研究或评估的结果也会在抽样、设计、实施或分析等环节经历系统性的错误,因而会使结果产生一定程度的偏差。一般来说,这些错误与偏倚有关。混杂变量(或因素)则是那些来自研究范围之外,与研究无关,但又能影响研究结果的因素;换句话说,就是现实中存在不受研究设计控制但又能影响研究结果的变量。健康教育专业人员要能够准确地评价研究或评估中错误的来源,能够找出研究中的错误如抽样错误、精度不足以及测量方法是否有效等。研究者也应当能找出一些系统

性的错误如选择偏倚、仪表偏倚及其他能影响结果有效性的内部因素。

16.5.5 确定与结果有关的研究界限

界限是由研究者为研究设置的,能帮助其管理研究范围的参数和边界。界限与局限性不同的是,局限性是由各种非研究者控制的其他因素或人群所带来的限制;界限通常以地理环境、时间和人群特点等来限制研究范围。因此,结果必须根据研究环境中所特有的界限进行分析。

16.5.6 基于结果得出结论

在完成数据分析之后,研究团队就可以为研究下结论了。结论应当是根据研究结果得出。为了避免得出没有依据的外推结论,研究的结论应当始终基于研究问题和假设。此外,研究结论应当受到研究界定和局限性的约束(如抽样方法),研究团队应当根据自己研究特有的界定和局限性,谨慎地得出结论。

16.5.7 根据结果提出建议

建议是根据研究或评估结果提出的意见,可以帮助项目成员改善项目,决定如何实施研究并达成目的。形成建议是项目评估中的一个重要组成部分,它所需的信息多于形成判断所需的信息量。为了提出合理的建议,与背景有关的信息,特别是那些能够做出重大决策的组织的背景信息,应当用于指导形成建议的过程中。若提出的建议缺乏事实依据或者不符合利益相关者的价值,则会削弱该评估的可信度。反之,如果给出的建议能预先估计到利益相关者所关心的重点区域,那么就会增强评估的可信度。与直接提出建议相比,将建议的草案共享、寻求多个利益相关者的反馈以及展示可选方案能让提出的建议更有意义,更容易被接受。

16.6 应用结果

研究或评估所取得的结果可以根据使用者的意愿投入应用。评估者应该确保利益相关方在将建议运用到研究或政策之前,能够认真地对结果开展评审和讨论。评估人可以将建议转化为行动计划,这其中包括了什么人应该在什么时间做什么事情。利益相关方可能会要求提供各种各样的报告,这其中可能包括一个执行大纲,用来解释整个评估的目标、

方法、分析过程、得出的结论和建议，以及各类附件（如使用的问卷或访谈提纲等）。评估者可以通过一个总结性的报告来发表他们的结果。此外，评估者还应当确保记录下整个评估计划的细节，以便在今后有需要时进行参考。

16.6.1 将结果传达给重点人群、合作伙伴和利益相关者

研究结果的报告和交流是以文献资料的形式开展的，通常是将研究结果撰写成通过专业同行评审的论文，发表出来供其他研究者阅读。虽然报告可能是根据利益相关方的需要而制订的，但也要注意形式上的完整，以便更好地将结果传达给重点人群、合作伙伴和利益相关者。

一份好的报告应该包括以下几个部分。

1）引言：包含扉页（如研究名称、参与人员及报告提交日期等）以及执行大纲，也可以阐释研究的背景以及研究中需要处理的问题。

2）文献综述：包括对相关研究的解释以及对研究背景的理解。文献综述也与研究的目的、问题、假设及重点人群相关，能够提供一个理论导向，也能为整个报告搭建框架。

3）方法：描述研究或评估计划是如何开展的，包括研究的过程、对象及使用的工具等，数据分析计划也经常在这个部分阐述。

4）结果：展示用于验证假设及研究问题的事实，统计结果也包含对研究结果含义的讨论。结果应当是真实的并且是描述性的以满足受众的需要。结果通常可展示为文字、数字或统计方法。对结果的讨论通常是解释其含义以及如何应用于实践。

5）结论、提出建议及做出总结。对这个部分最感兴趣的可能是利益相关方。结论包括假设是否成立、针对今后研究的建议以及新的问题。总结部分则是简要重申研究中的问题、研究过程及取得的主要结果。

16.6.2 征求重点人群、合作伙伴和利益相关者的反馈意见

现在的趋势显示，健康教育工作在政策与环境改变方面所起的作用越来越大。健康教育专业人员在从事政策分析与研究制定等工作时，需要掌握可评估的结果。政策分析是指通过运用各种评估性的研究，来提高或实现政策性研究的应用价值。对于决策者来说，对项目的评估只有在政策落地或不再更改之后才会进行。但政策分析却能够在政策还能修改的时候就开始实施。

健康影响评估：在制定或实施一个项目或政策之前，健康影响评估常被用来客观评估该项目或政策潜在的健康影响。健康影响可提供各类建议来帮助增加会对健康产生有益影响的结局，并最大限度减少会对健康产生负面影响的结局。对于一些诸如交通运输和土地开发等不属于传统公共卫生的领域，健康影响评估的框架可以为其计划、项目及政策的决策过程提供潜在公共卫生影响及需要考虑的因素。

开展健康影响评估主要有以下步骤：①筛选出可以开展健康影响评估的项目或政策；②通过研究明确哪些健康影响需要考虑；③通过风险和效益评估明确哪些人群可能受到影响，以及他们如何受到影响；④提出建议来提升有益的健康影响或减少有害的健康影响；⑤将结果向决策者展示；⑥评估健康影响评估在决策中所起的作用。

16.6.3 评估采纳建议的可行性

提出的建议是否会被采纳受各种因素影响，要围绕这些因素进行可行性评估。因此，需要掌握对建议可行性产生影响的因素，主要有以下几方面。

（1）评估设计的水平

优秀设计会使评估结果非常可靠，根据结果提出的建议也往往很有针对性，故而更容易被采纳。

（2）用于实施建议的资源

重点人群、利益相关方用于实施建议的资源，如资金、人力和时间往往是有限的，如果实施建议所需的资源超过其承受能力，那么采纳建议的可行性就会大大降低。

（3）社会环境因素

社会环境因素如经济环境、文化环境和心理环境等同样会对建议的采纳与否造成影响。当提出的建议与当地社会环境有冲突的时候，建议很难被采纳。

16.6.4 将结果纳入项目的改进和完善

提出的建议不仅是判定特定项目带来的效果，还要通过一定的干预方式达到一定的效果。若提出的建议缺乏事实依据或者不符合出资者的价值，则会削弱该评估的可信度。反之，如果给出的建议能预先估计到利益相关者所关心的重点区域，那么就会增强评估的可信度。因此，还需要将建议结果纳

入项目的改进和完善环节,用于指导项目的实施,同时根据具体情况进一步完善。

16.6.5　使用各种方法传播研究结果

通过分享自己的研究/评估结果,健康教育专业人员能够为健康教育事业发展做出贡献。研究者在地区、国家或国际有关会议上做报告是分享自己研究结果的一个常见途径,各个报告都支持研究者交流他们研究/评估的过程或结果。为了选出参加会议的报告,报告的摘要和目标会被同行评审。会议可能包含了海报展示,分组会议(如将会议时间交给其他演讲者)、分论坛(把会议时间留给某个报告)和主题会议。如果某个研究对健康教育产生了较大影响,那么该研究者可能会受邀成为主讲人。研究或评估报告是分享研究结果的一种主要形式,如何阐

释结果则由研究人员自己决定。即使研究报告的行为多种多样,但在文中都应对有贡献者表示感谢。

宣传是指及时、公正并持续地将研究过程、结果及从其他研究所学到的收获与相关听众交流的过程。和评估中其他要素一样,整个报告的规划应事先与有关人士和利益相关方讨论。这些咨询能确保报告内容满足相关受众的需要。制订开展一个有效的交流需要考虑所需时间、交流形式、语言表达、资讯来源、传播媒介和消息的形式。无论报告如何设计,宣传的目标都是将报告的内容完整地展示出来。列一个报告所需条目的清单,能够帮助报告人通过阐释研究的重点、局限性、优势及不足,直观地向有关受众展示报告内容。

(卢　路　杨庆华　陈济安)

17 组织管理

17.1 项目组织管理的概念、策略与方法

17.1.1 组织管理的概念和要素

项目是为达到指定目标,在一定资源支持下,在特定时限内,通过有计划、有步骤地开展有关活动完成的特定工作任务。项目与日常工作不同,项目有明确的阶段性目标、工作范围、内容、质量和时限要求,日常工作则是流程性和常规性的任务。但工作可以按照项目进行管理,项目完成后也可以转化为常规工作。

项目的特点包括:①临时性,项目是根据需要,临时下达或设立的日常工作外的任务,项目往往有明确的开始和结束时间,项目目标实现、明显无法实现或项目需求已经不复存在时,项目结束。但临时性并不意味着项目历时短,有些项目可持续多年。②独特性,每个项目都有特定的目标、任务、实施路径和方法,不同的项目解决不同的问题。③渐进性,项目实施是按既定路径和步骤逐步推进的。

一个完整的项目或活动有明确的负责人、参与人、目标人群、目标、内容、路径、策略与措施、技术规范与标准、经费预算和完成时间等。项目的组织管理是有效利用资源,为实现特定的目标而做出的努力,也是从项目立项到结束全程,对项目进行计划、组织、指挥、协调、控制和评价的过程。项目的组织管理包括时间管理、人力资源管理、经费和物料管理、质量管理等。截至目前,项目管理已发展成为一门独立的专业学科体系。

项目组织管理的要素包括项目管理者、项目负责人、项目书、项目管理章程或规定、项目执行人和项目实施路径,缺少一个要素就不可能顺利进行项目的组织管理。

17.1.2 常用的组织管理策略和技术

（1）甘特图法

甘特图(Ganttchart)是用任务时间图表的方法,直观表现不同时间段执行特定任务的方法。甘特图基于坐标图绘制,横轴表示执行任务的开始、持续和终止时间,纵轴表示要安排的任务或活动,线条表示在整个期间内计划的和实际的活动完成情况(图17-1)。

（2）决策树技术

决策树技术是在多种方案中进行选择决策时使用的项目管理技术。主要内容包括构造决策树、决策点、方案枝、状态点、概率枝、单级(阶)决策树、多级(阶)决策树。

（3）关键路径法

关键路径是指贯穿整个项目或活动始终的主线条,是项目或活动的核心任务。项目负责人应抓住整个项目或活动的核心任务,合理安排各项工作任务,确保项目朝着总目标方向不断取得进展。

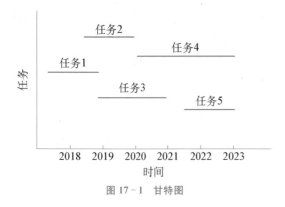

图 17-1 甘特图

（4）目标管理法

目标管理也被称为成果管理或责任制，是指以目标为导向，以人为中心，以成果为标准，使项目取得最佳效果的现代管理方法。项目或活动必须事先设立明确的目标，并把目标分解到每个部门，再由各部门分解到每个执行项目的员工，在实现目标的过程中由项目执行者进行自我控制，每个人都能够对自己负责，实现预期目标。目标管理的策略与措施主要包括：①相信员工实现目标的主观能动性，建立平等、尊重、依赖、支持的人际关系；②对目标进行有效分解，明确每个部门和员工的责、权、利，形成协调统一的目标体系；③注重最终绩效考核，在项目实施过程中不进行过多干预，不进行严密的监督。目标管理有利于发挥每名项目执行者的积极性、能动性和创造力，有利于提高员工的责任心，有利于营造良好的项目文化。

17.2 健康教育与健康促进项目组织管理的策略与方法

一般来说，根据项目来源，健康教育与健康促进项目包括上级部门指令性或委托开展的项目，或健康教育专业机构，或相关机构根据需要自立或通过申请上级部门或其他专业部门批准设立的项目。委托项目是上级部门按照健康教育专业机构的职能指定开展的，会附带具体任务、目标和专项经费。自立项目是健康教育专业机构为了履行自己的职责，在详细需求评估和调查研究的基础上提出的。自立项目在形成具体计划方案前，需与上级主管或专业部门沟通，递交意向书，然后以正式文件或会议的形式请示批准，并获得行政和资源支持。

根据项目性质，健康教育与健康促进项目包括

工作项目和科研项目。不同的项目有不同的要求，也会有相应的管理方法，但均涉及人力资源管理、时间管理、经费和物料管理、质量管理等。

17.2.1 人力资源管理

人是项目的核心。人力资源管理是指为了保证项目所有参与者的能力和积极性得到最大限度地发挥所采取的管理措施，包括组织规划、团队建设、项目实施人员选定和培训等。在项目立项时就应设立明确的项目负责人和项目参与人员，组建项目团队，并详细列出项目负责人和参与人员的职责任务，每个项目参与者都应当熟谙自己的职责定位和责任分工。健康教育与健康促进项目的人力资源主要包括4个方面。

（1）评估项目所需工作人员的数量和条件

1）行政管理人员：主要在卫生健康行政机构的健康促进相关部门工作，负责健康教育与健康促进工作的行政协调、督导督办，标准规范和计划规划的审核批复，推动政策、环境改变，提供政策性支持等。

2）专业技术人员：主要在健康教育专业机构、疾病预防控制机构和医疗保健机构中的疾病控制或健康教育部门工作，负责健康教育工作规范标准、计划规划的组织实施和业务技术指导与管理，以及健康教育项目、活动的组织开展，项目负责人一般从这些人员中产生。

3）健康教育医师和医学相关专业人员：如医院里的临床医师、社区卫生服务人员、妇幼保健机构的卫生保健人员、学校教师、新闻记者等。这些人员的职责是直接面对目标人群开展健康指导、讲课、健康咨询、医学科普、卫生新闻宣传报道、编辑等。

4）志愿者：退休医护人员、社区居民、大学生等均可利用闲暇时间充当志愿者，支持和参与健康教育与健康促进项目活动，是项目的人力资源宝库。但需要注意的是，在组织他们参与项目前，一要进行必要的培训，使之了解项目的目的、意义和具体内容；二要为他们设定明确的工作范围，提出详细的工作要求；三要加强组织管理，要求志愿者定期汇报、交流工作进展情况，必要时与之签订工作和安全协议。

5）社会知名人士：社会知名人士是指具有较大社会影响、较高的知名度、美誉度和公众感召力的政府领导人、社会名流、影视歌星或体育明星、播音主持、网络博主、作家、音乐家、科学家、专业学术权威、医学专家等重要人物，人们普遍存在"慕名心理"和

"晕轮效应"心理,这些名人说的话、做的事常会受到公众的喜欢、模仿,甚至追捧。邀请名人开展健康倡导,参与健康教育与健康促进项目活动,可显著增强项目活动的社会影响力。邀请名人需要注意的是,邀请名人发挥什么作用,应根据项目的诉求点,科学、合理地计划和安排,主要包括:①应尽量邀请具有"正面"形象的名人。人们习惯把名人标签化,使之代表不同的价值。如新闻类和科技类的节目主持人代表着稳重、真实、认真和严谨,邀请他们出席以传播科学知识为主要内容的严肃性健康教育活动会取得良好效果;而一些明星是美丽、善良、积极、活泼的代表,邀请他们参加促进身体活动为内容的项目或活动会取得较好的效果。②邀请的名人应与倡导的内容相关。邀请的名人如果与项目活动的内容无关或关系不大,多少会有一些"拉郎配"的感觉,反而不利于传播的效果。③避免喧宾夺主。项目活动要有一个强有力的诉求点,否则,受众的注意力很容易转移到名人身上,被名人的风采吸引,会只记住名人,而忽略项目活动的内容和过程。

充足的人力资源是保障项目进行、正常运转的必备条件。所谓充足,包含两个方面的含义,一是数量足够,二是能力足够。健康教育专业人员在实施项目之前,应对所实施项目的各个环节进行整体考虑,制订完成该项目所必需的人员或岗位清单,依照不同岗位,确定每个岗位所需的人员数量,以及该岗位人员所需的能力。

(2) 制订、实施项目成员专业能力提升策略

不断提升项目成员的专业能力是促进项目持续前进、获得更高效益的重要推动力。提升项目成员专业能力的主要目的为:帮助项目成员获得或改善他们当前职位所需要的知识、技能、态度和行为,从而更好地促进项目本身以及项目成员未来的发展。在项目实施前,应对现有的项目人员状况进行分析,确定现有人员的知识和能力是否可以承担相应岗位职责,是否需要接受一定的培训,促进他们的能力提升。提升项目成员能力的主要方式包括:新员工入职培训、轮岗、专业培训、讲座、研讨会等。

(3) 评估项目成员绩效

绩效评估有助于识别和激励优秀成员,提供双向反馈机制,帮助了解项目成员的培训和教育需要,从而对选择和工作分配的决策进行评价。项目实施前,应当针对项目中每个岗位的职责,为项目成员制订绩效目标;健康教育专业人员需定期按照绩效目标评价项目成员的工作完成情况。

(4) 在进行人力资源管理时运用伦理原则

运用伦理原则开展人力资源管理有助于规范管理者行为,优化人力资源管理关系,提高人力资源管理效率。一般而言,可能涉及的伦理问题的人力资源管理主要有:①对人员采取电子监控;②监控成员的工作记录和个人行为;存在监控要求时,应该充分保证项目成员的知情权,予以耐心解释。

17.2.2　时间管理

时间是项目的宝贵和稀缺资源,选择最佳项目启动时机,安排好项目活动的先后顺序,合理分配时间,充分利用时间资源,对于项目的成功实施非常关键。

(1) 选择合适的项目启动时机

启动健康教育与健康促进项目的时机对于提高项目的可接受性、社会关注度、实施效率和效果非常重要,整个项目启动的时机和项目中每个活动开始的时机都需要提前进行计划安排。

时间点的选择:①依赖项目实施对象的想法和需求,如开展学校健康教育活动或健康促进学校项目,最好是在学校开学后不久;呼吸道传染病防控项目的最佳启动时间是每年的11月冬季来临前后;开展患者健康教育的最佳时机是首诊。②依赖重要活动或节日,如开展控烟健康促进项目,最好选择在世界无烟日启动;春节期间是开展合理膳食健康促进活动的好时机,若开展艾滋病防控健康促进活动,则与我国喜庆文化相悖。③依赖重大活动或社会情势,如发生地震、洪灾或传染病流行等突发公共卫生事件时,是启动急救自救、预防伤害和传染病健康教育项目的最佳时机。

(2) 合理分配时间

在时间分配方面:①增加项目实施人员的时间观念,增强责任感和紧迫感;②确定重要的时间节点,即完成重要事项/任务的时间点;③列出详细的工作任务完成时间和进度表。为了做好时间分配,一般来说,需要4个步骤:

1) 明确和细化任务:即把项目整体任务细化为可执行、可操作和可测量的、小的任务单元。

2) 确定各项任务的完成顺序:根据项目完成时间,反推每个任务单元完成的时间节点。

3) 确定完成各任务单元所需时间:采用专家咨询法、经验推算法和同类项目类比法等确定完成各任务单元所需要的时间。

4) 进度监控:有人力资源条件的项目应设立专

职或兼职质控人员,对时间进度进行监控。

17.2.3 财务资源管理

财务资源管理即成本管理,管理的重点包括 3 个方面。

（1）制订详尽的预算计划

做好成本管理的关键是制订科学、详细的预算计划。制订预算计划需要进行细致的调查研究,如咨询有经验的专家、开展研讨、查阅文献、实地调查等,明确要完成整个项目所需要的经费和物料等。财务资源管理的核心是使有限的资源发挥最大效益。

在经费计划制订前,要进行经费需求评估,明确所有任务和需求,测算任务所需的财务金额,盘点现有资金;如果经费不足,还要做好募集资金的测算和可能资助单位的考量。

健康教育人员在制订预算时要遵循细致认真、科学合理、厉行节约、留有余地的原则;在制订预算时既要严格遵照相关项目经费使用的财务规定和法律法规,同时也要用灵活和发展的态度看待可能发生的预算变化情况。国家财政部门对会议费、专家费、劳务费、差旅费等都有严格的规定和标准,一些机构和部门还会有自己的特殊规定,在编制预算时,必须严格遵守经费来源渠道对经费使用的要求和相关的法律法规、制度。

根据预算及经费使用计划,健康教育人员应该根据经费提供方的要求撰写经费预算申请书。

（2）严格按照预算计划执行

预算计划只要是在充分调研论证基础上形成的,除非项目发生内外环境的显著变化,否则就要严格执行。由不可预测和不可抗拒的外部因素引起的费用改变,在调整之前需经过上级主管部门的审核批准。

（3）进行过程监控

在项目实施过程中,要对预算执行情况进行密切监控,确保每项支出都严格按照计划执行。任何项目或活动的经费在支出之前都要经过监管部门的审核。在经费支出过程中,应按财务管理的规定和要求留存重要的票据或记录,规范报账。重大活动或会议的经费管理需配备专门的财务人员,全程参与、处理。

17.2.4 沟通管理

项目沟通管理是指为确保项目有关信息能够得到有效传输所采取的措施。项目沟通包括项目内部沟通和外部沟通。

内部沟通包括项目负责人与项目实施人员之间和项目实施人员之间的信息沟通,内部沟通的目的是确保项目各项干预活动或措施能够协调一致,确保最终目标的实现。为此,应建立完善的内部沟通机制,如制订和实施定期召开例会的制度、项目进展报告制度、项目计划调整磋商制度、项目失误会商制度等,也可利用微信群、QQ 群等新媒体拓展非正式的信息沟通渠道。

项目外沟通主要是指项目人员与利益相关者和社会大众的信息沟通,目的是为项目的顺利实施营造良好的社会支持性环境,也可起到扩大项目影响,传播项目成果的作用。项目外沟通也应像项目内沟通一样,建立沟通机制和制度。如制订和实施定期信息发布制度,建立微信等新媒体发布渠道等。但需要注意的是,对外信息发布,应确保统一管理、专人专发、口径一致,否则会为项目实施带来不利的社会影响。

另外,项目外沟通管理也包括与项目相关机构、部门和团体的沟通,通过进行充分沟通,可在保护和促进健康方面达成共识,发现共同目标和利益,建立伙伴关系,分享各自的优势和资源。社区成员的积极参与是健康教育与健康促进项目取得成功的关键,如在项目的实施过程中,应发挥社区居委会、健康合作小组、志愿者工作网络等的作用。研究表明,以 HIV 与性健康、烟草控制、环境、酒精与药物滥用防控为内容的健康促进项目,都需要建立全社会广泛参与的项目实施机制。

17.2.5 质量管理

实施质量是项目最终取得成功的关键,质量管理的核心是项目的实施是否严格遵守了原计划的标准。质量管理的内容主要包括项目人员使用统一的操作规范和标准、项目干预方案落实到位等。必要时需设立专兼职质控人员对项目实施的质量进行监控。质量监控的要点包括使用统一规范和标准、项目方案落实到位、及时纠正或调整 3 个方面。

（1）使用统一的规范和标准

完整的项目计划方案会详细描述目标人群范围、项目内容、活动或干预方法、技术规范、标准和流程等。在项目计划阶段,就应邀请项目核心成员全面参与项目计划设计的过程,实际上也是统一思想、统一认识的过程。如果项目执行者与项目计划人员不是同一人群,则需在项目启动前,对所有参与项目的人员进行认真、细致的培训,使之充分领会、完全掌握项目目标、内容和操作规程,并落实到具体实施环节中。

(2)项目方案落实到位

主要检查干预活动的次数、频率、覆盖面、目标人群参与率等是否符合要求,各项措施、方式、方法是否按照计划落实等。只有严格按照计划落实,才能确保项目最终取得成功。

(3)及时纠正或调整

应建立项目质量控制制度,设立专兼职质控人员,对项目的实施情况进行全程监控。对于发现的问题,应及时反馈给项目负责人和项目人员,以便进行及时的纠正或调整。

在质量管理的过程中,也应重视项目风险管理,即对项目实施过程中可能遇到的不确定因素的管理,如人员流失、资金链断裂、目标人群失访等。在项目开始实施时就应制订风险管理计划,建立风险识别系统、风险量化机制,提前制订风险应对策略,确保项目顺利推进。

(田向阳　魏晓敏)

18 研究设计

18.1　研究设计

18.1.1　研究目的

医学和健康领域的研究目的是通过定性和定量的研究方法,描述疾病的频率与分布及其流行规律,探索其发生的原因与影响因素,解释疾病和健康的现象,借以制定相应的健康促进措施,并对措施的效果进行考核和评价。

（1）描述

许多健康教育和健康促进领域研究的主要目的是描述(description)情况及事件。研究者对感兴趣的现象进行观察测量,然后把观察到的现象通过文字、图像等描述出来。

流行病和健康教育领域研究中最好的例子就是中国居民健康素养调查。本次调查的目的是为了了解我国居民的健康素养状况,调查覆盖全国31个省（自治区、直辖市）及新疆生产建设兵团,调查对象为15～69岁的常住人口,样本量近8万人。结果显示,我国居民具备健康素养的整体水平仅为6.48%,提示我国应大力推进健康促进和健康教育工作,提高全民的健康素养水平。其他以描述为主要研究目的的例子,还有中国居民营养与健康状况调查和全国人口普查等。

需要注意的是,这里的"描述"是针对研究目的的分类而言,而描述性研究是针对研究类型的分类而言。另外,描述性研究和分析性研究均是专业名词,两者要区分开来,一般的现况调查就是描述性研究之一。当然,并不是说描述性研究不进行分析,描述性研究也可以对病因假设提供线索。但是不能把对描述性研究进行的分析看成是分析性研究,因为分析性研究主要是指流行病学中的病例对照研究和队列研究。

（2）探索

医学和健康促进领域研究的第二个目的是探索(exploration)疾病发生的原因和危险因素。比如在中国居民健康素养调查中,结果显示,我国居民健康素养水平与国外相比处于较低水平。为何健康素养水平在不同人群中有差别,健康素养水平高的人群与健康素养水平低的人群在哪些因素上存在差别,找出与这种现象有关的因素也是研究的目的之一。

当然,不同类型的研究设计验证病因的强度不同。一般情况下,描述性研究只能提示病因线索,而病例对照研究和队列研究可以检验病因假设,实验性研究可以验证病因假设。一般认为,验证病因最强的设计类型是随机对照试验。

（3）评价

健康促进领域第三个研究目的是评价(evaluation)健康教育和健康促进措施的效果。通常,一项健康教育项目实施之后,较早出现的是知识水平的提高和态度、信念的变化,然后才是行为的改变,而疾病和健康状况的改变则是远期效应。因此,可以对健康教育的效果进行近期、中期和远期评价。

在对远期效果进行评价时,需要考虑社会的政治、经济和文化状况的变化对人群健康所产生的作用。不能简单地将人群健康状况的改善和生活质量的提高归结为健康教育的干预作用,而必须考虑其他混杂和影响因素后,客观地做出结论。

18.1.2 因果推断和假设检验

在上面的讨论中,我们对什么样的因素可能影响健康素养水平感兴趣,通常情况下,我们会运用统计的方法拟合一个模型,通过这个模型试图找到一些因素可以解释健康素养水平在不同人群中变异。然而,统计模型中的变量或者因素是否会导致所关心的结局变量,还需要从生物学等专业角度讨论其可能的作用机制。这就涉及因果推断和假设检验的问题。

(1)因果推断

从统计学上的相关到病因论中的因果推断(causal inference),这涉及复杂的逻辑推理。自古以来,探讨事务之间的因果关系几乎是自然科学、社会科学、哲学和医学的最终研究目的。有很多不同的病因模型解释这种现象,比如流行病学中的确定性或虚拟现实模型、充分病因模型和人群系统流行病学模型等。一般而言,因果推断遵循以下标准:①变量之间存在相关性;②病因先于结果发生;③排除其他混杂因素的影响。

需要注意的是,相关与因果是两个不同的概念,仅凭观察性研究得不到因果关系。无因果关系也可能表现出虚假的相关性,同样,有因果关系也可能表现出虚假的独立性,甚至会得出相反的结论。例如,在既往体质指数(body mass index,BMI)与外周动脉疾病(peripheral arterial disease,PAD)的研究中,从横断面的调查发现,BMI越大的人患PAD的可能性越小,也就是说较高的BMI可能是是否罹患PAD的保护性因素。显然,这与既往的BMI与心血管疾病的研究和临床实践经验相违背。这其中的原因可能是,BMI高的人在罹患PAD之后,因为某些原因开始减肥,而同时其PAD还未治愈。这样,在一个横断面的调查中就可能造成混杂,最终导致错误结论。

在进行因果推断时,建议同时使用有向无环图(directed acyclic graph),读者可以参阅相关文献。

(2)假设检验

目前,统计学教科书中的假设检验(hypothesis test)是由 J. Neyman 和 E. Pearson(K. Pearson 之子)创立的,同时代的 R. A. Fisher 也创立了自己的显著性检验方法(significance test)。因为假设检验不是本书的重点,读者可以参考其他书籍。

这里需要指出的是,Neyman-Pearson 的假设检验和 Fisher 的 P 值是互不相容的,读者可以参阅关于两者起源的文献。近年来,医学领域也有很多滥用和误用,学界对假设检验有很多批评和指责。在今后的学习、工作过程中,Bayesian 统计推断方法可能会更多地替代以上统计推断方法,Bayes 因子也可以替代 P 值,帮助研究者更方便地对结果进行解释。

18.1.3 研究对象

大多数公共卫生领域教科书中都会提到研究对象选择的问题,一般情况下,研究对象需要有明确的纳入标准和排除标准,然后运用某种抽样方法选定由这些研究对象组成的样本。在传统流行病学研究中,这里的研究对象通常指个体。然而,在健康教育领域,研究对象的范围更为广阔,除了个体之外,还包括社区、社会网络等。

(1)个体

在定性研究和定量研究中,将个体作为研究对象均非常普遍。研究者通常通过观察和测量个体的某些指标来解释整个群体的特征和行为。

在定性研究中,可以对个体进行访谈;在定量研究中,更可以测量个体的生理、生化指标,行为指标和认知等。当然,在实践中研究者很少去调查研究所有的人群。一般情况下,会将研究限制在特定时间范围和特定地点的某一特殊群体,然后通过科学的抽样方法,对获取的目标人群的一个样本进行详细的调查研究。这样的结果可以推广到研究者所感兴趣的目标人群。

(2)社区

将社区作为研究对象,将是以后公共卫生和健康教育领域研究的重点。与对个体进行的研究相比,国内学者在社区层面进行的研究较少。然而,对个体健康可能造成影响的因素,除了个体自身所具备的影响因素之外,还受到个体所在社区的某些特征的影响。

某地区青少年吸烟的比例很高,其可能的原因除了该地区的青少年个人某些因素影响之外,可能更多的是受到其所在社区环境的影响。例如,该地区有很多销售香烟的小商店,所在地区学校老师数量少、教育支持不足,所在社区经济水平较低等更高层次的影响因素。分析社区层面的特征对个体健康和行为的影响时,通常需要用到多水平分析的统计分析方法。

(3) 社会网络

过去的研究中,统计分析处理的都是属性数据,如年龄、性别、态度、是否患某种病等。但每个个体都是生活在一个社会环境当中,个体的行为都受到他人的影响。传统的抽样技术把个体都当成是随机的,这就人为地把个体与个体之间的联系割裂开,好像个体之间不存在任何关系。社会网络研究的是"关系"数据,从关系的角度去研究社会现象和社会结构。

"一个人能否成功,不在于你知道什么,而在于你认识谁!"不仅成功受到关系的影响,个人的健康也会受到关系的影响。例如,在社区糖尿病同伴教育的干预项目中,某个人的同伴们经常参加干预组的培训课程,那么这个人也很可能会经常参加此类课程。此人的朋友中参加此类课程的人数越多,他得到的直接或者间接教育机会也就越多,接收到的糖尿病知识也越多,可能会更加注意自己的血糖监测和治疗。当然,这只是社会网络研究的冰山一角,读者可以参阅相关书籍。

18.1.4 时间

目前为止,已经讨论了研究目的、研究的因果推断和假设以及研究对象。现在,我们将从时间的角度,对前面讨论的问题再思考。在前面的讨论中,发现事件与状况的时间顺序在因果关系的确定中至关重要。除此之外,时间因素还影响研究发现能推广到何种程度。例如,所描述和解释的问题是代表几年前或者几年后的情形,还是现在的情况呢?针对研究中的时间问题,研究者通常进行两种研究设计:横断面研究和随访研究。

(1) 横断面研究

横断面研究(cross-sectional research)又称现况研究,是在特定的时间(或在较短的时期内)收集特定范围人群某一时点信息的现况调查。研究过程中通常收集以下几个方面的信息:人口学基本特征、患病状况以及与疾病和健康有关的因素(生理、生化、行为指标和认知状况等)。

由于该研究方法调查的是当时的状况,故应尽可能在较短的时间内(1个月内)完成,如果调查时间过长,有关情况可能发生改变,将会对结果分析带来困难。现况研究也可以分析与疾病有关的因素,但由于不能确定因素与疾病发生的先后顺序,故其研究结果只能提示病因假说。

(2) 随访研究

随访研究(follow-up research)主要包括流行病学中的队列研究和实验研究。实验研究包括临床试验、社区试验和现场试验等。其共同特征都是对选定的某一人群进行追踪随访,这其中可能有新个体加入,也有可能原有的研究对象退出。

随访研究由于可以确定暴露(exposure)和疾病的发生时间先后顺序,故其对病因假说的检验能力很强,尤其是随机对照试验。

除了以上两大类研究设计外,还有病例对照研究、回顾性队列研究、巢式病例对照研究等衍生的研究设计,读者可以参阅其他书籍。

18.1.5 研究计划的设计

前面讨论的内容都是研究计划中需要考虑的一些事项,比较分散,这里我们要把这些分散的东西整合起来,设计一个完整的研究计划。

(1) 确定研究目的

在开始之前,首先要有一个需要解决的问题。这个问题可以由大医院的临床医师提出,也可以由社区医师提出,当然,也可以由本人通过阅读文献、专家访谈等任何一种渠道获得。同时,也要确定研究目的是要描述一个现象,还是探索疾病发生的原因,或者评价健康教育的干预效果等。

(2) 选择研究方法

每种研究方法都有其优、缺点,在选择研究方法时,首先要确定是选择定性研究方法还是定量研究方法,是访谈法还是调查法,观察法还是实验法。很多研究设计通常同时采用多种研究方法,定性与定量同时使用,更加全面地完善研究设计。

(3) 确定研究对象、抽样方法和样本量

由于普查需要花费更多的人力、物力、财力等资源,故大多数研究都是抽样研究。目标人群的确定需要制订详细的纳入和排除标准,之后通过适当的抽样技术选取一定样本量的人群。

(4) 确定测量指标和资料收集方式

在研究的计划阶段,需要详细考虑研究中可能需要收集的指标变量,以及变量的收集方式。例如,年龄、性别等人口学资料可能通过查阅档案获取,而

吸烟、饮酒等行为指标可能通过调查问卷获得,患病状况通过查阅病史资料,生理、生化指标可能通过实验室检测等获得。

（5）统计分析和撰写报告

研究计划中要确定对主要研究目的和指标的统计分析方法,结果汇报需要遵循的格式,如观察性研究需要遵循 STROBE 等。

18.1.6　研究计划书

在设计研究计划时,必须列出计划的详细细节,以便向他人证明研究的可行性。一份详尽的研究计划书对于研究资助的申请和研究的实施都是必需的。虽然不同的研究计划书有不同的要求,但一般都需要具备下列基本要素。

（1）题目和研究背景

研究的题目应该简洁明了,包含研究的主要议题。研究背景主要包括,研究议题是如何提出的,国内外类似研究如何开展以及结果如何。

（2）研究目的和意义

详细描述研究的主要目的,有些研究包括主要研究目的和次要研究目的。阐述开展本研究的意义,尤其是公共卫生意义。

（3）材料和方法

方法部分是计划书的核心,主要包括:研究设计类型、研究时间地点、研究对象的选择标准、抽样方法、样本量计算、各种变量的测量方法和定义、潜在的偏倚处理方法,以及统计分析方法等。

（4）时间表和经费

提供一个研究时间表,说明研究的不同阶段如何进行。如果研究者需要经费资助,还需提供经费计划并注明经费的用途。

18.2　测量

WHO 在 1948 年对健康的定义为:健康是身体上、心理上和社会交往中的良好状态,而不仅仅是没有疾病或虚弱。从这一刻开始,研究者就对健康在身体、心理和社会交往方面进行测量(measurement),以便较好地评价个体的健康状态。然而,并不是所有存在的事物都像年龄、性别等可以进行明确的测量,诸如满意度、抑郁和社会支持等存在于头脑中的"观念"测量方式就比较复杂。然而,即使测量这些"观念"很复杂,研究者仍然有一些标准来判断对这些事物的测量是否成功。

18.2.1　准确度

与准确度(accuracy)有关的是点估计,如何选择一个准确度高的点估计呢?如果要描述某人群年龄值的平均趋势,选择哪个指标呢?我们知道,描述一个样本统计量的指标有平均数、众数、中位数、分位数、最大值和最小值等。现在大家都知道,要选择平均数描述年龄值的平均趋势指标,但是选择该指标的原因是什么?与其他指标相比,平均数受到样本中每个数据的影响,而其他指标仅受到某一部分数值的影响。也就是说平均数作为点估计,很敏感,是反映整个分布的。当然,平均数还与中心极限定理有关,读者可以参考其他文献。

18.2.2　精确度

与精确度(precision)有关的是区间估计。区间越小,精确度越高。通常情况下,研究者希望得到精确度高的研究结果。尽管如此,高精确度也不是绝对必要的,这要根据研究者的研究目的确定。需要注意的是,在报告研究结果时,增加区间估计和确切的 P 值会使研究结论更有说服力。

18.2.3　信度

信度(reliability)是指测量的一致性。如果研究者希望得到某研究对象的体重值,其中一个办法是找课题组的两个人来估计一下该研究对象的体重。其中一个人估计 65 kg,另一个人估计为 75 kg。同样,可以采用另外一种办法,该研究者使用体重计,让研究对象在体重计上测量两次,并记录每次测量结果,两次记录均为 62.30 kg。这样,在测量体重方面,第一种测量方法的结果变动很大,可信度较差;第二种测量方法结果稳定,可信度较高。

然而,信度好并不能一定保证准确度高。例如,体重计在使用之前没有进行校正,结果刻度调低了10 kg。虽然两次测量的结果一致,但是每次测量均有很大的测量偏差。流行病学称为系统误差,也叫偏倚(bias),读者可以参阅相关文献。

如何建立有效的信度测量呢?如果研究设计想得到受访者的某些信息,研究者应该谨慎地设计量表中的问题。这些问题应该是受访者可能知道如何回答的问题。不要询问与受访者无关的事情,每个问题都应与受访者有关,并且让其清楚研究者到底在问什么。如果设计的问题与受访者无关,或者受访者不关心,他们在不同时间回答此问题时就可能有不同的答案。这样，量表就会因为这个与受访者无关的问题而导致信度下降。

当然，这不可能解决所有的信度问题。幸运的是，研究者已经创立了许多方法来检查和处理调查量表的信度，如重测信度法（test-retest method）、分半信度法（split-halves method）、克朗巴哈α信度法（Cronbach's α method）以及利用已有的量表等。

（1）重测信度法

用同样的方法对同一组被调查者重复进行测量，如果预期得到的信息不应该有变化，那么重复测量就应该得到相同的结果；如果两次测量的结果有出入，并且差异较大，那么测量方法就可能有问题。用两次测量各项得分之间的相关分析或者差异的统计学检验结果来评价量表信度的高低。这种方法特别适用于事实性的量表。相关分析得到的相关系数也称为重测信度系数，一般要求达到0.7以上。

重测信度法理论上简单易懂，但实际操作时有几点缺陷。这种方法要求对同一样本测定两次，两次测定的间隔时间不宜太长也不宜太短，一般15～30天为宜，但是很多情况下难以实现。另外，调查对象的情况可能会随着时间推移而发生变化，那么两次测量之间的差异就不是单纯由随机误差造成的。除此之外，第二次调查会受到第一次调查的影响，调查对象可能会回忆起第一次调查的答案，这样第二次调查结果就不一定能反映真实的情况。

（2）分半信度法

一般来说，对复杂的问题在同一个量表中多进行几次测量总是好的，如满意度、抑郁和社会支持等，这样提供了另外一种检验信度的方法。例如，研究者设计了一个问卷，共有20个问题测量社会支持。当采用分半信度法时，可以将这20个问题分成两组，每组10个问题都对社会支持提供测量，然后计算这两部分得分的相关系数 r，整个量表的信度系数 R 可以利用 Spearman-Brown 公式计算：

$$R = \frac{2r}{1+r}$$

一般要求 R 达到0.7以上。

分半信度法测量信度的优点在于：其仅在一个时间点上进行，不受记忆的影响，在重测信度法中出现的误差项之间的相关在分半信度法中不易出现；分半信度法无需进行重复测量，比较经济、便捷。不足之处在于：将所有的问题条目分为两半的方法有些武断，不同的分半方法可能得到不同的结果。

（3）克朗巴哈α信度法数

L. J. Cronbach 是美国著名的教育心理学家，被认为是历史上最杰出和影响力最大的教育心理学家之一。他于1951年发表了关于α系数的论文，由于其计算简单、容易理解，很快便在相关领域被广泛应用。一般认为α系数也应在0.7以上。

分半信度法和克朗巴哈α信度法实际上都是测量量表的内部一致性（internal consistency），前者指的是两半个量表所测分数之间的一致性，后者指的是量表中条目与条目间的一致性。为了提高量表的信度，在设计量表时要注意各种条目之间的同质性，即是否都在同一方向上描述了某种特征的程度。要尽量排除可能表现异质性的条目。

（4）利用已有的量表

另外一种处理信度的方法，就是采用他人使用过的、经过检验的、很可信的量表。然而，即使某量表已经被大量使用，也不能保证其信度高；即使在某人群中某量表信度很高，在另外的人群中该量表也不一定适用。例如，很多量表来源于国外，在国外部分人群中有较高的信度，但当其应用于中国人群中时，通常需要进行修订以提高量表的信度。

在健康教育领域中，测量信度是一个十分重要的基础议题，在以后的研究中会多次提及。然而，即使量表完全达到了信度的要求，也不能确定研究者真正测量了应该测量的东西，这就是接下来要讨论的效度问题。

18.2.4 效度

效度（validity）是指量表在多大程度上反映了概念的真实含义。这里的概念是指人们就某个问题达成的共识。很多概念的定义都缺乏一致的认同，这给研究者定义概念和测量与之相关的指标造成了困扰。但是，在社会生活中，大多数人认同的规则会逐渐演变成规范和共识，概念就是基于这样的共识形成的。

心理测试量表是否真正测量了心理状况，生存质量量表是否真正测量生存质量，甚至高考考试是否真正测试了学生的智力和学业水平，这些都是关于效度的问题。但是，这些量表不可能有绝对、肯定的答案。那么如何评价量表的效度呢？研究者设计了以下几种标准。

（1）表面效度

表面效度（face validity），又称逻辑效度（logical validity），即量表的测量表面上与我们的共识或头脑中的印象是否吻合,是一个定性的评价量表效度的指标。换句话说,如果量表"看上去"像是测量它应该测量的事物,那么这个量表就有表面效度。或者说,表面效度是指量表"看上去"将来可以用于某项测量,而不是已经表明了用过某项测量,这要与内容效度进行区分。

（2）内容效度

内容效度（content validity）,即量表在多大程度上涵盖了所要测量的抽象概念的各个方面,也是一个定性的评价量表效度的指标。例如,要测量一个人的数学能力,设计的量表不能只测量加法能力,还应该包括减法、乘法和除法等。在临床实践中,要测量代谢综合征,如果量表中只包括血糖和肥胖的条目,没有血压和血脂条目,那么这个量表就没有内容效度。缺乏内容效度会对测量的事物造成歪曲,正如利用不具有代表性的样本来对总体进行推断时,得到的结论不可靠。

（3）标准相关效度

标准相关效度（criterion-related validity）,又称预测效度（predictive validity）,是指测量与标准测量之间接近的程度,常常用两者之间的相关系数来表示。例如,执业医师考试的效度在于考试分数与医师实际诊疗水平之间的关系。如果分数高,医师的诊疗水平也高,说明执业医师考试可以预测医师的诊疗水平,这个考试量表的效度也较高。但是,标准相关效度有一个缺陷。有时候"标准"很难确定,也很难量化。比如,如何定义和测量医师诊疗水平较高呢？

（4）结构效度

有时候很难找到一些行为标准来有效地直接测量以上3种效度,这种情况下,通常考虑把研究变量与其他变量在理论上的关系作为大致标准。结构效度（construct validity）的基础就是变量之间的逻辑关系。通常借助因子分析来评价结构效度,可以分为探索性因子分析和证实性因子分析两种。证实性因子分析更适用于评价量表的结构效度,请读者参阅相关教材。

（5）区分效度

区分效度（discrimination validity）,即量表区分不同种类事物的能力。例如,用量表分别测量健康人和患者,计算量表各个条目的得分总和,然后进行 t 检验等统计分析,如果两种人的得分差别有统计学意义,就表明量表有区分健康人和患者的能力,也就具有区分效度。

（6）反应度

反应度（responsiveness）,又称敏感度,常被看作是效度的另一个方面,指内外环境变化时,被测对象有所变化,那么量表的测量结果也应该敏感的对此变化做出反应。一般使用量表分别在变化前后测定研究对象,然后计算变化前后量表的得分是否有统计学差异,从而判断量表的反应度。

显然,研究者希望量表既有信度又有效度,然而,实际情况有时并不如此,研究者常常为了信度而牺牲效度,或者为了效度而牺牲信度。一般认为定量研究的量表更可信,而定性研究的量表更有效。那么如何应对这个问题呢？如果无法就测量某个概念达成共识,就用多种方法进行测量；如果某个概念有多个方面,那么就测量所有的方面。需要指出的是,概念的含义完全来源于人为的定义。以多种方式测量概念可以帮助我们更好地了解周围的世界。

18.3 抽样方法

抽样设计主要分为概率抽样（probability sampling）和非概率抽样（non-probability sampling）。虽然多数研究者采用概率抽样的研究设计；但是很多研究情境概率抽样不合适,非概率抽样倒是比较合适的方法。

18.3.1 概率抽样

非概率抽样尽管适合于某些研究,但是其样本却不能保证代表总体。大型的调查一般都利用概率抽样的方法。概率抽样要么很简单,要么极为复杂,但无论如何,这是选择样本的最有效的方法。其核心在于随机抽样。

（1）概率抽样的优点

1）概率抽样能够使研究者在选取要素时,避免有意或者无意的误差。如果总体中所有的要素都有相等的机会被选中的话,那么所选出来的样本必能充分代表整个总体的要素。

2）概率抽样可以估计抽样误差。虽然任何概率抽样的样本都不具备完全的代表性,一定程度的抽样误差总是存在的。但是利用设定的抽样方法,能使研究者估计出抽样误差。

（2）常用的概率抽样方法

常用的概率抽样方法一般有：单纯随机抽样（simple random sampling）、系统抽样（systematic sampling）、分层抽样（stratified sampling）、整群抽样

(cluster sampling)和多阶段整群抽样（multiple-stage cluster sampling）。

1) 单纯随机抽样:也称为简单随机抽样,是最常用的概率抽样方法,指在总体中以完全随机的方法抽取一部分观察单位组成样本。例如,利用随机数字表或者计算机产生的伪随机数的方法从目标人群中抽取研究样本,使目标人群中每个人被选入样本的概率相等。该方法简单,但是需要对总体中的全部观察对象编号排序。在抽样范围较大时,因工作量大而难以采用;在个体差异大,抽样比例小和样本量小时,用该方法所得的样本的代表性差。

2) 系统抽样:又称机械抽样或者等距抽样,即先将总体的观察单位按照某一顺序分成 n 个部分,再从第一部分随机抽取第 k 号观察单位,依次用相等的间隔,从每一部分各抽取一个观察单位组成样本。例如,从大小为 10 000 的总体中抽取大小为 1 000 的样本,可以分成 1 000 组,将每组编号为 n(n 在 1 和 10 之间)的个体作为样本。

为了避免使用本方法造成的人为偏差,必须以随机的方式选择第一个组的第一个个体。如上例中,从 1~10 中随机的选择一个号码,然后每隔 10 个号码选择一个作为样本。

该方法简单易行,抽样误差一般小于单纯随机抽样。但是如果总体中观察单位的排列顺序有周期性或者单调增加趋势变化时,可能产生明显的抽样误差。

3) 分层抽样:先将总体中的观察单位按照对主要研究指标的影响较大的某种特征分为若干类型或层,再从每一层内随机抽取一定数量的观察单位,合起来组成样本。例如,根据人群的人口学特征(年龄、性别、职业和教育程度等)将总体分为若干层,然后再各层中随机抽取若干比例的人,组成调查的样本。分层抽样要求层内的变异越小越好,层间的变异越大越好,它是从分布不均匀的研究人群中抽取有代表性样本的常用方法。

分层抽样可以分为两种:①按比例分层随机抽样,即按照总体各层观察单位的多少,成比例抽样,各层内抽样比例相同,如每层均选择 5% 的研究对象;②最优分配比抽样,即不同层的抽样比例不同,除考虑各层的观察单位数外,还考虑各层的标准差大小,可使抽样误差进一步减小。

分层抽样的优点如下:①抽样误差较小,分层抽样增加了组内的同质性,使观察值的变异度减小,各层的抽样误差减小。在样本含量增加时,分层抽样

的抽样误差小于单纯、系统随机抽样和整群抽样。②抽样方式灵活,可以根据各层的具体情况采用不同的抽样方法,如调查某地居民高血压的患病率,将居民分为城乡两层。城镇人口集中,可以利用门牌号进行系统抽样;农村人口分散,可以按照行政村整群抽样。③信息量丰富,除了能估计总体的参数外,还可以对各层做独立的分析及层间的比较分析。

4) 整群抽样:整群抽样是将总体分成 n 个群,随机抽取其中若干群组成样本。抽样时不以个体为抽样单位,而是由个体组成的群,如村、街道、工厂等为抽样单位。这些群是从相同类型的群体中随机抽取的,被抽到的群中的所有成员均作为研究对象。整群抽样便于组织和质量控制,由于在同一地区进行调查工作,可以节省人力、物力和财力。缺点是抽样误差大,抽取的群数越少,群间的差异越大,抽样误差也越大。若精确度为一定时,样本量是单纯随机抽样的 1.5~2 倍。

5) 多阶段整群抽样:该方法先从总体中抽取范围较大的单元,称为一级抽样单元(如省、市、县),再从中抽取范围较小的二级单元(如乡镇、街道),这是二级抽样。还可以再抽取范围更小的单元(如村、居委会),这便是多级抽样。多级抽样是大型流行病学调查中常用的方法,常常与整群抽样结合使用。例如,调查某地区在校学生的身高,先抽取学校,然后从抽取的学校中再抽取年级或者班级,然后抽到的班级中的所有学生作为研究对象,这就是多阶段整群抽样。在相同样本含量时,多阶段抽样的观察单位在总体中分布均匀,其统计学精度要高于抽样单位较大的整群抽样。

18.3.2 非概率抽样

假设研究者要对露宿街头流浪者的健康状况进行调查,这种情况下,很难获得流浪者的名单,也就无法通过概率抽样的方式进行调查,只能选择非概率抽样。以下几种非概率抽样比较常见:就近抽样、目标式或判断式抽样、滚雪球抽样和配额抽样。

（1）就近抽样

比如说在街道拐角或在其他场所拦下路人做问卷调查。尽管这种方法的使用在可行性上具有合理性,但是根据这类数据做出推论时必须非常小心。只有研究目的是要了解在某些特定的时间内通过抽样地点的路人的一些特征,或者其他抽样方法不可行时,这种方法才具有合理性。

（2）目标式或判断式抽样

即根据自己对总体的知识（如对总体构成要素和研究目标）的认识和判断来选择的抽样方法。比如，在问卷设计初期，应选择多元化的总体作为抽样的基准，并对问卷进行检验。虽然研究结果不能代表任何有意义的总体，但是这种检验能够有效的暴露出问卷的缺陷，可以作为前期检测，而不是最终的研究。

（3）滚雪球抽样

这是在艾滋病患者调查研究中经常采用的调查方法。这种抽样是先收集目标群体少数成员的资料，然后通过这些成员找到他们认识的其他成员。也就是根据既有研究对象的建议找出其他研究对象的积累过程。

（4）配额抽样

从建立描述目标总体特征的表格开始。研究者必须事先知道目标总体中男性占多少比例，女性占多少比例；在不同的年龄阶层、教育程度等的比例等。

（高俊岭）

19 数据收集方法

数据收集有两种方法,分别为定量数据收集和定性数据收集。定量数据收集方法依赖于随机抽样和结构化数据收集工具,这些工具适合不同的经验,进入预定的响应类别。它们产生的结果易于汇总、比较和概括。定性数据收集方法在影响评估中发挥重要作用,提供有助于理解观察结果背后的过程的信息。无论涉及何种类型的数据,定性研究中的数据收集都需要花费大量时间。

19.1 定量调查数据

定量数据收集方法依赖于随机抽样和结构化数据收集工具。定量调查收集的结果易于总结、比较和概括。定量研究侧重于对某理论进行检验假设,或对疾病的三间分布进行描述等。依据研究的问题,研究对象可能被随机分配到不同的组别接受不同的处理。如果调查目的是将研究结果外推到更大的人群,那么研究者应使用概率抽样方法选择研究对象。概率抽样是遵循随机原则进行的抽样,确保总体中的每个单位均有相等的机会被选入样本。

19.1.1 定量数据收集方法

典型的定量数据收集方法包括:①对封闭型问题进行调查(如面对面访谈、电话访谈、邮件问卷调查等);②观察并记录明确定义的事件(如统计某特定时间内急诊室等候的患者数);③从管理信息系统获取相关数据。

与定性研究相比,定量研究(调查研究)的访谈更具结构化。在结构化访谈中,研究者仅询问研究对象一系列标准问题。调查问卷通常使用列表和评定量表来量化人们的态度和行为。列表包括被调查者的一般社会学特征、行为或研究者所寻找的其他问题。当连续对某行为进行评估时,评定量表(如李克特量表)更适用。

(1)电话访谈

电话访谈的优势在于:节省时间;成本较低;研究者可以随时接触任何有电话的人;应答率高于邮件问卷调查;可通过计算机辅助的电话访谈系统实现自动化拨号。缺点有:应答率低于面对面访谈;只能访谈拥有电话的人;导致样本有偏或不完整。

(2)面对面访谈或问卷调查

这种方式的优势在于:有助于研究者与潜在研究对象建立密切关系,从而增进合作;在调查研究中响应率最高;当受访者对某事物的理解比较模糊时,访谈者可以对其进行解释,受访者可以据此对事物做出更清晰的陈述。缺点是:不适用于样本量很大的研究;耗时又费钱。

(3)计算机辅助面访

这是个人访谈的一种形式,访谈者携带笔记本电脑(而非调查问卷),直接将访谈信息输入到数据库中。它的优势在于:节省处理数据的时间;避免访谈者携带数百份问卷。缺点:花费高;要求访谈者配备电脑,并具有打字技能。

(4)邮寄(邮件)问卷调查

此方式的优势有:可以发给很多人;与访谈相比,省时、费用开支;匿名调查,使研究对象在回答有关争议的调查问卷时更加真实;被调查者可以在空闲时间回答问题。缺点有:在大多数情况下,大多数接受调查问卷的人不会归还问卷,问卷回收率低。如果希望回收足够的问卷,那么就要抽取足够的样本量。研究者需要跟踪提醒研究对象,并鼓励他们完成问卷,但这也增加了研究时间和成本。另外,可给研究对象提供适当奖励以提高反应率。邮件调查比其他类型的调查消耗的时间要长。

(5)网络问卷调查

网络问卷调查是基于互联网的一种新型调查方法。研究对象将会收到一封电子邮件,点击邮件里的链接进入网站从而填写调查表。其优势主要有:简单、省时、低成本、高效益。缺点是:无法调查没有计算机或无法访问计算机的人;研究对象需有电子邮箱;一些公司(单位)禁止外界访问内部员工邮箱;研究对象急于完成调查可能会导致所填内容不准确,导致网络问卷调查的效度差。因为没有强制性,拒答率高,回应人群的偏性较大。

19.1.2 指数和量表

定量分析技术可以将多个指标整合成一个测量,这个测量通常为指数(index)或量表(scale)。本节主要讨论指数和量表的构建,以便针对某些变量进行综合测量。

(1)指数和量表的比较

指数是通过把一组测量行为、态度或感情等概念的若干方面的条目综合成一个指标或数值的测量。量表是一组挖掘行为、态度或感情等概念的某个单一方面的若干条目的组合。

在社会科学领域中,指数和量表常常被错误地使用。虽然两者之间有很多共同点,但是不同之处也显而易见。

指数和量表都是典型的对变量的有序测量,都对具体变量(如宗教虔诚度、社会经济地位或者智商)的分析单元进行排序。例如,通过指数或者量表测量某个人的虔诚程度,并且计算指数或者量表的得分,这个得分可以表明这个人与其他人相比的相对虔诚程度。另外,两者都是变量的综合测量指标,即都是基于一条以上的条目。

然而,指数往往通过对单个属性的分值累积来

建立,而量表通过对问题的不同反应模式赋予相应的分值,使不同的选项反应变量的变异程度的强弱。即,量表利用了任何存在于各种属性之间的强弱结构来确定受访者的类型。

(2)指数的构建

构建指标主要有如下几个步骤:选择可能的条目,考察他们之间的经验关系,将多个条目赋值合成指数,最后进行验证。

1)选择条目:选择条目是建立指数的第一步。以下几条标准可以用来判断候选条目是否符合构建指数的要求。

选择条目的首要标准就是表面效度,也就是说,所选择的每个条目在字面上都应该与研究目的有关。

指数和量表的测量都应该是单一维度的。例如,测量社会经济状况的指数所包含的条目中不能包括测量生存质量的条目。

虽然测量应该沿着一个维度进行,但是对于需要测量的一般维度的微小差异也应该多加注意。如果要一般地测量社会经济状况,就要选取收入、教育程度和职业等多个条目,以代表不同类型的社会经济状况;如果要探讨收入状况,就应该选择与收入有关的条目。因此,选取条目的基本原则,要取决于是要对变量进行具体的还是一般的测量。

在选择条目时,还应该注意条目的区分度和条目之间区分度的变异。比如,要测量调查者的收入状况,设计的条目是"您是否月收入100万元以上?"。由于现实中很少有人能够月入百万元,所以调查结果中很可能是样本中所有人都回答否,这样的条目无法区分调查对象,对指数的建立没有用处。另外,还应注意条目之间区分度的差异,比如有的条目可以区分社会经济状况高和低的对象,而有的条目可以区分社会经济状况高、中和低的对象。

2)检验经验关系:建立指标的第二步就是检验条目之间的经验关系,如果两个条目之间是经验相关的,我们就可以认为两者都反映了同一变量,我们也就可以将它们放在同一个指数里。

在二元关系中,我们应该检验所有指标之间的二元关系,以便了解成对条目之间的关系强度。如果某个条目与其他条目之间的关系均很弱,这个条目就应该考虑排除。同样,如果两个条目完全相关,在建立指数时,只需要保留其中一个条目,因为被保留的条目可以完全覆盖另外一个条目的表达意思。

3)指数赋值:在选定了指数的适当条目之后,就

可以对不同的答案选项赋予分值,以建立单一的复核指标。例如,一项工作满意度调查中,构建一个指数测量"与工作有关的沮丧感",这个指数由以下4个条目组成:①我觉得无精打采,而且十分忧郁;②我无缘无故就会感觉到十分疲劳;③我觉得自己不能安定下来;④我比平时更容易动怒。每个条目的选项赋值如下:4=经常,3=有时,2=很少,1=从不。

4)缺失数据的处理:研究中经常会遇到缺失数据的情况。一般而言,缺失数据的处理方法有如下几种:①如果缺失数据很少,样本量够大,在建立指数和分析时可以剔除这些缺失数据。②根据既有的回答来处理缺失数据。比如询问调查对象是否经常参加体育活动的条目,部分对象回答了"是",而部分对象没有回答,有时可以推测,没有回答的问题可以将其视为"否"。③根据统计学处理缺失数据的技术进行填补。

5)指数的验证:必须对指数进行验证才能知道构建的指数是否可以实际地测量变量。验证的方法一般有条目分析和外部验证。条目分析是一种内部验证方法,是检验指数的每个条目和构建的指数之间的相关性来评价指数的方法。外部验证是通过检验其他类似条目与指数之间的关系来评价指数的方法。

(3)量表的构建

量表能通过指标之间的结构,提供更有保证的排序。在测量某个概念时,被列入综合测量的多个项目可能有不同的强度。以下将讨论4种量表,以展示其中的不同技术。

1)鲍氏社会距离量表(Bogardus social distance scale):假设要探讨美国人与阿尔巴尼亚人交往的意愿,我们可能会询问美国人如下问题:

A. 你愿意让阿尔巴尼亚人住在你的国家吗?

B. 你愿意让阿尔巴尼亚人住在你的社区吗?

C. 你愿意让阿尔巴尼亚人住在你家附近吗?

D. 你愿意让阿尔巴尼亚人住在你的隔壁吗?

E. 你愿意让你的孩子与阿尔巴尼亚人结婚吗?

上述问题逐步加强了受访者对阿尔巴尼亚人的亲近程度,设计了这样的一些交往程度不同的条目。像这样建立起来的条目,就称为鲍格达斯(鲍氏)社会距离量表。

该量表是用于判断人们进入其他类型的社会关系的意愿的一种测量技术,它的条目在强度上有明显的差别。如果有人愿意接受某种程度的条目,那么他就应该愿意接受该条目之前的所有条目,因为这些条目的强度更弱。或者,受访者一旦反对某个条目,那么他也将反对比该条目更困难的条目。

2)瑟斯东量表(Thurstone scale):有时候条目之间的逻辑结构并不是很明显,鲍氏社会距离量表就不合适这样的变量的测量。瑟斯东量表就试图在量表的条目之间建立一种经验型结构,其中最长出现的是"等距"结构。

选择大约100个候选条目交给一组专家,要求专家对100个条目打分。假设这些条目用来测量偏见,要求专家对条目测量偏见能力最强的记13分,最弱的记1分。专家评判结束后,选出专家共识最多的条目,并剔除没有得到共识的条目。在得到共识的条目中,选择代表1~13分的一个或者多个条目。

现在,瑟斯东量表的使用频率并不高,主要原因在于条目的选择必须要有专家打分,这需要花费很大的时间和精力。并且,为了使量表有效,必须每隔一段时间进行更新。

3)李克特量表(Likert scale):大家可能见过一些问卷要求从以下几个选项选择答案:"非常同意""同意""不同意"和"非常不同意",这就是李克特量表。

李克特量表的优点在于它清楚的顺序回答形式。如果受访者的回答可以有类似于"有点同意""十分同意"和"真正同意"等不同的答案,那么研究者就很难了解受访者的真实同意程度。

当然,李克特量表实际上比这种回答形式更复杂。但是,目前在实践中,研究者很少用到李克特量表的复杂形式,而仅仅使用了其条目格式,这种格式也变成了目前调查问卷中最常用的一种。比如,5种回答类型的得分可以是4分到0分,也可以是1分到5分等。

4)哥特曼量表(Guttman scale):哥特曼量表可用来判断一组指标或测量条目之间是否有关联存在。哥特曼量表的问题条目之间的逻辑关系是有层级的,如果调查对象同意高层级条目的陈述,一般也会同意低层级条目的陈述,低层级条目是高层级条目存在的必要条件。所以如果一组条目存在一种层级模式,则这些就是可量化的条目,具有形成哥特曼量表的基础。

哥特曼量表是测验题目少,但结构比较复杂、效果较好的测验方法。它的条目通常不超过10个,均为同质的,而且量表是单向的。可以直接根据被测者所同意的陈述的数目及他的量表分数,来决定他对这一概念或事物的赞成程度,这是格特曼量表的最大优点。但是,我们对一组陈述具有单维性的假设是有局限性的,这种单维性往往只是某一部分人的态度模式,一组特定的陈述可能在某一群体中表现出单维模式。同样,在一个时期中是单维的模式,但到了另一个时期却不一定还是单维的,并且,单维的领域往往难于找到。

5) 问卷发展:

A. 开发问卷的步骤:①确定问卷调查的目的和目标;②制订问卷规格;③审查现有的问卷;④制订新的问卷项目;⑤开发问卷管理方式和如何填写问题的例子;⑥建立问卷打分程序;⑦与同事或联盟成员初步审查调查问卷;⑧基于审查结论修订问卷;⑨在 20~50 名对象中对问卷进行预试验;⑩检查问卷的信度和效度;⑪专家审查小组审查;⑫根据专家小组的意见修订问卷。

需要指出的是,问卷开发需要大量的时间和专业知识。使用已经由专家制订的问卷可能是一个更有效的选择。

B. 问卷编写的注意事项:①涉及敏感事件的问题应在问卷或访谈结束时提出;②当问及敏感性问题时,保密或匿名的保证是非常重要的;③问题应该是明确和公正的;④避免将受访者引向特定的方向;⑤两部分的问题应始终避免;⑥不要假定受访者能理解专业术语;⑦使用现有问卷的调查应获得作者许可。

19.1.3 抽样方法

具体内容见 18.3 节。

19.2 定性调查数据

定性数据收集方法在效应评价中起着重要的作用,有助于理解观察结果背后的过程,评估人们对幸福认知的变化。此外,还可以使用定性研究为定量研究产生评估假设,强化问卷调查设计,阐明定量评估结果等,从而提高定量调查结果的质量。

19.2.1 定性调查的特点

1) 定性调查问题往往是开放的,较少有结构化协议(即研究人员可通过添加、更改或删除等方法来更改数据收集策略)。

2) 研究人员更多地依赖互动访谈,受访者可能会接受多次采访来跟踪随访某一特定问题,澄清概念或检查数据可靠性。

3) 研究人员使用三角测量来提高研究结果的可信度(即研究人员依靠多种数据收集方法来检测其结果的真实性)。

4) 一般来说,定性调查的发现对任何特定人群都不适用。每个案例研究都为针对同一问题的不同研究寻找一般模式提供了证据支持。

无论涉及何种数据,定性研究中的数据收集都需要消耗大量的时间。研究人员需要通过使用现场笔记、示意图、录音带、照片或其他方法,对任何潜在有用的数据进行完全、准确、系统的记录。数据收集方法必须遵循研究的伦理原则。

19.2.2 常用的定性方法

评价中最常用的定性方法可分为四大类:深度访谈、观察法、资料评阅、焦点小组。

(1) 深度访谈

深度访谈是一种非常有用的定性数据收集技术,可被用于需求评估、程序优化、问题识别、战略规划等。若想通过问开放性的问题,从相对较少的人那里引出信息的深度,深度访谈是最合适的数据收集方法。深度访谈与调查截然不同,因为调查往往是针对大规模人群的定量调查。

(2) 观察法

观察法是定性数据收集中最常用、要求最严苛的方法之一。它要求研究者加入参与者中。为了保证被观察者处于自然状态,研究者需要被接受为被观察到的文化或环境的一部分,因此,参与观察通常需要几个月甚至几年的时间。

(3) 资料评阅

文件审查是通过回顾现有文件来收集数据的一种方式。这些文件可能源于某个项目或组织的内部(例如,关于在学校开展的哮喘管理项目是如何构建的记录)或外部(由哮喘管理项目提供的学生急诊记录)。

(4) 焦点小组

焦点小组是一般选取一组(6~12 人)具有相同特征或共同利益的人参与小组访谈来收集数据的一种方式。在主持人的组织下,就某个专题进行讨论,主持人鼓励参与者各抒己见。焦点小组是一个定性数据收集方法,其收集的信息只能是描述性的,不能用数字测量。

19.2.3 焦点小组

焦点小组讨论准备阶段,需考虑以下几个因素:问什么问题?谁来参加?在哪里讨论?谁来主持?最主要的就是制订访谈提纲。

（1）编制访谈提纲

访谈提纲包含了将在焦点小组访谈中对参与者提出的问题。每个访谈应该使用数量有限的问题,避免在背景信息上花太多时间,应把精力集中在重要的问题上。在编制提纲时,应该考虑两个因素:①你希望得到的信息;②从谁那里得到它。

在访谈这些问题时,所有的小组都应该进行同样的访谈形式。对每个问题使用通用格式,分析人员可对不同群体的反应进行比较。

（2）预定时间和地点

在访谈之前,应预定好时间和地点。快速找到一个地点,预留时间与潜在的参与者联系,并提供必要的后勤信息,尽量为参加者寻找最方便的会议地点。

（3）提供参与激励

应给与参加焦点小组访谈的个人相应的报酬。当与潜在的参与者联系时,使用某种奖励来鼓励或说服他们参加访谈环节。常见的激励措施有:现金、午餐或晚餐。会议上也可以提供零食和饮料,这通常会缓解焦点小组访谈的紧张气氛,让参与者更加轻松地参与话题讨论。

（4）征选小组讨论参与者

确定参加讨论会议小组成员尤为重要,成员包括家长、社区居民、学校人员。同时也要确定参加小组讨论的成员人数。综合考虑时间、资金和潜在的参与者,来确定每个社区小组讨论的人数。

一个焦点小组一般由6~12名参与者组成。适量的参与人数既能够保证每个人都参与讨论,又能够收集到不同的观点。所选择的小组参与者应基于对焦点小组话题具有共同特征。

（5）主持讨论

选择有经验的焦点小组主持人主持访谈。优秀的主持人是焦点小组访谈成功的关键。主持人不仅要能恰当地组织小组访谈,还必须具备良好的沟通技巧,以便有效引导访谈开展。在主持访谈过程中,应考虑以下要点。

1) 保持访谈过程自然流畅。主持人需要控制访谈过程。如果参与者偏离了访谈话题,主持人需要及时提醒并纠正。主持人应是好的气氛调动者,尽

可能使小组访谈轻松幽默,鼓励所有的参与者热烈发言。主持人也必须是个好的倾听者,能够找出并捕捉每个参与者的主要观点。

2) 控制访谈时长。参与者的人数和他们参与的意愿均会影响访谈时长。当不再有新的观点出现时,应结束访谈。通常每次访谈持续时间约为90分钟。

3) 主持人需保持中立。参与者可能在讨论过程中有歧义,主持人必须给予所有观点均等的时间。主持人不应该发表意见,也不应提供或说服参与者接受任何特定的观点。

（6）焦点小组的优缺点

1) 焦点小组的优点:①资料收集快,效率高;②可以提供个人数据收集所无法提供的信息;③有助于深入了解一个可能通过其他数据收集方法无法研究的话题。

2) 焦点小组的缺点:①对主持人要求高,易受主持人的影响;②讨论可能由少数人主导,也可能转移话题;③数据分析非常耗时,需要提前做好计划;④无法在个人层面提供有效信息;⑤所获信息无法外推至其他群体。

19.2.4 定性数据分析

定性数据分析(qualitative data analysis)是对观察、内容分析、深度访谈和其他形式的定性研究技术所获得的资料进行非数字化的考察、解释和评估的一种定性方法。其目的是发现内在的意义和关系模式。

（1）理论与分析的关联

相对于定量研究方法,定性研究方法的资料收集、分析与理论之间的互动更加紧密,往往需要在资料和理论之间进行来回多次探讨。理论是我们对资料所展示现象的一种理解和解释,但这往往只是"概念和概念组之间的可能关系"。也即,理论是我们对生活"可能的"的最好理解。我们的研究和分析越是证实了特定概念之间的特定关系,我们就越有信心说我们对社会现实的理解是正确的。定性研究许多时候都是在寻求对现实现象的解释模式。下面我们来看一些寻找这些模式的方法。

1) 发现模式:分析资料的时候,最重要的是要找出适用于多个不同的研究个案的解释模式。有两种进行跨个案分析的方法:变量导向分析和个案导向分析。

变量导向分析(variable-oriented analysis)是描

述和/或解释特定变量的分析方法。比如我们要预测高血压患者对降压药物治疗的依从性,可以分析一些变量,如性别、社会经济地位、年龄、高血压严重程度、服药计划复杂性(与作息的配合程度、服用方便性,如药物数量、服药次数、不同药物的配伍禁忌、持续时间、饮食限制等)、社会支持、治疗效果、对疾病的认知、医患关系等。这样,我们就可以判断究竟哪种特征的人更可能漏服或减服药物。我们分析的焦点是变量之间的相互关系,而被观察的人则主要是这些变量的载体。变量导向分析的目的是通过相对少的变量来达到部分解释。但并不是说研究者能够借此预测每个人的行为,甚至也不能说全面地解释了每个人的动机和原因。不过,有时候还是可以进行部分解释的。

个案导向分析(case-oriented analysis)是试图通过探讨每个细节从而充分、全面地理解某个或几个个案的分析方法。我们会更细致地探讨一个具体的个案,比如个案1:男性,46岁,一年前被诊断为一级高血压。妻子无业,有上高三的儿子;父母退休,母亲体弱多病;工作繁忙应酬多。妻子要照顾母亲和辅导儿子的功课,对其缺乏关心。他经常忘记吃降血压药。当然,一个完整的分析比这个个案更详尽,而且更为深入。不过,这种全面、个案式的解释不能提供一般法则。在人们为什么漏服药物这个问题上,它没有提供任何的理论解释。即便这样,除了深入理解某个个人之外,这种方法还可以让研究者认识到研究对象的经历中的关键因素,而这些因素就可能会构成更为一般性的概念或者变量。比如个案1中"妻子对其缺乏关心"可以看成是"家庭的支持"。整体的家庭状况可以看出其负担和压力较大。这些都可以看做是影响其依从性这个因变量的自变量。

当然,一个个案不能构成一个理论,所以才需要跨个案分析(cross-case analysis)。在跨个案分析中,研究者还会涉及其他研究对象,并会考察他们生活中的全部信息,特别关注那些首要个案中的重要变量。例如,其他对象的家庭支持如何?其负担和压力如何?后继个案的主要影响变量可能会和首要个案很相似。有些个案则可能和首要个案完全不一样。这些就需要研究者挖掘其他重要变量,同时探索为什么一些个案反映了某种模式,而另一些个案又反映了另一种模式。

2)根基理论方法(grounded theory method, GTM):与上面的跨个案分析类似,试图在纯粹的归纳的基础上建构理论。这种方法是从观察而不是假设入手,在没有任何预设的前提下,从资料中寻求发现模式并自下而上发展理论。而一般的演绎方法会先假定一种解释,然后经过演绎,预测一种结果,最后再通过观察这种结果是否出现来证实或者推翻原先的假设,所以是自上而下发展理论。

除了在资料的基础上进行归纳的原则之外,GTM还使用持续比较法(constant comparative method),将观察之间相互比较,并将观察和建构中的归纳理论进行比较。一般说来GTM包括4个阶段。

A. 将适用的事件和每个范畴进行比较。在研究医护人员对他们照料下的患者的可能死亡做出反应时,研究者发现医护人员将患者的逝世归因于"社会过失"。在某个个案中出现这个概念的时候,研究者开始在其他个案中搜寻相同的现象。当好几个个案中都发现相同的概念时,就比较对不同事件的反应,即明确各自资料的概念的本质和维度。

B. 合并分类及其特性。注意分析概念之间的关系。比如在对社会过失进行衡量时,研究者发现医护人员尤其注意患者的年龄、教育背景及家庭责任。一旦这些关系显露出来,研究者就要注意了。

C. 划定理论的界限。随着概念之间的关系模式清晰化,研究者就可以忽视最初关注的,但又和研究显然不相关的概念,同时对关系模式所适用的范围进行界定。比如在对社会过失的分析中,研究者发现评估过程可以概化到医护人员和患者之外,所有的医护人员都是以这种方式对待所有患者(不管存活与否)的。

D. 组织理论。最后,研究者必须将发现变成文字来和他人分享。

3)符号学(semiotics):是对符号以及与符号有关的意义的研究,通常应用于内容分析中,也可以应用在很多研究背景中。

任何符号本身并没有内在意义,意义只存在于思维之中。所以符号的特定含义都是对特定的人而言的。比如,数字"8"对中国人来说代表"发",但是对其他文化背景下的人就没有这种意义。符号与其意义之间的联系都是社会的、任意的,所以在内容和表达形式之间也存在多种关联。例如,"棺材"对某些人来说代表"死亡",但对另一些人来说代表"升官发财"。毫无疑问,这些关联背后都有一个故事,你我所"了解"的意义都是社会建构的。符号学分析包括了对有意识地或者无意识地附在符号上的意义的寻求。

4）会话分析（conversation analysis，CA）：通过对谈话细节的仔细分析试图揭示社会生活中隐含的假设和结构。

会话分析的 3 个基础假设如下。

A. 会话是一种社会建构的活动。会话建构了行为规则。例如，对方期待我们做出回应，而且不要打断人家说话。在电话会话中，接电话的人一般应该先说话（如"喂"）。

B. 会话必须放在背景中来理解。在不同的背景下，同样的话语会有完全不同的意义。例如，"你也一样"跟在"我不喜欢你的外表"或"节日愉快"之后就会有完全不一样的含义。

C. 会话分析的目的是要通过分析精确、详尽的谈话记录来理解谈话的意义。这种分析需要精确地记录词语、休止符、感叹词、支吾声，等等。

这种分析的实际应用有很多。例如，研究者分析艾滋病病毒测试中心的职员和患者的谈话，以探索人们是如何交流关于安全性生活的信息的。研究者发现，职员倾向于提供标准化的信息，而不是直接针对患者实际的具体情况。而且，他们还不太愿意就性问题给出直接建议，而仅满足于信息。

以上讨论简单介绍了定性分析方法的大概，接下来我们看一些在定性研究中通常会用到的资料处理技术。

（2）定性数据处理

1）编码：不管是在进行观察、深度访谈还是其他形式的定性研究，你都要面对大量的资料，而且基本上都是文本形式的素材，你该怎么办？

在分析定性的研究资料过程中，一个关键的过程就是编码——对个体的信息进行分门别类。此外，还有一些检索系统，可以帮助你快速定位资料的位置。同时，编码还有另外一个更为重要的目的。资料分析的目的是要发现资料之间的关联模式——帮助对社会生活进行理论性理解的模式。编码和概念之间的关联对于这一过程来说相当关键。

A. 编码单位：在编码之前，先明确分析的标准化单位。在定性分析的资料编码中，概念是定性编码的组织原则。在一个给定的文档中，适合于编码的文本单位也有多种。在一项组织研究中，"规模"的每个编码单位可能只需要几个字，而"任务"则可能有好几页。同时，既定的编码分类可以应用到长短不一的文本素材。例如，关于"任务"的一些介绍可能很简短，而有些则很长。

B. 手工编码：在电脑普及之前，编码都是手工

操作的。将包含内容的纸片放在相应的文件夹中，如果一段内容有两个编码，就复印成两份分别放在代表两种编码的文件夹里。在电脑环境下的编码与其没有本质上的区别，只是工作量大大减少。

C. 建立编码：较为普遍的是开放编码（open coding）。这是定性资料分析中对概念的初始分类和标注。资料被分解成不连续的各个部分，并进行严密的分析、比较异同，研究者还会质疑资料所反映的现象。借助这个过程，个人和他人关于现象的假设就受到了质疑和探究，进而引向新的发现。这个过程中，研究者更关注于资料本身。

轴心式编码（axial coding）是出于检验从已有理论推论出的假设的目的，而对资料进行编码的方法。在这种情况下，编码由理论决定，而且通常是以变量的形式出现。在此方式中，研究者更注重的是主题，而不是资料，即研究者带有基本的或初步的编码主题去看待资料、阅读资料。

2）备忘录（memorization）：在根基理论方法中，编码过程不止包括对文本的简单分类。当对资料进行编码时，还需要用到备忘录——为自己和项目中的其他人撰写的备忘录或者记录。在分析中所写的部分内容还可能成为最终报告的一部分。

A. 根据备忘录所涉及的内容，可以分为 3 种类型：编码记录、理论记录和操作记录。

编码记录将编码标签及其意义对应起来。编码记录相当重要，因为我们所用到的每个名词的意义都可能不同于其日常意义。所以就很有必要记下你的分析中所用到的编码所对应的清晰含义。

理论记录覆盖了很多主题：维度和概念的深层含义的反映、概念之间的关系、理论假设，等等。我们需要不断地思考事物的本质，并试图发现本质，理解其中的意义。在定性资料的分析中，记下这些想法至关重要，即使那些后来被发现是无用的东西。它们在长度上有很大差异，但是为了能够分类和组织，应该将其归纳为单一的主要想法。

操作记录所关注的主要是方法论问题。其中部分会关注资料收集环境，这对后面理解资料也很重要。还有一些则是为以后的资料收集指明方向的记录。

备忘录的撰写贯穿于整个资料收集和分析过程。这样，当你重读记录、编码或者讨论方案的时候，以前的想法又会浮现。要养成这样一个好习惯：一有想法就立即记下来。

B. 根据备忘录的规模和与最后写作阶段的联系

程度,可以分为:基础性备忘录、分类备忘录和综合备忘录。

基础备忘录是对具体事件的详尽分析透视图,建立在选择性代码和编码的基础上,是整个方案的"弹药库"。

分类备忘录是建立在几个基础性备忘录的基础之上,并代表了分析中的核心主题。一旦有想法,我们就可以建立基础性备忘录;而我们撰写分类备忘录则是要发现或者建立资料之间的关系。一个分类备忘录能将一组相关的基础备忘录联结起来。几个不同的分类备忘录就可以对应方案中的不同方面。

综合备忘录是将几个分类备忘录串联起来,并由此突显整个研究的内在逻辑。它讲述一个连贯、全面的故事,并将其投影在理论背景上。不过,任何一个真实的计划都可以有很多不同的结果,所以,资料分析也可以有好几个综合备忘录。

需要注意的是,虽然我们常将协作看做是一个从开始到结论的线性过程,但备忘录却不是这样,它实际上是一个创造争议的过程,通过对这些争议的讨论和梳理,最终发现其中的规则。

要想进一步讨论这个过程,就需要参阅大量的相关资料。当然,要想真正把握这个过程,最好的途径还是实践。可以先写写课堂记录或者找一些期刊文章,并对其进行编码和撰写备忘录。

3)概念构图(concept mapping):在定性资料分析中,需要花费大量的时间将想法记录下来,不过这个过程还不仅限于文字。概念构图就是将一些概念以及概念之间的关系放在一个图表上,从而帮助我们更好地发现概念之间的关系,从而形成相应的理论。

（3）定性数据的计算机处理

电脑为定量研究带来极大的好处,同样的,也给定性研究的方法带来了很多便捷的工具。目前已经出现了很多支持中文的、专门处理定性资料的软件,如 ATLAS. ti、MAXqda 和 QSR Nvivo。其中 Nvivo 9 提供一个试用序列号,ATLAS. ti 提供一个限制项目规模的试用版本。

19.3 德尔菲法

19.3.1 德尔菲法的基本特征

德尔菲法是一种广泛使用的、汇集专业领域专家意见的、在一个特定的现实问题上达成一致的群体经验决策法。一般的调查目标为"是什么",而德尔菲法试图解决的是"可能/应该是什么"。德尔菲法已被用于各种研究领域,如方案规划、需求评估、政策制定和资源利用等,以开发各种替代方案,探索或阐述某些假设,对涉及某学科主题进行相关判断等。

德尔菲法通过使用一系列的问卷,多次调查专家对某问题的看法,为了对某问题达成共识,进行反复归纳、征询、修改。德尔菲法在设计和实施时应考虑以下几个问题:受试者的选择、进行和完成一项研究的时间框架、低响应率的可能性和反馈指导等。

（1）德尔菲法可以用于实现的目标

德尔菲法可用于实现的目标主要有以下几个:①确定或开发一系列可能的方案;②探索或阐明导致不同判断的潜在假设或信息;③寻找被调查者群体中产生共识的信息;④将有关的判断与专业知识联系起来;⑤对被调查者进行主题相关的知识教育。

（2）德尔菲法的特点

与其他数据收集和分析方法相比,德尔菲法采用了多次迭代,从而对特定主题达成一致意见。迭代是重复反馈过程的活动,其目的通常是逼近所需目标或结果。每次对过程的重复称为一次"迭代",而每次迭代得到的结果会作为下一次迭代的初始值。重复执行一系列运算步骤,从前面的量依次求出后面的量。在每轮的调查中,每位参与者都要填写一份问卷调查,然后回收、汇总全部专家的意见,并整理出综合意见。随后将该综合意见和预测问题再分别反馈给专家。这样多次反复,逐步取得比较一致的预测结果的决策方法即为德尔菲法。评论总结将使每个参与者都意识到集体的观点以及产生这些观点的原因。更具体地讲,反馈的过程允许并鼓励德尔菲法参与者重新评估他们对先前调查中所给出的初步判断。因此,在德尔菲法研究中,研究人员通过收集和反馈其他参与者的判断,使参与者可以修改自己的原有判断。

德尔菲法的另一个显著特点是被调查者的匿名性、可控的反馈过程和对数据进行解释的、适宜多样的统计分析技术。这些特点弥补了传统的、从群体互动中获得集中意见的方法的缺点,如受某些主要个体的影响、偏颇的意见、群体压力对一致性的影响等。匿名性可以减少主要个体的影响,让每位专家独立做出自己的判断。此外,研究对象的地理分布和电子邮箱等通讯方式有助于在信息汇总和交换时保持机密性。因此,也可将集体交流的一些缺点(如被操纵或胁迫持有某种观点)最小化。

控制反馈可减少德尔菲过程中"噪音"的影响。"噪音"是指在一个群体研究中发生的沟通交流,它既扭曲了真实数据,又转移了参与者在解决问题上的注意力和兴趣。因此,这种交流通常包含与研究目的无关的偏倚。受控的反馈过程是将前一个组织良好的迭代调查总结分配给被试者,使每个参与者有机会对先前提交的判断给予补充见解,或更清楚的解释。通过多次迭代的调查,小组成员将更加注重解决问题,更有洞察力地提供他们的观点,并尽量减少"噪音"的影响。

使用统计分析技术可降低潜在的集体压力。更具体地说,统计分析可以确保德尔菲法研究在最后的迭代调查中很好地阐述每个主题所产生的观点。因为在最后一轮调查结束时,每个人的观点仍有可能存在差异。也就是说,每个受试者都没有跟从其他参与者判断的压力,这种压力可能源于对社会规范、习俗、组织文化的服从。统计分析工具可以对收集到的数据进行客观、公正的分析和总结。

19.3.2 德尔菲法的实施步骤

从理论上讲,德尔菲法可以不断进行迭代调查,直到达成一致意见为止。在大多数情况下,3次迭代调查通常足以收集所需的信息,并达成共识,仅有极少数情况下需要使用4轮调查。

在第一轮中,德尔菲法发给专家一份开放式问卷调查表。开放式问卷是收集某一专业领域的具体信息的基础。受试者回答后,研究人员需要将收集到的信息转化为一份结构良好的问卷。该问卷将被用于第二轮数据收集。第一轮调查的问卷基于大量的文献阅读,第二轮调查的问卷是对第一轮问卷的可接受的修改。

在第二轮中,每个参与者将收到第二份问卷,并要求审查研究人员根据第一轮中提供的信息所进行的总结。因此,参与者可能被要求针对某个问题进行评价或优先排序。某个问题将会在第二轮调查中产生分歧或达成共识。在某些情况下,要求参与者说明在项目中评估优先级的基本原理。在这一轮中,共识开始形成,参与者的判断将会产生实际结果。

在第三轮中,每个参与者收到一份调查问卷,其中包括研究团队在前一轮中总结的项目和评分,并要求参与者修改自己原有的判断,或给出持有此范围外共识的原因。此轮调查使参与者有机会进一步澄清

他们对问题相对重要性的判断。然而,与前一轮相比,本轮调查较小程度上促进了共识的达成。

第四轮是最后一轮,发给参与者剩下的项目、评分、少数意见和达成共识。此轮调查中,参与者有最后的机会修改他们先前的判断。

德尔菲法迭代调查的次数在很大程度上取决于调查人员所寻求的共识程度。

(1)研究对象的选择

选择合适的研究对象是德尔菲法整个过程中最重要的步骤,它直接关系到结果的质量。德尔菲法的重点是在短时间内激发专家的意见,所以德尔菲法通常选择某个特定问题领域的专家。

目前,并没有文献确切指出德尔菲法选择研究对象的标准。研究对象不仅要有与所研究项目相关的背景和经验,有提供有价值意见的能力,还要愿意修改他们初始或先前的判断,以达成共识。而仅选择那些对目标问题非常了解的人是不够的。通常,以下人群都有可能成为德尔菲法专家参与调查:①将利用德尔菲研究成果的高层管理决策者;②专业人员与他们的支持团队。

德尔菲法受试者应具有与目标问题相关的专业知识。调查人员需要仔细审查研究对象的入选资格。选择合适的调查对象通常是基于主要调查者的判断和考虑。一般来说,可能的研究对象应具有突出的影响,或与研究问题有直接关联。后者主要是目标问题或研究工作的各种利益相关者。

在德尔菲法研究中,应选择适宜的最少人数作为研究对象,并通过后续的探索来验证。德尔菲法研究中的专家人数通常取决于组成一个代表性的判断和信息处理能力的研究小组所需的人数。然而,德尔菲法研究的最优研究对象数量从未在文献中达成共识。有学者认为,如果德尔菲法研究对象的背景相同,那么10~15个研究对象已足够。相反,如果德尔菲法研究涉及不同的参照组,则需要更多的研究对象。也有学者指出,德尔菲专家小组人数一般在50以下。文献表明,大多数德尔菲研究选择了15~20个研究对象。总之,德尔菲法研究的研究对象数量是灵活可变的。如果德尔菲法研究的样本量太小,这些研究对象可能不能为目标问题提供有代表性的判断。如果样本量过大,德尔菲法也会显现出其固有的缺陷,如潜在的低响应率、花费研究对象过长时间等。

(2)时间要求

开展德尔菲法研究可能很费时间。当德尔菲法

研究的问卷中包含大量的陈述时,研究对象需要花费大量的时间来完成问卷。有学者指出,每一轮问卷调查都应给德尔菲法研究对象两周的时间来做出判断。

德尔菲法的一个缺点是每轮调查问卷均需多天或数周来完成,大大延缓了研究进程。在调查过程中,应确保德尔菲法研究对象对调查人员的安排及时做出响应。调查过程面临的挑战需要适当的规划和管理。

电子技术的使用和普及(如电子邮件、电话会议等)为德尔菲法的实施提供了便利。电子技术具有以下优势:①计算机的存储、处理和传输速度;②对被访者匿名的保护;③快速反馈。

(3) 数据分析

在德尔菲法研究中,用于定义和确定共识的标准有待于进一步解释。有学者建议,若在7分的量表中,80%的受试者的选票分为两类,则达成共识。在4分李克特量表中,至少需要70%的德尔菲受试者给出3分以上的评分,且中位数应大于3.25。在连续的迭代中,调查测量受试者反应的稳定性,能使结果更加可靠。

在德尔菲法研究中,数据分析可以包括定性数据和定量数据。在经典的德尔菲法研究中,第一轮的迭代调查使用开放性的问卷来征求受试者的意见,则研究人员需要处理定性数据。随后的迭代调查将确定并达到预期共识,以及小组成员自我判断的变化。在德尔菲法研究中常用集中趋势(均数、中位数和众数)和离散程度(标准差和四分位间距)来描述被调查者集体判断的数据信息。在某些情况下,均值也可以用来描述结果。如果德尔菲法研究用来测量受试者的反应量表维度不是等间距的,则并不适合用均值进行统计分析。在文献中,若使用李克特量表,则常用中位数。考虑到预期意见的一致性和再编制对判断的预期偏差,中位数从本质上来看是最适合反映意见的集中趋势。在研究中报告数据时,也可以使用众数。德尔菲法有创造趋同的倾向,虽然这通常是一个单一的点,但有可能在两个或更多点上产生极化或聚类结果。在这些情况下,使用均值或中位数可能会对真实结果产生误导。

19.3.3 德尔菲法的缺点和不足

多重反馈过程固有的低应答率是德尔菲法的一个潜在缺点,维持良好的信息反馈也可能是德尔菲

法研究所面临的一个挑战。在德尔菲技术中,若4轮调查中同一小组成员均未做出应答,则低应答率可能被放大了4倍。如果某一部分受试者在德尔菲法研究的某个阶段中止了他们的应答,所获得的信息质量可能会打折扣。因此,有学者明确指出,将对研究对象的激励作为德尔菲法研究成功实施的关键,而调查人员需要在确保尽可能高的应答率中发挥积极作用。

(1) 德尔菲技术也可能费时、费力

电话调查、面对面访谈等其他数据收集方法可以同时在一群人中进行,且小样本研究可以在短时间内完成。而德尔菲法与它们不同,因为德尔菲法调查过程是迭代和连续的。因此,德尔菲法研究必然要消耗大量的时间。一方面,德尔菲法的迭代特性为研究人员和专家小组成员提供了提高结果准确性的机会;另一方面,迭代特性也增加了调查人员的工作量和完成数据收集所需的时间。

(2) 潜在的成型意见

德尔菲技术的迭代特性有可能使调查人员对意见进行建模。德尔菲受试者在收到被曲解的反馈信息后,会对他们的判断做出不同的评价。德尔菲技术不仅可以用来收集观点,也可以用来塑造意见。实际上,与群体意见保持一致的微妙压力是德尔菲技术的主要缺陷之一。德尔菲法调查人员需要认识到,在处理这一问题时应谨慎行事,并采取适当的保障措施。

(3) 识别一般意见与特定主题相关信息的不足

一般假定德尔菲法参与者具有相同的专业知识和工作经验。然而,这种假设可能并不合理。德尔菲专家小组成员的专业知识可能分布不均,特别是在高技术领域。一些小组成员可能对某些主题有深入的了解,而其他小组成员则对其他的主题了解更深。因此,对某些主题了解不深入的研究对象,无法对目标问题有重要、详细的陈述。德尔菲研究的结果可能只是确定一系列一般性的陈述,但不能对这个主题进行深入阐述。

总之,在开始德尔菲法研究之前,研究对象的选择和完成德尔菲法研究的时间框架是两个需要认真考虑的问题。同时,在研究的设计和实施阶段也要考虑研究对象的低应答率、无意引导反馈、调查小组成员对主题的有限知识等问题。

(王继伟)

第四篇
场所健康教育

Chang Suo Jian Kang Jiao Yu

·现 代 健 康 教 育 学·

20 健康家庭

20.1 家庭与健康

人类的健康不仅受到生物遗传因素的影响,还受到环境因素的影响。环境因素中的社会因素包括一系列与社会生产力和生产关系有密切关系的因素,家庭作为一种以生产关系为基础的社会因素,对家庭成员的健康产生着重要的作用。

家庭是以婚姻与血缘关系为基础建立起来的一种社会活动群体。婚姻构成夫妻关系,血缘构成父母子女及兄弟姐妹关系,这些关系是通过相互间承担义务而巩固发展的。人出生后首先接触到家庭,家庭也是人生活动的主要场所。家庭状态会深刻影响人的健康状况。

20.1.1 家庭的类型和特点

根据家庭关系的多少和结构不同,可将家庭分成以下几个类型。

(1) 核心家庭

核心家庭指具有社会承认的性关系的两个性别不同的成年人及他们的未婚子女组成的家庭,即由父母与其子女组成的家庭,为两代人,两种关系。核心家庭的特点是人数少、结构简单,家庭内只有一个权力和活动中心,家庭成员间容易沟通、相处。

(2) 主干家庭

又称直系家庭。主干家庭由两个或更多的住在一起的核心家庭组成,即除一对夫妻和他们的子女之外,还有上代或上几代的人口或同辈未婚人口。最典型的形式是直系双偶家庭,及父母和一个已婚子女及其配偶和子女组成的家庭。这种家庭包括两对配偶,两代或三代人。主干家庭的特点是家庭内不仅有一个主要的权力和活动中心,还有一个权力和活动的次中心存在。

（3）联合家庭

联合家庭指家庭中在同一代里至少有两对或两对以上夫妇的家庭。联合家庭的特点是人数多、结构复杂,家庭内存在一个主要的权力和活动中心,几个权力和活动的次中心。

（4）其他家庭

除上述3类以外的家庭,如单亲家庭、重组家庭、丁克家庭及鳏、寡、孤等一个人的家庭等。单亲家庭的特点是人数少、结构简单,家庭内只有一个权力和活动中心,但可能会受其他关系的影响。重组家庭的特点是人数相对较多、结构复杂。而丁克家庭和一个人的家庭则都呈现人数少、结构简单的特点。

20.1.2　家庭的功能

（1）养育子女

生儿育女是圆满家庭的重要条件,也是社会发展和种族繁衍的需要。家庭的养育功能不仅包括生养,也包括教育。从教育功能来说,家庭是子女成长的重要环境,父母是子女的第一任老师,父母应该承担对子女教育的责任,这样才可能使家庭里的子女健康成长,使人类自身的繁衍有质的提高,以达到家庭幸福与推动社会进步的目的。

（2）生产和消费

家庭的生产和消费功能是家庭成员生存、生活的必然条件。家庭成员通过直接生产或交换取得生活资料。随着社会的发展,直接生产的规模逐渐缩小或趋向消失,而消费的结构会有很大改变,从以满足生理需要的吃饭、穿衣为主,转变为以高层次的娱乐、享受等精神生活为主。家庭的消费状况直接影响着家庭成员的健康。

（3）赡养

在我国,赡养老人是一种传统美德,也是一种法律义务。下辈家庭成员有赡养上辈老人的义务。当老人丧失劳动能力,完成社会责任时,他们在物质与精神上的需要首先应由家庭承担。随着社会的发展,家庭规模逐渐缩小,大家庭由核心家庭代替;与此同时,老人在物质生活与精神安慰上都需要赡养和关怀,家庭赡养功能会存在不完全的情况。

（4）提供休息、娱乐的特殊环境

社会发展为人的休息、娱乐提供了充分的条件。但是家庭环境作为休息、娱乐环境是其他任何场所不能代替的。家庭是人一生中接触最多的环境,是成长的地方,有最熟悉的房间,有自己喜欢的摆设,有自己的亲人,构成了最适合个人的特有环境。在这种环境中,一个人可以得到完全的放松与充分休息。这种环境对体力的恢复、对精神的调节都有重要的作用。

对家庭功能可以进行评价。1978年,Smilkstein设计了APGAR家庭功能问卷,从适应度(adaptation)、合作度(partership)、成长度(growth)、情感度(affection)及亲密度(resolve)5个方面提出5个问题,采用封闭式问答方式来评价家庭功能(表20-1)。每个问题都有3个答案供选择,若答"经常这样"得2分,"有时这样"得1分,"几乎很少"得0分。若总分为7～10分,表示家庭功能良好;4～6分表示家庭功能中度障碍;0～3分表示家庭功能严重障碍。

表20-1　家庭功能评估表

	经常这样	有时这样	几乎很少
1. 当我遭遇困难时,可以从家人处得到满意的帮助 补充说明……	□	□	□
2. 我很满意家人与我讨论各种事情以及分担问题的方式 补充说明……	□	□	□
3. 当我希望从事新的活动或发展时,家人能接受且给以支持 补充说明……	□	□	□
4. 我很满意家人对我表达情感的方式以及对我的情绪(如愤怒、悲伤、爱)的反应 补充说明……	□	□	□
5. 我很满意家人与我共度时光的方式 补充说明……	□	□	□

20.1.3　家庭的生活周期

家庭和个体一样,有产生、发展和消亡的过程,即家庭的生活周期。它是与个体的发育时期交织在一起的。所以,每个家庭都要经历不同的家庭生活周期,每个时期都有不同的家庭问题和保健重点(表20-2)。

20.1.4　家庭对健康和疾病的影响

圆满的家庭是家庭成员身心健康的重要环境。

表 20-2　家庭生活周期中的重要家庭问题及保健重点

阶　段	平均长度(年)	定　义	家庭问题	保健重点
无孩期	2 左右	男女结合,适应新的生活方式,学习共同生活	①性生活协调;②生育计划;③沟通问题;④适应新的亲戚关系	①婚前健康检查;②性生活指导
生育期	7	孩子出生,家庭人口增多,孩子尚在幼年	①父母角色的适应;②经济问题;③生活节奏;④照顾幼儿的压力;⑤母亲产后的恢复	①新生儿筛查;②计划免疫;③婴幼儿营养与发育;④基本习惯的养成
离巢期	18	孩子6~24 岁,小孩入学,家庭要适应孩子渐渐独立的过程	①儿童的身心发展;②上学问题;③性教育问题;④青春期卫生;⑤注意与子女的沟通问题	①安全防护;②健康生活方式指导;③青春期教育
空巢期	15	孩子成家立业,家长学会独处	①给孩子以精神或实际的支持;②使"家"仍是孩子的后盾;③重新适应婚姻关系;④照顾长辈	①防止成瘾行为;②婚前性行为指导;③意外伤害防范;④家长定期体检;⑤不健康生活方式改变
鳏寡期(收缩期)	10~15	家长退休,因丧偶而人员减少	①适应退休的角色和生活;②健康状况衰退;③收入减少,可能有经济问题;④适应丧偶的悲伤	①慢性病防治;②孤独心理照顾;③老人赡养;④丧偶期照顾;⑤临终关怀

资料来源:顾杏元.社会医学.天津:天津科学技术出版社,1995.

家庭结构、家庭功能、家庭成员间的关系正常与否成为影响健康的重要因素,并且家庭结构与家庭功能、家庭人际关系之间形成交互作用,进一步影响家庭成员的健康。

(1) 遗传与先天的影响

每个人都是一定的基因型与环境之间相互作用的产物,许多疾病可以通过基因继承下来,如血友病、地中海贫血、白化病等。由先天性因素(如胎内感染、妊娠期间用药或射线照射等)所致的婴儿疾病,将会给儿童的身心健康造成直接的影响。

(2) 家庭对儿童发育及社会化的影响

个人身心发育的最重要阶段(0~20 岁)大多是在家庭内完成的。儿童躯体和行为方面的异常与家庭病理有密切的关系。例如,父母亲情的长期剥夺(parental deprivation)与 3 种精神问题有关:自杀、抑郁和社会病理人格障碍(sociopathic personality disorder)。3 个月至 4 岁这段时间是儿童身心发育的关键时期。在这一时期,父母的行为对儿童人格的形成有很大的影响。例如,生活在父母因感情不和而经常打架,或父亲经常虐待母亲的家庭中的儿童容易形成攻击性人格。

(3) 家庭对成年人发病率和死亡率的影响

对于成年人的大部分疾病来说,丧偶、离婚和独居的死亡率均比结婚者高得多。日本厚生省的统计显示,同家庭生活美满的人相比,男性离婚者平均寿命缩短 12 年,女性缩短 5 年。离婚不仅影响离婚夫妻双方,并且严重影响子女的身心健康。离婚者的子女容易造成心灵上的创伤,父母离婚会增加孩子心理上的痛苦和人格上的缺陷。

1976 年,Medalie 和 Goldbourt 发现,有严重家庭问题的男性产生心绞痛的概率比那些家庭问题较少的人高出 3 倍;在有较高焦虑水平的男性中,能得到妻子更多支持和爱的人产生心绞痛的危险性明显低于得不到妻子支持和爱的人。

(4) 家庭对生活习惯和行为方式的影响

家庭成员的健康信念常常会相互影响。一个家庭成员的行为会受另一个家庭成员或整个家庭的影响。家庭成员往往具有相似的生活习惯和行为方式,一些不良的生活习惯和行为方式也常成为一个家庭的"通病",明显影响家庭成员的健康。

(5) 家庭环境对健康的影响

家庭环境的拥挤程度是一个比较重要的影响健康的因素。过分拥挤的环境不但是许多疾病的传播条件,而且还可能引起家庭成员的身心障碍。另外,家庭邻里关系、社区环境的基础设施、卫生资源和治安状况等都将影响家庭成员的心身健康。

还有当前人口老龄化和大规模的人口流动带来的家庭流动性和离散化趋向使家庭的传统功能削弱,出现的老人赡养和农村留守儿童等问题也对健康产生了较大影响。

20.2 健康家庭概述

20.2.1 健康家庭的定义

健康家庭是指家庭环境卫生健康,家庭成员具有良好的卫生习惯、健康意识和健康行为,健康水平持续改善的家庭。

20.2.2 健康家庭理念与实践的意义

《"十三五"卫生与健康规划》和《"健康中国2030"规划纲要》明确了健康中国的目标、内涵、实现途径,除给出了国家关于卫生与健康工作的自上而下的总体设计外,还在衡量"健康中国"实施效果中增加"健康家庭"维度。

健康家庭理念和建设实践可以发现、测量、评估家庭中存在的健康危险因素,并对其进行积极、有效的控制和管理,有利于解决家庭成员身心健康问题,从而达到促进全民健康水平的提高的目的。它为健康中国战略与广大人民群众之间建立了强有力的纽带,促进自下而上的互联互通,可以有效推进"健康中国2030"战略落地。

20.3 健康家庭建设的内容

20.3.1 健康家庭享有来自政府、社区卫生和健康服务资源的权利

家庭具有方便可及的医疗服务。例如,家庭的每位家庭成员在居住社区享受到国家提供的基本公共卫生服务。

20.3.2 健康家庭拥有有利于每个家庭成员的健康环境

健康环境包括自然环境和社会环境。自然环境包括家庭室内外环境整洁,通风良好,无蚊蝇滋生地,无卫生死角,家庭垃圾分类袋装并投放等;还包括家庭饮用水、电器、燃气及交通工具安全,有效防止意外伤害和拥有健康支持工具(如体重秤、血压计、腰围尺、控油壶、控盐勺、计步器、运动健身器材

等)等。社会环境则是包括家庭成员关系融洽,邻里关系好且有日常往来等。

20.3.3 健康家庭每位家庭成员应具备基本的健康知识与技能,养成健康行为

家庭成员主动学习健康知识,树立健康理念,具备基本健康素养,包括:养成良好生活习惯,讲究个人卫生;重视营养,掌握健康烹饪方法,膳食合理;肥胖得到有效控制,无吸烟和酗酒等;适量运动,做到科学健身;做到定期体检,科学就医,慢性疾病纳入随访管理并得到有效控制;家庭成员心理健康,适应社会发展,有压力时能向家庭成员倾诉,能有效调节家庭矛盾。

学习掌握基本急救知识和技能,会测量体温、脉搏、血压等;购买食品仔细查看生产日期、保质期,能看懂食品标签;具备获取和辨别健康信息的能力。

20.4 健康家庭实践的方法

将健康家庭建设作为健康城市和健康促进县区试点建设工作的重点内容,将健康家庭实践纳入区域健康促进和健康治理的总体规划。通过完善城市规划、建设和管理,改进自然环境、社会环境和健康服务,全面普及健康生活方式,满足居民健康需求,实现城市建设与人的健康协调发展。

20.4.1 建立健康家庭建设工作机制

建立多部门共同参与的健康家庭建设工作领导协调机制,成立健康家庭建设领导小组,成员包括卫生健康、体育、民政、妇联等部门。

20.4.2 确定健康家庭建设方案

根据人口、资源、环境、经济和社会发展基本情况和人群健康素养、健康状况和疾病负担等情况,结合健康家庭标准,分析当地家庭存在的主要健康问题,明确需要优先干预的问题和领域,制订当地健康家庭建设工作方案和工作计划,明确健康家庭建设任务。

20.4.3 开展健康教育

开展系列宣传、培训和服务活动,培养社区和家庭"健康明白人",为社区及家庭配备相关宣传品和健康支持性工具,提升家庭成员健康素养水平。因地制宜,开展符合家庭实际需求的健康教育活动,活

动形式可包括健康教育与咨询、系列健康课程、信息提醒等。

20.4.4 营造健康家庭建设环境

推动制定促进健康家庭建设的公共政策,保证提供可靠和持久的食品、饮水和能源供应,满足营养、饮水、收入、住房和环境保护等需求,提供各种娱乐和休闲活动场所等,满足家庭的健康需求。

20.4.5 改善健康服务质量

使人们拥有方便可及的卫生健康服务,落实基本公共卫生服务,保障家庭成员的健康。

20.4.6 效果评估

运用定量和定性评价方法开展对健康家庭的效果评估。开展健康家庭的群众评价工作,提升健康家庭在群众中的认可程度,充分发挥健康家庭在健康促进过程中的带头示范作用。健康家庭建设还可结合文化和生活特征,体现出在健康文化、健康生活方式、健康公益、健康环境等方面的创新成果。

20.5 健康家庭中的"一老一小"

老年人和儿童是家庭中的脆弱人群,健康家庭的建设应该更加关注这两个人群。

20.5.1 健康家庭的老年教育

随着经济社会的发展,伴随着人口与社会转型,我国的家庭面临着诸多严峻和紧迫的问题,家庭发展能力面临着极大挑战。人口结构和生活方式的变化带来的人口老龄化和家庭赡养能力下降,特别是老年人口的庞大数量和家有失能老人情况,都会给家庭照护和经济带来巨大压力。健康家庭中针对老年人的健康教育工作显得非常重要。

老年人健康教育是"老有所养,老有所医,老有所教,老有所学,老有所为,老有所乐"的重要措施。老年人健康教育应关注:①自我保健知识,如卫生常识、生活起居、作息规律等;②心理健康知识,如何克服悲观失望、自卑自弃的心理、如何管理情绪等;③合理膳食和营养知识,如养成良好的饮食习惯、坚持平衡膳食等;④伤害预防知识和技能,如防跌倒、摔伤等;⑤慢性病预防和管理技能,如心脏病、脑血管病、糖尿病、气管炎、白内障、青光眼的预防和管理;⑥合理用药知识,如避免滥用保健品,防止药物误服、误用等;⑦社会参与技能,如动员老年人经常参加集体活动,广交朋友,培养广泛的兴趣和爱好,陶冶性情,克服不良的生活习惯,保持良好心情;⑧死亡教育,如正确看待和面对死亡等。同时,教育家庭成员尽早规划老年生活,年轻时开始积累知识和财富,才能实现老年健康保障。

国家也要发展养老产业和医养结合,提供连续照护、整合照护才能满足老年人对医疗、康复、专业护理的需求,提高老年人的生活质量,才能更好地保障每个家庭的健康状况。

20.5.2 健康家庭的儿童教育

家庭是孩子生长最安全的场所,父母是孩子最好的老师。父母在儿童期对孩子进行适当的生理、心理健康指导,能促使孩子用科学的知识、方法把握和保护自己,促进身体正常发育和心理健康成长。儿童的父母,特别是农村地区留守儿童的监护人(看护人)要学习和掌握基本的养育知识和技能,包括儿童心理健康、预防伤害、膳食营养、行为习惯接受卫生服务等,接受基层健康卫生服务人员入户培训和指导,及时发现养育风险,消除不良行为与生活方式对健康的影响,为儿童健康成长营造良好的家庭环境,保障儿童的健康。

家庭还应配合学校、社区营造健康生活环境,从小培养儿童的卫生习惯和健康行为。

(刘兆炜)

21 学校健康教育与健康促进

21.1 学校健康教育与健康促进的概念、意义和任务

学校是儿童和青少年接受教育、社会化的重要场所。儿童和青少年处于求知、发育、生命的初始阶段,是行为习惯和世界观形成的关键时期,是最适宜开展健康教育的目标人群。由于身心发育、群体生活等自身因素和外部条件等特点,决定了学校健康教育的重要性和必要性。国内外的学者都认为首先要做好学生人群的健康教育。

中共中央、国务院印发的《"健康中国2030"规划纲要》中提出要加大学校健康教育力度,将健康教育纳入国民教育体系,把健康教育作为所有教育阶段素质教育的重要内容。

学校健康教育是对学生(包括大、中、小学学生和幼儿园小朋友)进行有组织、有计划、有评价的健康教育活动,培养学生的健康意识与公共卫生意识,掌握必要的健康知识和技能,促进学生自觉地采纳和保持有益于健康的行为和生活方式,减少或消除影响健康的危险因素,为适应社会和终身健康打下良好的基础。

我国的学校健康教育具有悠久的历史,是现代健康教育的发源地。1904年清政府颁布了《奏定学堂章程》(又称《癸卯学制》),对学校卫生教育提出了初步要求。1913年2月,民国政府教育部颁布了《高等师范学校规程》,在其课程安排中设"生理及卫生"课。1923年6月,教育部颁布的《新学制课程标准纲要》,首次将"卫生课"正式列为小学的教学课程,并在初中体育课中设"生理卫生",高中体育课中设"卫生法、健身法"。在此期间,许多学者还编写了学校健康教育方面的书籍,如周尚的《生理卫生与教育》(1919年)、《幼儿园的卫生教育》(1933年)等课本。

儿童青少年时期的行为方式具有极大的可塑性,提高学生的健康认知并建立相应的行为,不仅使儿童青少年终生受益,更关系到整个社会的健康。学校是投入少而容易取得良好效果的健康教育场所。通过学校提供经济、有效的教育手段去改变和影响学生的健康知识、健康信念和健康行为,从而影响家庭和社会,逐步提高全民的健康素养。目前,我国的大、中、小学在校学生超过3亿人,占总人口的1/4以上,在这样巨大的人群中开展健康教育,对于国民素质的提高和社会的发展具有非常重要的现实意义。

学校健康促进是在学校健康教育的基础上发展起来的。学校健康促进是指通过学校、家长和学校所属社区内所有成员的共同努力,给学生提供完整、积极的经验和知识结构,包括设置正式和非正式的健康教育课程,创造安全健康的学习环境,提供合适的健康服务,让家庭和社区更广泛地参与,共同促进学生健康。

学校健康促进的目标人群可以分为一级和几个次级。一级目标人群指学生群体;次级目标人群包括学校领导、教职员工、学生家长、社区领导。另外,大众传播媒介对儿童青少年行为的影响不容忽视,学校健康促进要充分发挥大众传媒的作用。

学校健康促进的主要任务为:①贯彻素质教育方针,树立"健康第一"的办学理念,以培养健康人才为学校的第一追求;②制定学校健康政策,推动卫生与体育工作,提高学生的身体素质;③学校落实控烟措施,确保达到无烟学校的标准;④学校全体教职员工都承担对学生健康的责任;⑤改善学校物质环境;⑥建立良好的学校人际关系;⑦为学生提供基本的卫生服务,改善学生的健康状况,解决学生的主要健康问题;⑧促进学生和教师健康相关知识、态度、行为的改变,提高学生个人保健技能,培养学生健康的生活方式;⑨学校与所在社区建立持久的健康互动关系。

21.2 学校健康促进的实施内容

21.2.1 学校健康政策

学校健康政策是学校做好健康促进工作和可持续发展的根本保证,学校至少应制定以下主要健康政策:①将"健康第一"的理念融入各项学校工作中,把健康促进工作纳入学校整体工作计划和规划中;②每个教职员工均有促进自身和学生健康的责任和义务,健康知识应渗透各个学科;③学校传染病防治和报告制度;④学校晨检制度;⑤学生饮用水管理制度;⑥学校食堂卫生管理和食品安全制度;⑦学校突发事件应急预案;⑧学校内禁止吸烟、酗酒和药物滥用的规定;⑨禁止教职员工对学生进行体罚;⑩保证每个学生平等使用教育资源。

21.2.2 学校健康教育

学校健康教育是学校教育的重要组成部分。它通过健康课程教学、健康活动、健康咨询来培养和提

高学生的健康知识和技能水平,构建相关学科教学与教育活动相结合、课堂教育与课外实践相结合、经常性宣传教育与集中式宣传教育相结合的健康教育模式。

（1）健康课程教学

指健康教育要纳入学校正规课程的设科教学。教学内容应该遵循教育部颁布的《中小学健康教育指导纲要》【2008 教体艺〔2008〕12 号】规定,中小学生依照不同年龄掌握相应的健康知识和技能,以促进学生养成健康的行为和生活方式,学校健康教育工作质量也将据此进行考评。

《中小学健康教育指导纲要》要求学校每班每学期应安排6~7课时,师资以现有健康教育专兼职教师和体育教师为基础。培养健康教育师资,将健康教育基本理论和方法纳入教师职前教育和职后培训内容。

（2）健康活动

健康活动的目的在于促使学生通过亲身体验加深印象,促进学习效果。健康活动应与课堂教学互相配合,使课堂知识与实际行动结合起来。

（3）健康咨询

健康咨询是学生(或家长)与咨询人员(医务人员、老师或心理指导师)面对面接触,针对某一健康问题,进行请教与指导的人际传播过程。

健康咨询中一定会产生健康行为指导,它可分为集体和个体两方面。目前,心理咨询在健康咨询中占有重要比例。

21.2.3 学校环境

（1）改善学校物质环境

学校物质环境包括校舍建筑、教室照明和通风设备、可调式课桌椅、学生饮水装置、厕所蹲位、自来水龙头数、体育设施等,以及膳食供应等物质条件等。完善的物质环境会促进学生的身心健康和学习效率的提高。学校的物质环境建设至少应包括以下几个方面:

1）学生学习、生活和娱乐时使用的建筑和设施应有利于保护和促进学生的健康,如采光、照明和通风等;教室的黑板、灯光等要符合国家有关部门的标准。

2）学校有足够面积的体育运动场地,操场要平整;有符合教育部规定的体育设施和足量的各类运动器具。

3）学校要为学生提供安全的饮用水和营养均衡

的膳食。饮水设施在气温较高的夏秋季要满足全体学生的正常需求;学校食堂要符合《食品安全法》的规定。

4) 校园要清洁卫生,有足够的绿化面积和美化的环境。

5) 校园内有足够的卫生设施,如水龙头数量不得少于班级数。厕所要按照女生每 15 人设一个蹲位;男生每 30 人设一个蹲位,每 40 人设 1 m 长的小便槽,满足学生基本的生理卫生要求。

6) 学校内要有垃圾收集设施,定期处理。

7) 有住宿生的学校,宿舍要安全、整洁,配套卫生设施。

（2）建立良好的校内社会环境

学校社会环境是指学校内部的人际环境,包括以下内容:

1) 在师生员工之间形成相互关心、信任和团结友爱的人际关系,树立积极向上的良好校风。

2) 学生的个性和发展得到尊重。对残疾学生要提供帮助,保证他们不受歧视。

3) 对有经济困难的学生提供帮助,使他们能和其他学生一样接受良好的教育。

4) 学校的领导和教师随时为学生提供积极、正向的心理支持,使学生们的心理保持健康的状态。

21.2.4　学校卫生服务

学校基本的卫生服务至少包括下列几个方面:①学生和教职员工都要定期进行健康体检,并及时将学生的体检结果反馈给家长;②设立医务室(卫生室),开展学生常见病防治工作,处理学生在校发生的外伤等健康问题;③建立心理咨询组织,设立心理咨询室、心理咨询电话、心理咨询信箱等,给学生提供心理支持;④为学生开展必要的免疫接种,防止急性传染病流行。

21.2.5　社区关系

学校与社区建立互动关系是指学校与学生家庭之间的联系,以及学校与所在社区各个机构、组织之间的联系。其内容包括:①学校应主动寻求和利用当地社区组织、人力和技术资源为学生的健康服务;②与学生家长建立直接、有效的沟通渠道,动员家长参与对学生的健康促进;③鼓励师生参与所属社区的实践活动,如参与社区的卫生日宣传、到社区为老年人和困难户提供帮助等。

21.3　学校专题健康教育

专题健康教育的内容很广,是为了预防某种疾病或减少某种致病危险因素而进行的行为干预。实质上是某一特定时期的学校重点健康教育内容。专题健康教育内容一般可分为几大类。

21.3.1　学生常见病防治健康教育

学生常见病防治是多年来学校卫生工作的重点,如视力低下、学生肥胖等,是专题健康教育的主要内容。

学生常见病健康教育的重点为:视力低下、龋齿、沙眼、肥胖和脊柱弯曲异常。

21.3.2　学校传染病防治健康教育

国家规定大、中学校新生入学后要进行艾滋病和结核病这两种重点传染病防治的健康教育。在学校,特别是中小学校,人员密度大,教室内空气质量差,同学之间长时间密切接触,是传染病最易流行的环境,应根据不同的季节和传染病流行的趋势,提前进行防病健康教育的教学,或请专家即时开设集体防病讲座。防病专题健康教育内容主要有以下 3 类:①呼吸道传染病,是主要通过空气飞沫传播的病毒性疾病,如流行性感冒、水痘、麻疹、风疹、腮腺炎、流行性脑脊髓膜炎等;②消化道传染病,如痢疾、伤寒等;③虫媒传染病,如蚊子吸血传播的乙型脑炎、疟疾和登革热;在长江中下游沿江地区的学校,每年春夏季都必须开展血吸虫病防治专题健康教育。

21.3.3　青春期健康教育

青春期是人生中最为美好的时期,也是人发育成长中生理和心理变化最大的时期。一个人能否顺利、健康地度过青春期,决定着这个人能否幸福地拥有青春年华和享有整个人生。青春期健康教育既是学校的任务,也是家庭的责任,要使家长重视并参与到青少年学生的健康教育中来。

人的一生从受精卵发育开始到衰老去世,大体分为胎儿期、婴儿期、幼儿期、童年期、青春期、青年期、成年期和老年期。人体成长发育过程时快时慢,生长过程有两个高峰。从胎儿到出生后 2 周岁是第一次生长高峰,而第二次生长高峰就是青春期。

WHO 将 10～24 岁确定为青少年时期,10～20 岁定为青春期,将 15～24 岁定为青年期。青春期是决定一生的体格、心理、个性、智力发展的关键时期。这一时期的健康教育最突出的是与性发育相关的生殖健康教育问题。

21.4 学校健康促进的组织实施

21.4.1 将健康促进纳入政府部门的工作计划

各级政府应当加强对学生健康促进工作的领导,将学生健康促进工作纳入国民经济和社会发展规划,组织和动员社会力量共同做好学校健康促进工作。教育行政部门应当明确专门工作机构和人员,具体负责学校健康促进工作。

21.4.2 学校要强化"健康第一"的理念

学校的领导和教职工应牢固树立"健康第一"的指导思想,把促进学生身心健康、全面发展作为学校教育的根本任务。学校应当把健康教育纳入教学计划,明确教学、后勤等各部门的职责,鼓励各学科老师在教学中渗透健康内容,发挥少先队或共青团组织的作用,通过多渠道为学生提供健康知识和健康服务。同时,建立学校与家庭、社区之间良好的健康互动办学环境,改善学校的设施条件。

21.4.3 学校要落实各种健康措施

中小学校应当开设健康教育课,高等学校(含高等职业学校)应当开设健康教育选修课或者讲座,传授健康知识,培养学生的健康行为和卫生习惯。学校还应当做好以下工作:①制订学校卫生保健工作计划及实施方案;②开展健康教育讲座、组织班队的健康活动;③落实预防近视的措施,每天组织学生做两次眼保健操;④加强医务室(保健室)工作,做好学生的体检和健康管理;⑤协助开展学生免疫接种工作;⑥注重膳食营养与饮食卫生;⑦定期检查教室、宿舍、阅览室等公共场所的卫生情况;开展对学生常见病、多发病、传染病和地方病的预防工作;⑧改善学校的硬件条件和环境卫生。

21.5 学校健康促进评价

学校健康促进评价是学校健康促进工作的一个重要组成部分,经过科学的评价可以了解学校健康促进工作的现状,可为教育主管部门、学校领导、教师、学生及家长提供最为客观的信息,以便于今后该项工作更好地开展。

21.5.1 评价的原则

Pollock 曾提出了学校健康教育评价的 7 条原则,现在国内同行的做法基本都符合这一原则:①评价应是连续的,与整个规划同步;②评价应围绕学校卫生规划中所有主要的方面;③评价应关心结果、步骤和内容;④评价应该是有关人员都参与,包括学生、学校领导、教师、医务人员、专家和社会代表;⑤评价重点应该放在规划的目标和目的上;⑥评价应该有一个长期规划;⑦评价应该做好资料收集和记录保存。

21.5.2 评价的内容、指标及方法

(1)学校健康教育评价

1)评价内容:包括课堂教学计划、教学内容、有无课时、师资、教案、教具、考试;教师的知识背景、是否经过培训等。学生的健康知识、健康信念、健康行为的变化。

2)评价指标:学生的健康知识、健康信念、健康行为的指标是使用最多的。

学生健康知识的变化是学校健康教育评价的重要指标,常采用问卷法,针对学生应掌握的知识范围进行书面测验。健康知识常用评价指标包括人群的知晓率、达标率、平均分数等。

健康信念是指目标人群对健康知识和健康行为的认识、观点和态度的概括;是反映情感倾向的评价指标,最好设计一组题目而不是以单一问题下结论。

反映健康行为的指标较为客观、可靠,是对学校健康教育效果评价的主要依据。健康知识和健康行为测试有时结合在一起完成效率较高,如随机抽测学校的整个班级,在班级内给学生做健康知识测试问卷的同时,对全班学生的指甲和头发的长短、衣领的清洁度、带水杯的人数等健康行为习惯进行快速记录。

(2)学校卫生服务评价

评价内容:健康体检的内容及次数,学生常见病筛检和治疗,身体缺陷的检查和矫治,晨检及上报情况,心理问题筛查,健康咨询和行为指导等。

评价指标:反映体格检查和其他检测的指标有患病率(如近视眼的患病率、龋齿患病率等)、发病率(如急性传染病发病率、外伤发病率等)、检出率、感染率、矫治率、治愈率等。

反映学生因病缺课指标如下。

1）人均病假日数：指全校（或班级）在一学期中平均每人因病缺课的时数。公式为：

$$一学期学生人均因病缺课日数 = \frac{全学期因病缺课人日数}{该学期全校学生平均数}$$

2）月病假率：指全校（或班级）在一个月请假总人日数占总人日数的比例。公式为：

$$月病假率 = \frac{某月病假总人日数}{同月授课总人日数} \times 100\%$$

反映学生生长发育变化的常用指标有等级评价方法、百分位数法等，具体可查阅相关统计学方法。

（3）学校环境评价

1）学校的硬件环境评价是对客观实物进行物理评价，一般主观成分较少，方法简便。通常把有关部门颁布的各项卫生标准制成检查表，进行对照比较，看是否达到标准。如教室的使用面积，教室自然采光、照明、通风情况，空调，课桌椅结构是否可调？调了没有？这些都有标准可供现场检查比对。

2）学校的人际环境评价相对比较困难，可通过个别访谈或小组讨论的方法获得资料。例如，是否有教师体罚学生的情况？学校对待残疾同学、贫困家庭的同学是否有歧视现象？特别注意要听取学生的声音，有时从学生那儿可以了解到其他途径听不到的真实情况。

（4）学校健康促进的评价方法

可以选择运用以下方法：①查看档案资料；②问卷或调查表；③观察法；④个人访谈或小组讨论会；⑤自我评价（自我报告）。

21.6 健康促进学校评价标准

健康促进学校是采取一系列措施促使学生、教职员工、社区成员掌握改善自身和他人健康状况的能力的场所。学校不仅是培养学生科学素养、文化素养和道德素养的场所，也是促进学生生长发育、保护学生健康的重要场所。学校应该把为社会培养健康人才作为第一追求目标，即坚持"健康第一"的理念。

20世纪90年代，WHO开始在欧洲和西太平洋地区搞健康促进学校试点，制定了《发展健康促进学校区域行动纲领》，其内容都涵盖在健康促进的五大领域范围内。主要包括：①树立"健康第一"的办学理念；②学校卫生政策；③学校物质环境；④学校社会环境；⑤社区关系；⑥个人健康技能；⑦健康服务。

在《发展健康促进学校区域行动纲领》中还明确了健康促进学校宪章和奖励制度等。此后，中国健康教育所和各省市在开展健康促进学校试点和推广过程中，也都参考了该行动纲领并制定了当地的健康促进学校创建标准，其中的项目和内容大同小异。

1995年，WHO西太区将上海市的几所学校命名为"健康促进学校实验基地"。同年11月，由中国健康教育研究所承担的北京、武汉和赤峰3个城市的12所中小学参加的"中国/WHO健康促进示范学校"项目启动。1997年4月，WHO在印度尼西亚雅加达举行了全球健康促进学校会议后，以控制吸烟、降低学生肠道蠕虫感染、合理营养、心理平衡以及肥胖控制等为切入点发展健康促进学校的项目在全国各地陆续启动。国内健康促进学校试点从小学、中学到大学，从公立学校到私立学校，从普通中小学到中等职业学校以及聋哑学校；从东部到西部，从城市到农村，各地相继参与健康促进学校的实践。

据不完全统计，北京、天津、上海、浙江、内蒙古、福建、湖北、吉林、陕西、四川、广东、青海、深圳、江苏、香港、台湾等20余个省（市）、地区都先后创建健康促进学校的试点或推广。

（黄明豪）

22 医院健康教育与健康促进

医院一词来自拉丁文,原意为"客人",因为一开始设立时,是供人避难之用,还备有休息间,有招待意图。后来,才逐渐成为满足人类医疗需求,提供医疗服务的专业机构,收容和治疗患者的服务场所。医院是指按照法律法规和行业规范,为患者开展必要的医学检查、治疗措施、护理技术、接诊服务、康复设备、救治运输等服务,以救死扶伤为主要目的医疗机构。医院是开展健康教育的天然有利场所。

22.1 医院健康教育与健康促进概述

随着社会经济发展,医疗资源的有限与人们日益增长的健康需求导致医患矛盾日益凸显,而多项研究证明,医院健康教育是促进医院沟通的有效方式之一。健康观的发展使人们意识到,医院不仅仅要向患者提供高质量的保健服务,更应该致力于与患者建立合作关系,为他们建立健康促进目标,发展健康促进的组织和文化,使患者和全体工作人员积极参与,以达到促进健康,提高生命质量的目的。

医院健康教育是指以医疗保健机构为主要场所,以健康为中心,为改善患者及其家属、社区成员和医院职工的健康相关行为所开展的一系列有组织、有计划、有目的的教育活动与过程。随着医学模式的转变,医院健康教育在实施场所上,由医院扩展到社区;在受众上,由患者及家属扩展到医院员工和社区人群;在内容上,从疾病为中心扩展到以健康为中心,并贯穿生命全周期的健康促进理念;在目的上,由单纯的传播知识转化为健康行为的建立和心理健康促进,提升患者健康素养。

医院健康教育的主要意义在于:①医院健康教育是实现医院功能转变的先导和基础,满足医学模式改变的需要;②医院健康教育是改善医患关系和医院的社会公共关系的纽带;③医院健康教育是一种重要的治疗手段,有助于提高患者的依从性,实现对患者的心理保健,同时促进行为生活方式的转变。

根据教育受众不同,医院健康教育可以分为患者健康教育、医务人员健康教育以及社区健康教育三方面。

22.1.1 患者健康教育

患者健康教育又称院内教育,是医院健康教育的重点。患者在医院的就诊和住院时期称之为可教育时机,此时患者已经体会到一些危险因素带来的后果,对于自身健康更为重视,对于医师的建议有较强的依从性。因此,可以利用患者看门诊、住院等机会,对于患者及其家属开展个体化的健康教育,结合患者的健康问题、生活方式、家庭及社会背景等开展个性化的健康教育。也可以利用医院内患者较为集中的特点,通过健康讲座、患者自我管理小组等方式开展群体健康教育。

22.1.2 医护人员健康教育

医院健康教育本身就是医院工作的重要组成部分,医护人员对其负有不可推卸的职责。然而,受传统医学教育模式的影响,我国的医护人员和医院管理者大都缺乏健康教育学科的系统培训,这是开展医院健康教育的不利因素。为了能够应对患者健康教育的需求,医院应努力提高医护人员的综合素质及专业技能,从而保障健康教育宣传的顺利进行。同时,作为一个特殊的社会群体,医护人员也需要接受健康教育以促进自身健康。

22.1.3 社区健康教育

社区健康教育是医院健康教育在社区的延伸与拓展,教育受众由患者延展到大众,具有更大的影响力。社区健康教育是由医护人员作为实施健康教育的主体,以社区人群为教育对象,以社会共治为原则,以促进社区人群健康为目标,动员全社会共同参与的健康促进活动。

22.2 医院健康促进的实施内容和方法

根据《渥太华宪章》中的五大行动领域,将健康促进的五大领域融入政策制定、组织管理与服务流程之中是健康促进医院发展的关键(表22-1)。

表 22-1 医院健康促进的发展策略
——健康促进的行动领域视角

领域	含 义	策 略
制定健康政策	医院建立以患者及员工健康为中心的政策与管理制度	将健康促进医院视为医院组织发展策略,系统规划与管理
创造支持性环境	为患者与其家属就医以及员工的工作创造安全、健康的环境	改善医院的自然与人文环境,创建健康的工作场所
强化社区行动	通过跨部门与专业间的合作促进社区健康,并动员社区居民参与健康促进	医院积极参与社区健康促进行动

续 表

领域	含义	策略
发展个人技能	通过健康教育发展个人技能,提升个人对健康的决策力与管理能力	通过医院健康教育等方式提升患者、其家属及社区居民的健康技能与健康素养提升
调整健康服务方向	将预防理念融入临床诊疗之中,为患者提供连续性的卫生服务	开展临床预防服务,建立以提升患者健康为中心,以预防和健康促进为导向的卫生服务系统

22.2.1 医院健康政策

医院健康促进的实施与发展需要得到组织、政策、资金等多方面的支持和计划的保证。因此,医院必须制订切实可行的规章制度和工作规范。这样的政策要综合考虑患者、员工以及所有医院来访者的健康。换句话说,把健康理念融入医院的所有政策。包括建立健康教育操作规程,如对首诊患者询问其吸烟情况并简短介绍戒烟干预的流程,对出院患者的健康教育规程等,并保证每一制度的落实。医院所有的政策和工作计划应该从循证的角度制订,保证其规范化与科学化。

医院应该至少制订以下主要制度:①健康教育纳入发展规划、院科两级责任制目标管理;②医院健康教育与健康促进管理制度;③人员培训制度和健康教育工作考核制度,全体员工定期接受健康教育与健康促进继续教育或专题培训;④无烟医疗机构及控烟制度;⑤针对患者及社区居民开展健康教育工作纳入医护人员绩效考核,等等。

22.2.2 医院健康环境

(1) 医院的物质环境

医院的物质环境主要是指医院的诊疗环境,包括建筑、设备、设施、卫生、照明、通风、采暖、绿化等。环境建设至少应该包括以下方面:①建筑设备设施符合国家有关规定、标准和要求;②医疗废物与生活垃圾按要求分类处置,处置及时;医疗废弃物管理符合院感管理的相关规定;③要清洁卫生,有足够的绿化面积和美化的环境,有足够的卫生设施;④辐射安全、医疗废弃物等标志清晰、明显,院内除公益广告外不设置其他商业广告;⑤设置导医标志,方便患者就诊;⑥候诊区提供与就诊人数相匹配的候诊座椅,为患者提供安全、私密的就诊环境。

（2）医院的人文环境

医院的人文环境主要指为患者营造友善的就医氛围和较好的就医体验,主要包括:①医务人员对待患者和蔼可亲,使用文明礼貌用语;②考虑残疾人、老年人、孕产妇等特殊人群的需求,如开通绿色通道、优先窗口等;③根据需要提供安全的食品和饮用水。

（3）无烟环境

烟草对健康的影响不言而喻,因此医院应为患者及其家属营造无烟就医环境,主要包括:①医院室内完全禁止吸烟,所有室内场所没有烟头、没有吸烟者;②医院所属区域有明显的禁烟标志,所有建筑物入口处、候诊区、会议室、厕所、走廊、电梯、楼梯等公共区域有明显的禁烟标志;③院内不销售烟草制品,院内无烟草广告、促销和赞助;④为人群提供控烟宣传及资料。

22.2.3 医院健康教育

（1）患者健康教育

患者健康教育可分为门诊健康教育和住院健康教育。

1）门诊健康教育:是指对患者在门诊治疗过程中进行的健康教育。门诊健康教育包括候诊健康教育、随诊健康教育、健康咨询等。

A. 候诊健康教育:是在患者候诊期间所进行的教育。主要采用的形式有在候诊厅放置健康知识资料、设置健康教育宣传栏、黑板报等。健康教育宣传栏内容要根据各类人群文化层次的特点精心设计,力求做到内容新颖、标题醒目、形式美观,注意科学性、针对性、通俗性和艺术性。

B. 随诊健康教育:是医师在给患者诊疗过程中,根据患者所患疾病的有关问题进行简短的讲解和指导。为解决门诊患者多,诊疗工作量大与开展随诊教育的矛盾,可使用健康教育处方来对口头教育进行补充完善,又便于患者保存阅读,对指导患者进行自我保健和家庭保健是一种有效的辅助治疗手段。

C. 健康咨询:健康咨询是医务人员对咨询者提出的有关疾病和健康问题进行的解答和医学指导,县级以上医院要设立咨询室或心理门诊,以满足各类人群的不同需要。

不同的门诊应该根据疾病特点和要求制订门诊健康教育的工作流程和要点,结合患者情况开展健康教育。

2）住院健康教育:是指医护人员对住院患者或患者家属进行的健康教育。住院健康教育可分为入院健康教育、病房健康教育、出院健康教育和出院后（随访）健康教育。

A. 入院健康教育:指在患者入院时,对患者或其家属进行的健康教育。主要内容是医院的有关规章制度、生活环境、注意事项等。通常由护士承担,采用口头教育或宣传资料等形式,旨在使患者和陪护人员尽快熟悉住院环境,稳定情绪,遵守住院制度。

B. 病房健康教育:指在患者住院期间进行的经常性的健康教育工作,是健康教育的重点。医护人员根据各自的工作特点,针对患者的病情和需求,开展患者健康评估,对患者及其家属、陪护人员进行较系统、深入、有针对性地教育和指导,以建立良好的医患关系,增强患者的治疗信心,使其积极配合治疗,促进早日康复。可采用的方法有卫生科普读物进病房,健康教育宣传（宣传橱窗、宣传牌）,有条件的医院可采用闭路电视、电子屏幕、播放电视录像片等现代化电教手段配合实施病房健康教育工作。

C. 出院健康教育:指患者病情稳定或康复出院时所进行的健康教育。医护人员应以口头谈话和健康教育处方形式向患者及其家属介绍治疗结果、病情现状,提出如何巩固疗效及防止复发的注意事项。帮助患者规划饮食、起居、活动方式、功能锻炼、用药方法等。

D. 出院后健康教育:出院后健康教育是出院健康教育的延伸。对象主要是有复发倾向,需要接受长期健康指导的慢性病患者。出院后健康教育是一个连续追踪过程,主治医师通过书信指导、定期或不定期家访、电话咨询等方式,针对病情现况和患者需求,修正治疗方案,给患者以长期、动态的相应健康咨询和指导。

所有的医院应该根据医院实际,设立健康教育宣传栏、资料架、电子屏等开展患者健康教育,同时积极利用院内健康讲座、新媒体手段等向患者传递健康信息。

（2）社区健康教育

社区是医院开展延伸服务的主要场所,医院应与社区密切联系,根据社区居民的健康需求,定期组织医护人员面向社区居民及重点人群开展健康讲座、健康咨询、义诊、健康生活方式倡导等健康活动。同时二、三级医院应该加大与社区卫生服务中心的联系,帮助提高社区医疗和健康教育技能与水平,建立"小病在社区,大病进医院"的转诊制度,促进社区居民的健康。

医院要通过广播、电视、报纸、网站和新媒体对公众开展健康教育,并按照当地卫生行政部门的安排,积极参加世界卫生日、计划免疫日、世界无烟日、糖尿病日、艾滋病日、防治结核病日、精神卫生日、国际助残日、全国爱眼日、爱牙日、高血压日等重大卫生日的宣传咨询活动。

（3）医护人员健康教育

医务人员的健康教育是医院顺利进行健康教育的前提和保障,健康教育和技能培训是医务人员健康教育的主要措施。医务人员的健康教育主要集中在慢性病预防、戒烟、工作压力的管理、健康的饮食等生活方式的相关问题上,主要开展的健康项目有创建无烟环境、压力管理和减肥项目;同时还应注重员工的健康促进技能和文化的培训,提高员工健康促进的能力。

1）对全体员工进行体检,建立健康档案,开展健康评估。

2）针对医护人员存在的问题,有计划、有组织的实施干预活动,促使医护人员建立健康的生活方式,促进和增强自身的心身健康。

3）组织促进身心健康的文体活动,丰富员工生活,提高医院凝聚力。

22.3 患者健康教育的内容和方法

22.3.1 患者健康教育的内容

患者健康教育由于受不同教育的个体特征、不同病种、疾病的不同阶段等因素的影响,教育内容十分复杂。概括地讲,患者健康教育主要包括两大部分内容:促进行为健康和促进心理健康。

（1）促进行为健康

包括:基本健康行为、预警行为、保健行为、避开危险环境、戒除不良嗜好等。具体内容与其他健康教育相同,在此不加赘述。

（2）促进心理健康

良好的心理状态有利于提升患者的主观能动性,建立治疗疾病的信心,有助于稳定病情,促进身心健康,提高患者的生存质量。心理健康教育应包括:

1）教育患者正确认识疾病,对待疾病,帮助患者

树立战胜疾病、早日康复的信心。

2）针对不同类型患者的心理特点和心理需求,介绍有关疾病防治知识和心理保健方法,消除异常心理和心理负担,提高自我心理保健能力。

3）向患者家属及陪护人员进行保护性医疗原则教育,指导他们在精神上给患者以支持和鼓励,避免恶性刺激。

4）对晚期患者及其家属开展临终关怀和死亡教育,使其正视病痛,正视死亡,提高生命质量和生活质量。

22.3.2 患者健康教育的方法

（1）根据开展健康教育的手段不同分类

1）语言教育法:指通过语言的交流与沟通,讲解及宣传健康教育知识。主要的方法有讲授法、谈话法、咨询法、座谈法、小组法和劝服法。该方法的特点是简便易行,一般不受客观条件的限制,不需要特殊的设备,随时随地都可进行,具有较大的灵活性。

2）文字教育法:指通过一定的文字传播媒介和患者的阅读能力达到健康教育目的的一种教学方法。主要形式有图书、标语、宣传资料和墙报等。其特点是不受时间和空间条件限制,既可针对大众进行广泛宣传,又可针对个体进行个别宣传,而且患者可以对宣传内容进行反复学习。

3）形象教育法:指利用形象艺术创作形式开展健康教育,并通过人的视觉直观作用进行的健康教育策略,如可以采用模型、照片、图片等方式进行,其特点是形象、直观。

4）实践教育法:指通过患者的实践操作,达到掌握一定的健康护理技能,并用于自我或家庭护理的一种教学策略。主要方法有演示法、操作法、实验法和作业法。其特点是要求患者有一定的动手能力。

5）电化教育法:以运用现代化声、光设备传送信息,如幻灯、电视、动画等,其特点是将形象、文字、语言、艺术、音乐等有机结合在一起,形式新颖,形象逼真。

6）综合教育法:将口头、文字、形象、电化、实践等多种健康教育方法适当配合、综合应用的一种健康教育方法。它具有广泛的宣传性,适合大型的宣传活动。

（2）根据开展健康教育的对象不同分类

1）个体化健康教育:个体化健康教育是医务人员通过对患者及其家属已有知识的评估,通过谈话、提问和咨询等交流的方式,对患者、家属及其他人提

出的有关疾病护理、保健及生活中的各种问题进行健康指导,帮助其做出健康行为决策,增进身心健康的过程。这种方式要求医务人员熟练运用倾听、提问、反馈、非语言技巧等,同时要求有合适的场所。

2)群体健康教育:群体健康教育是以小群体为对象开展患者健康教育的一种方法。相互依赖和情感支持是人的基本社会需要,对患者来说,尤其需要这种依赖和参与。患者可以通过群体活动了解信息、交流经验、相互帮助、获得信心和行为动力。常用的团体指导形式包括:小组活动、专题讲座、病友联谊会等。

3)网络健康教育:指医患双方通过医院网站、微博等进行互动。患者可在网络上留言或浏览网页上的健康教育知识,提出问题,在一定时间内由医护人员进行解答。这种互动形式不受时间、地点的限制。

在个体和群体的健康教育过程中,都可以利用模型、标本等让患者理解并演示,促进他们对健康技能的掌握。

22.3.3 系统化患者健康教育程序

患者健康教育程序由 6 个步骤,即评估、诊断、目标、计划、实施、评价组合而成,它是一个循环的过程(图 22-1)。1986 年,美国公共卫生教育组织提出了一个包括 5 个步骤的健康教育模式:①确定患者的健康需求;②建立健康教育目标;③选择适当的教育方法;④执行教育计划;⑤评价教育效果。这一模式与患者健康教育程序相一致。

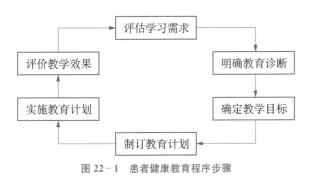

图 22-1　患者健康教育程序步骤

患者健康教育程序中各步骤的含义如下。

（1）患者健康教育评估

评估是系统地收集患者学习需求资料以及生理、心理、社会、文化、精神等健康相关信息,通过对这些资料的收集、分析、整理,有助于建立符合患者实际情况的健康教育诊断。评估内容包括:学习需

要、学习能力、学习态度和生理状况等。

在评估时必须遵循以下原则,才能达到评估的有效性。①资料的可靠性:可靠性代表所收集到的资料的稳定程度,即在同样情况下对患者进行二次评估,所得到的资料的相同程度。②资料的真实性:真实性是评估中最重要的一个方面,是指一项评估实际上达到了多少应该达到的目的。资料的真实性对确定健康教育诊断起着至关重要的作用。

患者健康教育评估的主要内容包括以下几方面:

1)身体状况评估:包括患者年龄、体重、身高、影响健康状况的问题或疾病、营养摄入、过敏史、活动和锻炼,特别是对视力、听力、疾病状态等的评估。同时也可以进行患者意识和定向力评估、睡眠状况评估、疼痛状况评估等作为补充。

2)心理状况评估:指对患者对疾病的心理适应情况、心理情绪、情感表现、学习需求、学习准备等进行的评估。

患者对疾病的心理适应模式往往经力否认、怀疑、调整、转变、适应、成功多个过程(表 22-2),针对不同的过程开展健康教育的方式有所不同。

表 22-2　患者心理适应过程

阶　段	含　义	行 为 表 现
否认期	拒绝接受事实	否认疾病存在和严重程度
怀疑期	怀疑事实存在	寻找否定疾病存在的依据
调整期	接受事实	向医护人员询问自己的疾病
转变期	面对现实	与他人讨论个人的感受
适应期	安排生活	主动寻找治疗信息
成功期	应对自如	积极配合治疗

患者的心理情绪可能包括恐惧、焦虑、不信任等多种情况,需要采用引导、启发等方法,帮助他们缓解情绪。

3)社会背景评估:社会背景通常指个人特征以及生活依赖于他人或受他人影响的社会环境。这种环境在健康教育中构成社会支持系统或社会网络,给患者提供援助。主要包括:个体的文化、经济特征、社会关系状态、社会经济状态等。

评估的资料可以来源于患者本人的表述及其家属、朋友、医务人员的记录等,通过观察、询问等方法获得。对收集到的资料进行评估,可以帮助确定对患者开展健康教育的重点和要点,住院患者也可以根据住院期间的评估变化及时调整教育内容。

（2）患者健康教育诊断

诊断是对患者所需健康知识的一种判断,它建立在评估基础上,引导健康教育计划的制订。可以包括:生理健康知识诊断、心理健康知识诊断、精神健康知识诊断等。当明确患者缺乏特定的有关健康认知方面的知识时,便为有针对性地对患者开展健康教育指明方向。

（3）患者健康教育目标

目标是健康教育活动要达到的目的和效果。任何一个健康教育计划都必须有明确的目标,它是计划实施和效果评价的依据。对患者进行健康教育这一活动中,目标既是患者教育预期达到的结果,又是实施教育计划的行为导向。因此,目标要切实可行、具体可操作,同时可观察、可测量。

从目标上看,不同时期的患者健康教育目标有所不同,目标可以分为以下几个方面:

1）门诊教育目标:是指患者在门诊期间,医务人员根据患者的健康疾病主诉和体检结果,结合日常健康生活方式,为帮助患者在日常生活中改善行为生活方式和遵医行为而建立的目标。

2）入院教育目标:指医务人员在患者入院时,为帮助患者建立良好的遵医行为而建立的目标。例如,帮助患者尽快适应住院环境,建立遵医行为。

3）手术教育目标:指医务人员在患者手术前为其减轻紧张、焦虑等情绪,手术后减少术后并发症而制订的教育目标。例如,提高患者手术适应能力,减轻术前焦虑。

4）住院常规教育目标:指患者在住院期间,为满足患者教育需求,减轻心理负担而建立的常规教育目标。例如,提高患者住院适应能力,减轻心理负担。

5）特殊检查与治疗教育目标:指为减轻患者因特殊检查或治疗而产生的紧张情绪和减少并发症而制订的目标。例如,提高患者配合检查和治疗的能力,减轻焦虑,减少并发症。

6）出院教育目标:指患者出院时为帮助患者建立健康的生活方式而制订的目标。例如,提高患者自我保健和自我护理能力,促进功能康复,建立健康行为。

（4）患者健康教育计划

计划是进行健康教育活动的指南,是健康教育实施的基础。它将对患者健康教育诊断进行优先次序的排列、教学设计、规划、决策和难点、时间的安排

等进行计划。

教育计划必须有重点,切忌面面俱到,包罗万象。教学内容必须有针对性,符合患者利益、满足患者的需要,制订计划时应严格按程序步骤,不仅要研究患者的健康问题,而且还要研究患者的需求、接受能力、知识水平、社会问题、学习中可能会遇到的困难等问题。

（5）健康教育计划实施

实施是将健康教育计划中的各项教育措施落实于教育活动中的过程。实施包括:计划内容的实施、评估实施前的准备工作、教学资源的利用、时间管理、实施记录等。相关实施要求可以参考健康教育计划实施的内容。

（6）患者健康教育评价

评价是评审教育活动的结果,是对教育目标达成度和教育活动取得效果做出客观判断的过程。评价包括:形成评价、过程评价、结果评价等。患者健康教育评价可以通过直接观察、书面测验等方式来进行,从而了解健康教育的效果。

22.4 健康促进医院建设

健康促进医院的概念远远超过了健康教育的范畴,是在医院开展健康教育和健康传播的基础上包括了政策、法规、组织等行政手段,是能促使患者及家属、医院员工以及社区居民等不同群体行为和生活方式转变的政策、法规、组织和经济等社会支持的综合体。健康促进医院是将健康促进融入医院传统的医学发展,鼓励医院实施降低环境影响措施,鼓励医院为员工、患者及家属创建有利于健康的支持性的社会环境和自然环境。

22.4.1 健康促进医院的发展历程

1988 年,WHO 在哥本哈根召开了健康促进医院国际研讨会。之后,WHO 在奥地利维也纳 Rudolfstiftung 医院发起了第一个健康促进医院示范项目。1991 年,WHO 在《布达佩斯宣言》中明确提出,医院是人类环境和组成人类生活的一部分,因此,在当代社会,医院的作用应该改变。医院应该着重于发展健康的观点、目标和组织结构。健康促进医院是致力于通过组织、文化、决策与流程的改善,以提高患者、员工与社区居民健康的健康服务组织,其核心策略是将健康促进的五大行动领域贯彻于医院的政策、组织管理与服务流程之中。

1991 年,澳大利亚政府启动了国家健康促进医院项目。1993 年,WHO 欧洲区办事处发起了具有里程碑意义的第一个国际健康促进项目——健康促进医院欧洲试点医院项目,此项目致力于 4 个领域的发展:促进患者健康;促进医护人员健康;促进社区居民健康;发展"健康"的医院组织。

1996 年欧洲卫生保健改革的《卢布尔雅娜宣言》和 1997 年 WHO 发表的关于医院健康促进的纲领性文件《维也纳建议》指出:医院的首要任务是促进人群健康和提升生活质量。医院需要将医疗机构的文化建设为健康文化,促进员工、患者、其亲属及所在社区的居民的健康和创造支持性环境。1997 年,在澳大利亚召开的第三次国际健康促进医院研讨班中,明确了健康促进医院应遵循的原则。

1) 促进人类尊严、平等、团结、职业道德。承认不同人群在需要、文化、价值观上的差异。

2) 以改善医院质量为方向,强调患者、家属和医务人员的健康,重视环境保护,发掘潜能,使医院成为一个学习的场所。

3) 提供整体照料,而不仅仅只是提供医疗服务。

4) 以人为中心,尽可能地向患者和其家属提供良好的卫生服务,依靠患者的能力,加速其治愈过程。

5) 基于改善健康的目的,分配和使用资源并提供有效、经济的资源。

6) 尽可能地与其他卫生系统和社区形成密切的联系。

22.4.2　健康促进医院的发展战略及实施方法

在健康促进医院的发展方面,WHO 建议主要聚焦于:促进患者健康;促进医护人员健康;促进社区居民健康;发展"健康"的医院组织。而要达到这样的目标,必须首先满足患者、医务人员、医院组织和社区的有关健康的需要(表 22-3)。

表 22-3　健康促进医院的发展策略——从满足健康需要的视角

条　目	策　略		
	生理健康需要	心理和情感健康需要	社会健康需要
满足患者的需要	①医院功能和安全性设计;②遵循疾病诊疗指南;③确保卫生与消毒,预防院内感染;④良好的照明与通风;⑤预防事故的设备,如预防老年人跌倒的设施;⑥充足合理的营养;⑦支持健康的生活方式如戒烟、增加身体活动,倡导母乳喂养	①提供诊断和治疗的信息;②患者参与决策;③提升患者的健康素养;④用支持和尊重的态度和患者交流;⑤尊重患者的隐私;⑥合理安排患者的休闲时间;⑦提供足够的探视时间;⑧支持患者应对压力;⑨支持自我管理小组;⑩为出院提供支持	①为患者家属提供方便条件;②对于贫困患者的扶助
医务人员的健康需求	①医院功能和安全性设计;②合理安排作息时间;③提供健康食物,让员工有更多的健康选择;④支持健康的生活方式如戒烟、增加身体活动,营养咨询;⑤提供职业健康服务如预防接种,院内感染的预防,个体健康防护;⑥降低工作场所健康风险;⑦提供舒适的员工休闲场所	①为员工提供压力管理培训;②支持员工管理工作紧张;③建立员工友好型工作制度	①提供职业发展咨询和帮助;②支持员工之间交流与分享;③工作中提供一些社会交往机会;④建立员工子女托幼机构或者课后托管机构;⑤医院内部的一些商店的供应和营业时间适合员工需求
通过组织的改变提升健康	①制定健康促进的政策;②开展健康促进项目;③建立健康信息系统;④设置负责疾病预防、职业健康与健康教育的部门;⑤对于健康促进的效果开展评价;⑥促进员工对于健康促进的参与;⑦对于员工和领导的健康促进培训;⑧与社区建立健康促进合作与联盟		

续　表

条　目	策　略		
	生理健康需要	心理和情感健康需要	社会健康需要
社区健康需要	①提供关于医院服务时间、内容等准确信息；②提供关于医院服务提供者等准确信息；③提供关于出入院的标准；④提供该院和其他医疗保健机构之间的转院信息；⑤建立社区保健和随访的制度和网络；⑥通过对于医疗废弃物的处理减少医院对于社区环境的影响；⑦在医院周边提升交通安全		

（1）患者有关健康的需要

包括：生理健康的需要、心理和情感健康的需要、社会适应的健康需要。其中生理的健康需要包括患者能够得到适当的治疗、支持性的保健、合理的营养和卫生条件。心理和情感需要以及社会支持也必须成为患者健康需要的一部分。

（2）医务人员的健康需要

生理的健康需要是指必须考虑到合理的作息和工休、合理的营养、促进身体活动的参与，以及尽量减少医疗事故和院内感染等风险，减少职业性损伤。心理和情感的健康包括如何应对职业紧张，如何在工作和生活中获得平衡等。社会适应的需要包括工作中的社会关系、职业发展，以及参与不同的组织活动等。

（3）医院组织健康的需要

首先，医院必须建立有关健康促进的政策，并且建立日常监测、评估和报告系统，将健康促进纳入医院工作的日常体系。

（4）社区健康需要

首先，医院的患者及潜在患者都来源于社区。社区必须对医院所提供的服务有清晰的认识；而医院也应该意识到，如何尽可能做好垃圾和医疗废弃物的处理、做好医院以及周边的环境管理，将医院对于社区的不良影响降至最低，同时回应社区居民的健康需求，做好健康教育等工作。

22.4.3　健康促进医院的评价标准

欧洲是较早提出并践行健康促进医院的区域，WHO欧洲区域办公室提出健康促进医院的评价标准，并在9个欧洲国家的36家医院经过试点，经评估，具有相关性和可适用性。2004年，WHO在莫斯科召开的第十二届健康促进医院国际年会上公布了健康促进医院的5条核心标准。这5条核心标准涉及医院管理政策、患者健康需求评估、患者的信息和干预、健康促进（医护人员的）工作场所、持续服务与对外合作等方面。每个标准包含标准制定，目标描述和次级标准的定义，重点是关注患者、工作人员和组织管理。

（1）管理政策

标准1要求医院建立书面的健康促进的政策。该政策必须作为整个机构质量体系的一部分，旨在提升患者、家属及工作人员的健康水平。

1）目的：将医院的健康促进作为整个机构质量管理体系的重要组成部分。

2）评定细则：①机构确定实施、评估和定期审查政策的责任落实；②机构确定实施、评估和定期审查政策过程中的资源分配；③工作人员需熟悉健康促进政策，并将政策纳入新员工入职培训计划中；④机构需确保收集和评估数据程序的可实施性，以监测健康促进服务质量；⑤机构需确保工作人员具有提供健康促进服务相关能力，并根据需求进一步提升相关能力；⑥机构需确保提供必要的基础设施，包括资源、空间、设备等，以提供健康促进服务。

（2）患者评估

标准2要求机构确保评估患者对健康促进、疾病预防和康复的需求。

1）目的：在患者治疗、改善预后方面提供支持，促进患者身心健康。

2）评定细则：①机构需确保所有患者服务的可及性，以评估他们对健康促进的需求；②机构需确保评估确诊患者特殊需求的程序；③在首次就医时，需对患者健康促进方面的需求进行评估，并且根据患者的临床状况变化或需求进行调整；④患者的需求评估应确保考虑到患者的社会文化背景及敏感度；⑤其他卫生服务合作方提供的信息用于确定患者的需求。

（3）患者信息及干预

标准 3 要求机构必须向患者提供影响其疾病或健康状况重要因素的信息，并且应在所有患者就诊过程中开展健康促进干预。

1）目的：确保患者了解诊疗计划，使患者在其中建立积极的伙伴关系，并促进健康促进服务于所有患者诊疗过程的整合。

2）评定细则：①基于健康促进需求评估，向患者告知影响其健康的因素，并与患者沟通合作，商定健康促进相关诊疗方案；②为患者提供关于其身体状况、治疗、护理和影响健康相关因素的清晰明了的信息；③机构需确保根据需求评估，系统地向所有患者提供健康促进服务；④机构需确保记录和评估传递给患者的信息和健康促进服务，包括是否已实现预期和计划的目标；⑤机构需确保所有患者、工作人员和访客都能获取影响健康因素的基本信息。

（4）创建健康的工作场所

标准 4 要求管理者有责任将医院建设为健康的工作场所。

1）目的：鼓励创建健康、安全的工作场所，并开展员工的健康促进活动。

2）评定细则：①机构应确保制订和实施全面人力资源战略，包括培养和培训工作人员健康促进技能；②机构应确保制订和实施有关健康、安全工作环境的政策，保障工作人员职业健康；③机构应确保工作人员在工作环境决策中的参与度；④机构应确保相关程序的有效性，以唤起并保持工作人员对健康问题的意识。

（5）持续服务和对外合作

标准 5 要求机构制定与其他卫生服务部门和机构的合作计划。

1）目的：确保与卫生机构的合作，建立伙伴关系，以优化健康促进在患者就医过程中的融合。

2）评定细则：①机构应确保健康促进服务与现行规定和健康方案保持一致；②机构应确定并与社区现有的卫生保健和社会保健服务提供者及其组织、团体进行合作；③机构需确保住院患者在出院后的服务可及性及相应程序的实施情况；④机构需确保患者的信息与记录可以提供给患者康复和保健部门。

22.4.4　我国健康促进医院

20 世纪 90 年代中期，健康促进医院概念进入我国。国家借助原中央转移支付重大公共卫生项目，在全国各地开展健康促进医院试点建设，并推出了健康促进医院建设标准。目前，健康促进医院建设必须符合以下条件：

1）要将健康促进理念融入医院建设和管理全过程，将贯彻落实卫生与健康工作方针，落实《"健康中国 2030"规划纲要》的要求，建立以患者、患者家属、社区居民健康为中心的诊疗体系，把健康促进理念全面融入医院管理、医院建设、诊疗等相关方面。

2）在相关标准设定过程中，医院要制订和落实健康促进医院的相关规范。

3）医院环境要整洁、舒适。无论患者、家属还是医护人员、医院管理者，都希望有一个整洁舒适的环境。生活垃圾、医疗废物分类收集依规管理。医院还要加强文化建设，医务人员使用文明礼貌用语，和蔼可亲地对待患者。

4）医院要全面建设无烟环境，保证医院所有室内场所全面禁止吸烟，要积极开展控烟宣传，在医院内张贴控烟宣传材料，为患者提供戒烟服务和咨询。

5）医院要开展多方位的健康教育工作。除了做好患者的健康教育，医院还要开展社区层面的健康促进，同时还要考虑到职工本身的健康，定期开展员工健康促进与健康教育培训，增强员工健康促进工作意识与技能；每年对全体员工进行体检，建立健康档案，开展健康评估，并根据职工的主要健康问题，开展健康管理与健康促进活动。

目前，我国健康促进医院建设仍处于探索阶段。据统计，截至 2017 年，全国共有 3 014 家医院开展了健康促进医院试点建设。其中，一级医院 808 家，二级医院 1 008 家，三级医院 716 家，其他医院 482 家。

（郑频频　魏晓敏）

23 工作场所健康教育与健康促进

工作场所也叫职业场所,是指人们从事生产劳动创建社会财富的场所,它既指工作的特定物质环境,又包括工作社会组织与管理。工作场所中有用工方式是持续改变中,以电脑作业为基础的现代服务业用工快速增长,而传统制度用工人数在持续下降。职业场所分类因标准不同而异:①按规模大小分为大型企业、中型企业与小微企业,如作为国企的中国石化职工达数十万计,而小微企业用工仅数人;②按生产活动分为传统的有制造业、采掘业、交通运输业等,新兴的服务业如咨询业、金融保险业、快递业、电商等;③按工作场所组织分为个人工作室、流动商户、流水线制造等。

工作场所是健康促进的重要阵地,从人一生的时间分布看有 40 年左右的时间是在工作场所度过的,工作中受到的伤害、职业病与工作有关疾病构成了当前全社会疾病负担的重要部分。同时工作场所存在着大量职工,他们构成了功能社区,为开展健康促进提供了重要机会。

23.1 工作场所健康教育概述

23.1.1 基本概念

随着时代的变化,原先职业场所健康教育的叫法已经逐渐被工作场所健康教育所取代。健康教育与健康促进相比,后者的内涵更丰富。

在健康中国已经上升为国家战略的形势下,为职业人群提供全生命周期的健康服务已经成为提升职业人群健康水平的首选之策。工作场所健康促进是为职业人群提供健康服务的基本内容之一。

工作场所健康促进是用人单位、工人和社会共同努力,通过一系列活动来控制职业性有害因素,倡导养成健康生活方式与行为,通过工人的参与和增权,以提升全体劳动者健康和福祉(幸福感)的过程。

工作场所健康促进是健康促进在工作场所的具体应用与拓展,由于工作场所既是职业人群工作的地点,又有严密的管理体系和相应的资源,同时可以设定内部的政策与制度,为健康促进带来更多的便利条件。

WHO 在 2010 年发布的健康工作场所运作模式,倡导开展健康工作场所建设。将健康工作场所定义为:劳动者和管理层采取共同合作及持续改善流程,保护与促进全体劳动者的健康、安全与幸福,及工作场所持久经营的环境。工作场所健康促进是实现健康工作场所的重要手段。

在现阶段,我国更愿意把健康工作场所称为健康单位。健康单位可定义为:单位内已控制了已知的职业性有害因素,有持续地保护与增进员工身体与心理健康的政策、项目和行动,通过员工广泛参与,来提升员工的健康水平,给其带来心理满足的用人单位。

无论是健康单位还是健康工作场所建设,均是以健康促进作为主要手段,通过职工的参与来促进全体劳动者健康水平的提升。

23.1.2 健康工作场所运作模式

WHO 倡导的健康工作场所运作模式如图 23-1 所示。

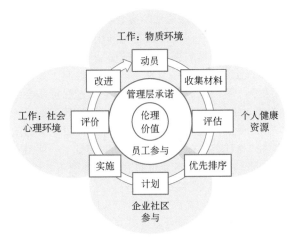

图 23-1 WHO 倡导的健康工作场所动作模式

23.1.3 工作场所健康促进的内容

工作场所健康促进的内容一直在不断拓展中,不仅包括健康教育,以普及健康知识,提升健康技能,而且需要有支持性环境构建,既要有客观的物质环境的提升,又需要有内部政策、制度,公平公正的社会氛围,以及人际支持等软环境的建设。从促进健康而言,既要关注预防法定职业病,控制传统的职业有害因素;又要以提高员工劳动生产率,提升工作满意度为宗旨,通过对各种疾病,尤其是慢性病的危险因素的干预,降低疾病风险,增进员工健康水平。最终达到用人单位劳动生产率的提升和职工健康水平的改善同步,形成可持续发展的目标。

总体而言,目前,健康促进的主要内容可概括为:①工作环境中职业有害因素的控制和个体防护技能提升;②行为危险因素的控制:吸烟、饮酒、超重与肥胖、体力活动不足等;③工作相关因素的缓解:工作压力与职业紧张、心理健康与员工援助计划、体检与疾病管理、旅行健康安全预防等;④用人单位内部促进健康政策、制度与社会环境的建立。

23.2 工作场所健康促进的实施

系统的健康促进项目规划是健康促进项目成功的关键,在项目实施前需要为项目设定其长期目标与短期指标,同时需要系统、全面地开展相关数据资料的收集与管理。为保证项目的可持续性发展,项目实施框架归纳如下:①组织动员,健康促进领导小组与工作组的建立与政策调整;②资源整合,单位内有关健康的资源进行整合,以便更高效的使用;③需求评估,收集健康相关资料,运用定性与定量方法完成需求评估;④优先排序,根据重要性、紧迫性、可改变性和资源状况确定优先解决的问题;⑤制订计划,制订具体详细的分步骤的工作计划;⑥活动实施,严格按计划由专人负责实施,并动员工人参与;⑦项目评估,对实施效果进行评定,分析优势与不足,确定未来需解决的问题;⑧改进完善,修正不足,对成功项目实施逐步规范化、制度化。

健康促进工作是持续、循环进行的,一般每1~2年完成一次循环,可以持续改进,不断解决工作场所中的不同健康问题。通过持续改进来提升员工对健康促进的满意度,最终达到提升工人健康水平和幸福感的目标。

需求评估不仅可以弄清员工的真实需求,还可以了解员工的理念、文化、管理制度、内部政策、社会和机构等特征。需求评估活动给员工在项目开展之初提供发言的机会,这可以增强员工的兴趣与参与度。定性研究的焦点组讨论可以帮助区分不同项目的优势与不足,帮助突显出项目可能遇到的障碍和便利。在焦点组讨论中,涌现出来的非官方领袖在动员员工参与方面是无比珍贵的,其可作为员工委员会委员。管理层访谈是收集意见的另一个视角。弄清企业本身的需求和管理者考虑的主题是至关重要的。对"我在此项目中的角色是什么?"的关注也不容忽视。任何不能达到员工与管理者双赢的项目肯定是失败的。

单位内医疗花费的数据(包括住院、门诊、药物),因病因伤假缺勤的数据(短期失能和员工补偿),以及人口特征的数据,将用于确定引发医疗支出的主要疾病分类、员工类别。例如,一家企业发现其最主要的医疗花费是治疗肌肉骨骼疼痛,那么对于肌肉骨骼疼痛的干预就是其未来开展的目标项目。对药物花费信息进行归纳,发现处方药中突出的花费是抗抑郁和抗过敏的药,那么开展健康促进的项目就应该关注抑郁症与过敏的干预。

评估中不仅要关注疾病患病情况，更要关注员工中存在的健康危险因素，这不仅包括传统的职业性有害因素，如生产性毒物、粉尘等；而且要包括慢性病及其危险因素，如不良的生活方式、吸烟、饮酒、体力活动不足、超重与肥胖、高血压、颈椎病、脂肪肝等；同时需要关心对员工劳动生产力造成影响的工作压力、职业倦怠、抑郁与焦虑等心理健康问题。

23.3　健康促进项目的范围

项目范围包括从健康相关知识的知晓率推进，到教育专题研讨、生物指标的检测、多系列的行为转变课程。所有这些项目（途径）的特征是提升由工作环境支持的，员工积极的健康行为。无论感兴趣的主题或目标是什么，目的都是为了促进支持员工健康行为的形成和维持这种积极的健康行为。这些项目的目标都是为员工及其家庭在适宜的自我保健利用、做明智的医疗保健消费者、为避免疾病加重和出现并发症，开展更有效的慢性病管理方面提供支持。

项目在一级预防方面，无论是关注单一健康主题，还是针对多种健康危险因素或行为，以及对生命全程的实施一、二、三级预防项目，选择特定干预的最佳原则是以数据为基础的决策。对特定病种与伤害类别在医疗花费与缺勤的分类、主要存在的健康危险因素、员工的兴趣及人口学特征是需要考虑的因素。

工作场所健康促进的常规开展项目有预防性体检、控烟、合理营养、体重控制、血压控制、工作压力、要求管理、疾病管理、环境与组织干预等。由于控烟、合理营养、体重控制、血压控制内容在其他章节已经介绍，下面只介绍未涉及的部分。

23.3.1　预防性体检

简称体检或筛检，其核心是通过检查来早期发现疾病以起到预防作用。这些发现可为健康风险评估提供真实、可测量的指标，提升员工对特定疾病的知晓率，促进员工采取行动，并对项目评价提供了重要指标。

肿瘤筛查是工作场所提供的最常见的指标，仅美国每年就有 50 万人死于各类癌症，即每天大约死亡 1 500 人。在美国，每年大约有 100 万新确诊的肿瘤患者，在中国这个数字超过 300 万。研究表明：采取行动减少危险因素可以预防所有肿瘤中的 50%。所有肿瘤中乳腺癌、前列腺癌、肺癌与结肠癌 4 种占疾病负担的 50% 以上，这突显了开展肿瘤筛检与健康教育的重要性。筛查时需要综合考虑年龄、性别、风险和特定的暴露史，从而为员工提供相应的肿瘤筛检项目。最新出版的《美国临床预防指南》中也指出：筛检服务需要将宝贵的资源用于特定的、适宜的目标人群。

近年来，骨质疏松症筛检受到了广泛关注，这是由于该疾病现在可治疗又有可利用的筛检仪器，开展方便。这也是依据对骨质疏松症研究的成果：在 50 岁以上年龄人群中女性有一半，男性有 1/8 的人会发展为骨质疏松症。美国国家骨质疏松症基金会（National Osteoporosis Foundation，NOF）发起了一项运动受到广泛关注，即负重锻炼对骨质健康的重要性。这让公众在接受筛检的同时接受了一项重要的教育信息，即负重锻炼有利于减少骨质疏松症。NOF 寻求合作伙伴来传播这一信息，它在健康教育材料有着出色的资源，并开发了风险筛检问卷。值得注意的是，美国国立卫生研究院也召开专题会议与专家论坛来考虑编写骨质疏松症筛检的指南和推荐方案。需要进一步开展研究的是：谁将是需要筛检的人群？最佳的筛检方法是什么？最适宜的筛检频度是什么？

23.3.2　工作压力管理

健康风险评估和其他的压力评估工具可以用于量化员工的压力。健康风险评估将员工压力分为高、中、低 3 个水平，而其他的压力评估工具可以进一步量化员工的工作压力来源。员工经受更大压力的来源是工作、家庭或社会交往？员工是否有适宜的应对技能？员工是否出现了相关的生理与心理症状？依据这些信息，有关压力和压力管理的项目就可以进行计划。

工作压力管理项目可以整合进任何健康促进项目中，这也是员工和管理者所迫切需要的干预。更为重要的是：处理压力的意义在于压力是与多种疾病和更高的健康花费有关。压力在心脑血管疾病、哮喘、皮肤病等疾病上起着潜在的作用，在工作压力的高危人群中的健康花费要比低危人群高出 46%。有效的压力管理技能可改善个体应对压力的能力，提升他们的幸福感，减少紧张相关的症状与体征。

23.3.3 医疗保健要求管理

医疗保健要求管理的首要目标是通过增进员工对其自身健康的责任感,让员工来控制医疗保健的花费。这不同于常规健康促进项目,其首要目标是提升健康水平。在要求管理的情境下,健康改善是第二位的受益。

更为特别的是,要求管理干预支持员工在健康全程的特定节点,如员工在面对疾病的症状、诊断和治疗时的需求。他们将努力:①减少非必要的卫生保健利用;②鼓励适宜的治疗决定;③剔除在寻求适宜医疗保健的延迟;④减轻症状的严重与不适程度。

目前要求管理最通行的形式是作为工作场所健康管理的一部分,提供免费的咨询热线、自我保健课程、产前保健、外科手术前咨询、产生高额医疗费用的特定疾病的病例管理,以及健康消费者教育。如果依据医疗花费与利用仔细选定的内容,每个干预在节省医疗费用方面短期有很大的潜力,嫁接在一个混合项目中对于长期花费的节省也可产生效益。专门研究显示:可能减少 10%~20% 的就诊花费和急诊利用。

23.3.4 疾病管理

疾病管理在工作场所健康促进项目中是非常流行的。目前,70% 的医疗保健费用是由可预防的疾病产生的,因而对慢性病管理提供帮助,对节省医疗保健花费有巨大潜力。疾病管理的目标是预防疾病恶化和出现并发症,帮助人们维持乐观的生命质量。

高血压病筛检对于职业卫生而言不是新事物。事实上,与以社区为基础的其他项目相比,工作场所医疗和教育项目已经显示出在提高医疗保健的依从性与降低费用方面更有效。特别是,专项研究发现,工作场所便于高血压病的管理、筛检、随访,是达到更好的血压管理更有用的场所。结构化的健康教育是完成任何高血压病发现与治疗项目的必要条件。高血压病的控制需要足够与适宜的随访,包括行为调整和支持小组随访的服务可以在 70%~80% 患者中提高依从性。运用可靠的标准与方案,工作场所可以方便地为高血压病患者提供日常治疗,同时可以保证初级保健(基层)医师与患者的关系持续维持。为职业卫生专业人员的定期访问,为准确监测其是否按医嘱进行膳食、运动、体重控制、压力管理提供了机会。

体重控制、哮喘、抑郁症与冠心病也是受欢迎的疾病管理项目。只要疾病在工作场所的员工中流行,花费大,导致医疗的过度利用,都值得考虑。

23.3.5 环境与组织干预

一些人认为,现在健康促进范畴是持续强化个体责任和改善社会及环境氛围的结合。同时存在一种趋势,认为保持健康,个体自身是第一责任人,因为个体健康相关行为在事故、疾病、过早死亡等情况下起作用,社会情境也不容忽视。也有人认为:鼓励个体转变的影响是有限的,因为维持这种积极的转变是困难的,而疾病的趋势曲线也是变化的。因此,鼓励在项目实施中包括更广泛的社会与环境干预。

鉴于环境与组织干预的重要性,工作场所健康促进专业人员要敦促健康促进融入"企业文化",调查工作场所的政策制度建设和具体的健康促进项目对员工健康和福祉的影响。

管理层的支持是关键,这是工作场所健康文化的基础。强有力、持久的管理层支持,有利于提高员工参与率。这对影响员工健康行为的社会心理工作环境有积极的帮助。在这种工作环境中,员工感受到自身的价值,有种工作掌控感,对自身工作过程满意,并对管理的预期,对健康有积极的意义。

达尔文大学健康与运动科学系发起的一项研究显示:健康促进项目对工作满意度的影响不明显。工作设计和工作环境的社会心理方面对工作满意度是有影响的。研究建议:通过专门的工作设计和工作中社会心理因素的改进,作为改进工作系统的管理是重要的。很明显,组织领域调整对于工作场所的健康促进专业人员是重大挑战。需要更多的合作和研究,需要健康促进专业人员、管理专家和学术机构的通力合作。环境和组织干预的融入是不容易的,但在大量的针对个体的干预设计中是不可缺少的。

23.4 健康促进项目的实施与评价

23.4.1 健康促进项目的实施

健康促进的实施中需要明确什么是需要做的,什么是不需要做的。在确定了项目流程和实施框架后,就要确定项目实施的选择。目标人群是计划讨论的中心,项目的实施中需要充分调动他们参与。需要调动可利用的资源,并有效地运用于目标人群,同时细化实施程序与流程。

（1）目标人群

公司董事、管理者、白领与蓝领工人是健康促进的主要目标人群。实施团队应该保证特定的需求和目标人群的兴趣相一致。计划制订者应该根据行业与产业特点弄清不同的工人需求，同时员工的家庭和退休的员工需求也应该考虑，因为他们对医疗费用控制有着重要贡献。同时，家庭可以为员工的行为转变提供支持。而退休人员关注的焦点是能影响他们的生活方式和健康的风险，同时他们对卫生服务系统提出更高的要求。

选定目标人群主体并满足其需求，同时关注其动机准备即变化的阶段。根据行为转变的阶段变化理论，将行为转变可分为 5 个不同阶段，即：无打算—打算—准备—行动—维持；在不同阶段中，其动机、自觉效能、认知过程与行为是各不相同的，在设计干预方案时需加以关注。

（2）项目的资源

项目的人员配置如何？项目的经费提供如何？用不用激励措施？在与公司的健康保健规划一起实施中有什么受益？这些都是以项目可利用的资源为基础的。

（3）人员配置

选择适宜的人员要以其真实拥有的技能为依据，而不要仅依据证书和推荐信来假定其能力。需要依据特定的标准来筛选，保证其经验和知识是足够的，能够具备有效的人际交流，写作、汇报和管理技能。依据详细说明的要求和方案来选定候选人，选定后需要通过合同（文本）仔细描述，并有可测量的工作职责。

（4）经费

要使得项目成功，需要足够的资源。如果预算的分配将包括干预的质量，要仔细考虑项目支持与反对开展的各相关方的权重。坚实的成功案例在当今商业环境中是有一定要求的，要增加合理预算分配。参与项目的各利益相关方，在项目开始计划并确定开展活动时要提供经费预算，这样到项目实施时就比较乐观。

1）单位支持所有的花费：此做法的本质是基于用人单位支持员工健康这一事实。从卫生保健费用节省和人力资源方面，用人单位可获得收益。

2）员工支付所有花费：员工可从提升的健康水平和满意度方面获得收益。

3）单位与员工共担费用：在这种安排下，所有各方提供财政支持，共享收益，做到员工与单位的双赢。

（5）激励

动员参与和健康行为转变是激励提供的目标。确定的干预对象和主动行为转变的付出，将导致最终采用健康的生活方式。任何物件从小的钥匙、水杯等，到休假或现金的奖励都可以作为项目激励措施。虽然这种激励从短期指标看是有效的，但其长期有效程度存在争议。有研究指出：外部刺激是无效的，可能存在潜在的负面效果。认为外部支持削弱了内在动机，而内在动机是最终支撑行为转变的基础。鉴于此争论，在这方面需要更多研究。同时，需要小心保证"没有伤害"，在提供激励物品时尤其需要警示。重要的是：所有在不同水平的参与者能够在项目中获益；沟通与交流是公开与直接的；有一个简便而有效的追溯流程。最要当心的是，避免任何可能被员工视为负面的、有贿赂性的激励。如果被视为贿赂性的激励，将破坏项目的可信度。虽然激励可提高项目的参与程度，达到短期的目标，但其代价是巨大的。

（6）项目流程

1）日程安排：要根据行业的需要和性质来选择时间进行讲座、上课、筛选、特定活动及咨询会议的安排，经常是很困难的。寻找行业的需要与员工的便利及方便到达之间的平衡点，是指导决定达成的办法。系列讲座和指定的时间应依据参与对象的特点设定，从早上 6 点钟司机从中央车库取出汽车时，到晚上 10 点半晚班的工人到达工厂。在休息时间、午饭时间、工作之前、工作之后这些时间段中，安排时间表必须确保参与对象最方便出席。然而，最佳的时间可能是在工作时间里，首要原因是因为组织的支持和承诺在这时候可以发出强大的信号。最后，非传统的时间框架也应该被考虑，如星期六早上在棒球场或者星期天下午的公司野餐会。

2）地点：一直被公认为是房地产中的首要指标，在健康促进项目实施中也是同等重要的。如果项目针对远程办公或在办公室里工作的员工，可以通过印刷品、网站、视听材料等送达他们家中，这样可能效果更好。这对于退休人员也同样有效，如针对老年人俱乐部的干预计划，地点的选择不再只局限于工作场所的教室和诊所。工作场所、职工餐厅的入口，以及员工休息室、工会活动室或职工之家都是加强健康相关学习、讨论及检测的好位置。考虑地点时要坚持首要的原则是"他们在哪里，就在哪里见他们"。

23.4.2 项目评价

项目评价的广度和分析的层次因环境和可利用的资源而异,在兼顾所有的利益相关者权益的前提下,评价内容与指标在项目一开始就应当确定。这需要仔细权衡这些焦点问题,包括数据收集和存储、时间间隔、评估的合作伙伴,如一个学术协会、供应商或者一个管理保健计划。没有评估方案,一个健康促进项目的效果就无法系统评估,也难以判断项目是否要继续下去。另外,评价的数据可作为质量改进工作的持续反馈。

项目和评价两者的目标与目的都必须清晰阐述。管理层可能感兴趣的是如何降低成本和减少旷工率与缺勤;而职业卫生专业人员相对更关心是怎么减少危险因素,对发病率和死亡率的影响。因此,评价方案应该反映出共识,那就是要明确采用使利益相关的团体都能满意的指标。评价可以聚焦于过程、影响因素和结果的度量。

(1)过程评价

测量的是项目参与者的感觉,一个项目成功的常用指标是参与者的数量和百分比。除了这些数据,过程评价提供的信息中包括:什么是有帮助而什么不是,什么是需要改变的又该怎么改变,还有什么是可以被改变的。但是很重要的一点我们要承认,积极的观察和健康风险的改变之间关联很小。例如,尽管参与高血压项目的人可能发现这些信息是有价值的,也会经常参与其中,并且高度评价这些指导人员,但是很可能直到项目结束,他们的血压值也没有降低。然而,这些估量还是很有用的,它们可能是项目反馈最易得到的来源,可以轻松地为管理建立一个框架。

(2)影响评价

它是测量干预的程度,对生物学指标和危险因素有着调节(中间)效应。这些测量比起过程评估的指标更加客观,因为它们能真实地观察和检测。影响评价采用一系列的测量指标,如血压、胆固醇、体重、体内脂肪和健康风险评估的危险因素等,这让影响评估实施起来更加困难和昂贵。影响风险分析的自我报告的某种行为也可以作为影响的测量,采用时需要特别谨慎。所以尽管行为是影响的测定指标,但是更可信的评估影响的方式是直接观察,但这需要大量的人力和资源。

(3)结果评价

决定施加干预的公司和员工群体作为一个整体

所能达到的效果。它要依据由生理和心理方面变化所带来的生命质量和经济收益的改变来测量后续结果。用发病率和病死率变化来衡量健康状况的改善,并用生命质量的提高来衡量社会效益,这都是结果评价。降低医疗保健的花费,减少缺勤,减少工作事故,提高员工士气(基于因子分析)都是必不可少的指标。结果评价设计要谨慎的是其有益影响,它可能需要用好多年才能发现。

考虑到评价的模板,美国 CDC 最近制定并公布了一份题为"项目评价框架"的指导文件。这个框架的开发是公共卫生专业人员提供了实用资源,作为一个潜在工具,使得效果评价具有一致性。这个框架包括 6 个步骤和 4 项标准,如表 23 - 1 所示。

表 23 - 1 美国 CDC 的项目评价框架

步 骤	标 准
(1)利益相关者分析	(1)效用:评价用户满意度
(2)项目描述	(2)可行性:评价是可行的
(3)以评价设计为中心	(3)适当:评价符合伦理要求
(4)收集可靠信息	(4)准确性:评价是正确的
(5)证明结论	
(6)确保经验教训的共享	

希望可以推广这个框架,实现达到最优化评估的目标,这意味着任何评估的活动都需要包含这些步骤和标准。

谨记要时刻关注评价中的混杂因素,它可能影响效果的测量。例如,医疗福利计划的修改,劳动力人群的转变,产业订单的波动,这些都可能作为混杂因素影响效果。当地社区的变化和国家事件也可影响员工的健康,而员工的健康可影响实施效果评估。媒体与国家教育运动的影响需要去识别,特别是有可测量的影响,而这种影响是在公司干预的范围无法解释的。

23.5 中国工作场所健康促进发展概况

我国工作场所健康促进工作的大规模开展可以追溯到 1992 年在上海的 4 家大型企业开展工作场所健康促进试点,后来世界银行贷款卫Ⅶ项目中,以慢性病控制与传统法定职业病的防控为重点,要部分企业开展健康促进工作。2000 年,中华全国部工会与卫生部下发了《开展工矿企业健康促进的通知》,

以促进工作场所健康促进在全国的开展。2003 年，职业卫生现场监管主管部门的调整，卫生部门对用人单位的影响与工作场所健康促进同步弱化。

随着健康城市运动在全国的兴起，由全国爱国卫生运动委员会主导，卫生部、全国总工会、安全生产监管总局等部门参与的健康单位建设逐步走向前台。全国多地纷纷在试点具有当地特点的健康单位建设与命名授牌工作；以上海、江苏、浙江、广东等为代表的多个省市编制了各自的健康单位评估标准与指标体系，采用用人单位自评基础上进行自主申报，由爱国卫生运动委员会组织第三方专家组成评估小组，根据申报文件与现场审核结果进行评估。每年均有一定量的单位接受评估，获得命名表彰。但由于命名授牌在行政部门受到严格限制，所以授牌主体各有特色，如上海以 WHO 健康城市合作中心的名义进行授牌，江苏省则用健康促进协会的名义进行授牌。同时近年来又出现了以海外机构合作方的名义进行第三方认证，如以美国抗癌黄金标准圆桌会议进行的健康工作场所的第三方认证，由于其认证了多家具有影响力的单位，开始引起社会的关注。

同时，我国工作场所健康促进的专业组织也逐步形成，最具代表性的有：传统的中华预防医学会劳动卫生与职业病学分会成立了工作场所健康促进学组，在中国健康促进学会下成立企业健康促进分会，以及中国职业安全健康学会职业健康分会等。专业学术组织的成立为专业人员提供了交流平台，可以相互分享经验。

总体而言，工作场所健康促进开展得较好的单位主要还是规模大、效益好的跨国公司中国分部与合资企业，其已经开始实施与国际同步的健康促进安排，为职工提升全方位的健康管理与健康促进服务。而国内部分规模较大的用人单位正在逐步赶上，这也是产品参与国际竞争的需要。而部分中小企业职工接触职业有害因素多，健康风险较大，但由于本身效益不高，开展工作场所健康促进的动力不足，急需公共政策与制度的支持。

可以预期在健康中国上升为国家战略的形势下，以健康单位建设导向的工作场所健康促进正迎来最佳机遇期，这将会调动用人单位和工人双向的积极性，相信未来工作场所健康促进将会出现更快、更全面的发展。

（戴俊明）

24 社区健康教育

24.1　社区健康促进的意义

大多数健康促进策略(如,自助手册发放、个体辅导、小组教育课、支持团体和健康风险评估等)帮助个体改变健康危险行为。然而,对这些策略的评估表明,大多数参与者的长期行为改变是非常困难的。

社区是实施健康促进的重要场所。深层次的健康问题只能通过人们自身解决,利用当地的资源和政策承诺尤其重要;社区中的人能够通过他们自身的集体努力促进健康。社区能够提供基本的健康设施和卫生服务。社区是自然环境、社会环境以及环境与服务提供之间相互作用的整体。

健康促进计划需要社区来支持健康的行为。社区和其领导必须动员起来,以提供基于社区的健康促进计划。

24.1.1　目标

以社区为基础的健康促进目标在于整个社区。习惯的改变可能会从个人或家庭开始,但保持改变依赖于社区层面的强化。计划需侧重于社区整体并应是积极和可实施的。家庭、媒体、雇主、教育工作者、志愿及专业团体,以及医疗机构和政府都发挥积极、正面的作用改变社区里使人们置于健康危险之中的因素。

24.1.2　领域

以社区为基础的健康促进需要在多层面上采取行动。来自社区许多领域的精心策划和协调行动对于健康行为的改变是必要的。基本策略是为居民提供健康信息,发展为居民实践健康选择的机会,通过提供经济和其他激励措施和政策来鼓励这些机会。

24.1.3　教育性成分

以社区为基础的健康促进有很多教育性的成分。需要个人、团体和社区各界的教育措施来影响健康行为的改变。

24.1.4　目的

以社区为基础的健康促进的目的是有效的公众参与。人们需要参与在决策过程中,共同为他们的社区确定适当的战略。涉及社会各阶层的规划和实施方案,确保合作与协调是健康促进工作成功的关键。

24.1.5　重点

以社区为基础的健康促进的重点是人的基本健康。健康促进需要在人们出现症状前到达,改变健康行为以防止疾病、伤残和死亡。我们的目的是鼓励人们通过改变生活方式来提高他们的整体健康和福祉。

大多数社区想知道其他社区是如何促进健康

的? 他们使用了什么样的资源? 他们开发了什么材料? 他们有什么工作方案? 他们有什么样的样本?

24.2 社区健康促进的有关概念

24.2.1 社区的定义

社区是指有共同文化的居住于同一区域的人群。在具体指称某一人群的时候,其"共同文化"和"共同地域"两个基本属性有时会侧重于其中一点。如"和平里社区""四方社区"是侧重其共同地域属性,而"华人社区""穆斯林社区""客家社区"等则侧重其共同文化的属性。无论所指侧重哪种属性,社区一词都是强调人群内部成员之间的文化维系力和内部归属感。对于社区而言,层级网络和支持系统是一个很重要的因素。社区规模通常被一些地理因素限制,如主要的街道、铁路、绿化带等。这些常驻居民能确定他们自己在社区的身份,并认为自己对该地区提供的服务及其效果享有权利。在现代社会,人们的交流碎片化,社区内沟通存在各种困难。社区提供了人们居住、生活和娱乐的环境,同时社区内也形成众多弱势群体。例如,老年人和低收入人群,他们中的大部分人在社区里独居。社区亦代表了人际关系的理想状况:紧密的交往、互相照顾、关怀、合作、支持及依赖。社区亦可以有经济、教育、社会参与、感情及社会控制5个方面的功能。

为了完成一个社区评估并确定社区健康,决策需关注以下问题:多大?(一个社区、一个城市或一个县)什么是其主要的社会机构或部门?(教育、保健、娱乐、商业、信仰、媒体、民间组织、政府等)社会互动的模式是什么?(俱乐部和网络)社会控制在哪里?(影响群体、关键的决策制定者、权力结构)涉及的社区领导者有哪些?如何确定意见领袖?谁构成了社区呢?(特殊人群如高比例的青少年或老人)你的社区是以何种方式提供你健康的环境?它会以何种方式损害你的健康?

24.2.2 社区环境

环境有自然环境(natural environment)与社会环境(social environment)之分。自然环境是社会环境的基础,而社会环境又在自然环境基础上发展。

（1）自然环境

自然环境是环绕人们周围的各种自然因素的总和,如大气、水、植物、动物、土壤、岩石矿物、太阳辐射等。这些是人类赖以生存的物质基础。人类是自然的产物,而人类的活动又影响着自然环境。自然环境不等于自然界,只是自然界的一个特殊部分,是指那些直接和间接影响人类社会的自然条件的总和。随着生产力的发展和科学技术的进步,越来越多的自然条件对社会发生作用,自然环境的范围会逐渐扩大。然而,由于人类是生活在一个有限的空间中,人类社会赖以存在的自然环境是不可能膨胀到整个自然界的。自然环境改变时,社区人群也许会认为对自己影响不大,但可能会对当地生活质量产生很大影响。本章将重点介绍社区的社会环境。

（2）社会环境

社会环境是指人类生存及活动范围内的社会物质、精神条件的总和。广义包括整个社会经济文化体系,狭义仅指人类生活的直接环境。

在自然环境的基础上,人类通过长期有意识的社会劳动,创造的物质生产体系,积累的物质文化等所形成的环境体系,是与自然环境相对的概念。社会环境一方面是人类精神文明和物质文明发展的标志;另一方面,又随着人类文明的演进而不断地丰富和发展,所以也有人把社会环境称为文化—社会环境。

广义的社会环境指我们所处的社会政治环境、经济环境、法制环境、科技环境、文化环境等宏观因素。社会环境对我们的职业生涯乃至人生发展都有重大影响。狭义仅指人类生活的直接环境,如家庭、劳动组织、学习条件和其他集体性社团等。社会环境对人的形成和发展进化起着重要作用,同时人类活动给予社会环境以深刻的影响,而人类本身在适应改造社会环境的过程中也在不断变化。

社会环境的构成因素是众多而复杂的,但就对传播活动的影响来说,它主要有4个因素:①政治因素,包括政治制度及政治状况,如政局稳定情况、公民参政状况、法制建设情况、决策透明度、言论自由度、媒介受控度等;②经济因素,它关系到经济制度和经济状况,如实行市场经济的程度、媒介产业化进程、经济发展速度、物质丰富程度、人民生活状况、广告活动情况等;③文化因素,指教育、科技、文艺、道德、宗教、价值观念、风俗习惯等;④信息因素,包括信息来源和传输情况,信息的真实公正程度、信息爆炸和污染状况等。如果上述因素呈现出良好的适宜和稳定状态,那么就会对大众传播活动起着促进、推动的作用;相反,就会产生消极的作用。

社会环境还包括社区居民之间交往的程度,志愿者组织及政府组织的活跃程度也影响着卫生服务的供给。提供给社区的服务包括场所如商店、邮局、保健场所、工作场所、运动场所、社区市民中心、交通系统以及上述场所内所实施的活动。

24.2.3　社区生活质量影响因素

社区生活质量是对健康具有重要影响的因素。Wilkinson 在 1996 年提出几种影响生活质量的因素：社会凝聚（social cohesion）、社会网络的存在方式（the existence of social networks）、社区参与的活跃度（active involvement in the community）、社会资本（social capital）等。

（1）社会凝聚

社会凝聚是一个很广泛的名词，有些人希望用一些比较狭窄及针对性的定义，如社会接纳（social inclusion）来关怀及协助弱势群体。然而，有不少人认为其太狭隘及针对性的定义难以促成整体的社会凝聚。这里我们采用了伦敦大学经济学院的社会排斥研究小组的定义来看待社会凝聚，包括：物质满足（material well-being）、参与生产（participation in productive life）、教育（education）、健康（health）和社会参与（social participation）。这些社会行为都会产生社会效果，影响社会资本的积累。社会凝聚涉及社会整合和社会团结方面的情况，关注必要的、有助于社区建设的、集体认可的价值基础和规范，并以社会信任和社会资本为核心概念，对个体自我实现和社会发展都非常重要。

（2）社区组织

通过各种干预方法，个体、团体和组织参与到有计划的集体行动来处理社会关注的问题。社区意识和参与对于以社区为基础的健康促进的成功是至关重要的。社区组织是通知和纳入项目人员的工具。在社区领导和社区居民不断增加的参与下，社区被动员起来。

社区组织的发展步骤：①筹建一个核心规划小组；②向核心小组介绍并讨论数据；③确定目标人群和有可能成功的干预；④编写可测量的目标/制订一个工作计划；⑤识别潜在的联盟成员；⑥招募联盟成员；⑦澄清联盟的使命及每个成员的角色；⑧努力建立参与、所有权和共识；⑨提交联盟责任以被团体接受；⑩组织工作团队。

（3）社区服务

社区服务就是一个社区为满足其成员物质生活与精神生活需要而进行的社会性福利服务活动。提供足够的服务设施是保障健康和社区生活必不可少的条件。有证据表明，任何社区发展工作都能通过增加社区接触、信任、社会资源从而促进健康。社区服务的特征包括：①社区服务不只是一些社会自发性和志愿性的服务活动，而是有指导，有组织，有系统的服务体系；②社区服务不是一般的社会服务产业，它与经营性的社会服务业是有区别的；③社区服务不是仅由少数人参与的为其他人提供服务的社会活动，它是以社区全体居民的参与为基础，以自助与互助相结合的社会公益活动。

社区健康服务项目的宗旨是：改善生活质量；满足最弱势群体的需求；鼓励社区参与；完成本地区和全国相关的健康策略，如健康行动区。

当前要重点开展好的社区服务是：面向群众的便民、利民服务，面向特殊群体的社会救助、社会福利和优抚保障服务，面向下岗失业人员的再就业服务和社会保障服务。社区服务是我国改革开放以来探索的一条贴近基层、服务居民的社会化服务新路子。

国外发达国家在发展社区服务中的有益经验值得我们借鉴与学习。

1) 吸引多方参与社区服务供给：在发达国家，社区服务由政府单一主体垄断供给向政府、市场、个人及第三部门多元互动模式演进，对维护社会资源分配公平和社会公正有着积极作用。多元主体的引入，既有利于政府将有限资源用于社会核心公共服务及设施的供给，同时有利于形成社区服务供给的竞争机制，目的在于为居民提供更优质、更充足的社区服务。

2) 确保政府的有效监管：在北欧国家，社区服务具有高度的制度化特征，政府将对社区服务提供工作规范，进行技术指导甚至要求服务提供者接受专业培训，从而保证社区服务供给到位。在多元服务供给主体的新形势下，政府不再是公共服务及设施的垄断提供者，而是多方利益的协调者，因此要提高监管水平和利益分配的协调能力，形成激励机制，促进多方合作链最优运作。

3) 提高公共财政投入比例：从发达国家在基本公共服务领域的投入来看，挪威用于家庭养老、福利、卫生及就业等社会发展方面的投入占政府总支出的 67%，美国联邦政府在社保、贫困、卫生等方面的投入占政府总支出的 60%，我国在社保、卫生、教育等公共服务方面的投入仍有待提高。尤其是在社区层面，一些福利性公益性的社区公共服务项目存在较大的资金缺口，加剧了社区基本公共服务需求和供给之间的矛盾。

（4）社会资本

根据世界银行社会资本协会（the World Bank's Social Capital Initiative）的界定，广义的社会资本是指政府和市民社会为了一个组织的相互利益而采取的集体行动，该组织小至一个家庭，大至一个国家。对于社区而言，社会资本反映的是人与人之间的信任关系，以及他们与环境和服务提供之间的相互作用。社会资本提供了在涉及公共利益的领域中集体行动的基础。

社会资本发展的最终目标有两个主题：经济繁荣与可持续发展。前者是经济目标，后者不仅是社会目标，还牵涉社会发展和公平正义等领域。发展社会资本，需要培养和巩固社会凝聚力，而它是通过一些载体及社会组织和网络来维系和巩固社会关系和支持社区参与的。

1）社会资本的特征：尽管社会资本是无形的，而且其形式也各不相同，它还有着自己显著的特征。首先，社会资本与物质资本、金融资本、人力资本具有很大的相似性——它们都能够促进社会和经济发展，有助于控制社会和经济资源。具体地说，这些资本相同的特点包括：①通过积累而形成；②具有规模效应；③需要不断地更新；④具有生产性。

此外，社会资本有两种不同的"社会—经济"特征。

A. 它可以被视为一种社会网络，是资讯的沟通与联系，促进资源的流动性，扩大了个人及组织机会的来源。通过融于自己的社交网络，个人可以保证获取一定的福利和资源，但是这些资源不属于个人（即个人内部资源），而是存在于他/她的社交网络结构中。

B. 它亦可被视为一套自觉的社会规则，一种稳定的社会契约及共识，不需要通过政府介入的成本，强调合作精神与互信基础，因此可提高整体社会效率。现有的规则也对行动产生强大的影响，如果一个人遵守这些规则，就会得到预期的奖励，如果不遵守这些规则，就会受到有效的制裁。

社会资本与物质资本、人力资本既有相似性，也有区别。相同的特点包括：①通过积累而成的；②有规模效应；③需要不断地更新；④具有生产性。

不同之处体现在：①在使用上可以达到互惠的效果；②不可让渡，具有个性，与拥有者共存，并有使用范围；③是可再生性的，非短缺的；④其作用的发挥是直接通过不同主体间的合作实现的；⑤其作用不仅体现在生产价值上，而且体现在有关方面可以共享收益上，体现在对共同体的维持和促进上，因此虽然社会资本有所有者，但是其利用的效果更具有社会性，收益有更大的扩散性。

2）社会资本的维度：由于社区资本测量的复杂性，我们必须在不同的测量体系中提炼出一些得到不同研究者公认的核心维度。一些文献对现有的社会资本测量研究就行了归纳和分析。例如，Silva 综合分析了28篇文章，他发现一共存在11类不同的指标，其中有3类指标与社会资本的概念不太吻合，其归纳社会资本的8个主要维度，包括信任、社会凝聚力、社区归属感、参与社团、社会网络、社会支持、参与公共事务以及家庭社会资本。

3）不同层面的社会资本：

A. 在社区内建造连接：内部社会资本。在社区内强大的社会连接及有效的组织可以帮助弱势群体发展其能力来改善健康及生活状况。

B. 在社区间培育桥梁：横向社会资本。在不同社区之间建立信任及合作，可以强化整体社区的社会网络，令全社会在改善健康上达成共识。

C. 与社区之外的公共及社会服务机构加强及建立联系：纵向社会资本。社区内的组织需要与政府、企业及社会团体协作，产生协同效应。

社会资本还可根据不同形式分为认知性社会资本和结构性社会资本。认知性社会资本看作是社会资本较为抽象的一种形式，包括信任、团结和互惠的规则。结构性社会资本是社会资本的另一种形式，是指地方一级机构和网络的组成、范围和活动。简而言之，结构性社会资本指的是人们所做的事情，而认知性社会资本指的是人们在社会关系方面产生的感受。

社会资本除了按上述形式区分外，还有另外一种区分方式，即团结性（bonding）社会资本、维系性（bridging）社会资本和联合性（linking）社会资本。团结性社会资本是存在于同属性社会网络之间的一种强有力的纽带，可以强化成员之间的共同身份，在同属性成员之间发挥的作用是提供支持与帮助。维系性社会资本是指将来自不同社交网络的人维系在一起的一种薄弱的纽带，其发挥的作用是提供信息和资源。联合性社会资本是指不同正式的或制度化的权力阶层的人之间的垂直联系。

图24-1阐释了集体社会资本和个人社会资本在结构形式和认知形式上的区别。个体可以存在于

以团结、维系和/或联合性纽带为特征的各种不同网络中。在不同网络中，这些个体可以获得不同形式的结构性社会资本。同时，在这些不同的网络中，人与人之间也会衍生出不同的互惠规则及信任感。在身份相似并且联系紧密的亲近型网络中（即非正式的网络），人们之间由于彼此相熟会产生一种"强烈"的信任感（带有个人感情的信任）。而在维系性和联合性网络中（即正式的网络），人们有着各种各样的身份与背景，由于人们之间互不相熟，彼此之间的信任感也是十分"薄弱"的。薄弱的信任感又可以分为两种，一种是在一般人群中产生的"一般性的薄弱信任"，另一种是在公共机构之间产生的"制度化的薄弱信任"。在集体社会资本层面，结构性社会资本常被定义和衡量为活动参与的整体水平，比如某一区域中参与各种不同类型网络的人数比例。类似地，集体认知性社会资本通常被定义为信任的整体水平，如在某一特定区域愿意相信他人的个体的比例。

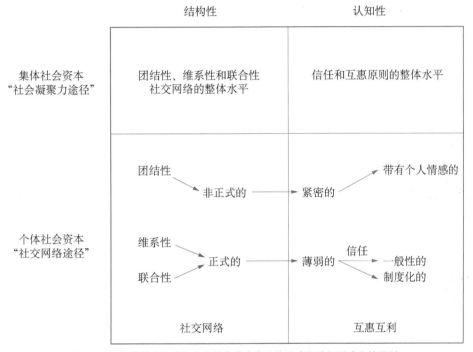

图 24 - 1　集体社会资本和个人社会资本在结构形式和认知形式上的区别

4）社会资本的测量：由于社会资本没有一致的定义，目前尚没有广泛适用和统一的方法来测量社会资本，制定测量社会资本的指标的选择也取决于概念的范围。

在强化社会互助关系及网络，加强资讯交流，降低交易成本方面，测量时可考虑以下几项：①社区参与，社区群体的参与程度、参与社区事件的决策；②邻里关系，邻里在生活上的互帮互助；③家庭和朋友联系，联系的密度。

在建立及量化社会规范、增强社会凝聚力方面，测量时可考虑以下几项：①社会背景的能动性，居民是否自觉协助他人？②信任和安全感，是否将社区当作家庭一样？③差异化的承受力，能否接受别人

与你的不同之处？④生活价值，满意自己的生活？

5）社会资本的实践：

A. 建立载体：①建立和加强个人的社会网络；②建立邻里网络；③成立互助组织。

B. 强化凝聚力：①通过社区教育，鼓励及强化社区参与；②建立及强化正面的社会规则，减低社会排斥、边缘化等负面影响；③加强公德心、社会宽容、社会良知的培养。

6）社会资本与健康的关系：Bourdieu 和 Putnam 是有影响力的两位社会资本理论贡献者。Bourdieu 是个体社会资本的倡导者，而 Putnam 是集体社会资本的倡导者。社会资本究竟是个人属性还是集体属性，仍然存在争议。社会资本作为一种个人资产，是

指个体通过维系社交网络和其他社会结构来获取利益的能力;作为一种集体属性是指能够促进集体行动的规范和网络。尽管不同分析层次的明确选择需要有不同的考虑和方法,但是在当前的健康研究中,对社会资本往往会从个人和集体的角度均展开分析。

图24-2总结了个人、集体社会资本与健康之间的关系的假设。

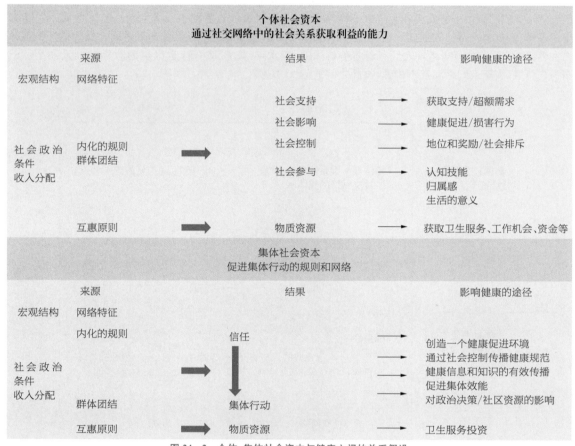

图24-2 个体、集体社会资本与健康之间的关系假设

首先从个体社会资本进行分析。内化的规则使人们有义务并愿意"以正确的方式行事",如支持他人。此外,团结也可以使人们愿意帮助别人。通过获取各种形式的支持,人们的压力会减轻,从而对健康产生积极影响。而社会支持也可能对健康产生负面影响,如过度的支持需求会增加支持提供者的压力。强有力的规则和团结可以形成高度的社会控制,从而使整个社交网络能够保持良好的依从性。那些遵守这些规则的人可以得到社会地位的奖励,对健康产生积极的影响,而那些不遵守这些规则的人则会受到"惩罚"或被社会排斥。最后,规则和团结可以使人们愿意或有义务参加各种社会活动,从而感受到生活的意义,并进一步提升认知技能,最终对健康产生积极的影响。"互惠"作为一种网络特征,是基于人们在提供资源时对回报有所期望。互惠可以使人们拥有更多的物质资源,而物质资源可以通过诸如获得卫生服务和就业机会等方式影响健康。

图24-2的下半部分展示了集体社会资本是如何影响健康的。根据 Woolcock、Grootaert 和 van Bastelaer 的观点,信任和集体行动被定义为集体社会资本的结果。从信任到集体行动的箭头表明信任会对集体行动起到促进作用。以信任为特征的环境被认为是健康促进的支持性环境。在以信任为特征的环境中,健康信息可以更加有效地传播,从而对健康产生积极的影响。此外,在一个人们相互信任的环境中,健康的规则更容易传播,因为社会互动性很高。集体行动可以对社区的资源分配产

生直接影响。社区成员可以通过集体行动加强对其生活和环境的控制,集体活动不仅可以增加获得资源的机会,还可以增强社区和个人改变健康相关行为的能力。最后,社区水平的互惠规则可以促成更高水平的公共投资,通过影响卫生服务可得性来影响人群健康。

24.2.4 社区健康促进实践

（1）处理社区问题

例如,对私家车的过度依赖问题似乎已经在英国成为巨大的挑战。英国心脏病基金会和农委会提出"走向健康之路"行动以应对私家车的过度依赖并形成健康生活方式。这项运动与其他健康促进项目的活动互为补充。该项目建议在当地制定适应本地的步行计划。该活动除带来健康效应外,还发现了以下益处：①改善自我形象和社会关系。②促进邻里关系和社会联系,有助于回归社区。③解决社会孤立问题。④通过更多的人在公开场合劝阻不健康的行为。

（2）"健康小区"似乎有助于解决特殊人群的特殊健康问题

在这些人群中老年人口占较大比重。在社区中利用已存在的社区资源（如交通、宾馆、俱乐部、学校等）支持初级卫生保健团队工作以促进健康。

尽管"健康小区"方式有助于为某些人群提供支持服务,但已有研究证实其无法解决涉及经济领域的问题。例如,缺乏服务和运输;低收入及季节性收入;高的生活成本,包括住房成本;限制工作机遇,特别是对妇女。

（3）我国香港地区的家庭及社区服务概况

1) 香港地区的家庭面对多方的挑战：政府应从政策、服务及资源上做出完善及长远的规划,及早配合施政与服务的措施,以支持家庭发挥其功能,巩固社会的发展。社会服务提供商之间将透过更紧密的协作,并与跨专业合作,如医护、教育及法律界合作,就家庭教育、预防及打击家庭暴力、滥用药物及促进社会共融事宜,共同发展专业的服务,为香港家庭提供优质的支持。

2) 强化家庭功能——推动家庭友善社会环境：在经济压力下,香港地区的家庭面对多方面的挑战。而且,家庭结构解体,家庭凝聚力及抗逆力下降,容易衍生连串的家庭问题,如疏忽照顾儿童、青少年行为及情绪问题、家庭暴力事件及滥用药物等问题。然而,要做到加强家庭凝聚力,并不能单靠个人或父母

的努力,还需要社会及政策层面做出配合,推动可持续发展及缔造家庭友善的环境,让就业人士拥有稳定收入之余,还可过着家庭与工作互相平衡的生活。

3) 强化小区及邻舍支持：家庭核心化、都市化和近年严峻的失业问题,对于一些弱势社群,如新来港人士、低收入和少数族裔人士等的影响更为明显。故此,有需要加强邻里的支持,强化个人、家庭和小区的支持网络,提升居民的小区归属感,进一步强化其抗逆力,建立关怀互信和倡导自强不息的精神,提升个人、家庭及小区的能力,有助促进小区共融,强化社会资本。

4) 综合及专门服务双线发展：综合服务的模式可吸引区内不同年龄组群人士使用服务,亦可在没有标签效应的情况下接触到区内有需要的家庭。但另一方面,社会上对专门化服务亦有殷切的需要,以响应有特别需要的组群,例如,性暴力或家庭暴力受害人、施虐者、少数族裔及新来港人士等。故此,综合化与专门化服务需同时双线发展。

5) 多元化及小区为本的服务策略：现时的服务趋向多元化发展,除了传统的教育及发展性服务、互助小组、治疗性小组及个案辅导服务外,更强调透过小区外展工作,主动接触区内有需要人士。小区外展工作可直接接触区内不同组别的家庭及社群,并向他们提供适切的服务。小区为本的服务可因应区内的独特需要提供支持,以提升他们自助及互助的能力,共同建立一个富凝聚力的小区。

6) 及早识别及介入：服务的设计更重视预防胜于治疗的原则,希望能及早识别有需要的家庭,预防问题恶化,尽早提供支持与服务。

家庭及小区服务是从个人、家庭及小区层面介入,以强化家庭的支持和关怀功能,推动自助互助积极参与小区的动力,提升家庭及小区的生活质素,最终达到小区共融（表 24-1）。

表 24-1　香港家庭及社区服务

服务种类	服务内容	服务单位（截至 2012 年 12 月）
综合家庭服务中心	为家庭提供教育性、发展性、治疗性等的小组及个案辅导工作。同时,综合家庭服务中心并有工作员提供外展的服务,以接触有需要的家庭	65 个单位（社会福利署：41;非政府机构：24 个单位）

服务种类	服务内容	服务单位（截至 2012 年 12 月）
家庭调解服务	由一位合乎专业资格及公正的第三者（"调解员"）负责协助家庭成员以协议方式处理分居或离婚事宜	9 个非政府社会服务机构
保护家庭及儿童服务课	社会福利署设立特别的部门，目标性地处理虐待配偶及虐待儿童个案	11 个保护家庭及儿童服务课
家庭暴力及性侵犯服务	妇女庇护中心：为协助受家庭暴力困扰的妇女及子女提供临时的居所而设	非政府机构营办 5 间政府资助的妇女庇护中心，提供约 260 个宿位
	家庭危机支持中心：为家庭关系紧张的人士提供短暂住宿及辅导服务，协助疏导情绪	1 间家庭危机支持中心
	施虐者辅导服务：根据《家庭暴力条例》，部分被颁强制令的施虐者可能被强制要求接受施虐者辅导。社署接到法庭的个案后，将转介案主至非政府机构接受服务	6 个非政府社会服务机构
	性暴力受害人服务：现时有一所机构设立特别服务，分别提供医疗及性辅导的一站式危机支持服务	1 项由非政府机构自行营办之性侵犯受害人一站式危机介入服务计划
	社会福利署及危机介入及支持中心亦会 24 小时为受害人提供危机支持服务；此外，危机介入及支持中心亦会提供临时住宿服务	1 间危机介入及支持中心
	家庭暴力受害人支持计划：为家庭暴力受害人提供一系列的信息、情绪支持及陪伴服务，减轻受害人在面对司法程序及生活突变所引致的彷徨和恐惧	1 所非政府机构提供服务

服务种类	服务内容	服务单位（截至 2012 年 12 月）
小区中心	为小区内所有年龄人士提供一个聚首的地方，透过举办活动，推动小区融合、社会责任及自助互助精神，并同时加强个人及家庭的能力，解决小区内的问题，促进及改善小区的生活素质	13 间小区中心
邻舍层面小区发展计划	在普遍缺乏小区及福利设施、贫乏及过渡性的小区提供小区发展服务	17 个工作队
边缘社群支持计划	透过外展服务、支持服务、个案辅导、小组服务等帮助释囚、精神病康复者和露宿者重投社会	1 队
市区重建小区服务工作队	协助受市建局重建项目（包括由房屋协会执行项目）影响的居民，提供个人及家庭辅导服务，特别协助弱势社群重建小区支持网络，并提升他们的自助互助能力	共有 3 个非政府社会服务机构于港岛及九龙提供服务
驻屋宇署社会服务	协助受屋宇署维修或清拆影响的人士或家庭处理情绪或经济困难	共有 4 个非政府社会服务机构营运服务
药物滥用服务	推广小区预防药物滥用工作，并为药物滥用者提供辅导、戒毒服务、善后及就业服务等，以协助他们重返社会	共有 27 个政府及非政府社会服务机构提供住院戒毒治疗及复康、预防及支持辅导服务和门诊治疗服务
少数族裔人士服务	提供不同类型的服务于居港的少数族裔社群，以建立及加强港居少数族裔的互助支持网络，并协助居港少数族裔适应香港的社会环境以及融入主流社会，同时亦增加本地居民和居港少数族裔之间的互相了解，促进种族融和	4 间少数族裔人士支持服务中心另外，超过 60 多个非政府社会服务机构单位提供其他相关服务

24.3　结语

社区提供了一个用于接触各种弱势人群的有价值的场所,包括老年人、低收入人群等。以社区为基础解决健康问题,意味着解决了影响健康问题的核心因素,如社会组织、人们的生活质量。同时,在社区场所开展健康促进工作也有许多优势,但这并不是万能的方法。许多影响人们生活的因子都取决于国家发展水平。但是社区提供了富有创造力和想象力的工作方式用于支持核心健康促进理论:参与、公平、赋权与合作。

（玄泽亮）

25 健康城市

    城市化是 21 世纪人类面临的重大公共卫生挑战之一。据联合国监测数据预测,到 2030 年全球城镇人口约为 51.7 亿,约占总人口的 60.4%。而且,城市化的进程在发展中国家速度更快,到 2030 年发展中国家 9/10 的城市将发展为人口超过百万的特大城市。联合国数据显示:1950 年我国城镇人口比例仅为 11.8%,2018 年为 59.2%,到 2050 年预计达到 80.0%。城市化与人群健康是互为因果、相互依赖的关系。首先,健康是培育良好生计、建设富有活力的劳动力、创造富有活力的社区、增加流动性、促进社会交往、保护脆弱人群的基本要素,因此人群健康不仅仅是可持续发展的表现,更是可持续发展的基本条件。但是,城市人口的快速增长也给居住在城市的居民及城市的可持续发展带来许多不利影响,例如,人口的剧增导致交通的拥挤、生活工作过度紧张、不合理膳食、流动人口的出现等。另一方面,城市人口的快速增长也已经导致各个国家(特别是发展中国家)卫生资源配置、卫生服务提供方式的改变。越来越多的卫生资源和设施集中于城市,却因为其质量和可及性在不同社区、不同收入阶层的不一致而增加了享受卫生服务的不公平性。由于认识到城市生活中健康危害的多维性,为了应对这些已经或可能出现的城市健康问题,健康城市(healthy cities)作为一个观点和解决城市健康问题的工具或方法于 20 世纪 80 年代中期开始出现。在 WHO 的推动下,健康城市建设已成为解决城市化进程中面临的健康挑战和可持续发展的重要策略。

25.1 健康城市的始由

25.1.1 健康城市的概念

    健康城市概念的提出可追溯到 1844 年,当时因为 E. Chadwick 撰写了一篇有关城镇恶劣生活条件的报告而在英国专门成立了一个城镇健康协会来商讨城镇健康的对策。新公共卫生(new public health)时代"健康城市"的再次提出是在 1984 年召开的 2000 年健康多伦多(the Healthy Toronto 2000)大会上。随后,WHO 欧洲区办事处将健康城市的原则转变为促进健康的全球性行动项目,极大地推动健康城市建设。

    WHO 对健康城市的定义是"健康城市是一个不断创造和改善物质环境、社会环境,不断扩大社区资源,使人们在执行各种生活活动和充分发挥潜能方面能够互相支持的城市"(1994 年)。我国学者于 2003 年提出:"所谓健康城市是指从城市规划、建设到管理各个方面都以人的健康为中心,保障广大市民健康生活和工作,成为人类社会发展所必需的健康人群、健康环境和健康社会有机结合的发展整体。"WHO 健康城市的概念是基于"城市是一个有生命、能呼吸、能生长,处于不断变化中的复杂的有机体"的特定定义及"一个健康城市将成为什么样"的设想而提出来的。这个概念提示健康城市更注重的是过程,而不是结果。一个健康城市不一定是一个已经达到了特定健康状况的城市。一个健康城市是指它了解、重视健康并能不断努力改善健康。从这个角度而言,任何城市无论它目前的健康状况如何,都能成为一个健康城市。它所需要的只是对健康的承诺和为实现该健康承诺建立相应的组织机构和采取有效的行动。

25.1.2 健康城市的理论基础

健康城市作为一种观念和解决城市健康问题的一种方法或模式被提出是以许多理论、原则为基础的。

(1) WHO"人人健康"策略

20 世纪 70 年代以后,人们逐渐认识到影响健康的因素非常复杂,而且这些因素之间彼此关联,因此单纯依靠某一部门很难消除这些影响因素。1977年,WHO 召开的第十三届世界卫生大会根据对健康、健康决定因素的科学认识及全球在健康及享受健康服务方面的不公平性提出了人人健康(health for all, HFA)的概念及实现人人健康的六大原则和策略。

1) 不同国家之间、同一国家的不同人之间健康的不平等应该消除,因为人人健康意味着平等。

2) 健康促进和疾病预防应该被强调以帮助人们达到他们最佳的躯体、精神和社会潜能。

3) 社会的不同部门应该相互合作以确保人们能获得健康的必需条件和避免环境危害因素的影响。

4) 社区参与是实现人人健康的关键。

5) 卫生保健系统必须以初级卫生保健为重点,

为在当地居住和工作的居民提供可及性的服务。

6) 应该应用国际性合作来解决那些跨国界的健康问题。

(2) 新公共卫生

人们往往把 19 世纪主要应用工程技术措施来控制自然环境对人体健康影响的做法(关注自然环境对人的侵害)和观念(卫生观念)称之为旧公共卫生。而以生态学的观念把主要关注人类利用和改造自然(对自然的侵害),关注环境及其对人们健康影响的做法称之为新公共卫生。新公共卫生认识到人类活动的许多产物威胁着人类的健康,因此致力于维持自然环境的纯净。

(3) 健康共治

健康和福祉是全社会的共同价值观和社会公平正义的基础,也是一个社会和谐幸福和经济活跃的标志,是人类发展的共同目标和国家软实力的重要组成部分。而影响健康和福祉的因素非常复杂,涵盖政治、经济、社会、物质环境和行为方式等多个层面,涉及多部门、多领域的共同合作,以及各种复杂的公共政策的制定与执行(图 25 - 1)。这些因素远远超出了卫生部门的掌控能力,仅靠卫生部门一家是难以胜任的,必须采用健康共治的策略,依靠整个政府和全社会的共同努力。

健康共治是指中央及各级政府及其相关部门以大政府和大社会的工作方式引导社会、企业和公众为了健康和福祉而共同采取的行动。健康共治是健康促进发展和经验所使,是健康公共政策和健康融入所有政策的进一步扩展,更加强调健康发展的全面性、公平性和协同性。健康促进最早是强调"部门联合行动",然后到《渥太华宪章》提出的"健康的公共

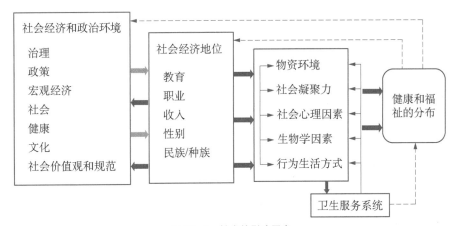

图 25 - 1　健康的影响因素

政策",再到第八届全球健康促进大会《赫尔辛基宣言》提出的"健康融入所有政策";在第九届全球健康促进大会上《健康促进上海宣言》提出了"健康共治",强调以"大政府和大社会的路径"来应对当今社会所面临的健康问题和挑战,突出全球、国家、地方和社会事务的共治,并为此构建多元主体共同参与的平台、完善多元主体平等协商的机制,从而激发社会活力,而落脚点是全体人民的健康和福祉。

健康共治的原则如下:

1) 治理的扩散:强调不同的政府和组织机构的权利和义务,是"大政府和大社会路径"的基础。

2) 促进民主监督:提升民主监督的水平与质量,公民不仅有知情权更有参与权。

3) 共享价值观:强调企业的社会责任。大政府和大社会路径主要强调全社会各部门组织及个人均对健康赋有权力和责任;以共享价值为中心,促进合作、融合和能力提升;健康融入所有政策。

25.2　健康城市的指标

健康城市不能简单、随意地理解为"在城市内开展的任何健康活动"。WHO 于 1996 年 4 月公布了健康城市的 10 条标准,作为建设健康城市的努力方向和衡量标准:①为市民提供清洁和安全的环境;②为市民提供可靠和持久的食品、饮水、能源供应,具有有效的清除垃圾系统;③通过富有活力和创造性的各种经济手段,保证市民在营养、饮水、住房、收入、安全和工作方面的基本需求;④有一个强有力的相互帮助的市民群体,其中各种不同的组织能够为了改善城市健康而协调工作;⑤能使其居民一道参与制定涉及他们日常生活,特别是健康和福利的各种政策的决定;⑥提供各种娱乐和休闲活动场所,以方便市民之间的沟通和联系;⑦保护文化遗产并尊重所有居民(不分种族和宗教信仰);⑧把保护健康视为公众决策的组成部分,赋予市民选择有利于健康行为的权利;⑨做出不懈努力争取改善健康服务质量,并能够使更多市民享受到健康服务;⑩能使人们更健康、长久地生活和少患疾病。

以上的一些标准使我们不难理解 WHO 健康城市策略是以健康为切入点,最根本目的是促进城市建立一种包括广泛的政治承诺、多部门协调规划、全市范围的伙伴关系、社区参与、监测与评价等方面的良好城市治理(管理)模式(a model of good urban governance)。

25.3　健康城市计划的要素

25.3.1　健康城市建设的原则和优先领域

全球健康城市项目近 30 年的实践经验表明,不同的城市制度、文化、环境背景不同,面临的健康挑战不同,服务体系不同,因此实现健康城市蓝图的路线也不完全相同。

(1)《健康城市上海共识》强调健康城市建设的 5 项原则

2016 年,第九届全球健康促进大会在上海召开,100 多个城市的市长相聚于中国上海,就协同推进健康与城市可持续发展达成的《健康城市上海共识》强调健康城市建设应遵循以下 5 项原则:

1) 将健康作为所有政策的优先考虑:优先实施能够共同实现健康和城市其他发展目标的政策,在制定城市规划中鼓励所有社会各方的参与。

2) 改善社会、经济、环境等所有健康决定因素:实施健康城市发展规划和政策,包括减少贫困和不公平,关注每个人的健康权益,加大社会投入,增进社会包容,促进城市资源可持续利用。

3) 促进社区积极参与:采取综合措施促进学校、工作场所和其他单位的健康;提升人群健康素养;充分利用社会创新和交互技术,使各类人群能够掌握健康知识和技能。

4) 推动卫生和社会服务公平化:确保公共服务公平可及,促进医疗卫生服务全覆盖。

5) 开展城市生活、疾病负担和健康决定因素的监测与评估:根据评估结果改善各项政策,提高执行力度。重点关注不公平问题,增加透明度,强化问责。

(2)《健康城市上海共识》提出健康城市建设的 10 个优先领域

1) 保障居民在教育、住房、就业、安全等方面的基本需求,建立更加公平、更可持续的社会保障制度。

2) 采取措施消除城市大气、水和土壤污染,应对环境变化,建设绿色城市和企业,保证清洁的能源和空气。

3) 投资于儿童,优先考虑儿童早期发展,并确保在健康、教育和社会服务方面的城市政策和项目覆盖每个孩子。

4) 确保妇女和女童的环境安全,尤其是保护她们免受骚扰和性别暴力。

5) 提高城市贫困人口、贫民窟及非正式住房居民、移民和难民的健康与生活质量,并确保他们获得能够负担的住房和医疗保健。

6) 消除各种歧视,如对残疾人士、艾滋病感染者、老年人等的歧视。

7) 消除城市中的传染性疾病,确保免疫接种、清洁水、卫生设施、废物管理和病媒控制等服务。

8) 通过城市规划促进可持续的城市交通,建设适宜步行、运动的绿色社区,完善公共交通系统,实施道路安全法律,增加更多的体育、娱乐、休闲设施。

9) 实施可持续和安全的食品政策,使更多人获得可负担的健康食品和安全饮用水,通过监管、定价、教育和税收等措施,减少糖和盐的摄入量,减少酒精的有害使用。

10) 建立无烟环境,通过立法保证室内公共场所和公共交通工具无烟,并在城市中禁止各种形式的烟草广告、促销和赞助。

25.3.2 健康城市建设的步骤

尽管没有一套固定的路径或模式,WHO还是概括总结了健康城市项目发展应经历的3个阶段:准备、组织、行动。3个阶段相互重叠,每个阶段又分为多个步骤,共计20个步骤,这通常称作健康城市项目发展的20个步骤(图25-2)。

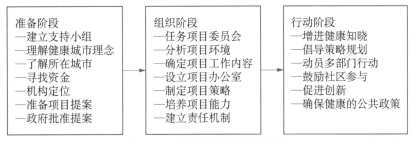

图 25-2 健康城市建设的 3 个阶段

(1) 准备阶段

这一阶段是项目开展的非正式阶段。当城市中某一两个人认为他们的城市能从健康城市项目这一新型公共卫生策略中受益并打算发起健康城市项目时,此阶段即开始了。该阶段包括让人们理解并接受健康城市理念、准备项目提案来解决城市的现实问题等。一旦政府批准了项目提案该阶段便结束。本阶段共有7个步骤需要完成:

1) 组建支持小组:启动的第一步是发现一组有共同志向的人员帮助项目发展。一旦决定启动项目,就应开始组建支持小组,与帮助项目发展的人员共享健康城市理念是获得支持的重要一步。项目支持者来自许多阶层和部门,地方政府负责卫生工作的官员是重要人选。市政部门负责环境、城市规划、住房、教育和社会服务的高级官员通常起着非常突出的作用。卫生保健人员,特别是从事基本卫生保健和健康促进的人员同样起着重要作用。支持人员也可来自社区,他们对卫生问题和城市发展感兴趣,具有社会政治、公共卫生、城市发展和生态平衡背景的专业人员是非常有价值的支持者。同时,寻找尽可能广泛的支持者是非常重要的。

2) 理解健康城市的理念:健康城市意味着一个新的理念。健康城市的原则和策略来自欧洲人人健康策略以及WHO关于健康促进的文件和WHO健康城市项目的文件。食物、住房、衣服、工作和收入是健康的前提条件。平等是公共卫生的必要基础,因为经济和社会地位的不平等意味着健康的不均衡。社区有权力和义务参与决定他们自身的健康。有效的公共卫生有赖于多部门的合作以使得城市成为更健康的生活场所。

3) 了解自己的城市:健康城市项目总的原则和策略适用于各个城市,重要的是要认识到在实践中需要根据各个城市情况不同进行调节。很好地了解自己的城市以及其运转机制是非常必要的,这样才能形成适合本地方需要的项目提案。

4) 寻找项目资金:资金筹措最终是项目指导委员会和市政府的责任。在第一阶段支持小组就对项目预算做出估计并列出可能的启动资金的来源。如果做到这一点,项目提案会更容易让市政府信服。与大多数卫生预算比较,本项目执行费用相对较小。但是作为一项革新,有时会发现健康城市项目筹集项目启动资金相当困难。应尽可能寻找最广泛的资金来源。支持小组应在整个城市范围内挖掘可能的资助者。资金提供者应尽可能多地参与项目计划,可以考虑建立一个分委员会负责财务。

5）机构定位：项目定位在市政府机构的哪一个层次是一个非常重要的选择，它影响项目的组织结构和执行机制；它决定与政府官员、项目合作机构和社区的关系；它提示谁是项目的所有者。在欧洲健康城市项目中出现了几种定位模式，它们反映了不同的政治体系、社会运作和项目资助方式。每个项目应采用最适合当地情况的机构定位。分析地方政府和市政机构如何运作，可以为选择项目机构定位奠定基础。

6）准备项目提案：当支持小组对如何在城市运用健康城市策略有了良好的理解并就如何运作达成共识时，就应开始准备正式项目提案。市政府是项目提案的主要评判者。但是项目提案也应考虑项目合作伙伴和资金提供者的利益。好的项目提案应该言简意赅，它反映市政府的工作重点，具有可操作性和创新性。起草项目提案是策略计划的第一步，它是组织阶段制订计划的基础。

7）政府批准项目提案：这标志着启动阶段结束，此时项目的第一个目标已经达到，即项目作为制定地方公共卫生政策系统的一部分得到正式认可。项目启动的一个重要内容是取得市政府支持以确保项目提案被批准。

（2）组织阶段

组织阶段开始于政府批准了项目提案，直至项目有能力成为一个有效的公共卫生倡导。在该阶段，组织机构、管理机制将被建立来促进项目的领导、多部门行动及社区参与。人员、资金和所需的信息都需在这个阶段落实。这个阶段也有7个步骤：

1）任命指导委员会：所有成功的项目都有一个指导委员会。项目一旦批准就应尽快任命指导委员会，这是项目的核心，它负责规划和决策。高效的指导委员会有明确的职责、有效的工作机制和明确但灵活的工作程序。

2）分析项目环境：项目启动阶段时就应开始分析项目工作环境。指导委员会应复查分析结果，确保它能提供制订项目策略时必需的基线资料。如果信息不完整或信息已过时，应重新分析。在这个系统中，政策制定是项目工作环境中最重要的要素，它的中心是市政府。市政府的决策决定该城市是否有健康的公共政策。许多市政府有两类分委员会：一类处理特殊问题，如卫生、住房、交通、城市规划或教育；另一类负责总体规划和管理。

3）确定项目工作：项目的成功与合作伙伴（包括个体、机构和社区的良好工作关系）密不可分。如果他们对项目的独到作用和活动有准确的理解，则建立良好的工作关系就相对比较容易。指导委员会应明确阐述项目的作用和功能。健康城市项目的作用为促成、协调和倡导。确定项目工作时必须把项目的作用和功能与其工作伙伴的作用和功能明确区分开来。项目在具体操作过程中不需要与合作伙伴竞争，它是领导者、协调者、倡导者和改革的催化剂，其结果最终依靠项目合作伙伴的承诺和工作才能取得。不能认识到这一点，就会产生无序的竞争，削弱工作效能。

4）建立项目办公室：所有成功的项目都有独立的项目办公室，配备有人员和财务系统。项目办公室支持指导委员会的工作，是项目的执行机构。项目办公室不是一个很大的机构，但是它提供把决议转化为具体实践必需的启动、持续和系列活动。高效的项目办公室有明确的责任界定、充足的人员配备、便利的办公地点和简洁明了的工作程序。健康城市项目办公室通过交流、信息传播、咨询和提供支持为项目工作提供便利。项目办公室与分委员会、工作小组和项目伙伴合作并代表指导委员会行使职能，是项目工作网络的枢纽，通过与城市各部门广泛的接触扩大项目影响。

5）制定项目策略：促成长期规划是项目办公室说服市政府人员采纳健康公共政策的方法之一。策略规划鼓励市政府官员从更广泛的角度去思考部门间的合作和与社区建立良好关系的结果是什么。通过项目本身的示范作用，健康城市项目促进市政府的政策规划。项目应有明确的策略，并与项目指导委员会、市政府和合作伙伴共同商讨。为了起草项目策略，可以成立一个分委员会负责规划。记住在策略规划阶段项目资源是相当有限的，要达到健康城市项目的目标需要有雄心壮志。激活达到项目目标所需的资源和支持需要的时间。策略规划阶段的主要任务是寻找在雄心壮志与预计改变程度的现实间的平衡点。

6）培养项目能力：人员、资金和信息是项目工作所必需的。从某种意义上说，项目失败的原因是没有培养出使项目成为革新和制订新政策的有效倡导者所必需的能力。指导委员会和项目协调者负有持续培养项目能力的责任。他们必须保证项目具有有技能的工作人员、适当的资金和信息来源。

7）建立责任机制："责任"描述的是一个过程，在这个过程当中机构对它们的决定和行为所产生的结果负责。责任机制虽然是非常关键的,但在目前的公共卫生领域里它却是最薄弱的环节之一。政治界不愿意接受"多部门健康责任"这一概念。换句话说,他们并不想从对健康产生何种影响的角度去评判他们有关住房、城市规划和交通的政策。评判健康影响的方法和报告机制进展缓慢。对健康城市项目的领导者而言,责任机制是非常关键的一个领域,特别是指导委员会应做出明确承诺。项目应有促进责任机制的相应策略,并努力使项目成为这一领域的有效倡导者。

(3)行动阶段

当健康城市项目有了足够领导和组织能力,使其成为一个有效的公共卫生倡导时,行动阶段便开始了,并直至项目结束。该阶段包括了那些支持新公共卫生方法的所有行动,并让城市各组织机构在城市健康发展过程中成为积极的合作伙伴。在该阶段所执行的各种活动并不一定是连续的,而往往是试验性的。即通过反复试错的过程来确定有效的行动。因此,这一阶段有时进展很快,而有时却进展缓慢。每个城市都必须根据自己的实际情况制订适合当地实际情况的行动方案。本阶段共有 6 个步骤需要完成:

1)增进健康知晓:在过去的 10 年,公众和决策者对人人健康的认知普遍增加。但是,把这些原则应用于实践这个观念尚未被充分理解和接受。成功的项目必须对人人健康的原则有深刻的认知,理解把这些原则应用于实践的意义。增进对这些问题的认知和理解的努力必须是全面的、可视的、一致的和持续的。在具体操作当中,增加知晓的综合行动包括多种策略。

2)倡导策略规划:健康的公共政策要产生最大限度的利益需要全面和长期的思维方式。以全方位的角度考虑政策改变的可能性是认知其贡献价值所必需的,这种贡献可来自市政府的各个部门;而从长远的角度思考问题是产生改革欲望所必需的,这种改革需要许多年才能看到结果。对项目而言,促进策略性的健康规划是很重要的,那将会鼓励市政府采纳更迫切和积极的方法制订健康的公共政策。策略规划有 3~5 年的目标,以及为达到这些目标通常采用的方法。如果策略适当,它们会提供长期行动的方向,同时允许环境变化时灵活应用并及时抓住机遇。项目可运用多种方法促成策略性的健康规划。

3)动员部门行动:部门合作是公共卫生新的工作方法所必需的。通过合作,市政府部门和其他非卫生机构改变他们的政策和工作计划,从而增加对健康的贡献。例如,市政府部门采纳的某些政策,包括所有公共场所禁止吸烟,改进自助餐厅食物的营养质量、公共建筑设施,更方便残疾人的出入和保证他们的安全。健康城市项目的一个必要责任是建立组织结构和行政系统以激活部门合作。这种动员工作应是他们工作的优先项目之一。

4)鼓励社区参与:公众通过生活方式选择和卫生保健利用参与健康活动。从广泛意义上说,他们还通过发表影响政治和管理决策的意见,参加志愿机构、自助小组和社团的工作参与健康活动。作为这些组织机构的志愿者,他们直接为健康和生活条件的改善做出贡献。健康城市项目承诺全面强化社区行动。项目的组织结构、行政系统、工作方式和优先领域应鼓励和支持社区参与。

5)促进创新:为健康的公共政策奠定基础的健康城市项目的成功依靠它们在多个领域革新的能力。通过革新获得成功有赖于创造支持革新的环境。它起始于认识到革新是必需的、可能的,一些不可避免的风险是可以接受的。接下来是传播革新项目和实践的知识,在任何可能的地方为革新创造财政和其他方面的刺激;最终革新的结果应得到认可、得到回报,成功的模式应向其他地区推广。

6)确保健康的公共政策:地方健康的公共政策可能是成功的健康城市项目最重要的成果。这些政策运用市政府领导和资源去创造更健康的日常生活环境,包括工作场所和卫生保健中心,乃至关系整个城市。这些政策由市政府部门和与健康城市项目合作伙伴的其他机构负责实施,政治支持是健康的公共政策的基础。项目利用与市政府的关系作为交流和倡导的工具。由于项目对社区问题具有敏感性,又有革新的能力和获得项目伙伴支持的能力,它便成为一个值得信赖的倡导者。

25.4 健康城市的评价

25.4.1 健康城市的主要评价指标

虽然健康城市中建立支持性环境和场所健康促进策略等措施,已在许多国家证实能有效地促进健康。但几乎没有一个城市能达到前面所述健康城市定义的要求。健康城市的评价始终是一个难题。因为健康城市往往以"增权""社区参与""部门合作"等难以测量的概念作为项目目标,且许多政策、组织改变的效果要相当长时间才能看出来。但健康城市的评价仍然需要重视。

由于健康城市更为注重行动的过程。因此,健康城市的评价应更强调应用"过程评价"的一些指标来测量项目的实施及所起的作用。如同其他项目的过程评价,健康城市的过程评价同样需要贯穿于健康城市开展的所有阶段。可包括不同社区、不同组织机构建立伙伴关系以处理供水、清洁卫生、住房、土地使用规划、卫生服务等问题的相关指标;各项活动的执行情况记录等。评价时可应用任务日程表来记录并检查各项活动是否执行、执行情况如何? 对于具体活动应有详细的评价。如以开会为例,至少包括会议召开的地点、有多少人参加了该会、会议包括了哪些活动、会议的结果如何等内容。对于与社区动员、参与、知晓、伙伴关系等方面有关的指标可能要使用现场观察、定性访谈等调查及评价技巧。

结局类型的评价指标往往需要较长的时间才能看出变化。对于健康城市而言,虽然困难,仍然能找到一些能在相对较短的时间内进行评价的指标。对城市健康等方面做出评价才能帮助确定优先问题,指导实践。每个城市都可从以下几个方面选择相关的评价指标:①健康状况指标;②健康状况不平等指标(例如,城市内不同人之间的差别);③环境对健康的支持;④社区参与到健康和环境服务、市政规划和管理方面的指标;⑤国家和市政府颁布的"健康公共政策";⑥价值,如健康目标对不同部门的重要性;⑦调整卫生服务,从治疗服务转到预防性服务;⑧调整非健康市政服务及机构重视人的健康,协助促进健康;⑨健康的公共教育(学校、工厂、新闻媒体等);⑩对符合生态规律的、城市可持续性发展的关注。

为协助各国建立可量化评估的健康城市指标,1996 年,WHO 起草了 9 个方面 79 条指标:①内在指标 24 条;②外在指标 9 条;③影响指标 7 条;④进展指标 8 条;⑤管理及监督指标 4 条;⑥提供服务指标 11 条;⑦预算与财政指标 4 条;⑧能力发展指标 5 条;⑨社区服务指标 7 条。同年,WHO 又在与 47 个欧洲城市初步研拟出的 53 个健康城市指标的基础上,进一步讨论可行性后删修为 32 个可具体量化的健康城市指标,其中:健康指标 3 条,健康服务指标 11 条,环境指标 19 条,社会经济指标 20 条。

1998 年,WHO 健康城市及城市政策研究合作中心提出了 12 个方面 338 条指标:①人群健康 48 条;②城市基础设施 19 条;③环境质量 24 条;④家居与生活环境 30 条;⑤社区作用及行动 49 条;⑥生活方式及预防行为 20 条;⑦保健、福利及环境卫生服务 34 条;⑧教育 26 条;⑨就业及产业 32 条;⑩收入及家庭的生活支出 17 条;⑪地方经济 17 条;⑫人口学统计 22 条。另外,有研究显示,我国 24 个城市健康城市指标体系共涉及健康、健康服务、健康环境、健康社会、民意指标、政策指标、健康促进、民意、健康文化等 14 个维度,共 1 531 个指标。

由于各国、各地区、各城市的背景不同、面临的问题不同,采取的路径不同,很难制订一套被广泛认可的评价指标体系。每个开展健康城市建设的城市应该根据自身面临的主要健康问题,结合自身实际制订符合自身特点的健康城市建设行动方案,然后根据方案按照一定的指标筛选原则设计评价体系。指标筛选应该遵循以下原则:

(1)可获得原则

可获得原则要求指标在不同的城市均可获得,具有统一的计算方法和计算口径。

(2)相关性原则

相关性原则要求确定的指标体系需涵盖典型的健康决定因素,包括供水、卫生资源、营养、健康服务、居住条件、工作条件、生活环境等,以及人群的健康状况指标。这些指标与健康城市的评价目标密切相关。如卫生资源选择每千人口医生数和护士数来评价,居住条件用城镇居民人均住房建筑面积进行评价。

(3)普遍认同原则

普遍认同原则要求指标体系内的每条指标必须是国内外各地区建立的指标体系标准或者相关文献对该指标的合理性是普遍认可的。例如,人均期望寿命被普遍认可用于评价一个社会生活质量的高低,在国内外各项指标体系中均涉及该指标。

(4)有效性和可靠性原则

有效性和可靠性原则要求指标能够反映其所希望衡量的问题,在收集数据的方法上需考虑到数据和分析过程有较好的科学性和可信度。

(5)敏感性原则

敏感性原则要求指标在不同测量客体之间存在差异性,以便能够探测到两者之间的区别。如集中式饮用水水源地水质达标率在各个城市中均为 100%,虽然该指标在各指标体系中均有所体现,但是无法探测到城市之间的差别,缺乏敏感性,故不建议采用该指标。

（6）可重复性原则

可重复性原则要求指标能够在不同的时间点进行测量,并能够对评价客体进行持续性的追踪。

25.4.2 我国健康城市评价指标体系

2016 年 10 月,中共中央、国务院印发的《"健康中国 2030"规划纲要》中明确提出要把健康城市和健康村镇建设作为推进健康中国发展的重要抓手,这标志着我国的健康城市建设从 1994 年城市试点的探索逐渐上升为基本国策。2016 年 11 月,为了探索和总结中国特色健康城市建设路径,全国爱国卫生运动委员会办公室(以下简称全国爱卫办)在全国 38 个城市启动了全国健康城市试点市建设。同时为了有效评价试点城市的工作成效,全国爱卫会组织相关学术机构根据《"健康中国 2030"规划纲要》《关于进一步加强新时期爱国卫生工作的意见》和《关于全面开展健康城市建设的指导意见》按照上述指标筛选原则,通过科学研究方法制定了《全国健康城市评价指标体系(2018 版)》,该指标体系包括共包括健康环境、健康社会、健康服务、健康人群和健康文化 5 个一级指标,空气质量、水质、社会保障、养老、卫生服务、健康水平、健康行为和健康氛围等 20 个二级指标,42 个三级指标。具体如表 25 - 1 所示。

表 25 - 1　中国健康城市评价指标体系

一级指标	二级指标	三级指标
健康环境	1. 空气质量	(1) 环境空气质量优良天数占比 (2) 重度及以上污染天数
	2. 水质	(3) 生活饮用水水质达标率 (4) 集中式饮用水水源地安全保障达标率
	3. 垃圾废物处理	(5) 生活垃圾无害化处理率 (6) 公共厕所设置密度 (7) 无害化卫生厕所普及率(农村)
	4. 其他相关环境	(8) 人均公园绿地面积 (9) 病媒生物密度控制水平 (10) 国家卫生县城(乡镇)占比
健康社会	5. 社会保障	(11) 基本医保住院费用实际报销比
	6. 健身活动	(12) 城市人均体育场地面积 (13) 每千人拥有社会体育指导员人数比例
	7. 职业安全	(14) 职业健康检查覆盖率
	8. 食品安全	(15) 食品抽样检验 3 批次/千人
	9. 文化教育	(16) 学生体质监测优良率
	10. 养老	(17) 每千名老年人口拥有养老床位数
	11. 健康细胞工程	(18) 健康社区覆盖率 (19) 健康学校覆盖率 (20) 健康企业覆盖率
健康服务	12. 精神卫生管理	(21) 严重精神障碍患者规范管理率
	13. 妇幼卫生服务	(22) 儿童健康管理率 (23) 孕产妇系统管理率 (24) 每万人口全科医生数 (25) 每万人口拥有公共卫生人员数
	14. 卫生资源	(26) 每千人口医疗卫生机构床位数 (27) 提供中医药服务的基层医疗卫生机构占比 (28) 卫生健康支出占财政支
健康人群	15. 健康水平	(29) 人均预期寿命 (30) 婴儿病死率 (31) 5 岁以下儿童病死率 (32) 孕产妇病死率 (33) 城乡居民达到《国民体质测定标准》合格以上的人数比例
	16. 传染病	(34) 甲、乙类传染病发病率
	17. 慢性病	(35) 重大慢性病过早死亡率 (36) 18～50 岁人群高血压患病率 (37) 肿瘤年龄标化发病率变化幅度
健康文化	18. 健康素养	(38) 居民健康素养水平
	19. 健康行为	(39) 15 岁以上人群吸烟率 (40) 经常参加体育锻炼人口比例
	20. 健康氛围	(41) 媒体健康科普水平 (42) 注册志愿者比例

《全国健康城市评价指标体系(2018 版)》是评价我国健康城市进展的核心指标,各个城市应该根据自身健康城市行动方案,结合自身实际在这套核心指标的基础上,制订符合当地实际的评价指标体系。通过不断地监测和评估促进健康城市建设的持续发展。

25.5　健康城市建设面临的挑战

尽管我国在推进健康城市建设的过程中,通过发挥强大的政府组织优势,取得了举世瞩目的成就,但当前健康城市建设依然面临一些挑战。

首先,"将健康融入所有政策"落实度不高。"将健康融入所有政策"是从源头解决社会、经济、环境和服务等健康决定因素的重要策略,同时也是促进健康城市建设持续发展的重要保障。但是,当前我国在落实"将健康融入所有政策"方面还存在较大差距。健康影响评估是全面落实"将健康融入所有政策"的重要工具,健康影响评估制度是制度化地将对健康的考虑纳入各部门公共政策制定和实施的全过程。因此,未来健康城市建设过程中需要:①推动完善现有环境的健康影响评估制度,加强与环境保护部门的协作,将人体健康置于十大类环境影响评价要素的首位,明确将健康影响评估作为规划、建设项目环境影响评估的首要内容和强制要求。②建立健康影响评估机构,建立以上海市卫计委或健康促进委员会办公室为主导的健康影响评估机构,联合疾病预防控制中心和科研机构等单位,研究、开发评估指南和工具,制订健康影响评估的范围和程序。③建立健康影响评估考核问责机制,建立科学、合理、全面的评价考核体系,对不利于健康的行为进行约束和惩处,理清相关主体的责权关系,把健康责任落实到具体的组织和机构上,进一步落实到具体责任人。

其次,社区参与度有待进一步提高。公众参与和社会监督是健康共治的重要原则,也是健康城市建设的基础。尽管我国健康城市建设积累了丰富的社会参与经验,建立了良好的社会参与机制,如健康

自我管理小组建设。但仍需充分利用各种社会组织团体,通过舆论引导、鼓励更多的市民参与,进一步拓展市民参与渠道。具体措施有:①加强培育社区自治组织。整合社区现有的各种群众性自治团体资源,承接街道各种社会组织资源,实现居民自治团体与街道社会组织及居民区群众团队的有机结合,如健康自我管理小组、睦邻点等。②培育社区志愿者团队。积极挖掘和培育社区志愿者资源,充分发挥志愿者在加健康治理过程中的作用,如体育指导员、控烟志愿者、垃圾分类指导员等。③完善沟通渠道。完善市民热线电话,增加热线电话的知晓率。利用现代信息技术,增加市民参政议政的机会,重要决策前进行市民咨询。④增加企业参与健康建设的渠道,进一步落实企业的社会责任,建立共享价值观。鼓励有能力的企业开展或参与健康促进项目,通过企业家咨询等活动拓展企业参与健康建设的渠道。

最后,监测和评估需要进一步加强。开展城市生活、疾病负担和健康决定因素的监测和评估是健康城市建设的重要原则之一。健康城市建设没有"标准的"路径和模板,健康城市建设应在需求调研的基础上进行,找出当地面临的主要健康问题,结合自身文化传统、人口特征、经济社会发展水平、政府治理模式,制订符合当地实际情况的健康城市建设规划和实施行动方案,从而逐步解决影响当地居民健康的各种因素,促进健康城市和居民健康协调发展。

(高峻岭)

第五篇
疾病健康教育

Ji Bing Jiang Kang Jiao Yu

· 现 代 健 康 教 育 学 ·

26 心脑血管疾病与内分泌代谢系统疾病健康教育

26.1 心脑血管疾病的健康教育

26.1.1 何谓心血管系统

心血管系统又称循环系统,它是一个密闭的循环管道,由心脏、动脉、毛细血管、静脉等组成,血液在其中流动,将氧、各种营养物质、激素等供给器官和组织,又将组织代谢的废物运送到排泄器官,以保持机体内环境的稳态、新陈代谢的进行和维持正常的生理活动。心脏能在神经系统控制下发生节律性的收缩和舒张,保证血液沿一定方向循环流动。动脉连于心脏和毛细血管之间,将血液从心脏运至身体各部分的组织中。毛细血管连接于动脉和静脉之间,互相连接交织成网,是血液与组织间进行物质交换的重要组成方式。静脉连接于毛细血管和心脏之间,收集血液使之流回心脏。动脉血管向全身供应血液和静脉血管回收血液的过程称为体循环;同时,身体还有另一种循环通路,即肺循环,该循环也是起始和终止于心脏。肺循环将富含二氧化碳的静脉血由心脏输送到肺,通过呼吸系统中肺的呼吸过程,二氧化碳被排出,静脉血重新变为充满氧气的动脉血。氧合后的动脉血又流回到心脏,并开始下一个体循

环的过程。

26.1.2 心脑血管系统疾病的定义

心脑血管系统疾病是心脏血管和心脑血管疾病的统称,指由于高脂血症、血液黏稠、动脉粥样硬化、高血压等所导致的心脏、大脑及全身组织发生的缺血性或出血性疾病。心脑血管系统疾病是一种严重威胁人类健康,对于 50 岁以上中老年人来说更是影响健康和生活质量的常见病。心脑血管系统疾病具有发病率高、致残率高、死亡率高、复发率高、并发症多的“四高一多”特点,即使运用先进的医疗手段治疗,仍存在 50% 以上的脑血管意外,患者生活不能完全自理。

心血管病是心脏、大血管和调节血液循环的神经体液等发生形态、功能的病变,在内科疾病中占有较大的比例,属常见病,且较严重。其中以高血压、冠心病等最为常见。随着年龄的增长,未受控制的高血压、冠心病、风湿性心脏病及心瓣膜病等,将会逐渐出现心脏功能(包括收缩功能与舒张功能)失去代偿,引起心力衰竭,明显地影响患者的劳动力,导致较高的病死率和病残率。

脑血管病是指脑部血管的各种疾病,通常分为两大类,分别为出血性脑血管病(如脑出血、蛛网膜

下隙出血）和缺血性脑血管病（如脑栓塞、短暂性脑缺血发作、脑血栓形成）。脑血管病主要包括脑动脉粥样硬化、血栓形成、狭窄、闭塞以及脑动脉炎、脑动脉损伤、脑动脉瘤、颅内血管畸形、脑动静脉瘘等，这些疾病的发生和发展有着一定的共性，它们的发病特点是引起脑组织的缺血或出血性意外，最终导致患者的致残甚至死亡可能。脑血管病常见有以下病理变化：①血液中长期胆固醇、甘油三酯、低密度脂蛋白升高引起的动脉粥样硬化。②由高血压引起的脂肪透明样变性与纤维蛋白坏死。③淀粉样血管病变：为脑的中、小动脉的中、外膜内淀粉样物质沉积，受累动脉以软脑膜下皮质支为多，好发于老年人的顶叶和枕叶。④亚急性动脉硬化性脑病：脑皮质下有局灶性的胶质增生和白质的退行性变，镜下可见小动脉受累最多，常见基底节区多发性腔隙性梗死，患者常有长期的高血压病史伴进行性痴呆。⑤静脉及静脉窦血栓形成：由肿瘤压迫、癌细胞栓塞、静脉窦旁炎症、白血病、妊娠等影响血液凝集、血管壁损伤或阻碍静脉回流时引起。⑥脑血管痉挛：常见于蛛网膜下腔出血后，常发生于起病后48～72小时，可持续3～4周。⑦血管炎：多与免疫机制有关，可引起管腔狭窄、闭塞，最终导致脑出血、脑梗死。⑧纤维肌肉发育不良：脑动脉的中层发生节段性纤维组织增生和退变，引起动脉的环形狭窄、区域性管壁中层薄弱和弹力层断裂，最终使动脉管腔扩大甚至动脉瘤形成，也可引起动静脉瘘、动脉瘤或缺血性脑梗死。

（1）心脑血管系统疾病的全身表现

心脑血管疾病是全身性血管病变在心脏和脑部的表现。其病因主要有4个方面：①动脉粥样硬化、动脉血管炎等血管性因素；②高血压等血流动力学不稳定因素；③高脂血症、糖尿病等代谢异常；④白血病、贫血、血小板增多等血液成分因素。

心血管疾病及脑血管疾病发作时，常常表现出一定的临床症状，有些症状较为典型，而有些临床症状容易被忽视或者与其他疾病混淆，从而造成病情诊断延误，危及生命。

1）心血管病的临床表现：

A. 冠状动脉粥样硬化性心脏病的临床表现：冠状动脉粥样硬化性心脏病是心血管系统最常见的疾病，其危害最大的就是急性冠脉综合征。急性冠脉综合征的疼痛通常是钝痛、酸痛、胸部压迫感或挤压感，或是沉重的、稳定的闷痛。很少是剧烈的或是灼烧的疼痛。疼痛可能会位于胸部（心绞痛），然后辐

射到其他地方，或者完全位于上胸外，如腹部、肩、上臂（左或右）、下颚或是颈部。疼痛常常是很严重的，但是有些患者仅感到压力或是沉重感而不是疼痛，如果只询问疼痛就会没办法确认很多这类患者。胸痛症状常伴有心悸、出汗、面色苍白、呼吸困难，和即将到来的死亡恐怖感。有很大一部分的女性患者描述的疼痛更多的是在颈部、后背或上腹部。糖尿病患者可以发生无痛性心肌梗死，老年患者往往出现呼吸急促而不是胸痛。下壁心肌梗死的表现可能是右侧或中上腹，可能只是一种很严重的不安感，伴随有恶心和呕吐。定位明确的剧烈胸痛有时是非心脏原因。同样的，只持续几秒钟的短痛或是持续几天的疼痛都不太可能是急性冠脉综合征。

典型的心绞痛为胸骨后钝痛、沉重或胸部挤压疼痛，多在劳累后出现，休息后可缓解；不典型心绞痛可以与劳累无关，甚至在睡眠状态下发生；非心绞痛（非典型性胸痛）疼痛特点可表现为胸壁疼痛或上腹烧灼。

遵循规范的流程处理胸痛患者，能最大程度上减少误诊、漏诊的可能性。具体流程可参考图26-1。

B. 高血压的临床表现：我国已经有3亿左右的高血压患者。高血压症状主要有头痛、头晕、头昏、头胀等，严重者可表现为气喘、呼吸困难、水肿、视力障碍、恶心、呕吐、偏瘫、少尿、胸痛等并发症症状。但是大多数患者没有任何症状，部分人体检时血压高达200 mmHg（1 mmHg＝0.133 kPa）以上也无症状，这样的情况就要引起大家的重视，定期监测血压，了解高血压。早期症状：患者时常出现头痛，部位多在额部及后脑，并伴有恶心、呕吐等症状；眩晕，失眠，睡眠质量下降；烦躁、心悸，注意力下降，记忆力减退等；肢体麻木，常见手指、脚趾麻木或皮肤如蚁行感，手指不灵活。晚期症状：患者可能出现左心室代偿性肥厚，肾功能逐渐减退，出现多尿、夜尿，肾功能衰竭，进而出现氮质血症或尿毒症。脑组织缺血，产生不同程度头痛，头晕加重，视物模糊，肢体麻木或者暂时性失语、瘫痪等症状，诱发脑卒中的发生；眼底动脉硬化。

2）脑血管疾病的临床表现：

A. 缺血性脑血管疾病的症状表现：颅内颈内动脉系统病变可引起单眼视力减退或失明；对侧偏瘫、偏身麻木和偏盲；反复言语、冷漠、缺乏主动性、失去定向力和轻到中度的感觉和运动障碍，还可出现半侧偏瘫和空间定向力丧失等症状；颅内椎基底动脉系统病变可引起对侧偏瘫和同侧舌无力，伴对侧本

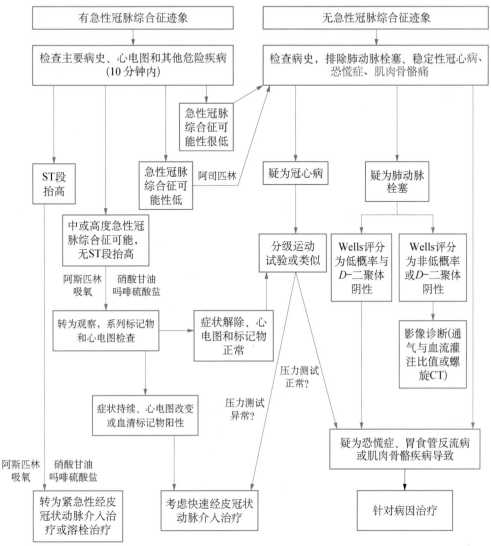

图 26-1　胸痛患者处理流程

体感觉和振动觉丧失；累及前庭会出现恶心、呕吐、眩晕和眼球震颤；基底动脉梗死常在数小时或数天内阶梯式发展，患者出现昏睡或有明显的意识水平下降，更外侧中脑区的病灶可出现"闭锁"状态，基底动脉进行性梗死常造成患者死亡。

B. 出血性脑血管疾病的症状表现：多在情绪激动，活动过度、酒后或排便用力时发生，血压突然急骤升高，致脑血管破裂大量出血而发病，以内囊出血最多见。表现为剧烈头痛、头晕、呕吐伴有颅内压力增高，迅速出现意识障碍，鼾声呼吸，伴有抽搐或大小便失禁，同时可有应激性上消化道出血。患者颜面潮红、意识障碍、脉搏慢而有力，血压可高达

200 mmHg 以上，出现对侧偏瘫、偏身感觉障碍、对侧同向偏盲。当出现大量出血时，可导致颅内压迅速增高、短期内形成脑疝而致死。尤其值得注意的是：小脑出血表现为眩晕、呕吐、枕部头痛、眼球震颤，共济失调；蛛网膜下腔出血起病急骤，常在活动中突然发病，表现为剧烈头痛，喷射性呕吐，脑膜刺激征阳性，一般无肢体瘫痪。

（2）心脑血管系统疾病的危险因素

心脑血管系统疾病的发生和发展主要是由于血管壁平滑肌细胞非正常代谢造成的，血管组织和人体的其他组织在一定周期内完成新陈代谢，但是由于新的细胞组织不能正常的形成，使血管壁本身存

在"缺陷",因此就容易产生炎症血管收缩不畅。失控的神经系统不能正常的调配供血，导致其供血的紊乱，引起疾病的发生。同时，由于长时间不健康的饮食习惯，过多食用高脂、高盐、高糖等，导致体内类固醇物质逐渐增多；血脂中的低密度脂蛋白胆固醇氧化后沉积在血管壁，堵塞毛细血管，类固醇物质容易和体内游离的矿物质离子结合，形成血栓，最终导致了心脑血管疾病。

心脑血管系统疾病的危险因素可概括为以下几点：

1) 机体因素：主要与性别、年龄、体重、种族及遗传等有关。

A. 冠心病的患病率随年龄增长而增加，女性冠心病的平均发病年龄比男性晚10岁左右，绝经后逐渐接近男性。脑血管意外的发病率也是随年龄的增长而升高，尤其是60岁以上，发病率较高，且男性高于女性。

B. 体重超重是指体重超过标准体重的10%及以上；体重超重更容易出现心脑血管疾病，是疾病明确的易患因素之一。

C. 遗传：冠心病有较肯定的家族聚集性；有患冠心病家族史的人群，其冠心病死亡率为一般人群的2.4倍；有脑血管意外家族史的人群，其发病率显著增高。

2) 疾病因素：主要与高血压、高脂蛋白血症、动脉粥样硬化、糖尿病、胰岛素抵抗及其他心脏疾病等有关。

A. 高血压是发生心脑血管疾病的主要危险因素之一；长期高血压可使动脉血管壁增厚或变硬，管腔变细，进而影响心脏和脑部供血。高血压可使心脏负荷加重，易发生左心室肥大，进一步导致高血压性心脏病、心力衰竭。当血压骤升时，脑血管容易破裂发生脑出血；高血压加快动脉硬化过程，动脉内皮细胞受到损伤，血小板易在伤处聚集，又容易形成血栓，引发心肌梗死或脑梗死。有大量的研究证明，高血压发病年龄越早，其得冠心病的危险性越大。脑血管意外的发病危险性也是随着血压的增高而升高。

B. 高脂血症是指血清中某一种或几种脂蛋白的增多；尤其是低密度脂蛋白，能促进动脉粥样硬化病变的形成。

C. 糖尿病是心脏病或缺血性卒中的独立危险因素，糖尿病患者最常见和危险的并发症就是冠心病。糖尿病患者发生冠心病的概率不仅较正常人高

2倍，且发病早、病变范围广，女性较男性具有较强的发病危险性。

D. 其他心脏病，心功能减退可直接或间接地引起脑血管意外的发生。

3) 生活因素：主要包括吸烟、饮酒、饮食及运动等有关。

A. 吸烟与心脑血管疾病的发生存在一定关系。吸烟者比不吸烟者发病率高得多，大量吸烟的男性（每天吸烟20支及以上）发生心脑血管疾病的危险性是非吸烟人群的3倍；冠心病、脑血管病的病死率为不吸烟者的6倍，蛛网膜下腔出血多3～5.7倍。在脑梗死的危险因素中，吸烟占第一位，这是因为烟碱可促使血浆中的肾上腺素含量增高，促使血小板聚集和内皮细胞收缩，引起血液黏滞的发生。

B. 大量饮酒的人群中，冠心病的危险性增加。酒精摄入量对于出血性卒中有直接的剂量相关性。每天酒精摄入＞50 g者，发生心、脑梗死的危险性增加。长期大量饮酒可使血液中血小板增加，进而导致血流调节不良、心律失常、高血压、高血脂，使心脑血管病更容易发生。在动脉硬化的基础上，若大量饮酒伴情绪激动，往往会导致脑血管意外。

C. 以动物性食品及油炸食物为主的膳食，可能会造成大量胆固醇摄入，脂质中的胆固醇能引起动脉粥样硬化，致使冠心病的患病率增加。同时，部分微量元素如镁、钙、硒、钼、钒等对冠心病有保护作用；与之相反，钠、铅、砷等则会促进动脉粥样硬化；膳食中钠盐负荷高、钙摄入不足等均是发生脑血管意外的危险因素。

D. 冠心病的发病率一般是脑力劳动者高于体力劳动者；脑力劳动者平时活动量较少，缺乏必要的锻炼，加上不健康的饮食习惯，容易出现脂质沉着，易出现冠心病的发生。

4) 社会心理因素：工作中高强度的脑力需求及社会、心理、经济等压力的联合作用下，容易使血压升高，从而导致冠心病和脑血管意外的发病率增高。部分A型性格的患者，又称为心脏病性人格，脾气比较火爆、遇事容易急躁、不善克制、喜欢竞争、好斗，这往往是冠心病的易患因素。

5) 其他：寒冷季节的发病率较其他季节明显增高；心脑血管疾病的影响因素往往并不是单一的，是多方面的，当产生联合作用使致病作用增强，可增加心脑血管疾病发病率。

（3）心脑血管系统疾病的治疗及预防

1) 心脑血管系统疾病的治疗：①保持心态平

衡,避免频繁情绪波动。②适当运动,保持健康生活方式。③严格控制各项危险因素,避免过量进食油腻食物及低盐饮食,忌烟酒。④坚持按时服用降压药物,服用有效调脂药物,控制糖尿病,改善胰岛素抵抗和异常代谢状态,预防并发症发生。⑤外科治疗及康复治疗:通过外科手术或介入方式进行治疗。在患者病情平稳后,从简单的被动运动开始,逐步做主动运动,最终达到生活自理的目的。

2)心脑血管病的预防:包括一级预防和二级预防。一级预防是指发病前的预防,即无病防病发生;二级预防是为了降低再次发生的危险及减轻致残率,即患病后防止再发病。包括:防止栓塞发生;改变不良的生活方式:控制饮食总量,调整饮食结构;坚持运动,循序渐进,量力而行,持之以恒;戒烟少酒,劳逸结合;控制血压和血脂,选择长效、合理、安全、有效的药物进行治疗;适当锻炼,预防超重和肥胖,补充膳食纤维,注意低盐饮食。

同时还提醒大家加强体育锻炼,增强抵抗力,并定期进行体检。建议每年至少体检一次,以防病为主,做到早发现、早诊断、早治疗。

(4)心脑血管系统疾病的治疗误区

心脑血管疾病严重威胁人类健康,占我国每年总死亡原因的51%。发病的患者中75%不同程度丧失劳动能力,甚至有40%的患者出现了重残!心脑血管系统疾病如此高发,对患者及患者家庭,乃至整个社会都造成了不可磨灭的痛苦,一部分原因与发病后治疗效果不佳有关,更多的是因为人们对这些疾病的认识还存在很多的误区。

1)冠心病、高血压、脑梗死是老年病,只有老年人才会得病:血管的动脉硬化过程早在青年甚至幼年时期就已经开始,目前我国冠心病发病年龄有明显提前的趋势;在我国6～18岁的中小学生中,高血压的发病率就已达到8%。

2)运动量越大越好:运动超出身体承受能力,反而发生意外的概率增加。应该注意运动强度适宜。

3)高血压没有症状就不用治疗,或者血压低于140/90 mmHg就可以了:大约有50%的早期高血压患者没有任何症状,但高血压所造成的危害却不会消失。高血压病因复杂,不能用同一个固定的模式服药,而应在医师的指导下,坚持"个体化"的用药原则。对于患有糖尿病、肾脏疾病的患者,血压水平应达到130/80 mmHg。不同个体根据其情况应该有不同的治疗目标值。

4)急性心梗装了支架或搭桥就治疗好了,不用

吃药:急性心梗病症危急,死亡风险高,应该尽快做溶栓治疗;在条件允许的基础上,应该及时行冠状动脉支架植入术或急诊外科搭桥手术,提高患者的生存率。患者做完支架手术或搭桥术后症状迅速消失,但仍旧存在危险性,即使置入支架或搭桥后,同样应注意健康的生活方式,根据病情按医师要求继续终身服药治疗,定期进行检查及监测。

5)降脂药不良反应严重,血脂达到正常水平,就应该立即停药:很多患者都认为降脂药对肝、肾功能的不良反应多,能不吃药最好,或者指标正常了就立即停药。其实,这样的做法不对。目前,临床常用的他汀类降脂药(瑞舒伐他汀钙、阿托伐他汀钙、普伐他汀钠等)都经过大量临床试验,实验证明大多数人对它的耐受性良好,肝脏转氨酶升高的发生率很低。高血脂是一种血脂代谢紊乱疾病,和高血压一样是慢性疾病。通过服用降脂药物,血脂可以长期控制在正常范围内,一旦停药,血脂会出现再次升高的可能。而且对于有心肌梗死,做过支架治疗、冠脉搭桥手术,有糖尿病、脑梗病史或同时有多种危险因素的患者,我们对于其血脂达标情况要求得更加严格。

6)脑血管疾病只重视抢救,忽略康复治疗:脑血栓在人体无法自行消融,脑神经细胞是无法自行恢复的;药物治疗是为了扩张血管,活血化瘀,防止血栓形成,对于脑组织细胞损伤并无太大的改善作用。要把握最佳康复治疗时机,减轻疾病造成的不利影响。

7)迷信进口保健药品,完全依赖保健仪器:理疗仪、保健仪只能调理不能治病。使用没有药监局批准许可的药品或者保健品更可能耽误治疗,加重病情。

26.1.3　我国心脑血管疾病的现状与健康教育对策

众所周知,在WHO公布的全球十大致死病因中,心血管疾病仍居于首位。2015年,《美国心脏学会杂志》发布了一份研究报告,在进行大样本综合分析了超过9.6万名年满20岁的中国人后,发现3/4的人心血管健康状态较差。《柳叶刀》杂志发布的2015年中国死因排名中,脑血管疾病和缺血性心脏病位居前两位,分别占2015年全部死亡人数的20.1%和15.5%。根据临床数据估算,目前我国心血管病现患人数高达2.9亿人次,其中脑卒中1 300万,冠心病1 100万,心力衰竭450万,肺源性心脏病500万,风湿性心脏病250万,先天性心脏病200万,

高血压 2.7 亿。其中根据中国心血管病高危地图显示，我国各地区、不同省市心血管病死亡率存在明显差异。在冠心病、脑血管病和高血压的死亡率方面，南方地区高血压问题更严重，北方地区则是冠心病和脑血管病的重灾区。

随着生活节奏加快、生活方式及饮食习惯的影响、空气污染加重等原因，心脑血管疾病发病率逐年加速，且呈现发病年轻化趋势。而高盐、高脂、高糖饮食及运动少、有氧消耗少等不良的生活方式是心脑血管疾病的重要危险因素，从而更易肥胖，诱发高血压、高血脂、高血糖及其他心脑血管疾病。

根据《"健康中国 2030"规划纲要》要求，健康中国的实现需要全方位的布局。我国心血管健康的防控工作，不仅需要疾控部门、临床医生、政策制定者、媒体同样要承担应有的责任，向公众传播心血管健康知识，增强公众对心血管疾病的认识，使社会不同部门实现心血管健康防控的整体联动。心血管健康不单纯意味着救治这一个环节，需要综合考量、全面管理。近年的研究表明，农村及偏远地区患者的心血管病死亡率从 2009 年起超过并持续高于城市水平。这与农村居民健康知识与技能水平与快速升高的生活水平不相称，健康教育与健康促进亟待提高相关。为推进中国居民对于心血管疾病的认识，做好防治工作，系统而全面的科普宣传工作显得尤为重要，加强一级预防、二级预防对于降低心血管事件病死率、提升整体健康状况具有积极意义。有研究统计，我国脑卒中患者出院后第一年的复发率是 30%，第五年的复发率高达 59%。而世界发达国家，因为高度重视二级预防，大大降低了脑卒中的复发率，其发生率仅为我国一半左右。研究显示，长期服用可靠、安全的药物来防治脑卒中的患者与停药的患者相比，复发率要降低 80% 以上，死亡率降低 90% 以上。长期用药超过 3 年及以上，超过八成患者无复发危险。

26.2 内分泌代谢系统疾病的健康教育

26.2.1 内分泌代谢系统定义

内分泌腺是神经系统以外的机体另一重要机能调节系统，可分为两大类：一是在形态结构上独立存在的器官，即内分泌器官，如垂体、松果体、甲状腺、甲状旁腺及肾上腺等；二为分散存在于其他器官组织中的内分泌细胞团，即内分泌组织，如胰腺内的胰岛、睾丸内的间质细胞、卵巢内的卵泡细胞及黄体细胞。部分内分泌器及组织是人类性活动的物质基础。

内分泌系统包括内分泌腺、内分泌组织（如胰岛）和散在于各系统或组织内的内分泌细胞。内分泌系统与神经系统共同调节机体的生长发育和代谢，维持体内平衡或稳定。其组织或细胞发生增生、肿瘤、炎症、血液循环障碍、遗传及其他病变均可引起激素分泌增多或减少，导致功能的亢进或减退，使相应靶组织或器官增生、肥大或萎缩。

26.2.2 代谢系统疾病的病因分类

代谢性疾病，按病因可分为先天因素和后天因素。

（1）先天因素

先天性遗传缺陷是造成代谢病的重要原因之一。例如，家族性纯合子高胆固醇血症患者血浆胆固醇显著升高，可达 13～26 mmol/L。家族性杂合子高胆固醇血症患者血浆胆固醇中度升高，多为 7.8～13 mmol/L。由于部分是酶的先天性缺陷所致，部分患者临床表现为高尿酸血症伴痛风性急性关节炎、痛风石沉积、痛风性慢性关节炎、关节畸形、肾功能损害及尿酸结石形成等。有些遗传因素使患者对某些不良外界因素的易感性较正常人高。两种遗传病可造成同一种代谢紊乱，当这两种遗传病同时存在时，所引起的代谢紊乱较单个遗传病严重得多。如糖尿病高脂血症是家族性高甘油三酯血症和糖尿病共同所致的严重高甘油三酯血症，甘油三酯可达 22 mmol/L（2 000 mg/dl）以上，易反复发生急性心脑血管系统疾病及急性坏死性胰腺炎。

（2）后天因素

内脏的病理变化和功能障碍也是造成代谢病的重要原因。例如，肾功能衰竭可造成蛋白质、脂肪、水及电解质等的代谢变化。一些外界因素如药物、食物也可造成各种代谢病，如经常进食含过多脂肪和胆固醇食物的人，容易发生高脂蛋白血症、动脉硬化。

糖、蛋白质、脂肪及水、矿物质等代谢障碍，常常是相互影响和联系的，有时会造成恶性循环。如胰岛素缺乏使血糖升高，血浆脂蛋白、胆固醇、甘油三酯升高，糖的渗透性利尿造成脱水及钾、钠、钙、磷、镁等负平衡，严重者发生酮症酸中毒，后者又加重血糖及血脂的升高，如此循环，直至患者死亡。各种代谢病均可影响全身各组织、器官，如高胆固醇血症的基本特点是胆固醇在血管等处的沉积，造成动脉硬化,受累的组织是全身的,如脑动脉硬化、冠心病、肾动脉硬化并造成肾功能障碍、周围血管硬化以及皮肤和肌腱的黄瘤等改变。代谢病临床表现的轻重,取决于代谢紊乱的程度和对重要器官组织结构与功能破坏的程度。如糖尿病早期血糖轻度升高,患者多年无症状,当血糖明显升高时,则出现多饮、多尿、多食、消瘦等症状。长期高血糖、高脂蛋白血症及血小板功能异常,可造成微血管和大血管病变,此时有眼底视网膜血管、肾、心、脑和周围神经、血管等并发症的症状。

26.2.3 内分泌代谢系统疾病——糖尿病的健康教育

糖尿病是一种具有遗传倾向的代谢性内分泌疾病,是常见的人数众多的慢性终身性疾病,其特点是病程长、并发症多。其中,高血压、冠心病、高脂血症通常是糖尿病的主要并发症。在我国,随着人民生活水平的提高和人口构成的老年化,糖尿病和心血管疾病的人数正日趋上升。严格控制血糖仍为心血管疾病风险管理的基础治疗之一;同时,应更加关注降糖治疗的安全性和个体化。只有遵循已有证据,结合自身临床实践,才能不断提高我国 2 型糖尿病及其并发症的防治水平。糖尿病被定义为影响人类健康的严重慢性病之一。一旦诊断明确,它将伴随该患者的一生,随着时间的推移、病情的变化,诱发多种糖尿病并发症的发生和发展,如眼睛失明、糖尿病肾病、透析、糖尿病微血管病变及糖尿病最严重的并发症心脑血管疾病等。通过对糖尿病领域的不断深入研究和了解,临床医师和患者都清晰地认识到,单单控制血糖是不够的,要强调综合治疗,减少糖尿病并发症。糖尿病治疗的近期目标是通过控制高血糖和相关代谢紊乱来消除糖尿病症状,防止出现急性代谢并发症;远期目标是通过良好的代谢控制达到预防慢性并发症、提高生活质量、延长寿命的目的。

人类在征服糖尿病的这场战争中,可谓是任重而道远,曾总结出糖尿病防治的"五驾马车",即糖尿病教育、饮食治疗、运动治疗、药物治疗和自我血糖监测。最新版《中国 2 型糖尿病防治指南》就对糖尿病的综合控制目标(表 26-1)进行了细化和调整,总结为新的"五驾马车",即为:调脂、控制血压、血糖管理、体重管理、抗血小板治疗。新的"五驾马车"理论的提出是对老"五驾马车"的补充和完善,对于控制糖尿病具有更加全面的指导意义,也是对于糖尿病

防治的个体化治疗的细化,真正做到对每位糖尿病患者进行全面考量,综合治疗。接下来简单介绍一下新的"五驾马车"。

表 26-1 中国 2 型糖尿病综合控制目标

指 标	控制目标
血糖(mmol/L)*	
空腹	4.4~7.0
非空腹	<10.0
糖化血红蛋白(%)	<7.0
血压(mmHg)	<130/80
总胆固醇(mmol/L)	<4.5
高密度脂蛋白胆固醇(mmol/L)	
男性	>1.0
女性	>1.3
甘油三酯(mmol/L)	<1.7
低密度脂蛋白胆固醇(mmol/L)	
未合并动脉粥样硬化性心血管疾病	<2.6
合并动脉粥样硬化性心血管疾病	<1.8
体质指数	<24.0

注:*,毛细血管血糖;1 mmHg=0.133 kPa
资料来源:中华医学会糖尿病学分会. 中国 2 型糖尿病防治指南(2017 版). 中国实用内科杂志,2018,38(4):301.

(1) 血糖管理

2 型糖尿病患者血糖控制的好坏,主要决定了糖尿病微血管并发症的发生发展。糖化血红蛋白(HbA1c)是反映长期血糖控制水平的主要指标之一,《中国 2 型糖尿病防治指南》对血糖管理提出了个体化的目标:HbA1c<7%,年轻没有并发症的患者,尽量在 6% 以内;老年人、病史较长、有低血糖风险、已经有心脑血管疾病的患者,可以放宽标准到8%,甚至 8.5%。HbA1c 也是临床决定是否需要治疗或调整治疗方案的重要依据。一般情况下,可将HbA1c≥7% 作为 2 型糖尿病患者启动临床治疗或需要调整治疗方案的重要判断标准。

(2) 控制血压

高血压是糖尿病的常见并发症或伴发病之一,我国门诊就诊的 2 型糖尿病患者中,约 30% 伴有高血压。糖尿病与高血压的并存使心血管病、脑卒中、肾病及视网膜病变的发生和进展风险明显增加,增加糖尿病患者的死亡率。

对糖尿病合并高血压患者的血压控制目标,《中

国 2 型糖尿病防治指南》(2017 年版)、《中国高血压防治指南》(2018 年修订版)的建议体现了个体化定制;建议糖尿病患者血压控制应该在 130/80 mmHg 以下;65～79 岁的老人,首先应降至＜150/90 mmHg,如能耐受,可进一步降至＜140/90 mmHg;≥80 岁的老人应降至＜150/90 mmHg。

（3）调脂

2 型糖尿病患者常见的血脂紊乱是甘油三酯升高、总胆固醇升高、低密度脂蛋白胆固醇升高、高密度脂蛋白胆固醇降低。血脂中,低密度脂蛋白胆固醇是"坏"胆固醇,对动脉粥样硬化起着最坏的作用,因此,控制血脂紊乱,最重要的就是要控制低密度脂蛋白胆固醇水平。

保持健康生活方式是维持健康血脂水平、控制血脂紊乱的重要措施,主要包括:减少饱和脂肪酸、反式脂肪酸和胆固醇的摄取,增加 Ω-3 脂肪酸、膳食纤维、植物固醇/甾醇的摄入,减轻体重,增加体力活动。《中国 2 型糖尿病防治指南》明确指出,所有下列糖尿病患者,无论基线血脂水平如何,都应该在生活方式干预的基础上使用他汀类药物,降低总胆固醇和低密度脂蛋白胆固醇水平,降低糖尿病患者发生大血管病变和死亡的风险。

（4）控制体重

肥胖是 2 型糖尿病的常见伴发症。肥胖不仅与 2 型糖尿病有关,而且还是许多慢性病的源头,如打鼾、高血压、冠心病、脑卒中、乳腺癌、大肠癌等。《中国 2 型糖尿病防治指南》建议糖尿病患者努力将体质指数控制在 22～24.9 kg/m² 的范围内。对于肥胖的糖尿病患者来说,控制体重最重要的还是通过饮食和运动来实现,即管住嘴、迈开腿。

（5）抗血小板治疗

糖尿病患者的高凝血状态是发生大血管病变的重要原因,使用阿司匹林进行抗血小板治疗,可以有效预防包括卒中、心肌梗死在内的心脑血管事件。《中国 2 型糖尿病防治指南》指出:有心血管疾病病史的糖尿病患者,有高危心血管风险(10 年心血管风险＞10％)的糖尿病患者,应常规使用阿司匹林作为预防心脑血管事件的措施。如果患者对阿司匹林过敏、不能耐受,或者有出血倾向、接受抗凝治疗、近期胃肠道出血以及不能应用阿司匹林的活动性肝病患者,可考虑使用氯吡格雷作为替代治疗;发生急性冠状动脉综合征的糖尿病患者,可使用阿司匹林加氯吡格雷联合治疗至少 1 年。

总的来说,升级版的新"五驾马车"的目的是全面预防并发症,综合控制糖尿病,以期为糖尿病患者提供更多而有效的帮助。

（刘建平）

27 呼吸系统疾病健康教育

我国人口死因调查显示,呼吸系统疾病(不包括肺癌)死亡在各类疾病死因中居第三位,仅次于恶性肿瘤和脑血管病。

呼吸系统通过气道与空气大环境直接相连,吸烟、大气污染、吸入性变应原(过敏源)以及病原微生物均构成其发病的危险因素。与此同时,呼吸道黏膜、吞噬细胞防御以及免疫防御等构成呼吸系统的防御屏障。危险因素与防御屏障间的平衡被打破,则可导致从呼吸道感染(感冒、肺炎)、支气管扩张、尘肺、哮喘、阻塞性肺病、肺癌等疾病。

因本系统疾病致病因素复杂,病理变化多样,防治策略差异,因此,本章疾病健康教育以分病方式列举。

27.1　急性上呼吸道感染

急性上呼吸道感染(简称上感)为急性上呼吸道炎症总称,是人类最常见的感染性疾病之一。上感的主要病原体是病毒,其次为细菌,主要通过含有病毒和细菌的喷嚏和飞沫和(或)经污染的手及用具接触传播。人体对其感染后产生的免疫力较弱且短暂,病毒间也无交叉免疫,故可能导致反复发病。

27.1.1　临床表现

上感的临床表现主要有以下几种:①普通感冒,因为发病率较高,下面章节将具体介绍。②急性病毒性咽炎和喉炎,常表现为咽痒和灼热感,咽痛感不明显,同时伴有声嘶、讲话困难、发热或咳嗽。③急性疱疹性咽峡炎,多发病于夏季,多见于儿童,偶见成人发病。常有明显咽痛、发热症状,病程约 1 周。④急性咽结膜炎,多发于夏季,常经游泳传播,儿童多见,病程 4～6 天。表现为发热、咽痛、畏光、流泪、咽部及结膜明显充血。⑤急性咽扁桃体炎,起病急,咽痛明显,伴发热、畏寒,体温可达 39℃ 以上。

27.1.2　防治策略

（1）治疗

本组疾病病情常较轻、病程较短、可自愈,且预后良好。以对症处理为主,同时加强休息、适当饮水,注意戒烟、保持室内空气流通等方式可以防治继发细菌感染。少数患者患病时可能影响工作和生活,甚至伴有严重并发症,具有一定的传染性,此时应积极预防和治疗。

（2）预防

加强体育锻炼、构建规律的饮食生活习惯、改善营养、远离传染源。避免受凉和劳累,有助于降低易感性。年老体弱易感者应加强防护,上感流行时应强调戴口罩,避免出入人多的公共场合增加交叉感染的可能性。

27.2　感冒

普通感冒是人类最常见的上呼吸道感染性疾病,我国民众每年发病达 30 亿例次左右,有效的健康教育有着极大的意义。感冒大部分由病毒引起,俗称"伤风",其起病较急,主要表现为喷嚏、鼻塞、清水样流涕等症状,和（或）咳嗽、咽干、咽痒、烧灼感甚至出现鼻后滴漏感。病程通常持续 5～7 天后痊愈,出现并发症患者可导致病程迁延。该疾病虽呈自限性,但其上呼吸道及全身症状会给患者带来不适,影响工作和生活。若不及时进行恰当治疗,会因鼻黏膜水肿,咽喉部水肿导致呼吸不畅和气短等症状,甚至出现严重并发症,上述现象在儿童、老年、妊娠妇女、肝肾功能不全、心脑血管疾病、消化系统溃疡以及药物过敏等特殊人群中尤其需要加强监护。

27.2.1　临床表现

普通感冒以打喷嚏、鼻塞、流涕等卡他症状为主,可伴或不伴有咳嗽、咽痛、发热或肌肉疼痛等症状。疾病的发生大部分是由病毒引起,鼻病毒是引起普通感冒最常见的病原体,其他病毒包括冠状病

毒、副流感病毒、呼吸道合胞病毒等。该病常在季节交替和冬、春季节发病,起病较急,无并发症的普通感冒一般于 5～7 天后可痊愈。老年人和儿童容易出现并发症。在实验室检验中,通常外周血象可见血白细胞总数不高或偏低,淋巴细胞比例相对增加,重症患者可有白细胞总数和淋巴细胞数下降。诊断主要依据典型症状,并排除其他疾病后确诊。需要鉴别的疾病有流行性感冒、急性细菌性鼻窦炎、过敏性鼻炎、链球菌性咽炎、疱疹性咽峡炎等。目前尚无特效的抗病毒药物可快速治疗感冒,因此对于普通感冒以对症治疗、缓解感冒症状为主,并嘱患者尽量加强休息,适当补充水分,保持室内空气流通,避免继发细菌感染。

27.2.2　防治策略

（1）治疗

在治疗方面,主要是针对症状的单药或者复方制剂,在充分了解所含成分的基础上,医师应根据患者的临床表现和特点,选择合适的药物。所有患者在退热过程中,均应适当增加水分摄入,以免导致虚脱休克。普通感冒对症治疗 1 周后症状仍无明显好转或消失,应及时就医明确诊断,拟定下一步治疗方案,以免延误病情。

同时,下列特殊人群的用药应谨慎:①老年人,由于基础疾病和日常服药较多,需注意药物间相互作用。②妊娠妇女,以预防为重点,但考虑到高热会引发致畸、流产、胎儿中枢神经发育不全和先天性心血管疾病等风险,在物理降温、充足补水和对症治疗的基础上,可选择对乙酰氨基酚退热;一般不推荐使用止咳化痰药物。③儿童,2 岁以下儿童用药需特别谨慎。目前,认为最适合儿童使用的解热镇痛药为对乙酰氨基酚和布洛芬。④肝、肾功能不全患者,应选择肝肾毒性相对较小的药物,需注意控制用药剂量或酌情减量使用。⑤有消化道溃疡及出血史者,不推荐使用非甾体抗炎药及阿司匹林药物进行解热镇痛治疗,避免药物不当使用引起胃肠黏膜刺激和再次出血风险;部分祛痰药会加重原有胃疾病不适感,使用时也应特别注意。⑥心脑血管疾病患者,用阿司匹林作为二级预防药的心脑血管疾病者,可使用对乙酰氨基酚解热镇痛,而不用非甾体抗炎药类。鼻部减充血剂中推荐伪麻黄碱,不使用麻黄碱。⑦药物过敏者,阿司匹林药物过敏及过敏性哮喘者,禁用与阿司匹林有交叉过敏的药物,若需退热镇痛可考虑对乙酰氨基酚代替。如对复方制剂

中某一种药物有明确过敏史者,则应避免使用含该药物的所有单独或复方制剂。

(2)预防

在预防方面,需要做到:①隔离。尽可能与患者隔离,不在同一个房间吃饭和睡觉,同时做好自我防护,如戴口罩,穿隔离服等。②消毒通风。最简单且实用的家庭消毒方法是,用食用白醋或米醋加水,醋与水约1:2的比例,将水烧开,关上门窗,熏15~20分钟。另外,室内要隔半小时通风一次,每次10~15分钟,使室内空气处于流动状态。③勤洗手、洗脸和漱口。无论是外出回家还是饭前便后都要洗手,最好用有消毒作用的香皂或洗手液。④适当补充水分及维生素、矿物质,加强日常体育锻炼,保证睡眠和室外运动,对于预防感冒都有一定的帮助。

27.3 急性支气管炎

急性支气管炎是病毒或细菌等病原体感染所致的支气管黏膜炎症,可由鼻病毒、副流感病毒、流感病毒A或B、呼吸道合胞病毒、冠状病毒或其他病毒感染引起。在婴幼儿时期为常见病,继发于上呼吸道感染之后,也可为肺炎的早期表现。而成人易感者为吸烟人群、慢性阻塞性肺病(简称慢阻肺)患者以及支气管扩张患者。由于本病可同时累及气管、支气管,故有时诊断为急性气管支气管炎。

27.3.1 临床表现

可伴随或继发于上呼吸道感染。临床以咳嗽伴(或不伴)有支气管分泌物增多为特征,故可表现为无痰或少痰性咳嗽。如有咳痰常为无色、脓性,偶为血性。常无体征,偶尔可闻及散在干啰音和哮鸣音。

27.3.2 防治策略

(1)治疗

在治疗方面,大多数患者的咳嗽症状在2周内消失。通常仅需对症治疗,如给予镇咳药改善症状。伴有喘息者可短期吸入支气管舒张剂。一些因气道炎症引起持续咳嗽者,可吸入糖皮质激素,治疗时间为2~4周。较严重咳嗽、呼吸困难、脓性痰增多者,可口服抗生素。持续咳嗽者需要进行胸部X线或胸部CT等影像学检查,排除百日咳杆菌感染和非感染性病因如鼻后滴漏、过敏性鼻炎及咳嗽变异性哮喘。

(2)预防

在预防方面,改善生活卫生环境,防止空气污染。加强体育锻炼,避免劳累。

27.4 慢性支气管炎

慢性支气管炎(简称慢支)是气管、支气管黏膜及周围组织的慢性非特异性炎症。病因主要为吸烟、粉尘、大气污染和刺激性烟雾,以及病原微生物感染。多发于冬季,每年咳嗽、咳痰或喘息的时间超过3个月,持续2年以上,且肺功能测定尚未达到慢阻肺诊断标准,并除外其他具有咳嗽、咳痰、喘息症状的疾病(如肺结核、尘肺、肺脓肿、心脏病、心功能不全、支气管扩张、支气管哮喘、慢性鼻咽炎、食管反流综合征等疾患),即可考虑为慢支。

27.4.1 临床表现

易患者为中老年人,男性多于女性,病程进展缓慢。早期主要表现为冬季咳嗽,咳白色泡沫痰或黄痰,夏季症状可有缓解。如果诱发因素持续存在,症状会逐渐加重,常年不愈。存在过敏体质的患者还可伴有气急、喘息等症状。疾病发展到中、晚期后,可能在该基础上出现进行性或不断加重的气急,最后发展成为慢阻肺,甚至慢性肺源性心脏病。

27.4.2 防治策略

(1)治疗

应强调内因和外因治疗相结合的原则。内因治疗包括加强体育锻炼,主动和被动增强机体免疫力。外因治疗主要是指:在急性发作期,咳嗽较剧烈,痰量增多或伴有发热时,给予适当休息,必要时予口服或者静脉抗生素治疗。缓解期的治疗包括避免各种病原微生物和诱发因素,提高机体免疫力,或中药辨证施治。

(2)预防

预防包括戒烟,避免接触刺激性烟雾、粉尘和减少大气污染。加强体育锻炼,提高自身抗病能力。

27.5 慢性阻塞性肺病

该病通常是由于吸入有毒呼吸细微粒气体引起的气道和(或)肺泡异常,是一种常见、可预防和可治疗的疾病。慢阻肺包括慢性支气管炎和肺气肿,许多患者可能存在两者疾病兼有,同时肺功能测定达到慢阻肺诊断标准,即吸入支气管扩张剂之后FEV1/FVC<70%,明确存在气流受限,可诊断为慢

阻肺。吸烟为其主要危险因素,大气污染、室内烹调、取暖生物燃料燃烧产生的烟雾则为发展中国家的一个重要致病因素。低体重、儿童期的呼吸道病史、被动吸烟、职业性粉尘(如矿尘、棉尘)或化学物质(如镉)暴露也能增加患慢阻肺的危险,遗传因素中最明确的是 α_1-抗胰蛋白酶缺乏症。

27.5.1 临床表现

最初可无症状或仅为咳嗽、咳痰,其后逐渐出现进行性、持续性呼吸困难,常于呼吸道感染后加重。吸烟时间较长或吸烟量较大者,症状可迅速进展。晚期病例可出现晨起头痛,提示夜间高碳酸血症或低氧血症。虽然很难确定急性加重的原因,但常与上呼吸道感染有关。随着病程进展,急性加重会更加频繁,每年平均 3 次以上发作者会严重影响预后。诊断主要靠病史、体检和肺功能检查,胸 X 线或者胸部 CT 检查有助于鉴别诊断。

27.5.2 防治策略

（1）治疗

1）戒烟:能减缓但非完全中止气道炎症的进展。可同联合行为纠正疗法,包括集体戒烟、尼古丁替代(口香糖、透皮贴剂、吸入剂、锭剂、鼻喷雾剂等)、安非他酮以及医师鼓励等。

2）药物治疗:主要为支气管舒张剂,应按照医嘱吸入长效或者短效 β 受体激动剂和(或)抗胆碱药,甚至吸入激素加 β 受体激动剂和(或)抗胆碱药。

3）慢阻肺急性加重期的治疗:治疗的即刻目标是确保氧合充足,逆转气道阻塞,治疗潜在诱因。

4）氧疗:PaO_2 长期＜55 mmHg 的患者,长期氧疗可改善疾病。持续 24 小时使用较夜间 12 小时使用效果更佳。氧疗还能增加许多患者的运动耐力。

5）家庭呼吸支持治疗:对急性呼吸衰竭后需要持续使用呼吸机的患者,可考虑家庭呼吸支持治疗。如家庭能充分支持,培训家属后可让患者携带呼吸机回家,有利于减少医疗费用和改善患者疾病预后。

（2）预防

1）一级预防:做到不吸烟,也尽量避免接触二手烟,控制职业危险因素和环境污染,减少有害气体或有害颗粒的吸入,可减轻气道和肺的异常炎症反应,均有助于缓解慢阻肺的发作。

2）二级预防:早发现、早诊断和早治疗。对于有慢阻肺高危因素的人群,应定期进行肺功能监测,以期尽早发现慢阻肺并及时予以干预。此外,建议将肺功能检查作为常规体检项目,有助于慢阻肺的二级预防,有益于防止慢阻肺的发生和发展。

3）三级预防:主要为对症治疗,防止病情恶化、预防并发症和伤残、致死;流感疫苗、肺炎链球菌疫苗的接种等对预防慢阻肺反复感染可能有益。对已丧失劳动力或残废者通过康复医疗,促进其身心方面早日康复,使其恢复劳动力,病而不残或残而不废,保存其创造经济价值和社会劳动价值的能力。

27.6 支气管扩张

支气管扩张是由于支气管及其周围肺组织慢性化脓性炎症和纤维化,使支气管壁的肌肉和弹性组织破坏,导致支气管变形及持久扩张。该病多见于儿童和青年。大多继发于急、慢性呼吸道感染和支气管阻塞后,反复发生支气管炎症致使支气管壁结构破坏。

27.6.1 临床表现

支气管扩张主要表现为慢性咳嗽、咳大量脓痰和(或)反复咯血。严重者可能出现呼吸困难和喘息,偶有咯血。急性加重时可出现低热、咳嗽、咳脓痰。临床上慢性支气管炎与支气管扩张类似,但支气管扩张常咳大量脓痰,可有口臭和异常呼吸音,包括爆裂音、干啰音和喘鸣音,也可伴有杵状指。且隐匿出现、反复发作、数年内逐步恶化。晚期可发生低氧血症、肺动脉高压、右心衰竭。诊断根据病史、体格检查和胸部 CT。典型的 CT 影像可与慢性支气管炎区别。

27.6.2 防治策略

主要治疗方式为:治疗基础疾病、控制感染、改善气流受限、清除气道分泌物。如果支气管扩张为局限性,且经充分的内科治疗后仍顽固反复发作,可考虑外科治疗。如所有慢性肺部疾病一样,推荐每年接种流感疫苗和肺炎链球菌疫苗。有些治疗有利于清除分泌物,包括体位引流和胸部拍击、正压呼气装置、肺部敲击通气、压力背心、自主引流(一种呼吸方法,使分泌物从外周向中央气道移动)。急性加重期患者的治疗宜采用能覆盖流感杆菌、铜绿假单胞菌、卡他莫拉菌、金黄色葡萄球菌的抗生素。抗生素治疗的同时,应该努力促使气道痰液的清除。大量咯血时建议急诊行支气管动脉栓塞术。

对活动性肺结核伴支气管扩张应积极抗结核治

疗,低免疫球蛋白血症可用免疫球蛋白替代治疗。

27.7 支气管哮喘

支气管哮喘(简称哮喘)是由多种细胞和细胞组分参与的慢性气道炎症性疾病,与气道高反应性相关。其发病危险因素包括遗传因素和环境因素两个方面。遗传因素在很多患者身上都可以体现出来,比如绝大多数患者的亲人当中,都可以追溯到有哮喘(反复咳嗽、喘息)或其他过敏性疾病(过敏性鼻炎、特应性皮炎)病史。大多数哮喘患者具有过敏体质,可伴有过敏性鼻炎和特应性皮炎,或者对常见空气传播的变应原(螨虫、花粉、宠物、真菌等)、某些食物(坚果、牛奶、花生、海鲜类等)、药物过敏等。其他如呼吸道感染、情绪、气候变化等也是哮喘发病的重要触发因素。

27.7.1 临床表现

主要是广泛而多变的可逆性气流受限,反复发作的喘息、气促、胸闷和(或)咳嗽等症状,多在夜间和(或)清晨发作、加剧,多数患者可自行缓解或经治疗缓解。哮喘在不发作时可以没有任何症状和体征,但是其气道的慢性炎症仍是持续存在。如果不进行积极抗感染治疗,晚期可出现不可逆气道重塑。哮喘严重急性发作时可出现低氧血症、神志改变、三凹征、哮鸣音消失,甚至危及生命。诊断主要根据发作时典型的症状体征,对于症状不典型者要依靠支气管舒张试验、支气管激发试验或24小时峰流速监测来确定。胸片或CT有助于鉴别诊断。

27.7.2 防治策略

(1)治疗

治疗应该遵循《中国支气管哮喘防治指南》,患者应自觉与医师配合,增强信心,学会自我管理和自我监测,并规范用药。可根据控制水平把哮喘分为完全控制、部分控制和未控制。其治疗目标是达到并维持哮喘完全控制。控制药物应坚持每天使用。控制哮喘症状,预防急性发作的药物,主要为吸入糖皮质激素、吸入长效 β_2 受体激动剂、口服白三烯调节剂;缓解药物是按需使用的用以缓解哮喘症状的药物,主要为吸入速效 β_2 受体激动剂、吸入抗胆碱能药物、全身用糖皮质激素等。哮喘长期治疗策略包括评估、治疗并达到控制,同时监测并维持其控制。治疗级别分为5级,每一级别都需要按使用速效吸

入 β_2 受体激动剂,从第2~5级,控制药物在吸入糖皮质激素的基础上不断加强,如哮喘没有得到控制,采取升级治疗,如得到控制,则可以降级治疗。

(2)预防

尽量避免接触各种过敏原及危险因素,特别是敏感者。如:①过敏源、尘螨、猫狗等动物皮毛、真菌、花粉、牛奶、禽蛋、蚕丝、羽毛、飞蛾、棉絮等都是常见的过敏原。②非特异性理化因子:吸入性烟、尘、汽油或油漆等气味以及冷空气,可刺激支气管黏膜下的感觉神经末梢,反射性引起迷走神经兴奋和咳嗽,在气道高反应的基础上导致支气管平滑肌痉挛。③微生物感染:尤其是病毒感染易引致小儿哮喘发作。④过度劳累:强烈或长时间的体力劳动,紧张的竞技性运动(特别是干燥环境下运动),均可诱发哮喘。⑤其他:情绪波动诸如忧虑、悲伤、过度兴奋甚至大笑偶可导致哮喘发作。

27.8 肺炎

肺炎指感染肺实质的炎症。病原体包括病毒、衣原体、支原体、立克次体、细菌、真菌,常见为细菌。病理上呈叶段性、小叶性、间质性分布。根据病程可分为急性、亚急性和慢性,根据病情严重程度可分为轻、中症和重症,根据发病场所可分社区获得性和医院获得性。不同病原体引起的肺炎均可有发热、咳嗽,肺部浸润性阴影,但其临床症状、体征和影像学表现可有一定差异。

27.8.1 临床表现

细菌性肺炎起病多急骤,主要表现为寒战、高热、咳脓痰、胸痛、气急,少数可有痰血,少数重症肺炎可伴有意识改变、烦躁不安、四肢厥冷等表现。老年人和婴幼儿以及继发于其他疾病者,症状常不典型。肺部检查可闻及湿性啰音。血液检查示白细胞和中性粒细胞百分比升高。胸部 X 线或者胸部 CT 检查可见肺部的炎症改变。

27.8.2 防治策略

(1)治疗

早期给予经验性抗生素治疗,其后应根据治疗反应和病原学诊断结果调整相应的抗生素,即需根据患者的不同情况选择敏感的抗生素,并辅以化痰、止咳治疗。如果是青壮年和无基础疾病的肺炎患者,可选用青霉素、第一代头孢菌素类治疗。由于我

国肺炎链球菌对大环内酯类抗菌药耐药率高,故对该菌所致的肺炎不单独使用大环内酯类药,耐药肺炎链球菌可使用对呼吸系感染有特效的氟喹诺酮类。如果是老年人,有基础疾病或需住院的肺炎,常用氟喹诺酮类及第二、三代头孢菌素类等,可联合大环内酯类药。如果是医院内获得性肺炎,则可以用第二、三代头孢菌素、氟喹诺酮类抗生素等。对重症肺炎患者需加强支持治疗,防治呼吸窘迫综合征。

(2)预防

预防策略主要有:①加强身体锻炼,可根据年龄选择适当的锻炼方法。户外活动时,注意适当增加衣服。②预防上呼吸道感染,有呼吸道病毒流行时,不要带小儿到公共场所去。家里有人患感冒时,不要与儿童接触。③多开窗,保持室内空气流通、清洁。④患者发热时应卧床休息,病情好转后进行适当的室内活动,恢复期则可逐步增加室外运动。⑤减少危险因素如吸烟、酗酒。⑥高危人群可接种流感疫苗和肺炎链球菌疫苗预防肺炎。

27.9 肺结节

WHO公布的资料显示,肺癌是严重危害人类健康的疾病,男性肺癌发病率较高,肺癌死亡率均居全球癌症首位。我国肺癌5年存活率仅为15.6%,其主要原因是由于诊断偏晚。要改善肺癌预后,急需提高早期诊断水平,特别是提高位于肺结节阶段的早期肺癌的诊治水平。肺结节是影像学表现为直径≤3 cm的局灶性、类圆形、密度增高的实性或者亚实性阴影,可为孤立性或多发性,不伴肺不张、肺门肿大和胸腔积液。孤立性肺结节多无明显症状,为单个边界清楚、密度增高、直径≤3 cm且周围被含气肺组织包绕的软组织影。多发性肺结节常表现为单一肺结节伴有一个或多个附带小结节;一般认为>10个的弥漫性肺结节,多由良性病变(感染或非感染因素导致的炎症性疾病)或恶性肿瘤转移所致。

27.9.1 临床表现

位于肺结节阶段的早期肺癌主要指非小细胞型肺癌的原位癌及ⅠA期,此时没有支气管周围和(或)同侧肺门淋巴结转移。早期肺癌可以没有任何临床表现,其结节直径大多在15 mm以下,只有在筛查时才能被发现。为发现这一阶段的早期肺癌,鉴于中国吸烟、被动吸烟人群比例较高,大气污染和肺

癌发病的年轻化现状,参考中华医学会呼吸病学分会和中国肺癌防治联盟制定的《肺结节诊治中国专家共识》,建议应用低剂量CT筛查肺癌高危人群:①年龄≥40岁;②吸烟≥400支/年(或20包/年);③环境或高危职业暴露史(如石棉、铍、铀、氡等接触者);④合并有慢阻肺、弥漫性肺纤维化或既往有肺结核病史;⑤既往罹患恶性肿瘤或肺癌家族史。尽管初次CT检查发现的肺部小结节,80%~90%都是良性病变(如炎症、结核、真菌和肉芽肿性病变),但是却要高度重视,因为其中有一定比例的早期肺癌,此时确诊,会产生最好的社会经济效益。此时,需要专家的丰富经验和精准的鉴别诊断技术。

27.9.2 防治策略

(1)治疗

肺结节治疗因病而异。位于肺结节阶段的良性病变,由于病灶较小,通常治疗效果较好。尽管肺结节中仅仅只有5%~10%是肺癌但是意义却非常大,因为诊断和治疗早期肺癌可以取得一劳永逸的彻底性根治效果,诊断延误则会导致患者5年生存率大幅度降低。为此,对肺结节患者需要进行精准管理和评估,在其早期阶段即给予及时诊断和治疗。为了达到这一目的,特将肺结节中直径<5 mm者定义为微小结节、直径为5~10 mm者定义为小结节。微小结节可在基层医院管理;小结节需要在有诊治经验的医院请有经验的专家管理,如中国肺癌防治联盟肺结节诊治分中心管理。直径为8~15 mm的肺结节应尽早请有经验的专家诊治,必要时请中国肺癌防治联盟有丰富诊断经验的专家会诊,辅以人工智能,有助于早期肺癌的精准诊断和评估。

(2)预防

预防方面:①提高机体免疫力,有助于预防肺结核、细菌和病毒等感染性疾病及其引起的肺结节。②远离烟草,有助于预防肺癌。③防治环境污染,有助于自己和周围人群不发生肺癌和相关呼吸道疾病。④对高危人群定期进行低剂量肺部CT筛查,应尽可能发现位于肺结节阶段的早期肺癌并及时予以干预。⑤预防过度和延误诊断,过度诊断指将良性肺结节怀疑为肺癌切除,延误诊断为发现肺结节后没有及时诊断,直至转移或者微转移后才确诊。为避免这两种情况,在发现肺结节后,应该按照中国和亚太肺结节诊治指南和共识管理,必要时请联盟有诊断经验的专家会诊,有利于预防过度或者延误诊断。

27.10 肺癌

虽然肺癌的病因尚未完全阐明,但多数研究发现与吸烟、大气污染、室内污染、电离辐射等因素有关。很多研究均表明,吸烟是引起肺癌的一个重要因素。根据发生部位,肺癌可分为中央型和周围型肺癌。中央型肺癌靠近纵隔,而周围型肺癌则发生在小支气管,邻近肺边缘。根据细胞类型,可将肺癌分为鳞癌、腺癌、大细胞癌、小细胞癌。中央型肺癌主要为鳞癌和小细胞癌,周围型肺癌多为腺癌。

27.10.1 临床表现

肺癌的症状取决于其发生部位、发展阶段及并发症。中央型肺癌发生在较大的支气管,易早期出现症状,可表现为咳嗽、痰血,肿瘤长大后引起支气管狭窄后还可出现局限性哮鸣音;肿瘤阻塞远端肺的炎症和肺脓肿,出现发热、咳嗽、咳脓痰;肿瘤本身糜烂、血管侵蚀后还可出现咯血;支气管被肿瘤完全阻塞后还会形成肺不张,令患者感到胸闷。肺癌转移到胸膜后会引起血性胸腔积液,患者会感觉到胸痛。胸水量多时会出现明显气急、呼吸困难。压迫喉返神经时会出现声音嘶哑,压迫膈神经时会出现膈肌麻痹和呼吸困难,压迫食管会出现吞咽困难,压迫上腔静脉后会出现静脉回流受阻,引起头面部和上肢水肿。部分患者还可出现鼓槌状手指和脚趾改变,四肢关节疼痛。少数男性患者还可出现异常乳房发育,增大。完善胸部CT检查有很大的意义。同时,有锁骨上淋巴结肿大者,应穿刺查癌细胞或做淋巴结活检。纤维支气管镜检查对中央型肺癌诊断帮助最大,也可帮助诊断周围型肺癌。肿块紧贴胸壁者还可在超声或透视引导下直接穿刺做活组织检查。有胸腔积液时应积极查胸腔积液中有无癌细胞。

27.10.2 防治策略

（1）治疗

早期肺癌可以经手术切除治愈。晚期肺癌还没有根治药物,主要依赖综合性精准治疗。因此,早期诊断、精准治疗、预防复发是肺癌治疗的关键。

一旦诊断明确后即应制订合理的治疗方案及早治疗,并预防复发。对非小细胞肺癌患者,可手术者首选手术然后配合适当的化疗,预防复发。不能手术者可根据具体病情选择化疗、靶向治疗和放射治疗。化疗药物可选用长春瑞滨（诺维本）、异环磷酰胺、顺铂、表柔比星、肽素等;靶向治疗可依据相关基因检测结果,选择吉非替尼（易瑞沙）和厄洛替尼（特罗凯）等靶向治疗药物。中草药和生物治疗对改善患者症状、减轻化疗和放射治疗反应、提高机体免疫力也有一定的帮助。对小细胞肺癌局限期的患者可先做化疗和放射治疗,效果好者择期手术,然后进行内科治疗。对广泛期的患者可先行化疗,反应好者可行放射治疗。

（2）预防

①一级预防:远离烟草,减少有害气体或有害颗粒的吸入,控制职业危险因素和环境污染,加强职业接触中的劳动保护,均有助于不发生肺癌。②二级预防:对于有肺癌高危因素的人群,应定期进行低剂量胸部CT筛查,以尽可能早期发现位于肺结节阶段的早期肺癌并及时予以干预。此外,建议将低剂量CT筛查作为高危人群的常规体检项目。③三级预防:主要为对症治疗,防止病情恶化、预防并发症。

27.11 睡眠呼吸暂停低通气综合征

睡眠呼吸暂停低通气综合征是一种病因不明的睡眠呼吸疾病,常表现为夜间睡眠打鼾（俗称打呼噜）伴呼吸暂停和白天嗜睡。5%的鼾症患者兼有睡眠期间不同程度憋气现象。

27.11.1 临床表现

患者表现为习惯性打鼾且鼾声响亮,睡眠期间可出现呼吸暂停以及出现在呼吸暂停末端的窒息,其间可出现唤醒和微觉醒。患者睡眠期间可有肢体的胡乱运动,夜间多尿。早晨醒来时少数可伴晨起头痛,提示有高碳酸血症。常见白天嗜睡,轻者只感觉疲倦和昏昏欲睡而白天并不睡觉,重者在很多场合都能很快入睡（如面对面谈话、打电话或吃饭时）。因此,在驾车以及从事需要高度集中注意力的工作时容易引发事故。患者可伴有记忆力减退、易激惹、性格改变,性功能障碍也常见（即使勃起功能正常,也可出现性欲减退）。此外,长期的夜间打鼾及呼吸暂停可导致患者出现全身各器官功能的损害,可以诱发或加重冠心病、严重的心律失常、卒中、高血压病、驾驶或操作机械时发生意外,严重者可引发其他并发症,甚至出现夜间猝死。青少年发生夜间打鼾、憋气将影响生长发育和学习成绩,成年人发生夜间打鼾、憋气将影响到身体的各项功能。

27.11.2 防治策略

（1）治疗

①原发病的治疗：减肥、戒烟、避免饮酒、服用镇静剂和安眠药、睡前忌饱食、侧卧位睡眠等。②体位疗法：侧卧睡眠，多采用特制的床和枕头以及背部固定一球形支撑物。③持续气道正压通气：是中重度患者首选的治疗方法。自动调节的持续气道正压通气可感知因呼吸暂停、低通气和打鼾所引起的气流振动以及上气道阻力和气体流量的改变，从而自动调整并输送出患者实际需要的治疗压力，提高患者的依从性。④其他气道开放装置：包括舌保留装置、鼻咽气道和口腔矫治器。⑤手术治疗：有明显上气道解剖异常时可考虑手术治疗，包括鼻腔通路矫正手术、腭垂咽软腭成形术、激光辅助腭垂软腭成形术、射频消融术、下颌骨前移术、气管造口术等。

（2）预防

预防危险因素可减少发病，减肥并控制体重，采取侧卧位睡眠，晚餐不宜过饱，避免服用镇静、安眠药物，治疗过敏性鼻炎及鼻甲肥大、鼻腔息肉，保证上呼吸道通畅；保持良好的生活习惯，戒烟、戒酒，积极治疗口咽部炎症。

27.12 高原旅游相关疾病

高原旅游相关疾病是指与进入高海拔地区或者乘飞机过程中出现的一类疾病。通常发生在海拔3 000 m以上，产生明显机体反应的地区。在我国，海拔在3 000 m以上的高原主要在青海、西藏、新疆、四川、云南、贵州部分地区。

27.12.1 临床表现

急性高原反应症状通常为头晕、头痛、心悸气短、食欲减退、疲倦乏力、恶心、呕吐、腹胀、腹泻、胸闷痛、眩晕眼花、手足麻木、抽搐等，一般2天左右症状可自行好转或消失。急性高原反应体征为心率加快、呼吸加深、血压轻度异常、颜面或四肢水肿、口唇发绀等。通常将急性高原病的发生时间定为初进入高原2周内。也就是说，如果进入高原2周内发生的就称为急性高原病。在急性高原反应中最常见的症状依次是头痛、心悸、气急。对于存在慢性心肺疾病的人在高原或者飞机上还可能出现原有疾病的加重。

27.12.1 防治策略

（1）治疗

首先要保持镇定和静息，同时采取以下措施：①吸氧，氧流量每分钟1～2 L；②对症治疗，头痛可服用索米痛片；失眠、精神紧张、烦躁可选用地西泮（安定）等镇静药；精神较差者可服用适量人参、红景天或地塞米松等；③利尿，尿少可服用适量利尿剂（如乙酰唑胺噻等）、呋塞米等；④呼吸困难治疗，用氨茶碱；⑤病情严重者应尽快送往附近医院进行抢救，或尽快下送到低海拔地区。

（2）预防

准备进入高原旅游的人，特别是老年人和有基础心肺疾病者，应该事先进行身体检查和评估。伴有呼吸道急性疾病者应在病情完全缓解后再启程。慢性心肺疾病患者，应该控制好病情后再评估。红景天提前1～2周服用可能减缓高原反应。其次是适当休息，尽可能避免活动，以便减少机体耗氧。另外还要注意饮食，宜食易消化、营养丰富、高糖及含有多种维生素的食物，少吃脂肪食物，进食不宜过饱，戒烟和少饮酒。

（杨达伟　白春学）

28 癌症健康教育

癌症严重威胁人类的健康,是全球共同面临的重大公共卫生问题。癌症的预防和控制策略中,健康教育和干预是最重要的基础工作之一。在过去几十年中,发达国家的癌症病死率显著下降,其原因很重要一部分可以归诸人们健康行为的改变,主要是吸烟率下降,以及合理营养,增加体力活动和减少日光暴露等。已有大量成功与癌症防控相关的健康教育和干预项目,对于全球癌症控制做出了贡献,并为未来的癌症预防和控制提供宝贵经验。

癌症相关行为的教育和干预涉及面广,烟草控制、体力活动、健康饮食等行为健康教育,其他章节已经涵盖,本章仅限于叙述其与癌症相关内容。

28.1 癌症的全球流行状况和防控策略

28.1.1 癌症的流行及其疾病负担

据 WHO 癌症研究中心公布的全球癌症数据,2018 年全球估计新发癌症 1 800 万,死亡 960 万。在大部分国家中,癌症是第二位的死亡原因,也是 70 岁之前死亡的最主要原因。70% 以上的癌症死亡发生在发展中国家。肺癌、乳腺癌、结直肠癌、前列腺癌和皮肤癌是最常见的癌症,而肺癌、胃癌、肝癌、结直肠癌和乳腺癌是最常见的癌症死亡原因。随着全球心脑血管疾病的有效控制,癌症的疾病负担将会越来越凸显。

随着社会经济发展和人口老龄化,我国的癌症发病持续增长,是继心脑血管疾病之后第二位的居民死亡原因,占总体死亡的 25% 左右。每年的癌症发患者数估计超过 428 万,死亡人数达到 286 万,存活的癌症患者达到 783 万。中国癌症的疾病负担显现出发病率和病死率双双上升、生存率较低的特点,主要原因是癌症患者被诊断时普遍较晚,治疗难度增高而治疗效果较差。同时,我国的癌症瘤谱表现出双重负担的特点,发展中国家常见的癌症如肝癌、胃癌、食管癌和宫颈癌等发病率和病死率居高不下,而在发达国家常见的癌症如结直肠癌、前列腺癌、乳腺癌和甲状腺癌也呈现迅速上升的状况。

WHO 指出,癌症在世界各地迅速增长,原因非常复杂,除了人口增长、人口老龄化之外,癌症危险因素的流行是重要原因。尤其是我国,在城市化和老龄化加速进程中,经济转型带来西方化生活方式的流行,使得未来我国癌症持续上升的势头难以遏制。据 WHO 癌症研究中心预测,到 2040 年,我国的癌症发病数量将增长 3/4，死亡数量将增长 2/3。因此，如何降低和消除肿瘤的危害是全球各国的共同挑战。

28.1.2　癌症的防控策略

要控制和消除癌症对人类危害，最有效途径和方法是预防。据《世界癌症报告（2014）》估计，按照现有证据，如果采取积极的措施，将近 50％ 的癌症是可以预防的。现有的证据还表明，如果采取适当的筛查措施，乳腺癌、大肠癌和宫颈癌等常见恶性肿瘤是可以治愈的。即使恶性肿瘤诊断时已是晚期，采取适当的措施仍能减轻痛苦、延缓肿瘤进展、提高生活质量。

半个世纪以来，全球癌症预防和控制措施取得了显著的成效。近年来，大部分发达国家的癌症总体病死率显著下降。根据英国牛津大学 Concord 项目对全球癌症生存率的收集和分析，发现近 15 年来大部分国家、大部分瘤别的癌症 5 年生存率都有显著改善。更进一步的证据是，美国自 20 世纪 90 年代以来癌症的发病率持续下降，尤其是原来居高不下的男性癌症发病率下降尤为明显。

这些成就的取得，主要可归功于癌症预防策略的成功实施。根据现有证据，癌症的一级预防措施针对目前公认的可预防因素，主要是控制吸烟，减少有害饮酒，控制超重、肥胖和体力活动不足，改善饮食和营养，控制室内外空气污染，控制职业致癌物，采取接种疫苗等方法减少与癌症相关的感染等。

烟草是目前为止确认的导致肿瘤发生和死亡的最主要原因。通过《世界卫生组织烟草控制框架公约》（World Health Organization Framework Convention on Tobacco Control，WHO FCTC，以下简称《公约》）的实施，根据 2017 年全球烟草流行报告，有 1/3 的国家（覆盖全球 29 亿人口）已经实现了其中警示（warn）方面的工作，包括包装警示和大众传媒警示，分别已经覆盖了全球 47％ 和 44％ 的人口。据估计，在全球范围通过控制烟草可以减少 30％ 左右恶性肿瘤死亡病例。

此外，改善除了吸烟以外的生活方式，包括控制酒精摄入，降低太阳光紫外线的暴露，加强体育活动和体力活动，以及合理营养和健康膳食。

大约 16％ 的人类肿瘤是由感染引起的，在发展中国家这一比例可达到 25％ 以上。与感染有关的癌症可以通过有效的预防干预得以控制。其中最重要

的肿瘤相关感染主要包括乙型肝炎病毒（hepatitis B virus，HBV）、丙型肝炎病毒（hepatitis C virus，HCV）、人乳头瘤病毒（human papillomavirus，HPV）和幽门螺杆菌（helicobacter pylori，HP）。HBV 是肝癌最重要的病因，自 1982 年就已经有针对 HBV 的高效疫苗，目前大部分国家已将 HBV 疫苗接种纳入儿童免疫接种计划之中。HPV，特别是 HPV 16 和 18，会引起宫颈癌和肛门癌，而且是外阴、阴道、阴茎和口咽部位肿瘤发生的重要因素，目前针对 HPV 的疫苗有 2 价、4 价和 9 价疫苗，能有效预防 HPV 相关肿瘤，目前已有国家在女性青少年中注射使用。而对 HP 传播的预防和感染者的规范治疗，可以预防大约 60％ 以上的胃癌发生。

上述与生活方式和疫苗可预防的感染性疾病相关的因素，统称为可预防的因素。如果对这些因素有充分认知，并采取行动，全球接近 50％ 的癌症可以得到预防。

28.2　健康教育对癌症预防和控制的意义

现代医学迅速进展，使得我们对癌症病因和危险因素有了更多的认识和更深入的了解。2014 年《世界癌症报告》指出，基于人类现有的知识和预防控制能力，接近 50％ 的癌症是可以预防的。WHO 在《癌症控制行动规划指南》中确定了癌症预防、早期诊断、治疗和姑息照护四大基本的癌症防控环节，通过在这 4 个方面投入资源，采取积极的行动措施，可以使各个国家在一定程度上实现癌症的预防和控制，并使癌症患者获得适当的治疗，达到患者减少病痛、延长生命和提高生活质量的效果。

28.2.1　健康教育应该成为癌症预防控制规划的一部分

无论在国家还是地区范围，要取得预期的防控效果，必须将已知的癌症控制知识转化为具体的预防控制措施，并付诸实践。这个过程受很多因素的影响，其中提高全社会对癌症的认识、普及癌症防治知识是至关重要的工作，为癌症防控策略的实施奠定基础。

健康教育和健康干预的理论和方法，在癌症预防和控制中已经广泛应用并取得成效。在全球癌症联合会（Union for International Cancer Control，UICC）发布的《世界癌症宣言》中，将"提高公众对癌

症的认知,消除对疾病的误解和迷信"列入癌症控制目标,将"开展癌症预警症状的公众与专业教育"和"鼓励公众在做出消费选择前获得足够的信息,更多地采取健康的行为"作为优先行动项目。

WHO 在《癌症控制行动规划指南》中,将通过宣教动员来提高全社会对癌症的认识,作为癌症控制是否能成功的关键工作。通过宣传教育、沟通分享、动员鼓励,不仅可以让癌症控制的知识得以广泛传播,还可以改变人们对于癌症的观念和态度,激励他们改善行为,更重要的是,这样的活动可以影响到公共政策,影响公共资源的配置,来指导医疗和卫生机构、社区和个人的行为,提供更多的服务,使癌症控制的各项措施得以实施并获得效果。癌症相关的健康教育项目,按照受众对象大致可分为两类,公众教育和患者教育。公众教育的目标是提高全社会对癌症预防和控制的认识和知识水平,对应癌症控制策略中的癌症预防、筛查和早发现两个环节;患者教育的目标是提高患者对癌症诊治、康复、照护的认知和知识水平,对应癌症控制策略中的治疗和姑息照护两大环节。

公共教育项目是癌症预防项目的重要组成部分,特别在促进个体和人群的健康生活方式方面取得了明显的成效。比如美国的控烟成就举世瞩目,成人吸烟率由 1990 年的 42.4% 降到 2014 年的16.8%,对美国整体癌症病死率的下降做出了重要贡献。在过去 25 年中,美国肺癌病死率下降了43%,目前的低吸烟率使得未来多个瘤别的发病率和病死率持续下降成为可能。

癌症防控的公共教育项目主要在 4 个领域已有丰富的实践,包括提高公众对癌症的认识,改变与癌症风险相关的危险行为,提高个人早发现技能和促进癌症筛查。

28.2.2 健康教育可以提高公众对癌症的认识

癌症的防控是一项长期、艰巨和复杂的社会性工程,需要集合政府、非政府组织、社区、家庭、个人的力量,共同实施有效的预防和控制措施,以取得预期的效果。

癌症控制项目涉及一系列决策和实施过程,包括评估需求、整合资源、构建合作伙伴、项目实施和评估等,而提高公众、合作伙伴、政府和专业机构对于癌症的认识为顺利实施癌症控制项目奠定了基础。

在各国、各地区的癌症控制时间中,设计和实施

大规模的、以提高公众癌症认识为目的的健康教育项目非常普遍。通常这样的项目由政府或各类专业协会、学会发起和实施,并通过与公共媒体的密切合作,来达到提高公众对癌症危害程度、癌症风险因素的认知程度提高,甚至采取行动降低癌症风险的作用。

由于人们对于所获取到的癌症相关健康信息的态度,受到很多因素的影响,比如个人的教育程度、社会经济水平、宗教信仰、文化背景、生活习惯等。基于对人们思想观念的差异和行为习惯的不同,要提高公众对癌症的认知,消除癌症疾病及其诊治中的错误观念是十分必要的,特别是对于癌症诊断和治疗的误解,耻辱感、性别歧视和社会的不公平现象会导致癌症患者延误治疗甚至放弃治疗。

健康教育项目提供的信息要起到影响人们的态度,乃至改变行为,必须对上述影响因素有深入了解,并在设计和实施公众教育项目中予以考虑。

设计提高公众对癌症认知的健康教育项目,必须首先了解当地的癌症防控需求,了解当地对癌症的认识水平,设计和制作符合当地文化背景、易于被接受的信息。以下关键内容在确定公众癌症健康教育项目中必须予以了解:①当前的癌症负担是什么?②当前已有的癌症控制策略和措施有哪些?实施得如何?③人们对癌症及其危险因素的认识水平如何?④政府官员、权威人士、社区、工厂企业、个人对癌症的了解程度如何?⑤现有的癌症健康宣教项目有哪些?谁组织的?谁参与了?目标对象是谁?效果如何?⑥当地哪些传统习俗、文化背景、生活方式与癌症相关的认知、行为相关?

提高公众癌症认知的健康教育项目,可以针对以下内容:①倡导对癌症的正确认识,消除对癌症的误解和迷信,比如癌症是坏运气,癌症是不可治愈的,癌症是会传染的,癌症是不可以预防的等;②提供癌症相关危险因素的信息;③提供免疫接种、生活方式改变、预防感染等降低癌症风险的信息;④提供癌症早发现和筛查的信息;⑤对癌症症状和体征的认识,了解早期发现会增加癌症治愈的概率等。

在癌症公众教育项目中,可以充分利用癌症疾病监测的公共卫生信息。可以对这些信息进行综合、分析、科普化,包括癌症作为公共卫生问题的严重性,过去、现在和未来癌症的发病趋势,人群癌症的生存率,癌症的病例数,癌症在地理、人群、民族的分布,以及危险因素在人群中的流行状况、发展趋势以及对未来发病的影响等。基于当地人群的资料具

有更强的针对性和时效性,更具权威性。对于癌症公众教育项目,加强对现有的癌症监测信息的利用,往往成为最基础、最可靠并最具说服力的健康教育材料。

28.2.3 健康教育可以改变与癌症风险相关的危险行为

健康教育项目从实质上是通过提高认识、提供知识、转变态度,最终达到改变行为的目标。基于现代科学对癌症病因和危险因素的认识,包括吸烟、饮酒、不良膳食习惯、缺乏体力活动等是癌症的可预防的危险因素,而这些因素也与高血压、糖尿病、心脑血管疾病等其他常见慢性非传染性疾病密切相关。人们的工作和生活环境会影响他们怎样去选择健康的生活方式。因此,癌症的行为危险因素干预项目应与其他慢性非传染性疾病的健康教育和促进项目保持密切关系。从项目的投入产出角度,癌症的可预防因素的干预应该与慢性病防治项目相结合,获得更多资源,取得更好的结果。

28.3 控制癌症的危险因素

28.3.1 倡导健康生活方式

控制癌症危险因素的健康干预项目可以从倡导健康生活方式入手。世界抗癌联盟的《世界抗癌宣言》中指出:"提倡人们选择健康的生活方式,减少社会和环境的致癌因素是实现全球慢性非传染性疾病到2025年过早死亡率降低25%的关键,也是实现全球癌症控制目标的关键。"这些癌症相关的危险因素,包括吸烟、肥胖、不健康饮食、过度饮酒,缺乏体育锻炼和其他已知的致癌因素。

无论是WHO还是我国的慢性非传染性疾病的控制规划,都将营造健康生活的环境列为重要的行动措施,这是预防和控制与生活方式相关的可预防的癌症危险因素的好机会。相应的癌症预防和控制措施在实施中需要社会各界行动起来,促进每个人选择健康的生活方式。因此,相关的健康教育项目的受众,除了公众以外,还应包括政府、非政府组织的人员、防治机构的专业人员。通过癌症健康教育,不仅向公众传播知识、理念,还可以促进政府积极推动相关政策、法律的制定和实施,创造有利于健康的环境,这对于减少癌症危险因素,倡导健康的生活方式非常必要。法律干预有效地降低了吸烟、饮酒、不

健康饮食及环境暴露的危害。例如,征收烟草税被证实是政府可采取的减少慢性非传染性疾病主要危险因素的最重要措施。不仅是卫生部门,教育、体育、城市规划和农业等部门也应采取行动。例如,学校可以通过提供健康饮食、娱乐设施、加强体育活动来推广健康理念,从学生时代建立起可持续一生的良好的生活方式;比如工作单位应为大家提供无烟环境、健康食品并采取戒烟措施等。

28.3.2 鼓励疫苗接种

除了健康的生活方式之外,其他行为也与降低癌症发病和死亡风险有关。随着医学研究进展,采取疫苗接种预防和控制感染性疾病相关的癌症已经成为癌症防控的重要措施之一,特别在发展中国家,鼓励预防接种可以比发达国家获得更多的控制癌症负担上的获益。其中最重要的两项接种项目分别是HBV疫苗接种和HPV疫苗接种。

HBV疫苗可以有效预防HBV感染所致的肝癌,在全球大部分国家已经纳入计划免疫项目。HBV疫苗接种的宣传不仅限于癌症防控宣传之中,而且还被纳入生殖、孕产妇、新生儿和儿童保健服务体系中,使得宣教项目获得更多的资源。

针对具有致癌性的HPV的疫苗可以预防绝大部分的宫颈癌,以及部分相关的生殖器恶性肿瘤,在世界很多国家已经纳入疫苗接种计划,在我国已经自2016年开始提供HPV疫苗。HPV疫苗接种的宣教不仅应向青少年及其他适应人群提供接种预防癌症的信息,也应提供疫苗可及性的信息,还可以与生殖健康、营养促进和科普宣传一起,纳入提高青少年健康水平的健康教育和干预项目之中。

28.3.3 促进癌症早发现和筛查

癌症筛查和早发现项目的开展可以明显降低国家的癌症负担。癌症筛查和早发现的对象是未患癌症的健康人和高危人群。WHO指出,要达到癌症早期发现的目标,教育和组织人群筛查是最重要的途径。在发达国家,癌症筛查和早发现项目取得了重大进展,对降低大部分常见恶性肿瘤起到了重要作用,比如美国,评估过去十多年中大肠癌病死率显著下降的原因,估计普及大肠癌筛查的贡献达到50%。而在资源匮乏地区,仅通过简单检查识别一些癌症早期症状,如口腔癌和乳腺癌的检查,也能经济、有效地获得早发现效果。

临床治愈的早期癌症往往没有症状,并非所有

癌症的早期表现都被我们熟知,但对于一些癌症,如乳腺癌、宫颈癌、结直肠癌、皮肤癌、口腔癌和一些儿童恶性肿瘤,识别早期症状、实施早期筛查项目和规范治疗,可以显著提高首次诊断中早期患者的比例,提高治疗效果,降低病死率。尽管如此,很多个人,甚至包括医务人员在内,对于早期发现和症状刚出现时需要积极治疗这一理念尚缺乏足够的认识,尤其在一些中低收入国家,规划、实施筛查项目或者相应的医疗服务,并取得相应的成效显得困难重重。为此,世界抗癌联盟《世界癌症宣言》提出到 2025 年的目标之一是:普遍推广癌症筛查和早期诊断项目,公众和医务人员对于癌症早期预警的认识水平得到大幅提高。

美国在 20 世纪七八十年代就开始推广女性乳腺癌的钼靶筛查项目,但是在最初的 10 年中进展并不顺利,主要原因是对于女性参加钼靶检查的障碍没有深入了解。于是,美国国立癌症研究院和美国国家疾病预防控制中心开展了大量调查和研究,发现主要障碍在于妇女对乳腺癌筛查认识不足,筛查检查带来不适、低收入水平的妇女参与筛查更缺乏认识和行动意愿等,并提出和实施相应的改善措施,包括进一步扩大宣传教育的规模和覆盖面,建立钼靶检查预约提醒系统,为实施临床干预项目,以保证医师和公共卫生人员给予筛查对象足够的宣教,提高对筛查重要性的认识;此外,重视多层面持续性的信息传递,向公众提供的宣传信息应随着筛查证据、推荐和筛查项目所存在的障碍的变化而相应调整。通过全国行为危险因素调查(the behavioral risk factor surveillance system, BRFSS)项目收集的数据监测筛查实际的参与率和效果,发现筛查参与率大幅提高。

近年来,除了大规模的人群筛查之外,向公众推荐筛查和早发现的建议也越来越受到各国关注。随着医学发展,全球已经积累了大量有关癌症早发现和筛查的研究证据,基于这些证据,全球性的癌症机构和各国的癌症研究和预防控制机构定期发布有关癌症早发现和筛查推荐。源于高质量、大规模的循证研究基础上的推荐,特别是对于无症状的健康人群有关癌症筛查和早发现的推荐和建议,已经成为全球各专业机构和学术团体的共识。这些建议和推荐基于循证基础,保证了科学性和权威性,而且还随着更多证据的收集评估,定期更新,保证健康人在接受筛查和早发现的医疗卫生服务中获益大于风险。

提高人群对早发现和筛查的认识和行动,提供相关信息是重要的步骤。大规模的宣传只能起到提供一般知识、提高认识的效果,要促进个体参与筛查和定期体检的行为,还需要提供更为个体化的信息,医师和卫生服务人员是这个领域承担关键职责。设计和实施以医师和卫生服务人员为对象的筛查信息传递的专业支持项目,保证这些信息的准确性和专业性。发达国家经验表明,对筛查对象的筛查建议在考虑技术适宜性的基础上,患者对筛查利弊充分知情尤为重要,强调知情同意基础上的决策,因此,提供的信息不仅包括筛查的必要性、有效性,还有筛查带来的风险,比如检查的痛苦,假阳性带来的恐慌,假阴性带来的漏诊风险等。医务人员与筛查对象的充分有效沟通,帮助筛查对象做出知情同意基础上的决策,对此应提供必要的、充分的培训和技术支持。

28.3.4 深入了解环境致癌物

大量研究表明,癌症是一类多病因的疾病,是环境与遗传共同作用的结果。环境因素是一个很宽泛的概念,包含空气、水、土壤等生活环境、日常生活接触的各类致癌物、职业因素等。虽然只有一小部分癌症直接由这些环境因素导致,但这是一个非常重要的健康教育话题。

公众对于环境致癌物的关注主要集中在这个物质(因素)有没有害? 有害程度多大? 个体是不是非常容易暴露其中? 如何避免受害? 在关注这些公共事件的过程中,人们还更倾向于过度强调有害物质的不可控制性,夸大影响的程度,使得恐慌程度更为加剧。比较典型的是食品添加剂苏丹红事件,以及近年来对大气污染致癌的忧虑等。

一些研究表明,人们面对环境致癌物相关的信息沟通,其关注程度和反应经历了几个阶段,从一无所知,到随便看看,到考虑采取行动或考虑不采取行动,到采取行动,乃至持续地采取行动。对这些阶段的了解,并采取相应的健康教育措施,对于改变公众的认识和行为非常重要。比如让公众了解苏丹红事件中,作为食品添加剂的苏丹红致癌的条件和剂量,并与吸烟相比较,可以很好地引导公众对这一事件的看法,消除恐慌心理。

环境致癌物的公众教育和沟通中,最重要的影响因素是消息来源的可靠性和权威性。建立和维护权威的消息渠道非常重要,往往这些渠道具有以下特征:有强大专业背景,开放的,诚信的,富有同情心和社会使命感。比如 WHO 国际癌症研究中心的致癌物评估项目就是一个权威的可靠来源。

许多物质与人类癌症相关,可以提高人类癌症的风险。WHO所属的国际癌症研究中心(IARC)是目前为止最为权威的评估人类致癌物的科研机构。自1971年起,IARC组织专家组,收集世界各国的有关致癌因素对人类致癌危险性的资料,并对其做出评价。评价内容包括评估每种致癌物的致癌性,确定各部位的癌症与致癌物之间的因果关联和可信关联,并且识别在致癌过程中可能的机制,然后根据上述评价内容对这些致癌物或危险因素进行分类,开展人类致癌物评价并定期公布相关报告。

在公众教育中,正确解读、有效传播权威组织对环境致癌物的评估结果及其科学报告尤为重要。公众对癌症的恐慌表现之一就是对各种致癌物的恐惧心理,各类社会新闻和公共事件往往也会涉及相关问题,成为媒体关注热点。这些状况是癌症公众教育面临的挑战,也提供了时机和机会。

28.3.5 癌症患者教育

患者教育包含任何经设计的面向患者的、以增进知识改变行为为目的的教育活动。患者教育可以使用很多方法,最主要的是教学、咨询和行为干预,这一系列的方法在实际使用中可以相互结合。

癌症患者教育是患者教育中发展迅速的一个分支。随着全球癌症发病率、生存率迅速上升,癌症患者的数量在急剧增加。癌症患者的治疗效果及其预后很大程度上受到患者对于疾病本身、诊断治疗的方法,以及生存康复的认识和知识水平的影响。癌症治疗是一个长期、复杂、艰巨的过程,需要对患者提供持续的教育和信息支持,因而患者教育应该贯穿于整个癌症诊治服务过程中。

由于患者教育可以有效提高患者对于诊疗措施的顺应性,提高治疗效果,并改善预后,几乎所有的癌症中心或癌症专科医院都提供癌症患者教育服务。医疗机构在诊疗过程中,通过组织诊疗相关的医护人员共同参与的患者服务项目,向癌症患者提供健康教育和行为干预服务。通常的形式有参加课程、提供纸质或基于网络的信息、开展行为干预项目等方式。癌症患者教育的主要内容包括:①癌症的预防和早发现;②癌症的诊断;③癌症的治疗选择;④癌症临床试验;⑤如何获得癌症相关的信息和支持性资源;⑥癌症生存;⑦其他相关事宜,如经济资助、衣食住行、假发假体等。

随着癌症治疗效果的改善,更多患者能够长期生存,癌症患者教育在这方面需要给予更多的关注。在癌症生存方面的患者教育包含更丰富的内容,主要包括:①癌症的生存和健康的基本概念;②癌症治疗之后的生活与随访;③治疗期间的营养;④康复阶段的营养与运动;⑤缓解紧张情绪;⑥传统化疗和靶向治疗;⑦治疗的不良反应;⑧癌症相关的疲劳管理;⑨进展期癌症的症状控制、处理和沟通;⑩终末期癌症的问题、处理;⑪癌症的复发和转移。

患者教育的对象不限于癌症患者本身,还包括患者的家人、照护人员、家庭医师、社区服务提供者及志愿者,等等。

患者教育活动不局限于医疗机构中,癌症中心和肿瘤专科医院还应该与社区积极互动,与社区卫生服务、基本医疗和卫生服务机构和人员一起协作,了解当地对癌症健康教育的需求,以提高当地居民和医务人员对癌症的认知水平,拓展患者教育的广度和深度,使得通过癌症患者教育获得的知识、态度和行为上的改变得以持续。

美国国立癌症研究院提供了一系列基于网络的癌症患者教育信息。最著名的PDQ癌症信息系统,提供及时更新的权威、准确、涉及超过100种癌症的治疗信息总结。患者不仅可以直接从网上获得这些文字信息,还可以通过电话、网上聊天和邮件的形式获得这些信息。不仅对于癌症患者,这些信息对于癌症患者的家庭照护者、各个层面的医护人员以及社会各界承担癌症患者服务的人员,都提供了有效的信息支持。

28.3.6 网络时代的癌症健康教育材料和技术

癌症防治的健康教育项目的目标是降低癌症对个人、家庭和社会的损害,挽救生命。人们与癌症相关的健康行为非常复杂,信息沟通、转变行为的过程,受到个人层面、人与人之间以及媒体的多层次影响,相应的健康教育的内容、手段、技术也需要多层次、多方位。随着互联网和社交媒体的发展,传统的健康教育资料已经无法满足现代社会传播和宣教的需要。适宜的健康教育资料的使用有助于提高教育和干预项目的效果。

新的网络技术正在改变人们发现信息和接收信息的习惯和途径。人们已经不再通过报纸、广播、电视、其他纸质媒体,而是更多地从互联网上寻找他们所需要的知识。癌症知识专业性非常强,如何保证互联网所提供的癌症知识的专业性、权威性和科学性都面临挑战。国外有研究表明,人们从互联网上获取癌症健康教育知识的频率高,获益显著大于受害。同时,由于互联网的特点,决定了人们可以更多地获得所需要的信息和支持,而不受年龄、性别、社会地位、收入和疾病状态的影响。

发达国家经验表明,癌症宣教资料如果能够根据受众的特点进行定制化,效果更好。受众可以按照他们的特点进行分类,比如按照种族、宗教信仰、具有的高危因素等。现代计算机技术的发展使得定制化健康教育资料的制作成为可能。通过收集宣教对象的信息及其在网络上的行为,可定制符合宣教对象需求的、可及性强、易于接受的健康宣教资料。比较成功的例子是根据宣教对象在社交媒体上的活动,为其定制癌症预防相关的宣传海报、生日卡片、癌症宣教折页等,为癌症患者定制符合其疾病特点和康复进程的患者宣教资料等。

网络技术的发展,包括人工智能、语音技术和癌症知识数据库的技术融合,可以与健康教育对象进行互动,使教育和行为干预更具针对性,也更具有效果和可持续性。澳大利亚墨尔本大学的"护士机器人"项目在这方面已经取得了进展,其在患者生活方式干预方面的经验,可用于癌症患者以及健康人的癌症相关生活方式干预中。

定制化的健康教育材料可以与健康咨询、健康干预相结合。发达国家的大量研究表明,定制化的、有针对性的癌症教育和行为干预比传统方式效果更好,由于其相关性好,可以获得更多的阅读,人们会记住更多内容,更有可能改变患者的行为。

现代技术在癌症健康教育项目的应用中,社区健康教育工作者起到了重要的作用,他们是临床和研究机构与社区的桥梁。他们可以了解当地的癌症防控需求和可提供的资源,对于有创意的癌症教育项目的设计和执行起到关键作用,他们可以直接为学校、卫生机构、医疗机构、民间非营利组织、行政部门提供癌症信息服务等,并形成可持续的合作伙伴关系,持续地改进癌症教育和干预项目的质量。

(郑 莹)

 传染病健康教育与健康促进

29.1 概述

29.1.1 传染病的概念

传染病(infectious diseases)是由各种病原体引起的能在人与人、动物与动物或人与动物之间相互传播的一类疾病。传染病可以从一个人或其他物种,经过各种途径传染给另一个人或物种,通常可以通过空气、水源、食物、接触、土壤或垂直传播(母婴传播)。

为了减少传染病对人类健康的危害,必须及时掌握发病情况,采取控制措施,因此发现后应按规定时间及时向当地疾控部门报告,称为法定传染病报告。我国目前的法定传染病有甲、乙、丙3类,共39种。

29.1.2 传染病的特点

传染病的传播和流行必须具备3个环节,即传染源(能排出病原体的人或动物)、传播途径(病原体传染他人的途径)及易感人群(对该种传染病无免疫力者)。若能完全切断其中的一个环节,即可防止该种传染病的发生和流行。传染病的特点是有病原体,传染性和流行性,感染后常有免疫性。

传染病的分类尚未统一,可以按病原体分类,也可以按传播途径分类。有些传染病还有季节性或地方性。

传染病的预防应采取以切断主要传播环节为主导的综合措施。各种传染病的薄弱环节各不相同,在预防中应充分利用。除主导环节外对其他环节也应采取措施,只有这样才能更好地预防各种传染病。

29.1.3 传染病的预防控制措施

控制传染病最有效的方式在于预防,主要集中在以下3个方面。

(1)控制传染源

这是预防传染病的最有效方式。对于人类传染

源的传染病,需要及时将患者或病源携带者妥善的安排在指定的隔离位置,暂时与人群隔离,积极进行治疗、护理,并对具有传染性的分泌物、排泄物和用具等进行必要的消毒处理,防止病原体向外扩散。如果是未知传染源,特别是动物传染源,由于其确定需要流行病学的因果推断和实验室检测结果得出充分的证据,有的时候并不是很容易得到确切结果,尤其是突发急性传染病发生时,想要在短时间内锁定传染源更是困难。

（2）切断传播途径

对于通过消化道传染病、血液和体液传播的传染病、虫媒传染病和寄生虫病等,切断传播途径是最为直接的预防方式。主要方式是阻断传播媒介,消毒或扑杀。例如,对于污染了病原体的食物或饮水要进行丢弃或消毒处理,对于污染了病原体的房间或用具要进行充分的消毒,对于一次性的医疗用品在使用后要及时进行消毒或焚烧等无害化处理,在虫媒传染病传播季节采取防蚊、防虫措施等。同时,对于高危人群的健康教育干预手段也是极为必要的,如促进静脉注射吸毒人群对使用针具进行消毒,对会发生高危性行为的人群进行安全套使用的宣传教育等。如今预防甲型 H7N9 流感病毒的方法也仍然是注意基本卫生,勤洗手,戴口罩,吃肉要煮熟——虽然是老调重弹,但仍然是切断传播途径最有效的方式。

（3）保护易感人群

保护易感人群也是传染病预防的重要组成部分,而且往往是较为容易实现的预防方法。对于已经有预防性疫苗的传染病,给易感人群接种疫苗是最为保险的方法,如婴儿在出生后进行的计划免疫;传染科医师、护士、从事传染性疾病研究的科研人员和从事禽类养殖工作的人员等接种相应的疫苗。历史上,人们利用高效的疫苗已经成功地攻克了天花,证明对于易感人群的保护在传染病防治上起到了重要作用。此外,无论有预防性疫苗的传染病还是没有预防性疫苗的传染病,健康教育都是保护易感人群的重要措施。

29.1.4 传染病流行的影响因素

影响传染病流行的因素有自然因素和社会因素。传染病在人群中流行既是生物学现象又是社会现象。流行过程又受自然因素与社会因素的影响。

自然因素通过对传染源、传播途径及易感人群起作用。自然因素包括气候、地理、土壤、动植物等

因素。其中以气候与地理因素尤为重要。自然因素可直接作用于传染源,对以野生动物为传染源的疾病、虫媒传染病和寄生虫病的影响更大。例如,疟疾、乙型脑炎的流行常受气温、雨量和湿度等影响。疟疾病例多在春夏季复发,其时如按蚊密度高,复发病例作为传染源的作用就大。自然因素对传播途径的作用亦大,夏秋季因暴雨可引起洪水泛滥,如当地猪或鼠类中流行钩端螺旋体病,它们的尿可污染水体,当人们接触污染的水体后可导致钩端螺旋体病暴发。自然因素对易感人群亦有一定作用,寒冷季节,人群室内活动多,接触密切,常出现呼吸道疾病的季节性高峰。

社会因素包括社会制度、生产劳动及居住生活条件、风俗习惯、卫生设施、医疗条件、文化水平、防疫工作、经济、宗教等人类活动所形成的一切条件。社会因素作用于 3 个环节而影响流行过程。社会因素对流行过程既有促进作用亦有阻碍作用。

29.1.5 传染病预防控制的健康教育

（1）传染病健康教育的目标

通过开展经常性健康教育工作,普及传染病预防控制的基本知识,使广大群众掌握基本的方法和技能,养成良好的卫生行为和健康的生活方式,保持个人卫生,建立清洁安全卫生的家庭和环境卫生,预防、控制或减少传染病的发生和流行。

在发生传染病疫情暴发或流行时,重点是提高广大群众的自我防范意识和自我保护能力,促进公众和社会对政府部门、专业防治机构传染病防控工作的理解和支持,消除恐慌心理和麻痹思想,认识到传染病可防、可控、可治,积极采取正确的防控措施;在做好个人防护的同时,鼓励公众积极配合政府部门和专业防治机构及时发现、隔离、治疗传染病患者,采取消毒、灭菌、杀灭病媒生物及动物传染源等疫情处理措施,避免疫情进一步扩散蔓延,切实保障公众身体健康和生命安全、维护社会稳定。

（2）传染病防控健康教育的分类

传染病预防控制的健康教育可分为经常性健康教育和突发疫情的应对性健康教育。

传染病防控必须坚持预防为主的方针,开展经常性的健康教育是传染病防控的基本措施。通过动员全社会广泛控制传染病防控的健康教育,普及传染病防治知识,树立传染病预防控制的意识,使广大群众自觉讲究个人卫生,建立良好的卫生行为与健康的生活方式。事实证明,在经常性健康教育工作

做得好,群众健康素养高的地方,即使发生传染病疫情,也会因为当群众普遍有传染病防控的知识、意识和行为、生活方式,能够主动接受或配合政府部门、专业防治机构的工作,采取各项防控措施,从而使疫情能够在短时间内迅速得到有效控制。

应对性健康教育是指在发生传染病疫情时,为了及时扑灭或遏制疫情而采取的健康教育措施,具有短期、快速反应、时效性强的特点,也是传染病防控中不可或缺的一个环节。

（3）传染病健康教育的策略

1）传染病健康教育的总体策略:

A. 坚持政府领导:各级政府对包括传染病防治工作在内的公共卫生工作负有重要责任,必须重视传染病防控健康教育,组织领导开展各项健康教育工作,认真落实健康教育干预措施。

B. 坚持联防联控:传染病防控健康教育工作牵涉多个部门,如宣传、财政、卫生计生、科技、教育、农业、建设、交通、环保、市场监管、食药监、新闻出版与广播电影电视等部门履行职责,共同参与并加强部门协作。

C. 坚持群防群控:通过大众传播媒介和新媒体动员全社会参与传染病防控工作,坚持正确的舆论导向,在卫生部门的正确指导下,开展新闻报道和科普宣传工作。

D. 坚持医防整合:各级医疗机构要积极开展传染病患者健康教育,如候诊、门诊、入院、住院、出院健康教育;同时要加强医护人员和职工的健康教育,加强个人防护,加强传染病防治知识的教育与培训。各级疾控机构传染病防治和健康教育专业人员要不断提高业务技术水平与工作能力,加强对医院和基层医疗卫生机构的培训指导。充分发挥专家的作用,做好社区和媒体的健康教育。

E. 坚持服务群众:要有计划、有部署、有针对性地开展传染病防控健康教育工作,根据当地传染病疫情和群众的实际需求,在不同季节、不同场所、不同人群中有针对性地开展健康教育,在传染病发生和流行的不同阶段适时调整传染病防控健康教育的内容和策略,充分调动和利用各种资源,利用广大群众喜闻乐见的形式提供健康教育服务。

2）传染病经常性健康教育的策略:

A. 提供健康教育材料和技术指导,向大众传播媒介和学校、医院、社区、企事业单位提供健康教育材料和技术指导。

B. 充分利用大众传播媒介和新媒体开展健康教育,普及传染病防控知识。

C. 动员全社会参与健康教育工作,充分利用各部门、各单位现有组织管理体系和教育培训工作渠道开展相关人群的日常健康教育工作。

D. 融健康教育于万策之中,结合各部门、各单位日常工作开展健康教育工作,如学校健康教育本来就是学校的重要工作任务。

E. 针对传染病高发人群或有高危险行为的人群开展行为干预,减少高危险行为和暴露于传染源的机会,减少传染病的传播和流行。

3）突发疫情应对的健康教育策略:

A. 充分利用广播、电视、报刊等大众传播媒介和新媒体,以专家访谈、讲座、流动字幕等形式,以最快的速度在短时间内将关键内容、核心信息覆盖到目标人群。

B. 利用个别劝导、安置点集体辅导、咨询、广播电视讲座等形式迅速开展心理疏导和危机干预。

C. 充分利用城乡基层健康教育网络和阵地开展相关传染病防治知识的传播。

D. 快速制作内容科学、形式简单的健康教育资料,利用各种渠道入村入户,或通过广播电视、新媒体传到千家万户。

E. 将可能暴露于传染源或发生传染病传播流行的人群、场所作为健康教育重点人群和场所加强健康教育。

（4）传染病防控健康教育的对象

经常性健康教育的对象是城乡社区的所有公众,医院、学校、机关企事业单位等固定场所的人群,传染病高危人群和流行区人口,流动人口。突发疫情应对健康教育的对象是疫情发生所在地社区的公众,尤其是易感人群或抵抗力低下的人群,传染病患者和疑似病例的密切接触者与一般接触者,广大农村居民,流动人口,外出旅游、学习、经商、工作旅行人员,公共场所从业人员和经常出入密集场所的人群。

（5）传染病防控健康教育的重点内容

传染病防治相关的法规政策,传染病的早期症状与识别方法,传染病的传染源、传播途径、易感人群和流行的自然、社会因素,传染病的早期诊断、报告和处理,发生传染病疫情时配合政府有关部门和专业防治机构采取防控措施,个人防护及消毒的具体方法,调节情绪和心理疏导的方法。

（6）传染病防控健康教育的基本方法

1）动员关键人物促进全社会参与:如组织动员

各级政府及其有关部门、企事业单位、社区领导与干部,群众团体负责人,宗教领袖关心支持传染病防治工作,包括下达指示、批示,提出工作要求,实地调研视察,协调有关部门解决人财物等资源配置与利用;动员群众参与,通过各种健康教育的形式与方法开展经常性的传染病防控健康教育,提高群众的传染病防控的健康素养,即知识与技能水平,争取群众的理解、支持和参与是群防群控的关键所在。

2)掌握社区需求:根据当地主要传染病的流行情况和主要威胁,开展调查研究,做好评估分析,提出目标人群传染病防控的知识需求、行为改变的障碍、当地社会文化特点和可资利用的传播渠道,根据评估结果制定切实可行的方案,确定健康教育的内容、形式、方法和策略。

3)选择合适的教育方式:采用当地群众喜闻乐见的形式、容易理解的语言和容易接受的方式开展健康教育工作;疫情应对时,传播的信息要简明扼要、中心突出,要开门见山、直奔主题,肯定句式、直接告知,重要信息多次重复,核心信息容易记忆。

4)利用多种传播途径开展健康教育:各种传播媒介各有所长也各有所短,不能相互取代,可以相互取长补短,各尽所能,要针对不同目标人群利用不同的媒介开展立体式的健康教育,发挥最佳的综合效果。

(7)传染病防控健康教育的效果评估

包括制订计划、方案等形成评价;整个实施过程的过程评价;健康知识与技能水平提高、防控意识与态度的改变、行为与生活方式建立等近期效果的评价(影响评价),传染病发病率、病死率、流行水平的变化等健康指标变化和健康水平、生活质量改变等远期效果的评估(产出评价或结局评价),包括前述所有评价的总结评价。

29.2 艾滋病健康教育与健康促进

自20世纪80年代首次发现艾滋病以来,艾滋病一直以惊人的速度在全世界流行蔓延,成为全球重要的公共卫生问题和社会问题。我国艾滋病防治工作经过多年努力,取得了一定的成效,疫情得到一定程度的控制,但仍然存在许多亟待解决的问题,其中健康教育与健康促进是其中的一个重要问题。目前,针对艾滋病还没有行之有效的治疗方法,因此艾滋病的健康教育和健康促进工作就显得格外重要。

29.2.1 艾滋病概述

(1)艾滋病定义

艾滋病的医学全称是获得性免疫缺陷综合征(acquired immune deficency syndrome,AIDS),是人类免疫缺陷病毒(human immunodeficiency virus,HIV,又称艾滋病病毒)侵入人体后发生的一种病死率高的严重传染病。该病主要破坏人体的免疫系统,使人体丧失对来自内部的癌细胞及来自外部的细菌、病毒等病原体的抵抗力,从而发生各种感染、肿瘤,最终导致死亡。

(2)艾滋病的传播途径

HIV感染者和患者是该病的传染源,主要通过以下途径传播:

1)性接触传播:HIV感染者同他人进行没有保护措施的性交(包括阴道交、肛交、口交)可能感染对方。性伴侣越多,感染的危险越大。全球约90%的HIV感染是通过性接触途径传播,我国通过性接触途径感染者的比例也在逐年上升。

2)血液传播:使用未经检测的血及血制品,共用注射器静脉吸毒,与他人共用剃须刀、牙刷等都可能感染HIV。在我国,目前共用注射器吸毒是艾滋病传播的主要途径之一。

3)母婴传播:感染了HIV的孕妇,如果没有采取特殊的抗病毒措施,在怀孕、分娩时可通过血液、阴道分泌物或产后通过母乳喂养将HIV传播给胎儿或新生儿。

(3)艾滋病的临床分期

1)窗口期和潜伏期:从HIV进入人体血液,到人体产生针对该病毒的抗体,并能用目前的检测方法检查出HIV抗体之前的这段时期,称为窗口期,处于窗口期的HIV感染者,在其血液中查不出病毒抗体,但具有传染性。

从HIV侵入人体到出现临床症状之前(包括窗口期)这段时间称为艾滋病的潜伏期,处于潜伏期的感染者没有任何症状,但有传染性。

2)临床期:

A. 急性感染期:部分患者可在HIV感染后4~6周出现一过性单核细胞增多症或流感样症状,表现为发热、全身不适、头痛、咽痛、厌食、恶心、肌痛、关节痛、淋巴结肿大和皮疹等,病程有自限性,一般持续3~14天后自然消失。

B. 无症状感染期:急性感染期后,临床上没有任何症状,但血清中可检查出HIV RNA及针对核心蛋白和包膜蛋白的抗体。

C. 持续性全身性淋巴结病:主要表现为除腹股沟淋巴结以外,全身其他部位两处或大于两处淋巴结肿大,肿大直径>1 cm,局部无疼痛,可融合,活检为淋巴结反应性增生,该期一般持续3个月以上,部分患者可持续1年以上。

D. 艾滋病期:该期机体免疫系统受到破坏,出现各种病原体机会性感染和继发性肿瘤,全身各系统器官均可受累,临床表现极为多样化。

(4) 艾滋病的流行形势

自1981年报告首例艾滋病以来,艾滋病已在全球广泛流行。到2007年,估计全球因艾滋病死亡数累计超过2 500万;2014年,约有3 690万人感染了HIV,约有200万人新增艾滋病毒感染者,120万人死于艾滋病机会性感染,截至2015年6月,全球共有1 580万人得到治疗。中国31个省、市、自治区均发生艾滋病流行,有87%的县(市、区)报告了HIV感染者或患者。目前,我国艾滋病流行主要为经性接触和经吸毒传播两种途径并重,艾滋病已经开始从高危人群向一般人群扩散。2008年以后,我国进入艾滋病流行以来的第一次发病高峰期。统计显示,2015年我国估计存活的HIV感染者和艾滋病患者约占总人口的0.06%,即每1万人中可能有6人感染了HIV。截至2015年10月底,全国报告存活的HIV感染者和患者共计57.5万例,死亡17.7万人。艾滋病已成为世界上仅次于心脏病、脑卒中和急性下呼吸道疾病感染之后的第四位主要死亡原因。

29.2.2　艾滋病危害与社会防治

(1) 认识艾滋病的危害

1) 对经济社会发展的危害:艾滋病对经济社会发展的危害主要表现在3个方面。①对个人和家庭的客观影响,主要表现在个人丧失劳动能力,终止了工作,导致直接的经济损失;另一方面,由疾病本身带来的住院、治疗等经济负担。②对部门和局部地区的影响,主要表现在政府部门将要投入大量的人力、物力、财力用于该病的治疗和开展干预活动。③对宏观经济和整个社会发展产生的影响,在高流行状态下,大量病例的出现,将在损失大量劳动力的基础上又增加了政府的额外投入,国内生产总值(gross domestic product,GDP)将比低流行状态明显减少。

2) 对精神心理的影响:不仅艾滋病患者对艾滋病存在恐惧心理,一些非感染者由于对该病了解不

全面,对传播途径和流行情况的误解,也会引起一定程度的心理反应,害怕自己可能已受到感染,产生焦虑情绪。而感染者要承受远超过其他疾病患者的巨大的心理压力,沉浸于极度悲伤和绝望中,精神伤害是难以挽回的。

3) 对个人家庭的影响:艾滋病对个人家庭的影响非常严重,一方面,艾滋病患者丧失了劳动能力,直接导致家庭经济收入降低;另一方面,治疗艾滋病的费用也给家庭带来巨大的经济负担;第三方面,中青年患者的死亡将产生大量的孤儿和老人无人照看。

4) 其他危害与不良影响:其他不良影响如降低整个社会的平均期望寿命和健康期望寿命,部分地区出现人口负增长。出现患者的家庭,其他成员因为照顾患者而减少生产工作的时间甚至放弃工作,降低社会生产力。大量病例的产生导致医疗资源紧张,政府投入加大。儿童入学率降低等诸多方面。

(2) 艾滋病的社会防治

1) 树立正确的性道德观念:洁身自爱、遵守性道德是预防经性接触感染艾滋病的根本措施,树立健康的恋爱、婚姻、家庭及性观念是预防和控制艾滋病、性病传播的治本之策。

2) 加强献血与血液制品管理:尽量减少不必要的注射、输血和使用血液制品,必要时必须使用经过HIV抗体检测合格的血液或血液制品。提倡无偿献血,杜绝贩血卖血,加强血液管理和检测是保证用血安全的重要措施。严格筛选献血员,劝阻有危险行为的人员献血,是血液安全的重要保证。

3) 加强艾滋病疫情监测与检测:对有过高危性行为、共用注射器吸毒、卖血、怀疑接受过不安全输血或注射的人以及艾滋病高发地区的孕产妇应当加强监测,并开展自愿咨询检测,及时了解身体健康状况,及时采取措施,保护自己和家人。

4) 行为干预与"四免一关怀"政策:艾滋病的行为干预主要包括健康教育(旨在增加知识和改变观念)、技巧培训(旨在促进行为改变)、同伴影响、提供行为改变的条件(如清洁针具交换、发放安全套)、实施行为改变的政策(如"100%安全套")及核心人物的言传身教等。我国针对艾滋病感染者及患者实施"四免一关怀"政策,从咨询、检测、治疗、母婴阻断、子女教育等方面都提供了相应的免费和关怀措施。

29.2.3　艾滋病健康教育的基本内容

(1) 针对传播途径进行健康教育

性接触传播是艾滋病的重要传播途径,树立健

康的恋爱、婚姻、家庭及性观念，100％使用安全套。尽量避免输入未经检测的血液及血浆，吸毒者不共用注射器，不共用剃须刀、牙刷等，减少经血液途径的传播。大力推行孕产期保健、住院分娩等，减少将 HIV 传染给胎儿或婴儿的机会，阻断母婴传播。

（2）消除歧视，减少恐惧

目前，社会上由于对艾滋病防治知识的缺乏，普遍存在对艾滋病感染者的歧视现象，这对控制艾滋病非常不利。应广泛开展政策宣传和健康教育，艾滋病患者、感染者及其家属依法享有公民的权利和义务，不应该受到歧视。

（3）教育高危对象自愿咨询检测

鼓励有危险行为的人进行自愿咨询检测而不是强制的检测，并在检测前后为受检者提供相应的支持和转诊服务，不仅可以发现、治疗、预防感染，而且可为受检者（特别是感染者）提供心理支持。

（4）国家防治政策的宣传与讲解

"四免一关怀"中的"四免"主要内容为：农村居民和城镇未参加基本医疗保险等医疗保障制度的经济困难人员中的艾滋病患者，可到当地卫生部门指定的传染病医院或设有传染病区（科）的综合医院服用免费的抗病毒药物，接受抗病毒治疗；所有自愿接受艾滋病咨询和病毒检测的人员，都可在各级疾病预防控制中心和各级卫生行政部门指定的医疗等机构，得到免费咨询和 HIV 抗体初筛检测；对已感染 HIV 的孕妇，由当地承担艾滋病抗病毒治疗任务的医院提供健康咨询、产前指导和分娩服务，及时免费提供母婴阻断药物和婴儿检测试剂；地方各级人民政府要通过多种途径筹集经费，开展艾滋病遗孤的心理康复，为其提供免费义务教育。"一关怀"指的是国家对 HIV 感染者和患者提供救治关怀，各级政府将经济困难的艾滋病患者及其家属，纳入政府补助范围，按有关社会救济政策的规定给予生活补助；扶助有生产能力的 HIV 感染者和患者从事力所能及的生产活动，增加其收入。

29.3 结核病健康教育与健康促进

结核病又称为"痨病"和"白色瘟疫"，是史前即存在的一种古老传染病。人体感染结核分枝杆菌后不一定发病，仅于抵抗力低下时才会发病。除少数可急起发病外，临床上多呈慢性过程。常有低热、乏力等全身症状和咳嗽、咯血等呼吸系统表现。

29.3.1 结核病概述

（1）结核病的定义

结核病是由结核分枝杆菌感染引起的慢性传染病。结核分枝杆菌可侵犯全身各组织器官，但主要侵犯呼吸系统，包括喉、气管、支气管、肺和胸膜结核病，其中肺结核占患者总数的大多数，在流行病学上有重要意义。约有 20％的活动性肺结核患者也可能无症状或仅有轻微症状。

（2）结核病的传播途径

结核病的传播途径有呼吸道、消化道、接触和垂直传播，但主要通过呼吸道传播。

1）呼吸道（空气）：这是结核病最主要的传染途径。患者大声讲话、咳嗽、打喷嚏，会释放出很多带结核分枝杆菌的飞沫，若易感者吸入了这种飞沫，即可被感染。肺结核患者如果把痰吐在地上，痰液干燥后，结核分枝杆菌与尘埃混悬在一起飞扬在空气中，被健康人吸入肺内也可引起传染。

2）食物传染：结核病患者用的餐具、吃剩的食物上都可能污染了结核分枝杆菌。与结核病患者合用餐具或吃患者剩下的食物易食入结核分枝杆菌，饮用未经消毒的牛奶或乳制品等也可感染牛型结核分枝杆菌，接触患者用过的痰盂等物品后如不认真规范洗手也可能受到感染。

3）垂直传播：患有结核病的母亲在怀孕期间，其体内的结核分枝杆菌可通过胎盘脐带血液进入胎儿体内，胎儿也可因咽下或吸入含有结核分枝杆菌的羊水而感染，从而患上宫内感染结核病。除上述传染方式外，结核分枝杆菌也可由皮肤或黏膜的伤口直接感染。由于结核分枝杆菌不能穿透皮肤，这种传染方式是比较少见的，但也应当引起注意。

（3）结核病的分类

我国结核病分为以下 5 类：①原发性肺结核（简写为Ⅰ）；②血行播散性肺结核（简写为Ⅱ）；③继发性肺结核（简写为Ⅲ），为肺结核中的一个主要类型，包括浸润性、纤维空洞及干酪性肺炎等，气管、支气管结核按Ⅲ型肺结核进行分类；④结核性胸膜炎（简写为Ⅳ）；⑤其他肺外结核（简写为Ⅴ）。

（4）结核病的流行形势

结核病是严重危害人民群众健康的慢性呼吸道传染病，是我国法定报告的重大传染病。据 WHO 2008 年全球结核病控制报告估计，2006 年我国结核病发患者数为 131 万，占全球的 14.3％，位居全球第二位，是全球 22 个结核病高负担国家之一。2000

年,全国结核病流行病学抽样调查结果显示:全国约有 5.5 亿人口感染结核分枝杆菌,活动性肺结核患者约 450 万人,其中传染性肺结核患者约 150 万人;约有 13 万人死于结核病,耐多药肺结核危害日益凸显;每年新发患者人数约 12 万,中西部地区、农村地区结核病防治形势尤其严峻。

2015 年,全球估算共有 960 万例结核病新发患者,发病率为 133/10 万;2010—2015 年,结核病发病呈缓慢下降趋势,年递降率为 1.5%。共有 1 300 万例现患结核病患者,患病率为 174/10 万;约有 150 万例患者因结核病死亡,死亡率为 16/10 万;新发耐多药结核病患者人数为 48 万例,新发 Mtb 与 HIV 双重感染患者约有 120 万例。中国是全球 22 个结核病高负担国家之一,估算的发病数为 93 万例,发病率为 68/10 万,发病数居世界第三位。2015 年,中国传染病网络直报系统共报告肺结核患者 86.4 万例,其中涂阳患者 24.4 万例,肺结核报告发病率为 63.4/10 万,涂阳报告发病率为 17.9/10 万。2010—2015 年,肺结核报告发病率呈逐年下降的趋势,年递降率为 3.1%。结核病仍然是威胁全球和中国人群健康的重大传染病,我国中西部省、自治区结核病疫情较严重,农牧民、65 岁以上的人群是需要重点关注和防控的人群。

29.3.2　结核病控制策略

2014 年 5 月,由 WHO 每年召集的、在日内瓦联合国万国宫举行的世界卫生大会上通过了一项决议,全面支持批准了带有雄心勃勃目标的"2015 年后全球结核病战略"。

该战略旨在终结全球结核病流行,其目标是在 2015—2035 年将结核病病死率降低 95%,将新发病例减少 90%,同时确保不使家庭因结核病造成的灾难性巨额费用开支而负重累累。该战略确定了 2020、2025 和 2030 年的中期里程碑。

该决议要求各国政府调整制定并实施具有高层承诺和资金支持的战略。决议强调了该战略的一个重点,即为极易受感染和难以享有卫生保健机会的人口如移民提供服务。

该战略和决议还强调需要请卫生部门内外伙伴参与进来,如社会保障、劳工、移民和司法领域的伙伴。该决议注意到应对广泛耐药性结核问题和促进跨境协作的重要性,请秘书处协助会员国调整制定和落实该战略。还请 WHO 监测执行情况,评估在达成既定里程碑和实现 2035 目标过程中的进展。

到 2035 年实现这一目标就要求:扩大结核病治疗和预防干预措施的范围和覆盖面,将重点放在影响力大、得到整合且以患者为中心的方法方面;通过政府、社区和私立部门更为广泛的合作方的参与,赢得卫生和发展政策和系统带来的全部益处;寻求可大大改变结核病预防和治疗的新的科学知识和创新活动。为使这些行动取得全面效果,就必须根据政府负责管理、民间社会参与、人权与平等以及与各类流行和环境的独特背景相适应的原则行事。

29.3.3　结核病健康教育内容

由于不同人群在结核病防治活动中的需求不同、所起的作用不同、与结核病防治相关利益和接受能力等的不同,应针对主要不同人群,以不同的方式开展不同的健康教育活动,以便提高结核病防治健康教育活动的效果。

（1）公众健康教育

公众作为最广大的结核病防治知识的受众群体,也是结核病患者的潜在人群,因此,要结合本地实际情况,因地制宜,有重点、有针对性地通过多种方法、多种途径普及结核病防治基本知识,即核心信息。公众健康教育的重点目标是提高公众的结核病防治意识和素养,倡导建立良好的卫生行为和健康的生活方式,减少结核病的传播和危害。

开展公众健康教育的核心信息如下:

1) 结核病是国家重点控制的传染病之一。防治结核病是全社会的共同责任,为了自己和他人的健康,人人都应积极参与结核病防治活动。

2) 肺结核是一种严重危害人们健康的慢性呼吸道传染病。主要通过患者咳嗽、打喷嚏或大声说话时向空气排出的大量飞沫核传播。

3) 出现咳嗽、咳痰 2 周以上,或痰中带血丝症状,应怀疑患上肺结核。

4) 怀疑患上肺结核,应到县(区)级结核病定点医院等专业防治机构接受检查和治疗。

5) 在县(区)级定点医院等结核病专业防治机构检查和治疗肺结核可享受国家免费政策。

6) 只要坚持正规治疗,绝大多数肺结核患者是可以治愈的。

7) 关爱结核病患者,为患者提供所需的帮助和支持,减少对结核病患者的歧视。

8) 养成良好的卫生行为和健康的生活方式,可以有效地预防结核病。居住环境经常通风、不随地吐痰、不要正对他人咳嗽或打喷嚏等;加强锻炼,平衡膳食,保持心情舒畅等。

(2)患者健康教育

肺结核病患者,尤其是痰涂片阳性的肺结核病患者是结核病的主要传染源,也是治疗管理的重点对象。患者健康教育的重点目标是患者坚持规范服药、治疗和避免可能传染他人的行为。对肺结核患者要进行规范治疗、定期复查和接受管理等健康教育,树立患者的信心,争取早日康复。针对普通和耐药患者的健康教育核心信息分别如下:

1)普通结核病患者健康教育核心信息:①坚持完成6~8个月的规范治疗是治愈肺结核的关键;②经过规范治疗2~3周或以后,大部分肺结核患者的传染性会大大降低;③按时取药服药,定期复查,出现身体不适要及时就医,切勿擅自停药;④不规范服药和擅自停药极易产生耐药,将难以治愈,严重的可危及生命;⑤注意环境通风,不随地吐痰,咳嗽、打喷嚏时遮掩口鼻,痰菌转阴之前要避免去人群密集的场所。

2)耐药结核病患者健康教育核心信息:①耐多药结核病病情严重,不坚持规范治疗可引发广泛耐药,几乎无药可治;②耐多药结核病治疗时间一般为一年半到两年,坚持完成疗程多数患者可以治愈;③服药期间出现不适应及时就诊;④耐多药结核病患者治疗期间要通过戴口罩、减少外出、房间通风、不随地吐痰、焚烧处理痰液等措施避免传染给他人;⑤耐多药结核病患者要在指定医疗机构(定点医院)进行住院治疗,出院后治疗期间要到指定机构定期复查。

(3)密切接触者的健康教育

密切接触者一般是患者的家属、朋友、同学、同事等,被感染和发病的可能性比一般人更大。同时,他们又对患者的治疗和管理起着积极的作用。针对密切接触者的健康教育重点目标是提高他们对结核病易感性和传染性的认知,采取自我防护措施,督促患者完成规范治疗。该人群健康教育的核心信息如下:

1)肺结核是通过呼吸道传播的慢性传染病。

2)做好个人防护,如提醒患者佩戴口罩、尽量让患者独居、多开窗通风;锻炼身体、适当营养、避免疲劳,提高自身抵抗力。

3)关爱结核病患者,鼓励患者树立信心,积极治疗,减少恐惧心理。

4)如自身出现咳嗽、咳痰要及时就诊,进行肺结核的相关检查。

5)要督促患者按时服药和定期复查,坚持完成规范治疗。

(4)学生健康教育

由于紧张的学习和集体生活的特点,学校结核病暴发的案例时有发生,给青少年学生的身心健康带来了严重的危害。另外,学生时期形成的卫生行为和生活方式,会对他们一生的行为生活方式产生深远的影响。学生还可以通过对家长和社区其他人员进行结核病防治政策的宣传和基本知识的传播,向家庭和社区普及防治知识,从而提高当地结核病防治知识的知晓率,促进不良行为的改变,可对预防结核病产生积极的影响。学生健康教育的重点目标是提高对结核病的认知,形成良好的卫生行为和健康的生活方式。

1)针对学生的健康教育核心信息为:①肺结核病是我国重点控制的慢性传染病之一;②肺结核病防治的5条核心信息;③怀疑患了肺结核病要尽快报告老师,并及时到当地结核病防治机构(定点医院)接受检查;④痰中没有查到结核分枝杆菌的患者不具有传染性,不要恐慌,减少歧视,关爱结核病患者;⑤日常工作学习中如何预防肺结核。

2)针对学校的相关信息:重点是《学校和托幼机构传染病疫情报告规范(试行)》及相关文件中对学校在防治校园结核病暴发工作中的责任、意义、工作内容。

(5)流动人口健康教育

近年来流动人口骤增给结核病控制工作增加了难度,城市中的流动人口通常集中在建筑工地,因其劳动强度大、文化程度低、健康观念差、居住空间又相对狭小,使结核病传播的机会大大增加。流动人口健康教育的重点目标是提高对结核病的认知,出现可疑症状及时就诊。该人群结核病健康教育核心信息如下:

1)肺结核病是我国重点控制的慢性传染病之一。

2)肺结核诊治优惠政策不受户籍限制。

3)患者尽量留在居住地完成全程治疗,如必须离开,应主动告知主管医师,并由医师为其办理转出手续,以便患者返乡后可以继续接受治疗管理。

4)患者返乡或到新居住地后,要主动到当地结核病定点医院继续接受治疗管理。

(6)农村居民健康教育

我国80%的肺结核病患者在农村,多为青壮年,正是劳动力产出的年龄,而农村居民文化水平相对较低、生活条件相对较差、劳动强度大,这也使得他们患肺结核病的概率大大增加。因此,在农村开展结核病防治健康教育是非常必要的,其重点目标是提高对结核病危害性、易感性和相关知识的认知,促进肺结核病患者的早发现、早诊断、早治疗。其核心信息为:①肺结核是一种严重危害人们健康的慢性呼吸道传染病;②咳嗽、咳痰2周以上,或痰中带血丝,应怀疑患了肺结核;③怀疑患了肺结核,应到县(区)级定点医院接受检查和治疗;④在县(区)级定点医院检查和治疗肺结核,可享受国家免费政策;⑤只要坚持正规治疗,绝大多数肺结核病患者是可以治愈的。

(7)羁押人群健康教育

羁押人群由于集中居住,一旦发生肺结核容易造成局部暴发。因此,羁押人群健康教育的重点目标是提高监管人群和羁押人群对结核病的认知,一旦羁押人员出现结核病可疑症状应及时报告。

1)针对羁押人群健康教育的核心信息:①肺结核主要通过咳嗽、打喷嚏传播;②咳嗽、咳痰2周以上可能是肺结核,应及时报告;③不随地吐痰;④保持监舍通风,每天至少早、晚各开窗1次。

2)针对羁押场所内的相关司法人员健康教育的核心信息:①肺结核是一种严重危害人们健康的慢性呼吸道传染病;②咳嗽、咳痰2周以上,或痰中带血丝,应怀疑患了肺结核;③定期对场所进行清洁与消毒;④采取通风、佩戴口罩等措施进行必要的自我防护。

(8)医务人员健康教育

医务人员是结核病患者发现、诊断、治疗管理和健康教育的主要实施者,同时也是疫情报告和转诊的责任人。医务人员对患者开展健康教育是预防控制结核病的关键环节。

1)发现肺结核或疑似肺结核病例必须在24小时内进行传染病报告,并及时转诊到结核病防治专业机构(《传染病防治法》第三十条)。

2)及时发现并彻底治愈肺结核病患者是预防控制肺结核最有效的措施。

3)规范治疗肺结核病患者是治愈患者、预防耐药的关键。

4)疾控中心结核病防治专业机构为肺结核病患者提供全程督导管理。

29.4 呼吸道传染病的健康教育与健康促进

呼吸道传染病一直是严重危害人民健康和生命的主要疾病,其主要发患者群为15岁以下的少年儿童以及老年人。目前,已知多种病原微生物,包括病毒、细菌、支原体、衣原体等均可引起呼吸道传染病。由于呼吸道传染病通过飞沫、飞沫核、尘埃等传播因子进行传播,传播易于实现,因此在人类与传染病做斗争的过程中,呼吸道传染病具有特殊重要的地位。而通过开展呼吸道传染病的健康教育和健康促进,可以提高广大人民群众的呼吸道传染病防控意识,增强自我防护能力,从而在最大限度上减少呼吸道传染病的传播。

29.4.1 呼吸道传染病概述

(1)呼吸道传染病的定义

呼吸道传染病是指病原体从人体的鼻腔、咽喉、气管和支气管等呼吸道感染侵入而引起的有传染性的疾病。引起呼吸道传染病的主要病原体包括病毒、细菌、支原体、衣原体等,常见的呼吸道传染病包括流行性感冒/人禽流感、麻疹、流行性腮腺炎、风疹、水痘、流行性脑脊髓膜炎、猩红热等。

(2)常见呼吸道传染病的临床表现

1)流行性感冒/人禽流感:流行性感冒(简称流感)是由流行性感冒病毒(简称流感病毒)引起的急性呼吸道传染病,主要临床表现为发热、肌痛、头痛、不适、干咳、咽喉痛和鼻炎等,一般呈自限性,大多数患者在2周之内就可康复。部分患者可发生流感病毒性肺炎或继发细菌性肺炎、鼻窦炎、中耳炎、病毒性心肌炎等并发症,严重者导致死亡。流感可致各年龄组人群发病,其中儿童感染率最高,但老年人、婴幼儿、慢性病患者、孕妇等高危人群,容易出现严重并发症,病死率较高。

人禽流感是指由禽流感病毒突破种属屏障感染人体所引起的一种急性呼吸道传染病。它所表现出的临床症状随病原的亚型不同而异:从轻微的上呼吸道卡他症状至出现急性呼吸窘迫综合征和多器官功能衰竭,严重的最终导致死亡。

2)麻疹:麻疹是由麻疹病毒引起的急性全身发疹性呼吸道传染病。临床特征为发热、咳嗽、流涕、眼结膜充血、口腔黏膜斑(Koplik's spots)以及皮肤斑丘疹。常可并发中耳炎、支气管炎和脑炎,死亡的主要原因是出现呼吸系统和神经系统并发症。

3)流行性腮腺炎:流行性腮腺炎是由腮腺炎病毒引起的急性自限性呼吸道传染病。流行性腮腺炎主要发生于儿童和青少年。临床以腮腺非化脓性炎症伴肿胀疼痛为特征,伴有发热及周身不适,也可侵犯颌下腺、舌下腺、睾丸、卵巢、中枢神经系统等,可发生严重并发症。

4)风疹:风疹是风疹病毒引起的急性呼吸道传染病,临床特点为低热、皮疹和耳后、枕部淋巴结肿大,全身症状轻,病程短。风疹常见于 4～10 岁儿童,成人也可发病。孕妇患风疹可引起胎儿先天性风疹综合征。

5)水痘:水痘为小儿常见急性呼吸道传染病,由水痘-带状疱疹病毒感染引起,具有高度传染性,表现为分批出现的皮肤与黏膜斑疹、丘疹、疱疹及结痂,全身症状轻微。水痘痊愈后,病毒可潜伏在感觉神经节内,在中老年期易被激活引起带状疱疹,表现为沿身体单侧感觉神经分布的相应皮肤范围内出现成簇的斑疹和丘疹,常伴有较严重的疼痛。

6)流行性脑脊髓膜炎:简称流脑,是由奈瑟脑膜炎球菌经呼吸道传播而引起的一种化脓性脑膜炎。流脑多见于儿童和青少年,其主要临床表现是突发高热、剧烈头痛、频繁呕吐、皮肤与黏膜瘀点和瘀斑及脑膜刺激征,脑脊液呈化脓性改变。严重者表现败血症、感染性休克和脑膜脑炎,可引起死亡。

7)猩红热:猩红热是由 A 组 β 型溶血性链球菌引起的急性呼吸道传染病,儿童多发。其临床特征为发热、咽峡炎、全身弥漫性鲜红色皮疹及疹后脱屑。少数患者病后出现变态反应性心、肾、关节等并发症。

29.4.2 呼吸道传染病的社会危害与社会防治

(1)社会危害

呼吸道传染病与肠道传染病、自然疫源性疾病相比,由于其传播途径易于实现,其社会危害性往往也更为严重。作为一种呼吸道传染病,2003 年席卷中华大地并波及世界很多国家和地区的 SARS 疫情不仅给人们的健康和生命带来了严重威胁,也给群众的生产和生活带来了严重影响,同时也给国家经济社会的发展带来了重大损失。

在常见的呼吸道传染病中,流感由于可引起世界范围内的大流行,其社会危害性也最为严重。20世纪曾发生过 4 次流感大流行,即 1918—1919 年出现的甲 1(H1N1)亚型(西班牙流感),1957 年出现的甲 2(H2N2)亚型(亚洲流感),1968 年出现的甲 3(H3N2)亚型(中国香港流感)和 1977 年出现的甲 1(H1N1)亚型(俄罗斯流感)。其中仅 1918—1919 年的第一次大流行就导致 4 000 万～5 000 万人死亡。而 2009—2010 年间的 21 世纪第一次流感大流行给

全球的经济社会发展带来的损失则让众多公共卫生工作者记忆犹新。

麻疹、流行性腮腺炎、风疹、水痘、流脑、猩红热等其他常见呼吸道传染病的社会危害性在严重程度上不及流感,但由于易于在学校、社区中造成暴发流行,其危害性依然不容小觑。

(2)社会防治

为减少呼吸道传染病的危害,政府部门应当根据呼吸道传染病的特点开展相应的社会防治工作。首先,应当做好有相应疫苗的呼吸道传染病的免疫规划工作。由于疫苗在免疫针对疾病中起着不可替代的作用,因此应当在对现行免疫规划政策进行评估的基础上适当予以调整,将流感、水痘等疫苗纳入一类疫苗进行管理;如果列入一类疫苗管理确有实际困难的,可在医保政策上适当调整,将流感、水痘等疫苗列入医保范围。

其次,政府部门应当拓展和畅通宣传渠道,在电视台、电台设置健康专题节目,在报纸上开辟健康专栏,同时充分利用网络、短信、微信等新媒体开展相应的宣传工作。通过各种宣传渠道,将包含呼吸道传染病在内的相关疾病防控知识及时、有效地传播到位。

同时,根据某些呼吸道传染病的自身特点,要采取特异性的防控措施。例如,活禽市场是人感染H7N9 禽流感的主要来源,就可以通过关闭活禽市场的方式来进行人感染 H7N9 的防控工作。

29.4.3 呼吸道传染病健康教育的基本内容

(1)呼吸道传染病健康教育的共性要点

1)科学洗手:科学洗手可以有效减少呼吸道传染病的感染机会,我们要掌握 6 步洗手法。第一步:掌心相对,手指并拢,相互揉搓;第二步:手心对手背沿指缝相互揉搓,交换进行;第三步:掌心相对,双手交叉指缝相互揉搓;第四步:弯曲手指使关节在另一手掌心旋转揉搓;第五步:右手握住左手大拇指旋转揉搓;第六步:将手指尖并拢放在另一手掌心旋转揉搓。

2)文明咳嗽:打喷嚏或咳嗽是呼吸道传染病扩散的重要因素,打喷嚏、咳嗽时用清洁的手绢或纸巾遮掩口鼻;若一时来不及拿纸巾遮掩,可用手肘弯的衣服遮挡口鼻;打喷嚏或咳嗽时,千万不能用手遮掩口鼻。

3)开窗通风:开窗通风可以有效减少病原微生物数量和存活时间。居家时要注意开窗通风,一般

以一天内开窗3~4次,一次30分钟为宜,尤其是在两个空气相对清洁、适宜开窗通风的时段(10:00及15:00前后)要及时开窗通风。但在阴天、雨雪天、刮风以及雾霾天气时不宜多开窗。

(2)常见呼吸道传染病健康教育的要点

1)流行性感冒/人禽流感:预防流感的基本措施是接种疫苗,易感人群尤其是重点人群应在流行季节到来之前1个月接种流感疫苗。在冬春季节等流感高发时节应当少去人多拥挤的公共场所,一旦出现发热、咳嗽、咽痛等流感样症状要及时就医。流感患者须在家休息,多饮水。

人禽流感的早期症状与流感类似,一旦确诊为人禽流感,应当在医疗机构隔离治疗。为预防人禽流感,应尽可能避免接触禽类;在禽流感流行时,应避免前往禽类养殖场、批发市场、活禽交易及鸟类迁徙、养殖等禽类聚集区;应主动举报周边的违规养禽、宰杀、销售现象。

2)麻疹:预防麻疹的关键措施是对易感者接种麻疹疫苗。对麻疹患者应当隔离治疗,一般情况下患者隔离至出疹后5天,伴呼吸道并发症者应延长到出疹后10天。流行期间避免去人多拥挤的公共场所。

3)流行性腮腺炎:预防流行性腮腺炎的关键措施是对易感者接种流行性腮腺炎疫苗。对流行性腮腺炎患者应当及早隔离,直至腮腺肿胀完全消退为止。流行期间避免去人多拥挤的公共场所。

4)风疹:预防风疹的关键措施是对儿童及易感育龄期备孕妇女和孕妇接种风疹疫苗。对已确诊为风疹的早期孕妇,应考虑终止妊娠。孕妇在妊娠3个月内应避免与风疹患者接触,若有接触史可在接触5 d内接种丙种球蛋白。

5)水痘:预防水痘的基本措施是接种疫苗。对于水痘患者应予以呼吸道隔离至全部疱疹结痂,其污染物、用具可用煮沸、日晒等方式消毒。流行期间避免去人多拥挤的公共场所。

6)流脑:流脑疫苗接种对象主要为15岁以下儿童。对于流脑患者应当及早发现,就地隔离。隔离至症状消失后3天,一般不少于病后7天。密切接触者应医学观察7天。流行期间避免去人多拥挤的公共场所。

7)猩红热:猩红热目前没有可用的疫苗。对于患者应当及早发现,并进行6天的隔离治疗,对接触者应观察7天。流行期间避免去人多拥挤的公共场所。

29.5 肠道传染病健康教育与健康促进

肠道传染病常引起腹泻等症状,本节将对常见肠道传染病的临床症状和防控知识进行描述,以用于健康教育和健康促进参考。

29.5.1 肠道传染病概述

(1)肠道传染病的定义

肠道传染病是由多种细菌和病毒感染引起的以消化道症状为主的传染性疾病。常见的有霍乱、细菌性痢疾、甲型病毒性肝炎、伤寒、副伤寒以及感染性腹泻、手足口病等。

(2)肠道传染病的种类与传播途径

1)经口传播:病原体经口侵入肠道并能由粪便排出病原体的传染病,包括霍乱、细菌性痢疾、伤寒、副伤寒、病毒性肝炎、脊髓灰质炎、阿米巴病以及蛔虫病、蛲虫(原虫、蠕虫),原始寄生部位在肠道及附属腺。

2)经水传播:患者或病原携带者的粪便、呕吐物排入水源,洗涤被病原体污染的衣裤、器具、手等都可使水受到污染。水源受到污染后可引起肠道传染病的爆发流行。霍乱、伤寒、菌痢被称为三大水媒病。

3)经食物传播:在食品的生产、加工、运输、贮存和销售的过程中都存在被病原体污染的危险。食品中的病原体可来自存放容器、进餐用具、手的接触、施用粪肥及被昆虫污染等。

4)接触传播:通过握手,使用或接触衣物、文具、门把手、钱币等都有可能造成病原体的传播和扩散。

5)昆虫传播:苍蝇、蟑螂等都能起机械搬运病原体的作用,有些病原体还能在昆虫的肠管里存活一段时间,甚至繁殖。到处活动的苍蝇、蟑螂等昆虫也是造成肠道传染病扩散的重要原因。

(3)肠道传染病的临床表现

肠道传染病的一般临床症状主要有恶心、呕吐、腹痛、腹泻、食欲缺乏等胃肠道症状,有些可伴有发热、头痛、全身中毒症状。症状的轻重要看感染的是哪种细菌和病毒,有些肠道传染病来势十分凶险如霍乱和中毒性细菌性疾病、食物中毒等,细菌在人体内大量的生长繁殖,毒素迅速进入人体血液,若不及时治疗,可引起严重的并发症,导致多器官衰竭而死亡。

（4）肠道传染病的分布特点

1）地区分布：遍布世界各地。在气温高、湿度大、降雨量多、经济条件差、卫生设施落后、饮水和环境卫生条件差的地区，发病率高，且容易引起暴发或流行。

2）季节分布：有明显的季节性。每年的5～10月份为肠道传染病的流行季节，高峰在7～8月份。

3）人群分布：多发于文化程度低、个人卫生习惯差的人群。人群分布除机体抵抗力的差异外，主要与受病原微生物感染的概率大小有关。

（5）肠道传染病的防护

以改善饮食、饮水、加强环境卫生、培养良好个人卫生行为为主要防护措施，并做好"三管一灭"，即管水源、管饮食、管粪便、灭苍蝇，严防"病从口入"。政府部门应加强卫生基础设施建设，做好改水、改厕工作。及时控制暴发疫情，在发生肠道传染病暴发流行的地区和流行期间，对聚餐需要加强监测，并做好控制。

（6）常见的肠道传染病

1）霍乱：是由霍乱弧菌所致的烈性肠道传染病。临床以吐泻大量米汤样排泄物、严重失水、肌肉痉挛及尿闭为特征，多因休克、尿毒症及酸中毒死亡。

2）伤寒：是由伤寒沙门菌引起的。患者开始感觉疲倦，无力，不思饮食，常有腹胀、腹泻或便秘等症状，接着就发高热，呈现为"稽留热"，约两周才逐渐退热。发病的第二周，患者身上还会出现一些淡红色疹子，脾脏会肿大。病重者还可能有神志不清、烦躁不安、说胡话等症状，后期还可能发生肠出血或肠穿孔。

3）细菌性痢疾：由痢疾杆菌引起的肠道传染病，以结肠化脓性炎症为主要病变，并以全身中毒症状、腹痛、腹泻、脓血便以及"里急后重"等为主要临床表现。严重者可出现惊厥、昏迷、休克。全年发病，以夏、秋两季最多见。

4）病毒性肝炎：通过肠道传染的主要是甲型病毒性肝炎和戊型病毒性肝炎，分别是由甲型和戊型肝炎病毒引起的。病初起时，患者觉得浑身无力，厌食，厌油腻食品，常感恶心、腹泻，右上腹痛，有的患者还出现发热，眼球发黄，浓茶样小便，若眼球皮肤发黄的叫"黄疸型肝炎"，如皮肤、眼球不发黄，则为"无黄疸型肝炎"。

5）脊髓灰质炎：又叫小儿麻痹症，半岁至5岁的小孩容易得病。症状多为发病很急，突然发热，精神不好，与感冒的症状类似，发热三四天后自动退烧，但过1～5天又发热，第二次发热两三天后可能发生腿或胳膊不能动的现象，完全瘫软无力，所以叫"小儿麻痹症"。

6）肠出血性大肠埃希菌 O157:H7 感染性腹泻：O157:H7 大肠埃希菌感染是一种食源性疾病，患者和无症状携带者均可成为传染源，人群对病原体普遍易感，感染后可获得一定程度的特异性免疫力。O157:H7 大肠埃希菌感染可表现为无症状感染、轻度腹泻、出血性结肠炎（hemo rrhagic colitis，HC）、溶血性中毒综合征（hemolytic uremic syndrome，HUS）、血栓性血小板减少性紫癜（thrombotic thrombocytopenic purpura，TTP）其中以出血性结肠炎最常见。典型的出血性结肠炎的临床表现为腹部剧烈疼痛，先期水样便，1～2天后出现类似下消化道出血的鲜血样便或血便相混，低热或不发热，潜伏期为3～4天，可长达8天，短至1天。部分患者可出现急性肾衰竭，死亡率较高。

29.5.2　肠道传染病的社会危害与社会防治

（1）社会危害

肠道传染病最常见的症状是腹泻，但是它的危害远远不是多去几趟厕所那么简单。很多肠道传染病都是国家法定的甲、乙类传染病。这些肠道传染病传播速度快，传染性强，一旦发生暴发流行，不仅危及人民的健康和生命，而且还会影响社会的稳定和经济的发展。患了肠道传染病以后，多数患者会出现腹泻及呕吐表现，如不及时治疗，可导致机体脱水、代谢紊乱，严重者甚至可引起昏迷、休克甚至死亡。

肠道传染病可导致巨大的经济社会损失。据WHO统计，2001年非洲霍乱患者占了全球的94％；1991年霍乱袭扰拉丁美洲，一年内就有40万人发病并有4 000人死亡，仅秘鲁的经济损失就达7.7亿美元。而一旦发生肠道传染病，很多家庭成员因为密切接触容易同时出现感染现象，给家庭生活造成巨大影响。得了病不但影响健康，妨碍正常的工作、生活和学习，也影响了社会稳定和经济发展。无论是社区卫生服务机构还是县级以上医院都应按照法定责任及时向疾病预防控制中心报告。

（2）社会防治

发动全社会广泛开展爱国卫生运动，通过城乡环境卫生整洁行动，清理卫生死角，清除暴露垃圾和污水坑塘，消除蚊蝇滋生地，做好改水、改厕和粪便无害化处理，搞好家庭卫生、居民区以及中小学校、托幼机构环境和食品饮用水卫生，切断肠道传染病传播途径。不断强化对医疗机构及疾控机构专业技术人员的培训和考核,提高医务人员救治能力和疾控机构专业人员流行病学调查及实验室检测等方面的技术水平。严把"病从口入"关。除了政府各有关部门加强食品安全监督管理,确保安全供水和搞好环境卫生等治本措施外,要加强健康教育,提高广大人民群众对肠道传染病防控知识水平,养成良好的卫生行为和健康的生活方式,增强预防疾病的能力。

29.5.3 肠道传染病健康教育的基本内容

（1）基本概念

肠道传染病可通过水、食物、日常生活接触和苍蝇等媒介进行传播。如果生活饮用水源被肠道传染患者和病原携带者排出的粪便、呕吐物污染或在水中洗涤患者的衣裤、器具、手等,容易造成水源污染,可引起霍乱、伤寒、细菌性痢疾等疾病的暴发流行。食品在加工、储存、制作、运输、销售等过程中被肠道传染病的病原体污染,可造成局部的暴发和流行。通过握手、使用或接触患者的衣物、文具、门具、门把手、钱币等造成病原体传播。有些肠道传染病的病原体可在苍蝇、蟑螂等媒介昆虫体内存活一段时间,并随着昆虫的活动进行传播,再传给别人。

（2）通用知识

在开展肠道传染病健康教育的时候,主要应就以下内容教育广大群众,以进行疾病的有效防治。

1）注意饮水卫生。在流行季节保证生活饮用水的安全卫生,不喝生水,并尽可能喝开水;未使用合格自来水地区的居民需对饮用水及洗漱用水进行消毒后才能使用,防止因饮用被病原体污染的水而发生肠道传染病的感染。

2）注意饮食卫生。不吃腐败变质食物,尤其注意不要生食或半生食海产品、水产品。食物（包括肉、鱼、蔬菜等）要彻底煮熟、煮透。剩余食品、隔餐食品要彻底再加热后食用。瓜果宜洗净去皮后再吃。外出旅游、出差、工作要挑选卫生条件好的饭店就餐,并尽量少食凉拌菜,最好不要在路边露天饮食小摊点就餐。

3）合理饮食,平衡膳食;注意劳逸结合,避免过度疲劳;随时增减衣服,注意防寒保暖;注意心理平衡,保证充足睡眠,以提高机体抵抗疾病的免疫力。

4）自觉讲究个人卫生,饭前便后及处理生的食物（鱼、虾、蟹、贝类等水产品）后要擦肥皂、洗手液用流水反复洗手。

5）保持环境清洁,搞好家庭卫生,消灭苍蝇、蟑螂。

6）家长或法定监护人应按照卫生部门实施免疫规划的要求,及时给适龄儿童接种脊髓灰质炎和甲肝疫苗。高危人群可接种甲肝疫苗、伤寒和霍乱疫苗等。

7）当发生腹痛、腹泻、恶心、呕吐等胃肠道症状时,要及时就近医疗机构的肠道门诊治疗,切不可随意自服药物,以免延误病情。患者和带菌者均需主动配合医务人员采集标本并进行隔离治疗。

8）发现同一家庭或集体单位在短时间内连续发生多名腹泻患者时,应该立即以最快的速度向当地社区卫生服务中心（卫生院）或疾控中心报告。

此外,还应告知公众获取肠道传染病健康教育知识的方式。在当地发生肠道传染病暴发流行时,医疗卫生机构应通过大众传播媒介和新媒体及时将防控知识告知群众,做好宣传教育和舆论引导工作。同时疾控机构应设置热线咨询电话,配备专业人员解答群众提出的问题。

在肠道传染病防控的健康教育工作中,应该强调防止传染病发生和流行的 3 个环节;倡导每个人都应该管理好自己的健康,即管好嘴、用好腿、不抽烟、少喝酒、勤通风、多晒被、强体质、平心态,以此提高抵抗力,达到身体强壮,疾病不能入侵的良好状态。

（3）健康教育的核心信息

1）肠道传染病的主要传播途径：①经水传播,患者或病原携带者的粪便、呕吐物排入水源,洗涤被病原体污染的衣裤、器具、手等都可使水受到污染;②经食物传播,在食品的生产、加工、运输、贮存和销售的过程中都存在被病原体污染的危险;③接触传播,通过握手、使用或接触衣物、文具、门把手、钱币等都有可能造成病原体的传播和扩散;④昆虫传播,苍蝇、蟑螂等都能起机械搬运病原体的作用,有些病原体还能在昆虫的肠管里存活一段时间,甚至繁殖。

2）常见的肠道传染病症状：见第 29.5.1 节。

（徐水洋　柴程良）

30 伤害健康教育

30.1 伤害概论

30.1.1 伤害流行情况及其定义

伤害和暴力是世界上最突出的公共卫生问题之一,世界上每6秒就有一个人由于伤害而死亡,每天大约有14 000人由于伤害而死亡。WHO的一份最新文件强调,每年全球有500多万人因伤害而死亡,包括自伤和他伤、道路交通事故、烧烫伤、溺水、跌倒和中毒等原因导致的死亡。因为伤害而死亡的人数占全球总死亡人数的9%,几乎是艾滋病、结核病和疟疾导致死亡人数总和的1.7倍(图30-1)。然而,伤害造成的死亡只是伤害造成疾病负担的冰山一角,有研究估计:对应每个因伤害而死亡的案例,估计有几十个因伤害住院案例,有数百个因伤害急诊科就诊案例和有数以千计的受伤者需要到医院就诊的案例。即使是在伤害事故中存活的人中,有很大一部分也会经历暂时性的或永久性的残疾。

在所有国家,伤害和暴力是造成死亡和不健康的重要原因,尽管它们并非在世界各地或国家内部均匀分布,因为有些人比其他人更容易受到伤害。受伤和暴力的性质因年龄、性别、地区和收入群体不同而有所不同。例如,在西太平洋地区的低收入和中等收入国家,与伤害有关的主要死亡原因是道路交通伤害、自杀和摔倒;而在美洲的低收入和中等收入国家,与伤害有关的主要死亡原因是凶杀和道路交通伤害。世界高收入国家因为伤害死亡的主要原因中第一位是自杀,道路交通伤害和跌倒分别排在第二和第三。

伤害可以发生在所有年龄组人群,但对年轻人和劳动力人口而言,伤害的危害更大。对于年龄在15~29岁之间的人群,在该年龄段死亡的五大原因之中有3种由伤害相关的原因导致。道路交通伤害是该年龄组的主要死亡原因,自杀和凶杀分别是第二和第四大死亡原因,超过这一年龄组中所有死亡人数的1/4。在老年人中,跌倒是因为伤害死亡的最常见原因。

《中国死因监测数据集2015》数据显示,2015年,中国居民(不含香港特别行政区、澳门特别行政区和台湾地区)伤害死亡数为53.85万人,占全部疾病死亡数的7.45%。中国城市地区的伤害标化死亡率为29.43/10万,占城市地区总死亡构成6.05%;

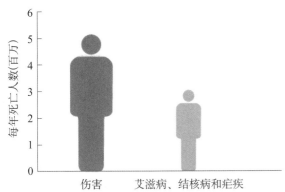

图30-1 全球因伤害导致死亡与其他主要死因对比情况

引自:世界卫生组织伤害与暴力事实2014

农村地区为 44.01/10 万,占农村地区总死亡构成 8.07%。城市和农村前 4 位因为伤害死亡原因均是道路交通伤害、跌倒、自杀和溺水。

那么,何谓伤害呢? WHO 将伤害定义为:伤害是一种身体损害,这种损害是由于身体突然或暂时地遭遇到身体不能承受的能量水平。伤害可以是急性暴露于超过生理承受阈值的能量导致的身体损害,也可以是由于缺少一种或多种生命元素导致的功能损害。

伤害和暴力让个人和社会付出沉重的代价。伤害和暴力除了给受伤害影响的人造成巨大的身体和情感损失之外,他们还给受害者、他们的家庭和整个国家造成了相当大的经济损失,这些损失主要来自治疗费用,包括康复、事故调查以及因为伤害而致死或致残造成的生产力下降或丧失以及家庭成员停止工作以便照顾伤者。

尽管人们越来越意识到伤害问题的严重性,但相对于伤害所造成的巨大疾病负担而言,政策制定者和相关人员对伤害和暴力预防与控制的关注仍然很低。许多因为传染病而导致的死亡比起因为伤害和暴力导致的死亡下降得更快。特别令人震惊的是,目前有大量证据证明伤害和暴力是可以预防的,那些基于科学证据证明有效且有很好的成本效益的伤害和暴力预防与控制策略和措施亟待被广泛推广。

30.1.2 伤害的分类与导致伤害的危险因素

伤害的分类方法多种多样,但对于大多数开展伤害分析的目的和干预规划而言,最常见和最常用的是根据伤害的意图进行区分,一般包括以下 3 种类型:①意外伤害(也称之为非有意伤害);②有意伤害,包括人与人之间的伤害(如攻击行为和他杀行为),自我伤害(如滥用药物和酗酒、自残、自杀),法律实施过程中产生的伤害(如警察和其他法律实施人员的行为),战争、起义或暴动、骚乱导致的伤害(如暴乱、示威游行);③意图不确定的伤害。

伤害是可以预防的,这是一个无可争辩的事实,因为伤害发生的原因和其相关的危险因素是可以被研究的。

(1) 交通伤害

道路交通事故所导致的伤害是全球所有年龄组人群的第九大死亡原因,每年造成大约 120 多万人死亡,5 000 万人受伤。几乎一半(49%)死于道路交通事故的人是行人、骑自行车的人和骑摩托车的人。

道路交通事故是 15~29 岁人群死亡的主要原因。道路交通事故和伤害的主要危险因素如下:

1) 行为因素:造成道路交通伤害的主要行为危险因素是酒后驾车、不戴头盔、不使用安全带或儿童安全约束装置以及驾驶超速。酒后驾驶车辆大大增加了与撞车有关的风险;不使用安全带、头盔和儿童安全束缚装置对撞车后果的严重程度有很大影响;而超速驾驶车辆不但增加撞车的风险,也直接影响到撞车后果的严重程度,因为随着车辆平均驾驶速度的增加,撞车的可能性也随之增加,撞车时的冲击力也随之增加。例如,车辆平均行驶速度每提高 1 km/h,可以导致人员受伤的撞车事故将增加 3%,可以导致致命性伤害的撞车事故将增加 4%~5%。车辆行驶速度越快,刹车所要求的停车距离就越大,因此道路交通事故的风险必然会增加。

2) 车辆因素:目前,全球机动车保有数量已经超过 10 亿,到 2030 年,这一数字可能至少还要增加 1 倍。中国是汽车保有量最高的发展中国家,最近 10 年汽车保有量的增量和增速均稳居世界第一。要减少和控制交通事故导致的伤害,必须确保所有车辆的设计符合公认的安全标准。联合国世界车辆法规协调论坛是负责制定国际机动车安全标准的主要全球机构,其推动的最重要的车辆标准包括以下 7 项:①安全带;②安全带固定装置;③正面碰撞保护;④侧面碰撞保护;⑤电子稳定控制系统;⑥行人保护;⑦ISOFIX 儿童约束装置固定点。

3) 道路基础设施因素:道路基础设施建设传统上通常是以机动车交通运输和经济效益作为重点考虑因素,而以牺牲了人的安全为代价,特别是行人、骑自行车者和骑摩托车者的安全。许多国家存在各种车辆和行人交通混行的情况就是一个很好的案例,意味着行人和骑自行车的人与高速行驶的车辆共用道路,这就迫使他们要在危险的情况下和快速运行的交通车辆中寻找自己的运行空间。许多道路缺乏基本设施,如没有人行道、自行车道、摩托车车道和没有在重点道路设置安全速度控制点如减速带,这些增加了所有道路使用者的风险。

(2) 跌倒

在全球范围内,跌倒是一个主要的公共卫生问题。据估计,全球每年有 64.6 万人因为跌倒而死亡,这是继道路交通伤害之后造成非有意伤害死亡的第二大主要原因。80% 以上与跌倒伤害有关的死亡发生在中低收入国家,其中西太平洋和东南亚地区占死亡人数的 60%。在全球所有地区,60 岁以上的老年人跌倒死亡率最高。

就老年人跌倒伤害而言,跌倒发生是由于众多危险因素互相作用的结果,其主要危险因素反映了直接或间接影响健康和福祉的决定因素,包括生物、行为、环境和社会经济因素4个维度。随着危险因素的增加,跌倒和受伤的风险也越大。

1) 生物因素:包含与人体有关的个体特征,例如,年龄、性别和种族是不可更改的生物因素。这些也与机体逐渐衰老引起的变化有关,如身体、认知和情感能力的下降以及与慢性疾病相关的一些因素。生物因素与行为和环境风险的相互作用增加了跌倒的风险,例如,肌肉力量的丧失导致功能丧失和更高的脆弱程度,这加剧了由于某些环境危险因素而导致跌倒的风险。

2) 行为因素:包括涉及人类行为、情绪或每日的决策和选择的诸多方面。经常参加适度的身体活动是健康和保持健康的必要条件,其有助于降低跌倒和跌倒相关伤害的风险;多吃富含钙的均衡饮食可以减少老年人跌倒和其造成伤害的风险;因不遵守医嘱而导致的不受控制的医疗情况和药物的影响可能引起或导致警觉性、判断力和协调性的改变,导致老年人头晕,改变人的平衡机制以及识别和避开障碍物的能力,使得人变得行动僵硬或虚弱;一些冒险行为会增加老年人跌倒的风险,包括爬梯子、站在不稳定的椅子上或在进行日常生活活动弯腰时不注意周围环境。但是,值得庆幸的是,行为因素是可以改变的。

3) 环境因素:包括个人身体状况与周围环境的相互作用,包括居家危险因素和公共环境中的危险因素。这些因素本身可能并不是跌倒的原因,而当其他因素与环境因素相互作用后可以导致跌倒的发生。居家环境危险因素包括狭窄的台阶、光滑的楼梯表面、松散的地毯和不足的照明。公共场所危险因素包括不合理的建筑设计、湿滑的地板、人行道破裂或不平整以及公共场所的照明不足等。

4) 社会经济因素:社会经济因素是与影响个人的社会条件和经济状况以及社区挑战他们的能力有关的因素,这些因素包括低收入、低教育程度、住房不足、缺乏社会互相支持和获得健康保健和社会关注的机会有限,特别是在偏远地区以及社区资源匮乏的地区。

(3) 自杀

在全球范围内,每年有超过80万人死于自杀,这是15~29岁年龄组因伤害导致死亡的第二大原因。然而,由于自杀是一个非常敏感的问题,在某些国家,自杀甚至是与法律相抵触的,因此,官方报告数字中低报的现象很突出。全球约有75%的自杀案例发生在低收入和中等收入国家。在高收入国家,男性死于自杀的人数是女性的3倍;但是在低收入和中等收入国家,男女比例低于1.5:1。在一些地区,自杀率随着年龄的增长而稳步增加,而在另一些地区,年轻人的自杀率会达到顶峰状态。在低收入和中等收入国家,年轻人和老年妇女的自杀率高于高收入国家的自杀率,而高收入国家的中年男性自杀率高于中低收入国家。

2013年,世界卫生大会通过了"2013—2020年精神卫生行动计划",该行动计划将自杀预防列为全球优先项目,其全球目标是到2020年世界各国的自杀率下降10%。

就自杀的危险因素而言,通常,一些危险因素会累积起来从而增加一个人对自杀行为的脆弱性,社会因素、心理状况、文化背景和其他因素还可以产生相互作用,从而增加发生自杀行为的风险。

1) 与卫生系统和社会相关的危险因素:与卫生系统和社会相关的危险因素主要包括难以获得医疗保健和接受所需要的护理,很容易获得自杀的工具和自杀容易实施,不恰当的媒体报道煽动导致自杀并增加"模仿"自杀的风险,认为有自杀倾向的人寻求他人帮助是一种耻辱的社会氛围,以及精神出现问题和物质滥用。

2) 与社区和人际关系相关的危险因素:与社区和人际关系相关的危险因素主要包括战争和灾难,文化适应过程中的压力(如原住民或流离失所者),歧视,孤立感,虐待,暴力和冲突的关系。

3) 个人层面的危险因素:主要包括以前有自杀未遂的行为,精神障碍,酗酒,经济损失,慢性疼痛和家族自杀史。

(4) 溺水

相对于其全球影响,溺水,无论是致命性溺水还是非致命性溺水,是一个被广泛忽视的公共卫生问题。2012年,全球估计有37.2万人死于溺水,使其成为世界第三大非故意伤害致死的原因。但是,实际估计的溺水死亡人数更加令人担忧,因为目前溺水的官方数据分类方法不包括故意溺水死亡(也就是自杀或他杀造成的溺水死亡)和因洪水灾害和水运事件造成的溺水死亡(包括那些运输移民、难民和无国籍人员的船只倾覆事件,即所谓的水上非法运输事件)。

91%的溺水事件发生在低收入和中等收入国家。溺水以多种不同的方式发生,主要危险因素有:①人与水域之间缺乏物理隔断,特别是靠近家庭的水域;②幼儿缺乏监护或监护不到位;③未加盖或未受保护的供水水源或水域和缺乏安全的水道;④人们缺乏关于溺水的安全意识和对溺水危险行为的认知;⑤在水上旅行,特别是在过度拥挤或维护不善的船只上;⑥洪水灾害,无论是极端降雨、风暴潮、海啸还是飓风。

在全球范围内,溺水发生率最高的是1～4岁儿童,其次是5～9岁儿童,男性溺水的可能性是女性的2倍。在西太平洋地区,5～14岁的儿童死于溺水的频率高于其他任何死亡原因,这意味着溺水死亡人数超过道路交通事故、先天性异常、白血病、下呼吸道感染、癫痫、登革热和脑膜炎引起的死亡人数。

一般而言,儿童发生溺水的脆弱性随着年龄的变化而变化。12个月以下的婴儿相对不能自主移动,基本完全依赖照顾者的帮助,他们可以非常快速地在很少量的水中淹没,也可以在水容器中淹没,而这些容器可能不会被照顾者或者监护人视为有危险,如在水桶或马桶中。

随着年龄的增加,儿童可以自己走动,但年龄太小还无法识别出什么是危险水域或者独自从危险水域脱身,特别是在水域没有隔断和没有充分得到监护人的监护情况下。青少年往往受到监护的时间比较少,自主性比较高,更有可能做出导致溺水的危险行为,包括饮酒。

30.2 伤害预防的两种模型

30.2.1 公共卫生模型

公共卫生是"通过有组织的努力与实践和社会、组织、公共部门和私人机构、社区和个人的知情选择来预防疾病、延长生命和促进人类健康的科学和艺术"。

公共卫生方法通常采用4个关键步骤预防伤害和暴力,它是一个从发现问题走向解决问题的过程。这4个步骤分别是:①进行伤害监测并收集关于伤害和(或)暴力的规模、范围、特点和后果的数据和相关信息,以帮助确定伤害的主要问题,并确定需要开展预防的主要方面;②确定某一特定伤害问题的风险因素,帮助人们了解伤害和暴力的原因及相关素,可以增加或减少伤害或暴力风险的因素,以及可

以通过干预措施进行干预的因素;③根据在前两个步骤中收集的信息制定评估方案并且对已经开展的干预措施进行评估;④推广实施经证明有效的干预措施,即评价研究证明有效的干预措施(图30-2)。

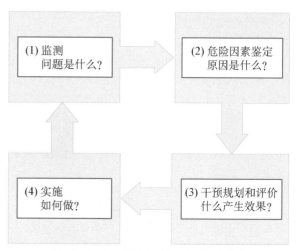

图30-2 伤害和暴力预防的公共卫生模型

伤害和暴力预防的公共卫生方法具备以下5个特点:①多学科。公共卫生方法借鉴了许多学科的思想,包括医学、流行病学、工程学、社会学、心理学、犯罪学、教育学和经济学。②以人口为基础。公共卫生方法旨在促进人群而不是个人的健康和安全。③基于证据。公共卫生方法依赖于数据和科学方法,并寻求使用和推广经过研究和评价证明有效的干预措施。④强调跨界合作。公共卫生方法依赖于卫生、教育、社会服务、司法和政策等不同部门的合作努力,而不是一个部门的单打独斗。⑤强调预防为主。公共卫生的特点是强调预防,相信伤害和疾病是可以预防的,而不是事件发生后再去关注和研究。

目前,公共卫生领域进入了公共卫生2.0时代。公共卫生2.0是公共卫生领域的一项运动,旨在使公共卫生实践更加贴近百姓,并且更加注重以用户为驱动力,如采用众包、信息共享和以用户为中心的设计。公共卫生2.0主要体现在3个层面:①探索传统公共卫生从业者和机构通过社交媒体与公众接触(或可能接触)的方式;②使用从社交网站、搜索引擎查询、手机或其他终端收集的数据开展公共卫生研究;③开展完全由用户驱动的公共卫生实践。

30.2.2 Haddon矩阵模型

20世纪60年代,W. Haddon是一位从事交通

安全工作的工程师,提出了一种更加结构化和科学的方法来理解伤害以及如何预防伤害的发生,即Haddon 矩阵模型。Haddon 矩阵模型帮助人们将伤害理解为是多种因素随着时间推移呈现的一个结果,主要分为事件前、事件中和事件后 3 个阶段。①事件前:暴露于可能造成伤害的能量之前的时间段,例如,两辆汽车在同一条道路上行驶;②事件中:发生可能产生伤害的能量的时间段,例如,这两辆在同一条道路上行驶车之间的碰撞;③事件后:发生可能产生伤害的能量暴露后的时间段,例如,两辆车碰撞后人员受伤需要呼叫救护车和受伤人员接受紧急护理以及医疗和康复服务的时期。

Haddon 矩阵模型包含两个基本要素:①与伤害发生有关的宿主、动因、媒介和环境之间存在交互作用;②伤害的发生是一个连续的过程,与公共卫生中其他疾病的预防一样,需要有三级预防的概念,在不同的阶段可以采取不同的预防或控制措施。

Haddon 矩阵模型的基本框架如表 30 - 1 所示。

表 30 - 1　Haddon 矩阵模型基本框架

时　间	宿主	动因、媒介	物质环境	社会环境
事件发生前	—	—	—	—
	—	—	—	—
	—	—	—	—
事件发生中	—	—	—	—
	—	—	—	—
	—	—	—	—
事件发生后	—	—	—	—
	—	—	—	—
	—	—	—	—

Haddon 矩阵模型揭示了伤害预防策略可以预防或降低以下 3 个不同方面的风险:①伤害事件本身(例如,如果司机没有喝酒或超速,驾驶车辆可能就不会撞到灯杆);②一个人在事件发生时受伤的可能性以及这些伤害的严重程度(例如,如果驾驶员或乘客使用安全带或者车辆装有安全气囊,则驾驶员或乘客可能就没有受伤或受伤较轻);③这些伤害的医疗后果是基于快速和适当的医疗护理(例如,如果救护车早点到达,受伤的司机可能会减少血液流失,可以更快地从受伤中恢复)。

Haddon 后来制订了 10 个伤害预防策略清单,他认为这是一种比矩阵模型更加令人满意的制订伤害预防方案的方法。这 10 个策略是:①首先杜绝危险源的产生,如停止生产和制造有毒物品;②减少危

害的产生,如限制车辆速度和减少油漆中的铅含量;③预防已经存在的危害释放,如为抑郁症患者提供治疗干预以防止他们自杀;④降低危险源从其源头释放的速率或空间分布,如道路要从设计时就考虑安全的要素,保证车辆的合理和安全行驶;⑤将危险源和保护的对象在时间或空间上进行分隔,如建造自行车专用车道;⑥将危险源和保护的对象使用特定物质材料或产品分隔,如使用头盔、护目镜和电动工具的护手;⑦采取措施改善物质特质以降低风险,如包裹家具的尖角;⑧使受保护的对象危险造成的损害能力更强大,如在受旋风或地震影响的地区建造更坚固的建筑物;⑨迅速检测和(或)消除危险,如采用消防喷淋和检测系统;⑩受到伤害的对象的稳定、修复和恢复,如在受伤现场及时提供紧急医疗帮助和采纳适当的医疗程序。

30.3　伤害预防的教育策略

为应对伤害问题给全球各国带来的一系列健康和社会问题,WHO 提出了 5E 干预策略,分别是教育策略(education)、环境策略(environmental)、工程策略(engineering)、强化执法策略(enforcement)和评估策略(evaluation)。5E 干预策略在伤害预防领域被认为是伤害干预的重要策略,而教育干预策略长期以来是公共卫生实践的中流砥柱。教育被视为培养安全和伤害预防行为的最合理和最有效的方法之一,其作为伤害预防的核心和统治技术已有时日。而且,教育方法相对于其他的干预方法而言,所需要的费用相对比较低。特别是近年来,由于应用了行为理论的指导和运用了社区参与的原则,以及教育媒介和教育方法的不断发展与创新,伤害预防与干预教育取得了很大的成功。

伤害预防与干预教育一般被视为是一个过程,教育策略的运用可以达到以下 3 个目的。

(1) 为教育对象提供相关和必要的信息

例如,为什么伤害会发生,什么是伤害发生的危险因素,怎样才能避免这些危险因素等。根据受教育对象对危险因素的认知程度,可以考虑采取不同的教育策略。因为有些导致伤害的危险因素可能是显而易见的,如酒后驾车、闯红灯、开车时使用手机,但有些可能还不是普遍接受的常识,如婴幼儿乘坐机动车时需使用儿童约束装置、坐在轿车后排需要使用安全带、使用桌布对幼儿而言可能是一个潜在的危险源等。还有一些被证实是具有保护作用的防

护措施,受教育对象可能还没有得到相关的信息,或者还不是很相信这些防护措施的保护作用,例如,骑自行车戴头盔减轻交通事故造成的伤害、安装烟雾报警器预防火灾或给水域安装护栏预防溺水已经被证实可以降低相关伤害的发生,但必须让受众信服然后才能采纳这些保护措施。

(2)帮助受教育者转变其不安全的态度

虽然说知识是行为养成的必要条件,但不是充分条件。对某一行为的态度,由对这一特定行为的积极或消极的评价以及对这一行为结果的信念两个部分构成。有些伤害的发生并不是由于伤者缺乏有关伤害危险因素的知识,而是对某一特定行为的评价出现了偏差,存在侥幸心理,没有改变以前固有的不良态度,因而也就没有相关的安全行为。例如,电动车驾驶与诸多不安全的驾驶行为导致的交通事故与伤害、儿童监护人监护不到位导致儿童受伤、电动车主私拉电线充电导致的火灾事故和人员伤亡,

等等。

(3)避免事故和伤害的发生

教育的终极目标是要接受教育的对象有安全的行为,大多数伤害发生都有行为成分,而且人的行为在许多事故和伤害事件中是伤害发生的直接原因。因此,要预防和减少伤害的发生,教育人们采纳安全的行为非常重要。例如,有幼儿的家庭如果使用桌布,一定不可以把装满热水的杯子或者盛满热汤的碗等热的和烫的食品和物品放在桌布上,因为,如果幼儿扯拉桌布的话就会导致杯子或者碗的滑落,就很有可能发生烫伤或者砸伤等伤害事故。所以,家长光是有相关的知识和信息是远远不够的,他们还必须知道其重要性和后果的严重性,并决定采取相应的安全行为。当然,对于有幼儿的家庭,最安全的行为就是不使用桌布。

(王书梅)

第六篇
行为健康教育
Xing Wei Jian Kang Jiao Yu

· 现 代 健 康 教 育 学 ·

31 饮食行为健康教育

饮食行为是健康相关行为的一部分,是指受有关食物和健康观念支配的人们的摄食活动,包括食物的选择与购买,进食的种类与数量,进食环境与进食方式等,受食物本身特征、个体心理和生理以及社会环境等因素的影响。饮食行为可影响人们的膳食结构和营养素摄入,从而对营养和健康状况产生影响。健康的饮食行为取决于正确的认识,正确的认识是培养健康饮食行为的基础,其形成是通过学习实现的。对营养和健康有了正确的认识,才有可能采取积极主动的行为,并坚持下去,才能获得健康。

膳食、营养、食品安全与人民生活息息相关,合理营养是健康的基础。随着我国社会经济的发展和人民生活水平的提高,人们对营养与健康日渐重视,采取科学的饮食行为,摄取合理营养、注重食品安全、促进身体健康,预防慢性非传染性疾病,已经成为社会的基本需求。

31.1 我国居民膳食结构的现状与问题

虽然城乡居民的膳食仍然以植物性食物为主,动物性食品为辅,但随着社会经济发展,我国居民膳食结构已经逐渐向"富裕型"膳食结构转变。近年来,我国居民膳食质量明显提高,城乡居民能量及蛋白质摄入得到基本满足,肉、禽、蛋等动物性食物消费量明显增加,优质蛋白比例上升。农村居民膳食结构趋向合理,优质蛋白质占蛋白质总量的比例和脂肪供能比均有增加,糖类(碳水化合物)供能比下降。同时我国居民膳食结构还存在很多不合理之处,居民营养与健康问题仍需予以高度关注。城市居民膳食结构中,畜肉类及油脂消费过多,谷类食物消费偏低。城乡居民的奶类、豆类摄入量偏低,蔬菜、水果摄入量减少,由食物中提供的钙、铁、维生素A、维生素D仍较少,而脂肪摄取量却在增多,脂肪的供能比城乡均在30%以上,大城市甚至达到40%;每日烹调盐的摄入量平均为10.5 g。

目前,我国居民的营养与健康状况并不乐观。与2002年相比,居民的营养与健康状况有所增强,但仍面临着营养不良的问题。2012年,成人营养不良率为6.0%,儿童青少年生长迟缓和消瘦率分别为3.2%、9.0%;而成人超重率和肥胖率合计为42%,糖尿病患病率为11.6%,高血压患病率为25.2%。

营养教育是提高健康认识、培养健康饮食行为的有效手段。进行营养健康教育,必须掌握相关的营养健康知识。

31.2 营养学基础知识

营养学主要研究人体所需营养素的生理功能、消化、吸收、代谢和食物来源,以及缺乏和过剩对人体健康的影响,确定营养素的需要量和推荐摄入量以及营养素之间的相互作用与平衡关系,如何搭配平衡膳食,达到合理营养的目的。

31.2.1 营养素

营养素(nutrient)是维持机体生存、生长发育、体力活动和健康,以食物的形式摄入的一些人体需要的物质。人体所需的营养素包括:糖、脂类(lipids)、蛋白质(protein)、矿物质(mineral)、维生素(vitamin)、水(water)和膳食纤维(dietary fiber)。

(1)宏量营养素

糖类、脂类和蛋白质因为人体需要量多,在膳食中所占的比重大,故称为宏量营养素(macronutrients),又称产能营养素(calorigenic nutrients)

(2)微量营养素

维生素和矿物质因需要量相对较少,在膳食中所占比重也较小,故称为微量营养素(micronutrients)。维生素分为水溶性维生素(water-soluble vitamins)和脂溶性维生素(lipid-soluble vitamins);脂溶性维生素主要有维生素 A、维生素 D、维生素 E、维生素 K。水溶性维生素主要有 B 族维生素和维生素 C。B 族中主要有维生素 B_1(硫胺素)、维生素 B_2(核黄素)、维生素 B_6、维生素 B_{12}、烟酸(尼克酸或维生素 PP)、泛酸、叶酸、生物素和胆碱。

矿物质中有 7 种(钙、镁、钾、钠、磷、氯、硫)在人体内含量较多,称常量元素(macroelements);还有 8 种矿物质(铁、碘、锌、硒、铜、钼、铬、钴)在人体内含量较少,称为微量元素(microelements)。

31.2.2 植物化学物

近 20 多年来,现代营养学对多吃富含蔬菜和水果的膳食有益于健康的认识逐渐加深。研究表明,植物性食物中除了某些营养素外,还有一些生物活性成分,具有保护人体、预防心脑血管疾病和癌症等慢性非传染性疾病的作用,这些生物活性成分统称为植物化学物(phytochemical)。按照植物化学物的结构或功能特点等分类,主要包括类胡萝卜素、植物

固醇、多酚、蛋白酶抑制剂、植物雌激素、硫化物、单萜类、植酸等。

31.3 合理营养与平衡膳食

31.3.1 合理营养

合理营养(rational nutrition)是指人体每天从食物中摄入的能量和各种营养素的量及其相互之间的比例能满足在不同生理阶段、不同劳动环境及不同劳动强度下的需要。

31.3.2 营养失衡

营养失去平衡将导致营养不良(malnutrition)。营养不良是指由于一种或一种以上营养素缺乏或过剩所造成的机体健康异常或疾病状态。营养不良包括营养缺乏(nutrition deficiency)和营养过剩(nutrition excess)。

各种营养素的缺乏都可产生相应的缺乏病。目前世界上仍在流行的营养缺乏病包括:蛋白质-能量营养不良、缺铁性贫血、缺碘性疾病、维生素 A 缺乏症等;此外还有钙和维生素 D 缺乏导致的佝偻病,维生素 B_1 缺乏导致的脚气病,维生素 C 缺乏导致的维生素 C 缺乏病等。

31.3.3 膳食营养素参考摄入量

膳食营养素参考摄入量(dietary reference intake DRI)是一组每日平均膳食营养素摄入量的参考值,《中国居民膳食营养素参考摄入量》(2013 版)包括以下 7 个营养水平指标。

(1)平均需要量

平均需要量(estimated average requirement,EAR)是根据个体需要量的研究资料制订的,是根据某些指标判断可以满足某一特定性别、年龄及生理状况群体中 50% 个体需要量的摄入水平。这一摄入水平不能满足群体中另外 50% 个体对该营养素的需要。EAR 是制订推荐摄入量(recommended nutrient intakes,RNI)的基础。

(2)推荐摄入量

RNI 是指可以满足某一特定性别、年龄及生理状况群体中绝大多数个体(97%~98%)的需要量的摄入水平。长期摄入 RNI 水平,可以满足机体对该营养素的需要,维持组织中有适当的营养素储备和保持健康。与 EAR 相比,RNI 在评价个体营养素摄

入量方面的用处有限,当某个体的营养素摄入量低于 RNI 时,并不一定表明该个体未达到适宜营养状态。

（3）适宜摄入量

适宜摄入量(adequate intakes,AI)是基于对健康人群所进行的观察或实验研究,而得出的具有预防某种慢性病功能的摄入水平。它的数值一般大于 EAR,也可能大于 RNI。在缺乏肯定的资料作为 EAR 和 RNI 的基础时,AI 可作为营养素供给量目标。

（4）可耐受最高摄入量

可耐受最高摄入量(tolerable upper intakes,UL)是指在生命某一阶段和性别、人群,几乎对所有个体健康都无任何不良反应和危险的每日最高营养素摄入量。它的制订是基于最大无作用剂量,再加上安全系数(人体试验结果则无须安全系数),目的是为了限制膳食和来自强化食物及膳食补充剂的某一营养素的总摄入量,以防止该营养素引起的不良作用。

（5）宏量营养素可接受范围

宏量营养素可接受范围（acceptable macronutrient distribution ranges,AMDR）是指脂肪、蛋白质和糖类理想的摄入范围,该范围可以提供人体对这些必需营养素的需要,并且有利于降低慢性病的发生危险,常用占能量摄入量的百分比表示。AMDR 的显著特点是具有上限和下限,如果一个个体的摄入量高于或低于推荐的范围,可能引起罹患慢性病的风险增加,或导致必需营养素缺乏的可能性增加。

（6）预防非传染性慢性病的建议摄入量

膳食营养素的预防非传染性慢性病的建议摄入量［proposed intakes for preventing non-communicable chronic diseases,PI-NCD,简称建议摄入量(PI)］过高或过低导致的慢性病一般涉及肥胖、糖尿病、高血压、血脂异常、脑卒中、心肌梗死,以及某些癌症。PI-NCD 是以非传染性慢性病(non-communicable diseases,NCD)的一级预防为目标,提出的必需营养素的每日摄入量。当 NCD 易感人群某些营养素的摄入量接近或达到 PI 时,可以降低他们发生 NCD 的风险。

（7）特定建议值

近几十年的研究证明,营养素以外的某些膳食成分,其中多数属于植物化学物,具有改善人体生理功能、预防慢性疾病的生物学作用。某些疾病易感

人群膳食中这些成分的摄入量达到或接近特定建议值(specific proposed levels,SPL)时,有利于维护人体健康。

30.3.4 平衡膳食

平衡膳食(balanced diet)是指提供给人体的营养素种类齐全,数量充足,比例搭配合理,能保证机体各种生命活动需要的膳食。能使人体的营养需要与膳食供给之间保持平衡状态,能量及各种营养素满足人体生长发育、生理及体力活动的需要,且各种营养素之间保持适宜比例。

要做到平衡膳食,要求从膳食合理搭配做起,也就是要吃多样化食物。没有一种天然食物能满足人体所需的全部营养素,因此,膳食必须由多种食物组成。同时,要保证三大宏量营养素的合理比例,即糖类提供的能量占总能量的 $50\% \sim 65\%$,蛋白质提供的能量占 $10\% \sim 15\%$,脂肪提供的能量占 $20\% \sim 30\%$。还必须做到蛋白质食物来源组成合理,脂肪食物来源组成合理以及各种营养素摄入量均达到供给量标准(图 31 - 1)。

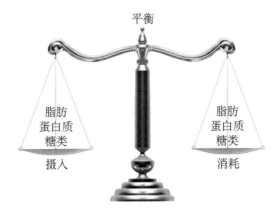

图 31 - 1 膳食平衡

食物分为五大类:

第一类为谷类及薯类,谷类包括米、面、杂粮,薯类包括马铃薯、甘薯、木薯等,主要提供糖类、蛋白质、膳食纤维及 B 族维生素。

第二类为动物性食物,包括肉、禽、鱼、奶、蛋等,主要提供蛋白质、脂肪、矿物质、维生素 A、B 族维生素和维生素 D。

第三类为豆类和坚果,包括大豆、其他干豆类及花生、核桃、杏仁等坚果类,主要提供蛋白质、脂肪、膳食纤维、矿物质、B 族维生素和维生素 E。

第四类为蔬菜、水果和菌藻类,主要提供膳食纤维、矿物质、维生素C、胡萝卜素、维生素K及有益健康的植物化学物质。

第五类为纯能量食物,包括动植物油、淀粉、食用糖和酒类,主要提供能量。动植物油还可提供维生素E和必需脂肪酸。

人体必需的营养素有40多种,而各种营养素的需要量又各不相同(多的每天需要数百克,少的每日仅是几微克),并且每种天然食物中营养成分的种类和数量也各不相同,所以必须由多种食物合理搭配才能组成平衡膳食,即从食物中获取营养成分的种类和数量应能满足人体的需要而又不过量,使蛋白质、脂肪和糖类提供的能量比例适宜。

31.3.5 膳食指南和平衡膳食宝塔

膳食指南是根据营养学原则,结合国情制定的,是教育人民群众采用平衡膳食,以摄取合理营养促进健康的指导性意见。世界上许多国家,均根据自己的国情制定膳食指南,其基本要点是提供食物多样化和平衡膳食,避免摄入过多能量、脂肪和盐等,引导居民进行合理的食物消费。

《中国居民膳食指南(2016)》是根据营养学原理,紧密结合我国居民膳食消费和营养状况的实际情况制定的,是指导广大居民实践平衡膳食,获得合理营养的科学文件。其目的是帮助我国居民合理选择食物,并进行适量的身体活动,以改善人们的营养和健康状况,减少或预防慢性疾病的发生,提高国民的健康素质。《中国居民膳食指南(2016)》由一般人群膳食指南、特定人群膳食指南和平衡膳食模式及实践3部分组成。一般人群膳食指南共有6条,适用于2岁以上的正常人群。特定人群包括孕妇、乳母、婴幼儿、儿童少年、老年人和素食人群。其中2岁以上各特定人群的膳食指南是在一般人群膳食指南6条的基础上进行增补形成的。

《中国居民膳食指南(2016)》的一般人群膳食指南内容如下:①推荐一,食物多样,谷类为主;②推荐二,吃动平衡,健康体重;③推荐三,多吃蔬果、奶类、大豆;④推荐四,适量吃鱼、禽、蛋、瘦肉;⑤推荐五,少盐少油,控糖限酒;⑥推荐六,杜绝浪费,兴新食尚。

为了帮助人们在日常生活中实践《中国居民膳食指南(2016)》的一般人群膳食指南的主要内容,专家委员会制定了中国居民平衡膳食宝塔(图31-2),对合理调配平衡膳食进行具体指导,直观地告诉居民每日应摄入的食物种类、合理数量及适宜的身体活动量和饮水量,以便为居民合理调配膳食提供可操作性的指导。

要做到平衡膳食,就必须根据营养学原则合理选择和搭配各种食物。合理营养是健康的物质基础,而平衡膳食是合理营养的根本途径。根据《中国

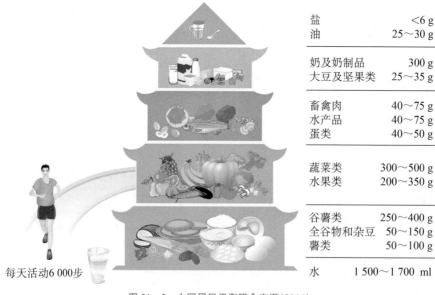

盐	<6 g
油	25～30 g
奶及奶制品	300 g
大豆及坚果类	25～35 g
畜禽肉	40～75 g
水产品	40～75 g
蛋类	40～50 g
蔬菜类	300～500 g
水果类	200～350 g
谷薯类	250～400 g
全谷物和杂豆	50～150 g
薯类	50～100 g
水	1 500～1 700 ml

每天活动6 000步

图31-2 中国居民平衡膳食宝塔(2016)

居民膳食指南(2016)》的条目并参照膳食宝塔的内容来安排日常饮食和身体活动是通往健康的光明之路。

膳食宝塔建议的各类食物摄入量是一个平均值。每日膳食中应尽量包含膳食宝塔中的各类食物。但没有必要每日都严格按照膳食宝塔建议的各类食物的量进食,重要的是一定要经常遵循膳食宝塔各层中各类食物的大体比例。每天的膳食应包括谷薯类,蔬菜、水果类,畜禽肉蛋奶类,大豆坚果类等食物。每天摄取 12 种以上食物,每周 25 种以上。在一段时间内,比如 1 周,各类食物摄入量的平均值应当符合膳食宝塔的建议量。

要因地制宜,充分利用当地资源。我国幅员辽阔,各地的饮食习惯及物产不尽相同,只有因地制宜充分利用当地资源才能有效地应用膳食宝塔。例如,牧区奶类资源丰富,可适当提高奶类摄入量;渔区可适当提高鱼及其他水产品摄入量;农村山区则可利用山羊奶以及花生、瓜子、核桃、榛子等资源。在某些情况下,由于地域、经济或物产所限无法采用同类互换时,也可以暂用豆类代替乳类、肉类;或用蛋类代替鱼、肉;不得已时也可用花生、瓜子、榛子、核桃等坚果代替大豆或肉、鱼、奶等动物性食物。

为了帮助大家记住平衡膳食的原则并长期应用于生活当中,现参考国外的一些资料,并结合中国人的实际情况,简单将其概括为平衡膳食"十个拳头原则",即肉∶粮∶奶豆∶菜果=1∶2∶2∶5(以重量比计)。

您的拳头总在您的身边,由于性别、身高、体重的不同,每个人的拳头大小也略有不同,可以将它作为一个非常方便的"量具",建议您经常根据自己拳头的大小来粗略估计每天各类食物的进食量(指生食量)。

不超过:1 个拳头大小的肉类(包括鱼、禽、肉、蛋)。

相当于:2 个拳头大小的谷类(各种主食,包括粗粮、杂豆和薯类)。

要保证:2 个拳头大小的豆、奶制品(各种豆制品、奶制品)。

不少于:5 个拳头大小的蔬菜和水果。

一个拳头大小的生食物重量范围在 120～200 g,平均为 150 g 左右。大家可以根据自己的拳头大小大致确定每天的食物需要量。

31.3.6 特殊人群膳食指南

(1) 备孕妇女膳食指南

1) 调整孕前体重至适宜水平。

2) 常吃含铁丰富的食物,选用碘盐,孕前 3 个月开始补充叶酸。

3) 禁烟酒,保持健康生活方式。

(2) 孕期妇女膳食指南

1) 补充叶酸,常吃含铁丰富的食物,选用碘盐。

2) 孕吐严重者,可少量多餐,保证摄入含必要量碳水化合物的食物。

3) 孕中晚期适量增加奶、鱼、禽、蛋、瘦肉的摄入。

4) 适量身体活动,维持孕期适宜增重。

5) 禁烟酒,愉快孕育新生命,积极准备母乳喂养。

(3) 哺乳期妇女膳食指南

1) 增加富含优质蛋白质及维生素 A 的动物性食物和海产品,选用碘盐。

2) 产褥期食物多样不过量,重视整个哺乳期营养。

3) 愉悦心情,充足睡眠,促进乳汁分泌。

4) 坚持哺乳,适度运动,逐步恢复适宜体重。

5) 忌烟酒,避免浓茶和咖啡。

(4) 6 月龄内婴儿母乳喂养指南

1) 产后尽早开奶,坚持新生儿第一口食物是母乳。

2) 坚持 6 月龄内纯母乳喂养。

3) 顺应喂养,培养良好的生活习惯。

4) 生后数日开始补充维生素 D,不需补钙。

5) 婴儿配方奶是不能纯母乳喂养时的无奈选择。

6) 监测体格指标,保持健康生长。

(5) 7～24 月龄婴幼儿喂养指南

1) 继续母乳喂养,满 6 月龄起添加辅食。

2) 从富铁泥糊状食物开始,逐步添加达到食物多样。

3) 提倡顺应喂养,鼓励但不强迫进食。

4) 辅食不加调味品,尽量减少糖和盐的摄入。

5) 注重饮食卫生和进食安全。

6) 定期监测体格指标,追求健康生长。

(6) 学龄前儿童(2～5 岁)膳食指南

1) 规律就餐,自主进食不挑食,培养良好饮食习惯。

2) 每天饮奶,足量饮水,正确选择零食。

3) 食物应合理烹调,易于消化,少调料、少油炸。

4) 参与食物选择与制作,增进对食物的认知与喜爱。

5) 经常户外活动,保障健康生长。

(7) 学龄儿童(6～17 岁)膳食指南

1) 认识食物,学习烹饪,提高营养科学素养。

2）三餐合理，规律进餐，培养健康饮食行为。

3）合理选择零食，足量饮水，不喝含糖饮料。

4）不偏食节食，不暴饮暴食，保持适宜体重增长。

5）保证每天至少活动 60 分钟，增加户外活动时间。

（8）中国老年人膳食指南

1）少量多餐细软；预防营养缺乏。

2）主动足量饮水；积极户外活动。

3）延缓肌肉衰减；维持适宜体重。

4）摄入充足食物；鼓励陪伴进餐。

（9）素食人群膳食指南

1）谷类为主，食物多样；适量增加全谷物。

2）增加大豆及其制品的摄入，每天 50～80 g；选用发酵豆制品。

3）常吃坚果、海藻和菌菇。

4）蔬菜、水果应充足。

5）合理选择烹调油。

31.4 保健食品

保健食品是指声称具有特定保健功能或者以补充维生素、矿物质为目的的食品，即适宜于特定人群食用，具有调节机体功能，不以治疗疾病为目的，并且对人体不产生任何急性、亚急性或者慢性危害的食品。随着人民生活水平的提高和生活质量的改善，人们的自我保健意识不断增强，健康长寿已成为人们共同的追求。保健食品（又称功能食品）以其调节人体生理功能、增强机体防御力、预防疾病、促进健康等特殊的保健功能，倍受消费者的青睐，已成为食品加工业的朝阳产业。目前，我国的保健食品已摆脱了发展初期的混乱和盲目，逐步走上了健康发展的轨道。未来发展的趋势是不断开发和挖掘新的具有中国特色的功能性食品基料和功能性食品，进行新兴功能性食品开发。

31.4.1 我国保健食品的分类

我国的保健食品主要分为两类。

（1）营养素补充剂

营养素补充剂是以补充一种或多种人体所必需的营养素为目的，内容包括维生素和矿物质，尚未将三大营养素（糖类、蛋白质和脂肪）包括在内。申报这类保健食品不必进行动物和人体功能实验。

（2）声称具有特定保健功能的食品

保健食品的功能设置要符合以下原则：

1）以中国传统养生保健理论和现代医学理论为指导，以满足群众保健需求、增进人体健康为目的。

2）功能定位应为调节机体功能，降低疾病发生的风险因素，针对特定人群，不以治疗疾病为目的。

3）功能声称应被科学界所公认，具有科学性、适用性、针对性，功能名称应科学、准确、易懂。

4）功能评价方法和判断标准应科学、公认、可行。

5）功能调整和管理应根据科学发展、社会需求和监管实际，按照相关程序，实施动态管理。

31.4.2 保健食品的功能

我国确定保健食品的功能共有 27 项。包括：增强免疫力功能、辅助降血脂功能、辅助降血糖功能、抗氧化功能、辅助改善记忆功能、缓解视疲劳功能、促进排铅功能、清咽功能、辅助降血压功能、改善睡眠功能、促进泌乳功能、缓解体力疲劳、提高缺氧耐受力功能、对辐射危害有辅助保护功能、减肥功能、改善生长发育功能、增加骨密度功能、改善营养性贫血、对化学肝损伤有辅助保护功能、祛痤疮功能、祛黄褐斑功能、改善皮肤水分功能、改善皮肤油分功能、调节肠道菌群功能、促进消化功能、通便功能和对胃黏膜损伤有辅助保护功能。

31.4.3 我国对保健食品实行备案、注册和审评制度

《保健食品注册与备案管理办法》已于 2016 年 2 月 4 日经原国家食品药品监督管理总局审议通过和公布，自 2016 年 7 月 1 日起施行。

保健食品注册是指食品监督管理部门根据注册申请人申请，依照法定程序、条件和要求，对申请注册的保健食品的安全性、保健功能和质量可控性等相关申请材料进行系统评价和审评，并决定是否准予其注册的审批过程。

保健食品备案是指保健食品生产企业依照法定程序、条件和要求，将表明产品安全性、保健功能和质量可控性的材料提交食品监督管理部门进行存档、公开、备查的过程。

31.5 食源性疾病

自有历史记载以来，人类都在尽全力改善食品安全。但无论在发达国家还是发展中家，食源性

疾病都仍然存在。

食用不安全食品,从而使食品中的各种致病因子通过摄食方式进入人体内引起具有感染或中毒性质的一类疾病,称为食源性疾病,病因有:①食物中的危险微生物;②食物中的有毒化学物。

食物中毒是一类最重要的食源性疾病,指摄入含有生物性、化学性有毒、有害物质的食品或把有毒有害物质当作食品摄入后所出现的非传染性的急性、亚急性疾病。食物中毒不包括因暴饮暴食引起的急性胃肠炎、食源性肠道传染病(如伤寒)和寄生虫病(如旋毛虫病);也不包括因一次大量或长期、少量多次摄入某些有毒、有害物质而引起的以慢性毒害为主要特征(如致癌、致畸、致突变)的疾病。

(1) 食物中毒的特点

食物中毒发生的病因各不相同,但发病具有以下共同特点:

1) 季节性:食物中毒的季节性与食物中毒的种类有关,细菌性食物中毒多发生在夏季,化学性食物中毒全年均可发生。

2) 爆发性:发病潜伏期短,来势急剧,短时间内可能有多人发病,发病曲线呈突然上升趋势。

3) 相似性:患者有食用同一食物史,临床表现基本相似,以恶心、呕吐、腹痛、腹泻为主要症状。

4) 非传染性:流行波及范围与污染食物供应范围一致,停止污染食物供应后,流行即告中止,人与人之间无直接传染。

(2) 食物中毒的分类

食物中毒通常是由于食用了被致病菌或毒素污染的食品,被有毒化学品污染的食品,或食品本身含有有毒成分。一般按病原分为以下几类:

1) 细菌性食物中毒:食用被致病菌或毒素污染的食品引起的食物中毒,是食物中毒中的常见类型。其特点是发病率通常较高,但病死率较低;发病有明显的季节性,5~10月份最多;引起细菌性食物中毒的主要食品为肉及肉制品,禽、鱼、乳、蛋也占一定比例。根据我国食源性疾病监测网的资料,细菌性食物中毒发病数依次为沙门菌属、变形杆菌、葡萄球菌肠毒素、副溶血弧菌、其他细菌或细菌毒素。

2) 真菌及其毒素食物中毒:食用被真菌及其毒素污染的食物引起的食物中毒。一般烹调加热方法不能破坏食品中的真菌毒素,发病率较高,病死率也较高,发病有明显的季节性和地区性,如霉变甘蔗中毒常见于初春的北方;赤霉病麦中毒常发生于5~7月份,且多见于长江中下游地区。

3) 动物性食物中毒:食用动物性有毒食品引起的食物中毒,发病率及病死率均较高。引起动物性食物中毒的食品主要有两种:①将天然含有有毒成分的动物当作食物,如河豚中毒;②在一定条件下产生大量有毒成分的动物性食品。

4) 有毒植物中毒:食用植物性有毒食品引起的食物中毒,如毒蕈、四季豆、木薯等引起的食物中毒。发病特点因导致中毒的食物而异,最常见的为毒蕈中毒,春秋暖湿季节及丘陵地区多见,病死率较高。

5) 化学性食物中毒:食用化学性有毒食物引起的食物中毒,如有机磷农药、鼠药、某些金属或类金属化合物、亚硝酸盐等引起的食物中毒。发病无明显的季节性和地区性,病死率较高。

(3) 食物中毒的预防

食物放置时间过长会引起变质,可能产生对人体有毒、有害的物质。另外,食物中还可能含有或混入各种有害因素,如致病微生物、寄生虫和有毒化学物等。吃新鲜、卫生的食物是防止食源性疾病、实现食品安全的根本措施。

正确采购食物是保证食物新鲜、卫生的第一关。一般来说,正规的商场和超市、有名的食品企业比较注重产品的质量,也更多地接受政府和消费者的监督,在食品卫生方面具有较大的安全性。购买预包装食品还应当留心查看包装标识,特别应关注生产日期、保质期和生产单位;也要注意食品颜色是否正常,有无酸臭异味,形态是否异常,以便判断食物是否腐败变质。烟熏食品及有些加色食品可能含有苯并芘或亚硝酸盐等有害成分,不宜多吃。

食物合理储藏可以保持新鲜,避免受到污染。高温加热能杀灭食物中大部分微生物,延长保存时间;冷藏温度常为 4~8℃,一般不能杀灭微生物,只适于短期贮藏;而冻藏温度低达-23~-12℃,可抑止微生物生长,保持食物新鲜,适于长期贮藏。

烹调加工过程是保证食物卫生安全的一个重要环节。需要注意保持良好的个人卫生以及食物加工环境和用具的洁净,避免食物烹调时的交叉污染。对动物性食物应当注意加热熟透,煎、炸、烧烤等烹调方式如使用不当容易产生有害物质,应尽量少用。食物腌制要注意加足食盐,避免高温环境。

(何 丽)

32 体力活动健康教育

32.1 基本概念

体力活动(physical activity),是指由骨骼肌收缩引起的,能使机体能量消耗增加的一切身体活动。该定义是由美国科学家C. J. Casperson所下并被普遍认可。

体力活动可分为以下类别:①职业相关的体力活动,职业人员在工作中所涉及的体力活动(劳动);②交通出行中的体力活动,如步行、骑自行车、自驾车、坐车等;③家庭生活中的体力活动,如打扫卫生、买菜做饭、照看小孩、园艺劳作等;④闲暇时间的体力活动,包括运动、健身和娱乐性体力活动。

体育锻炼(exercise)是体力活动的一种特殊形式,它是以体育项目作为活动形式,以强身健体、愉悦身心等为目的的一类闲暇时间体力活动,是一类有计划、有组织、重复的,具有最终和阶段目标,以提高和保持体适能为目的的体力活动。

能量消耗增加是体力活动的最主要特征。人体每天的能量消耗(total energy expenditure, TEE)主要由3部分组成:基础代谢能量消耗(basal energy expenditure, BEE)、与体力活动相关的能量消耗

(physical activity-associated energy expenditure, AEE)和食物特殊动力作用引起的能量消耗(diet-induced energy expenditure, DEE)。对于儿童青少年、孕妇和哺乳期的妇女还需要增加额外的能量消耗。在各部分能量消耗中,AEE占人体总能量消耗的20%~30%,虽然远低于BEE,但AEE直接受体力活动多少的影响,是机体能量消耗变化最大的部分,也是最重要的可调节部分。体育锻炼会增加AEE,与其他体力活动相比,体育锻炼更具有动机的主动性、形式的多样性和过程的可控性,是健康促进最积极主动的组成部分。

体适能(physical fitness),是指人体所具备的有充沛的精力从事日常工作(学习)而不感疲劳,同时有余力享受康乐休闲活动的乐趣,能够适应突发状况的能力。美国运动医学会(American College of Sports Medicine, ACSM)认为,体适能主要包括健康体适能(health-related physical fitness)和技能体适能(skill-related physical fitness)。健康体适能是与健康有密切关系的体适能,包括心肺耐力、肌肉耐力、肌肉力量、身体成分、柔韧性等指标,而技能体适能主要和人体运动能力有关,包括灵敏性、平衡能力、协调性、速度、爆发力、反应性等指标。

32.2 体力活动与健康的关系

"生命在于运动"是17世纪法国思想家伏尔泰的一句名言。实际上早在公元前,中国先人就已经意识到体力活动与健康之间的关系,《吕氏春秋》中写道:"流水不腐,户枢不蠹,动也,形气亦然,形不动则精不流,精不流则气郁。"大意就是只有通过运动才能促进精气流动,才能保持健康。

然而,随着经济发展和科技进步,人们职业性、交通性及日常生活体力活动逐渐减少,主动参加体育锻炼较少,静坐时间增加,导致体力活动不足。WHO指出,缺乏身体活动已成为全球范围死亡的第四位主要危险因素(占全球死亡归因的6%)、仅次于高血压(占13%)、烟草使用(占9%)和高血糖(占6%),许多国家缺乏身体活动的人群比例在不断增加。2016年,全球超过14亿的18岁以上成年人体力活动不足,使得罹患心血管疾病、2型糖尿病、痴呆,以及部分癌症的风险增加。高收入国家及大部分地区的女性状况尤其严重。

32.2.1 体力活动与健康的经典研究

20世纪中期的流行病学研究已经观察到职业性体力活动水平与冠心病的发病率有关。此后,大量前瞻性的研究证据不断积累,证明了体力活动对人体健康具有重要影响。

(1) 伦敦巴士司机与售票员心脏病风险研究

20世纪40年代,英国公共卫生专家J. N. Morris等开展了这项研究,他们分析了伦敦双层巴士售票员和司机的职业行为特征和心血管疾病危险因素,发现售票员需要上下两层楼跑来跑去卖票,而司机则天天坐在方向盘前,两类职业人群中,巴士司机患心血管病的风险远大于售票员,由此推测运动不足是冠心病发生的主要原因,而运动可以降低冠心病的发生率。1953年,研究结果公布后引起了人们的广泛关注。

(2) 佛明翰心脏研究

佛明翰心脏研究(Framingham heart study,FHS)开始于1948年,目前仍在进行中。Framingham为美国东北部新英格兰地区的一个城镇,研究样本就是取自该城镇。该研究试图找到一种可发现慢性病原因的方法(并非原因本身),这是FHS建立的初始目的,大家所熟知的危险因素概念就是由FHS首先提出的。FHS发现生活方式可

通过促进某些危险因素而增加心血管病,其中体力活动不足是其中之一,同时也发现即使轻度活动也有保护作用,且有助于控制其他危险因素。

(3) 大庆研究

1986年,我国临床糖尿病学家潘孝仁等进行的大庆糖尿病预防研究是世界上第一个和持续时间最长的随机分组的糖尿病一级预防试验。他们从110 660人中筛查出577例糖尿病前期患者,分成对照组、饮食干预组、运动干预组及运动+饮食干预组。研究发现,未干预组糖尿病累积发生率为67.7%,而在饮食、运动及运动+饮食各干预组该发生率仅为43.8%、41.1%和46%。大庆研究与其他研究最大的不同是,它不仅仅是一个观察性研究,而是一个干预性研究,在世界上第一次证明了简单的生活干预方式能够显著减少糖尿病高危人群的发病率。其成果对后来慢性病运动干预的理论和实践具有重要意义。

(4) 库珀中心追踪研究

K. H. Cooper医师是世界有氧运动之父。库珀中心追踪研究(Cooper center longitudinal study,CCLS)是Cooper研究所从20世纪70年代开始的一项大规模前瞻性研究[早期叫有氧中心追踪研究(aerobics center longitudinal study,ACLS)],该研究至今已经拥有了一个接近25万案例的数据库。CCLS研究以心肺耐力(cardiorespiratory fitness,CRF)研究为基础,探讨心肺耐力与人群健康或疾病风险间的关系。他们的研究发现,心肺耐力与体力活动水平高度相关,是反映人群体力活动水平的一个客观生理指标。而心肺耐力与各人群全因死亡率(all-cause mortality rates)及心血管疾病死亡率高度相关,心肺耐力差在男女性全因死亡率的各种影响因素中居于首位,其归因百分比分别为16%和17%,超过高血压、吸烟、高胆固醇、糖尿病、肥胖等危险因素。他们的研究引起运动科学与公共健康领域的广泛关注。

(5) 美国官方的系列报告

美国在体力活动与健康的研究中处于世界相对领先水平,1996年,美国健康与人类服务部(HHS)、美国疾病预防控制中心(CDC)、国家慢性疾病预防与健康促进中心(NCCDPHP)、总统体适能与运动委员会(PCPFS)联合发布了《体力活动与健康:来自首席卫生官的报告》(Physical Activity and Health:A Report of the Surgeon General),该报告第一次系统总结了关于体力活动与健康近几十年的研究成果,报告指出:无论什么年龄的人,只要经常参加中等强

度的体力活动,生活质量都可以得到提高。

2008年,美国健康与人类服务部(HHS)发布了《2008美国人体力活动指南》(2008 Physical Activity Guidelines for Americans)。为研制该指南,HHS成立了体力活动指南咨询委员会(Physical Activity Guidelines Advisory Committee,PAGAC),发表了《体力活动咨询委员会报告》(Physical Activity Guidelines Advisory Committee Report,2008)。该报告系统回顾和分析了自1995年以来关于体力活动和健康方面的科学文献,是迄今最全面、最客观地总结体力活动相关益处的研究综述,也是编制指南的科学依据。指南发布后的2010年,WHO才公布了《关于身体活动有益健康的全球建议》(Global recommendations on physical activity for health),其中的核心建议与《2008美国人身体活动指南》完全一致。

2018年,美国拟对指南进行一次更新,同样组织了咨询委员会对近10年来的最新研究进行综述和梳理,充实了部分研究的证据,对部分内容进行了更新。如在2018年最新版中,已不再提单次活动至少持续10分钟,因为最新的研究证明,任何长度时间累积的体力活动量都有健康益处。

32.2.2 体力活动与健康的研究证据

(1)体力活动对健康的益处

大量的科学研究结果显示,积极参加体力活动的人群相比那些缺乏活动的人拥有较高水平健康体适能,较低的发生残疾和慢性疾病的风险。

对于儿童青少年,经常性参加体力活动能显著提高他们的体适能和健康水平,活动积极的儿童和青少年拥有更高水平的心血管耐力和肌肉力量,更低的体脂百分比,更低的发生心血管疾病和代谢性疾病的风险,焦虑和抑郁的症状较少,骨骼更加健康。

对于成年人和老年人,与较少活动的人群相比,积极活动人群的全因死亡率较低,冠心病、高血压、2型糖尿病、代谢综合征、结肠癌、乳腺癌和抑郁的发病率也较低。积极活动的人群拥有更高水平的心肺适能和肌肉适能,更合理的身体成分和体重,生物学标记则显示出更有利于预防心血管疾病、2型糖尿病和提高骨密度。一些证据显示,积极活动的成年人和老年人拥有更好地睡眠质量和生活质量。

积极活动的老年人除了上述健康收益外,研究证据还显示他们拥有更好的功能健康水平、较低的跌倒风险和较好的认知功能。

对于孕妇和产后妇女,在怀孕期间坚持中等强度体育锻炼可以提高其心肺适能和代谢适能,同时运动也不会增加低出生体重、早产、流产的风险。产后坚持中等强度体育锻炼不会影响母乳的质量、也不会影响婴儿发育,单纯的运动较难使生产后的女性体重减轻,而运动结合饮食调整则可以降低体重。

对生理残疾或者认知障碍者的研究相对较少,但有氧运动可以提高下肢残疾、多发性硬化、卒中、脊髓损伤和精神障碍人群的心血管水平。部分研究发现可以提高脑瘫、肌肉萎缩症和老年痴呆人群的心血管健康水平。比较有力的证据显示,有氧运动提高了卒中、多发性硬化、智力残疾人群的步行速度和步行距离。抗阻训练可以提高诸如卒中、多发性硬化、脑瘫、脊髓损伤、智力障碍人群的肌肉力量。

有限的前瞻性观察研究或者实验研究比较了运动对于白人男性或女性,以及不同种族、民族人群健康收益是否存在不同。在这些研究中,没有发现不同人群的健康收益存在不同。白种人与其他国家种族人群的比较也发现了类似的结果。因此,基于当前的科学证据,一定量的体力活动对于不同种族和人群的健康收益是等同的。

超重和肥胖是全球性问题,运动对于那些超重和肥胖的人群可以得到和正常体重人群一样的健康收益,这些收益包括降低全因死亡率,以及冠心病、高血压、卒中、2型糖尿病、结肠癌、乳腺癌的发生率。这些收益中有一些是不依赖于体重降低的,也就是说即使超重或肥胖者运动后体重没有下降,同样会明显获得这些益处。当然,如果通过运动降低了体重,那么健康收益会更多。

(2)体力活动与健康的剂量-效应关系

体力活动与健康存在剂量-效应关系(dose-response relationship),健康效应依赖于体力活动量(运动强度、持续时间和运动频率的综合)。这种关系大致可归纳为以下3种(图32-1):对数曲线A,中小活动量即可使某些指标出现改善;直线B,改善效应随活动量的增大而增加;指数曲线C,活动量要达到一定水平时才使某些指标出现改善效果。

体力活动量与全因死亡率之间存在的剂量-效应关系呈曲线状(图32-2)。图32-2中横坐标为体力活动水平,纵坐标为全因死亡的相对风险。图32-2可见,随着体力活动水平的增加,全因死亡的风险也逐步降低。而要有效降低风险,每周2~2.5小时的中等到较高强度的体力活动是需要的。

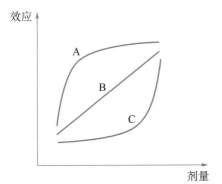

图 32‑1　体力活动与健康计量‑效应关系模型

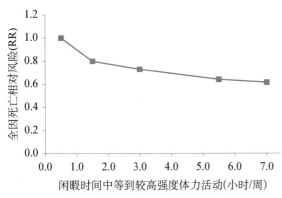

图 32‑2　体力活动水平与全因死亡风险剂量‑效应关系图

资料来源：U. S. Department of Health and Human Services. Physical Activity Guidelines Advisory Committee Report. 2008

体力活动量与患心血管疾病相对风险也呈现剂量-效应关系。研究显示，随着活动量的增加，小血管疾病的患病风险逐步下降。为有效降低患小血管疾病的风险，每周 800 MET-mins 的中等和较高强度体力活动量或每周步行 12 英里（约 19 km）是需要的。

大量研究证明了体力活动对防治慢性病的作用，相关的研究证据、剂量-效应关系等汇总见表32‑1。

32.3　体力活动的测量和评价

32.3.1　体力活动的测量

（1）测量方法

常见的体力活动测量方法主要分为两类，一类是客观测量法，包括双标水法（doubly labeled water，DLW）、间接热量测定法（indirect calorimetry）、心率测试法（heart rate monitors）和运动传感器（motion sensors）等。另外一类是主观测量法，主要是体力活动问卷类（physical activity questionnaires，PAQ），体力活动问卷又可细分为回顾性体力活动问卷（historical physical activity questionnaire，HPAQ）、体力活动日记或日志（diary or log）等形式。

在上述方法中，仅从评价的准确性看，客观测量法具备科学、准确的特点。双标水法一直被认为是

表 32‑1　体力活动与慢性病的关系：研究证据及等级

疾　　病		预防作用			治疗作用	
		证据等级	效应大小	量效关系	证据等级	效应大小
心血管疾病	冠心病	高	强	是	中	中
	缺血性脑卒中	高	中	—	低	弱
	出血性脑卒中	中	弱	—	低	弱
	外周血管病	不充分	—	—	中	中
肥胖和超重		中	中	—	中	中
2 型糖尿病		高	强	是	中	弱
肌肉骨骼疾病	骨质疏松	高	强	—	中	弱
	骨关节炎	不充分	—	—	中	中
	下腰痛	中	弱	—	高	中
心理健康和心理疾病	临床抑郁症	低	弱	—	中	中
	其他心理疾病	不充分	—	—	低	弱

续　表

疾病		预防作用			治疗作用	
		证据等级	效应大小	量效关系	证据等级	效应大小
	心理健康	—	—	—	中	中
	心理机能	低	中		低	弱
	社会适应良好	不充分	—	—	低	弱
癌症	总体	中	中	是		
	大肠癌	高	强	是		
	直肠癌	中	无			
	乳腺癌	高	中	是	证据不充分	
	肺癌	低	中			—
	前列腺癌	中	有争议	—		
	子宫内膜癌	低	弱	是		
	其他	低	有争议	—		

资料来源：At least five a week：evidence on the impact of physical activity and its relationship to health，A report from the Chief Medical Officer，Department of Health of the United Kingdom，2004.

测量体力活动能量消耗的"金标准"，但是价格贵、成本高、受到设备的限制，而且无法区分不同时段、类别的体力活动，只适用于小样本人群和体力活动总量的研究。间接热量测定法，如便携式肺功能仪通过对身体活动时人体吸入 O_2 和呼出 CO_2 量的测量，计算出具体活动的能量消耗，但同样受到专业设备的限制，一般也只应用于实验室研究。心率测试法与前两者相比，测量的仪器比较简单，但精确程度稍差，会受环境温度、自身情绪等因素的影响。

运动传感器主要包括计步器（pedometer）及加速度计（accelerometer）。计步器只能简单记录一段时间内的步数，无法监测其他类型的活动；加速度计则可以记录复杂运动情况。加速度计是目前应用最为广泛的运动传感器，它通过压电陶瓷产生的形变转化为电信号这一原理工作的。常见的有单轴和三轴加速度计，单轴加速度计可以感应 1 个轴（通常是垂直轴）上的加速度，三轴加速度计则可以感应 3 个轴上的加速度。加速度计并不能直接获得能量消耗结果，而是输出"counts"这一参数，通过公式可以计算出能量消耗。随着电子技术的发展，加速度传感器技术得到了越来越广泛的应用，运动手环（手表）就是由该技术发展而来，已成为监测人体体力活动水平的普及性设备。

与仪器测量方法相比，体力活动问卷的可操作性强、成本低廉，非常适合大样本人群的流行病学调查，因此在慢性疾病的病因学、危险因素调查、干预

以及疾病预后等多方面的研究中，多采用问卷调查法来测量和评估体力活动水平。因此在一个时间阶段得到了很大的发展。其中也包括 WHO 组织相关专家研制的国际体力活动问卷（international physical activity questionnaires，IPAQ），以及全球体力活动问卷（global physical activity questionnaires，GPAQ），这两种问卷均已有中文版。

（2）测量的信效度

虽然体力活动问卷在设计时都经过设计者的信效度检验，但毕竟是主观测量，每位受访者对问题的理解、往日活动的记忆等均可能存在较大差别。因此，同一量表在不同研究中使用后得到的信效度检验结果也相差很远。有人对 7 个体力活动测量量表的信效度进行了检验，结果发现信度在 0.34～0.89，平均 0.80；校标效度在 0.14～0.53，平均 0.30。总体上，体力活动测量问卷的信度尚可，但效度并未达到理想水平。

ActiGraph GT3X 加速度计是目前体力活动研究中应用最为广泛的产品之一。有研究者对它的信度进行了研究，同一设备重复测量的变异系数 $CV<2\%$，不同设备重复测量的变异系数 $CV<5\%$，说明其有很高的信度。因为加速度计记录的是"counts"，因此，要想得到人体活动时的能量消耗结果，就必须建立 counts 和能量消耗量之间的回归方程。现有的研究证明，虽然有许多推算公式，但似乎并没有一个算法方程达到理想水平，在速度较慢或有坡度等相

对复杂的应用场景下,或多或少存在预测能耗值低估或高估的问题。但总体上,加速度计具有较稳定与较低的系统误差水平。

随着运动手环应用的普及,也有部分研究者尝试通过运动手环来对大样本人群的日常体力活动进行调查。但从有限的研究文献看,运动手环高估能耗的情况比较普遍,不同品牌的效度差异很大,有些运动手环误差甚大无法用于科研。

32.3.2 体力活动水平评价

体力活动水平的高低取决于单位时间内的能量消耗量,与体力活动的强度、持续时间、活动频率等要素密切相关。因此,活动强度、持续时间、活动频度等变量均可作为确定体力活动水平等级的量纲,而这些变量又各自有着不同的表达方式,因而也就决定了身体活动水平分级方法的多样性。

（1）体力活动强度

体力活动强度(intensity)是体力活动水平量化中应用最为广泛的指标,其定义为单位时间内身体活动的能耗水平或对人体生理刺激的程度。因此,在考虑实现特定健康和健身结果所需的体力活动剂量时,强度是关键因素。体力活动强度的增加不仅在产生许多有利的适应性方面起主要作用,而且在活动期间受伤的风险方面起关键作用。

体力活动按照其强度可分为极高强度、高强度、较高强度、中等强度、低强度以及静态行为。以前的研究主要关注中等及较高强度体力活动,简称MVPA。近年来,由于静态行为被越来越多的研究证明与健康指标有着密切而独立的关系,故对静态行为的描述亦越来越受到重视。

体力活动强度可分为绝对强度和相对强度。绝对强度是指身体活动的绝对物理负荷量,一般不考虑个体的生理机能差异,如每分钟消耗的千卡数或梅脱数(METs)、每小时跑步或步行的距离等。梅脱也称为代谢当量(metabolic equivalent, MET),是指体力活动时的代谢率与标准的静息代谢率的比值,1 MET=3.5 mlO$_2$/(kg·min)或1 MET=4.184 kJ/(kg·h)。相对强度属于生理强度范畴,更多考虑个体生理条件对某种身体活动的反应和耐受能力,如达到个体有氧能力(最大摄氧量/VO$_2$max)或储备摄氧量的百分比,或达到个体测量或估计的最大心率或储备心率的百分比等。PAGAC认为较正确的对强度的描述应该是针对个人的强度(也就是说是相对强度),表32-2为PAGAC对不同强度体力活动

给出的生理参数定义。但是,PAGAC也意识到在制订公共健康依据时,采用相对强度是十分困难的,用绝对值(也就是说标准参照)则成为理想选择。体力活动的绝对强度一般用代谢当量来描述,小强度为0~2.9 METs,中等强度为3.0~5.9 METs,大强度为≥6.0 METs。

表32-2 体力活动相对强度分类

强度	储备摄氧量(%)[储备心率(%)]	最大心率(%)	主观疲劳感觉(RPE)
极低	<20	<50	<10
低	20~39	50~63	10~11
中等	40~59	64~76	12~13
较高	60~84	77~93	14~16
极高	≥85	≥94	17~19
极限	100	100	20

资料来源: U. S. Department of Health and Human Services. Physical activity guidelines advisory committee report, 2008

体力活动的频率一般以周为单位进行统计。有些活动每天都会进行,如交通出行、家务劳作,有些则与个人的习惯爱好、闲暇时间有关,如体育锻炼。就体育锻炼而言,规律性的锻炼能够起到较好的效益累积的效果,而偶尔锻炼不但效果不佳,还容易因为一次运动量过大导致运动损伤。一周体力活动的累积时间也是考量体力活动量的重要参数,一般以分钟表示。

国内在定义"经常参加体育锻炼"的标准时纳入了频率、时间和强度三要素,定义为"每周参加3次以上,每次持续时间30分钟以上,锻炼强度达到中等以上"。2014年,对全国学生、成年人、老年人人群的调查显示,达到这一标准的人数比例为33.9%。

（2）体力活动量的估算

体力活动量主要以两种方式表达:①单位时间内(如每周、每天)体力活动的总能量消耗,如kJ/周;②单位时间内代谢当量与体力活动时间的乘积,如MET-mins/周或MET-hrs/周,前者以分钟的形式进行表达,后者则以小时的形式进行表达。

显然,对每种体力活动的MET进行定标是估算体力活动量的前提。Ainsworth BE等1993年首发了《体力活动概要》(Compendium of physical activities: an update of activity codes and MET intensities),并于2000年和2011年进行了更新。《体力活动概要》制订了一套完整的体力活动编码系

统。这一编码系统按活动类别、具体活动和活动强度对体力活动进行分类和编码,其中体力活动强度用 METs 表示。2011 版共有 21 个体力活动类别,见表 32-3,共计 821 项具体活动。

表 32-3 新版体力活动概要中的主要的活动类别

01-骑自行车	08-割草和庭院活动	15-运动
02-有条件的活动	09-杂活	16-交通
03-跳舞	10-弹奏音乐	17-步行
04-钓鱼和狩猎	11-工作	18-水上活动
05-家务活动	12-跑步	19-冬季活动
06-家务修理	13-照顾自己	20-宗教活动
07-不活动	14-性活动	21-自愿活动

《体力活动概要》一经发表便受到众多研究者的广泛认可。通过这个概要提供的参数就能方便的将从问卷获得的数据换算为能量消耗值,从而可以将体力活动水平进行分类或分级。因此,在许多大型研究中均是利用这套编码系统。在 IPAQ 和 GPAQ 中也根据这个概要分别确定了各项体力活动的 METs 值(表 32-4)。

表 32-4 IPAQ 长卷中各项体力活动属性及其 METs 赋值

体力活动类型	体力活动项目	体力活动强度	METs 赋值
工作相关	步行	步行	3.3
	中等强度	中等	4.0
	高强度	高	8.0
交通出行相关	步行	步行	3.3
	骑车	中等	6.0
家务园艺相关	中等强度户内家务	中等	3.0
	中等强度户外家务	中等	4.0
	高强度户外家务	中等	5.5
休闲相关	步行	步行	3.3
	中等强度	中等	4.0
	高强度	高	8.0

(3) 体力活动水平的等级划分

PAL 是对个体体力活动评价的指标,用公式表示为:PAL=总能量消耗(TEE)/基础代谢能量消耗(BEE)。FAO/WHO/UNU 对体力活动的 PAL 分级为:低体力活动,1.40~1.69;中体力活动,1.70~1.99;高体力活动,2.00~2.40。

许多研究以每周体力活动消耗热量(kJ/周)作为评判标准,大多数研究发现体力活动量低于 4184 kJ/周时会出现各种疾病风险上升,以此作为体力活动不足的判断标准在多项研究中认识较为一致。

IPAQ 的体力活动水平则以每周中等或较高强度体力活动(MVPA)的时间以及每周 MET-mins 作为分级标准,具体见表 32-5。

表 32-5 IPAQ 的体力活动水平分级表

分级	标准
不足	没有达到以下两级分类标准的活动
充分	• 每周至少 3 天,每天至少 20 分钟的高强度体力活动; • 每周至少 5 天,每天至少 30 分钟的中等强度的体力活动或步行; • 每周至少 5 天有步行并参加中等强度或高强度的体力活动,累计达到 600 MET-mins/周
活跃	• 高强度的体力活动每周至少 3 天,累计达到至少 1 500 MET-mins/周; • 每天步行并参加中等强度或高强度的体力活动,累计达到 3 000 MET-mins/周

32.4 体力活动推荐量和人群体力活动现状

32.4.1 有益健康的体力活动推荐量

1978 年,美国运动医学协会(American College of Sports Medicine,ACSM)推荐"为了拥有、维持健康的心血管功能和理想的体成分,成年人应该进行'每周 3~5 次,每次 15~60 分钟,运动强度达到 60%~90%最大心率(相当于 50%~85%最大耗氧量),节奏较强的大肌群有氧运动,如跑步、游泳、滑冰等耐力型运动'"。这是国际上第一次系统提出的推荐量,具有重要的指导意义。但是,ACSM 推荐的体力活动仅限于强度较大的耐力性运动,对于强度的判断需要较强的专业性。此外,锻炼(或运动)需要特定的时间,而缺少时间锻炼正是当代人体力活动降低的主要原因之一。因此,这种形式的推荐在改善久坐少动生活方式人群体力活动水平中没有得到广泛的应用。

1996 年,美国发布《体力活动与健康:来自首席卫生官的报告》,在详尽阐述体力活动对健康的好处外,也提出了推荐量:建议人们在 1 周的尽可能多的天数里参加 30 分钟以上中等强度的体力活动。值得注意的是,体力活动形式由单一的运动推广到多种类型活动,包括运动,以锻炼身体为目的的步行,以及中等强度家务和闲暇活动,如除草、园艺、家庭维修等劳动。该建议在后续几年中略有修订,但没有本质变化。至 2008 年《美国人体力活动指南》发布时,把每周尽可能多的天数限定为 5 天,并按年龄划分为 5~17 岁儿童青少年、18~64 岁成年人、65 岁及以上老年人 3 个年龄人群,这样体力活动推荐量就定义为如下内容。

(1) 儿童青少年

儿童青少年应每天累计至少 60 分钟中等到高强度身体活动;>60 分钟的身体活动可以提供更多的健康效益;大多数日常身体活动应该是有氧活动。同时,每周至少应进行 3 次高强度身体活动,包括强壮肌肉和骨骼的活动等。

(2) 成年人

成年人应每周至少完成 150 分钟中等强度有氧身体活动,或每周累计至少 75 分钟高强度有氧身体活动,或中等和高强度两种活动相当量的组合。有氧活动应该每次至少持续 10 分钟。为获得更多的健康效益,成人应增加有氧活动量,达到每周 300 分钟中等强度或每周 150 分钟高强度有氧活动,或中等和高强度两种活动相当量的组合。每周至少应有 2 天进行大肌群参与的增强肌肉力量的活动。

(3) 老年人

成年人的推荐量同样适用于老年人。但如果因为健康原因不能完成所建议的体力活动量,也应在能力和条件允许的范围内尽量多活动。有跌倒风险的老年人应进行保持和改善身体平衡能力的锻炼。老年人应当根据自己体能水平状况来确定身体活动时的努力程度。患有慢性疾病的老年人应当清楚当前疾病对自身能力的影响情况,以能够安全地进行有规律的身体活动。

该体力活动推荐量为 WHO 在内的国际组织及许多国家所认可,2010 年 WHO 发布的《关于身体活动有益健康的全球建议》与其完全一致。

日本厚生劳动省于 2006 年发布了《为了增进健康的运动基准》,并针对成年人提出了体力活动推荐量。"基准"将运动与人的所有身体活动都纳入健身活动之中,并用 MET 表达体力活动的强度,用"健身

活动量(Ex)"量化体力活动量。Ex 是 MET 和时间的乘积(MET-hrs),因此,完成同样一个 Ex,当 MET 大(体力活动强度大)时,时间就短,而 MET 小时(强度低),时间就要长。为了达到维持和增进健康,目标是每周 23 健身活动量(Ex)(MET-hrs/周)的活跃的身体活动所需的身体活动量,其中的活跃是指 3MET 以上的体力活动,不到 3MET 的轻微身体活动,如静坐状态,不包括在内。

2011 年,中国卫生部发布了《中国成人身体活动指南(试行)》。指南在推荐的体力活动量化指标上有别于欧美、日本等国的做法,用"千步当量"作为量化指标,推荐每天进行 6~10 个千步当量的身体活动。1 个千步当量身体活动约消耗能量 22 kJ/kg 体重(0.525 kJ/kg 体重),形象地说,1 个千步当量为以 4 km/h 的速度步行 10 分钟的活动量。

中国国家体育总局于 2017 年发布了《全民健身指南》。指南提出了体育锻炼的推荐量:有体育健身活动习惯的人每周应运动 3~7 天,每天应进行 30~60 分钟的中等强度运动,或 20~25 分钟的大强度运动。为了取得理想的体育健身活动效果,每周应进行 150 分钟以上的中等强度运动,或 75 分钟以上的大强度运动;如果有良好的运动习惯,且运动能力测试综合评价为良好以上的人,每周进行 300 分钟中等强度运动,或 150 分钟大强度运动,健身效果更佳。显然,上述推荐量并没有涉及体育锻炼外的身体活动,但在周体育锻炼总时间上吸取了《美国人体力活动指南》的推荐。

32.4.2 人群体力活动状况调查

人群体力活动状况调查,是了解评估特定人群体力活动状况的基本途径,也是预测趋势,制定政策和策略的重要依据。随着 IPAQ 等测量工具被开发出来,体力活动调查,特别是定期开展的调查研究也越来越多,成果也越来越丰富。

Bauman A 等综合了 2002—2004 年间 20 个国家和地区采用 IPAQ-短卷开展的成年人体力活动水平的调查数据,结果显示,不同国家或地区之间存在着巨大的差异,体力活动高度活跃的范围为 21%~63%,其中有 8 个国家或地区体力活动高度活跃的比例超过 50%;体力活动低活跃的范围为 9%~43%。大多数国家或地区呈现男性比女性更活跃,特别是年轻人群,但男性呈现随年龄增长体力活动下降的趋势;大多数国家或地区成年人体力活动的主要形式是步行。

2018 年，WHO 发布了全球体力活动不足的研究结果，该研究以是否达到体力活动推荐量（每周是否达到 150 分钟中等强度或 75 分钟大强度体力活动，或两者组合）作为判断标准。数据来自 168 个国家 190 万人参与的 358 个调查。结果显示，2016 年，体力活动不足的比例为 27.5%（男性 23.4%，女性为 31.7%）。与 2001 年的 28.5% 的比例相比，2016 年人群体力活动不足的比例没有显著差别。体力活动不足比例在不同的地区同样呈现较大差异，体力活动不足比例较高的为拉丁美洲和加勒比地区、南亚，以及高收入的西方国家的女性，比例较低的为大洋洲、东南亚和非洲撒哈拉的男性。高收入国家体力活动不足的比例较 2001 年有所上升，2016 年的比例约为低收入国家的 2 倍。

我国学者也进行了大量的人群体力活动调查。从全国层面看，苏畅等利用"中国健康与营养调查"资料中选取 1997、2000、2004、2006 和 2009 年 5 轮身体活动数据资料，对我国 9 省区 18～49 岁健康成年居民 25 507 人的体力活动情况进行了分析，结果显示，我国成年居民体力活动量在 1997—2009 年出现大幅度下降，其中男、女性由 358.7 MET-hrs/周和 403.1 MET-hrs/周分别下降至 255.8 MET-hrs/周和 249.0 MET-hrs/周，城市、农村人群从 311.1 MET-hrs/周和 416.9 MET-hrs/周分别下降至 181.4 MET-hrs/周和 285.3 MET-hrs/周；以静态活动为主要休闲方式的人群比例从 89.0% 升高至 91.2%，而以步行和骑自行车为主要出行方式的人群比例从 70.0% 下降至 47.1%。

许多省市开展了区域性成年居民体力活动状况的研究，并采用了 IPAQ 的体力活动水平分级方法。如广东省居民体力活动水平低活跃、中等活跃、高度活跃的比例分别占 23.4%、26.1% 和 50.5%；江西省居民分别为 20.77%、30.33%、48.90%；江苏省居民分别为 15.3%、43.8% 和 40.9% 等。此外，2014 年，马爱娟等对北京市的调查显示，体力活动不足率为 26.0%。王维华等 2013 年对陕西省的调查显示，88.97% 的居民达到了 WHO 推荐的每周达到或超过 600 MET-mins 的体力活动标准。

总体上看，全球范围的体力活动不足的趋势并没有得到明显的改变，而我国国民的体力活动下降的趋势在过去一段时间里却十分明显。虽然各省市存在明显差异，但大多数研究显示，职业性体力活动在全部体力活动中的占比远高于交通出行、家务和休闲活动。

32.5 促进体力活动的干预策略

干预（intervention）是指在特定的场所、时期，对目标人群施加有计划的、系统的计划项目，以影响其认识、信念、技能、行为和健康状况。促进体力活动的干预，其目的在于鼓励人们通过体力活动与体育锻炼相结合，减少静坐的行为，降低慢性病风险，提高健康水平。

生态学模型告诉我们，影响行为的因素除个体自身以外，还包括人际关系、组织结构、社区类型、政策导向等多层面的因素。因此，在制定促进体力活动的干预时应采取适当的策略，以促使干预对象出现行动并保持，直至实现干预对象行为改变的目标。

32.5.1 营造积极活跃生活方式的氛围

政府倡导与制度保障具有重要的导向作用。自 20 世纪 90 年代以来，国家先后制定和发布了《全民健身计划纲要》《健康中国"2030"规划纲要》《国民营养计划》等，都以倡导推广积极活跃的生活方式，促进人们积极参加体育锻炼，来增强体质，预防慢性病，提高健康水平。特别是《健康中国"2030"规划纲要》，提出个人是自身健康的第一责任人，强调要建立覆盖全生命周期的健康服务，全民健身要与全民健康深度融合，在疾病的预防、康复等领域，积极发挥体育锻炼的作用。

在这些大政方针的指引下，要充分利用各种宣传途径——传统媒体、新媒体、社区宣传栏，以及健康教育课等，广泛宣传积极活跃生活方式对健康的意义，提高目标人群的认知水平，激发行为改变的动机，形成坚持健康生活方式的自觉。要编制通俗易懂、操作性强的建议和指南，普及和传播科学知识和方法技能，指导和帮助广大民众达成目标。

32.5.2 构建有利于公众体力活动的环境

建成环境是土地利用、交通系统和基础设施等物质环境及其空间分布的组合，是城市规划主动干预公众健康的有效切入点。城市可以很大，但影响个体体力活动的并非整个城市空间，而是与个体日常生活密切相关的一定地理区域内的空间。在城市规划和建设中，应充分考虑到鼓励和有利于居民增加日常的体力活动，如留有安全通道的自行车道、步行道以鼓励绿色出行，便捷的公共交通以减少自驾车的过度发展，透气、明亮、安全的楼梯以鼓励人们多走楼梯少乘电梯，等等。应大力建设公共体育设施，合理布局，综合利用，鼓励单位、学校、公园等场地开放，以方便社区居民、学校学生和在职人群就近、就便进行健身锻炼。

要逐步建立公益性指导服务机构，为居民制订适合于自己的体力活动计划和体育锻炼计划，以提高干预的科学性，减少运动损伤的风险。理想的计划应当结合每个人的健康需求、运动技能和能力、兴趣爱好、闲暇时间和可及的健身资源等来制订，并通过制订过程，为其提供了解自己、增长知识、学习方法、掌握技能的实景体验的机会。

32.5.3 以社区和工作场所作为开展干预行动的主战场

社区是城市的细胞。要实现一个城市人群的健康，社区水平的健康干预工作是基础。各国很多的健康促进计划都是围绕社区开展的。实际上，我国全民健身工作一直以社区作为重点，如在社区建设了大量的体育锻炼场地设施——健身路径，组建了大批扎根于基层的健身团队，培养了大批志愿者性质的社会体育指导员，使社区全民健身活动红红火火，丰富多彩，参加体育锻炼的人数不断增加，对降低静坐少动带来的健康风险起到了积极的促进作用。近年来，针对糖尿病、高血压等慢性病的运动干预逐步开展，大部分也是在社区层面进行。

社区体力活动干预的策略主要有：政府搭台，多方唱戏，纳入公共服务体系；设计有针对性、操作性、可持续发展的项目，综合利用社区资源，综合应用适宜的策略和技术，加强项目的过程监测和效果评估；建立社会支持系统，发挥社区团体和群众组织的作用，开展多种形式的教育培训，提高项目实施人员的工作水平。

上班时间占去了在职人群一天中大部分精力最充沛的时间，因此，对于在职人群而言，在工作场所开展体力活动干预更具优势。比如对于一个单位来说，员工的工作性质相近，可以采取针对性更强的干预措施；容易建立富有操作性的制度，以保证干预的持续性；员工之间沟通便利，方便组织开展群体性活动，容易形成激励机制等。实际上，国内已有不少工作场所体力活动干预的成功案例，如一些世界五百强企业，在工作场所开展了针对慢性病防控的体力活动干预，公司高层领导身体力行，员工积极参与，持续时间长，干预效果显著。又如针对特大城市写字楼多，白领普遍缺乏体育锻炼、工作压力大的现状，开展了"健康楼宇"行动，在写字楼创办了共享健身场所，并借助移动互联网发展建立了跨企业的跑团、健身群等，参加者可以通过手机 APP 记录锻炼过程、展示个人成绩、获取健身信息、跨行业社交等，迎合了当代人的兴趣爱好，促进了在职人群的体育锻炼，取得了理想的干预效果。

（刘　欣）

33 成瘾性行为健康教育

33.1 成瘾性行为概述

人类成瘾问题是与人类文明共生的一种现象,随着成瘾人群的日渐增多,成瘾问题已经成为影响人类身心健康的全球需要共同面对的问题。

关于成瘾,WHO将其定义为:"由于对自然或人工合成的药物的重复使用所导致的一种周期性慢性的着迷状态,并引起无法控制想再度使用的欲望,同时会产生想要增加该药物剂量的倾向、耐受性、戒断症状等现象,因为对药物所带来的效果产生心理与生理上的依赖。"如吸烟、酗酒和药物滥用都会使人成瘾,因而被称为成瘾性行为或依赖性行为。

随着社会经济的发展和对成瘾现象的研究深入,目前成瘾的内涵从单纯的物质(药物)成瘾扩展到物质成瘾和行为成瘾两个方面,其中后者是指人们过度沉湎于某种事物或活动的行为,如网络成瘾、赌博成瘾、性乱成瘾、过量饮食、过量运动等。致瘾源也从单纯的某种特定物质(如烟、酒、成瘾性药物)扩展至特定物质和精神致瘾源两种。

由于致瘾源使得有此行为的人产生欣快和满足,因而极易产生依赖性,并将其视为生命活动不可缺少的部分。然而,成瘾性行为对人类健康的危害极大,可发生急性中毒、有害性使用、依赖综合征、戒断状态、伴有谵妄的戒断状态、精神病性障碍、迟发性精神病性障碍和遗忘综合征等。因此,改变成瘾性行为,提高人类健康水平是健康教育的一项重要工作。

本章将针对吸烟、酗酒和药物滥用等常见的对人类健康造成极大危害的成瘾性行为的健康教育进行介绍。

33.1.1 成瘾性行为的特征

成瘾性行为一旦形成,会出现一系列心理和行为表现。

(1)生理性依赖

机体内对烟、酒、药品等成瘾性物质形成新的生理平衡,以适应其额外需要。

(2)心理性依赖

成瘾性行为已整合到个体心理活动中,成为其思维、想象等心理过程的关键要素。

（3）社会性依赖

成瘾性行为与某种特定的社会环境或某种状态发生关联，如吸烟成瘾者吸烟行为与人际交往之间的关联。

（4）戒断症状

如焦虑、无聊、无助、不安、嗜睡、出汗、恶心、流涎等行为和躯体异常症状，是一组心理和生理的综合改变。一旦恢复使用成瘾性物质，症状将消失，并产生超欣快感。

33.1.2 成瘾性行为的影响因素

（1）社会环境因素

不良社会环境如社会动荡、暴力、种族歧视、失业、经济压力等，引起人们对现实社会的惶惑和厌倦，借助成瘾性行为缓解压力，获得暂时的逃避和内心安宁。

（2）社会心理因素

现代社会节奏加快、竞争激烈，生活紧张性刺激增多，使人们的应激增加，一些人可能通过吸烟、酗酒来调整情绪，消除烦恼、胆怯、失败等心理感受，更有甚者通过吸毒所产生的梦幻感来逃避压力、消除精神空虚。

（3）文化因素

不同的文化现象、风俗礼仪对成瘾性行为发生的影响。如借助烟酒来"打开社交之门"、以豪饮为荣的文化风俗等可能影响人们对烟酒使用的认知，从而自然而然地把吸烟、酗酒行为整合到自己的日常行为模式之中。

（4）传播媒介因素

媒介宣传和广告效应，通过塑造不同的社会认知规范，进而在成瘾性行为的形成中起到不可低估的作用。如对吸烟、饮酒行为赋予个人仪表、风度和社会形象等特征；利用"名人效应""粉丝效应"对青少年或"追星族"的诱导作用等。

（5）团体效应

由于个体从众心理和希望获得同伴认同的心理，一个广泛存在成瘾性行为的团体对某些个体的致成瘾作用效应巨大。如同伴压力对青少年吸烟、饮酒的影响；从事贩毒的犯罪团伙，往往先诱导其成员吸毒，以此作为互相认同的标志。

（6）家庭影响

由于家庭成员的行为"榜样"作用和模仿效应，成瘾性行为往往会呈现"家庭聚集现象"。

（7）人格因素

某些"易成瘾者"往往具有以下人格特征：①情绪不稳和冲动性，容易受激或他人挑唆接受致瘾源；②被动依赖，对不良事物缺乏判断和批判；③过度敏感，对外界耐受性差，适应不良；④高级意向减退或不稳定，缺乏意志力，信念和观点常随外界环境而改变；⑤反社会性，缺乏社会和家庭责任感。

（8）行为的聚集性

个体行为并非孤立存在，往往某一种危险行为同时伴随着其他危险行为，如吸烟和饮酒行为、吸烟与吸毒行为、吸毒与不安全性行为等。

33.2 控制吸烟的健康教育

烟草流行是当今世界最大的公共卫生挑战之一，全球约有 10 亿吸烟者，每年因吸烟导致的死亡人数高达 600 万，超过因艾滋病、结核、疟疾导致的死亡人数之和。中国是世界上最大的烟草生产国和消费国，总人口占世界总人口的 1/5，但吸烟人数却占到全世界吸烟人数的 1/3。调查显示，中国目前吸烟者人群超过 3 亿，约有 7.4 亿非吸烟者遭受二手烟的危害。烟草是一个无声的致命杀手，是中国大部分心肺疾病与癌症的诱因，每年因烟草相关疾病所致的死亡人数超过 140 万，其中有超过 10 万人死于二手烟暴露导致的疾病。如果此现状不加以改变，到 2020 年，中国归因于吸烟的死亡人数将上升至 200 万，占总死亡的比重将上升至 33%。

吸烟被认为是目前最主要的可预防危险因素，戒烟能有效减少烟草相关疾病发生的危险性和发生率，促进健康。消除烟草相关危害是世界性趋势和历史性潮流。自 1970 年以来，WHO、联合国组织和非政府组织积极倡导开展综合性控烟策略，全球控烟运动蓬勃开展。

控制吸烟的方法很多。单独使用某种方法，往往效果并不理想，采取控烟立法、社会倡导、健康传播和行为干预等综合策略和方法被认为是最有效的。

33.2.1 烟草的危害

烟草烟雾中含有超过 7 000 种化合物，其中有 69 种为已知的致癌物。成千上万的科学证据表明，吸烟和二手烟是肺癌、慢性呼吸系统疾病、冠心病、脑卒中等多种疾病发病和死亡的重要危险因素。与不吸烟者相比，吸烟者患冠心病、脑卒中的风险增加

2～4 倍,患肺癌的风险增加 13～23 倍,因慢性阻塞性肺疾病导致死亡的风险增加 12～13 倍。

然而,由于吸烟引发的疾病和死亡通常数十年甚至更长时间后才能显现,导致烟草的危害常被严重低估和忽略。因此,大多数人并没有清楚地认识到吸烟的真正危害和严重性。实际上,WHO 早在 20 世纪就已经确认烟草使用是一种慢性成瘾性疾病,需要正确的治疗。

33.2.2 吸烟成瘾的影响因素

引起吸烟成瘾的因素主要包括三大类:生物学因素、心理学因素和社会环境因素。这 3 种因素相互作用,相互影响。

（1）生物学因素

吸烟成瘾主要是由烟草中的尼古丁引起。当吸烟者吸烟时,尼古丁在几秒钟内就会进入大脑,让人产生各种愉悦感和被"奖赏"的感觉。尼古丁在体内停留的时间很短,很快就会被排出体外,当突然停止使用烟草或者体内尼古丁含量下降时,机体就会出现一系列的戒断症状。

（2）心理学因素

尼古丁引起的生理依赖通常还会导致吸烟行为的依赖,如吸烟者常会有不自觉地掏烟和点烟动作。另外,吸烟也会被看作是一种心理应对方式,在吸烟者感到有压力、孤独、无聊或者生气时,经常会用吸烟来缓解这些不良情绪。这些不断被强化的行为最终可导致精神依赖,也即产生心理依赖。

（3）社会环境因素

在中国,吸烟通常被认为是拓展及维护人际交往关系的重要方式之一,这使得吸烟行为变得更加复杂。随着交往程度的加深,朋友、同事、上下级之间彼此递烟的行为更为频繁。

33.2.3 吸烟者的戒烟干预

由于吸烟的成瘾性,吸烟者自行戒烟时,常因信心不足、无法应对戒断症状以及复吸等诸多问题,难以成功戒烟,戒烟成功率仅在 3% 左右。对吸烟者提供科学、有效的戒烟帮助,可大大增加吸烟者戒烟成功的概率。目前国际上主要的戒烟方法有戒烟门诊、戒烟热线、简短戒烟干预、药物戒烟等。

（1）戒烟门诊

戒烟门诊是开设在医院中专门提供戒烟咨询和干预服务的门诊,可设置独立科室,亦可以开设在其他科室中,由戒烟门诊的医师向患者提供戒烟干预服务。

（2）戒烟热线

戒烟热线是一种电话服务方式,通过电话对有兴趣和意愿戒烟的咨询者提供专业性的咨询指导服务。在诸多戒烟服务模式当中,戒烟热线是国际上广为采用的一种符合成本效益的戒烟服务手段。

（3）简短戒烟干预

简短戒烟干预是指在日常的诊疗服务过程中,尤其是指平常的寻医问诊中,在患者与医师接触的短短 3～5 分钟之内,医师或护士等医务工作者为吸烟者所提供的专业戒烟建议和帮助。

（4）戒烟药物

戒烟药物可以帮助吸烟者减轻戒烟过程中出现的戒断症状。WHO 推荐的一线戒烟药物主要包括:①尼古丁替代类药物,具体形式有尼古丁贴片、尼古丁口胶剂、尼古丁舌下含片、尼古丁喷鼻剂、尼古丁吸入剂等;②非尼古丁类药物,如安非他酮缓释片、尼古丁受体拮抗剂-伐尼克兰等。尼古丁替代类药物一般都是非处方药,而其他药物治疗则需要医师开具处方。

在上述戒烟方法中,简短戒烟干预（brief smoking cessation intervention）作为一项重要的戒烟帮助手段被众多国家和地区使用和推广。国内外研究结果表明,简短戒烟干预能够增加吸烟者的戒烟意愿,提高戒烟成功率。中国目前有 200 万名临床医师,如果每人每年能够为 10 个吸烟者提供戒烟帮助,其中如果有 1 名吸烟者能够成功戒烟,中国每年将会有 200 万人能够彻底告别烟草。

33.2.4 控制吸烟行为的发生

（1）知识传播活动

利用各种传播平台和传播手段,向大众普及吸烟有害知识,提高其自觉抵制香烟的意识。

1）利用"5·31 世界无烟日"和各种宣传日大力宣传吸烟有害健康。在"5·31 世界无烟日"通过组织大型街头宣传活动,营造反对吸烟的氛围;通过发放宣传材料、咨询、文艺演出等多种形式宣传吸烟的危害和戒烟的好处。烟草使用与多种疾病的发生、发展相关,可以利用各种疾病或健康相关问题的宣传日,传播吸烟的危害知识以及控制吸烟的必要性和手段。

2）青少年"不吸第一支烟"教育活动。通过学校教育、家庭督促和示范及社区支持组合的方式,形成对青少年"不吸第一支烟"的全方位干预,以减少其尝试吸烟行为,坚定其长大了不吸烟的信念,减少新烟民的出现。

3) 社区、医院、机关、企业等各类场所的控烟知识传播活动。结合各类场所的工作特点和人群特征,开展相关知识传播活动。

(2) 针对性干预

针对吸烟行为的成因,开展针对性干预,杜绝吸烟行为发生。充分了解吸烟行为及其干预研究循证依据,了解影响吸烟行为发生的内在和外在因素,运用行为学干预理论(如健康信念模型、计划行为理论、社会认知理论、行为转变的阶段模式等),有针对性地实施个体干预。

33.2.5 制定并实施控烟政策

(1) 推进无烟环境建设

世界各国多年的控烟实践表明,制定和实施控制吸烟政策、加强无烟环境建设是控制吸烟的有力措施。2003 年 5 月,WHO 第五十六届世界卫生大会一致通过《烟草控制框架公约》这一具有法律约束力的第一部公共卫生多边条约。中国于 2003 年 11 月 10 日正式签署《烟草控制框架公约》,并履行公约义务。

目前,不少国家出台了禁烟有关规定。中国政府也制定一系列控制吸烟的法律法规,如《中华人民共和国未成年人保护法》《中华人民共和国广告法》《公共场所卫生管理条例》《中学生守则》《中学生日常行为规范》《小学生日常行为规范》等均有控烟的条款。此外,还下发了《关于宣传吸烟有害与控制吸烟的通知》《关于坚持制止利用广播、电视、报纸、期刊刊播烟草广告的通知》《关于在公共交通工具及其等候室禁止吸烟的规定》等,对控烟工作的开展起到了推动作用。

WHO 在《控制吸烟框架公约》中提出,加强无烟环境建设,推进公共场所、工作场所、公共交通工具无烟等是被众多学者研究证实、大量国家实践验证的行之有效的控烟措施。建立控烟法规、开展有效执法,对于建设无烟环境,保护公众不受二手烟、三手烟危害至关重要。2014 年以来,北京市、上海市等相继开展了控烟立法和执法工作,通过完善控烟工作机制、壮大控烟队伍、推进无烟环境建设、提升市民控烟意识、加强戒烟服务等措施,控烟工作取得显著效果,成人吸烟率、二手烟暴露率下降。许多省、市、县地方政府出台了《公共场所禁止吸烟的条例》

并逐步推进控烟立法。

(2) 提高烟税和价格政策

众多国家和地区的实践验证,提高烟税和价格是减少各阶层人群,尤其是青少年烟草消费的有效和重要措施,连续的提高烟税进而提升烟草价格是控制烟草消费最有效的单一措施。目前,中国烟草制品价格低廉是高吸烟率的原因之一,通过增加烟税来提高烟价既可保护公民健康,也可减少疾病经济负担、增加政府收入,是一项双赢政策。

(3) 全面禁止烟草广告和促销活动,禁止向未成年销售烟草及制品

全面禁止烟草广告和促销活动,禁止向未成年人销售烟草及制品。一方面,有利于创造一个健康的氛围,使青少年在无任何烟草商业影响的无烟环境中健康成长;另一方面,可以减少青少年对烟草的可获得性,从未减少吸烟行为的发生。

33.3 有害使用酒精的健康教育

酒因其特殊的历史文化传统和娱乐、放松作用而为世界各地人们所青睐,也被看作是社会交往的一种方式和对食物的一种补充。然而有害使用酒精则具有严重的公共卫生后果,被列为世界上导致早亡和残疾的第三大风险因素。WHO 在《2014 年酒精与健康全球状况报告》指出,有害使用酒精是导致 200 多种疾病和损伤病症的因素之一;全世界每年因有害使用酒精导致 330 万例死亡,占所有死亡数的 5.9%;酒精导致了全球 5.1% 的疾病和损伤负担(以伤残调整生命年计);酒精在相对较为年轻的年龄组就会导致死亡和残疾,所有 20～39 岁死亡者中约有 25% 是由酒精造成的。除健康后果外,有害使用酒精也会对个人和整个社会带来大量社会和经济损失。《2018 年酒精与健康全球状况报告》显示,2016 年虽然全球饮酒趋势下降,但仍有 300 多万人因有害使用酒精而死亡,占死亡总数的 1/20,其中 3/4 以上为男性;有害使用酒精导致全球疾病负担的 5% 以上;在所有可归因于酒精的死亡中,28% 系因伤害所致,如交通事故、自我伤害和人际暴力等;21% 源自消化功能紊乱;19% 源自心血管疾病,其余则由传染病、癌症、精神障碍和其他病症所导致;全球估计有 2.37 亿男性和 4 600 万女性患有酒精使用障碍。

目前已经在个体和社会层面确定了多种影响人群酒精消费水平和饮酒模式以及酒精相关问题严重性的因素,并提出了全球酒精政策和行动策略,减少

有害使用酒精的危害。

结合中国具体情况,针对一般人群的饮酒行为干预和针对酒精滥用者的早期干预是公共卫生领域的工作重点。及时针对危险饮酒者和有害饮酒者进行早期干预能够显著减少酒精消费水平和酒精所致的其他问题。简短干预(brief intervention)成本低廉,在危险饮酒和有害饮酒行为干预上效果显著,填补了酒精滥用初级预防和后期强化治疗之间的空白,也为酒精依赖患者转诊至专业机构治疗提供了有效途径。

33.3.1 有害使用酒精和酗酒的概念

有害使用酒精的概念比较宽泛,既包括可能给饮酒者、饮酒者身边的人以及整个社会造成有害健康和社会后果的饮酒行为,也包括可能使有害健康后果风险增加的饮酒模式。

在理解有害使用酒精的概念时,需要区分几个名词:过量饮酒、危险性饮酒(hazardous drinking)和有害饮酒(harmful drinking)。

危险性饮酒是指饮酒量和饮酒模式有明显损害健康的危险,但还没有造成明显的躯体和精神损害;有害饮酒是指反复的饮酒行为已经造成了躯体或精神的损害。

在ICD-10中,有害饮酒的定义是:①有明显的证据证明酒已经造成了躯体或精神的损害;②实质的损害是可以辨认的;③持续性饮酒至少已达1个月或在过去12个月内反复发生;④不符合酒精依赖的诊断标准。

《中国居民膳食指南(2016)》建议:日均纯酒精摄入量男性应不超过25 g,女性不超过15 g;如果超过该建议量则为过量饮酒。国内流行病学调查定义危险饮酒为日均纯酒精摄入量男性达到41~61 g,女性达到21~41 g;有害饮酒为日均纯酒精摄入量男性超过61 g,女性超过41 g。

在日常生活及一般文献中,用以描述异常饮酒的词汇很多,如嗜酒、酗酒、问题性饮酒、酒中毒、酒精中毒、酒依赖等。目前WHO建议废除原来使用的酒(精)中毒,而代之以酒(精)依赖,在其2010年通过的《减少有害使用酒精全球战略》中统一上述词汇为有害使用酒精。

33.3.2 有害使用酒精的危害

有害使用酒精和一系列精神和行为障碍、慢性非传染性疾病以及损伤之间存在因果关系,是导致神经精神障碍和其他非传染性疾病,如心血管病、肝硬化以及各种癌症的一种主要但可避免的风险因素。有害使用酒精与若干传染病,如艾滋病毒/艾滋病病程、结核病和肺炎发病之间也存在因果关联。有害使用酒精造成的疾病负担很大一部分源自无意和有意伤害,包括道路交通碰撞和暴力造成的伤害,以及自杀。酒精消费引起的致命伤害多发生在较年轻的人群中。

33.3.3 饮酒行为的流行现状

WHO的《2014年酒精与健康全球状况报告》显示,全球15岁及以上成人中,52%为饮酒者,过去12个月内的饮酒率为38.3%,过量饮酒率(每个月至少有1次饮用纯酒精量在60 g及以上)为7.5%;饮酒者的年人均酒精摄入量是17.2 L,16.0%的饮酒者为过量饮酒。

在中国,饮酒是一种很普遍的行为。根据2010年全国第三次慢性病及其危险因素监测结果,在中国18岁及以上成人中:①过去12个月内饮酒率为36.4%,过去30天内饮酒率为28.8%,均呈现男性高于女性、城市略高于农村的趋势;②饮酒者日均酒精摄入量为20.3 g,25.5%的饮酒者几乎天天饮酒;③危险饮酒率8.1%,有害饮酒率9.3%,后两个的指标除了仍呈现男性高于女性的趋势外,出现农村高于城市的现象。

未成年人饮酒也是全球公共卫生关注的重点之一。WHO 2008年调查结果显示,在73个参与研究的成员国中,有71%的成员国未成年人饮酒率在过去5年内呈上升趋势。受社会、文化、环境及心理等多种因素的影响,中国青少年中存在一定数量的饮酒人群。2008年,全国青少年健康危险行为监测数据显示,中国中学生目前饮酒率男生为36.4%,女生为23.8%,并逐渐出现普及化、低龄化和程度加重的趋势。

33.3.4 控制有害使用酒精的综合策略

要减轻有害使用酒精造成的健康、安全和社会经济问题,需要针对酒精消费水平、模式和背景以及更广泛的健康问题社会决定因素采取行动,需要国家层面制定、实施、监测和评价减少有害饮酒的公共政策,WHO《减少有害使用酒精全球战略》为决策者提供了以下参考:①监管酒精饮料的销售(特别是向年轻人销售);②监管和限制酒精的可获得性;③制定适当的酒后驾驶干预政策;④通过征税和价格机制减少酒精需求;⑤提高公众对政策的认识和支持力度;⑥向酒精滥用患者提供易获得和可负担的治疗;⑦针对危险和有害使用酒精开展广泛筛查和简短干预。

33.3.5 酒精依赖者的戒酒干预

主要由精神专科医师进行,如成立自助管理小组,对酗酒者的简单动机干预、治疗和康复等,均有助于酒精依赖者戒除酒瘾或减少其有害饮酒行为。

然而,大部分高风险饮酒者虽然没有达到酒精使用障碍诊断标准,但酒精相关的损害已经发生。因此,相关干预"关口前移",通过识别危险及有害饮酒者,进行早期干预,以改变有害饮酒行为,防止酒精导致危害的发生发展。

另一方面,在针对酒精依赖者的干预实践中,逐渐发现家庭的重要作用,并运用于干预之中。如Suresh等对酒精依赖者进行药物治疗时,辅以综合性家庭干预,发现可显著减少酒精摄入量,增强戒酒动机。

33.3.6 酒精滥用的简短干预

简短干预是指各级医疗服务人员在日常诊疗过程中,利用短暂的接诊时间,对就诊者进行酒精滥用的筛查,并根据筛查结果实施饮酒健康教育、简单建议、简短咨询、转诊等不同强度的干预措施,以减少危险和有害饮酒。简单干预包括筛查、反馈、建议、帮助、随访等步骤,在常规临床实践中即可运用,简便易行,根据干预强度需时5~30分钟不等。

简短干预的适用对象是饮酒量超过推荐限量的个体,实施场所包括各级医院、初级卫生保健机构、诊所、社区咨询机构、社区福利机构和工作场所等,干预者可以是任何经过培训愿意进行饮酒行为干预的人员。初级卫生保健机构是对饮酒者进行持续监测和定期干预的理想场所,基层医疗卫生服务人员在酒精滥用的识别、干预、转诊等方面发挥着关键作用。

33.3.7 理性饮酒教育

虽然对饮酒教育的有效性存在争议,但是针对全人群开展饮酒教育,减少饮酒行为发生,改变有害使用酒精的行为,降低酒精消费水平,仍是一项重要的干预措施。

1) 利用各种媒介加大宣传教育,树立正确的饮酒社会规范,倡导不饮酒或理性饮酒。

2) 结合慢性病危险因素干预、膳食干预、全民生活方式干预、妇幼保健、酒后驾驶干预等项目,进行理性饮酒教育。

3) 通过校园饮酒教育传播活动以及校园周边社区的共同参与,改变未成年人及年轻成人对饮酒的期望,提高其自我效能,以减少未成年人尝试饮酒的行为和大学生酗酒行为的发生。

33.4 药物滥用行为的健康教育

药物滥用已成为全球严重的社会和卫生问题之一,严重危害着人类的身体健康和社会进步。据联合国毒品与犯罪办公室2018年报告显示,全球有2.75亿每年至少使用一次毒品的人,占15~64岁人口的5.6%。2000—2015年,全球由使用毒品直接导致的死亡增加了60%,其中50岁以上人群所占的死亡比例由2000年的27%上升到2015年的39%,约3/4的死亡是来自鸦片类物质的滥用。因吸毒诱发的凶杀、盗窃、抢劫、诈骗、性犯罪、艾滋病等逐年增多。

与老年人相比,年轻人吸毒行为及其相关危害的发生率高。12~17岁青少年是尝试吸毒的高风险人群,而18~25岁年轻人则可能是吸毒行为高峰人群。大麻是年轻人的普遍毒品吸食选择。年轻人吸毒有两种极端的类型:富裕年轻人的夜生活俱乐部吸毒和娱乐消遣场所,街头孩子的吸入剂使用。

药物滥用是药物、人和环境三方面相互作用的结果,是一个非常复杂的社会现象。禁止药物滥用行为的干预应该是禁毒、成瘾性药物管理、预防吸毒行为发生以及吸毒者戒毒等多种途径相结合的"组合拳"。目前提倡开展"三层次预防",采用"三减策略"。

1) "三层次预防"则主要是针对不同的人群开展不同的教育干预活动,以提高大众对预防药物滥用的认识和抵制能力,同时帮助吸毒者通过治疗、康复,而重返社会。

第一层次预防是利用大众媒介、大型宣传活动及歌舞表演等形式对各界群众开展宣传、教育以提高公众对毒品危害的认识,自觉抵制药物滥用现象,防患于未然。

第二层次预防是针对青少年、无业者及流动人群等易感人群开展干预活动,通过早发现、早处理,将问题消灭在萌芽之中。

第三层次预防主要是为吸毒者提供治疗、康复帮助。

2)"三减策略"主要是减少毒品的供应、减少毒品的需求和减少毒品的危害。

33.4.1 药物滥用的概念

药物滥用是指持续地或偶尔过量用药,这种用药的剂量、方式、时间及地点与公认的医疗实践不一致或无关。即无论药品的类型,还是用药方式或地点都不合理;没有医师指导的超出了医疗范围和剂量标准的自我用药;使用者对所用药物不能自拔且有较强的强迫性用药行为;药物使用后,常可导致精神身体危害以及社会危害。药物滥用包括过量用药、吸毒和药物误用。WHO将常见的滥用药物按其药理作用可分为八大类,分别为:麻醉性镇痛药(如吗啡、阿片、海洛因等)、镇静催眠药(如苯巴比妥、安定等)、中枢神经兴奋剂[如甲基苯丙胺(冰毒)、可卡因、二甲基双氧安非他明(摇头丸)等]、大麻类、致幻剂、挥发性有机溶剂、精神活性药物、烟酒。

吸毒即吸食毒品,是指违背社会风俗和文化,过分和有害地使用有潜在成瘾倾向的药物,以取得快感或避免不快为特点的一种精神和躯体性病理状态。《中华人民共和国禁毒法》规定,毒品是指鸦片、海洛因、甲基苯丙胺、吗啡、大麻、可卡因和二甲基双氧安非他明、氯胺酮(K粉)以及国家规定管制的其他能够使人形成瘾癖的麻醉药品和精神药品。

33.4.2 药物滥用的危害

吸毒除了因药物本身所导致的依赖性和耐受性之外,还直接和间接地损害吸毒者机体健康;导致吸毒者个人经济崩溃、家庭解体;衍生盗窃、抢劫、卖淫、暴力、凶杀等恶性犯罪,给个人、家庭及社会带来了不可估量的危害;因禁毒戒毒投入、劳动力损失以及医疗负担加重等造成经济损失。

（1）个体危害

从近期影响来说,成瘾物质可影响个体躯体和心理状态。如降低心理防御能力,改变视觉感知和时间感知,易产生幻觉,学习和劳动能力下降;生理上出现食欲下降,睡眠减少,性欲减低等;过度滥用甚至可能出现急性中毒症状;严重者出现肾衰竭、弥散性血管内溶血、横纹肌溶解、致死。长期的危害包括成瘾行为相关依赖综合征和戒断症状、精神障碍、智能障碍和人格变态。同时,长期吸毒可导致许多系统受损,如中枢神经系统功能异常及皮肤感染;肝脏、肾脏、呼吸系统、心血管等系统受损,严重者可致死亡。

（2）家庭危害

由于高纯度毒品的高昂价格和吸毒者为达到效果逐渐增加的吸毒量,需要耗费大量的毒资,必然会导致倾家荡产。由于吸毒,夫妻之间感情破裂,家庭离散;父母吸毒殃及子女,出现家庭暴力、卖儿卖女,迫使子女离家出走,流浪街头,甚至走上犯罪的道路。

（3）社会危害

吸毒成瘾后,瘾君子无法摆脱毒瘾的煎熬,为了满足毒瘾和支付巨大的毒资,会不择手段,甚至铤而走险,进行偷、抢、劫、贪污、卖淫,甚至谋财害命等违法犯罪活动。贩毒分子为了获得高额利润,疯狂地进行报复、恐吓、暗杀等活动,扰乱社会治安,严重威胁国家及人民生命财产的安全。

（4）公共卫生危害

注射吸毒者共用注射器和针头,导致艾滋病、乙型肝炎等血液传播性疾病在吸毒者之间的蔓延;吸毒与卖淫、吸毒与性行为混乱等,往往导致疾病通过性传播途径传染给非吸毒人群。

（5）经济危害

毒品对社会经济的破坏作用一方面是毒品交易直接减少了政府财政收入,另一方面源于缉毒、禁毒的人力和物力的庞大投入,第三方面则是因毒品危害而丧失的生产力、医疗费用增加及其他社会损耗。

33.4.3 禁毒法规的制订和严格执法

毒品是一个国际性社会和卫生问题,严重威胁着人类的生存和发展。无论对发达国家还是对发展中国家,禁毒都显得格外重要。

在禁毒工作中,建立健全高效的禁毒机构是取得禁毒斗争胜利的基础。制定禁毒相关法规和管理制度,严格执法是取得禁毒斗争胜利的关键。

吸毒在中国是明令禁止的违法行为。1990年12月28日第七届全国人民代表大会常务委员会第十七次会议通过的《全国人大常委会关于禁毒的决定》明确规定毒品的范围,对走私、贩卖、运输、制造毒品者制定了严格的处罚决定。1991年国务院成立国家禁毒委员会。1995年国务院颁布的《强制戒毒办法》规定对吸食、注射毒品成瘾人员在一定时期内通过行政措施对其强制进行药物治疗、心理治疗和法制教育、道德教育,使其戒除毒瘾。另外,国务院颁布的《麻醉药品管理办法》(1987年)和《精神药品管理办法》(1988年),相继规定了医院对麻醉药品和精神药品做到专人管理、专用处方、专人领取、专用账册、专门登记和专柜加锁等制度。

随着禁毒工作的日益深入,国家禁毒相关法规和制度愈加完善。①2007年12月29日,第十届全国人民代表大会常务委员会第三十一次会议通过《中华人民共和国禁毒法》,规定了自愿戒毒、社区戒毒、强制隔离戒毒、社区康复等戒毒措施,同时规定,强制隔离戒毒场所的设置、管理体制和经费保障由国务院规定。②2011年6月22日,国务院《戒毒条例》规定,对实施《中华人民共和国禁毒法》规定的各项戒毒措施进行了全面规范。③2017年11月4日,第十二届全国人民代表大会常务委员会第三十次会议通过的《中华人民共和国刑法修正案(十)》对走私、贩卖、运输、制造鸦片等行为的处罚更加完善。其中第347条规定,走私、贩卖、运输、制造鸦片1 000 g以上、海洛因或者甲基苯丙胺50 g以上或者其他毒品数量大的,处15年有期徒刑无期徒刑或者死刑,并处没收财产。④2005年8月3日,国务院颁布的《麻醉药品和精神药品管理条例》,对麻醉药品和精神药品实行从源头生产、运输、销售、使用等各个环节的实时监控和管理,包括实行定点生产、定点经营制度和统一零售价格;限定销售渠道和减少流通层次;实施专用处方制度和流向实时监控等。

33.4.4 吸毒的大众干预

(1)知识传播活动

利用各种传播平台和传播手段,向大众普及有关毒品的知识,开展心理卫生知识和价值观教育,指导开展健康的文体活动,使人们认识毒品的危害性,自觉抵制毒品诱惑和拒绝尝试吸毒,同时能主动参与预防吸毒的工作。

1)利用"6·26国际禁毒日""10·10精神卫生日"以及各种疾病或健康相关问题宣传日,通过电视、广播、报纸等传统媒介和新媒体、各种大型宣传活动,营造禁止药物滥用的氛围,提高人们对各种成瘾性物质及其危害的认识和对药物滥用的警觉。

2)开展对青少年的预防吸毒教育活动,可以组织青少年"珍爱生命,拒绝毒品"的签名活动;利用少先队活动和班会、角色扮演,教育青少年如何拒绝毒品的诱惑;通过家校联合和社区参与,营造良好的人际氛围,引导青少年科学认识毒品和吸毒行为,树立正向的认知和期望,自觉远离毒品诱惑。

3)对于有潜在危险的人群,如无业人员、个体户、出租车司机、娱乐场所从业人员等,要在调查基础上针对性选择教育内容和手段,帮助他们了解毒品相关知识,避免发生药物的错用、误用和试用。如出租车司机可以在车头放置预防毒品的小挂件,无业人员可以在扑克牌后面书写禁毒的宣传。

4)社区、医院、机关、企业等各类场所的控毒知识传播活动。结合各类场所的工作特点和人群特征,开展相关知识传播活动。

(2)创建"无毒社区"

联合国毒品与犯罪办公室2018年报告中提出:在毒品流行且很容易获得的时期经历其青春期的那些人,更有可能曾尝试吸毒并继续吸毒。因此,环境对吸毒行为的发生起着极其重要的作用。吸毒预防的另一途径就是解决环境问题。通过"无毒社区"的创建,一方面可以提高大众的认识和防患意识,预防吸毒行为的发生;另一方面,可以及早发现那些尝试吸毒的人,使其及早得到治疗;第三还可以组成社区、家庭、群众"一张网",使贩毒分子无处可藏。

"无毒社区"的创建需要政府负责、家庭及社区群众积极参与。在创建过程中,除了工作架构和机制的建立,社区可组织系列知识传播活动宣传毒品相关知识;可组织丰富多彩的娱乐活动,丰富社区居民的业余生活,营造良好的人际环境;可为有潜在吸毒危险人群组织技能培训和其他社区支持活动,提高就业能力,提供就业援助。

33.4.5 吸毒成瘾人群的戒毒措施

(1)戒毒治疗的阶段

吸毒成瘾人员应当进行戒毒治疗。戒毒治疗主要包括急性脱瘾和康复治疗两个阶段。

1)急性脱瘾:包括硬脱和医疗脱瘾两种方法。硬脱是指不使用任何药物和其他治疗措施,强制吸毒者不吸毒,或逐渐减少吸毒剂量,使戒断症状自行消失。医疗药物脱瘾法是指利用药物和某些医疗措施减轻戒断性症状,逐渐消除毒瘾。后者是具有戒毒治疗资质的医疗机构所常用的,也是吸毒者容易接受的方法。

2)康复治疗:是指在急性脱瘾后,进一步消除精神依赖性的一系列措施。有关研究结果显示,戒毒后的复吸率高达90%以上,如此之高的复吸率使戒毒后的康复治疗显得格外重要。如针对复吸问题的药物与心理康复措施;各种模式的康复咨询机构;中国的社会帮教体制、劳动矫正治疗以及针具交换和美沙酮替代疗法等。

(2)戒毒措施

根据《中华人民共和国禁毒法》规定,对吸毒成瘾人员可采纳自愿戒毒、社区戒毒、强制隔离戒毒、社区康复等戒毒措施。

1）自愿戒毒：吸毒人员可以自行到具有戒毒治疗资质的医疗机构接受戒毒治疗或自愿申请并接受强制隔离戒毒。

2）社区戒毒/社区康复：对吸毒成瘾人员，公安机关可以责令其接受社区戒毒。社区戒毒是指将吸毒成瘾者的脱瘾与康复纳入社区医疗范围，吸毒者在医师和邻里监督下进行家庭脱毒，在社区医疗服务机构进行康复治疗。在社区戒毒中，戒毒者必须签订并遵守《社区戒毒协议》，社区戒毒的期限为3年。另外，可在一个社区或几个社区联合组织社区帮教体系，由医护人员、家属、邻里组织机构人员相结合进行，使戒毒者走向正常生活。社区戒毒可节约人力、物力与财力，社区戒毒与创建"无毒社区"相结合。

3）强制隔离戒毒：吸毒成瘾严重、社区戒毒难以戒除毒瘾者，或在社区戒毒存在主观上的抗拒或违法社区戒毒协议者，县级以上人民政府公安机关可做出强制隔离戒毒的决定。由强制隔离戒毒场所根据戒毒者吸食、注射毒品的种类及成瘾程度等，对其进行有针对性的生理、心理治疗和身体康复训练。另外，也可根据戒毒的需要，组织戒毒者参加必要的生产劳动，对其进行职业技能培训。强制隔离戒毒的期限为2年，之后须接受不超过3年的社区康复。

（钱　玲　么鸿雁　杨　焱　王琦琦　王立立）

第七篇
其他专题健康教育
Qi Ta Zhuan Ti Jian Kang Jiao Yu

·现代健康教育学·

34 健康素养

34.1 概述

34.1.1 健康素养的概念

健康素养是由英文词组"health literacy"翻译而来的,原意是指"对健康信息的认知、理解能力"。"literacy"在英文中是指"读写能力"。在最初的研究中,"health"和"literacy"是分开的,旨在研究"health"(健康)和"literacy"(识字能力,读写能力)之间是否存在关联,以及存在怎样的关联。直到20世纪70年代,才出现"health literacy"一词。

国际上,关于健康素养的定义有多种描述。我国引用的是美国《健康国民2010》中使用的定义,也是目前最被广泛认可的一个定义。即:"健康素养是指个人获取、理解、处理基本的健康信息和服务,并利用这些信息和服务,做出有利于提高和维护自身健康决策的能力。"

34.1.2 健康素养的评价

2008年,原国家卫生部发布了《中国公民健康素养——基本知识与技能(试行)》,第一次界定了现阶段我国公众应该具备的基本健康知识和技能。

以《中国公民健康素养——基本知识与技能(试行)》为依据,可从3个方面评价一个人是否具备健康素养:①是否具有基本的健康知识和理念;②是否具有健康的生活方式与行为；③是否具有维护和促进健康的基本技能。

34.1.3 提升公众健康素养的意义

2013年6月，第八届全球健康促进大会在芬兰赫尔辛基召开。会议期间，WHO欧洲区办事处推出了他们对健康素养的最新研究专辑——"Health literacy-The solid facts"。

2016年11月，第九届全球健康促进大会在中国上海召开，并发布了《上海宣言》。该宣言明确指出：良好治理、健康城市、健康素养是健康促进三大发展主题。健康素养与消除贫穷、零饥饿、优质教育、健康公平等多项可持续发展目标有着密切的关系。

WHO及近20年来欧美国家对健康素养研究的有关文献显示，国际社会对提升公众健康素养的重要意义形成以下主要共识：①健康素养是健康的主要决定因素，与个人收入、就业状况、教育水平、种族和民族相比，健康素养对个人健康水平的影响更为突出。②健康素养是不同年龄、收入水平、就业状况、文化水平、种族或民族群体健康状况的一项较强的预测指标。③提升公众健康素养可有效减少健康不公平，显著降低社会健康支出成本。④政府应将高水平健康素养作为卫生和教育政策的一项明确目标。⑤倡导将健康素养纳入公共卫生政策。⑥健康素养是健康城市的关键属性。⑦健康素养与群体的发病率、病死率、健康结局、平均期望寿命高度相关。⑧健康素养是评价健康教育效果的重要指标。

34.1.4 我国提升公众健康素养的迫切性

我国仍处于社会主义初级阶段，而且这种状况将会持续较长时间。经济的发展水平直接制约了卫生资源的发展水平和供应，在卫生资源有限的情况下，提升人民群众的健康素养是从根本上提升全社会健康水平最有效的措施。

近年来，我国慢性病呈"井喷"态势。慢性病不仅给社会和家庭造成了沉重的经济负担，而且已经成为提高人均期望寿命和人民群众生活质量的一个重要的制约因素。慢性病的防治策略主要有两方面：①改变人们不健康的生活行为方式，从源头上遏制慢性病的发生和发展；②增强患者对疾病的自我管理能力，减少病残和死亡。这些都依赖于个体健康素养的提高。

有些农村地区卫生条件较差，呼吸道传染病、消化道传染病、接触性传染病等仍然是常见病、多发病。提高农村居民的卫生意识，养成良好的卫生习惯，可以有效地避免这些疾病的发生。

城乡居民疾病的早期发现率普遍较低，这是导致预后差、致死、致残的主要原因。而疾病的早发现、早治疗与人民群众的健康意识、健康知识水平密切相关。提高人民群众的健康素养，树立健康风险意识，掌握疾病的早期识别知识，可有效提高疾病的早期发现率。

我国城乡居民的健康素养仍处于较低水平，基本的健康知识与技能普遍缺乏。

34.2 我国健康素养研究

34.2.1 我国健康素养研究的启动

2005年，中国疾病预防控制中心健康教育所（2008年更名为中国健康教育中心）申请了国家科技部公益基金项目——中国公众健康素养调查与评价体系建立，着手健康素养的研究工作。这是我国政府第一次资助开展健康素养的研究，拉开了健康素养理论研究与实践的大幕。

该研究在国外健康素养研究基础上，根据我国的实际情况，建立了健康素养的评价指标体系。评价指标体系共包含4个维度、40个指标，分别构成了知识性健康素养、行为性健康素养、信念性健康素养和功能性健康素养4个分指数，分别从健康知识、健康行为、健康信念和解决实际健康问题的能力4个方面，综合评价一个人的健康素养水平。

34.2.2 《中国公民健康素养——基本知识与技能（试行）》的发布

2008年，原国家卫生部以公告的形式发布了《中国公民健康素养——基本知识与技能（试行）》，从基本知识和理念、健康生活方式与行为、基本健康技能3个方面界定了中国公民健康素养的基本内容，共涉及66个具体条目，简称《健康素养66条》。这是健康教育领域发布的第一个政府公告，也是世界上第一份界定公民健康素养的政府文件。

《健康素养66条》的发布，极大地推动了中国健康教育与健康促进工作。对社会公众而言，《健康素养66条》给出了最为权威、全面、简洁的核心健康信息，涵盖了威胁人群健康的主要健康问题和危险因素，指导和帮助社会公众更好地维护自身健康。对卫生工作而言,《健康素养66条》明确了健康教育与健康促进的重点内容,加快了从"以疾病为中心"向"以健康为中心"的工作模式的转变。

《健康素养66条》发布后,各级卫生计生部门、医疗卫生专业机构、社会机构、大众媒体等以此为依据,进行相关科普读物、视频、健康教育读本的开发和制作,充分利用现有的传播技术和资源,通过多种途径向公众传播通俗易懂、科学实用的健康知识和技能,切实提高公众健康素养水平。

34.2.3 《健康素养66条》的修订

2015年,针对城乡居民主要健康问题、健康需求的新变化,以及医疗卫生领域研究新成果,受原国家卫生计生委宣传司的委托,中国健康教育中心组织专家对2008年发布的《健康素养66条》进行了更新、修订,形成了《中国公民健康素养——基本知识与技能(2015年版)》,重点增加了精神卫生、慢性病防治、安全与急救、科学就医和合理用药等内容。此外,还增加了关爱妇女生殖健康,健康信息的获取、甄别与利用等知识。今后,《健康素养66条》的内容将继续与时俱进,定期更新。

2015年版《健康素养66条》包括基本知识和理念25条、健康生活方式与行为34条和基本技能7条。基本知识和理念包括基本健康理念、传染病防治知识、慢性病防治知识、健康心理知识、生殖健康知识、职业卫生知识等;健康生活方式与行为包括合理膳食、科学健身、卫生习惯、成瘾行为、安全行为、就医行为、妇幼健康行为等;基本技能包括健康信息技能、日常保健技能、急救技能、灾害避险技能等。

34.2.4 健康素养评价指标体系研究

为了使评价工作更加科学、客观,测评内容更加注重准确性、针对性及可操作性。中国健康教育中心于2010年开展了健康素养评价指标体系研究,构建了中国健康素养评价指标体系。

评价指标体系由三级指标构成。一级指标有3个,分别为基本知识和理念、健康生活方式与行为、基本技能;二级指标有6个,分别为基本理念、基本知识、生活方式与习惯、卫生服务利用、认知技能、操作技能;三级指标有20个,分别为对健康的理解、健康相关态度、生理卫生常识、传染病相关知识、慢性病相关知识、保健与康复、安全与急救、法规政策、环境与职业、营养与膳食、运动、成瘾行为、健康心理、个人卫生习惯、利用基本公共卫生服务的能力、就医

行为、获取信息能力、理解沟通能力、自我保健技能、应急技能。

健康素养评价指标体系的构建,为健康素养评价提供了理论支持,是健康素养标准化试题库建设和标准化监测问卷制订的前提和保障。

34.2.5 健康素养标准化试题库及标准化监测问卷研究

中国健康教育中心在健康素养评价指标体系的基础上,开始了标准化试题库建设工作。标准化试题库构建包括:《健康素养66条》的维度划分、各维度权重的确定、在维度细分的基础上开发试题、每道试题难易度与区分度的确定、题型和题量的确定。理论上,这能保证随机生成的每套健康素养问卷在覆盖面、维度权重、难易度、题型、题量等方面具有很好的同质性。

健康素养标准化试题库的建设,不仅为各级健康教育专业机构开展辖区居民健康素养调查提供了标准化调查问卷,还为连续开展全国健康素养监测提供了强有力的技术支持。

34.3 我国健康素养促进相关政策

34.3.1 我国健康素养促进政策概述

中国政府高度重视人民群众的健康问题,把提升公众健康素养作为提升全民健康水平的最有效、最具成本-效益的策略和措施,出台了一系列旨在提升公众健康素养的重要政策,这对于公众健康素养的稳步提升发挥了重要的作用。

2008年1月,国家卫生部发布了《中国公民健康素养——基本知识与技能(试行)》。同年9月,制定下发《中国公民健康素养促进行动工作方案(2008—2010年)》,在全国范围内启动健康素养促进行动。

2009年3月,国务院出台的《中共中央国务院关于深化医药卫生体制改革的意见》明确提出:"加强健康促进与教育。医疗卫生机构及机关、学校、社区、企业等要大力开展健康教育,充分利用各种媒体,加强健康、医药卫生知识的传播,倡导健康文明的行为方式,促进公众合理营养,提高群众的健康意识和自我保健能力。"

2009年,国家实施了《国家基本公共卫生服务项目》,面向城乡居民免费提供9项基本公共卫生服务。健康教育是其中一项独立的服务内容,也是其

他服务的重要内容及实现手段,处于基础和核心地位。2016 年,服务内容已增加到 12 项。

2011 年 3 月,中国政府颁布《国民经济和社会发展十二五规划纲要》,明确指出"普及健康教育,实施国民健康行动计划"。

2012 年 3 月,国务院下发《"十二五"期间深化医药卫生体制改革规划暨实施方案》,明确提出"加强健康促进与教育,实施国民健康行动计划,将健康教育纳入国民教育体系。主要媒体要加强健康知识宣传。倡导健康的生活方式,引导科学就医和安全合理用药"。

2012 年 7 月,国务院发布《国家基本公共服务体系十二五规划》,把 2015 年"城乡居民具备健康素养的人数达到总人数 10%"纳入"十二五"时期基本医疗卫生服务国家基本标准中,使"居民健康素养水平"成为衡量国家基本公共服务水平的一项重要指标。

2012 年 10 月,国务院出台《卫生事业发展"十二五"规划》,明确提出"完善健康素养监测体系""到 2015 年,城乡居民健康素养水平提高到 10%""居民健康素养水平成为衡量人民群众健康水平的一项重要指标"。

2012 年,中央财政启动全国健康素养促进行动项目,包括开展健康公益广告、健康巡讲、健康素养和烟草流行监测、无烟医疗卫生机构创建、食品安全健康教育、疾病预防控制健康教育 6 项工作。

2013 年 3 月,在新一轮"大部制"改革中,原国家卫生部与国家人口和计划生育委员会合并,成立了国家卫生和计划生育委员会,内设宣传司健康促进处,主管全国健康教育与健康促进工作。

2014 年 4 月,国家卫生计生委印发《全民健康素养促进行动规划(2014—2020 年)》,为健康素养促进行动指明了工作方向,提出了明确的工作任务和要求。规划明确提出:到 2015 年,全国居民健康素养水平提高到 10%;到 2020 年,全国居民健康素养水平提高到 20%。

2015 年 11 月,党的十八届五中全会做出"推进健康中国建设"的重大决策。

2016 年 8 月,中国卫生与健康大会召开,明确提出"加快推进健康中国建设,努力全方位、全周期保障人民健康""提升全民健康素养,推动全民健身和全民健康深度融合"。会议提出了新时期卫生与健康工作方针——以基层为重点,以改革创新为动力,预防为主,中西医并重,将健康融入所有政策,人民共建共享。

2016 年 10 月,中共中央国务院印发《"健康中国 2030"规划纲要》,"居民健康素养水平"成为该规划纲要中的 13 个主要指标之一。

2017 年 10 月,中国共产党第十九次全国代表大会胜利召开,明确提出"实施健康中国战略"。

2018 年 3 月,在新一轮机构改革中,在原国家卫生和计划生育委员会基础上成立了国家卫生健康委员会。这是落实新时期卫生与健康工作方针的重大举措,体现了中国卫生工作重点由"以治病为中心"向"以健康为中心"的重大转变。

与此同时,国家卫生健康委组织实施了一系列重大行动和项目,如中国烟草控制大众媒体传播活动(2008 年)、全民健康生活方式(2009 年)、国家慢性病综合防控示范区建设(2010 年)、健康中国行(2013 年)、健康促进区县建设(2015 年)、健康城市建设(2016 年)等,面向城乡居民大力开展健康理念和知识传播、健康支持性环境创建,从多方面促进公众健康素养的提升。

34.3.2 重要政策简介

(1)《全民健康素养促进行动规划(2014—2020 年)》

为科学、规范、有效地开展健康促进工作,建立政府主导、部门合作、全社会参与的全民健康素养促进长效机制和工作体系,全面提高中国城乡居民健康素养水平,2014 年 5 月 9 日,国家卫生计生委发布《全民健康素养促进行动规划(2014—2020 年)》(以下简称《规划》),明确了未来一个时期的健康素养促进目标和任务,是健康促进与健康教育领域的纲领性文件。

《规划》设置了两个阶段的目标。第一阶段:到 2015 年,全国居民健康素养水平提高到 10%。第二阶段:到 2020 年,全国居民健康素养水平提高到 20%。

为实现这些目标,《规划》部署了 6 项重点工作内容:①树立科学健康观;②提高基本医疗素养;③提高慢性病防治素养;④提高传染病防治素养;⑤提高妇幼健康素养;⑥提高中医养生保健素养。此外,要求各级卫生计生行政部门要做好突发事件应急处置、食品安全、精神卫生、地方病和职业病等领域健康教育工作。

为了推动规划的实施,在全国范围内统一开展以下 4 个方面活动:①大力开展健康素养宣传推广。②启动健康促进县(区)、健康促进场所和健康家庭建设活动。③全面推进控烟履约工作。④健全健康素养监测系统。

《规划》实施以来,各项工作有序推进,取得了显著成效。2015 年,中国居民健康素养水平为 10.25%,达到了规划目标的要求。健康促进县区建设、健康促进场所建设蓬勃开展,控烟履约工作稳步推进,健康素养监测体系不断完善。

(2)《关于加强健康促进与教育的指导意见》

为了全面加强我国健康促进与教育工作,2016 年 11 月 18 日,原国家卫生计生委等 10 个部门联合下发了《关于加强健康促进与教育工作的指导意见》(以下简称《指导意见》)。

健康促进与教育同时面临国际、国内重大发展机遇,在此时间点上出台《指导意见》,将对我国健康促进与教育事业发展和推进健康中国建设产生重要影响。

《指导意见》明确了"十三五"时期的健康促进与教育工作的主要目标,针对普及健康生活方式提出了量化的指标:到 2020 年,全国居民健康素养水平达到 20%;重大慢性病过早死亡率比 2015 年降低 10%。同时,《指导意见》提出要进一步完善健康促进与教育工作体系,"把健康融入所有政策"策略得到有效实施,健康促进县(区)、学校、机关、企业、医院和健康家庭等建设活动取得明显成效,初步形成有利于健康的生产、生活环境。

围绕着如何实现各项目标,《指导意见》从 5 个方面提出了工作要求:①推进"把健康融入所有政策"。宣传和倡导"把健康融入所有政策"的策略,推动各级政府建立"把健康融入所有政策"的长效机制,并要求各地要针对威胁当地居民健康的主要问题,研究制订综合防治策略和干预措施,开展跨部门健康行动。②创造健康支持性环境。加强农村地区、学校、机关和企事业单位、医疗卫生机构、社区和家庭的健康促进与教育工作,并着力营造绿色安全的健康环境。③培养自主自律的健康行为。倡导健康生活方式,积极推进全民健身,高度重视心理健康问题,大力弘扬中医药健康文化。④营造健康社会氛围。广泛开展健康知识和技能传播,做好健康信息发布和舆情引导,培育"弘扬健康文化、人人关注健康"的社会氛围。⑤加强健康促进与教育体系建设。建立健全以健康教育专业机构为龙头,以基层医疗卫生机构、医院、专业公共卫生机构为基础,以国家健康医疗开放大学为平台,以学校、机关、社区、企事业单位健康教育职能部门为延伸的健康促进与教育体系,加强健康促进与教育人才队伍建设。

(3)《"健康中国 2030"规划纲要》

为推进健康中国建设,提高人民健康水平,根据党的十八届五中全会战略部署,2016 年 10 月 25 日,中共中央、国务院发布了《"健康中国 2030"规划纲要》(以下简称《纲要》)。

《纲要》是中华人民共和国成立以来首次在国家层面提出的健康领域中长期战略规划。编制和实施《纲要》是贯彻落实党的十八届五中全会精神、保障人民健康的重大举措,对全面建设小康社会、加快推进社会主义现代化具有重大意义。此举措有利于进一步凝聚全社会对健康中国建设的共识,增强建设健康中国的信心,保持科学合理预期,为卫生健康领域改革发展创造良好氛围,全面提升全民健康水平,同时有利于履行联合国"2030 可持续发展议程"国际承诺,展现良好国家形象。

《纲要》的核心内容是:首先阐述维护人民健康和推进健康中国建设的重大意义,总结我国健康领域改革发展的成就,分析未来 15 年面临的机遇与挑战,明确《纲要》的基本定位。《纲要》明确了今后 15 年健康中国建设的总体战略,要坚持以人民为中心的发展思想,牢固树立和贯彻落实创新、协调、绿色、开放、共享的发展理念,坚持以基层为重点,以改革创新为动力,预防为主,中西医并重,将健康融入所有政策,坚持人民共建共享的卫生与健康工作方针。以提高人民健康水平为核心,突出强调了 3 项重点内容:①预防为主、关口前移。推行健康生活方式,减少疾病发生,促进资源下沉,实现可负担、可持续的发展;②调整优化健康服务体系,强化早诊断、早治疗、早康复,在强基层基础上,促进健康产业发展,更好地满足群众健康需求;③将"共建共享、全民健康"作为战略主题,坚持政府主导,动员全社会参与,推动社会共建共享,人人自主自律,实现全民健康。

《纲要》坚持以人民健康为中心,站在大健康、大卫生的高度,紧紧围绕健康影响因素(包括遗传和心理等生物学因素、自然与社会环境因素、医疗卫生服务因素、生活与行为方式因素)确定《纲要》的主要任务,包括健康生活与行为、健康服务与保障、健康生产与生活环境等方面。是以人的健康为中心,按照从内部到外部、从主体到环境的顺序,依次针对个人生活与行为方式、医疗卫生服务与保障、生产与生活环境等健康影响因素,提出普及健康生活、优化健康服务、完善健康保障、建设健康环境、发展健康产业 5 个方面的战略任务。

1）普及健康生活：从健康促进的源头入手，强调个人健康责任；通过加强健康教育，提高全民健康素养；广泛开展全民健身运动，塑造自主自律的健康行为；引导群众形成合理膳食、适量运动、戒烟限酒、心理平衡的健康生活方式。

2）优化健康服务：以妇女儿童、老年人、贫困人口、残疾人等人群为重点，从疾病的预防和治疗两个层面采取措施。强化覆盖全民的公共卫生服务，加大慢性病和重大传染病防控力度，实施健康扶贫工程，创新医疗卫生服务供给模式，发挥中医治未病的独特优势，为群众提供更优质的健康服务。

3）完善健康保障：通过健全全民医疗保障体系，深化公立医院、药品、医疗器械流通体制改革，降低虚高价格，切实减轻群众看病负担，改善就医感受。加强各类医保制度整合衔接，改进医保管理服务体系，实现保障能力长期可持续。

4）建设健康环境：针对影响健康的环境问题，开展大气、水、土壤等污染防治；加强食品药品安全监管，强化安全生产和职业病防治；促进道路交通安全，深入开展爱国卫生运动；建设健康城市和健康村镇，提高突发事件应急能力，最大限度减少外界因素对健康的影响。

5）发展健康产业：区分基本和非基本，优化多元办医格局，推动非公立医疗机构向高水平、规模化方向发展。加强供给侧结构性改革，支持发展健康医疗旅游等健康服务新业态，积极发展健身休闲运动产业，提升医药产业发展水平，不断满足群众日益增长的多层次、多样化健康需求。

为保障规划目标的实现，《纲要》从体制机制改革、人力资源建设、医学科技创新、信息化服务、法治建设和国际交流6个方面，提出保障战略任务实施的政策措施，强调加强组织领导，要求各地区党委政府、各部门将健康中国建设纳入重要议事日程，完善考核机制和问责制度，营造良好的社会氛围，做好实施监测，确保《纲要》落实。

34.4 我国健康素养促进行动及成效

34.4.1 我国健康素养促进行动

（1）以重大项目为抓手推动健康素养促进

2009年，中国政府启动了国家基本公共卫生服务项目，覆盖全国13亿多人口。健康教育是其中一项服务内容，其主要任务就是面向城乡居民普遍开展《健康素养66条》的宣传普及。

从2012年起，原国家卫生计生委组织实施了健康素养促进行动项目，覆盖全国（不含港、澳、台地区）31个省（自治区、直辖市）和新疆生产建设兵团。项目内容包括健康促进县区建设、健康促进场所建设、健康科普、健康素养与烟草流行监测和戒烟干预等方面，在居民健康素养提升、健康促进与教育体系建设、有利于健康的环境建设等方面发挥了重要作用。

对贫困地区居民、流动人口、留守儿童、残疾人等特殊人群实施有针对性的健康促进干预项目，促进这些群体健康素养水平提升。如农村妇女"两癌"检查项目、光彩·西藏和四省藏区健康促进工程、贫困地区农村留守儿童健康教育项目等。

（2）通过开展形式多样的健康传播活动推动健康素养促进

2013年，原国家卫生计生委组织开展了"健康中国行——全民健康素养促进活动"。每年选择1个严重威胁群众健康的公共卫生问题作为活动主题。5年来围绕合理用药、科学就医、无烟生活、合理膳食等主题，充分整合各种资源，动员各方面力量，开展了形式多样、群众喜闻乐见的活动，取得了良好的社会效果。

利用世界防治结核病日、世界艾滋病日、国际家庭日、世界献血者日、全国儿童预防接种日等卫生健康节日、纪念日开展全国性主题宣传活动。

针对重点健康问题，开展了中国烟草控制大众传播活动、全国肿瘤防治宣传周等主题宣传活动，举办了"美好青春我做主"红丝带青春校园行、"爱在阳光下"艾滋病致孤儿童夏令营等品牌性健康教育活动。

各地还结合本辖区特点，针对当地健康问题，因地制宜，开展了丰富多彩的健康传播活动。卫生健康各专业机构以及相关社会组织发挥各自特长，积极开展工作。在传播手段上，动员媒体参与健康科普工作，特别是发挥新媒体作用，利用网站、微信、微博等平台开展健康科普知识传播。

在这些传播活动中，除了发挥专业机构、专家和媒体的作用，还十分注重利用名人的影响力开展社会动员和宣传推广。

（3）大力开展区域与场所健康促进，推动健康素养提升

具体而言，区域健康促进包括卫生城市、健康城市、健康促进县区等建设活动，场所健康促进包括健

康促进学校、医院、机关、企业,以及健康社区、健康家庭等建设活动。

从 2012 年起,中国大力开展民众健康促进活动,一方面将提升人群健康素养作为重要内容;另一方面,也为提升健康素养创造了良好的支持环境。2016 年,中国健康教育中心牵头对 247 个开展健康城市建设的城市进行了评价。结果显示,受评城市的健康环境、健康社会、健康服务、健康人群、健康文化等方面的指标整体上明显高于全国平均水平,其中包括健康素养水平。

(4)研究制定工作指南及评价标准,提升规范化水平

在总结实践经验的基础上,中国健康教育中心牵头制定了一系列健康促进和教育及健康科普等工作指南、建设标准和评价标准,编著出版了多种专业书籍,促进相关工作的规范发展。

例如,中国健康教育中心制定了健康促进学校、医院、社区、家庭建设标准;起草了《关于推进健康学校建设的意见》;编辑出版了《健康促进学校工作指南及适宜技术》;开发了《学校健康教育系列读本》等。同时,还制定了《健康科普信息生成与传播技术指南(试行)》《关于加强健康教育信息服务管理的通知》,为媒体开展健康传播工作和公众获取科学健康科普信息提供参考。实施健康促进与教育资源库建设工程,研制健康教育核心信息。编辑出版《健康教育核心信息汇编》《首批全国健康促进县区优秀实践案例汇编》《学校健康促进实践案例精选》《将健康融入所有政策地方经验汇编》等书籍,促进民众学习和交流。

(5)加强队伍建设,提升健康素养促进能力

加强健康教育专业人员培训,提升业务水平。注重经验交流,健康教育与促进大会已经召开了 11 届,健康传播大会已经召开了 12 届。

根据工作需要,同时结合国外相关工作经验,组织开展了健康教育专业人员胜任力研究,取得了初步成果,以此推动了队伍的规范化建设和能力的提升。健康教育专业人才能力建设标准共分为九大能力领域:具备基本知识、需求评估能力、计划制订能力、干预实施能力、传播与沟通能力、评估与应用能力、项目管理能力、科学研究能力、倡导与动员能力。

34.4.2 我国健康素养促进工作成效

通过持续努力,中国公民健康素养促进行动已经成为全国健康促进与教育工作的重要任务和抓

手,并取得了积极的成效。

(1)行动在提升人群健康素养水平方面发挥重要作用

监测数据显示,全国居民健康素养水平持续上升,从 2008 年的 6.48% 上升到 2017 年的 14.18%。越来越多的人掌握了基本健康知识和技能。

(2)健康素养促进工作越来越被各部门和社会各界认知、认可

政府其他部门对健康素养促进工作的认识不断加深,工作积极性不断提高,卫生与相关部门的协作进一步巩固和加强。"居民健康素养水平"成为《纲要》13 个主要指标之一。

(3)健康教育专业队伍能力得到有效提升

健康素养促进行动强化了专业队伍的责任意识,有效调动了各级人员积极性,显著提升了各级专业机构组织协调、项目实施、监测调查、健康传播等能力。

(4)建立了健康素养监测系统

建立了全国健康素养监测系统,对全国居民健康素养水平开展连续性监测,监测结果为相关政策的制定提供了重要依据。目前,健康素养水平已成为衡量国家基本公共服务水平和人民群众健康水平的重要指标。

34.4.3 主要经验

梳理中国健康素养促进工作的经验,主要有以下几点。

1)党和政府高度重视人民健康,提出推进健康中国建设,并将其上升为国家战略,将居民健康素养水平提升作为其重要组成部分。

2)政府主导、多部门协作的机制不断加强,"将健康融入所有政策""人民共建共享"方针、"大卫生、大健康"等理念日益深入人心,为健康素养的提升提供了保障。

3)实施了一系列全国性重大项目,并在重点工作方面有效发挥了以点带面、示范引领作用。

4)围绕《健康素养 66 条》大力开展健康传播和健康科普活动,有力地推动了居民健康素养水平的提升。

5)建立了比较完善的健康促进与教育工作网络,培养了一支专兼职的健康促进与教育队伍,为城乡居民健康素养的提升提供专业技术支持。

6)制定了健康素养评价指标体系,建立了比较完善的评价机制。

这些经验在 2016 年第九届全球健康促进大会上以画册、展板和海报的形式进行了展示,个别案例还在"中国国家日"上进行了交流,中国的一些经验也体现在了《2030 可持续发展中的健康促进上海宣言》中。

34.5 素养监测

2008 年,原国家卫生部组织开展了第一次全国城乡居民健康素养调查。2012 年,在中央补助地方健康素养促进行动项目的支持下,我国开始了连续性、规范性健康素养监测工作,截至 2018 年年底,完成了连续 7 年的监测任务。

34.5.1 监测目的

1)了解全国和各省居民健康素养水平和变化趋势。

2)分析我国居民健康素养影响因素,确定优先工作领域。

3)评价卫生健康政策及健康教育工作效果。

4)提升健康教育专业人员的能力和水平。

5)为各级政府和卫生健康行政部门进行健康决策提供科学依据。

34.5.2 监测范围

全国 31 个省(自治区、直辖市)336 个区(县),不包括港、澳、台地区,覆盖 1 008 个街道(乡镇)2 016 个居委会(村)。

34.5.3 监测对象

全国 31 个省(自治区、直辖市)非集体居住的 15～69 岁常住人口,不包括集体居住于军事基地、医院、监狱、养老院、宿舍等地点的居民。

常住人口是指过去 12 个月内在当地居住时间累计超过 6 个月的居民,不考虑是否具有当地户籍。

2012—2018 年,每年健康素养监测人数在 8.5 万左右。

34.5.4 监测内容

采用调查问卷完成调查。调查问卷的主要内容包括基本健康知识和理念、健康生活方式与行为、基本技能 3 个方面。

调查问卷的设计以《中国公民健康素养——基本知识与技能(试行)》为框架,问卷经反复专家论证及预实验,确保达到较高效度和信度。问卷量表总分的克朗巴赫系数为 0.931,基本健康知识和理念、健康生活方式与行为、基本技能 3 个方面的克朗巴赫系数依次为 0.871、0.774 和 0.802,问卷分半效度系数为 0.808。

34.5.5 监测指标

(1)健康素养水平

健康素养水平指具备基本健康素养的人在总群中所占比例。

判定具备基本健康素养的标准:问卷得分达到总分的 80% 及以上,即问卷得分≥80 分的人,被判定具备基本健康素养。

(2)3 个方面健康素养

依据《中国公民健康素养——基本知识与技能(试行)》,将健康素养划分为 3 个方面,即基本健康知识和理念、生活方式与行为、基本技能。

某方面健康素养水平,指具备某方面健康素养的人在总人群中所占的比例。

判定具备某方面健康素养的标准:以考察某方面素养所有题目的分值之和为总分,实际得分达到该总分 80% 及以上者,被判定具备该方面的健康素养。

(3)6 类健康问题素养

依据《中国公民健康素养——基本知识与技能(试行)》,结合主要公共卫生问题,我们将健康素养划分为 6 类健康问题素养,即科学健康观、传染病防治素养、慢性病防治素养、安全与急救素养、基本医疗素养和健康信息素养。

某类健康问题素养水平,指具备某类健康问题素养的人在总人群中所占的比例。

判定具备某类健康问题素养的标准:以考察某类健康问题素养所有题目的分值之和为总分,实际得分达到该总分 80% 及以上者,被判定具备该类健康问题素养。

34.5.6 主要结果

最新完成的是 2018 年健康素养监测。2018 年中国居民健康素养水平为 17.06%,基本知识和理念素养水平为 30.52%,健康生活方式与行为素养水平为 17.04%,基本技能素养水平为 18.68%。

2018 年,中国居民安全与急救素养水平为 50.18%,科学健康观素养水平为 44.48%,健康信息素养水平为 27.18%,传染病防治素养水平为 17.05%,慢性病防治素养水平为 18.96%,基本医疗素养水平为 17.38%。

34.5.7 监测对健康促进与教育的推动作用

随着健康素养监测工作的深入、持续开展,监测的重要性日益彰显,对健康教育与健康促进工作的影响也越来越大。监测发挥着越来越重要的作用。

1)健康素养监测结果已经成为各级政府健康相关政策制定、发展规划制定和重点工作领域确定的重要循证来源。

2)健康素养监测推动了政府对健康素养促进工作的重视。居民健康素养成为健康中国建设的重要内容和战略目标,"居民健康素养水平"成为健康中国建设的 13 个主要指标之一。

3)各级政府、各成员部门、社会各阶层和公众对健康素养重要性的认识不断加强,健康素养促进行动得到全社会的普遍认可和支持。

4)通过监测锻炼了省、市、县健康教育专业队伍,推动了各级专业队伍能力建设。

5)健康素养水平成为反映经济社会发展的综合指标,被纳入各级政府考核项目。

(李英华)

35 突发公共卫生事件应对中的风险沟通与健康教育

35.1 突发公共卫生事件概述

突发公共卫生事件(以下简称突发事件)是指突然发生的,造成或者可能造成社会公众健康严重损害的重大传染病疫情、群体不明原因疾病、重大食物和职业中毒以及其他严重影响公众健康的事件。其不仅严重危害人民群众的身体健康和生命安全,而且会导致严重的政治、经济和社会秩序问题。应对突发事件,特别是应对重大突发事件,只有最广泛地动员社会公众参与,才能实现特定的健康目标。风险沟通与健康教育就是其中一项重要工作内容。

35.1.1 突发事件的特征

突发事件具有突发性、危害性、群体性、阶段性、综合性等特征。

(1) 突发性

突发事件都是突然发生、突如其来的。它包含

两层意思:①突发事件大多具有不可预测因素,不具备一般事物发生前的征兆;②对突发事件的处置必须十分专业和有效。如各种恐怖事件、自然灾害引起的重大疫情和食物中毒等,常常骤然而至并迅速扩散,很难预测其发生的时间和地点。

(2) 危害性

突发事件往往影响范围大,波及范围广,常导致大量伤亡,妨害居民的身心健康。主要表现为发患者数多或病死率高,甚至在较长时间内对人们的心理产生影响;还会破坏交通、通信等基础设施,造成巨大的财产损失;甚至还能扰乱社会稳定,影响到政治、经济、军事和文化等诸多领域;有时还伴有后期效应(如放射事故)。

(3) 群体性

突发事件所危及的对象可能是特定的个人,也可能是不特定的社会群体。突发事件发生时,在事件影响范围内的人都有可能受到伤害,尤其是对儿童、老人、妇女和体弱多病者等特殊人群的影响更加

突出。

（4）阶段性

突发事件，不论其大小都具有阶段性。根据其发生、发展的过程，一般分为先兆期、暴发期、消退期和消除期。先兆期即突发事件发生的先兆阶段，这一阶段处理得好，突发事件往往可以避免发生，否则就会进入下一个阶段；暴发期是指突发事件发生的征兆在先兆期未被很好地识别，往往在发现时，已经迅速演变，并暴发；消退期是指突发事件逐渐得到控制，但没有得到彻底解决；消除期是指突发事件得到彻底解决。

（5）综合性

综合性主要体现在治理的综合性，综合治理需要多个方面的结合。第一，治理的多层面。需要技术层面和价值层面的结合，所以，不仅要有一定的先进技术，还需要有一定的投入。第二，治理的多任务。是直接任务与间接任务相结合，它是直接的愿望也是间接的社会任务，所以要结合起来。第三，治理的多机构合作。它需要责任部门和其他部门结合起来；第四，治理的多对象。同时需要国际和国内结合起来。只有通过综合的治理，才能使突发公共卫生事件得到很好的治理，另外，在解决突发公共卫生事件时，还要注意解决一些深层次的问题，比如体制、机制等问题，工作效能问题及人群素质问题，所以要通过综合性的治理来解决突发公共卫生事件。

35.1.2 突发事件分类与分级

（1）突发事件的分类

1）重大传染病疫情：指某种传染病在短时间内发生，波及范围广，出现大量的患者或死亡病例，其发病率远远超过历年平均水平。

2）群体性不明原因疾病：指在短时间内，某个相对集中的区域内同时或者相继出现具有共同临床表现的患者，且数量不断增加，范围不断扩大，又暂时不能明确诊断的疾病。

3）重大食物和职业中毒：指由于食品污染和职业危害而造成的人数众多或者伤亡较重的中毒事件。

4）其他：指生物、化学、核和辐射等自然或人为因素引发的严重影响公众健康的事件。

（2）突发事件的分级

突发事件的发生、发展是一个动态的过程，其事件的大小和危害程度是相对的。根据事件性质、危害程度、涉及范围，突发事件被划分为特别重大（Ⅰ级）、重大（Ⅱ级）、较大（Ⅲ级）和一般（Ⅳ级）4级，依

次用红色、橙色、黄色和蓝色进行预警。

35.2 突发事件风险沟通概述

突发事件风险沟通卫生领域把为了预防突发公共卫生事件的发生，控制、减轻和消除突发公共卫生事件和其他突发公共事件引起的危害而采取的一切活动，称为卫生应急。其包括突发公共卫生事件，以及对自然灾害、事故灾难、社会安全事件引发的健康危害所采取的事前、事中和事后的预防、响应处置、恢复重建等活动。因此，卫生应急工作面对的突发事件常常具有事发突然、情况紧急、健康危害严重、不确定性高、影响范围广等特点。

突发事件发生后，公众的第一反应和最大需求就是了解信息，急于知晓事件发生情况和发展过程，急于了解事件对社会和个人利益的影响，急于掌握卫生应急处置部门的行动及其事件处置能力。同时，突发事件又是新闻媒体最为关注的热点。其原因主要有3个方面：①突发事件本身具备较高的新闻价值；②公众的高度关注，是媒体吸引公众、扩大影响的极佳时机；③媒体之间竞争的着力点。突发事件必然极大地吸引着媒体和公众的注意力。

突发事件风险沟通就是针对人们普遍关注的、潜在的、不确定的健康相关风险问题，以传达相关信息为主要形式，以科学为基础进行有效的沟通。其目的主要是争取支持和合作，减少和规避风险；控制和消除突发事件的危害，平息事件可能造成的不良影响；营造必要的舆论环境，维护和塑造政府及有关部门的良好形象。

35.2.1 突发事件风险沟通的作用

风险沟通是突发事件卫生应急处置工作中的一个重要组成部分，是组织决策的前提和基础，是政府部门、专业机构、公众与媒体之间建立沟通的桥梁。风险沟通的作用包括以下几个方面。

1）为社会公众、家庭或机构及时提供准确的风险相关信息，帮助人们克服心理上的恐惧和不安。

2）告知公众突发事件带来的潜在风险及应采取的行动，改变人们对风险的态度和行为，鼓励社会公众参与风险应对。

3）保障法律赋予公众的知情权。

4）为媒体提供正确引导公众的信息。

5）增加部门间、专家间的信息交流。

6）为政府提供有效处置突发事件的措施建议。

35.2.2 突发事件风险沟通的基本原则

为有效处置突发事件,突发事件风险沟通需要坚持以下6个原则,并且贯穿于风险沟通工作的方方面面。

(1)提早准备

一定要提前做好卫生应急风险沟通方案。在突发事件处置过程中,有效的风险沟通是任何医疗卫生机构都要面对的挑战。因此,需要提前建立并不断完善风险沟通方案,以便更好地开展风险沟通工作。

(2)及时主动

在当今信息时代,信息传播非常迅速,事件相关信息会很快引起新闻媒体和公众的关注。研究表明,突发事件发生后,公众渴求及时获得相关信息,往往对信息不加以分析与判断就接受,即使是以讹传讹也深信不疑。因此,卫生应急工作者应快速做出反应,提出处置对策和信息沟通要点,尽快让公众了解突发事件的真相,掌握舆论主动权。

(3)信息真实

突发事件发生后,事态不会因我们说法的缩小而缩小。目前已经进入"人人都是自媒体"的时代,突发事件信息的来源已从传统的权威机构和传统媒体扩展到当前的每个与事件相关的个人。对事态进行隐瞒与信息控制的行为常常会被人识破,从而使卫生应急处置工作处于负面舆论的漩涡中。因此,卫生应急风险沟通,需要开诚布公地发布事件的态势、采取的卫生应急处置措施、存在的困难及解决的方案等,满足公众的信息需要,获取公众的信任。

(4)口径一致

这是取信于民的至关重要的原则。事件发生后,早期信息缺乏,事中信息大量涌现,事件的发展存在着不确定性。因此,此时对外公布的口径应保持高度统一,无论是事件处理者还是新闻发布者,无论是行政领导还是与事件有关并可能接触媒体的人,都要保持口径一致,不能提供相互矛盾的信息。口径不一致,就可能导致舆论危机,增加突发事件处置的难度和复杂性。

(5)有利应对

通常情况下,任何突发公共卫生事件的发生都会使公众产生各种猜测和怀疑,新闻媒体在无法获取准确信息时常常有主观性,进行猜测性的报道,从而更容易引起公众的猜疑和不信任。因此,要想取得公众和新闻媒体的信任,必须采取真诚坦率和公开透明的态度,围绕事实,放大有利的一面,绝不能掩盖事实,越是隐瞒越会引起更大的怀疑。因为风险沟通的目的是为了有利于突发事件的有效应对。

(6)维护信任

政府的信誉是卫生应急风险沟通的出发点和归宿,在卫生应急风险沟通的全过程中,卫生应急机构要努力减少政府信誉的损失,争取公众的理解和信任。有时为了维护政府信誉,机构要勇于承担短期的利益损失。

35.3 突发事件健康教育概述

35.3.1 突发事件健康教育

突发事件健康教育贯穿于突发事件处置的全过程。有计划、有组织、有系统地开展健康教育活动,可提高公众对突发事件的认知和自身预防保护能力,促使人们在公共健康紧急状态下自觉地采纳健康行为和生活方式,并积极地开展自救与互救,减少或避免事件对公众健康和财产带来的危害。

35.3.2 突发事件健康教育的作用

健康教育的作用包括以下几个方面。

1)为社会公众、家庭或机构及时提供准确的风险信息,帮助人们克服心理上的恐惧和不安。

2)告知公众突发事件带来的潜在风险,帮助公众掌握医疗卫生保健知识。

3)改变人们对风险的态度和行为,鼓励社会公众参与应对。

4)增加公众与医疗卫生机构专家间的交流。

在没有突发事件时,健康教育工作的重点是让人们掌握各种突发事件的基本常识和应对技能,以便人们在突发事件发生时能够做出正确的应对。

突发事件发生后,健康教育工作是让人们及时了解突发事件的发生、发展情况和其他相关信息,提高自身正确的决策能力,配合和参与突发事件的应对。突发事件结束后,通过积极的宣传和沟通,健康教育可以帮助受到突发事件影响的人群尽快恢复正常的社会生活。

35.3.3 突发事件健康教育的原则与策略

(1)突发事件健康教育的原则

突发事件中的健康教育不同于日常健康教育活动,其特殊性体现在事件的突发性、影响的普遍性、信息的迫切性,以及高度的关注度等方面。一般说来,突发事件健康教育应当遵循以下原则。

1) 预防为主,平战结合:预防是应对突发事件的首要环节,也是突发事件处置的前提。开展当前常见突发事件的健康教育和健康促进工作,坚持预防与应急相结合,常态与非常态相结合,对公众开展预防和应对突发事件知识的宣传教育和行为干预,增强公众的忧患意识和对突发事件的防范意识,提高公众自救、互救和应对各类突发事件的综合素质。只要做好事前预防,一旦发生各类有可能危及公众生命,造成社会影响的突发事件,就能迅速地组织力量,开展有效健康教育工作,最大限度地控制和减少危害。

2) 积极配合,服务主动:突发事件的应对需要在各级政府的领导下,由卫生、教育、交通、农业、建设、广电、科技等相关部门共同参与来完成。各级健康教育机构应充分发挥专业技术优势,开展好各自职责范围内的健康教育工作,主动加强对全社会健康教育工作的组织指导,通过有计划、有组织、系统的健康教育活动,最大限度地减少突发公共事件及其造成的人员伤亡和危害,避免或杜绝突发事件所造成的次生或衍生的社会问题。

3) 阶段明确,策略得当:在不同性质的突发事件的不同阶段,公众的需要是不同的。当突发事件发生后,如果事件本身对公众的危害轻,公众可能没有出现害怕、担心、恐惧、恐慌、愤怒情绪,对信息的需求不迫切;如果公众感知到事件对他们的生命和健康存在一定的危害时,对信息的需求就会变得很迫切。因此,在开展突发事件健康教育和健康促进工作时,应该以向公众普及防治知识为基础,在事件发生发展的不同阶段,通过对社会公众心理变化及关键信息的分析,及时调整宣传教育策略,制订有针对性的干预措施,及时组织相应的科普宣传内容,通过各种有效的传播途径,利用各种适宜的宣传工具,大力开展宣传教育活动。

4) 信息可及,注重实效:选择的传播渠道必须是当地实际条件允许的、群众可及的。媒体作为卫生相关信息的主要手段,其不同类别意味着不同的传播特点和传播方式。在主动选择媒体进行健康教育和健康促进工作时,需要根据突发事件发生的情况和受众的特点来选择恰当的媒体,既保证媒体的传播范围覆盖了所有的目标受众,又保证媒体的信息表达方式能够被目标受众充分理解和接受。

5) 监测到位,评估及时:为保障公众健康和生命财产安全,健康教育机构在政府行政部门的积极领导下,不断加强体系建设,构建健康教育社会网络,营造健康的支持性环境。突发事件发生后,开展各类影响因素(包括公众知识、态度、行为状况)、健康干预措施及其效果的监测,快速分析评估。确定突发公共事件的核心信息、目标人群和传播策略,才能充分利用和发挥健康教育促进工作网络的作用,指导社区和乡镇卫生服务机构,以及学校、工矿企业、医院和公共场所等更好地开展健康教育工作。

(2) 突发事件健康教育的策略

突发事件的健康教育是相对常态健康教育工作而言的,严格地讲,两者技术手段和内容并没有本质的区别,但针对突发事件的特点,前者更应体现快速、准确、广泛的要求。突发事件健康教育和健康促进工作就是让公众知道自己需要积极参与、配合卫生部门采取恰当的预防和控制措施,防止突发事件的流行和传播,降低或消除突发事件的危险因素,保护健康人群免受突发事件的危害,消除社会恐慌心理和不稳定因素,从而维护社会经济正常发展。一般说来,突发事件健康教育的策略包括以下几个方面。

1) 根据事件的不同阶段开展健康教育工作。在常态下,公众一般很少主动寻找传染病防治相关的健康信息,特别是针对某一传染病的健康相关信息。此时,健康教育的目的是鼓励公众主动寻找健康相关信息。在突发事件发生后,情况发生了变化,公众将根据事态的进展自发地寻找信息。

在威胁尚远时,公众仅仅是希望了解一下事件的基本情况和进展,获取信息主要是被动的,主要渠道是电视新闻、报纸等。当威胁到达身边,并且事态逐渐严重时,公众防护意识逐渐加强,对信息(疾病特征、个人防护措施、政府及卫生部门采取的措施、疫情进展和信息获取途径等)的需求逐渐增多,获取信息变得更主动,主要通过人际渠道寻求信息,如拨打电话(医院、疾控中心、居委会、熟人等),或到当地卫生部门、居委会询问,或与邻居、熟人间相互询问等。

应当注意,突发事件发生后需要根据不同阶段确定核心信息和主要的传播渠道,清楚什么时候需要将什么知识和信息放在网上,什么时候提供热线服务,什么时候开展人际沟通。

2) 根据事件中的不同情况开展健康教育工作。突发事件发生后的应对过程中,可能发生这样或那样的情况,需要健康教育工作者制订并实施针对性的健康传播策略。如流感大流行防治工作中的疫苗生产与公众接种的健康传播策略。

在公众对流感疫苗需求比较低而疫苗可及性也比较低(生产量少)时,健康教育工作的重点是告诉公众为什么关注这个新病毒,采取哪些途径可以获得疫苗,哪些人被推荐接种该疫苗,并鼓励公众接种季节性流感疫苗。

当公众对流感疫苗需求量比较高而疫苗可及性还比较低时,健康教育的策略是告诉人们疫苗缺乏的原因,解释保护重点人群的原因,强调其他保护性的方法。

当公众对流感疫苗需求比较低而疫苗可及性却比较高时,健康教育工作重点则是采用社会推广方法向接种疫苗人群推荐相关信息,提高公众对疾病的认识,宣传疫苗的益处,谈论有关疫苗安全的问题。

当公众对流感疫苗需求比较高而疫苗可及性也比较高时,健康教育的工作重点则是利用健康传播理论,帮助疾病预防控制机构解释疫苗运输发放过程中可能出现的问题,并就疫苗安全性问题做出快速反应。

3) 健康教育过程中要让公众感觉到事件是可控的。突发事件发生后,不仅要向公众传播卫生防护知识,还需要向公众发布相关信息。一方面需要展示政府或其他部门已经采取和正在采取的预防及控制措施,告诉公众哪些部门负责此次事件的控制工作,让公众知道今后几天应该做出怎样的预期(对卫生部门、疫情发展等的预期),增加公众对事件的可控感;另一方面需要向公众推荐个人防护的方法,使其进行自我保护及保护家人。同时,还要告诉公众到哪里可以获得更多的信息,提升公众对事件的自我控制能力。

4) 健康教育过程中要让公众感觉到同情心。应急状态下很多人对信息的理解和反应与常态下不同,公众容易产生恐惧心理,担忧度上升,注意力持续时间可能缩短,对有矛盾的信息的处理能力也下降,对可信的信息源依赖性增加。

因此,在开展突发事件健康教育工作时,尽量避免使用专业用语,采用那些既能准确表达事件相关的信息,又能让公众明白的词句。在信息制作的过程中,可以使用非技术性语言、简单的语言,剔除修饰语及说明、缩略语,使用正面语言、肯定句等来满足人们在应急状态下的认知需求。同时,在对公众的观点做出反应时,还要对他们的感情做出反应。告诉他们你能做什么,而不要告诉他们你不能或者不愿意做什么。

5) 健康教育过程中要满足媒体的需要。现代化的大众媒介因其广泛的传播范围、迅捷的传播速度和深远的舆论影响而成为突发事件健康教育工作顺利开展的重要工具。由于媒体具有将你发布的信息传递给公众的功能,所以他们将成为你应对危机最重要的盟友。让媒体确切地知晓可以从谁那里得到准确的信息,并且帮助他们在截稿之前完成消息采集,或者协助他们完成直播报道。在与他们打交道时,要记住他们总是在寻找一些持续发展的故事来吸引受众的注意;要认识媒介所处的制度环境,理解媒介采访和报道的方式;懂得如何与不同制度类型的媒介从容地打交道;也明晰如何借助媒介外部的制约力量来掌握更大的信息主动权和议程设置能力。

35.3.4 突发事件健康教育方法

严格地讲,常态下和突发事件应对中的健康教育在传播技术手段上并没有本质的区别。突发事件发生后常用的健康教育传播、干预方法包括:

1) 核心信息发布,根据《卫生部法定传染病疫情和突发公共卫生事件信息发布方案》规范突发事件核心信息的发布工作。及时地利用广播、电视、报纸和网络等大众媒体,迅速将核心信息覆盖到目标人群。

2) 制作、发放、张贴健康教育传播材料,如墙报、挂图、标语、传单等。

3) 利用讲座、培训,对学校学生、单位职工、社区重点人群开展信息传播。

4) 利用热线电话开展免费咨询或救助、心理疏导、心理危机干预等。

5) 利用咨询、个别指导、小组培训等形式开展行为指导。

6) 其他经常可以利用的渠道还有,高音喇叭、黑板报等。

35.4 突发事件健康教育内容

35.4.1 突发事件核心信息

核心信息指在一定的阶段和范围内,针对特定的目标人群及主要健康问题而制订的健康信息,这是要求目标人群掌握的最重要、最基本的健康信息。

突发事件核心信息包括事件的类别、预警级别、起始时间、可能影响范围、警示事项、应采取的措施等，同时还要包含以下几个方面的内容。

1）政府应对突发事件的决策、行政措施，使用的法律法规内容以及各项预防控制措施。

2）个人、单位、社区、公共场所要采取的主要应对措施以及相应的法律责任和义务。

3）与突发事件相关的基本知识和技能。

4）政府应对突发事件的主要处置机构、救治机构的名称、地点及其联系电话。

5）免费咨询或救助、心理疏导、心理危机干预的热线电话。

6）各种防控干预措施、科研工作的进展和取得的效果。

35.4.2 各类突发事件重点内容

（1）传染病及生物恐怖事件应对知识

1）针对传染病基础知识的内容：各种传染病的传染源、传播途径、临床特点、流行病学特征、主要危害及预防控制措施；计划免疫与预防接种的知识。

2）传染病防治相关法律、法规和部门职责、公众责任的相关知识。

3）生物恐怖的病原学基础知识、传播特点、危害及防控知识。

（2）救灾防病和自救知识

1）自然灾害的种类、特点及危害、发生及影响因素、引发的传染病、高热等健康问题。

2）应对不同自然灾害时的自救知识。

（3）食物及职业中毒事件应对知识

1）食物中毒应对知识：食物中毒的分类、发生因素、主要症状及其预防控制措施。

2）职业中毒应对知识：职业中毒的分类、发生及影响因素，不同种类职业中毒的主要症状、预防控制措施及相关法律、法规。

（4）化学、核与辐射事件应对知识

1）有毒有害化学物质应对知识：有毒有害化学物质的种类、对人体的危害、主要症状与急救原则。

2）核与辐射事件应对知识：大型核设施泄露后的个人防护，超剂量照射后的现场救护。

（5）心理健康指导

发生突发事件后，人群普遍容易出现焦虑不安、恐惧、忧郁、悲观等情绪，极易产生各种心理问题。因此必须给予必要的心理健康帮助。

35.4.3 不同机构健康教育主要工作

健康教育的作用在于把健康知识转变成健康行为。改变行为和生活方式是一个艰巨的、复杂的过程，只有通过不同的健康教育机构，根据不同的受众特点有计划、有组织、有系统地开展突发事件健康教育工作，才能够达到预期效果。

（1）健康教育专业机构

1）为卫生行政部门制定健康教育法律、法规、规章、指导意见和规范等提供科学依据，为行政部门决策提供建议和意见。

2）制订突发事件健康教育和健康促进工作计划和实施方案。

3）开展应对突发事件健康教育专业人员的培训及技术指导。

4）设计、制作和分发健康教育材料，组织开展大众卫生知识传播活动，向社会提供预防保健相关知识服务，建立和发展健康教育信息网络。

5）开展应对突发事件的健康教育评估。

6）建立健全健康教育工作档案，包括年度工作计划、工作记录、年终考核评价。

（2）社区卫生服务机构

1）建立以社区卫生服务机构为骨干，以社区内学校、企事业单位、医院和公共场所等为基础的社区突发事件健康教育工作网络，设置专兼职人员。

2）负责社区突发事件健康教育的组织协调与实施工作，包括突发事件防范意识的培养、自救互救卫生知识的普及、个体和群体的健康管理、重点人群与重点场所的健康教育、健康行为和生活方式等知识的宣传。

3）全科医师和社区护士在医疗、护理、预防保健、突发事件应急等各项工作中开展有针对性的健康咨询、健康指导。

4）建立固定的健康教育阵地，设立健康教育活动室（中心）。

5）配合上级单位和健康教育专业机构开展健康教育相关工作；协助、指导社区内学校、机关、企事业单位开展健康教育活动；根据应对突发事件的需求，开展多种形式的健康教育活动。

6）开展医护人员和社区健康教育骨干人员的健康教育培训。

7）建立健全健康教育工作档案，包括年度工作计划、工作记录、年终考核评价。

（3）医疗机构

1）各级各类医疗机构要建立健全健康教育工作制度，配备专兼职人员负责健康教育工作。

2）在医疗、护理、预防保健、突发事件应急等各项工作中开展相关健康教育活动。

3）组织开展医院医护人员的健康教育培训工作。

4）根据驻地社区实际，采取多种形式开展社区健康教育活动，同时，为基层社区卫生服务机构提供技术指导和业务培训。

5）设立卫生科普宣传和健康教育活动宣传栏、视频，提供各类宣传材料。

6）根据应对突发事件的需求，开展多种形式的健康教育活动。

7）建立健全健康教育工作档案，包括年度工作计划、工作记录、年终考核评价。

35.5 突发事件健康教育实施

（1）建立专业工作组

突发公共卫生事件发生时，在突发事件领导小组指导下，迅速成立健康教育专业工作组，负责组织、协调、实施应对突发事件的健康教育工作。

（2）开展快速评估

健康教育专业工作组要密切关注、了解突发事件的发展，通过访谈、小组讨论、现场观察等形式进行快速评估，准确地找出发生突发事件地区居民的健康需求，确定健康教育工作的重点内容。

突发公共事件，特别是突发公共卫生事件的危害性、公共属性，事关社会成员的切身利益（所有事件发生时，在事件影响范围内的人都有可能受到伤害，危害包括公众健康和生命安全、社会经济发展、生态环境等，也包括事件引发的公众恐惧、焦虑情绪等），因此在其发生之初，往往会引发公众对信息的渴求。

人们自我保护的本能使其在危机发生时，第一反应和最大需求就是了解信息，急于知晓事件发生情况和发展过程、事件是否对社会和个人利益造成影响、政府目前的态度和所采取的相关处置措施等。

在了解公众的需求和关注点方面，可以有多种方式和渠道，如：

1）通过公众热线，可以对公众舆论进行监测，了解公众的健康问题，以及突发事件不同阶段所需要的不同信息。

2）开设专题网页，供公众反馈信息，实时了解他们对信息的需求。

3）通过社会调查，知道公众此时的思想状况和想要了解的信息。

4）关注新闻报道，了解媒体发布的信息。通过对他们的监测，可以发现他们在关注什么、发布了什么、什么被遗漏了。

5）阅读相关文献，了解既往同类突发事件发生时公众的反应和需求，作为公众需求分析的补充。

（3）确定目标人群

根据发生突发事件的性质和快速评估的结果，健康教育专业工作组要分级确定健康教育工作的目标人群。

一级目标人群：指处于突发事件范围内、直接受到影响的人群，如事件受害者、现场目击者等，他们是需要直接改变行为的人群。

二级目标人群：指与一级目标人群有着密切联系，能影响一级目标人群的认知、价值观和行为的人，如一级目标人群的亲属、朋友等。

三级目标人群：指参与事件处置的人员，包括疾控人员、医疗人员，能给一级目标人群以信任感的一些人。

四级目标人群：能够对当时的事件和处置产生影响的人，如政策制定者等关键人物。

（4）制订核心信息

突发事件具有突然发生、不可预见、进程快、影响广等特点，一旦事件发生后进展迅速，短时间内就有可能造成大量的人员伤亡和严重的财产损失。卫生应急风险沟通应在平时做好充分的准备，特别是制订满足公众需求的各类信息，才能保证在事件突然发生时能有效地开展风险沟通工作，确保突发事件的应急处置协调、有序地进行，尽可能将突发事件控制在萌芽状态，或最大限度地降低突发事件的危害程度。在突发事件发生时，应根据这些信息，再分别确定针对不同人群和不同事件发展阶段的风险沟通。

确定公众沟通核心信息时应考虑以下 6 个问题。

1）判断事件对公众的影响。在制订核心信息之前，首先要对突发事件进行深入的分析，明确事件对公众健康可能会带来的影响、涉及的人群与范围、引起公众恐慌的主要原因以及事件的可控制程度。

2）发布的内容是事实还是立场。事实还是立场其实是一个取舍,也可以两者兼有。当事实基本清楚时,发布事实;当事实太不明朗时,则表明部门态度,明确始终把人民群众的健康放在第一位,为维护公众健康坚持不懈战斗的态度。在某种意义上,态度决定一切。有时公众相对事实的具体情况来说,更关心政府部门是否在全力以赴保护公众健康,从而获得安全感。

3) 公众应该怎样保护个人健康。如何保护自身及家人的健康是事件发生后公众最关心的问题。对公众的建议应该是核心信息的重要组成部分。这些建议应该是易于执行的,如对于毒气泄漏的建议是:尽量撤离有毒区域,用织物等蒙住口鼻等。

4) 卫生行政部门将采取哪些措施来防止类似事件发生。

5) 向公众表达同情或关注。对于因突发事件而受影响的公众适当表达人文关怀,易于获得公众的理解支持及事件的迅速处理。

6) 告知下一次信息发布的时间。这有助于公众了解信息的进展是动态的,让公众对事件保持适度关注,有助于事态的有效控制。

（5）确定传播策略

健康教育专业工作组要根据发生突发事件的性质和四级目标人群的不同需求,准确地确定有针对性的核心信息和传播策略。

在制订核心信息时要注意把握以下 3 个原则:①政策性原则,即核心信息应该体现当地的文件政策精神;②科学性原则,即核心信息应该是科学、准确、客观的;③通俗性原则,即核心信息要通俗易懂,容易被受众所理解和接受。

在确定传播策略时要考虑调动一切可以利用的资源,根据不同性质的突发事件,以及不同的发展阶段和情况,通过各种途径开展多种形式的健康教育传播、干预活动。

35.6 突发事件健康教育评价

突发事件健康教育的评价应采用科学而且可行的方法,收集真实而完整的信息,对健康教育活动的计划、措施、方法、效果进行系统的评价。

35.6.1 评价类型

（1）形成评价

在突发事件健康教育干预活动前进行形成评价,通过收集信息、了解突发事件的程度和性质、发现开展干预活动的有利条件和障碍,以帮助决策,制订合适的干预措施,确保干预措施的合理性和可行性。

（2）过程评价

在突发事件健康教育活动的过程中进行过程评价,贯穿计划实施的全过程。根据目标和计划设计,系统地考察突发事件的全过程,与计划进行比较,对干预的执行情况做出结论。

（3）效果评价

针对突发事件的效果评估,是通过收集健康教育活动导致的目标人群健康相关行为及其影响因素的变化等信息,评价在突发事件中健康教育对目标人群知识、态度、行为的直接影响。

（4）效益分析

根据突发事件应急健康教育活动处理过程中的物资及经费使用情况,对突发事件健康教育的效果指标进行分析。

35.6.2 评价指标

1) 知识:突发事件知识的知晓率。

2) 态度:突发事件防控的态度。

3) 行为:主动获取应对突发事件的知识,掌握应对突发事件的技能,以及行为改变情况。

（解瑞谦 杨 宪）

36 性健康教育

36.1 性健康教育的意义

性是生物的起源,也是种族延续的方法。人类对于性的认识在不断地变化和发展。在数十万年进化过程中,性从最基础的性交,发展到了性与社会的意义,性被赋予不同层面的意思。虽然建立了公正、公平、宽容、开放和具有社会包容性的世界,但几百年来男女两性还是不平等,社会地位方面也有偏差。从不同年龄段进行系统的性健康教育,可提供关于性的全面的知识,提高对不同性别的认识、态度和技能,从而建立积极的价值观,包括尊重人权、社会性别平等,以及拥有建立安全、健康、积极、多元的人际关系所需要的态度和技能。性健康教育是一个基础课程,是探讨性的认知、情感、身体和社会层面的意义的教学过程。其目的是使儿童和年轻人都具备一定的知识、技能、态度和价值观,从而确保其健康、幸福和尊严。性教育有助于尊重的社会关系和性关系,帮助儿童和年轻人学会性的选择,维护自身的权益。性教育可以帮助年轻人反思社会规范、文化价值观和传统观念。

36.2 性健康教育的概念

36.2.1 性的定义

性的概念非常复杂,涵盖了生理、社会、心理、精神、宗教、政治、法律、历史、伦理和文化等方面。在不同语言和文化背景下,"性"这个字有着完全不同的含义。结合不同语言中关于性的不同含义,在全面的性教育中我们对于"性"的理解需要考虑如下方面:

除了生理层面外,性还包括人际关系和性关系在个人层面和社会层面的意义。它是人的一种主观体验,也是人类的亲密和私密需求的重要组成部分。

同时,性有社会属性,要结合不同的信念、实践、行为和身份认同进行解读。性的塑造受到个体经历、文化价值观和规范的影响。

性与权力相关。一个人掌握的权力体现在他/她对自己身体的掌控上。全面的性教育可以解决性、社会性别与权力之间的关系,以及性的政治和社会维度。这是适合更高年龄段学习的内容。

对于性行为的期待存在很大的文化差异。有些行为会被接受并认可,也有些行为不被接受。行为不被接受不代表这些行为不会发生,也不意味着要把这些行为排除在性教育讨论的范围之外。

性贯穿人的一生,在不同年龄阶段有着不同的表现,却总是与个体的生理、情绪和认知成熟度息息相关。不论在哪个年龄阶段,性教育都是提升个体与性有关的福祉、促进儿童和年轻人建立健康且负责任的人际关系的主要工具。

36.2.2　性健康的概念

性健康是指与性有关的身体、情感、精神和社会适应方面的良好状态,它不仅仅是没有疾病、功能障碍或不适。性健康需要通过积极的、互相尊重的方式去构建和谐性关系,也包括在没有强迫、歧视和暴力的情况下享有愉悦、安全的性体验。为了获得和维护性健康,所有人的性权利都必须尽量得到尊重、保护和满足。

36.2.3　性健康教育的概念

性健康教育旨在使儿童、年轻人具备相关的知识、态度和技能,使他们意识到自身的健康、幸福和尊严,思考他们的决定对他人福祉的影响,理解和行使个人权利并尊重他人权利。具体而言:性健康教育在性的认知、情感、身体及社会层面,提供科学准确的、循序渐进的、适合年龄和发展阶段的、社会性别敏感的、具有文化相关性并促进文化改善的信息;为年轻人提供机会去探索影响性关系和社会关系的价值观、态度以及对于性的社会文化规范和权利;促进年轻人对性生活技能的学习和掌握。

36.3　性健康教育的内容及要素

依据中国现有国情,结合 WHO 对于性教育的指导意见,性健康教育分为 6 个概念(人体发育与性、生殖健康与性、性与性行为、社会性别与性、价值观文化与性、暴力安全保障与性)。按照性教育对象的 4 个年龄段(5～8 岁,9～12 岁,12～15 岁,15～18 岁及以上)进行分别论述。

36.3.1　人体发育与性

主题:性与生殖解剖及生理,生殖,青春发育期,身体意象(表 36 - 1)。

表 36 - 1　人体发育与性

项　目	受教者年龄段	性健康教育主要工作内容	性健康教育工作要素
1.1　性与生殖解剖及生理	5～8 岁	知道包括性与生殖器官在内的人体器官的名称和功能	①认识关键的内外生殖器官,并描述它们的基本功能(知识);②认识到对身体,包括对生殖器官产生好奇,是完全正常的(态度);③尝试对自己感到好奇的身体部位进行提问或回答别人的问题(技能)
受教育	9～12 岁	女性月经周期中的排卵和男性精子的产生与射精,是生殖过程中不可缺失的环节	①解释生殖所需的关键身体功能(例如:月经周期、精子的产生和射精)(知识);②解释在生殖过程中男性和女性的身体都发挥了非常重要的作用(态度);③对月经周期或射精是如何发生的这一问题的理解表示出信心(技能)
	12～15 岁	青春发育期和怀孕过程中,激素在成熟和生殖过程中发挥了重要作用	①解释胎儿的生理性别由染色体决定,并在受精初期已经确定(知识);②描述激素在生殖器官和性功能的形成、发展和调节方面发挥的作用(知识);③认识到激素在青春发育期和怀孕期间的重要作用(态度)
	15～18 岁及以上者	男性和女性的身体会随着时间而产生变化,包括他们的生殖能力及性功能	①总结男性和女性在生命周期各阶段的性与生殖能力(知识);②认同伴随着人的各个生命周期(态度);③表达对于生命周期各阶段生殖能力变化的个人感受(技能)
1.2　生殖	5～8 岁	①精子和卵细胞结合并在子宫着床是怀孕的开始;②怀孕一般持续 40 周,在怀孕期间,女性的身体会经历很多变化	①描述生殖的过程,特别强调怀孕过程需要一个精子和一个卵细胞结合并在子宫着床(知识);②描述女性在怀孕期间,身体经历的变化(知识);③表达自己对于女性怀孕期间的身体变化有何种感受(技能)

项 目	受教者年龄段	性健康教育主要工作内容	性健康教育工作要素
	9~12岁	①精子必须恰好和卵细胞结合并着床才能导致怀孕；②女性月经周期分为多个阶段，其中包括最容易受孕的排卵期；③怀孕会伴随常见迹象，应在女性月经停止或出现延迟情况时，立刻通过科学方法验孕以便确认是否怀孕	①列举生殖的必要步骤(知识)；②了解在发生性交行为时，如果男性的阴茎在女性阴道内射精，就可能导致怀孕(知识)；③回忆性交行为并不必然导致怀孕(知识)；④描述怀孕的迹象，以及胎儿的发育阶段(知识)；⑤认同促进健康怀孕和分娩的措施(态度)
	12~15岁	生殖功能与性感觉之间存在差异，而且会随着时间产生变化	①了解怀孕是可以计划和预防的(知识)；②理解生殖功能和性感觉之间的差异(知识)；③认同男性和女性的性与生殖功能和性欲望在一生中会发生变化(态度)；④对未来如何预防意外怀孕做出计划(技能)
	15~18岁及以上者	并非所有人都有生育能力，想要怀孕的人可以尝试用一些方法来解决不孕不育的问题	①列举没有生育能力但希望怀孕的人可以有哪些选择(知识)；②认识到不孕不育问题的解决有可选方案(态度)；③对有生育需求但面临不孕不育问题的人能够表达出共情(技能)
1.3 青春发育期	5~8岁	青春发育期会随着儿童的成长和成熟而来临，在这段时间里，身体和情感都会发生变化	①定义青春发育期(知识)；②理解生长发育会带来身体和情感的变化(知识)；③认同青春发育期是青少年成长过程中正常、健康的一部分(态度)
	9~12岁	①青春发育期标志着一个人生殖能力的变化；②在青春发育期中，良好的卫生习惯对于保持性与生殖器官清洁和健康尤为重要；③月经是女孩生理发育过程中正常而又自然的一部分，不应该被神秘化或污名化；④在青春发育期，青少年可能会经历一系列生理反应（例如，阴茎勃起和梦遗）	①描述青春发育期和性与生殖系统发育成熟的过程(知识)；②列举青春发育期出现的身体和情感上的主要变化(知识)；③展示如何获取与青春发育期相关的可靠信息(技能)；④描述保持个人卫生的方法(知识)；⑤深刻体会到保持良好个人卫生的重要性(态度)；⑥应用保持卫生的相关知识制订个人计划，从而在生长发育阶段保持健康(技能)；⑦描述月经周期，并描述女性在此期间可能出现的身体症状和感觉(知识)；⑧理解年轻的男性因为性唤起或没有特定原因而发生阴茎勃起是一种正常现象(知识)；⑨回忆一些青少年会在夜晚发生性唤起并分泌体液，这种现象通常被称为梦遗，是一种正常的现象(知识)
	12~15岁	青春发育期是一个性成熟时期，青少年在身体、情感、社会交往和认知方面会发生较大变化，容易感到兴奋，并伴随压力	①区分青春发育期和青春期(知识)；②认识到青春发育期的开始时间因人而异，对男孩和女孩的影响也不一样(知识)；③评估青春期出现的不同变化，并能够将其归类（例如，身体、情感、社会交往、认知方面的变化）(知识)；④比较男孩和女孩在青春发育期变化中表现出的异同(知识)；⑤认识到青春发育期对于某些儿童具有更大的挑战性，包括不符合传统社会性别规范的儿童、跨性别儿童或双性儿童(知识)；⑥认识到关于身体、情感、社会交往和认知方面的变化是青春期的正常现象(态度)；⑦认识到针对青春发育期变化的玩笑、羞辱和污名会对他人造成极大伤害，这种伤害甚至可能在很长一段时间内对其持续产生负面的心理影响(态度)；⑧展示应对上述变化的方式(技能)
	15~18岁及以上者	激素在人一生中的情感和身体变化方面发挥着重要作用	分析激素如何影响人一生中的情感和身体变化(知识)
1.4 身体意象	5~8岁	所有人的身体都是特殊且独一无二的，每个人都应该喜爱自己的身体	①记住所有人的身体都是特殊和独一无二的(知识)；②解释对自己身体感到骄傲意味着什么(知识)；③欣赏自己的身体(态度)；④表达对自己身体的感受(技能)

项　目	受教者年龄段	性健康教育主要工作内容	性健康教育工作要素
	9～12岁	①一个人的价值不由其外貌决定；②每个人对有吸引力的外貌有着不同的理解和标准	①解释外貌是由遗传、环境和健康习惯等因素决定的（知识）；②认识到一个人的价值不由其外貌决定（态度）；③接纳外貌的多样性，包括对同龄人不同外貌的接纳（态度）；④描述人们对有吸引力的外貌的判定标准有何不同（知识）；⑤认识到人们所认为的有吸引力的外貌会随着时间而变化，在不同文化之间也会存在差异（态度）
	12～15岁	人们对于自己身体的感受会影响他们的健康、自我意象和行为	①讨论欣赏自己身体能带来哪些好处（知识）；②描述一个人的外貌会如何影响其他人对他的感觉和对待，以及这种影响对男性和女性来说有什么差异（知识）；③分析人们尝试改变外貌的常见手段（例如，食用减肥药、类固醇或使用漂发/美白产品），并评估它们对身体的危害（知识）；④批判性分析哪些原因可能会导致一个人产生改变外貌的想法，基于社会性别的"美"的标准（知识）；⑤解释与身体意象有关的各种失调症状（例如，焦虑症和厌食症、贪食症等饮食失调症状）（知识）；⑥认识到通过药物改变身体意象可能是有害的（态度）；⑦展示如何获得为那些受身体意象问题困扰的人所提供的相关服务（技能）
	15～18岁及以上者	人们可以挑战不切实际的体貌标准	①分析特定的文化和社会性别刻板印象，以及它们如何影响人们的身体意象和人际关系（知识）；②认识到不切实际的体貌标准，可能是有害的（态度）；③反思自己的身体意象及其对自尊、性决策和将来的性行为的影响（技能）

36.3.2　生殖健康与性

主题：怀孕与避孕，艾滋病等性传播疾病的治疗及支持，理解、认识与减少包括艾滋病病毒（人类免疫缺陷病毒，HIV）在内的性传播感染风险（表36-2）。

表36-2　生殖健康与性

项　目	受教者年龄段	性健康教育工作内容	性健康教育工作要素
2.1　怀孕与避孕	5～8岁	怀孕是一个自然的、且可以被计划的生理过程	了解受孕始于精子和卵细胞结合并在子宫着床（知识）
	9～12岁	①理解怀孕的关键特征非常重要；②现代避孕措施可以帮助人们避免怀孕或计划怀孕；③社会性别角色和同伴规范可能会影响与避孕有关的决策	①列出怀孕的基本特征（知识）；②描述验孕方法（知识）；③列出与早婚（自愿或被迫）、早孕和早育有关的健康风险（知识）；④意识到过早发生非意愿怀孕会带来健康层面和社会层面的消极后果（态度）；⑤有怀孕的迹象时，找到一位可信赖的成年人（包括父母或监护人）并可与之沟通（技能）；⑥纠正关于现代避孕药、安全套及其他避孕方式的错误观念（知识）；⑦解释不发生性交是最有效的避孕方式（知识）；⑧描述正确使用男用和女用安全套进行避孕的步骤（知识）
	12～15岁	①不同形式的避孕措施有着不同的有效率、功效、益处和不良反应；②无论能力、婚姻状况、社会性别、社会性别认同或性倾向如何，进入性活跃期且有避孕需求的年轻人都应该能够顺利获取避孕工具；③过早生育和生育间隔时间	①分析预防非意愿怀孕的有效方法和与之相关的其他功效（例如，男用和女用安全套、口服避孕药、避孕针、皮下埋植、紧急避孕药）（知识）；②说明以正确的方式坚持使用安全套和现代避孕措施能够预防性活跃人群的非意愿怀孕（知识）；③展示如何正确使用安全套（技能）；④解释紧急避孕措施（在合法和可获得的情况下）能够预防非意愿怀孕，包括因未采用避孕措施、避孕措施不当或避孕失败，以及遭受性侵害导致的非意愿怀孕（知

项　目	受教者年龄段	性健康教育工作内容	性健康教育工作要素
		过短都存在健康风险	识）；⑤分析通常从当地哪些地方可以获取安全套和其他避孕措施，虽然年轻人在获取这些措施时可能仍然面临某些障碍或限制（知识）；⑥展示获取避孕措施的多种方法（技能）；⑦识别什么是过早生育，并解释与之相关的健康风险（知识）
2.1　性与生殖解剖及生理	15～18岁及以上者	①进入性活跃期的人通过采用避孕措施可以避免怀孕，也可以计划是否以及何时养育后代，这可以给个人和社会带来重大益处；②非意愿怀孕时有发生，在这种情况下所有年轻人都应该能够获取维持自身健康与福祉所需的服务和保护；③一些做法会促进或威胁到健康的怀孕过程	①评估可使用的现代避孕方法对个人的益处与可能带来的不良反应或风险（例如，男用和女用安全套、口服避孕药、避孕针、皮下埋植、紧急避孕措施）（知识）；②审视性活跃人群在决定采用最恰当的避孕措施或多种避孕措施时受到哪些不同因素的影响（例如，感知到的风险、花费、可及性）（知识）；③意识到正确采取避孕措施的重要性，包括安全套和紧急避孕方法的使用（态度）；④展示有充分的自信讨论和采用不同避孕措施（技能）；⑤针对自己所偏好的现代避孕方法制订一个使用计划，以备将来之需（技能）；⑥评估哪些产前行为会促进或威胁健康的怀孕过程（知识）；⑦认识到确保怀孕过程的健康不仅仅是母亲的责任（态度）；⑧制订计划支持健康怀孕过程（技能）；⑨审视相关的法律法规和政策，了解它们如何保护未成年母亲继续完成学业、获得生殖健康服务、不受歧视（知识）
2.2　理解、认识与减少包括艾滋病在内的性传播疾病感染风险	5～8岁	①免疫系统能够保护人体免受疾病的侵害并帮助人们保持健康；②人们可能会在生病时仍然看起来很健康；③无论生病与否，每个人都需要爱、关心和支持	①描述"健康"和"疾病"的概念（知识）；②解释人体有免疫系统，可以保护人体免受疾病的侵害（知识）；③列举人们保护自身健康的不同方式（知识）；④想到有些人即使生病，也可能会看起来很健康或感觉自己仍然很健康（知识）；⑤描述人们无论在何种健康状况下都需要爱、关心和支持（知识）
	9～12岁	①人们可能会因为和性传播感染者发生性行为感染艾滋病病毒或发生其他性传播感染；②艾滋病病毒可以通过不同的途径传播，包括与艾滋病病毒感染者发生无保护的性行为；③有一些方法可以降低艾滋病病毒或其他性传播感染的风险；④检测是确定一个人是否感染艾滋病病毒或发生其他性传播感染的唯一途径；针对艾滋病病毒和绝大多数性传播感染都已经有治疗手段	①列举在青年群体中最常见的性传播感染类型（例如，艾滋病病毒、人类乳头瘤病毒、单纯疱疹病毒、沙眼衣原体和淋病奈瑟菌感染等）和最常见的传播途径（知识）；②描述为什么艾滋病病毒不会通过日常接触（如握手、拥抱、共同一个杯子喝水等）传播（知识）；③列举艾滋病病毒的不同传播途径（例如，与被感染者发生无保护性行为；输入含有艾滋病病毒的血液；与他人共用注射器、针头或其他锋利器具；在怀孕、分娩和哺乳期间）（知识）；④描述降低艾滋病病毒感染或传播风险的不同方法，包括病毒暴露之前（例如，使用安全套，在有条件的情况下进行男性自愿包皮环切手术，或采取艾滋病病毒暴露前预防并同时使用安全套）和之后（在有条件的情况下采取艾滋病病毒暴露后预防）（知识）；⑤描述在什么年龄及在什么地点（有供应的地方）可以接种生殖器人类乳头瘤病毒疫苗（知识）；⑥展示对于自己所在社区中针对大多数常见性传播感染（包括艾滋病病毒在内）的检测和治疗都有所了解（知识）；⑦认识到为接受检测的人创建安全的支持性环境是非常重要的（态度）；⑧知道哪里可以进行检测（技能）
	12～15岁	①各种性传播感染，如沙眼衣原体感染、淋病奈瑟菌感染（淋病）、梅毒螺旋体感染（梅毒）、艾滋病病毒和人类乳头瘤病毒感染（尖锐湿疣）等，都是可以被预防、治疗或控制的；②性健康服务机构可以提供艾滋病病毒的检测和治疗并	①描述发生包括艾滋病病毒在内的性传播感染的不同途径（如通过性接触传播；在怀孕、生产或哺乳时传播；通过含有病原体的血液传播；共用注射器、针头或其他锋利器具而传播等）（知识）；②描述不发生性交是预防艾滋病病毒和其他性传播感染的最有效手段（知识）；③解释如果一个人处于性活跃期，也有一些特定的方式可以降低艾滋病病毒或其他性传播感染的风险，其中包括：坚持正确使用安全套；避免插入式性交行为；实行"双

项 目	受教者年龄段	性健康教育工作内容	性健康教育工作要素
		提供安全套,一些机构可能会提供艾滋病病毒暴露前后预防用药或男性自愿包皮环切手术,还有一些机构可以帮助人们评估自身感染艾滋病病毒的风险,也可以帮助人们获取所需的检测和治疗	方保持单一配偶";减少性伴侣的数量;避免同时拥有多名性伴侣;接受性传播感染的检测和治疗(知识);④解释在某些艾滋病病毒和其他性传播感染发生率很高的环境下,年龄差距很大的个体之间的亲密关系或代际亲密关系会增加感染艾滋病病毒和其他性传播感染的风险(知识);⑤展示如何协商安全的性行为和拒绝不安全性行为(技能);⑥展示正确使用安全套的步骤(技能);⑦在当地可以获取的情况下,明确表述艾滋病病毒暴露前后口服预防用药可以降低艾滋病病毒感染的可能性(知识);⑧阐明每个人都有权利接受自愿的、知情的、保密的艾滋病病毒检测,而且不应该被要求公开自己的感染状况(知识);⑨认识到检测在评估艾滋病病毒易感性和获取所需治疗方面非常重要(态度);⑩展示如何对一个想要进行检测的朋友表示支持(技能)
	15～18 岁及以上者	①沟通、协商和拒绝技巧可以帮助年轻人抵御违背个人意愿的性压力,或强化其采取安全性行为的意图(比如坚持使用安全套或其他避孕措施);②对进入性生活跃期的人,采用何种策略降低感染风险会受多方面影响,包括个人的自我效能、感知到的风险水平、社会性别角色、文化和同伴规范的影响	①回忆一个人的协商技巧会受到社会规范、权力不平等、关于自我决策权的个人信念和信心的影响(知识);②使用有效的沟通、协商和拒绝技巧以抵御违背个人意愿的性压力,采取更加安全的性行为策略(技能);③对可能影响处在性活跃期的人做出降低自身感染风险的决定的所有因素进行批判性分析(知识);④认识到对一些群体的社会排斥和歧视会增加其感染艾滋病病毒和其他性传播感染的风险(态度);⑤制订和执行提升个人健康与福祉的计划(技能);⑥展示获取安全套的不同方法(技能)

36.3.3 性与性行为

主题:性与性的生命周期,性行为与性反应(表36-3)。

36.3.4 社会性别与性

主题:社会性别及其规范的社会建构,社会性别平等、刻板印象与偏见(表36-4)。

表 36-3 性与性行为

项 目	受教者年龄段	性健康教育工作内容	性健康教育工作要素
3.1 性与性的生命周期	5～8 岁	人在一生中享受身体和亲近他人是十分自然的	①理解身体上的享受和兴奋是人类自然的感觉,这包括与他人身体的亲密接触(知识);②了解来描述身体感觉的多种词语,包括一些对他人表达感情和亲近的词语(知识);③认识到措辞和行为会影响我们对他人的情感表达和与他人之间的亲密感(态度)
	9～12 岁	对性感到好奇很正常,向可信赖的成年人询问与性相关的问题非常重要	①理解性意味着对他人产生情感和身体上的吸引(知识);②描述人们如何终其一生都可以通过身体接触(如亲吻、触摸、爱抚、性接触)感受到愉悦(知识);③认识到性是人类健康的一部分(态度);④认识到歧视那些确定或被怀疑具有同性性倾向的人是错误的,并认识到歧视会对这些人产生负面影响(态度);⑤找到一个容易相处且值得信赖的成年人,并向他们询问与性有关的问题(技能)
	12～15 岁	性感觉,性幻想和性欲都是自然现象,伴随人的一生,尽管人们并不总是选择凭感觉行事	①列举人们表达性的方式(知识);②陈述性感觉、性幻想和性欲是自然而不是令人羞耻的现象,并且伴随人的一生(知识);③解释为什么不是所有人都会选择依照自己的性感觉、性幻想和性欲行事(知识);④认识到人们对性的兴趣可能会随着年龄发生变化,并可能终其一生

项　目	受教者年龄段	性健康教育工作内容	性健康教育工作要素
			都会有性的表达(知识);⑤知道尊重人们在不同文化和环境中不同的性表达是非常重要的(态度);⑥展示如何管理与性感觉、性幻想和性欲有关的情感(技能)
	15~18岁及以上者	性是复杂的,它包含生理、社会、心理、精神、伦理和文化等多个层面,并贯穿人的一生	①解释和分析性的复杂性和多面性,即包含生理、社会、心理、精神、伦理和文化等多个层面的内容(知识);②认同性是人类的天性,能提升人类的福祉(态度);③反思自己的性及影响它的因素(技能)
3.2　性行为与性反应	5~8岁	①人们可以通过触摸和其他亲密行为表达对他人的爱;②儿童应理解什么是恰当的和不恰当的触摸	①说出人们对他人表达爱和关心的各种方式,包括亲吻、拥抱、触摸,或性行为(知识);②定义"恰当的触摸"和"不恰当的触摸"(知识);③认识到有一些触摸儿童的方式是有害的(态度);④展示当别人用有害的方式触摸自己时该如何处理(技能)
	9~12岁	①人们具有性反应周期,即对(身体或精神上的)性刺激产生生理反应;②在性行为上做出明智决策很重要,包括决定是否推迟性行为	①描述男性和女性对性刺激的反应(知识);②了解在青春发育期,男孩和女孩会更加意识到自己对性吸引和性刺激的反应(知识);③解释很多男孩和女孩会在青春发育期,或更早的时候开始出现自慰行为(知识);④认同自慰并不会对身体或情感造成伤害,但应该在私密环境中进行(知识)
	12~15岁	①性反应周期是关于身体如何对性刺激发生反应;②对自己的性行为做出明智的决策很重要;③以金钱或商品获取利益的性交易活动,会对一个人的健康和福祉带来风险	①理解性刺激包含身体和心理层面的刺激,人们对性刺激有不同的反应,在不同时期会产生不同的性反应(知识);②认识到性反应会受诸如疾病、压力、性虐待、药物滥用和创伤等的影响(态度);③解释有哪些方法可以帮助人们减少性行为带来的风险,实现人生规划(知识);④解释安全套和其他避孕措施可以降低性行为带来的风险(如艾滋病病毒感染、性传播感染或非意愿怀孕)(知识);⑤明白非插入式性行为不会导致非意愿怀孕,而且能够降低包括艾滋病病毒在内的性传播感染的风险,同时也能带来性愉悦(知识);⑥认识到人们可以选择减少性行为带来的风险并实现人生规划(态度);⑦做出明智的性行为决策(技能);⑧定义性交易活动(知识);⑨描述性交易活动可能产生的风险(知识);⑩认识到援助交际,即亲密关系中涉及金钱或商品交易活动,会加剧不平等的权力关系,增加自身的脆弱性,限制协商安全性行为的能力(态度);⑪展示果断自信的沟通及拒绝性交易活动的技能(技能)
	15~18岁及以上者	①性行为能带来愉悦,同时伴随着与健康和福祉相关的责任;②做出性决策之前需要考虑降低风险的策略,以预防非意愿怀孕和包括艾滋病病毒感染在内的性传播感染	①总结性愉悦和性责任的关键要素(知识);②知道很多人在一生当中会有性接触空白期(知识);③解释为什么良好的沟通有助于改善性关系(知识);④反思社会性别规范和刻板印象如何影响人们对于性愉悦的期待和体验(知识);⑤认同作为性伴侣的双方均有责任避免非意愿怀孕,以及包括艾滋病病毒在内的性传播感染(态度);⑥就性的需求和底线进行沟通和交流(技能);⑦分析风险降低策略对于预防非意愿怀孕和性传播感染的重要性,包括减少因分娩、性虐待或者无保护性行为等途径导致的性传播感染(包括艾滋病病毒感染)(知识);⑧思考并应用风险降低策略来预防非意愿怀孕,避免感染和传播包括艾滋病在内的性传播感染(技能)

表 36-4 社会性别与性

项目	受教者年龄段	性健康教育工作内容	性健康教育工作要素
4.1 社会性别及其规范的社会建构	5~8岁	了解生理性别与社会性别之间的差异十分重要	①定义社会性别和生理性别,并描述这两个概念的不同(知识);②反思对自己的生理性别和社会性别的感受(技能);③说出了解生理性别和社会性别的几种信息来源(知识)
	9~12岁	①社会与文化规范及宗教信仰都是影响社会性别角色的因素;②每个人看待自己的社会性别或向别人描述自己的社会性别的方式都是独特的,应该受到尊重	①定义社会性别角色(知识);②举例说明社会规范、文化规范和宗教信仰如何影响社会性别角色(知识);③认同有很多因素会影响社会性别角色(态度);④反思社会、文化和宗教信仰如何影响人们对社会性别角色的看法(技能);⑤定义社会性别身份(知识);⑥解释一个人的社会性别身份可能与其生理性别不相符(知识);⑦认同每个人都有自己的社会性别身份(态度);⑧欣赏自己的社会性别身份,并尊重他人的社会性别身份(技能)
	12~15岁	①社会性别角色和社会性别规范影响人们的生活;②恋爱关系可能会受到社会性别角色和社会性别刻板印象的负面影响	①确定社会性别规范如何塑造身份、愿望、实践和行为(知识);②检视社会性别规范如何产生危害,以及如何对人们的选择和行为产生负面影响(知识);③认识到关于社会性别规范的信念是由社会构建的(态度);④认同社会性别角色和社会性别期待可以改变(态度);⑤在家庭、学校和社区的日常生活中采取行动,在社会性别角色方面产生更积极的影响(技能);⑥分析社会性别规范和社会性别刻板印象对恋爱关系的影响(包括传统的男性气质规范和传统的女性气质规范)(知识)
	15~18岁及以上者	①敢于挑战自己和他人的社会性别偏见很重要;②恐同和恐跨会对具有不同性倾向和社会性别身份的人造成伤害	①回忆关于对男性、女性,具有不同性倾向和社会性别身份者有偏见的事例(知识);②认识到自己和他人的社会性别偏见可能对他人造成伤害(态度);③批判性地评估自己的社会性别偏见程度,并分析所在社区内存在哪些社会性别偏见(技能);④演练应对自己和他人的社会性别偏见的策略(技能);⑤定义恐同和恐跨(知识);⑥分析导致恐同和恐跨的社会规范及其后果(知识);⑦认识到所有人都能够爱他们所爱的人,而不必受到暴力、强迫或歧视(态度)
4.2 社会性别平等、刻板印象与偏见	5~8岁	每个人都同样有价值,不论其属于何种社会性别	①说出人们会如何因为自己的社会性别而受到不公平、不平等的对待(知识);②描述在家庭、学校和社区中如何使属于不同社会性别的个体之间的关系更加公平和平等(知识);③认识到对不同社会性别的人表示不公平、不平等的对待是错误的,并且违背人权(态度);④认识到无论社会性别如何,尊重他人的人权很重要(态度)
	9~12岁	①在家庭、朋友、恋爱关系、社区和社会中存在着社会性别不平等和权力差异;②社会性别刻板印象会导致偏见和不平等	①定义社会性别不平等(知识);②描述在家庭、朋友、社区和社会中,社会性别不平等与权力差异有着怎样的联系(知识);③回忆人际关系中的社会性别不平等和权力差异带来的消极后果(如基于社会性别的暴力)(知识);④培养每个人都有责任克服社会性别不平等的观念(态度);⑤展示在家庭、学校和社区的人际关系中促进社会性别平等的方法(技能);⑥定义与社会性别有关的刻板印象和偏见(知识);⑦认识到社会性别刻板印象和社会性别期待会对人们的生活方式造成很大的积极和消极影响(知识);⑧认同由社会性别产生的差异可能导致剥削或不平等对待,尤其是当人们的行为不符合预期的规范时(态度)

项　目	受教者年龄段	性健康教育工作内容	性健康教育工作要素
	12～15岁	①社会性别刻板印象和偏见影响了男性、女性以及具有不同性倾向和社会性别身份的人被对待的方式，也影响了他们所能做出的选择；②社会性别平等可以促进与性行为和人生规划有关的平等决策	①回忆社会规范如何影响社会对于男性、女性及具有不同性倾向和社会性别身份者进行描述的方式（知识）；②举例说明社会性别偏见的各种形式（知识）；③认同平等对待所有人的重要性（态度）；④认识到对不符合社会性别规范者持有偏见会损害他们做出选择的能力，包括关于健康的选择（知识）；⑤展示如何在对待他人时不持有社会性别偏见（技能）；⑥反思自己的价值观如何影响自身的观念和社会性别偏见（技能）；⑦描述性关系中的社会性别平等具有哪些特征（知识）；⑧列出社会性别角色如何影响与性行为、避孕措施使用和人生规划有关的决定（知识）；⑨分析更加公平的社会性别角色如何促进健康的性关系（知识）；⑩坚信社会性别平等是健康性关系的一部分（态度）

36.3.5　价值观、文化与性

主题：社会性别及其规范的社会建构、社会性别平等、刻板印象与偏见（表36-5）。

36.3.6　暴力安全保障与性

主题：暴力，许可、隐私及身体完整性，信息与网络技术使用与性（表36-6）。

表36-5　价值观、文化与性

项　目	受教者年龄段	性健康教育工作内容	性健康教育工作要素
5.1　价值观与性	5～8岁	价值观是个人、家庭和社区对重要问题所秉持的坚定信念	①定义价值观（知识）；②确定重要的个人价值观，如平等、尊重、接纳和宽容（知识）；③解释价值观和信念如何指导人们做出关于生活和人际关系的决定（知识）；④认识到个人、同伴、家庭和社区可能有不同的价值观（态度）；⑤分享自己的价值观（技能）
	9～12岁	家庭和社区赋予我们的价值观和态度是我们了解广义的性与狭义的性的来源，影响着我们的个人行为和决策	①确定一个人从哪里（例如，父母、监护人、家庭和社区）获得价值观和态度，以及这如何影响你们对于性（包括狭义和广义的性）的了解；②描述父母/监护人如何对孩子进行价值观的教育和示范（知识）；③描述会对社会性别角色期望和平等造成影响的价值观（知识）；④认识到家庭和社区的价值观和态度会影响个人行为和决策（态度）；⑤反思自己从家庭中学到的价值观（技能）
	12～15岁	了解自己的价值观、信念和态度，了解它们如何影响他人的权利以及如何捍卫它们，这一点非常重要	①描述一系列和性与生殖健康问题相关的个人价值观（知识）；②说明个人价值观如何影响自身的决策和行为（知识）；③了解个人价值观可能会如何影响他人权利（知识）；④认识到包容和尊重不同价值观、信念和态度的重要性（态度）；⑤捍卫自己的个人价值观（技能）
	15～18岁以上者	①了解自己的价值观、信仰和态度，从而采取与之相符的性行为非常重要；②随着儿童的成长，他们可能会形成与他们父母/监护人不同的价值观	①比较和对比在性与生殖健康方面与自己的个人价值观相符和不相符的行为（知识）；②体会自己的价值观是如何引导性行为的（态度）；③采取由自身价值观引导的性行为（技能）；④展示如何解决家庭成员之间因不同的价值观所引起的冲突（技能）
5.2　文化、社会与性	5～8岁	有许多信息来源可以帮助我们了解自我、自己的感受和身体	①列举能够帮助人们了解自我、自己的感受和身体的信息来源（例如，家庭、个人、同伴、社区、媒体——包括社交媒体）（知识）；②认同我们从家庭和社区中学到的价值观和观念对我们了解自我、自己的感受和身体有指导作用（态度）；③找出一个值得信赖的成年人，并展示如何向其询问有关自身感受和身体的问题（技能）

项　目	受教者年龄段	性健康教育工作内容	性健康教育工作要素
	9～12岁	文化、宗教和社会影响我们对性的理解	①举例说明文化、宗教和社会如何影响我们对性的理解(知识);②描述当地及不同文化中的成人仪式(知识);③了解随着时间推移而发生改变的,与性有关的文化、宗教或社会观念与实践(知识);④认同性观念是多元的(态度);⑤对性的多元化实践和所有人的人权表示尊重(技能)
	12～15岁	对性行为的接受与否,受社会、文化、宗教等因素的影响,并且这些因素会随着时间的推移而改变	①定义社会和文化规范(知识);②审视哪些社会和文化规范会影响性行为,以及它们是如何随时间而变化的(知识);③认识到社会和文化规范会随时间的推移而改变(态度);④质疑影响性行为的社会和文化规范(技能)
	15～18岁及以上者	在发展自己的观点的同时,了解社会和文化规范如何影响性行为,这一点非常重要	①比较和对照社会和文化规范对性行为和性健康的积极影响和消极影响(知识);②领会培养在性行为方面的个人观点的重要性(态度);③反思自己所重视的社会和文化规范,以及这些规范如何影响自己在性和性行为方面的个人观点和感受(技能)

表36‑6　暴力下的安全保障与性

项　目	受教者年龄段	性健康教育工作内容	性健康教育工作要素
6.1　暴力	5～8岁	①能够识别欺凌和暴力,并认识到这是错误行为;②能够识别儿童虐待,并认识到这是错误行为;③能够认识到父母或亲密伴侣之间的暴力是错误的	①定义取笑、欺凌和暴力(知识);②明白来自家庭成员或其他成年人的欺凌和暴力是错误的,且欺凌和暴力并非受害者的过错(态度);③示范如何安全应对同伴间的欺凌或暴力(技能);④定义儿童虐待,包括性虐待和利用网络对儿童进行的性剥削(知识);⑤识别可能发生在父母或亲密伴侣之间的暴力类型(例如,身体伤害、恶毒的言语或强迫做某些事)(知识)
	9～12岁	①性虐待、性骚扰和欺凌(包括网络欺凌)是有害的,在这些情况下懂得寻求帮助非常重要;②亲密伴侣之间的暴力是错误的,在目睹这种暴力时,寻求帮助非常重要	①描述性虐待(包括强奸、乱伦和网络性剥削)、性骚扰和欺凌(包括网络欺凌)的例子(知识);②明白儿童性虐待是违法的,并且有许多权威机构和相关服务能够帮助正在遭受性虐待的儿童(知识);③认同在遭受性虐待、性骚扰、乱伦或欺凌时,寻求支持的重要性(态度);④示范在知道有人正在遭受欺凌、性虐待或性骚扰时如何有效应对(技能);⑤展示在自己或认识的人受到性虐待、性骚扰、乱伦和欺凌时,如何寻求帮助(技能);⑥定义亲密伴侣暴力(知识);⑦列举亲密伴侣暴力的例子(知识)
	12～15岁	性虐待、性侵害、亲密伴侣暴力和欺凌是对人权的侵犯	①比较和对比欺凌、情感暴力、身体暴力、性虐待、性侵害和亲密伴侣暴力(知识);②认同遭受由成年人或权威者实施的性虐待、性侵害、亲密伴侣暴力和欺凌并非受害者的过错,并认同这些行为是对人权的侵犯(态度);③示范如何举报性虐待、性侵害、亲密伴侣暴力和欺凌等现象(技能);④示范如何向可信赖的成年人和机构寻求帮助,以防止性虐待、性侵害、亲密伴侣暴力和欺凌的发生,并为幸存者提供支持(技能)
	15～18岁及以上者	每个人都有责任倡导人人享有健康与福祉并且不受暴力影响	①分析有效减少身体暴力、情感暴力和性暴力等暴力行为的成功范例(知识);②体会到公开反对所有场合下(包括学校、家庭、网络和社区)的暴力和侵犯人权的行为非常重要(态度);③倡导创建安全环境,以鼓励每个人都能获得尊严和尊重(技能)

续　表

项　目	受教者年龄段	性健康教育工作内容	性健康教育工作要素
6.2 许可、隐私及身体安全	5～8岁	每个人都有权决定谁能以何种方式触摸他们身体的哪些部位	①描述"身体权"的含义(知识);②识别身体的隐私部位(知识);③认识到每个人都有"身体权"(态度);④示范如何应对让自己感到不舒服的身体接触(例如,说"不""走开",告诉可信赖的成年人)(技能);⑤识别并描述当经历不舒服的身体接触时,应如何与父母/监护人或可信赖的成年人沟通(技能)
	9～12岁	在成长过程中,我们需要了解什么是不受欢迎的性关注以及什么是隐私需求	①解释对于青春期的男孩和女孩来说,身体隐私和私密空间变得更为重要;对女孩来说,厕所和水的使用尤其重要(知识);②定义不受欢迎的性关注(知识);③认识到无论男孩、女孩,不受欢迎的性关注是对他们的隐私和身体权的侵犯(态度);④通过果断和自信的沟通来保护自己的隐私并对抗不受欢迎的性关注(技能)
	12～15岁	①每个人都有保障自身隐私和身体完整性的权利;②每个人都有权决定在性方面做什么和不做什么,并且应该积极地与伴侣沟通,获得对方的许可	①描述隐私权和身体完整权的含义(知识);②认同每个人都有保护自身隐私和身体完整性的权利(态度);③表达对自身的隐私权和身体完整权的看法(技能);④描述什么是许可,并解释其对性决策的影响(知识);⑤认同给予性许可和感知性许可的重要性(态度);⑥根据个人界限对性行为表示许可或拒绝(技能)
	15～18岁及以上者	①许可是与伴侣健康、愉快且自愿发生性行为的关键;②了解是哪些因素在影响人们解读或给予许可的能力	①分析自己或他人在性行为方面表示许可和拒绝,以及认同他人给予或不给予性许可可能带来哪些好处(知识);②比较和对比男性和女性的身体如何被区别对待,以及可能影响双方自愿性行为的双重标准(知识);③认识到基于双方自愿的性行为是健康性关系的重要组成部分(态度);④展示如何表示许可与拒绝,以及如何解读他人的许可或拒绝(技能);⑤分析可能影响表达和认同许可的能力的因素(比如酒精和其他物质、社会性别暴力、贫穷、权力关系)(知识);⑥认识到规避可能损害性许可有效性的因素很重要(态度);⑦展现出表达许可和拒绝的能力(技能);⑧展现出认同别人的许可或拒绝的能力(技能)
6.3 信息与网络媒体安全使用	5～8岁	互联网和社交媒体可以帮助人们获取信息并与他人交流,这可能是安全的,也可能会使用户(包括儿童)暴露在危险之中	①描述什么是互联网和社交媒体(知识);②列举互联网和社交媒体带来哪些益处和潜在危险(知识);③欣赏互联网和社交媒体的价值,同时也意识到它们可能是不安全的(态度);④当在互联网或社交媒体上做过的事情或看过的东西让自己感到不舒服或者害怕时,展示如何找到可信赖的成年人并与其沟通(技能)
	9～12岁	①在互联网和社交媒体的使用方面需要小心谨慎;②通过社交媒体可以轻松获取色情图片和色情媒介,这可能促成有害的社会性别刻板印象	①举例说明互联网和社交媒体带来的益处和可能的危险(知识);②认识到谨慎使用互联网和社交媒体的重要性(态度);③展示如何决定在社交媒体上与谁分享何种信息(技能);④描述什么是色情媒介(色情产品)和色情短信(知识);⑤解释色情媒介对男性、女性和性关系的描绘往往是不真实的(知识);⑥认识到色情媒介对男性、女性和性关系的错误描述可能会误导人们(态度)
	12～15岁	①互联网、手机和社交媒体可能会带来大量不受欢迎的性关注;②色情媒介和色情图片可能引发性唤起,具有潜在危险	①举例说明为何互联网、手机和社交媒体可能会带来不受欢迎的性关注(知识);②认识到有办法阻止来自互联网、手机和社交媒体的不受欢迎的性关注(态度);③制订并实施安全使用网络、手机和社交媒体的计划(技能);④分析色情媒介(色情产品)为何如此普遍(知识);⑤总结色情媒介可能会造成怎样的危害,以及如

项　目	受教者年龄段	性健康教育工作内容	性健康教育工作要素
			何举报并获得帮助(知识);⑥区分哪些情况下未成年人发送、接收、购买或拥有色情图片可能是非法的行为(知识);⑦认识到了解与色情图片的分享或获取有关的法律非常重要(态度)
	15~18岁及以上者	①使用社交媒体可以带来很多好处,但需要在道德、伦理和法律方面谨慎对待;②色情媒介可能导致对性行为、性反应和身体外表不切实际的想法	①分析安全、合法和谨慎使用社交媒体的策略(知识);②认识到社交媒体的使用有很多好处,但也可能导致不安全或违反法律的情况(态度);③制订并实施负责任地使用社交媒体的计划(技能);④评估色情媒介如何导致人们对男性、女性、性行为、性反应和身体外表产生不切实际的想法(知识);⑤认识到色情媒介可能会强化有害的社会性别刻板印象,并使暴力或非意愿性行为正常化(态度);⑥反思色情媒介中对男性、女性和性行为的不真实的描述如何对人的自我形象、自信、自尊以及对他人的看法造成负面影响(技能)

36.4　性健康教育的影响因素

36.4.1　性教育与性行为

很多人认为性教育会引起孩子的性行为更早地发生,但全世界研究表明,首次性行为发生时间提前和性教育的关系非常小。性教育也没有直接影响首次发生性行为的年龄,反而全面的性健康教育能推迟首次性行为的发生,并使当事人对性行为更负责任。

36.4.2　性教育与儿童的"纯真"

全面的性健康教育能给儿童和年轻人提供科学、准确、非评判性并适合年龄段与发展阶段的、完整和正确的教育。全面的性教育不仅和性行为有关,还包含对身体生理、青春期、人际关系、生活技能等方面的信息。不会影响儿童和年轻人的纯真,反而使他们更善良地生活。观察发现,未受到全面性教育的儿童和年轻人会很容易得到来自自学、同伴、媒体或其他不良渠道的错误、相互冲突、甚至有害的性教育信息。

36.4.3　父母对学校性教育的态度

父母有时会反对学校开展全面性健康教育,原因是恐惧和缺乏了解全面性健康教育的有益影响。父母想保护孩子所接触的性与生殖健康信息与家庭的价值观念相吻合。学校开展全面性教育并不是要孩子更早地接触"性"的知识,反而是要孩子对"全面性健康教育"有适合年龄段的认识。全面的性教育对孩子无害,相反更能让孩子认识自己和社会关系。还能预防孩子不良及危险的性行为和人际关系。对性健康教育有认识的大部分父母都非常支持学校开展适合自己孩子年龄段的性教育项目。

36.4.4　性教育主体

年轻人的信心、支持和关爱的第一来源是父母和家庭。在孩子成长的过程中,父母对孩子性关系和人际关系的教育,发挥着非常重要的作用。但有时父母所提供的信息并不完整和正确,所以社会组织应该通过教育部门、学校和教师,支持和补充父母在家庭教育中缺失和纠正的信息,还要创造安全和支持性的教育环境,给儿童和年轻人提供适合其年龄段的全面教育,以及准备高质量的全面性健康教育所需的工具和材料。

36.4.5　全面性健康教育的难点

全面性健康教育包含着很多方面的内容,如性别、生理、身体器官、生长变化、健康与疾病、疾病传播控制、人际关系等,还要根据参与授课孩子的不同年龄段进行相应的教育。教育方法更难,加上社会和文化环境的影响,人们对性和社会性别有一些负面的、有争议的理解。在这样的环境中教授和谈论与性有关的话题难度更大。为了降低难度,教师和受教育者应先建立良好关系。通过良好关系,教师更主动地倾听和辨别学生的需求和担忧,并提供相应信息。教师要参与培训,学习如何开展全面性教育。

36.5 性教育实践

36.5.1 中国性健康教育政策

中国学校性教育一直受到政府各部门的高度重视,这体现在自 1978 年以来,国家颁布的多项法律、纲要、标准和条例中。学校性教育在中国具有法律地位。教育部门不断完善中小学性教育的规定,推动了性教育在中小学的开展。然而,中小学性教育政策的落实遇到多方面挑战,需要教育部门加大政策执行力度,采取有力措施,真正让性教育进入学校课程体系。

改革开放以来,中国颁布了涉及性教育内容的 30 多个政策法规文件,据此中国性教育大致可划分为 3 个阶段:1978—1993 年,面向生理知识的性卫生教育;1994—2006 年,面向社会问题的性健康教育;2007—2014 年,面向性关系的性安全教育。

36.5.2 学校全面性教育实践

2007 年,北京师范大学建立"北京师范大学儿童性教育课题组",研究和实践儿童性发展与性教育,探索在小学开展性教育的有效途径。在小学开展全面性教育是学生健康成长的需要,也是学校的重要责任。北京师范大学儿童性教育课题组在 10 年的小学性教育的研究和实践中,研发了性教育校本课程及教学材料,培训了教授性教育课程的教师,开展了性教育教学效果评价。2008 年,教育部发布的《中小学健康教育指导纲要》将性教育有关内容纳入健康教育大框架内,并指出,健康教育的主要载体课程为"体育与健康",每学期应该安排 6～7 课时。该组编写了《珍爱生命——小学生性健康教育读本》,这是学生在性教育课堂上使用的学习材料。该教材是依据教育部《中小学健康教育指导纲要》与联合国教科文组织《国际性教育技术指导纲要》编制的。

我国黑龙江省在 2000 年率先编写全国第一部系列性健康教育教材(小学到大学),2004 年在高等教育出版社出版,这标志着性健康教育走上正轨。现在有些地区和学校单独开设性健康教育,有些包含在德育、心理健康教育中,仅用一个案例说明实践会让初学者走入误区。

36.5.3 性教育开展实践案例

(1) 上海市 S 小学

上海市 S 学校为了解答小孩对自己来源的疑惑,给小孩提供良好的心理健康教育,并弥补上海性教育的科学性和干净性的缺乏,满足《上海市中小学生生命教育指导纲要》的需求,预防儿童性侵案的发生。从 2000 年开始,《性别教育》课程的内容分为 3 个板块:①两性的身体成长;②两性的关系与互动;③两性的身体保护。该课程实践 10 多年来取得良好的教育效果和社会效应。

(2) 北京某小学高级班

北京市某小学开展基于课程的流动儿童性教育的活动,三年级全体学生为研究对象,由经过培训的学校教师对学生开展每学期 6 课时,全学年 12 课时的性教育课程。并将《珍爱生命——小学生性健康教育读本》三年级上册和下册作为教学材料。上册教学内容包括结婚与离婚,宽容、接纳与尊重,认识自我与他人,学习协商,性别角色,电脑、网络与成长 6 个主题。下册教学内容包括青春期的身体发育、青春期来了、生命周期与性、青春期的性心理、认识传染病、预防传染病 6 个主题。授课前,学校对性教育课程的教师进行培训,培训内容包括全面性教育理念、教学内容解读、参与式教学方法等。教育后,学生的健康行为有明显改善,小学性教育课程可以提高小学三年级流动儿童的性健康知识水平,改善流动儿童的性健康行为。

(3) 北京大学医学部艾滋病预防与控制选修课

高校增设艾滋病健康教育的选修课,为高校制订艾滋病预防策略提供参考依据。课程持续 9 周,共 18 课时。课程包括:艾滋病基本知识、流行趋势、国家政策、防控策略、反歧视等;课堂形式有:知识讲解、视频分享、小组讨论、游戏及外聘专家讲座等。教育后,学生对艾滋病的知识知晓率从 69.1% 提升至 97.8%。

36.5.4 群众性学术团体性教育实践

上海市性教育协会成立于 1986 年 6 月,是上海市的性教育研究团体。原名为上海市性教育研究会,隶属于市计划生育协会。1992 年改名为上海市性教育协会。协会会员分布在教育、医疗卫生、计划生育以及社会科学等各个领域。协会宗旨是以马克思主义为指导,在党和政府领导下,运用社会科学和自然科学的多学科知识,研究性科学、普及性知识和性道德教育,以促进人类两性关系的科学与文明发展。协会于 1987 年举办了"上海市青春期教育指导展览会",宣传和推动青春期教育工作。1980 年协会与市教育局、文汇报联合创办了"文汇青春期教育刊授学院",先后两期共培训学员 2 000 余人,培养了一批紧缺的性教育师资力量。协会依托计划生育协会的各基层单位,把性教育有机地渗透在新婚期、孕期、生育期,举办了"新婚学校""孕妇学校""生育指导班""父母学校"等活动。协会于 1992 年举办了"人类与性",1994 年举办了"情、爱、性——婚恋展示"等大型展览会,并先后在北京、天津、新疆等地展出,向民众普及性教育知识。1993 年,协会与上海人民广播电台合办性知识专题广播《悄悄话》节目,并在卢湾区妇女保健医院专设《悄悄话》医疗咨询指导站,为群众排除性困惑问题,指导治疗性疾患方法。

协会成员先后承担了国家教委、市高教局等的相关研究课题,如《青春期学生身心发育和健康状况抽象调查》《大学生性文明调查》《老年性情况调查》等 20 多项调查。协会还先后组织和开展了"老年保健与性"(1987 年)、"现代性观念"(1988 年)、"全国青春期教育理论与实践研讨会""第二届全国性教育研讨会"(1992 年)、"1992 年上海性学研讨会""大学生性健康教育研讨会"(1996 年)等研讨活动。协会同市人口情况中心出版了《性教育研究文集》及《动态》30 多期,向有关领导和会员及时传递本市和国内外性教育的信息和研究成果。和国外有关性教育研究团体也有广泛联系,曾多次参加在美国、日本、新加坡、印度等地召开的国际学术会议。至今仍在出版《性教育与生殖健康》(季刊),至少每年举办 4 场面向大众的大型性教育讲座。

(郁　超)

37 心理健康教育

随着社会的发展和人类对自身认识的深化,人们对健康概念的认识正不断丰富和完善。在现代社会中,健康不仅指生理健康,还包括心理健康、社会适应三者的和谐统一构成了健康的基础。

37.1 心理健康概述

37.1.1 心理健康的概念和标准

(1) 心理健康的概念

1946年第三届国际心理卫生大会指出,心理健康是指:"在身体、智能以及情感上与他人的心理健康不相矛盾的范围内,将个人心境发展成最佳状态。"

国内外许多学者从各自关注的角度对心理健康进行论述,迄今,对于什么是心理健康还没有一个统一的、公认的定义。英国《简明不列颠百科全书》将心理健康定义为:"心理健康是指个体心理在本身及环境条件许可范围内所能达到的最佳功能状态,但不是绝对十全十美的状态。"在朱智贤的《心理学大辞典》中,心理健康是指:"个体的各种心理状态(一般适应能力、人格的健全状况等)保持正常或良好的水平,且自我内部(自我意识、自我控制和自我体验等)及自我和环境之间保持和谐一致的良好状态。"关于"正常"有4种含义:①正常即健康状态,以有无心理疾病为判断标准;②正常即平均状态,从统计学角度强调正常和异常的程度,属于正态分布中间范围的为正常;③正常即理想状态,用于评价行为而非描述行为;④正常即适应过程,将正常视为不断发展进步的过程,心理健康者能够不断发展有效的技巧应付环境中的刺激。

笔者认为,心理健康是指一种生活适应良好的状态。心理健康包括两层含义:①无心理疾病,这是心理健康最基本的条件,心理疾病包括各种心理与行为异常的情形;②具有一种积极发展的心理状态,即能够维持自己的心理健康,主动减少问题行为和解决心理困扰。

(2) 心理健康的标准

关于心理健康的标准,不同学者的观点不同,并且随着社会文化和时代的发展与进步,心理健康标准也在不断地变化。以下介绍几位国内外较有影响力的心理学家提出的心理健康标准。

1) 马斯洛等提出的标准。人本主义心理学家马斯洛等提出了心理健康的10条标准:①充分的安全感；②充分了解自己，并对自己的能力做适当的估价；③生活的目标能切合实际；④与现实环境能保持接触；⑤能保持人格的完整与和谐；⑥具有从经验中学习的能力；⑦能保持良好的人际关系；⑧适度的情绪表达及控制；⑨在不违背团体要求的前提下，能做有限度的个性发挥；⑩在不违背社会规范的前提下，能适当满足个人的基本需求。

2）奥尔波特提出的标准。人格心理学家奥尔波特对心理健康提出了7条标准：①自我意识广延；②良好的人际关系；③情绪上的安全性；④知觉客观；⑤具有各种技能，并专注于工作；⑥现实的自我形象；⑦内在统一的人生观。

3）林崇德提出的标准。我国著名心理学家林崇德认为，"心理健康标准的核心是：凡对一切有益于心理健康的事件或活动做出积极反应的人，其心理便是健康的"。他认为心理健康主要有以下10条标准：①了解自我，对自己有充分的认识和了解，并能恰当地评价自己的能力；②信任自我，对自己有充分的信任感，能克服困难，面对挫折能坦然处之，并能正确地评价自己的失败；③悦纳自我，对自己的外形特征、人格、智力、能力等都能愉快地接纳认同；④控制自我，能适度地表达和控制自己的情绪和行为；⑤调节自我，对自己不切实际的行为目标、心理不平衡状态、与环境的不适应性，能做出及时的反馈、修正、选择、变革和调整；⑥完善自我，能不断地完善自己，保持人格的完整与和谐；⑦发展自我，具备从经验中学习的能力，充分发展自己的智力，能根据自身的特点，在集体允许的前提下，发展自己的人格；⑧调适自我，对环境有充分的安全感，能与环境保持良好的接触，理解他人，悦纳他人，能保持良好的人际关系；⑨设计自我，有自己的生活理想，理想与目标能切合实际；⑩满足自我，在社会规范的范围内，适度地满足个人的基本需求。

4）郭念锋提出的标准。郭念锋在其所著《临床心理学概念》一书中，提出了评估心理健康水平的10条标准：①心理活动强度；②心理活动耐受力；③周期节律性；④意识水平；⑤暗示性；⑥心理自控力；⑦康复能力；⑧自信心；⑨社会交往；⑩环境适应能力。

5）俞国良提出的标准。俞国良认为心理健康的标准主要有以下8点：①智力正常；②人际关系和谐；③心理与行为符合年龄特征；④了解自我，悦纳自我；⑤面对和接受现实；⑥能协调与控制情绪，心境良好；⑦人格完整独立；⑧热爱生活，乐于工作。

综上所述，心理健康的标准是多层次、多方面的，要科学、正确判断一个人的心理是否健康，必须从多个角度进行观察，还要结合不同地区、不同民族、不同文化、不同时代的具体情况。

37.1.2　心理健康的影响因素

正如健康是生理健康、心理健康、社会适应3个方面相互作用的结果一样，心理健康的影响因素也是多方面的。影响个体心理健康的主要因素有生理因素、家庭因素、学校因素、社会因素和个体因素等。

（1）生理因素

影响个体心理健康的生理因素包括遗传和疾病。

1）遗传：生理是心理的基础，如果没有充分的生理条件，人的心理活动就要受到影响。心理学家们曾用家谱分析的方法研究遗传因素对个体心理健康的影响。结果发现，在有心理健康问题的学生中，家族中有癔症、活动过度、注意力不集中病史的中学生所占的比例明显较大。

2）疾病：除了遗传因素之外，病菌感染、病毒干扰、大脑外伤、化学中毒、严重躯体疾病等都可能会导致心理障碍甚至精神失常。例如，脑梅毒、流行性脑炎等中枢神经系统传染病，会导致器质性心理障碍；脑震荡、脑挫伤等可能引起意识障碍、遗忘症、言语障碍和人格改变等；甲状腺功能亢进可出现敏感、易怒、暴躁、情绪不稳和自制力减弱等心理异常表现；甲状腺功能不足可引起整个心理活动迟钝。

（2）家庭因素

1）家庭结构：家庭结构是指家庭中的人员组成。多数研究发现，家庭结构完整且气氛和谐的家庭，有利于儿童心理健康地成长，而破裂家庭或父母不和谐、经常争吵的家庭，以及单亲家庭，对儿童身心健康成长明显有不利的影响，容易使儿童产生躯体疾病，同时心理障碍的发生率也较高。

2）父母教养方式：父母的教养方式对个体的心理发育、人格的形成、归因方式及心理防御能力等都有着极其重要的影响。已有研究表明，父母不良的教养方式对青少年心理健康水平有显著的消极影响。父母的教养方式是影响儿童心理健康发展的重要因素，有关调查表明，父母在教育中表现出态度不一致、压力过大、歧视、打骂或者冷漠等特点时，儿童常常会表现出更多的心理健康问题。

3）家庭环境：家庭环境是指家庭的物质生活条件、社会地位、家庭成员之间的关系，以及家庭成员的语言、行为和感情的总和，包括实物环境、语言环境、心理环境和人际环境。实物环境是指家庭中实物的摆设；语言环境是指家庭中人与人的语言是否文明礼貌，是否体现民主平等；人际环境是指尊老爱幼、各尽其责等；心理环境是指父母与子女之间的态度及情感交流的状态。

（3）学校因素

在个体发展中，学校教育是相当重要的。学校的重要性首先表现在它在较长时间内对学生进行系统教育，而这种系统教育对学生社会行为的塑造是其他机构无法替代的。学校的重要性还在于它有着独特、完整的机构，是社会的雏形，对学生了解社会、发展自我和人格、培养合乎角色的社会行为模式起着重要的作用。

1）学校的管理和教学：教育体制、学校的教育指导思想和管理制度等会对学生心理健康产生影响。它们往往决定了一所学校的校风，决定了教师教学和学生学习的状况。目前，我国相当一部分中小学仍然没有摆脱"应试教育"体制。这些学校片面追求升学率的教育指导思想，无形中给教师和学生都造成了很大的影响。巨大的升学压力导致学生心理障碍屡屡发生。

2）学校环境：从学校的物理环境来说，宽敞明亮、优美整洁的教学环境对学生的心理具有熏陶的作用，使学生心灵得到净化，从而促进学生心理健康发展。其次，良好的校风、班风能够感染学生，促使学生积极向上，团结互助，人际关系和谐。这样的学校环境有利于学生心理健康状况的改善和提高。而消极的校风、班风则会使学生情绪低落、压抑，纪律涣散，师生关系紧张，教师的教育态度和水平也必然降低。这对学生心理健康会带来极坏的影响。再次，人际关系和谐是心理健康的一个重要标志，也是对心理健康的一种强有力促进。学生能否在学校里和老师、同学建立起和谐的人际关系，对他们心理的健康发展有着极为深远的影响。

3）教师因素：师生之间的关系及相互影响是在师生活动过程中形成和发展起来的，在这一过程中，教师的认知和行为对学生的发展起着至关重要的作用。可以说，教师的一举一动、一言一行对学生都会有影响。因此，教师对学生心理健康的影响，目前正越来越受到研究者们的关注。

（4）社会因素

人生活在现实的社会环境中，在一定的社会环境影响下成长和发展。社会的文化背景、社区环境、社会风气和学习生活环境等因素都对个体的心理健康产生影响。

1）社会环境：一定的社会文化背景，如风俗习惯、道德观等，以一种无形力量影响着人们的观念，反映在人们的价值观、信念、世界观、动机、需要、兴趣和态度等心理品质上。不同文化对人的心理健康有不同的影响，其中有些是健康的，有些则是不健康的。社会风气通过家庭、同伴、传媒等途径影响着个体的心理健康。社会上一些不良风气，如"走后门""一切向钱看"，都会对学生心理产生不良影响，影响他们形成正确的价值观、人生观、世界观。因此，学校、家庭和社会要共同抵制不良社会风气，为个体的心理健康发展提供一个健康向上的社会气氛。

2）学习工作环境：个体所处的学习工作环境不同，其心理健康状况也会有所不同。研究发现，城乡差异、人口密度、环境污染、噪音等对人的心理状况都存在明显影响。如城市中的学生，由于住房单元化，同邻居、同伴的交往明显减少，使其缺乏人际交往的技巧，容易形成孤僻的性格，这种状况不利于他们的社会化。拥挤、嘈杂的环境使人的心理严重超负荷，人与人之间更容易产生矛盾、争吵，生活在其中的个体也容易产生紧张心理，出现心理健康问题。

3）社区环境：社区对生活在其中的个体心理健康的影响主要是通过社区文化、社区环境产生的。如组织个体观看健康的、符合其年龄特点的影视剧；参观各种有益于身心发展的展览；组织个体参加社区的各种公益活动，如绿地领养、照顾孤寡老人等。

（5）个体因素

除了上述原因之外，个体某些方面的因素如外貌、能力、习惯等也会影响个体的心理健康状况。外貌较好、能力较强的个体，往往在生活中会更多地获得别人的喜爱，会感到更多的满意、愉快，这有助于其心理健康；反之，外貌较差的很多个体，特别是当处于青春期的时候，往往容易感到自卑、焦虑、挫折，从而出现心理问题。因此，对这些群体更应当关注他们的心理健康，注意疏导和调节。人格特征是与心理健康密切相关的品质，同样的生活挫折，对不同个性的人的影响程度完全不同。有的人可能无法承受，或消极应付，从此自暴自弃；有的人则可能接受现实，正视挫折，加倍努力，奋发图强。研究表明，特殊人格特征往往是导致相应精神疾病，特别是神经官能症的发病基础。因此，培养健全人格是保持身心健康的关键因素之一。

总之,上述各种因素是相互影响、相互制约的,对一个人的身心健康往往是综合产生作用的。因此,我们在观察、分析、诊断心理失调、心理障碍或心理疾病时,务必要充分考虑各种因素的作用,逐一考察,逐一排除,全面正确地做出诊断,采取有效措施进行调适和治疗。

37.2 心理健康教育概述

37.2.1 心理健康教育的定义

心理健康教育指根据人们心理活动的规律,采取各种教育方法与措施,调动受教育者的一切内外积极因素,维护其心理健康,培养其良好的心理素质,以促进其整体素质提高的教育活动。

心理健康教育是一种新的教育理念,一种新的教育模式,一个多维度、多层次的教育体系。其目的是消除或减轻影响心理健康的危险因素,预防心理疾病,促进心理健康和提高生活质量。

37.2.2 心理健康教育的意义

心理健康是人体健康的必要组成部分。2004 年,WHO 在日内瓦发布的《促进心理健康:概念、证据和实践》研究报告中提出,心理健康由社会经济和环境因素决定,包括实现自我潜能、能应对日常生活压力、能有成就地工作、对所属社区有贡献等状态。这修正了以往将心理健康等同于衰弱或没有疾病的理解,将心理视为一个关于个体幸福的积极概念。该报告还进一步提出了"心理健康促进"的概念,即为促进个体幸福而做出的努力,旨在全面提升心理健康水平,突破了传统的"治疗",开始关注心理问题的"预防"。

2006 年 10 月 11 日,中共中央十六届六中全会审议通过了《中共中央关于构建社会主义和谐社会若干重大问题的决定》,指出:"注重促进人的心理和谐,加强人文关怀和心理疏导,引导人们正确对待自己、他人和社会,正确对待困难、挫折和荣誉。加强心理健康教育和保健,健全心理咨询网络,塑造自尊自信、理性平和、积极向上的社会心态。"党中央历史上第一次用近百字论述心理健康和心理疏导问题。该决定不仅对心理健康进行了分析,而且对心理健康教育提出了更高的要求。

2016 年 8 月 19 日,习近平在"全国卫生与健康大会"上强调:把人民健康放在优先发展战略地位,以普及健康生活、优化健康服务、完善健康保障、建设健康环境,发展健康产业为重点,加快推进健康中国建设,努力全方位、全周期保障人民健康。要加大心理健康问题基础性研究,做好心理健康知识和心理疾病科普工作,规范发展心理治疗、心理咨询等心理健康服务。

2016 年 10 月 25 日,中共中央、国务院印发的《"健康中国 2030"规划纲要》提出:"要加强心理服务体系建设和规范化管理。加大全民心理健康科普宣传力度,提升心理健康素养。加强对抑郁症、焦虑症等常见精神障碍和心理行为问题的干预,加大对重点人群心理问题早期发现和及时干预力度。"几乎同时,全国人民代表大会常务委员会通过了《中华人民共和国精神卫生法》,该法明确了精神卫生工作相关主体责任,并对心理健康促进制度做出了规定。

2016 年 12 月 30 日,国家卫计委、中宣部等 22 个部门联合印发的《关于加强心理健康服务的指导意见》指出,"心理健康是影响经济社会发展的重大公共卫生问题和社会问题"。它首次全面、系统地提出了心理健康服务的具体政策措施。

2017 年 10 月 18 日,习近平主席在中国共产党第十九次全国代表大会报告上指出:"加强社会心理服务体系建设,培育自尊自信、理性平和、积极向上的社会心态。"进一步强调了心理健康教育对国家发展的重要性。

综上可见,推进心理健康教育与心理健康促进是保障国民身心健康的重要途径,也是实现国家发展规划目标的必然要求。

37.2.3 心理健康教育的基本过程

心理健康教育的基本过程是在对特定个体、群体心理健康相关问题分析的基础上,确定有针对性的心理健康教育内容和方法,从而有计划、有步骤地实施干预活动,最后评估干预活动效果的一系列活动过程。

可以看出,心理健康教育是有计划、有组织、有系统的教育活动过程,其干预活动在大多数情况下是一个组合设计,而不是零散的活动;同时心理健康又是有评价的教育活动,通过评价能够确定有效的干预方法与措施,总结经验,提升心理健康教育工作者的能力。

37.2.4 心理健康教育的原则

（1）以人为本

要满足各年龄组、不同性别、不同社会背景、不同心理特点的个体化需求;针对个人、家庭和社区特定的需要,鼓励他们积极参与心理健康教育项目的计划与实施。

(2)可及性与受众友好性

要在个人生活、学习、工作等相关的各个层次提供心理健康教育,有可利用的服务与支持、系统而科学的信息。同时,教育者以友好的方式给予受众专业指导,使其容易理解和接受。

(3)适当性与有效性

要能够为受众提供最适当的信息或支持。在实施的每个阶段及行为改变的各个层面均有实质性监测、考核和评估指标,同时确保受众能从自我体验和客观评估中获得充分的反馈信息,使他们有可能通过学习和实践,持久地改变自己的观念和行为。

37.2.5 心理健康教育的种类

根据心理健康教育的内容、性质和形式,可将心理健康教育分为不同的种类。

(1)从内容看,心理健康教育分为培养与开发、教育和辅导、咨询与治疗

人的心理状态可以分为3种情况,即正常状态、不平衡状态与不健康状态。正常状态通常指个体的认识、情感及行为表现符合社会的规范要求,也与本人的价值体系观、道德水平和人格特征相一致。不平衡状态是指个体遇到如欲求不满、家庭变故等事件时,其心理处于挫折、焦虑、矛盾等状态,从而引起个体的不适应行为。不健康状态是正常状态的反面,其特征是个体的认识、情感、行为表现等经常性地与社会的规范要求相矛盾或冲突。

对应这3种状态,心理健康教育的内容可以分为3个层面:①培养良好的心理素养,开发心理潜能,促进人们健康全面发展;②对一般心理冲突、心理困惑的教育和辅导;③对心理疾病、心理障碍层面的咨询与治疗。

(2)从性质看,心理健康教育包括发展性教育、预防性教育和补救性教育

发展性教育主要是指心理健康教育者在了解个体发展一般规律的基础上,针对教育对象在不同阶段所面临的任务给予一定的教育和辅导,促使其心理矛盾妥善解决、心理潜能充分发挥,从而促进其身心健康顺利发展的过程,这是一种常规性和提高性的教育。

由于个体在成长过程中缺少生活经验和一些必要的心理准备,在学习和生活中经常会遇到各种问题。如果得不到适当的帮助,个体往往产生各种心理与行为问题。预防性教育就是防患于未然,使受教育者掌握应对心理危机的方法,帮助受教育者顺利地解决成长过程中的各种困难,坚强地面对生活中的各种挫折和考验,以避免不必要的心理问题或悲剧的产生。

补救性教育是指在发展性教育不能发挥作用的情况下,由心理健康教育者运用心理学的原理和方法对教育对象在学习、生活、适应中出现的问题给予直接的指导、帮助,并对有关的心理障碍或轻微的精神疾患进行诊断、矫治的过程。这是一种矫正性教育,教育的对象是心理已出现不同程度问题的人。

(3)从形式看,心理健康教育可分为团体性教育与个别性教育

团体性教育即以级、班、组为单位,或是在学校、企事业单位、家庭和社区中,以具有不同行为、性格、性别等特征的人为对象而实施的心理健康教育。个别性教育是以个体为对象的心理健康教育。

37.2.6 心理健康促进

心理健康促进是将心理健康教育和有关组织、政治和经济干预结合起来,促使个体心理行为和心理环境的改变,从而改善和保护人们身心健康的一种综合策略。即:个人、家庭、社区和国家共同采取措施,鼓励健康的心态和行为,增强人们处理和改进自身心理健康方面问题的能力。用公式可以表示为:心理健康促进=心理健康教育+心理健康政策/社会支持。

(1)心理健康促进的主要活动领域

心理健康促进是健康促进的重要组成部门,因此,仿照《渥太华宣言》,心理健康促进的主要活动领域包括以下几方面。

1)建立促进心理健康的公共政策:心理健康促进的含义已超出卫生保健的范畴,把心理健康问题提到各级政府组织决策的议事日程上,非卫生部门制定时性健康促进政策(包括财政、法规、税收及组织保障等),其目的就是要人们更容易地做出更有利于身心健康的选择。

2)创造支持性的环境:心理健康促进必须创造安全、满意和愉快的社会生活环境和工作条件;同时必须提出要保护自然及自然资源。

3)强化社区行动:通过具体和有效的社区行动,充分发动社区的整体力量,积极有效地参与社区卫生保健计划的制订和执法,进一步挖掘社区资源,帮

助社区民众认识自己的心理健康问题,掌握解决问题的方法。

4) 发展个人技能:通过提供心理健康信息,教育并帮助人们提高心理健康选择的技能,从而支持个人和社会的发展,使人们能够更好地控制自己的情绪和适应环境,并做出有利于心理健康的选择。

5) 调整卫生服务方向:调整卫生服务方向意味着观念的转变,真正体现预防为主的思想,将心理健康促进和预防作为提供卫生服务模式的组成部分。

心理健康促进是一个全社会动员和参与的系统工程,最终目的是提高全人类的心理健康水平和生活质量。

(2) 心理健康促进的基本策略

基于心理健康促进的概念和活动领域,可以将心理健康促进的基本策略分为倡导、赋权、协调和社会动员。

1) 倡导:针对政策决策者运用倡导的策略,促进有利于心理健康的公共政策的制定。此外,倡导的策略还可用于说服和动员多部门关注心理健康,激发各部门和人群参与的积极性,共同创造促进心理健康的社会氛围与环境。

2) 赋权:开展社区及人群的能力建设,使其具备维护心理健康的意识,掌握科学的知识和可行的技术,激发社区和个人的潜能,最终使社区、家庭和个人具备承担心理健康责任的能力,并付诸行动。

3) 协调:心理健康促进涉及政府、各部门、社会团体、非政府组织、社区、个人等各个层面,要使各方面力量有效地发挥作用,并能相互支持、配合,需要运用协调政策,充分关注各自的利益,形成促进心理健康的强大联盟和社会支持体系,努力实现维护和增进社会心理健康的共同目标。

4) 社会动员:社会动员是心理健康促进的核心策略。主要对象是社会各方面的力量、社区及个人,有效的社会动员需要以远大的目标感召人们,以各方利益得到最大满足来打动人们,促使各方积极行动,产生切实的成效。

37.2.7 心理健康教育的理论基础

心理健康教育理论分为关注个体心理、行为适应的理论,以及关注个体心理、行为发展与创造的理论。

从适应层面来看,心理健康教育一方面关注和心理健康有关的行为影响因素,以及健康行为的发生、改变和维持,即心理健康行为学理论,如知-信-

行理论、计划行为理论、行为分阶段改变理论以及社会认知理论;另一方面关注健康信息、社会规范、社会及自然环境、经济等因素在心理健康相关行为中的作用,即心理健康社会学理论,如社会网络理论、健康传播理论、功能主义理论、社会生态理论以及社会营销理论。这些理论本书其他章节均有涉及,本章不再赘述。

从发展和创造层面来看,西方积极心理学取向的心理健康教育(以下简称积极心理健康教育)和国内素质教育背景下的心理素质教育相互呼应,积极心理健康教育关注人的积极品质和潜在的、建设性的力量,后者将心理素质作为心理健康的内源性因素,因此也被认为是具有中国特色的积极心理学。本章将具体介绍积极心理学视角下的心理健康教育理论。

(1) 积极心理健康教育

积极心理学(positive psychology)提出,心理学不仅仅应对损伤、缺陷和伤害进行研究,也应对力量和优秀品质进行研究;治疗不仅仅是对损伤、缺陷的修复和弥补,也是对人类自身所拥有的潜能、力量的发掘;心理学不仅仅是关于疾病或健康的科学,也是关于工作、教育、爱、成长和娱乐的科学。积极心理学研究的兴起,反映出现代心理健康教育取向的转换,即从消极、变态的心理研究转移到积极品质和积极力量的研究。

一方面,开拓了积极心理健康的研究领域,丰富了心理健康的内涵。早在 20 世纪 50 年代末,美国心理学家玛丽·贾赫德(Marie Jahoda)在其著作《积极心理健康的当代理解》(Cerrent Concepts of Positive Mental Health)一书中,第一次提出了"积极心理健康"这一命题。她认为积极心理健康包括:积极的自我态度、自我发展和自我实现,准确地认识现实,与周围环境相适应。在对积极心理健康的测量方面,研究者主张心理健康不仅仅是心理疾病的缺失,也不仅仅是拥有高水平的主观幸福感,形成了心理健康双因素模型(dual-factor model of mental health, DFM)。积极心理健康是这样的一种状态,即个体没有心理疾病,并且拥有主观幸福感、心理幸福感和社会幸福感的全面收获。根据心理健康的双因素,即心理症状(psychopathology, PTH)和主观幸福感(positive subjective well-being, SWB),将人的心理健康状态分为 4 类:①低症状和高主观幸福感的完全心理健康型;②低症状和低主观幸福感的部分心理健康型;③高症状和高主观幸福感的部分病态型;

④高症状和低主观幸福感的完全病态型。强调心理治疗与辅导的最终目标是要达成完全心理健康状态,从而使诊断和治疗更加全面、准确。国内研究者结合传统文化的心理平衡思想,认为心理健康是指心理功能正常,富有活力,能为正常学习、工作和生活提供良好的心理环境和积极的心理力量,从而有效地控制和化解各种心理偏差,实现与内外环境相适应和相联系的心理平衡。

另一方面,形成了积极心理健康教育的研究领域。国内梦万金等编制的"大学生积极心理品质量表",提出积极心理健康模式。积极心理健康教育主要是指运用积极的内容、方法和手段,从正面挖掘、培养个体积极心理品质,促进个体身心发展的教育活动。在员工心理健康和心理资本开发、军校和普通高校心理健康教育、留守儿童心理健康促进,以及灾后心理重建等方面也开展了相关研究。此外,研究者提出心理健康教育的价值目标,增进以心理和谐为核心的整体健康,提高以人格完善为根本的心理素质,促进个人与社会共同发展,创造富有意义的生命价值等。

(2)心理素质理论

针对传统心理健康教育的不足,从本土发展起来的另外一种心理健康教育取向就是心理素质教育。心理素质是一个本土化的概念,它是在20世纪80年代随着我国素质教育的提出而提出的,其认识逻辑起点是:素质教育的根本目标是全面培养学生的素质,学生素质要包括生理素质、科学文化素质、思想道德素质和心理素质,其中心理素质是核心素质,但当时并没有对心理素质的概念进行明确界定。到了20世纪90年代后期,一些研究者对心理素质的含义提出了一些看法。国内张大均将心理素质基本含义做如下概括:心理素质是以生理条件为基础的,将外在获得的刺激内化成稳定的、基本的、内隐的,具有基础、衍生和发展功能的,并与人的适应行为和创造行为密切联系的心理品质。他从结构-功能角度分析人的心理素质,认为心理素质是心理和行为的内容要素与功能价值的统一体。

在心理素质教育方面,尝试构建有中国特色的心理健康教育理论框架、内容体系、教育模式和测评工具等成为迫切需要解决的课题。此外,心理素质在中国军队群体、处境不利人群、老年人群、公务人员及中国新媒体使用者等群体中都有所研究,包括构建特殊人群(如军人)的心理素质标准与教育训练体系等。

关于心理素质和心理健康的关系,国内张大均等提出:心理素质是个体心理健康的内源性因素,心理健康是心理素质的重要外在表现,但两者并非必然的对应关系。首先,从心理素质的功能角度来看,心理素质对心理健康水平具有重要的直接效应和调节效应;其次,从心理健康的功能角度来看,个体较长时间拥有良好的心理健康状态,在一定程度上反映了个体心理素质的健全且较高水平。国内还有研究者提出"心理健康素质"这一概念,将心理健康素质看作是个体在遗传基础上,在环境因素影响下形成的内在的、稳定的心理品质,这些心理品质影响或决定着个体的心理、生理和社会功能,进而影响人体的心理健康和适应水平,并发展了中国成年人心理健康素质测评体系的理论和实践研究。

37.3 心理健康教育的内容

37.3.1 经常性心理健康教育

对全人群进行法律法规和保障政策等相关信息的宣传,目的是提高公众依法维护健康权益的意识。宣传教育的重点要涵盖:①卫生相关法律法规,如卫生行政复议与行政诉讼、卫生资源管理、公共卫生和疾病预防控制的监督管理、健康促进等法律制度;②健康促进相关信息,如健康促进相关政策措施、健康生活方式等信息;③医疗保障相关信息,如当地医保相关政策、措施等信息。

(1)针对相关重点人群的信息

针对儿童青少年、无业和下岗人群、妇女、老年人、应急相关人群、慢性病患者、残疾人及精神障碍者家属等特殊人群的法律法规和保障政策宣传,其重点旨在提供实用的权益保障相关信息。除一般的卫生相关法律法规外,重点应放在针对性的信息传递,如少儿安全相关、少儿权益保护、社会保障、医疗保障、劳动保障、再就业促进、妇女权益保护、老人权益保护、残疾人保障、灾难救助、精神疾病患者权益保护等相关的法律法规和政策。

(2)核心信息

在核心信息宣传方面,应着重普及卫健委下发的精神卫生核心信息,以及当地针对精神卫生的可及性、支持性资源和信息,如可利用的精神卫生资源等。

(3)主题内容

在主题宣传教育活动方面,针对一般人群主要是普及各科心理健康知识;而针对特殊人群则应开展区别性的活动,以真正达到活动的效果。如对儿童青少年、妇女、老年人,可以以他们特殊的心理健康相关主题为主;对无业和下岗人群可以以生活压力、人际交往、环境适应相关心理调适为主题;对应激人群可以以应激和创伤后心理调适为主题;对慢性病患者和残疾人群可以以慢性病保健和心理调适为主题;而对精神障碍者家属可突出精神障碍知识及其家庭照料等相关主题。

(4)心理行为相关知识

在心理行为问题相关知识和技能教育方面,重点应放在良好个性的培养、有益身心健康的生活方式的形成及心理行为问题防范知识的教育上。针对不同特殊人群也应有不同的重点内容,如对儿童青少年应提供成长发育阶段环境和学习、交往、就业等社会适应技能的教育指导,对妇女应提供女性特殊生理阶段(月经期、围婚期、妊娠期、围产期、哺乳期、更年期等)的特点和心理卫生保健知识的教育,对老年人应提供破除迷信、移风易俗、改变不良习俗等与心理问题有关的知识宣讲与指导。

37.3.2 针对性心理健康指导

针对性的心理健康指导是针对特定人群中的特定个体开展强化的预防和干预工作。主要方式包括健康知识和防病知识的针对性教育指导,心理健康辅导、心理障碍早期识别,以及定期、不定期抽样调查等。在普遍性原理方面,该工作与前述的"经常性健康宣传教育活动"多有重叠,但操作层面则更加深入、具体和个性化。其特点在于针对不同人群开展活动设计;立足自身社区(及可以获得的)有关资源;具有可接受性且切实有效;通过工作的开展,最终建立起完善的信息资料管理与转介服务体系。

在具体操作上,防病知识的教育指导可以与相应的心理测量与筛查工具的使用结合进行,以提高客观性和科学性。而心理健康援助工作则不仅要结合心理测量与筛查工具的使用,而且要与心理障碍早期识别及及时的危机干预和转诊服务等联系起来开展,从而真正发挥此项工作在精神卫生服务网络中的"看门人"或"社区分流枢纽"的作用。

37.3.3 评估和监测

对社区心理健康指导工作的评估与过程监测,有利于推动工作的开展,修正完善工作实施方案,总结分析取得的成效,并对存在的不足加以弥补。评估监测的指标应尽量客观可控,要细化并能够量化。在试点阶段,要进行科学设计的对照研究,比较项目开展与否、各种方法之间的差异及社会经济效益等,以便总结推广。

37.4 心理健康教育的实施与评价

37.4.1 心理健康教育的实施

(1)心理健康教育实施的分类

心理健康教育形式多种多样,根据实施形式,可将其分为口头语言教育、文字语言教育、形象化教育、电化教育、实践教育、综合性教育等。

根据教育人数进行分类,可分为个别教育和集体教育。

根据实施目的进行分类,可分为心理教育和心理干预。前者包括宣教法、知识传授法、谈话法;后者以个别咨询和团体辅导最为常见。

根据实施的直接性进行分类,可分为环境优化法和学科渗透法。环境优化法是通过对现有的自然环境和社会环境进行合理优化改造,最大限度地为促进公众心理健康发展创造条件的一种方法。学科渗透法主要针对学校心理健康教育而言,是指教师在课堂教学过程中能自觉地、有意识地运用心理学理论和技术,引导学生提高心理健康相关的认知、情感与行为技能,促进学生的主动学习和成长。

(2)心理健康教育的实施模式

1)心理健康教育的个别实施模式:对于一对一的个别心理健康教育,在实施规划时可借鉴个体咨询的模式。在整个咨询过程中,咨询员和来访者之间如何交谈、讨论、反应以至于产生影响,使来访者产生心理改变,要经历一系列的步骤和程序,不仅每次咨询有先、中、后的步骤,而且整个心理咨询的过程也是如此。心理咨询的实施步骤可分为:开始阶段、指导与帮助阶段、巩固结束阶段。

A. 开始阶段:开始阶段在整个心理咨询过程中具有十分重要的基础性作用,直接影响其后续阶段的效果。开始阶段需要完成3项任务,即建立咨询关系、收集来访者的资料和进行分析诊断。

B. 指导与帮助阶段:指导与帮助阶段的主要任务有3项:制订咨询目标、选择咨询方案和实施指导帮助。

C. 巩固与结束阶段:巩固与结束阶段是心理咨询的最后阶段。经过咨询双方的共同努力,基本达到既定的资讯目标后,即进入心理咨询的巩固与结束阶段。这一阶段的工作主要是巩固成果和追踪回访 2 项任务。

2) 心理健康教育的群体实施模式:相比个别模式,若要执行群体心理健康教育的规划,需要投入更多的资源。具体模式有 PRECEDE-PROCEED 以及 SCOPE 模式,可参照健康教育项目设计一章。

37.4.2 心理健康教育的评价

与其他健康教育活动一样,心理健康教育也需要评价。本节对心理健康教育的常用评价指标和工具进行介绍。

(1) 心理健康教育评价的常用指标体系

心理健康教育的常用评价指标包括个体心理评价指标和群体心理评价指标。

个体心理评价包括自我意识、情绪、人格、主观幸福感等诸多方面。群体心理评价包括态度、工作满意度、生活质量、人际关系、社会支持等方面。

(2) 心理健康教育的常用评价工具

心理健康是一个宏观的概念,体现了个体心理发展的整体水平。在诸多评价心理健康的工具中最常用的为症状自评量表(SCL-90)和康奈尔医学指数(CMI)。其他个体及群体心理评价工具见表 37-1。

表 37-1　个体及群体心理评价工具

个体心理评价工具/量表	群体心理评价工具/量表
整体心理健康	**态度评价工具**
症状自评量表(SCL-90)	利克特态度量表
康奈尔医学指数(CMI)	**工作满意度评价工具**
自我意识提高评价工具	工作说明量表(JDI)
自我和谐量表(SCCS)	**生活质量评价工具**
个人评价问卷(PEI)	生活质量综合评价问卷(GQOLI-74)
情绪变化评价工具	**人际关系评价工具**
焦虑自评量表(SAS)	人际信任量表(ITS)
抑郁自评量表(SDS)	**社会支持评价工具**
人格完善评价工具	社会支持调查表(SSI)
明尼苏达多相人格问卷	社会支持问卷(SSQ)
艾森克人格问卷	领悟社会支持量表(PSSS)
卡特尔人格测验	
大五人格	
罗夏墨迹测验	
主题统觉测验	
主观幸福感评价工具	
总体幸福感量表	

(王丽敏　张　璇)

38 安宁疗护健康教育

38.1 安宁疗护健康教育概述

安宁疗护健康教育通过有计划、有组织、有系统地实施社会教育，使大众自觉地采纳有益于安宁疗护健康的行为和终末期生活方式。安宁疗护健康教育有助于缓解或减轻临终患者的身心痛苦，从而改善威胁生命的疾病患者及其家属的生命质量，并对生命教育效果做出评价。

38.1.1 安宁疗护概述

安宁疗护的实施阶段主要是指疾病终末期至临床死亡的临终阶段，这是生命结束前的必经过程。

安宁疗护健康教育以临终患者和家属为中心，以多学科协作模式进行。其主要内容包括疼痛及其他症状的控制、舒适照顾、心理支持、精神支持及社会支持等，规定了疼痛等症状控制的诊疗护要点、舒适照护要点，以及对患者及家属的心理支持和人文关怀等服务要求。

安宁疗护旨在为疾病终末期患者或老年患者在其临终前，通过控制痛苦和不适症状来提供身体、心理、精神等方面的照料和人文关怀等服务，以提高其生命质量，帮助患者舒适、安详、有尊严地离世。安宁疗护服务有助于提高生命质量，维护人的基本尊严；也有助于减少无意义的过度治疗，减少资源浪费，促进社会文明进步。

照护和关怀是安宁疗护人文关怀的核心要素。人文关怀是由道德情感、道德认知、道德意志和道德行为构成的德性，来源于生命本论意义的"爱"是人文情感。

38.1.2 安宁疗护健康教育的背景

长期以来，由于民众重生轻死、悦生恶死的心理，形成了回避死亡、拒斥死亡的社会文化。民间文化中流传着关于地狱、鬼魂、审判等的说法，放大了人们对死亡的恐惧。在我国，尚未充分认识死亡教育的必要性和重要意义。

健康教育中有 2 个安宁疗护的概念：①一切医学传达都是为了维护健康和治愈疾病，只有"人生观"，没有"人死观"。健康应该包括它的反面，比如疼痛、残障、衰老、临终和死亡；②健康教育应包括安宁疗护死亡教育和生命教育，这是把打开对于生命与死亡的认知与理解的"钥匙"。

中国现代死亡教育从 20 世纪 80 年代开始兴起。

20 世纪末期,中国台湾教育界开始关注死亡教育问题,将死亡教育称为"生命教育"。

安宁疗护健康教育是告诉人们如何认识和对待临终与死亡。旨在使人正确地认识和对待生死问题,首先是正确认识和对待自己的生死,同时正确认识他人的生死。

38.2 死亡教育(生死教育)

38.2.1 临终患者的心理特征和反应

临终患者的心理活动十分复杂,在临近死亡时,患者心理活动一般要经过以下 5 个阶段:否认期、愤怒期、协议期、抑郁期和接受期。

终末期患者在临终前的反应可归纳为 5 种:依赖、愤怒、自尊、丧失罪恶感和丧失人生价值。基于以上 5 种反应,临终患者面对死亡时采取的抗衡模式有:拖延、任命、不屑一顾、乐观和恐惧。

38.2.2 死亡及相关概念

死亡是人的本质特征的消失,是机体生命活动和新陈代谢的终止。死亡的实质是人的自我意识的消失,它是生命过程的一部分。死亡具有不可避免性和不可逆性两大特点,死亡是绝对客观的。

死亡具有生物进化的价值,是自然界中的一种必然现象。死亡的不可避免性和不可重复性给人以生的尊严,包含着积极的进步意义。死亡是人生不可避免的归宿,要树立自然归宿的信念,积极充实人生价值,坦然无畏地面对死亡。对生死的思考具有以下两方面积极意义:①使自己更加珍惜生命;②使自己更超脱。

认识 WHO 安宁疗护 6 条标准:肯定生命、认同死亡是一种自然的历程;不加速和延长死亡;尽可能减轻痛苦及其他身体不适症状;支持患者,使他在死亡前能有很好的生活质量;对患者给予心理、社会及灵性照顾;支持患者家属,使他们在亲人的疾病期间及患者去世后的悲伤期中能做适当的调整。

尊严死具有以下几条标准:知道死亡何时来临,并理解预期的结果;自主决定所发生的一切;享有尊严和隐私权;有权减轻痛苦和缓解其他症状;有权选择死亡地点;能够获得所需要的任何信息与专门经验;能在生前公布遗嘱以确保自己的愿望得到尊重;有道别的时间,并有权决定其他时间的安排;永别之时能够及时离去,而不无意义地拖延生命和获得所

需要的精神或情感支持。

38.2.3 死亡观

(1)定义

死亡观是人类对自身死亡的本质、价值和意义的根本看法,是世界观和人生观的组成部分。

(2)概念

死亡观是对死亡的认识和立场,死亡观的形成与个人经历、职业和受教育程度呈正相关。人的死亡观是人生态度概念的扩展,是指个体对待死亡的心理倾向,包括认知、情感和意向 3 个基本构成要素。死亡问题本身蕴含着丰富的社会文化内涵,具有明显的地域文化色彩。

(3)现代健康死亡观

保持身体、心灵、社会健康,安宁进入死亡;充实人生终点价值,无畏直面死亡;新生命观:将生命神圣论、质量论和价值论三者有机统一;尊严死亡观:临终者无痛苦、无遗憾、有尊严地离去。

38.2.4 死亡态度

死亡态度指人们对死亡的看法及在死亡事件中采取的行为。死亡态度有 3 种类型:接受死亡、蔑视死亡和否认死亡。不同年龄人群的死亡态度不同。宗教信仰的人群,其内心拥有对临终后去向的安全感,能较安详地接受死亡,平静而较少恐惧地迎接死亡的降临。

在安宁疗护的人文关怀中,需要对患者及其家属进行自始至终的健康教育。从对死亡恐惧到承认死亡是一种自然现象,是不以人的意志为转移的,最终使患者接受并坦然地迎接死亡。

科学的死亡态度:人类不可能战胜死亡,科技也不能阻挡死亡,人类个体更不可能永不死亡。死亡具有公平性、唯一性和不可避免性等特点。死亡既是对生命的否认,又是对生命的肯定。

38.3 死亡教育(生命教育)

38.3.1 死亡教育的概念

(1)概念

死亡教育是就如何认识和对待死亡而对人进行教育的活动,是将临终死亡及其与生活相关的知识传递给人们及社会的教育过程,是一种预防教育。

（2）定义

死亡教育是引导人们科学、人道地认识死亡、对待死亡及利用医学死亡知识服务于医疗实践和社会教育的过程。

（3）安宁疗护中死亡教育的必要性

死亡教育是实施安宁疗护服务的主要内容，是贯彻安宁疗护全过程的任务。它在临终阶段因人而异，经历时间或长或短。死亡教育是安宁疗护服务的"拐杖"。

38.3.2 死亡教育的目的与目标

（1）目的

死亡教育的根本目的就是改变我们所处的社会文化和实现人的尊严。旨在使人正确地认识和对待生死问题。死亡教育使人们对死亡的认识由无知到有知；提高人们对临终及死亡的自我保健和能力需要；最终达到改善、维护和提高个体、家庭和社会的健康死亡的目的。

（2）目标

死亡教育的主要目标有以下几个方面：死亡教育知识客观的分享和获得；形成对临终和死亡意识、死亡价值的澄清；培养人解决问题的技能，调试行为；教育临终患者及家属发现和体验生命的价值与意义，达到准备死亡和坦然迎接死亡的境界。最终目标是普及安宁疗护和死亡教育知识，并延伸到建立体验生命意义和健康死亡的行为，这是一种最优的干预措施。

38.3.3 死亡教育的意义和作用

（1）意义

有利于树立正确的生命观和价值观；有利于促进社会文明进步；有利于人们珍惜生活；有利于医学科学发展和安宁疗护知识普及，使其逐渐被社会大众接受。

（2）作用

可以帮助人们树立科学的唯物主义生死观；有助于在社会普及死亡教育，打破社会禁忌，使临终者做好死亡准备；让终末生命发挥效率和价值，可以有效地减少和预防自杀。

38.3.4 医护人员在死亡教育中的作用和职责

医护人员的作用：为临终患者及家属提供临终及死亡信息；帮助他们认识终末期疾病的影响因素、严重程度及预期生存时间；指导服务对象采取安宁疗护的正确行为。医护人员的职责：缓解终末期患者的痛苦和社会困扰；医护人员需首先接受死亡教育，成为死亡教育者、指导者和工作者。

38.4 死亡教育的具体实施

38.4.1 原则和任务

死亡教育 5 项原则：尊重患者的权利，换位思考，态度诚实，不勉强与患者和家属谈生死，对患者及家属不同的死亡态度与死亡观不妄加评断。

死亡教育的任务：接受与临终死亡相关理论、概念和信息；树立与培养科学生死观与价值观；提高处理临终死亡相关事件的技术能力。

38.4.2 死亡教育的具体方法

（1）教育对象

死亡教育的对象主要有医护人员、临终患者及其家属、社会大众（包括学生、志愿者和居民）等。

（2）基本程序

死亡教育程序包括评估、制订计划、实施计划及效果评价 4 个步骤。

（3）主要内容

一切涉及临终、濒死及死亡领域的知识和技能。内容广泛，凡是哲学、社会学、伦理学、人类学、宗教学、法学、生物学、医学、经济学和文化艺术等不同学科中有关生死的问题，都属于死亡教育范畴。具体内容：死亡本质的教育；临终和濒死态度的教育；对临终和濒死调适处理的教育，包括沟通与告知伦理教育。例如：死亡定义、自杀、安乐死，生命、人类命运，社会及文化死亡过程，儿童与死亡，人生观、死亡观与死亡态度，宗教与安宁疗护，哀伤、悲痛与沮丧，慰藉与照料，以及丧葬礼仪等。中国台湾地区将死亡教育作为学生生命教育的重要内容，认为死亡教育可以帮助学生形成正确的生死观。死亡教育包括对生命的探讨和对死亡的认知这两个基本方面。死亡教育的重点是生命意义的阐述，而不是熟悉死亡后的处理程序。

（4）形式与方法

形式有文字材料、集体讲解、个人指导和电化教育等。方法有随机教育法、欣赏与讨论法、模拟想象法、阅读指导法和情景教育法等。

（5）死亡教育的技巧

1）医护人员实施死亡教育的技巧：准确判断，评估临终患者死亡的心理反应,针对不同时期实施死亡教育;学会倾听,仔细聆听患者和家属说话;帮助、鼓励患者将恐惧忧虑充分表达出来。

2)对患者及家属实施个别会谈式教育:对受教育者背景进行了解,使患者及其家属产生信任感;事先准备死亡教育内容,及时观察和了解患者及家属对教育内容的反应,鼓励其参与交流互动,尊重对方的想法;针对生死教育,防止谈话偏离主题,适当使用视听教材。

3)儿童死亡教育技巧:不逃避问题,鼓励儿童公开讨论死亡话题。不敷衍问题,合理掌握尺寸和注重技巧。

4)老年人死亡教育技巧:正确看待面临死亡的事实;正确对待疾病;心理上对死亡做好充分准备。认识和尊重老年终末期的生命价值与意义,这是老年人死亡教育的真谛所在。

38.4.3　死亡教育的评价

(1)目的

通过对死亡教育的评价来检验死亡教育是否能增进学习者对死亡的认知与了解,降低对死亡的恐惧,从而建立积极的科学死亡观,提高临终患者及其家属的生命质量。

(2)内容

死亡教育效果评价的内容有:是否达到死亡教育的目标;所提供的死亡教育能否为大众接受;死亡教育目标及计划是否可行。

(3)结果

死亡教育结果应包括4个递进水平:①患者或家属参与死亡教育;②患者或家属受教育后的表现;③患者或家属在临终阶段的死亡态度;④患者及其家属能够以平静的态度迎接死亡。

(4)方法

直接观察患者、对患者及家属询问、书面评分、患者自我评价、家属或社会评价。评价应贯彻死亡教育全过程。

(施永兴)

39 传统医学健康教育

39.1 传统医学的起源与发展

　　世界三大传统医学体系包括中医学、印度医学和希腊-阿拉伯医学。各传统医学的理论体系和发展模型都在不同历史背景下随着本土文化和社会的发展应运而生。中国传统医学作为世界传统医学的重要分支,是中国各民族医学的统称,主要包括汉族(中)医学、藏族医学、蒙古族医学等民族医学。其中,汉族医学产生最早,历史文化较为久远。因此,汉族医学对世界的影响力最大,此后简称为"中医"。

　　中医学作为中国传统医学的主流学派,是中华民族在长期的行为实践中反复摸索而形成的,是具有丰富实践经验的理论体系;是中国汉族劳动人民创造的传统医学;是研究人体组织结构、病理生理变化以及疾病的预防、控制、诊断和治疗等内容的一门包含自然学科与社会科学的综合性学科。

　　中医学起源于原始社会,中医学理论最初形成于春秋战国时期,并开始出现解剖和医学分科,"望、闻、问、切"的诊疗方法初具雏形。此后,诞生了我国医学宝库中成书最早的一部医学典籍——《黄帝内经》,其在理论上建立了中医学的"阴阳五行学说"

"脉象学说""藏象学说""经络学说""病因学说""病机学说"等,为后来的中医学和养生学奠定了理论基础。东汉时期出现了一位著名的医学家张仲景,他首次提出了"八法"的治疗方法。两宋时期,宋政府设立翰林医学院,医学分科已初步细化。明清以后出现了温病派、时方派,并逐步取代了经方派中医。直至20世纪90年代,发起了现代中医基础理论的原创革命。中医新哲学观:整体观、辩证观以及新挖掘出的相似观-分形论。此后,世界各国对中国传统医学的关注度也逐步提高。2018年10月1日,WHO首次将中医学纳入其医学纲要,并将中国传统医学的相关内容纲要列入第11版全球医学纲要,计划将于2022年在WHO成员国实施该纲要规划。

39.2 传统医学健康教育的概念

　　传统医学出现于现代医学之前,是通过反复的医疗实践和经验积累发展而来的综合性医疗体系。WHO将此定义为:利用植物、动物、矿物等药物,以及精神疗法、肢体疗法和实践中的一种或者多种方法来进行治疗、诊断和预防疾病或者维持健康的医学。其预防疾病的核心思想是"治未病"思想,出自

《黄帝内经》。历代医家不断发展、健全中医"治未病"思想的理论体系及内容纲要。目前，中医"治未病"思想已在中医药引领全民健康的发展历程中具有重大的战略意义。

传统医学健康教育是通过有计划、有组织、有系统的社会教育活动，使人们将"治未病"思想融于自我健康管理理念中，自觉地采纳有益于健康的行为和生活方式，消除或减轻影响健康的危险因素，达到"未病先防、既病防变、瘥后防复"的健康管理目标，从而起到预防疾病发生、改善生存状态、调整行为习惯、优化生活方式的效果，并对教育效果做出科学、客观的评价。其核心内容是通过医疗咨询、医学讲座、专家义诊等形式让人们知晓中医"治未病"思想的健康管理理念，优化生活习惯和行为方式，掌握包含中医"治未病"理念的行之有效的养生手段，并通过合理运用中医药技术达到身体和心理两方面的和谐与健康。

传统医学健康教育坚持引领预防为本、防治融合、医患协同、内外贯通、整体干预的教育理念，致力于打造以"创建身心和谐、共筑健康"为核心的医学健康教育本真，这是中医传统医学和健康教育实现有机融合的重要环节，对于实现"2030 健康中国"战略目标具有重大的现实意义。

39.3　传统医学健康教育的内涵

"治未病"思想既是中国传统医学的核心理念之一，又是中医预防保健的重要理论基础和准则。该思想的核心内容是"未病先防、欲病救萌、已病防变、瘥后防复"。重视预防保健，防患于未然，强调"以人为本"的思想，通过提高自身机能，强壮身体，防御疾病，达到促进健康的目的。中医将人的健康状态分为"未病态"、"欲病态"和"已病态"三态。从健康的角度讲，人体全生命周期处于健康与疾病两种健康状态的转化之中。"未病态"是指人体通过气血阴阳的自我调整，维持人体脏腑、经络、气血等物质及功能的正常运行，处于"阴平阳秘"的平衡态；"已病态"是指外在刺激或体内的应激超过了自身气血阴阳的调节能力，人体的脏腑、经络、气血的功能出现了虚实偏颇，从而导致"阴阳失衡"状态的发生。"欲病态"是介于"未病态"与"已病态"之间的转化状态。将健康状态分为三态很好地体现了生命周期的连续性和恒动性，三态理论与中医"治未病"思想在全生命周期的健康维护中是一脉相承的。因此，传统医

学健康教育是站在全生命周期的健康教育角度，对如何自觉采取有效的健康维护措施进行探讨，旨在提高健康管理手段的执行性及可操作性，促进机体与天、地、自然、社会的共同和谐。正如《黄帝内经》提出的"平人"的健康理念，认为机体的健康应包括个体本身身体、心理的健康以及与天地活动、自然规律、社会发展的和谐与平衡，从而达到有效维护健康状态、提高生命质量的大健康目标。

39.3.1　"未病先防"健康教育

《素问·刺法论》指出："正气存内，邪不可干。"《灵枢·本神》中亦提及："故智者之养生也，必顺四时而适寒暑，和喜怒而安居处，节阴阳而调刚柔，如是则僻邪不至，长生久视。"可见中国传统医学对防病养生、心身调摄早有精辟的归纳。

传统医学健康教育是融合了中国传统医学元素的社会教育活动，在疾病预防方面，以天人合一、形神一体的中医整体观念为指导，注重以个体为中心，从人内在的精、气、神和外在的天、地、人为整体出发，从饮食、运动、情志、起居等个体因素及生理、心理、社会、环境等综合因素寻求与疾病发生相关的影响因素，进行有组织、有计划、系统且持续的健康教育。它通过有效的思想沟通，提升个体对有益健康措施的执行性，建立科学健康的生活行为方式，从而提升机体整体功能状态，有效降低常见病、多发病的发生率，达到个体身心健康、延年益寿的预防目标。它是针对未病人群全生命周期，采取以自主干预、医助干预及社会干预相结合的预防措施为重点的教育内容，为人们提供改变行为所必需的知识、技术和服务，使人们在面临不同健康问题时，做出正确的行为决策。

39.3.2　"欲病救萌"健康教育

苏联学者 N·布赫曼于 20 世纪研究发现：人体除了健康和疾病状态之外，还存在着一种非健康非疾病的中间状态，称为"第三状态"。此后，我国学者王育学于 20 世纪 90 年代提出了"亚健康"概念，指出"亚健康"是一种既非健康又非疾病的动态过程。中华中医药学会 2006 年发布的《亚健康中医临床指南》对其做出如下定义："亚健康是指人体处于健康和疾病之间的一种状态。处于亚健康状态者，表现为一定时间内的疲劳增加、活力降低、功能和适应能力减退的症状，但不符合现代医学有关疾病的临床或亚临床的诊断标准。"由此得知，亚健康状态即所

谓的"欲病"状态,它是处于健康和疾病之间的健康低质量状态,该人群存在多重健康危险因素,所占比例较高,是健康教育的重点对象。2006 年,国家制定的《国家中长期科学和技术发展规划纲要》,在人口与健康领域提出了"战略前移,重心下移"的战略目标,医学模式从诊断和治疗为主转变到预防和促进兼顾,其预防疾病的重心亦从各级医院下移到社区群体,而亚健康人群在社区层面健康维护的主要形式是健康教育。

"欲病救萌"健康教育是指通过重点监测亚健康高危人群,积极开展健康咨询、大型义诊、网络传媒、健康教育学习班等活动;通过不同形式的干预措施(包括心理干预、行为干预、环境干预、食疗、中医药治疗、针灸理疗等)帮助个体和群体改变不健康行为和规范健康行为;建立和完善亚健康群体的健康教育平台,并在具体的实施过程中,早期发现亚健康状态和处于临床前期的主要健康危险因素,针对不同亚健康群体做到精准医疗、靶向教育,防止和延缓疾病的发生发展。这对于降低医疗成本和提高生活质量,具有重大的现实意义。

39.3.3 "已病防变"健康教育

现今,疾病负担已成为世界各国广泛关注的社会问题。据流行病学调查显示,目前高血压、脑血管意外、冠心病、糖尿病、恶性肿瘤等疾病的发病率呈上升趋势,发病年龄呈年轻化倾向,故早期预防、早期诊断、早期干预是近年来医学界达成的普遍共识。《国家中长期科学和技术发展规划纲要(2006—2020年)》中明确提出:疾病防治要坚持预防为主、促进健康和防治疾病相结合。基于以上建设目标,"已病防变"健康教育在促进社会发展中具有一定的战略意义。

"已病防变"健康教育核心内容是:通过分阶段、分层次地推广、宣传中医"治未病"理念,提高全民保健意识,扩大科学普及范畴;通过开展讲坛、讲座等多种形式的活动向个体和不同群体推广"治未病"的理念和防病治病知识;针对慢性病、多发病等常见病种,采取分区域、分层次、分阶段的具体干预措施进行宣传教育;进一步推广有利于提高社区群体健康水平的"治未病"的适宜技术,提高不同人群参与保健行动的积极性和便利性;利用中医药传统医学中的方药、针刺、艾灸、推拿、膏方、精神调摄、食疗药膳及其他养生保健方法(如五禽戏、八段锦、太极拳、气功、导引等)进行不同病种的全方位干预,有目的地

阻止"已病人群"向"变生他症"的转化,提高"已病人群"的生命质量和整个社会的健康文明程度。

39.3.4 "瘥后防复"健康教育

"瘥后防复"是指病愈后的后续巩固治疗,以防止疾病的复发,强调了维护健康的重要性。该词最早见于《素问・热论》的"病热少愈,食肉则复,多食则遗,此其禁也"。其中"瘥"是指疾病刚刚痊愈,处于元气恢复期,脏腑气血皆不足,荣卫失调,脾胃之气未和,正气尚未恢复。"瘥后"即疾病初愈至完全恢复正常健康状态的这一段时间。如果"瘥后"调养不当,正气不足,不能固护机体,就会使旧病复发或滋生他病。"瘥后防复"是指在疾病初愈,机体处于病根未除、余邪未尽或病邪已除、正气亏损阶段,加强中医调摄,以防受某种因素诱导导致旧病复发。应用中医平衡阴阳、安和五脏、调理体质、扶正排毒、时令养生的传统调摄方法,因人而异、因地制宜地进行有组织、有计划的疾病预防教育活动,将适用性强、操作性强、接受程度高的教育内容通过积极、有效、有趣的健康教育方式进行广泛推广和运用。通过对疾病谱发生、发展规律的了解,结合自身体质的特点进行个体健康观念的优化和更新,实现心理健康、身体健康的双达标。同时丰富传统医学健康教育内涵,推进传统医学健康教育事业的发展。

中国传统医学"治未病"理论源远流长,是中医学在预防医学领域和临床领域协调发展的产物和精髓。在传统医学健康教育中,我们要充分弘扬"治未病"理论的精髓文化,因势利导地开展以"治未病"理论为指导思想的健康教育,坚持理论与实践的相结合,将中医养生保健、中医药适宜技术、常规健康教育及现代预防医学的研究方法和手段进行有机融合与衔接,充分运用现代医学技术进行体质辨识,精确识别"未病""欲病""已病"的不同状态。根据疾病发生、发展、传变规律,辨证施治,发挥中医药内服外用的优势,采取行之有效的健康教育方法和手段,构建具有中国特色的健康教育服务体系,在探索我国卫生教育发展道路上和实现"健康中国 2030"战略中发挥重要的作用。

39.4 传统医学健康教育的实施策略

基于"健康中国 2030"规划纲要,为满足人民日益增长的美好生活需要和缓解不平衡、不充分的发展之间的矛盾,传统医学健康教育要实现医疗技术

模式的转变:由治疗疾病模式转变为预防疾病模式;由局部治疗模式转变为整体治疗模式;由单一用药模式转变为综合保健模式。传统医学健康教育要响应中医药发展战略,充分发扬中医药文化特色,并以此为基石,不断完善传统医学健康服务体系,坚持强化基础、深入基层、完善机制、细化分工的战略目标,更多地满足人民群众对身心健康的需求与愿望。

39.4.1 健康教育的战略要前移,重心要下移

疾病是一个极其复杂的过程,在其萌芽、发展、初期、中期、后期各个阶段,传统医学都可以主动介入。特别是在许多情况下,疾病的发生是一个由量变到质变的过程,"治未病"就是阻断质变的有力方法。秉承传统中医"上工治未病"理念,传统医学通过健康咨询、科普宣教、临床指导、心理治疗、物理治疗、中医保健的手段,在疾病尚未发生或亚健康阶段对患者进行积极引导,使其在争取不吃药、少吃药或不花钱、少花钱的情况下获得健康呵护,达到未病防治的效果。

健康教育要先于疾病发生转变,根据体质的偏盛偏衰、情绪波动的变化、外界环境的适应程度及个体可能发生的遗传疾病,主动干预和介入,将防治的战略前移。

健康教育要形成防治网络,确立以三级医院为中心,辐射至二级医院及社区卫生服务站,并突出重心下移;以社区卫生服务站及家庭医师的健康教育防治工作为关键环节,形成三级医院呼应联动,打造集健康教育宣传、适宜技术推广、疾病防治工作于一体的综合性社区居民健康服务平台。

39.4.2 健康教育要突出防治疾病的整体观念

健康教育要突出传统医学"天人相应"的整体观念,将局部疾病、局部病理变化、局部症状视为整个人体阴阳失衡、气血失和所造成的结果。通过体质辨识,采取内服外养相结合的整体防治方案,使阴阳协调、气血调和,达到疾病防治、身心健康的目的。

传统医学坚持"天人合一"的整体观念。某些大病、重病患者,或病情已由表入里的患者,或已需要手术治疗的患者,或已进入病程晚期的患者,他们往往需要多学科综合治疗。这时,我们更要发挥整体治疗优势,要根据患者具体情况,或先驱邪,首选急救;或先扶正,首选固本;或扶正祛邪,标本兼顾。人的五脏六腑、经脉表里都是有机的整体,与自然环境、社会环境密切相关。中医通过"大病整治",往往能使患者转危为安,或者最大程度地减轻患者痛苦。

39.4.3 健康教育要充分运用传统医学的适宜技术

不少处于疾病早期的患者,其病情停留在症状上不适、指标上异常的状态。因其处于疾病的早期、病程的初期,往往不需要过度用药和过度检查,采取一些简单的针对性治疗,甚至非药物性理疗就可起到缓解病情的作用。"小病早治"理念不仅需要医师与患者进行充分沟通和交流,取得患者的理解和信任;更需要医师换位思考,具有同理心,站在患者的角度,运用简单便捷的方案达到安全有效的目的,防止出现"小病不治,大病吃苦"的后果。

秉承"小病早治"的理念,通过体检筛查、门诊咨询、健康科普,培养老百姓"治未病"的观念。运用传统中医中的推拿、艾灸、足浴、熏蒸、药膳、药酒、茶饮、冬病夏治和膏方等手段,内外兼治、身心同调,起到"未病先防"的目的。以"中医治未病"多元化防治方法为抓手,不断强化中医药健康处方在诊疗过程中的开展应用。在饮食调护、体质调理、心理疏导、茶饮养生、足浴保健等方面开展多靶点、多角度、多层次的综合性战略前移。

(1)推拿

根据中医理论,运用揉法、一指禅等手法推拿相应的穴位,促进人体正气的恢复,达到祛邪康复的目的。

(2)艾灸

温熏相关的穴位,扶正祛邪,激活体内气血互动,具有温经通络、驱寒活血的功效。

(3)足浴

通过药物的热熏和浸泡,推动气血的正常流动,具有散寒取暖、温阳通络的功效。

(4)熏蒸

通过药物体表渗透,对局部疾病(如皮肤病、颈腰椎病、结缔组织病等)的直接治疗可达药半功倍的效果。

(5)药膳

日常饮食中加入适宜的可药、可食的蔬菜瓜果及动植物食品,具有保健和防治疾病的功效。

(6)药酒

在白酒中加入因季而需的辨证中药药材,形成独特的药酒。它具有温通心阳、活血化瘀、散寒通络等功效。

（7）茶饮

日常饮水中加入适宜的中药,如西红花、菊花、合欢花、佛手花、玫瑰花、荷叶和枸杞子等,代茶冲泡,在补充水分的同时达到活血安神、明目降脂、疏肝解郁等效果。

（8）药枕

用芳香挥发的中草药制成的药枕,具有养心安神、平肝潜阳、通络止痛等功效。

（9）冬病夏治

这是我国传统中医药疗法中的特色疗法,是根据《素问》中"长夏胜冬"五行相生相克的关系发展而来的诊疗指导思想。它主要针对一些在冬令季节容易发生的,或在原有慢性疾病基础上进行性加重的疾病,如咳嗽、哮喘、易感、怕冷、泄泻、痛经、心悸、胸闷、失眠、便秘、脱发等偏颇体质多发病,在夏令季节提前介入和干预,通过多种防治手段,包括:热敷、针灸、推拿、理疗、电疗、药浴、内服中药等个体化防控措施和治疗手段,提高机体抗病能力,从而将疾病控制在可预测、可控制的范围内。

（10）膏方

又名膏剂,属于中医8种剂型之一。膏方基于辨证一般由多味中药组成,具有增强体质、调理气血、滋补肝肾等作用。其服用时间较长,因此,定制膏方更具有针对性,注重差异、量体裁衣,不可一味纯补、峻补,以免妨碍气血。冬令进补,更以膏方为佳。膏方是根据不同体质、不同临床表现、不同疾病发展转归而确立的,结合体质辨识、疾病防治及冬令进补的特点而形成的,独具中国传统医学特色的剂型,是经浓煎、掺入辅料而制成的一种稠厚状半流质或冻状剂型,具有"一人一膏""防病控病"且疗效显著的优点。

39.4.4 实现全生命周期健康管理规划的全覆盖

"健康中国2030"规划纲要指出:推进健康中国建设的行动要以推广健康生活及大健康理念、推动健康服务产业发展、强化健康基础设施的建设为重点,实施全方位、全周期的人民健康保障,显著提高人民健康水平。重点强调全生命周期的健康保障,这与传统医学"治未病"思想相互吻合。"治未病"的根本原则在于道法自然、气血调畅、阴阳平衡,强调保养身体、扶助正气,主张通过饮食、运动、外用手法、内服药物调理等方法提高机体免疫力,达到未病前预防疾病的发生,已病后防止疾病进一步发展变化及病愈后防止复发或变生他症的目的,实现了病前、病中、病后全生命周期的健康管理全覆盖,该契合点亦是健康教育与健康促进的内涵与核心。

传统医学健康教育在中医"治未病"理论的指导下,根据不同年龄、不同阶段、不同病理变化制订相关的健康教育计划方案,积极推广中医"治未病"理念,加大科普及宣传力度。针对幼龄及青少年,从加强体育锻炼、安排合理作息时间等方面进行综合干预,以扶助人体正气、促进身心健康成长及身体生长发育为主要目标;针对中年群体,从调畅情志、舒缓减压、调整科学合理的行为和饮食习惯等方面进行宣教引导,以改善体质、增强机体免疫力及延缓疾病发生为主要目标;针对老年患病群体,主要从食疗养生、改善气血循环等方面进行通补并施,以减缓疾病发作频率及程度、延缓疾病进展及并发症的出现为主要目标。这种健康教育充分体现了中医"治未病"的特色和优势,因势利导、因人而异,采用易听懂、易接受的教育方式,开展专家讲坛、专病讲座等形式多样、内容丰富、互动性强、执行性高的教育活动。针对不同时令、不同节气的调养特点,编排"治未病"预防保健宣传手册,促进广大群体健康观念的转变和优化,不断提高宣传教育的吸引力和影响力,使传统医学"治未病"的健康理念通过科学有效的传播方式,真正渗入人们日常生活中,对日常行为习惯起到积极的引导和示范作用,达到帮助个体和群体普及医疗保健常识,树立健康生活行为规范的目的。人们自愿采纳有利于健康的生活行为方式,防患于未然。

39.5 传统医学健康教育的目标

健康教育的目标已不仅仅满足于对疾病治愈的要求,更重要的是提高人民的健康水平和生活质量,促进全社会身心健康向好的方向发展和进步。WHO指出:"健康是基本人权",不断提高健康水平是全人类的共同目标。传统医学健康教育是对人类健康做出贡献的重要领域,也为传统医学的可持续发展开拓了巨大空间。传统医学健康教育将在中医"治未病"理论指导下,充分发挥中医药传统优势,综合运用中医中药适宜技术,以最小的医疗成本获取最大的健康效益。

在继承和发展传统医学的基础上,不断完善和深化"治未病"健康理念,推进传统医学在预防领域中的主导地位,通过不断实践积累和经验总结,创建系统的、科学的、规范的健康教育模式,打造可复制、可推广的健康教育文化建设,加速传统医学健康教育的现代化进程,形成特色鲜明、疗效显著、多学科、跨学科融合的传统医学健康教育体系。

39.6　传统医学健康教育的意义

传统医学健康教育是促进全民卫生服务广泛覆盖的重要途径,是构建健康和谐社会的重要内容。

通过各级医院的联动发展,可以有效促进传统医学健康教育体系的建设和完善。传统医学健康教育体系的建成不但有利于中国传统医学全面继承与创新,也有利于进一步促进中医学与预防医学、中医药与现代医学的有机结合,对不断扩大中医药服务领域、深化健康教育改革与创新具有重大现实意义,对全民身心健康素质的提高具有举足轻重的作用。

(沈红权　张志丹)

40 军队健康教育与健康促进

军队是高度集中统一的，在特殊环境中执行特殊任务和作战的武装集团。官兵的健康水平直接关系到部队的战斗力，因此，在部队中开展健康教育与健康促进历来为各级领导所关注。

军人是我国公民的重要组成部分，对军人开展健康教育，提升军人健康素养既是为保障部队战斗力提供健康基础，也是推进健康中国建设的重要举措。因此本书将军队健康教育作为一个重要的专题健康教育介绍于此。

40.1 军队健康教育与健康促进的概念

40.1.1 军队健康教育的概念

军队健康教育是根据军队的特点，有组织、有计划地对军队成员进行系统的健康知识教育，促进广大官兵建立健康行为，改变危害健康的生活方式，增强自我防护意识和自我保健能力，为提高和维护部队战斗力服务的活动。军队健康教育包含对军队整个群体的健康教育，如对军官、士兵、非现役文职人员、职工，还有军队离退休老干部、家属、子女的健康教育。

军事健康教育是一个狭义的概念，侧重于军事活动过程中的健康教育，重点围绕部队走、打、吃、住、藏的健康教育。军队院校健康教育是针对军队院校学员的健康教育，包括军队医学院校和非医学院校的健康教育。部队健康教育主要指针对基层部队的健康教育。

40.1.2 军队健康促进的概念

军队健康促进是指在各级首长和爱卫会的统一

领导下,通过爱卫会各委员部门(包括作训、军务、宣传、卫生等部门)和军队所有成员的共同努力,为广大官兵提供完整的、积极的经验和知识结构(包括设置正式和非正式的健康教育课程),开展健康教育活动,创造良好的健康学习环境,提供适合官兵的健康服务,让全体官兵共同参与,促进广大官兵身心健康的一系列工作。

军队健康促进遵循了《渥太华宪章》明确提出的健康促进5条策略:①制定健康的公共政策;②创造支持性环境;③强化社区行动;④发展个人技能;⑤调整卫生服务方向。

(1)制定军队健康教育与健康促进政策

军队健康教育与健康促进首先要求将维护与促进官兵健康的责任纳入各级领导和爱卫会的议事日程上,并从组织上、政策上、资源上得以保证。正如第五届世界健康促进大会发布的《卫生部长宣言》指出:"我们承认,促进健康和社会发展是政府的核心义务和职责,并由社会其他所有部门共同承担。"组织的变革、政策与资源的支持是军队健康促进的首要因素。原总参谋部、总政治部、总后勤部十分明确地指示:各级领导要高度重视健康教育工作,将健康教育作为加强部队全面建设的重要内容列入议事日程,经常研究和解决部队健康教育中存在的实际问题。作训、军务、宣传、卫生等部门要按照职责分工,把健康教育纳入各自的工作计划,通力协作,主动配合,共同抓好、落实,依靠和动员全体官兵积极参与,推动这项工作深入开展。

(2)发展与创造支持性环境

官兵的健康与其所生存的环境是密不可分的。发展与创造健康的支持性环境涉及社会环境和物质环境等方面,应积极为官兵营造温馨的社会环境和和谐的自然环境,创造一种健康、良好、满意、愉悦的生活和工作条件。

生活、工作和休闲模式的改变对健康有重要影响。工作和休闲应该是人们健康的资源。当前,军委和各级领导为了全军官兵的身心健康,设立专项经费用于官兵的文化、娱乐和体育活动等,包括定期给全军部队传放影片、发放体育器材、组织文艺工作者下部队巡回演出等,丰富官兵们的物质文化生活。

同时,为了创造部队良好、健康的生活工作环境,按照军队爱卫会要求,全军开展一系列健康促进活动,如争创"健康营院"活动,各部队加强投入,改建和扩建住房和食堂,为战士宿舍安装空调等;创建"绿色军营""花园式营院"等美化整洁居住环境;添置音响设备设施以及订阅大量书籍、报纸、杂志等,丰富全军官兵的业余生活。

(3)强化部队"社区"健康教育

部队是特殊的群体,可视为特殊的"社区"。部队"社区"的划分没有统一的规定,一般以一座独立的军营(如独立的团、营或军队院校等)来划分。按照有关要求,基层部队建有健康教育领导小组和健康教育指导室,1名主官或爱卫会领导担任组长。军队健康教育与健康促进工作的开展以"社区(团)"为载体,上级单位"赋权"给"社区",充分发挥"社区"的积极作用,利用"社区"现有的人力、物力支持,促进全团官兵积极参与。

通过有效的"社区"行动,包括确定优先项目、做出决策、设计策略及其执行,以达到提高部队官兵健康水平和保持部队战斗力的目标。这就要求"社区"能充分、连续地获得卫生信息、学习机会以及经费的支持。重视在"社区"开展有组织、有计划、有系统的健康教育活动,并做好监督与评估工作。结合贯彻《军队基层建设纲要》和条令、条例,年终总结、检查、考核一并进行。健康教育考核不及格的单位和个人,不能作为评选爱国卫生工作先进的对象等。

(4)发展个人技能

健康教育和提供健康信息可以帮助部队官兵提高做出有利于健康促进的技能,使他们能够更好地控制和调整自己的行为,不断地从生活、工作和训练中学习提高健康水平的知识和技能,有准备地应付生活、工作、训练和执行军事行动时可能出现的健康问题。

(5)调整卫生服务方向

卫生部门的作用不仅仅是提供临床服务,而且还要坚持健康教育、健康促进的服务。军队卫生服务部门始终把军人的健康需求作为服务对象,使卫生服务及其资源向健康促进倾斜;与其他部门和相关学科联合起来,形成强大的公共卫生联盟;抵制有害产品,不健康的生活条件和环境;特别重视公共卫生问题,如污染、职业毒害、低劣的居住条件等;通过财政或其他设施支持和促成官兵维护自身的健康,包括改善生活条件和采取福利措施。

40.2　军队健康教育与健康促进的发展

在新民主主义革命时期,党领导的人民军队在艰苦卓绝的革命斗争中开展了群众性卫生运动，逐步形成了一套卫生工作的基本原则、组织体系、管理制度和工作方法。

内务人民委员会曾经颁布了《卫生运动纲领》，在保障军民健康和取得革命战争的胜利中发挥了重大的作用，也为中华人民共和国成立后的健康教育奠定了坚实的基础。中央人民政府卫生部和军委卫生部联合召开的第一届全国卫生工作会议指出：加强卫生预防工作，在文化教育方面推广宣传、普及卫生常识，把卫生工作推广到广大的人民中间去，并依靠群众来做，这样才能把卫生工作做好。

此后，健康教育作为一个单列项目出现在全军制定的有关文件中，如中央军委于 1992 年发布的《中国人民解放军基层后勤管理条例》，要求"基层单位应当按照规定进行健康教育，到课率达到 90% 以上，使官兵养成良好的个人卫生习惯，提倡戒烟，不在戒烟场所吸烟"。同期由原总参谋部、总政治部、总后勤部联合发布了《军队健康教育方案（试行）》，要求全军系统、规范地开展健康教育。该方案明确规定了系统组织、系统建设（组织建设、业务建设、制度建设）、系统教育（基础教育、继续教育、专题教育、康复教育、院校教育）、系统考评的具体内容和要求，以及加强组织领导、搞好总体设计、逐级负责落实、实行分类指导、严格效果考核的主要措施。而下发的《军队院校健康教育教学大纲（试行）》，则要求全军院校成立健康教育学教研室（组），建立教学场所，设置健康教育学课程，加强对学员健康教育知识的培训。并且，在原三总部（总参、总政、总后）批转的《全军院校健康教育情况和今后意见》中指出，健康教育是新时期院校教育的重要组成部分，是培养合格军事人才和提高部队战斗力的需要。进一步加强和改善院校健康教育，既是军队长远建设的需要，也是精神文明建设的重要任务。该报告对军队院校健康教育提出了 4 项要求：要进一步提高对院校健康教育的认识；健康教育内容应突出军事特色；加强健康教育的课程建设；建立完善、配套的健康教育保障体系。

1997 年 6 月，成立全军健康教育中心。中心主要承担调查研究、提供决策依据；指导和咨询；组织和参与法规、制度、计划、大纲和教材的编制；培训师资和骨干，开展教育评价；学科建设研究、教学研究和信息交流；对外学术交流和业务往来 6 项任务。同年，成立全军院校健康教育指导组，承担对院校健康教育进行调研指导和技术咨询、为总部提供决策

建议、进行学术交流等职责任务。以上充分表明，我军开展的一系列健康教育和健康促进工作，历来都引起了军委机关和各级领导的重视。

1999 年 6 月，《军事健康教育》学术性期刊创立。同年，中国军事教育学会军事健康教育委员会正式成立，标志着军队健康教育的学术研究和专业工作上了一个新台阶。

2000 年 7 月，全军医学院校及指挥技术院校学员用的统编教材《军队健康教育教材》出版发行。健康教育的理念逐步深入人心，健康教育与健康促进的地位进一步确立。我军从建军以来经历了各个历史时期，随着社会的进步和健康理念的不断发展，健康教育、健康促进在部队卫生工作中的地位和作用也不断地提高和加强。军队健康教育工作逐渐从一般的卫生宣传教育向系统化、规范化的健康教育与健康促进方向发展。

40.3 军队健康教育与健康促进的意义

40.3.1 是提高军队官兵的健康，保障部队战斗力的需要

军队健康教育与健康促进是军事训练的重要组成部分，是培养合格军事人才的重要手段。进一步加强军队健康教育与健康促进工作，是新时期军队建设的根本方针，对军队质量建军、提高部队官兵的健康、保障部队战斗力具有十分重要的意义。

40.3.2 是新时代军队正规化建设和精神文明建设的需要

军队健康教育与健康促进是新时期军队正规化建设的一项重要内容。深入开展军队健康教育与健康促进是精神文明的重要任务，也是落实军委关于"军队精神文明建设要走在全社会前列"要求的具体行动。通过宣传国家和军队的卫生工作方针、政策、法规及卫生管理制度，动员广大官兵自觉执行和遵守各项卫生法规制度，克服社会风俗习惯中存在的愚昧落后的现象，形成文明健康的生活方式，维护公共卫生的优良品质，促进部队精神文明建设。

40.3.3 是确保军队在恶劣环境条件下完成各项任务的需要

军队是一个执行特殊任务的群体，承担着保家

卫国的重任。无论是战争年代还是和平年代，他们随时会面临各种恶劣、复杂的环境和条件，遇到传染病与非传染性疾病的双重挑战。特别是在现代高技术局部战争条件下，官兵很可能要面临更为残酷的战争环境。因此，只有加强健康教育，培养官兵在复杂条件下自我保健、顽强生存的能力，才能维护官兵健康，保证各项任务的完成。

40.3.4 是促进全民族健康水平发展的需要

我国人民健康水平与发达国家相比，还有一定差距。我国人民还存在不健康、不文明的行为习惯，社会风俗中还存在愚昧落后的现象。军队成员来自五湖四海，分散在全国各地。在部队进行健康教育与健康促进，传播卫生信息，普及卫生保健知识，不仅有利于提高全体官兵的文明卫生素养，对驻军所在地的卫生保健工作，也能起到很好的推动、促进作用。官兵转业退伍后，也会把在部队中所学到的健康知识、养成的文明习惯带回家乡，对当地的健康教育与健康促进起到良好的促进和模范带头作用，等于为社会培养一大批卫生保健人员。

40.4　军队健康教育与健康促进的任务

40.4.1 贯彻"预防为主"的方针，广泛普及卫生防病知识

这是军队健康教育与健康促进工作的首要任务，也是军队健康教育与健康促进体系的最基本的要求。要针对部队执行多样化军事任务的现实情况和广大官兵日益增长的健康需求，通过各种有效的健康教育与健康促进活动形式，广泛深入地开展以预防各种传染病和非传染性疾病为重点的卫生防病知识宣传教育，努力提升广大官兵的卫生防病知识水平，有效降低部队发病率。

40.4.2 建立军人健康的行为与生活方式，全面提升官兵的文明卫生素养

建立军人健康的行为与生活方式，是新时代强化部队卫生工作的重要任务，也是军队健康教育与健康促进事业的努力方向。要按照军委首长对当代军人强健体魄的要求和部队文明卫生建设的标准，加强官兵健康行为的养成教育，消除不利于健康的行为和生活方式，树立良好的生活卫生习惯，并构建部队卫生行为与生活方式监督约束机制，使部队卫

生水平得到显著提高。

40.4.3 调动领导、部门和官兵的积极性，使其自觉投身到部队健康事业中

通过深入细致地工作和扎实有效地开展一系列健康教育与健康促进活动，让各级领导支持、关心部队健康事业；让军队各级爱卫会委员部门自觉履行好爱卫会的义务和职责，充分发挥部门在军队健康教育与健康促进工作中的作用；让广大官兵自觉参与到军队健康教育和健康促进活动中来，自觉接受卫生常识的教育，自觉获取对自身卫生、防病保健有用的知识和技能。

40.4.4 建立良好的工作制度机制，促进军队健康教育和健康促进事业的发展

建立以下这些有效的工作制度机制，如制订军队健康教育与健康促进工作规划、计划；抓好军队健康教育专业机构的全面建设；培养军队健康教育工作骨干；开展军队健康教育与健康促进的科学研究和专业学术交流活动；制定军队健康教育与健康促进的办法、规定、制度和标准；组织对部队健康教育工作进行检查考评等，能够提升军队健康教育与健康促进事业的整体水平。

40.4.5 运用国际和国家健康教育与健康促进的成果，为军队健康事业服务

随着社会的变革，世界各国都在密切关注人与自然、人与社会和人与教育形态的影响因素，都在重视国民的健康教育与健康促进事业，并且取得了丰硕的成果和经验。在军队健康教育与健康促进工作中，我们要借鉴这些好的经验和做法，努力改进工作，不断推进军队的健康事业向前发展。

40.5　军队健康教育与健康促进的内容

军队健康教育与健康促进的内容十分丰富，既有军队健康教育的基本内容，也确立了军队健康促进的内容；既有适合全军的系统健康教育内容，也有适合部队的一般健康教育内容；还有院校和特殊职业的健康教育内容等。总之，这些内容的确立，对军队有效开展健康教育和健康促进工作起到了良好的保证作用。

40.5.1 军队健康教育的基本内容

（1）军队系统健康教育内容

军队系统健康教育分为基础教育、继续教育、专题教育、康复教育和院校教育5个层次，着力于全方位提高官兵卫生知识水平和增强其自我保健能力，结合部队实际，整体安排，分步实施，系统教育。

1）基础教育：主要针对刚入伍的新兵。大部分新兵刚出校门，他们的生活习惯和行为习惯，或多或少地存在缺陷，这样的新兵入伍后会出现诸多的不良的生活习惯和行为习惯。如不习惯军队生活和训练，不能接受严格的军队纪律，心理承受能力差、任性、冲动、缺乏自我控制力，遇到挫折和打击后容易出现心理障碍，甚至出现逃跑、暴力行为和自杀等。所以，基础教育的教学内容要结合《内务条令（试行）》，对他们进行角色定位、行为规范、法律法规、个人卫生、常见传染病、慢性病危险因素及自我保健意识教育。

基础教育的具体内容包括：①健康和健康教育的基础知识。明确健康、健康教育的概念，以及在部队开展健康教育的意义；了解部队健康教育有关规定和主要内容、形式。②个人卫生与集体公共卫生常识。目的是使新兵养成良好的个人卫生习惯，树立环境卫生意识，自觉维护公共卫生和集体卫生，更好地适应部队集体生活。③饮食、饮水卫生知识。部队是集体生活的场所，流动性大，工作生活条件比较艰苦。养成良好的饮食、饮水卫生习惯，了解常见营养缺乏病的预防，了解饮食、饮水卫生制度，对维护官兵健康十分必要。④生理卫生知识。了解人体基本结构、功能及青春期生理卫生特点，为继续健康教育打下基础。⑤传染病防治知识。了解传染病发生和流行的原因，懂得传染病预防要点，提高自我保护能力。⑥"四害"防治知识。了解"四害"的种类及危害，学会防治"四害"的方法。⑦卫生法制教育。包括国家卫生法规、军队卫生工作条例和各项卫生制度等，增强新兵的法制观念，使其自觉执行有关的卫生法规、条例和制度。⑧心理卫生常识。了解心理现象和心理知识，懂得心理卫生与健康的关系，培养新兵良好的心理调适能力，以适应各种环境的需要。

2）继续教育：新兵集训后被分到各连队，教育内容除了按军事训练大纲规定的战伤救护和"三防"（防核武器、防化学武器、防生物武器）训练外，还结合作战、训练、执勤、作业、施工、生产等任务及体育锻炼，有组织、有计划地进行训练伤、常见病、多发病、传染病的预防知识教育。

继续教育的具体内容包括：①战场救护和"三防"知识。了解自救互救的内容及救治原则，掌握"五大"技术要领，懂得"三防"知识及防护要点，培养士兵的救护能力及在复杂环境下的防护能力；②军训、野营卫生知识。懂得军训卫生的要求，掌握训练创伤和野外训练卫生防护，提高野外生存能力；③常见病、传染病的防治知识。了解常见病的发病原因、临床表现、防治知识，掌握各传染病的传播特点及预防要点，提高士兵对疾病的防护能力。

3）专题教育：特殊地区（如热带、寒冷地区、高原、海岛）、特殊兵种（海陆空、导弹、坦克、装甲、雷达、通信兵等）及执行特殊任务的部队都应根据特定的需要进行特殊的、形式适宜的、有针对性的健康防护教育和培训。

专题教育的具体内容包括：①饮食、炊事服务人员教育。对这一人群应重点加强饮食、饮水、营养卫生和肠道传染病预防的教育，养成良好的卫生习惯；②在职军官教育。使军官对健康教育有更深入的认识，自觉地承担起督促、管理战士养成良好卫生习惯的责任；③特殊环境、职业的人员教育。根据部队进驻地域的自然地理、气候条件和当地疫情情况进行针对性教育，如进驻血吸虫病流行地区时，应进行血吸虫病的防治教育等；对从事特殊工作的人员应进行相应的卫生知识教育，如对炮兵应进行预防炮震性耳聋的教育等。

4）康复教育：各级医疗卫生机构要对门诊、住院、出院的官兵进行健康教育，以促进早日康复及康复后防止复发教育。具体见"（4）军队医院健康教育内容"的介绍。

5）院校教育：军队院校要将预防保健知识传授作为培养合格军人的一项重要教学内容，并将其纳入教学大纲，为今后提高军人的健康素养和军队战斗力奠定保健基础。具体见"（3）军队院校健康教育内容"的介绍。

（2）部队一般健康教育内容

官兵的走、打、吃、住、行及娱乐、休闲等也是他们的重要方面，着重对官兵进行这方面的健康教育，对预防不良生活方式的形成，提高健康素质，极为重要。除此之外，还需要经常进行下列基本教育。

1）合理营养与膳食教育："兵马未动，粮草先行"，饮食是部队战斗力的基础与保证。因此，增强营养意识，普及科学营养健康知识，改善官兵膳食结构是军队膳食保障工作的一项重要任务。加强对部队后勤军需部门人员和连队炊管人员科学膳食、均衡营养、科学烹饪知识的传授,把好"病"从口入第一关的健康教育非常重要。

2) 科学训练与增强体能教育:人的体能遵循"用进废退"的规律,训练和运动对军人的体能和军队战斗力的提高具有特殊的意义。军队是以男性青年为主的武装集团,身体强化训练不仅是军人生理健康的需要,更是新时代军人心理健康、战斗意志磨炼的要求。能否适应、坚持军事训练和体育锻炼已成为当今军人面临的考验。人的状况直接决定军队的士气和凝聚力。有研究显示,部队干部超重、肥胖、高血压、高血脂、高血糖的患病率有逐渐升高的趋势,因此,加强军队运动健康教育十分重要。

3) 控烟与限酒教育:部队多采用全封闭式管理,军人的生活比较单调,条件艰苦,组织纪律严格,远离亲人和家乡,再加上精神高度紧张,不适应环境,容易产生孤独、寂寞、苦闷等不良情绪,需借烟、酒消愁。军营是一个特殊的公共场所,更需要创建无烟环境,这不仅有利于军人的身心健康,更有助于精神文明建设。酗酒不但危害身心健康,还会破坏社会和谐与安宁。军队有严格的纪律,无论是否节假日,军营内都严禁酗酒,倡导官兵不饮或少饮烈性酒,树立不劝酒、文明饮酒等健康风尚。

4) 心理卫生教育:军人需要不同于一般人群的心理健康素质和意志力,才能应对社会上的多元观念和种种诱惑。现代战争中的高新技术兵器,具有高精准性、立体化、无形化等特点,其巨大的杀伤力和现代战场的人机环境变化给官兵带来极大的心理冲击和压力,严重影响部队战斗力和精神面貌。因此,新时代军队心理健康教育工作是健康教育的重要内容,必须给予高度重视。

(3) 军队院校健康教育内容

军队院校健康教育把健康教育作为一门专业基础课程列入军队院校教学计划,以全军卫生工作方针政策为指导;以系统的健康知识为基础;以健康行为养成为重点;以提高学员自我防护、自我保障和部队基层卫生管理能力为目的,对学员进行正规化的健康教育;以满足学员毕业后第一任职的需要,为提高部队战斗力服务为主要特征。

军队院校包括医学院校和非医学院校,所以健康教育也根据学校性质的不同分为两类。

1) 军队非医学院校健康教育:军队非医学院校主要培养部队基层管理干部。军队非医学院校的健康教育内容既要有适应新的医学模式的基础医学知识,又要有突出军事特色的关于训练伤、战伤防护等知识;既要使学员挖掘健康的生理、心理常识及常见病、传染病预防等知识,以维护和增进自身健康,培养健康的人格,又要具备一定的健康教育的组织管理能力,懂得如何组织基层部队官兵开展健康教育。因此,非医学院校的健康教育内容主要包括人体解剖和生理知识,行为和生活方式、心理卫生知识,环境、饮食、饮水卫生常识,军事训练与战时卫生勤务常识,传染病的防治与管理知识,军队卫生管理法规知识,以及健康教育的组织管理知识等。

军队非医学院校健康教育的教学目标,是以军队卫生工作方针政策为指导,以系统的健康知识为基础,以健康行为养成为重点,通过院校的正规教学活动,使学员系统掌握健康的基本理论、基本知识、基本内容,自觉养成讲科学、讲文明的良好卫生习惯,清除或降低危险因素,降低发病率,提高学员在各种环境条件下的自我防护、自我保健能力。同时,使学员初步了解基层部队健康教育的计划、组织、领导、实施等基本方法,以便将来在基层部队中对官兵开展日常健康教育工作。

2) 军队医学院校健康教育:军队医学院校学员作为未来的军医,健康教育对于他们来说更重要的是掌握扎实的健康教育学理论基础和实践能力,以便其在今后的特殊工作环境中(如高原生活、舰艇或海底作业、高空飞行、野外勘探、野营拉练、前方作战等),做好部队卫勤保障工作,运用各种健康教育的方法和手段组织开展健康教育,将自己所学的医学知识传授给广大官兵,促进官兵健康行为养成,提高部队战斗力。另一方面,作为医学专业人才,军医学院学员毕业后在工作中还要深入地研究健康教育理论,成为部队健康教育的专家。

军队医学院校健康教育内容可与专业课相结合,同时突出军事特色,体现大军事医学观。其教学内容除了使学员掌握部队训练、作战的卫生保健知识,军人平时、战时心理障碍的预防知识,改变危害健康的不良行为和生活方式的常识,以及军队卫生管理法规等外,还包括部队健康教育计划的设计、行为改变的理论与方法、传播学方法与手段、部队健康教育的组织管理、部队健康教育学研究等内容。其教学的重点内容是健康教育的基本理论、基本方法、基本技能和评价标准等。

(4) 军队医院健康教育内容

军队医院健康教育特别强调:根据教育对象的

不同特点确定不同的教育内容。军队医院除了负责伤、病员的健康教育外，还负责体系部队的指战员的健康教育、医务工作者的健康教育、指导和配合部队基层卫生机构做好不同时期的健康教育工作及对健康教育骨干进行强化培训。因此，军队医院健康教育内容一般包括以下几点。

1) 疾病防治及一般卫生知识教育：包括各种传染病防治基本常识，非传染性慢性病的预防、治疗、康复，各种常见病、多发病、急症的防治知识，各种仪器、器械性治疗知识，各种检查、化验基本常识，合理用药知识，各类药物的适应证、禁忌证、服用方法、剂量、不良反应、保存方法等。

2) 心理卫生教育：随着医学模式的转变，心理因素在疾病发生、发展及康复中的重要意义已得到广泛重视。良好的心理状态，有助于疾病的好转、病情的稳定，延缓病情恶化和促进患者身心康复。因此，对患者及其家属进行心理卫生教育，是积极有效的医疗措施，是医院健康教育的重要内容。

3) 行为干预：在传播卫生保健知识的基础上，有计划、有组织、有针对性地协助患者和有特定健康行为问题的人学习和掌握必要的技能，改变不良卫生行为，采纳健康行为，也是医院健康教育的重要内容。

此外，军队医院还要指导和配合部队基层卫生机构做好不同时期的健康教育工作。如新兵入伍，要结合贯彻内务条令和体检工作，对部队进行卫生法规、个人卫生、传染病预防、"四害"防治、卫生设施利用，以及生理、心理、饮食、饮水卫生等方面的教育，并结合作战、训练、值勤、施工、生产等任务和体育锻炼，进行战伤自救、互救、"三防"和训练伤的预防知识教育。针对核潜艇、电子对抗、坦克、导弹、装甲兵、核试验和卫星发射基地等特种部队，要进行专门的卫生知识及个人卫生防护教育，经常性地帮助体系部队抓好卫生养成教育。军队医院还要为部队培训健康教育骨干，通过短训班、以会代训等形式，对基层卫生人员进行强化训练，使之能胜任部队健康教育重任。为部队建立健康教育专修室等方面的工作，也是军队医院健康教育的基本内容之一。

40.5.2 军队健康促进的基本内容

近些年来，军队健康教育与健康促进工作从系统组织、系统建设、系统教育和系统考核4个方面得到了确立和规范，其基本内容同样十分丰富。从制度上确保领导、部门参与健康保健事业的积极性，加

强组织、建设、教育、考核层面的力度，实际上都是健康促进的重要内容。由于系统健康教育的内容在本节前面章节做了详细介绍，这里介绍其他内容。

(1) 系统组织的内容

部队健康教育与健康促进工作在各级首长和爱国卫生运动委员会的统一领导下，由司、政、后、装有关部门按职责分工，认真组织实施。要求各级训管、宣传、卫生等部门对部队健康教育与健康促进工作负有组织、协调、检查、指导的责任。

训管部门要对健康教育与健康促进的工作计划和效果考核提出建议，加强管理，督促落实，逐步形成制度化。同时，要把健康教育与健康促进同贯彻条令条例和行政管理结合起来，抓好部队的养成教育，巩固教育效果。

宣传部门要把健康教育与健康促进作为精神文明建设的重要内容，结合部队政治教育，努力提高官兵的文明卫生素养。

新闻、出版和文艺单位要发挥专业优势，面向部队，开展生动活泼、形式多样的健康教育宣传，为官兵的健康服务。

卫生部门要制订切实可行的健康教育与健康促进计划，提供实用的教材，培训骨干，加强指导，认真施教，搞好检查考评，保证健康教育与健康促进相关内容、效果的落实。

(2) 系统建设的内容

1) 组织建设：全军逐步形成健康教育与健康促进网络。各级疾病预防控制中心为体系部队的健康教育指导中心，负责拟制本级健康教育与健康促进工作计划，组织指导和协助部队开展健康教育与健康促进工作。部队要在各级卫生机构设立相应的健康教育指导站、室，负责实施所属部队的健康教育与健康促进的具体工作。各级医疗卫生机构都负有指导、协助部队开展健康教育与健康促进工作的责任。部队各级卫生人员是健康教育与健康促进的骨干力量。

2) 业务建设：加强各级健康教育指导中心、站、室的建设，抓好专(兼)职人员技术培训，提高健康教育的教学水平和指导能力；建立各级健康教育资料库，形成具有我军特色的健康教育教材资料软件体系；配备必要的器材设备，以适应部队健康教育与健康促进工作的需要；各单位要对健康教育与健康促进给予必要的财力支持；卫生部门要从15%的防疫经费中解决健康教育与健康促进工作的基本开支，保证健康教育与健康促进工作顺利进行。

3）制度建设:建立健康教育与健康促进目标体系,逐步完善各项规章制度,加强登记统计工作,使部队健康教育与健康促进工作的组织计划、备课授课、资料储存、效果考评等重点环节有章可循,规范配套。

（3）系统考评的内容

健康教育与健康促进工作的考评,由团以上单位组织实施,每年结合贯彻军队基层建设纲要和条令条例,以及年终总结检查考核一并进行。在各级首长的领导下,有关部门要按职责分工,密切协同,根据军队健康教育与健康促进工作的要求和部队健康教育提纲的内容进行分级考评。个人考评实行知识考核与行为考核相结合,连队及相当于连队的基层单位,80％以上的人员合格为单位达标。健康教育与健康促进工作考评不及格的单位和个人,不能作为评选全军爱国卫生工作规划达标先进的对象。考评指标:①基础教育普及率100％,及格率90％;②继续教育普及率90％以上,及格率80％以上;③专题教育普及率90％以上,及格率80％以上。

40.5.3 军队健康教育政策的内容

军委和各级首长对军队健康教育给予了高度重视,多次要求把健康教育与健康促进工作作为我军卫生工作的一个优先发展的战略重点,并纳入议事日程;把健康教育与健康促进工作作为我军疾病预防控制工作的核心内容,抓紧、抓好;要用战略的眼光,切实从军队卫生工作的长远建设出发,把健康促进工作作为军队卫生建设的总体规划中的优先考虑事项,并将其作为军队卫生工作一项最优化的对策加以实施。为此,军队制定了一系列有关健康教育与健康促进的政策和法规。特别是《军队健康教育方案(试行)》的发布,为全军开展健康教育与健康促进工作和活动提供了重要的指导作用。

（彭　毅　荣红辉　陈济安）

41 护理健康教育

41.1 护理健康教育

护士应熟悉和掌握健康的概念,熟悉护理与健康教育的关系,了解护理健康教育的重要性。护士是实行健康教育的重要且可靠的力量;是开展护理健康教育,实现护理"减轻痛苦、维持健康、恢复健康、促进健康"的目标任务,全面提高患者及社会人群的健康水平,落实《"健康中国 2030"规划纲要》要求,绘制健康中国建设蓝图的参与者和实践者。

41.1.1 护理健康教育概述

(1) 护理健康教育概念

护理健康教育是护理学与健康教育学相结合的一门新兴的综合性应用学科,是健康教育大系统中的一个重要分支,是由护士进行的,针对患者、家属及健康人群开展的,具有护理特色的健康教育活动。它是实现整体护理的重要措施,是现代护理为满足人民群众健康需求而赋予护士的重要职责。随着护理健康教育的不断开展,该工作的成效已经越来越

显现,也受到健康教育行业和社会的广泛重视。

(2) 护理健康教育目的

护理健康教育是以患者、家属及社会人群为干预对象,利用护理学与健康教育学的基本理论和方法,对患者、家属及社会人群实施有目的、有计划、有评价的教育活动,帮助他们提高对健康的认知能力、预防疾病和减轻痛苦的能力,以达到健康行为的建立和健康水平的提高。

(3) 护士在健康教育中的作用

护理学赋予护士的根本任务是"帮助患者恢复健康,帮助健康人提高健康水平"。根据这一任务,护士不仅要担负促进患者康复的照护义务,而且应承担起患者及健康人群的健康教育责任。护士在健康教育工作中的作用主要体现在 3 个方面。

1) 桥梁作用:健康教育是一种特殊的教学活动,护士作为教育者,不仅要传授知识,而且还要关注学习者的生活行为。护理健康教育的目的是帮助患者建立健康行为。因此,护士的作用是按健康教育的"知-信-行"模式,在不健康行为与健康行为之间架起一座传授知识和矫正态度的桥梁。这种桥梁作用

要求护士必须把教学重点放在帮助患者及健康人群建立健康行为上。

2) 组织作用：护士是护理健康教育的具体组织者和实施者。计划的制订，教育内容、教育方法的选择和教学进度的调控都应由护士来策划和决定。因此，护士必须掌握护理健康教育的基本原则和基本技能，创造性地做好对患者及健康人群护理健康教育的组织工作。

3) 协调作用：护理健康教育是一个完整的系统。虽然护理健康教育计划由护士来制订，但在实施过程中需要其他医务人员的密切配合。护士在与其他医务人员的组织协调中处于十分重要的位置，扮演着重要角色。护士作为联络者应担负起与专职教育人员、医生、药师、营养师、物理治疗师等相关人员的协调作用，以满足不同教育对象对健康教育的需求。

41.1.2　护理健康教育的场所

"以健康为中心的护理模式"使护理服务的范围与功能已不仅仅局限于医院内和减轻患者的病痛，学校、工矿、社区、家庭等，凡是有人群的地方，都需要护理工作者提供健康教育服务。目前我国护理健康教育主要场所有以下4类。

（1）医院

医院是目前护理健康教育的主要场所，其对象主要包括患者、家属及医护人员自身。开展医院护理健康教育，既是医院工作的需要，同时也是培养护理健康教育人才，使其与医疗领域中其他人员共同开展健康教育工作的需要。

（2）社区

开展社区护理健康教育是提高社会人群生活与健康质量的重要措施，特别是对预防疾病的发生和发展、建立健康行为模式具有重要意义。社区家庭是社会的细胞，家庭成员之间具有与其他社会人群之间无法比拟的凝聚力和亲和力，彼此更加重视生活和健康质量。开展家庭护理健康教育可以有效地改变家庭成员的健康观念和健康行为，增加社会的稳定性。

（3）学校

学校健康教育是通过学校、家长及医护人员的共同努力，给学生提供完整、积极的健康知识，包括设置健康教育课程、创造健康安全的学习环境、提供合适的健康服务，从而促进学生身心健康。

（4）工厂或企业

工厂或企业是产业工人劳动的场所，职业环境对产业工人的健康非常重要。通过护理健康教育，提高产业工人的健康观念和劳动保护意识，对于提高劳动生产率、保护环境具有重要意义。

除以上场所外，机关、公司和一些公共场所，如商场、集市、影剧院等，都适宜广泛开展护理健康教育活动。护理工作者可以因地制宜，扩大护理健康教育范围，提高全民族的健康水平。

41.1.3　护理健康教育的特征

护理是医疗服务中的主要力量，护理健康教育根据其自身的专业特色，其主要特征包括以下几个方面。

（1）护士与患者及社会人群广泛接触

护士分布在医疗卫生系统的各个专业领域。所有的专业医务人员中，护士与患者及社会人群最有广泛接触的机会。护士与患者接触最密切，接触时间也最长。

（2）护士数量大、分布广，教育人力资源丰富

截至2018年年底，全国注册护士总数为380万人，随着医疗卫生保健事业的发展，护士人数每年都以较快的速度增长。在医院，护士分布于医院的所有的临床科室，丰富的人力资源为护理健康教育的实施提供了保障。

（3）护士开展护理健康教育适宜性强

护理专业的特点决定了我国绝大部分临床护士为女性，系统的专业培训、大量的临床实践使护士积累了丰富的疾病护理经验。她们具有从事护理工作的细致、耐心、体贴和认真负责的品质，使患者和健康人群更愿意接受她们的教育指导。特别是近年来护理教育层次的高移，大批高学历护士充实到临床，加之整体护理的开展，使护理专业范围不断扩大，学科专业知识进一步丰富，为开展护理健康教育活动奠定了基础。

41.2　护理健康教育与优质护理实践

优质护理服务是全面提升护理质量、满足老百姓对健康需求的重大举措。护理健康教育已成为当前护理实践领域中一个备受关注的重要课题，正是取决于它在优质护理中的独特地位和作用。

41.2.1　护理健康教育实践与优质护理

传统的功能制护理目标是单纯的生理功能恢复，没有整体健康的目标。即使护士希望为患者提

供健康指导,也缺乏制度上的保证和措施上的支持。只有提供整体护理环境,健康教育才能实现。因此,把该项工作融入护理工作中,体现了优质护理服务的一个重要成果,使护理领域得到扩展,护理功能得以完善,护理质量进一步提高。优质护理为护理健康教育的实施提供了实践环境。

41.2.2 护理健康教育是优质护理实践的重要组成部分

优质护理服务目标是通过护理活动实现"患者满意、社会满意、政府满意、护士满意"。其中活动的核心是要让护士真正能为患者提供主动、优质的护理服务,使患者感受到护理服务的改善。护士对患者及健康人群进行身心护理的同时,贯穿护理健康教育的内容,才能真正实现优质护理的目标。

41.2.3 护理健康教育是落实优质护理的重要措施

护理健康教育是实现"患者满意、社会满意、政府满意、护士满意"的优质护理模式的重要内容。因此,在制订护理计划的同时,必须制订护理健康教育计划,并按照护理健康教育程序的步骤加以实施。

41.2.4 护理健康教育使优质护理向纵深发展

护理健康教育作为优质护理的重要组成部分,对促进优质护理向纵深发展具有十分重要意义。随着优质护理在国内的深入开展,护理健康教育的不断探索和研究,优质护理的优越性得以充分体现,从而进一步促进优质护理向纵深发展。

41.3 护理健康教育程序

护理健康教育程序是以预防、恢复和促进患者健康为目标,根据患者的具体情况,提供一种有计划、有目标、有评价的健康教育活动过程。在健康教育活动中,运用健康教育程序,通过了解患者学习需求,明确患者健康教育诊断、确定教学目标、制订教育计划、实施和评价教育效果,来调动患者的学习热情,激发患者的学习兴趣,达到有效的教学效果,同时还可以避免护士健康教育工作的盲目性、低效性和重复性。

41.3.1 患者健康教育程序概述

(1)患者健康教育程序的概念

患者健康教育程序是一种有计划、有目标、有评价系统的教育活动。通过教育活动,帮助人们形成正确的行为和观念,促进人们生理、心理、社会、文化和精神全方位的健康。患者健康教育程序包含以下3层含义:

1)患者健康教育程序是一个系统的过程:患者健康教育活动必须通过一个系统的过程,并且使每个步骤与要求协调一致,才能有效地为患者提供健康教育知识,达到健康教育的目标。如果离开了这个系统,教育活动就得不到根本的保证。

2)患者健康教育是有目标的:患者健康教育的目标是帮助患者形成正确的健康行为和意识。应用患者健康教育程序的一个最终任务是:使患者、家属和社区人群的行为都能趋向于健康行为,从而实现疾病的预防、康复和健康水平的提高。例如,手术后患者的有效咳嗽问题,患者通过接受系统的教育活动,最终在手术后能够自觉地进行有效咳嗽,达到了行为改变的目的。

3)患者健康教育是帮助患者更新观念:通过对患者进行健康教育,更新患者的观念。对患者健康教育的另一个重要任务是纠正患者片面的,甚至错误的健康观念。例如,患者对疼痛时使用麻醉药存有成瘾性的旧观念。国外新的调查资料表明,急性疼痛用药的成瘾性<1%。因此,护士通过系统的健康教育活动帮助患者建立新观念,使术后患者或有疼痛的患者在急性期使用镇痛药时不必过分考虑药物的成瘾性问题,促进疾病的早期康复,减少痛苦。

(2)患者健康教育程序的步骤

患者健康教育程序由6个步骤,即评估、诊断、目标、计划、实施、评价组合而成,它是一个循环的过程(图41-1)。1986年,美国公共卫生教育组织提出了一个包括5个步骤的健康教育模式,即:①确定患者的健康需求;②建立健康教育目标;③选择适当的教育方法;④执行教育计划;⑤评价教育效果。这一模式与患者健康教育程序相一致。

患者健康教育程序中各步骤的含义如下:

1)患者健康教育评估:评估是系统地收集患者学习需求资料及生理、心理、社会、文化、精神等健康相关信息,通过对这些资料的收集、分析、整理,建立符合患者实际情况的健康教育诊断。评估内容包括:

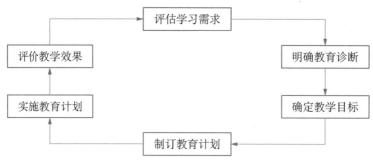

图 41-1　患者健康教育程序步骤

学习需要、学习能力、学习态度和生理状况等。

2) 患者健康教育诊断:诊断是对患者所需健康知识的一种判断,它建立在评估基础上,引导健康教育计划的制订。诊断包括:生理健康知识诊断、心理健康知识诊断、精神健康知识诊断等。

3) 患者健康教育目标:目标是健康教育活动要达到的目的和效果。任何一个健康教育计划都必须有明确的目标,它是计划实施和效果评价的依据。目标包括:长期目标和短期目标。

4) 患者健康教育计划:计划是进行健康教育活动的指南,是健康教育实施的基础。它将对患者健康教育诊断进行优先次序的排列、教学设计、规划、决策和难点、时间的安排等。计划包括:入院计划、住院计划、出院计划。

5) 患者健康教育计划的实施:实施是将健康教育计划中的各项教育措施落实于教育活动中的过程。实施包括:计划内容的实施、评估实施前的准备工作、教学资源的利用、时间管理、实施记录等。

6) 患者健康教育评价:评价是评审教育活动的结果,是对教育目标的达成度和教育活动取得的效果做出客观判断的过程。评价包括:形成评价、过程评价、结果评价等。

41.3.2　患者健康教育评估

（1）评估概述

评估是患者健康教育程序的第一步,是有计划、有目的,系统地收集患者健康学习需求的关键一步,对患者健康教育程序的有效运行具有重要意义。患者健康教育的评估方法、评估类型和评估内容多种多样,无论护士运用什么形式或基于什么目的,在评估时都必须遵循以下 4 个原则,才能达到评估的有效性。

1) 资料的可靠性:可靠性代表护士所收集的资料的稳定程度,即在同样情况下对患者进行二次评估,所得到的资料的相同程度。例如,两次询问患者是否掌握了有效咳嗽的技能,得到的都是"没有"或"掌握一部分"的回答,这种资料具有可靠性。

2) 资料的真实性:真实性是评估中最重要的一个方面,是指一项评估实际上达到了多少应该达到的目的。资料的真实性对确定健康教育诊断起着至关重要的作用。例如,护士评估一位糖尿病患者掌握血糖测试仪的使用情况时,患者说"我早已掌握了测试方法",事后护士发现患者并没有掌握测试方法。这种患者错误的行为影响患者的治疗及患者健康教育诊断的确立。因此,护士获取真实资料需通过收集、检验、对比等方法,对资料的真实性做出判断,去伪存真。

3) 资料的区别性:任何健康教育评估的目的都是为了了解患者对健康知识的掌握程度。因此,护士必须把这些能收集到的资料与没能收集到的资料区别开来。例如,对患者心肌梗死活动强度知识了解的评估,如果从评估中反映不出患者对床上活动、床下活动等强度的区别,护士应该继续收集该方面的资料。

4) 资料的实用性:实用性是指所收集的资料对确定患者健康教育诊断是否具有实用价值。例如,在为65 岁的肺源性心脏病患者做健康评估时,患者谈论他年轻时的生活经历会滔滔不绝,遇到这种情况时,护士应及时把话题引到正题上,收集与患者肺源性心脏病相关的发病因素、生活习惯、用药情况等资料。

（2）评估的内容

患者健康教育评估是程序的第一步,主要是评估患者的学习需求,为健康教育计划打基础。

1) 身体状况评估:

A. 患者基本生理评估:包括对患者年龄、体重、身高、影响营养状况的问题或疾病、营养摄入、过敏史、活动和锻炼,特别是视力、听力、疾病状态等的评估。通过评估,护士可以确定患者是否有接受学习的能力,以指导他们制订学习计划。评估包括感知,通常指患者的听、说、视、读的能力。①听——评估有无听力障碍、失聪,能否听清楚一般说话声音,是单耳还是双耳有问题,有无耳鸣等;②说——评估有无语言交流障碍,有无失语等;③视——评估有无视力障碍甚至失明,复视和幻视等;④读——评估患者的阅读能力、记忆力等。

B. 意识和定向力评估:意识是人脑对客观物质世界的反映,是感觉、思维等各种心理过程的总和。定向力是指一个人对时间、地点、人物及自身状态的认识能力。例如,一位刚入院的前壁心肌梗死的患者,护士询问患者时间、地点,患者不能马上回答,这主要由于他对周围环境不熟悉。这类患者往往不能快速思考问题和接受教育指导。

C. 睡眠状态评估:睡眠缺乏将会影响患者的学习能力和记忆力。如果患者说"晚上只睡了4个小时",护士在执行教育计划时要考虑睡眠对学习效果的影响。

D. 疼痛状态评估:当准备执行教育计划时,护士需要评估患者是否有疼痛存在,因为轻微的疼痛也会引起注意力的分散,使学习效果下降。

除了以上几个方面的评估外,还需要从护士的每日系统评估中找出影响患者学习的生理因素,并加以克服,以此来提高患者的学习能力。

2) 心理状况评估:心理状况评估是指患者对疾病的心理适应模式、心理感受、情感表现、学习需求、学习准备等的评估。

A. 心理适应度:心理适应度对健康教育的有效进行十分重要,不同时期产生不同的学习效果,可分6期(表41-1)。如果一位年轻男士得知被诊断为"肠癌",首先表现的是否认状态,即进入否认期;其次他认为通过肠镜、血液化验等检查,会排除该诊断,即进入怀疑期;等到所有检查结果出来,证实他患"肠癌"时,开始询问自己的疾病情况、严重程度,即进入调整期;在住院期间,他主动向医师、护士谈论自己的疾病和心理感受,即进入转变期;然后他多方面、多角度地咨询治疗方案,配合接受治疗,即进入适应期;最后他积极配合手术或化疗,寻找相关的治疗手段,调整生活方式,即进入了成功期。

B. 学习需求评估:学习需求评估是对患者的学习需求做出个性化的判断。患者的学习受个人经历、疾病特征、学习能力和治疗因素等多方面的影响。相同疾病的患者可能有不同的学习需求。例如,心肌梗死患者,有的需要了解疾病的发病因素;有的

表 41-1 患者心理适应过程

阶段	含义	行为表现
否认期	拒绝接受事实	否认疾病存在和严重怀疑
怀疑期	怀疑事实存在	寻找否定疾病存在的证据
调整期	接受事实	向医护人员询问自己的疾病情况
转变期	面对现实	与他人讨论个人的感受
适应期	安排生活	主动寻找治疗信息
成功期	应对自如	积极配合治疗

有的需要了解药物的作用及不良反应;有的需要知道自己活动的范围等。不同的疾病也可能有相同的学习需求。因此,护士只有对患者进行学习需求的评估,才能有针对性地进行健康教育活动。了解患者学习需求最直接的方法是向患者提问,如:"您最想知道的是哪些健康知识?"这种提问可使护士对患者的学习需求做出清晰、准确的判断。对理解能力和表达能力比较差的患者,需要护士通过观察、判断、反提问等方法,获取间接的评估资料,如:"您知道手术患者为什么要练习深呼吸、咳嗽吗?"通过患者的回答,判断患者知识的缺乏程度,确定患者学习需求,对患者的学习需求做出个性的判断。

C. 心理情绪:主要有3种。①焦虑——几乎所有的住院患者及他们的家属都有不同程度的焦虑。轻度的焦虑可以变为一种积极寻求解决问题的方法的动力,但中度以上焦虑除了影响生理功能外,还会造成心理上的压力,阻碍学习的进展及降低学习效果。②恐惧——恐惧情绪可以影响患者接受护士的健康指导。在评估时,对有恐惧心理的患者,护士要做好疏导工作,解决恐惧问题后再进行健康教育。③不信任——患者对医护人员的不信任通常是由以前生病或住院遭遇的不愉快的经历所产生,这种情绪会影响健康教育的效果。

心理状态的表现可以在教育前、教育中或教育后出现。因此,心理评估要贯穿在健康教育的整个过程中。护士一旦发现患者有心理问题,用引导、启发性的交流方法,帮助患者消除心理障碍,直到患者心理问题消除或解决时,再对其进行健康指导。

3) 精神状况评估:

A. 学习态度的评估:学习态度是个人一种比较持久的内在情绪,它无法被直接观察到,但可以从人们的言语、行为及其他方面表现出来。学习态度的评估项目主要是:患者有无学习愿望;对健康教育是

接受还是反对;在行动上是否做好了学习的准备;通过教育是否产生行为改变的效果等。

B. 精神信仰的评估:一个患者的精神信仰可以通过他对疾病的态度来影响他学习的意愿。评估患者精神信仰时,要考虑到他信仰的程度。例如,在社区中,有些信仰基督教者不信我国传统的中医治疗及西医治疗,尽管医师、护士指导他如何正确遵照医嘱服药或治疗,但他回家后不严格执行医嘱。护士在进行精神信仰评估时,要考虑患者在日常生活中的信仰习惯,如是否有宗教限定食物(忌猪肉、忌吃爬行动物等)。护士在进行健康教育时,既要尊重患者的宗教信仰,又要善于用科学的解释纠正一些人错误的迷信思想。

C. 健康观念的评估:人的健康观念决定了对疾病的认识与态度。不同的人有不同的健康观。例如有的人认为:"每年一次的体检对我来说实在太重要了。"他的健康观有利于克服一些不利于健康的因素,并加以预防和治疗。有的人却认为:"我害怕体检,因为体检或许会发现我身体某个部位有病,那时我的精神可能承受不了。"这种健康观反映出对健康问题的恐惧与消极。健康教育的一个重要任务就是转变人们有缺陷的甚至错误的健康观念。通过健康观的评估,可以判断出人们的健康观念,特别是当患者意识到疾病会严重影响他的生活和工作时,其学习的意愿也相应增强,如乳腺癌的健康观评估与学习意愿的关系(表41-2)。

表41-2 健康观影响学习意愿示意表

患者的陈述	患者的健康观	表现
"我非常担心得乳腺癌,它将扰乱我的家庭"	她了解到患乳腺癌的概率比常人高	显示出对乳腺癌的猜疑,能促使她产生学习意愿
"如果我患了乳腺癌,我的整个生活将改变"	如果患乳腺癌将影响她的生活质量	对乳腺癌的危害性有认识,增加了她学习的意愿,促使她学会预防和寻求早期治疗
"乳房自检可以帮助我早期发现块状物"	乳房自检是自我保健的一个重要手段	意识到此过程对自己有益,促使她产生掌握乳房自检的意愿
"我不必每月做自检,因为没有时间去做"	没有必要花时间做乳房自检	患者认为这个过程没有必要,表露出她对学习存在障碍

4) 社会背景评估:社会背景通常指个人生活依赖于他人或受他人影响的社会环境。这种环境在健康教育中构成社会支持系统或社会网络,给患者提供援助。评估内容包括以下几个方面。

A. 社会关系主要评估:①家庭成员和其他社会成员,了解谁能提供最大的帮助;②社会团体和宗教组织,了解这些组织可以提供的条件和支持系统。例如:护士对一位肺癌患者评估时,了解到他的一位老同学是他的最亲密朋友,护士可以让这位老同学一起参与健康指导,给予患者更多的支持。

B. 社会经济状态评估:高收入患者相对低收入患者较少考虑住院费用,因而能安心接受治疗及学习。评估包括职业、经济状况、医疗保险、健康对工作与经济的影响程度等。例如,一位贫困山区的农民,由于反复住院多次,已欠债很多。在进行健康教育时,护士首先需要让患者明白,通过教育可以缩短康复时间,减少住院费用,以激发患者学习的积极性。

C. 生活方式评估:主要了解患者的嗜好、生活习惯、家庭生活条件等内容。例如,一位慢性支气管炎患者,家庭生活条件较差。护士获得这些信息后,可以选择有针对性的教育内容,指导患者合理选择经济实惠的饮食,使患者保证了疾病康复所需的基本营养素的摄取。

在社会背景的评估中,可以引导患者说出他更多的社会网络,并且观察患者是否会向某些网络人群寻求帮助和获取精神支持,是否能听取他们的建议,接受他们的观点,这些信息有助于学习。同时,要特别注意不利的社会网络因素对患者健康的影响,如同事或亲友间的矛盾、社会债务负担等,这些因素可能给患者带来更大的精神压力,不利于患者的治疗和康复。

D. 家属的评估:家属是患者的最大社会支持者,不管在医院、社区或者家庭,患者都迫切需要家属的关怀、支持和护理,特别是婴幼儿、老年人、慢性病者及临终死亡的患者。护士有责任指导家属及亲友掌握一定的健康知识。评估可以从以下几方面考虑。

a. 家属的反应:指家属对患者所患疾病的反应。它可以影响患者疾病的康复和学习的积极性。例如,当家属支持患者学习或自己参与学习时,能给予患者鼓励;如果家属对患者疾病漠不关心,将会给患者带来心理压力。评估包括对患者诊断及预后的理解、家属对患者学习能力的了解、家属是否愿意参加学习等。

b. 家属的情感：家属情感可以表现为渴望、焦虑、冷漠、不关心等。例如，长期卧床的脑外伤患者，家属不愿陪护，拒绝参与护士的健康教育活动。如果家属与医护人员关系不融洽，也会表现出家属不愿意参与学习的行为。对家属的评估不仅要了解家属对学习的参与性和积极性，同时也可以从评估中了解患者对学习的兴趣、对健康知识的掌握程度。它是一个焦点评估的过程，能不断了解患者对学习知识的掌握、学习的动力、学习的能力等方面的情况，有助于健康教育计划的制订与实施。

5）文化与智能评估：

A. 文化背景的评估：不仅局限于患者受教育的程度，在健康教育中更多的是要考虑患者的思维能力、判断和接受知识的能力等。每个人的受教育程度可以决定他的智力水平，但不是绝对的。有的人尽管接受的教育并不多，但从他的生活经历和自学过程中可以发现，其智力水平的发展与受过高等教育的人相差无几。所以，护士不能光凭患者的受教育程度来判定其智力、能力，而应该从评估中了解患者的实际学习、思维和判断能力。例如，一个只有初中文化但通过自学成才的企业经理，具有很强的接受知识、思维和判断的能力。护士在评估中不能仅凭他的学历层次决定给予健康教育的深浅度，而是需要做进一步的评估，了解其真正的文化背景，这样才能做出正确的评估并制订恰当的健康教育方案。

B. 倾向性学习方式评估：需要了解患者的倾向性学习方式，因为有效的学习不仅依赖于患者的智力和文化，而且也依赖于患者所倾向的学习方式。通过对患者倾向性学习方式的评估，可以增加护士教学的成功率。在条件允许的情况下，配合相应的教学工具和教学活动，可以达到更好的教育效果。

评估主要从听、说、看、做几个方面进行。评估的方法可以让患者自己来描述。例如，患者曾经去过海边城市旅游，可以问："您去海边游玩最喜欢的是什么？"如果回答是"看碧蓝的天空和茫茫的大海"，那他的学习方式可能是看。如果回答是"听海鸥的鸣叫声和海浪的拍击声"，他的学习方式可能是听。如果回答是"下海摸螃蟹或玩沙滩泥"他的学习方式可能是做。在现实生活中，听、说、看、做的学习方式常常综合在一起进行，护士应在可能的条件下，尝试经常变换不同的学习方式，帮助患者愉快地接受健康教育指导。

除以上主要评估内容外，还包括评估患者的学习环境、个性成熟度、自尊度、生活经历、学习目标、学习兴趣等。

（3）评估的方法

1）资料收集：

A. 资料的分类：资料分主观资料和客观资料两类。主观资料是通过患者自诉而获得的，对学习的需要、感受和愿望等叙述的资料。客观资料是通过护士观察、检查而得出的患者知识缺乏的表现。

B. 资料的来源：第一来源指患者本人，可以通过询问患者既往的学习经历、目前的学习需求、对健康的期望、行为表现和检查获取与患者学习有关的资料。第二来源指家属、同事、朋友、医务工作者、社会工作者、医疗及护理文书和住院记录等。对家属的资料收集，主要是评估家属对患者住院的反应、家属情感的需要等。

2）资料收集的方法：

A. 直接接触法：指通过直接询问获得资料的方法。

B. 观察法：指护士通过对患者言行的观察获得资料的方法。

3）资料的处理：资料获取后需要进行整理、分析、核实，筛选出有参考价值的资料，最后从筛选的资料中分析确定患者需要哪方面的学习内容、具备哪些学习能力、学习态度如何等，为确定教育诊断提供必要的依据。

4）评估的注意事项：由于临床护士工作时间紧，在评估时应掌握必要的技巧，以提高资料获取的有效性。评估时应注意以下几个方面。

A. 学习需求的持续性：认识到患者学习需求评估不是一次性的，它贯穿在入院到出院的全过程。因此，评估学习需要不能仅局限在入院，而是在患者住院的不同阶段，根据患者的疾病特点和个体需求进行评估，及时满足患者的学习需求。

B. 评估方法力求科学、可靠：评估时不能仅凭护士的主观判断来确定患者的学习需求，评估内容应全面、系统。

C. 对评估资料进行综合分析：对零散的资料进行整理、归类，并综合分析提供健康教育诊断的评估资料。

D. 评估的方法应灵活多样：可利用入院评估表或在诊疗活动中及时发现影响患者健康行为的现存或潜在问题。

E. 提高护士的评估能力:重点是提高护士应用评估知识的能力、发现问题和解决问题的能力、沟通能力,以获取准确、可信的资料。

5) 全面评估与焦点评估:

A. 全面评估:

a. 全面评估是指护士与患者初次接触时做的评估,所收集的资料为初始资料和基本资料。例如,患者入院时的入院评估,社区人群或家庭成员第一次接受健康教育时的评估等。全面评估所收集资料比较广泛,包括生理、心理、文化、社会、精神等全方位资料,是护士确定首要健康教育诊断、制订教育计划的基本依据。

b. 住院患者的全面评估通常在入院后的 2～4 小时内完成。护士在进行全面评估时,尽量按照医院的护理入院评估表进行,有利于资料的收集。目前国际上常用的护理入院评估表采用 Gordon 功能健康形态分类法,包括:健康认知与健康处理、营养代谢、排泄、活动与运动、认知与感知、睡眠与休息、自我感受与自我概念、角色关系、性与生殖、应付应激,以及价值与信念,共 11 个分类系统。该评估表有利于帮助护士分析出需要进一步收集的资料,即焦点评估。例如,急性胃肠炎患者,除评估大便形态、次数、性质等排泄内容外,护士还需进一步评估发病原因与发病时间,以帮助护士制订首次健康教育计划。健康教育全面评估有时不在入院时进行,而在入院后,病情相对稳定时进行。例如,脑卒中患者,需要在患者神志恢复时,护士才对其进行健康教育评估。

B. 焦点评估:是指在全面评估的基础上,在健康教育过程中继续收集有关资料的过程,通常每日进行,是对问题的深入了解与跟踪。例如,手术后第一天的患者,全面评估时患者疼痛为 8 级(疼痛强度分级表将疼痛分为 0～10 级,0 级表示没有疼痛,10 级表示难以忍受的剧痛)。第二天,护士在全面评估的基础上,对疼痛强度需要做进一步评估,来了解疼痛管理效果、疼痛缓解程度,以便及时进行针对性的健康教育。

焦点评估所花费的时间可以不同,有时需要花费很长时间,1 个月或更长,如脑卒中患者的肢体功能恢复;有时焦点评估只需几分钟,如患者有可疑的胃出血。尽管焦点评估是全面评估的继续,但相互之间存在着一定的区别(表 41-3)。患者健康教育过程特别强调要做好焦点评估,这样才体现出动态解决问题的过程。

表 41-3 全面评估与焦点评估对照表

指标	全面评估	焦点评估
时间	入院时进行	每日或即时进行
内容	基础资料	焦点资料
性质	广泛性	针对性
目的	获得最初问题资料	确定新问题和修改计划

焦点评估在患者健康教育中的重要意义:

a. 确定新的患者健康教育诊断:起始教育项目确定后,通过焦点评估还会发现在全面评估时认为并非重要的问题其实很重要。例如,护士在对肿瘤患者进行化疗知识教育过程中,发现患者有明显的焦虑情绪,影响健康教育的进行。此时护士应暂时中止化疗的教育,确定新的心理健康教育诊断,及时解决患者的心理问题。

b. 患者健康教育往往是一个持续的过程:护士在每次进行同一项目教育时,都应该做持续性评估,以保证健康教育的有效性。例如:指导患者学会注射胰岛素的方法,第一天指导患者认识针头、针筒、药物剂量的抽取方法;第二天指导时要评估一下患者对针头、针筒、药物剂量、抽取方法的掌握程度。如果患者掌握准确,可进行下一步的指导,否则应重新指导。

c. 评价教育目标的达成度:每个阶段的教育目标达成度都可以通过焦点评估来进行判定。例如:确定 3 天内患者掌握胰岛素自我注射方法的目标。护士每天给患者指导时,都要评估患者对已指导过内容的掌握程度,必要时调整指导计划,达到目标的有效实现。

d. 帮助患者树立对健康教育的信心:通过焦点评估,了解患者学习后达到的效果,帮助患者树立学习信心。

41.3.3 患者健康教育诊断

(1) 诊断概述

患者健康教育诊断是健康教育程序的第二步,是对患者缺乏有关健康知识与能力的判断。掌握患者健康教育诊断,确保健康教育诊断的准确性,是患者健康教育程序的重要工作内容,其原则为:

1) 诊断必须建立在资料收集、分析和评价的基础上。

2) 确立健康教育诊断必须以满足患者学习需求为前提。诊断是对患者心理、生理、社会、文化、精神整体健康问题需求做出判断。

3) 健康教育诊断的确立应指明原因。健康教育诊断是实施教育计划与教育措施的基础,健康教育诊断原因不明,将给教育内容的实施带来困难。例如,高血压患者确立"知识缺乏:与疾病有关"的健康教育诊断。该诊断没有明确指出患者需要哪方面的学习内容,因为与高血压相关的知识内容是多方面的,如血压的检测、饮食调理、药物使用、高血压自我控制等。确切的诊断可以是"知识缺乏:与高血压饮食、药物使用方法知识有关"。该诊断明确指出患者需要学习的内容,护士可以制订有针对性的健康教育计划。

（2）健康教育诊断的内容

在北美护理诊断(NANDA)中,各项诊断均掺入了健康教育内容,它们之间密切相关,构成了健康教育诊断的基础。在广义上,所有的护理诊断都与健康教育有着密切的关系。例如:便秘作为一种属于"交换"范畴的临床护理诊断,其实践意义是除采取相应护理措施外,必要的健康教育对于消除便秘因素、减少便秘发生具有积极的意义。在狭义上,与健康教育密切相关的护理诊断,为临床患者健康教育提供了具体的操作指导。例如,"知识缺乏"(特定的),当明确了患者缺乏特定的有关健康认知方面的知识时,便为有针对性的患者健康教育指明了方向。因此,患者健康教育诊断的建立,可以参照北美护理诊断。目前,北美护理诊断协会制订了两种在临床实践中应用健康保健促进和健康保护的诊断,即健康保持和健康寻求行为,它们已被纳入护理诊断中:

1) 寻求健康行为(特定的):指处于稳定健康状态的个体主动寻求改变个人不健康习惯或环境的方法,以达到更高健康水平的状态。

2) 保持健康能力改变:指存在不健康的生活方式或缺乏处理某一问题的知识,使个体或群体处于不能维持健康的状态。

3) 知识缺乏(特定的):指个体处于对疾病知识或治疗计划的认知或技能不足的状态。

（3）健康教育诊断的陈述方法

患者健康教育诊断可能是现行需要,也可能是将来潜在的需要。护理诊断的陈述有 3 种方法:①问题(P)＋健康史(E)＋症状和体征(S),简称PES;②问题(P)＋健康史(E),简称 PE;③问题(P),简称 P。患者健康教育诊断的陈述可以沿用护理诊断的陈述方法,临床上通常采用:问题＋原因

的陈述方法。例如,寻求健康行为:与手术后体能恢复有关;保持健康能力改变:与无力寻求健康保护组织有关;知识缺乏:与缺乏糖尿病饮食知识有关。

在以上所列举的健康教育诊断中,前半部分是患者在临床上表现出来的健康知识或行为方面存在的问题,后半部分表明产生这一问题的原因,即建立健康教育诊断的依据。

（4）健康教育诊断优先排序方法

在临床实践中,经过系统评估,护士可提出多项健康教育诊断,从而在同一时间或同一阶段实施多项教育诊断。由于受时间、人力的限制,达不到预期的教育效果,因此,需要将健康教育诊断进行优先排序。患者健康教育诊断优先排序的原则是:一般将患者健康教育诊断按首优、中优、次优进行排序,排序方法可以有以下几种。

1) 马斯洛人的基本需要层次论:马斯洛人的需要层次论是决定患者健康教育诊断排序的最好框架。它把人类的需要分成 5 个层次。人的生理需要是最基本的,任何威胁生命的需要必须首先予以满足,然后才能考虑高一层次的需要。应用马斯洛人的需要层次论为健康教育诊断提供框架。

马斯洛人的需要层次论对健康教育指导意义是:

A. 生理需要:人的基本生理需要包含饮食、睡眠、活动、排泄等。从健康教育角度考虑,患者需要接受的知识有饮食结构和饮食管理、活动范围和活动强度、二便排泄、休息时间和睡眠质量等。

B. 安全需要:患者的安全需要包含安全感、受到保护、稳定、无恐惧感、依赖等。从健康教育角度考虑,患者需要接受的知识有防止坠床、预防感染、正确使用药物等。

C. 爱与归属需要:患者的爱与归属的需要包含与家属、朋友、同事等社会关系之间的关心与爱护。通过健康教育使患者认识到,保持与医护人员、其他患者及家庭成员和社会成员之间的良好关系,对于促进康复、保持健康有着十分重要的意义。

D. 自尊与被尊需要:患者的自尊需要包括一个人的独立、自由、成就和荣誉。护士应该向患者说明,要充分发挥自身的潜力,努力做到生活自理,并掌握必要的护理技能。这样不但有益于康复,而且有益于心理健康,从而形成完整、正确的健康人格。

E. 自我实现需要:这是指一个人在基本满足了

生活各方面需要的基础上,在工作和事业上取得一定成就,使理想和抱负得以实现。通过健康教育,应使患者树立正确的人生态度,扮演好患者、工作者、家庭成员等各种角色。

2) 健康教育诊断排序:马斯洛人的基本需要层次论揭示了人类对客观事物的需求由低级向高级发展,在满足了低一级层次的需要后向高一级层次发展。根据这一原理来确定健康教育诊断排序。

肺源性心脏病患者的健康教育诊断排序见表 41-4。

表 41-4 肺源性心脏病患者的健康教育诊断排序表

患者健康教育诊断	排序
有误吸的危险:没有掌握正确的排痰方法	首优
知识缺乏:不能识别氧气使用方法	中优
保持健康能力改变:有滥用药物的习惯	次优

手术患者健康教育诊断排序:治疗计划在先的,相对应的健康教育诊断也应优先考虑。例如,外科手术患者住院后治疗进程安排为:①术前检查和准备;②手术过程;③术后恢复。护士可以根据治疗进程进行健康教育诊断排序(表 41-5)。

表 41-5 手术患者健康教育诊断排序表

患者健康教育诊断	排序
知识缺乏:不明确手术前检查项目	首优
知识缺乏:缺少有效咳嗽方法的知识	中优
知识缺乏:缺少伤口护理的知识	次优

3) 根据患者的学习需求排序:患者对学习需求程度常常反映了患者对健康问题的关注。患者最常问的问题往往是患者最关心的问题和最想了解的教育内容,如果对这个问题不能及时给予指导和帮助,则会引起他们情绪上的波动。因此,护士遇到某个患者对某一方面知识需求特别迫切时,应该把它放在首优位置予以考虑。

41.3.4 患者健康教育目标

(1) 目标概述

对患者进行健康教育是有目的、有计划、有组织、有评价的教育过程。在这一活动中,教学目标既是患者教育预期达到的结果,又是实施教育计划的行为导向。确定教育目标的目的是对护士在整个健康教育活动中提出教的标准和要求;确定学习目标的目的是对患者在整个健康教育活动中提出学的标准和要求。任何一个健康教育计划都必须有明确的目标,它是评价健康教育效果、检查工作质量的标尺。

1) 教育目标的功能:教育目标是护士通过教学活动所要达到的目的,制订教育目标有以下功能。

A. 明确应该教什么:使护士明确教育所要达到的目的是什么和应该教什么。

B. 明确教学方向:指导教育计划的制订,提供明确的教学方向。

C. 提供评价依据:为护士评价患者的学习效果提供依据,即患者知识掌握和行为取向是否达到教育目标要求。

2) 学习目标的功能:学习目标是患者通过学习所要达到的目的,对象是患者及家属。制订患者学习目标有以下功能。

A. 明确学习内容:帮助患者明确在住院期间所要学习和掌握的内容是什么,做好学习的心理准备。

B. 明确学习目的:使患者明确学习所要达到的目的是什么,这些目的对促进自身健康有哪些益处,激励患者及家属积极参与学习。

(2) 目标制订的原则

1) 目标应以行为达成为宗旨:目标是为改变患者不健康行为和建立正确态度而设立的行动方向。因此,目标的制订应根据行为来确立。

2) 目标的制订应从学习的 3 个领域考虑:目标的制订不应只局限在认知方面,即患者对疾病知识的了解,还要注意态度的转变或技能的提高。所以,目标的制订必须同时考虑患者的态度和操作技能。

A. 目标应切实可行:目标的实现受许多因素的影响,如智力、精神、情感、生理因素等。因此,目标应在患者能力可及的范围之内。如果目标过高,患者无法达到,容易失去学习的信心;如果目标过低,那么患者不能产生学习的兴趣和动力。

B. 目标应具体、可操作:目标的陈述不能过大或过于复杂。目标过大,包含多层意思,使患者无从着手。因此,可以将比较大的、复杂的目标分解为小的、具体的目标。

C. 目标应可观察、可测量:目标的陈述应使用可观察、可测量的动词来描述,以便在评价时有明确的标准作为比较。

D. 目标应让患者共同参与:患者一起参与目标的讨论制订,有利于目标的达成及修改。

(3) 目标分类

1) 教育目标分类:根据分期教育原则,可将患者的教育目标分为以下几个方面。

A. 入院教育目标:指护士在患者入院时,为帮助患者建立良好的遵医行为而建立的目标。如:帮助患者尽快适应住院环境,建立遵医行为。

B. 手术前教育目标:指护士在患者择期手术前,为减轻紧张、焦虑等情绪而制订的教育目标。如:提高患者手术适应能力,减轻术前焦虑。

C. 手术后教育目标:指护士为减少术后并发症而确定的教育目标。如:提高患者术后配合治疗能力,减少并发症。

D. 住院常规教育目标:指患者在住院期间,护士为满足患者教育需求,减轻心理负担而建立的常规教育目标。如:提高患者住院适应能力,减轻心理负担。

E. 特殊检查与治疗教育目标:指护士为减轻患者因特殊检查或治疗而产生的紧张情绪和减少并发症而制订的目标。如:提高患者配合检查和治疗的能力,减轻焦虑,减少并发症。

F. 出院教育目标:指患者出院时护士为帮助患者建立健康的生活方式而制订的目标。如:提高患者自我保健和自我护理能力,促进功能康复,建立健康行为。

2) 学习目标分类:根据美国教育家布鲁姆的教学目标分类法,学习目标可以从以下 3 个领域陈述。

A. 认知领域目标:认知领域目标指患者通过对知识的学习、理解、应用、分析等认知过程所能达到的目标。如:患者能说出、患者能列出、患者能描述。常用的行为动词有比较、描述、区别、解释、识别、列出、说出等。

B. 情感领域目标:情感领域目标指患者通过对价值的自我认识而产生态度改变的行为目标。如:患者能接受、患者能配合、患者能表达。常用的行为动词有选择、保护、讨论、表达、帮助、接受、重视等。

C. 技能领域目标:技能领域目标指患者通过护士的示范和指导而达到掌握某种技能的目标。如:患者能模仿、患者能示范、患者能安排。常用的行为动词有安排、设立、操作、组织、示范、做等。

健康教育目标是护士制订健康教育计划的依据,主要用来说明护士在教育活动中要给患者教什么和将产生什么结果。目标的制订是为整个健康教育活动设计具体的、量化的指标。

3) 健康教育诊断目标分类:根据实现目标所需的时间长短可将患者健康教育诊断目标分为短期目标和长期目标。

A. 短期目标:短期目标指在相对较短时间内(几小时或几天)要达到的目标。如:患者智力水平较高,短期内能掌握血压测量方法,目标可制订为 3 d 内能正确演示血压测量方法。

B. 长期目标:长期目标指需要相对较长时间才能实现的目标。如:智力和身体状况不佳的患者,需要较长时间掌握血压测量方法,目标可制订为出院前能正确演示测量血压方法。

4) 目标的陈述:目标的陈述应包括目标的行为和行为结果,主要的描述方法有以下两种。

目标基本描述方法:陈述包括主语、谓语、行为标准、状语(时间和条件)。

例如:1 周内　　住院患者　　演示　　血压的测量
　　　　　　　　　　　　　　　　　　　方法
　　时间状语　　主语　　　谓语　　行为标准

4 个"W"和 2 个"H"目标陈述方法:4 个"W"和 2 个"H"分别是:

A. who(谁):对谁(患者、家属、同事)?

B. what(什么):实现什么变化(知识、行为、观念)?

C. when(何时):在多长时间内实现这种变化(几天或几周)?

D. where(何处):在什么范围内实现这种变化(医院、家庭、社区)?

E. how much:变化程度多大(增加多少、减少多少)?

F. how to measure:如何测量这种变化?

41.3.5 患者健康教育计划

(1) 计划概述

患者健康教育计划是为达到健康教育目标而设计的教学方案,其目的是对教学内容、教学结构、教学方法做出规定,使护士按照教学计划要求,有效地组织实施健康教育工作。护士在明确了健康教育诊断后,应与患者共同制订教学计划,使计划内容真实、可行,并得以实践。

(2) 健康教育计划结构

在健康教育活动中,护士要为个体和群体制订针对不同种类疾病的教育计划。尽管这些计划的内容不同,但计划的基本结构一致,由教育目标、教育内容、教育方法、教育效果评价 4 部分组成(表 41 - 6)。

表 41 - 6　外科患者分期教育计划

教育程序	入院教育	术前教育	术后教育	出院教育
评　估	对疾病认识;遵医动机	心理承受能力;知识缺乏程度;求知愿望及能力	行为训练掌握程度;对手术的反应;配合治疗愿望	康复知识掌握程度;自我护理能力评估
教育目标	知道入院须知;愿意遵守医规;适应医院环境	理解行为训练意义演示行为训练内容;接受术前准备项目	适应监护环境;正确表达疼痛;配合术后护理	掌握自我护理技巧;说出出院须知
教育内容	入院须知病区环境检查配合;医护人员介绍	手术、麻醉配合要点;适应手术与减少并发症的相关行为	术后配合要点;疼痛表达方式;早期康复训练	自我护理技巧;功能康复方法;出院须知要点
教学方法	讲解介绍模拟	讲解相关知识;指导阅读手册床边行为训练;播放教育录像	讲解相关知识指导配合方法;患者现身说法	讲解相关知识推荐学习资料
教育效果评价	模仿训练内容	观察配合行为;观察情绪表现	记录有无并发症	模仿功能锻炼内容

(3)健康教育计划原则

计划是组织教育活动的前提,它对健康教育活动的实施具有重要的意义。在制订计划时应掌握以下原则。

1)健康教育计划必须有明确的目标:强调计划的预期目标,包括近期目标和远期目标。

2)健康教育计划应突出重点:教育计划必须有重点,切忌面面俱到,包罗万象。教学内容必须有针对性,符合患者利益、满足患者的需要,并与建立健康行为相结合。

3)合理选择教学方法:将不同的教学方法进行有机组合,并结合患者的健康问题、健康行为和影响健康行为因素的特点,以及患者认知领域、情感领域和技能领域的个性特点选择适当的教学方法,以提高患者的学习兴趣。

4)从实际出发制订教学计划:根据人力、物力,因地制宜地制订计划。制订计划时应严格按程序,不仅要研究患者的健康问题,还要深入研究患者的学习需求、接受能力、知识水平、社会问题,以及学习中可能会遇到的困难等。

5)教育计划要有灵活性:一切计划都是面向未来的,所以在制订计划时,尽可能针对在实施中可能遇到的情况,事先拟订应变对策,以确保计划的顺利实施。

(4)计划教育内容

健康教育内容繁多,为了体现护理专业健康教育特点,要明确护士的指导范围,达到教育内容的科学性、系统性和完整性,促使健康教育活动高质量、高效率、规范有序地进行。美国 2002 年健康教育核心指导标准是经过临床研究与应用研制而成的,适用于医院、社区、家庭。并以此为依据建立健康教育框架。

1)护理健康教育核心框架:护理健康教育核心框架内容包括疾病概述、疾病临床过程、检查、治疗、饮食与营养、锻炼与运动、生活方式的调整、疾病预防、家庭管理、医疗安全、复诊等。

2)单病种护理健康教育框架:以腹部手术患者为例。内容包括疾病概述、手术前检查、手术前准备、手术前环境及时间、手术后镇痛方法、手术后功能康复方法、手术后进食等。

(5)教学方法选择

健康教育工作通过不同的教学策略使人们获得知识,树立正确态度,建立健康行为。教学方法有多种,正确选择是达到健康教育目标、提高教育效果的重要保证。

1)语言教学方法:又称作口头教学方法,指通过语言的交流与沟通,讲解及宣传护理健康教育知识。主要的方法有讲授法、谈话法、咨询法、座谈法、小组法和劝服法。该方法的特点是简便易行,一般不受客观条件的限制,不需要特殊的设备,随时随地都可进行,具有较大的灵活性。

2)文字教学方法:指通过一定的文字传播媒介

和患者的阅读能力来达到健康教育目的一种教学方法。主要方法有读书指导法、标语法、传单法和墙报法等。其特点是不受时间和空间的限制,既可针对大众进行广泛宣传,又可针对个体进行个别宣传,而且患者可以对宣传内容进行反复学习,花费上比较经济。

3) 形象教学方法:指利用形象艺术创作健康宣传资料,并通过人的视觉直观作用进行的健康教育策略。主要方法有美术法、摄影法、模型法和展览法。其特点是形象、直观。

4) 实践教学方法:指通过患者的实践操作,掌握一定的健康护理技能,并用于自我或家庭护理的一种教学策略。主要方法有演示法、操作法、实验法和作业法。其特点是要求患者有一定的动手能力。

5) 电化教学方法:以电能为动力,运用现代化的声、光设备传送信息的教学方法。主要方法有广播法、录音法、幻灯法、投影法、电影法、电视法、电信法和互联网法。其特点是将图像、文字、语言、艺术、音乐等有机地结合在一起,形式新颖,形象逼真。但是,运用电化教学需要具备一定的物资设备与专业技术人员等条件。

6) 综合教学方法:将口头、文字、形象、电化、实践等多种健康教育方法适当配合、综合应用的一种健康教育方法。它具有广泛的宣传性,适合大型的宣传活动。例如,在医院病房可以举办一些小型的专题展览。

教学方法种类繁多,如何针对不同患者选择恰当的教学方法,将是护士需要考虑和研究的内容。

(6) 标准与个体健康教育计划

1) 标准健康教育计划:标准健康教育计划是临床护理专家根据疾病的共性特点制订的教育计划,指导护士有效地开展教育活动,避免因缺乏教育知识而盲目施教。

2) 个体健康教育计划:个体健康教育计划是指根据患者个体情况的不同制订的健康教育计划。它是建立在标准护理健康教育计划基础上的个性化健康教育计划,是护士通过评估患者后,根据标准健康教育计划结合个体情况制订的健康教育计划,提供个体化的教育。

41.3.6 患者健康教育计划的实施

(1) 健康教育实施概述

健康教育实施是按照计划去实现目标、获得效果的过程,也是促进患者康复、预防疾病和保持健康的必要手段。为了保证健康教育计划的完成,提高患者的学习效果,实施中须遵循以下原则。

1) 有明确的实施目标:实施必须按计划目标进行,目标是计划实施和效果评价的依据。

2) 建立融洽的护患关系:护患关系是实施计划的前提,它可以为患者提供一个轻松自如的学习环境。

3) 注意信息的双向沟通:计划的实施需要患者的参与,护士要给他们一定的空间和时间,让他们有机会提问,护士尽量给以满意的答复。

4) 使用适宜的教育辅助材料:教学过程中适当使用辅助材料或自制教具,以增强患者的参与性与教学效果的直观性和趣味性。

5) 适当组织患者集体学习:集体学习不仅可以节省时间,同时还可以利用群体动力,提高健康教育效果。

(2) 健康教育实施模式

1) SCOPE模式:完成健康教育计划后,通过有效的实施使计划目标得以实现,获得预期的效果。SCOPE是一种计划实施的模式,它由5个基本环节组成:①制订实施时间表(schedule);②控制实施质量(controlofquality);③建立实施的组织机构(organization);④配备和培训实施人员(person);⑤准备所需的实施物品(equipment)。

A. 制订实施时间表:健康教育计划的实施是一项复杂的工作,时间表的制订首先要考虑患者健康的需要,要在患者急需时及时满足,才能取得良好的教育效果。时间表的制订还要考虑日常护理工作与健康教育的有效结合。当然,时间表是相对动态的,当患者的病情和护士的工作有变化时,要及时调整教育时间,使之更符合临床实际情况。

B. 实施的质量控制:在健康教育计划的实施中,采用一定的方法和手段对实施过程进行质量控制,是保证计划顺利实施和取得预期效果的重要环节。作为实施健康教育主体的护士,必须有强烈的质量控制意识,对健康教育精益求精并做好实施记录。实施记录可反映实施过程、实施内容、教育效果等情况,并为进一步的评估积累资料。

C. 实施的组织机构:要有效地开展患者健康教育,必须有组织保障。这些教育组织并非单独的护士机构,其成员还包括医师、营养师、理疗师等。我国一些医院也设有健康教育委员会,它对推动健康教育工作起到了积极的作用。

D. 实施人员与培训:健康教育的实施需要有相适应的人员。在医院护理健康教育工作中,护士应该掌握与实施计划有关的知识与技能。这一方面要靠她们原有的知识、技能与经验的积累,同时加强护士的培训也是十分重要的。通过多种形式的培养,护士应不断更新、丰富健康教育知识,特别是沟通与交流技巧。

E. 实施物品的准备:为保证健康教育的实施效果,制作并准备一定的实施物品是十分必要的,如:宣教材料、模型、标本、音像资料、操作器材等。实施物品的准备,既要充分考虑教学效果的需要,也要因地制宜,尽量节省资源。

2) 患者与家属参与模式:患者的积极参与是健康教育计划得以顺利实施的必要条件。患者能否积极参与健康教育,取决于护士为他们创造的参与条件是否合适,主要表现在以下几个方面。

A. 患者的积极性:患者渴望了解健康知识,学习的动机增强,会大大提高学习的效果。护士要达到良好的教育效果,需要采取一定的措施,调动患者的积极性。例如,在学习过程中,护士要经常肯定患者的学习成果;在诸多的教育项目中,选择患者认为最重要的内容。这都将提高患者的学习积极性。

B. 对学习的准备:要实现有效的学习,患者在身体上、心理上和情绪上必须达到与学习要求相适宜的程度,才能获得最好的学习效果。如:肿瘤患者在护士的帮助下,做好了学习化学治疗的心理准备,才能使教育工作顺利、有效地进行。

C. 对学习的投入:患者和家属积极参与教学活动,会提高学习的效果,也会使学习变得生动有趣。如:学习乳房自我检测方法,让受教育者亲自动手在乳房模型上进行乳房自检方法的训练,提高受教育者的学习兴趣。

D. 有效的反馈:在教育过程中护士应及时反馈患者掌握教学效果的信息,这不但能强化知识概念,还可提高学习的兴趣和信心。如:患者学习疼痛强度评分表后,护士及时告之疼痛评分表的掌握程度,使患者产生对使用评分表的兴趣,提高健康教育效果,同时对错误的概念给予及时纠正。

E. 从简单到复杂:对患者教育内容的组织应由简单到复杂,这样能帮助患者对学习内容的记忆和理解。如:学习造口袋更换,先让患者认识造瘘口,然后认识造口袋,最后学习如何更换造口袋。这样由简单到复杂,帮助患者逐步掌握相关知识。

F. 信息的重复:因为患者是非专业人员,往往一次教育不能使其完全掌握知识,对一些重要的信息要重复教育几次才能让患者理解和掌握。如:压疮的护理,护士要对患者或家属反复指导,才能让他们回家后自行进行压疮的护理。

(3) 健康教育实施的准备

1) 健康教育实施前护士的准备:为使健康教育计划有效实施并获得成功,实施前护士要对教育内容、教学设备做好充分准备,以便达到预期实施目标。包括了解患者以往曾接受过的教育内容、学习情况及进程,避免不必要的重复内容;掌握教育内容的知识点和技能,在进行教育时要强化重点教育的内容;选择合适的教学工具,帮助患者对教育知识的理解;选择适当的教育时机是促进健康教育成功的条件。为此,护士要特别注意观察患者接受教育的能力,特别是心理适应能力。

2) 健康教育实施前患者的准备:健康教育实施前必须考虑患者身心是否做好接受教育的准备,是否具备学习的能力,以便有针对性地实施教育计划,并取得预期的效果。护士在实施计划前需要对患者准备情况做评估:①生理上评估,确定患者是否具有接受教育的能力。②认识上的评估,患者是否考虑到健康教育对自己十分重要,他们是否有意愿参与学习活动。③情感上评估,患者心理适应度是否在最佳状态,是否愿意接受健康教育知识,是否希望通过学习来改变不良行为。只有当患者的心理做好接受教育的准备时,教育才能达到理想的效果。

3) 健康教育实施前家属的准备:健康教育的实施需要患者家属的参与。因此,在进行健康教育时,需要家属在情感和认识上有准备,安排好时间参与学习,认识到帮助患者康复是其应尽的责任,掌握相关知识和技能以协助患者恢复健康,达到健康教育的目的。

(4) 健康教育实施

健康教育计划的实施可分为开始、陈述、总结、反馈4个阶段。

1) 开始阶段:健康教育的"开场白"对于整个教育过程的进行十分重要。开始时应向患者讲清这次教育的目的、意义及所需要的时间,让患者轻松、自然地接受教育内容。

2) 陈述阶段:健康教育活动都应该有重点部分,即通过该次活动要达到的教育目标。在进行过程中要注意强调,在讲完重点内容后,要通过提问、观察,了解患者是否掌握教育知识,如不然,还应重复讲解或演示,以达到教学目的。

3)总结阶段:健康教育结束前,都应该有所总结。总结既要包括本次教育的重点,还应评价患者对知识的掌握程度,向患者和家属对本次教育活动的配合表示感谢。

4)反馈阶段:健康教育活动的结束,并不意味着健康教育过程的完成,教育活动结束后应该通过不同的渠道反馈和评价教育效果,使教育真正达到建立患者健康行为的目的。

(5)健康教育实施的有效时间

1)抓住与患者交往的时间:护士每天约用60%的时间与患者交往,责任护士应该清楚地了解所管辖患者的健康教育诊断和计划。在与患者交往时,护士应根据内容随机进行教育,有效地利用时间。

2)利用家属探视时间:在患者疾病预防、康复和治疗的过程中需要家属的参与,家属接受相关知识的教育,有利患者的治疗和康复。护士可以将健康教育的内容安排在家属探视的时间内,让患者家属共同参与健康教育的学习。

3)有效利用教育资源:护士在进行健康教育时,尽可能寻找可利用的教学资源,增加对教育内容的感性认识。如:使用心脏解剖图,帮助患者了解心脏的供血过程、发生心肌梗死的原因及控制病情的方法,提高健康教育效果。

41.3.7 患者健康教育的评价

(1)评价概述

评价是将教育结果与预期目标进行比较,对教育活动做出客观判断的过程。评价的目的是测定患者达到学习目标的程度,以便修订原有的计划,改进教育工作。评价贯穿于健康教育活动的始终,是健康教育程序不可缺少的重要环节。

1)评价目的:

A. 确定健康教育计划的正确性与合理性:对于任何一项健康教育计划,都要考虑它是否符合患者的需要,在某一时间实施是否合理,教育的内容是否具有先进性。

B. 确定预期目标的达成度:通过评价,才能确定健康教育计划的预期目标达到的程度,判断出预期目标是部分实现、完全实现还是没有实现。

C. 确保教育质量评价贯穿于健康教育过程的始终:通过不断监测教育活动的过程,建立和维护教育质量的保证体系。

D. 提出进一步的计划设想:进一步的健康教育计划设想并非一次就能完全达到预期目标,而是需要在不断的评价过程中,进行重审、修订、完善后,才能达到预期目标。因此,评价可以帮助调整和修订计划。

2)目标评价:

A. 目标完全实现:指教育结果与教育计划中的预期目标一致,达到理想的教育效果,预期设定的目标完全实现。如:对于呼吸系统疾病,成功戒烟是一个重要的健康教育目标。经过教学活动,患者充分认识到吸烟的危害,并在规定时间内戒烟,教育目标完全实现。

B. 目标部分实现:指教育目标只是部分实现。在短期内完全实现许多健康教育目标并非易事,也许患者只能在认识上有些改变,行为上并不改变,或只在一定程度上有所改变。这种健康教育效果说明教育目标只是部分实现。如:进行健康教育后,患者吸烟的习惯并没有完全改变,但在认识上已经有了提高,也采取了一些行动减少了吸烟量。这种认识和行为的部分改变也是健康教育取得的成果。

C. 目标未能实现:指实施健康教育计划后,患者在行为和态度上没有取得任何改变。若未能实现目标,既不要一味埋怨患者,也不要轻易否定自己,要通过一段细心的观察,找出问题的根源并加以解决。

3)总结评价:总结评价指形成评价、过程评价、效应评价、结果评价的综合,以及对各方面资料做出总结性的概括。总结评价可以全面反映健康教育程序的成败,对健康教育计划完成情况做出总的判断,以总结经验教训,为今后的健康教育决策提供准确的科学数据。

A. 形成评价:指为健康教育计划的设计和实施提供信息的过程。它的目的是使健康教育计划更符合患者的实际情况,使计划更科学、更完善,具有最大的成功机会。在计划实施过程中及时纠正偏差,保障计划的成功。因此,形成评价主要针对健康教育程序中的评估、诊断、计划过程,其部分职能将延续至计划实施的早期阶段。

B. 过程评价:指对实施阶段过程的评价,即始于健康教育计划开始实施之时,并贯穿于执行的全过程。在执行阶段,过程评价可有效地保证和促进计划的成功。因此,过程评价是健康教育计划评价的重要部分。

C. 效应评价:指健康教育计划实施后,患者对所传授的知识和技能,以及行为改变的情况做出准确判断的过程。与健康教育结果评价相比,知识和技能的掌握,以及行为的变化会较早发生,故又将效应评价称为近期或中期效果评价。

D. 结果评价:指实施健康教育后,对患者健康状况乃至生活质量发生变化的判断。对于不同的健康问题,从接受知识到行为改变,到最终出现健康状况变化,所需要的时间长短不一。故结果评价也称为远期效果评价,它是效应评价的延续。

(2) 评价的内容

1) 学习需要评价:评价患者的学习需要是否得到满足,有无内容的遗漏,或者患者有多种需要时,护士由于时间的限制只考虑对病情有较大帮助的需要,而忽略了解患者疑虑的需要,导致无法取得患者的信任,降低了患者的参与度等。

2) 教育诊断评价:教育诊断决定了教育的内容和范围。评价包括:①教育诊断是否真正符合患者的学习需求;②诊断是否有明确的目标性;③诊断排序是否合理。

3) 教学方法评价:教学方法是否恰当直接影响到计划的成效。教学方法评价的内容包括:学习的时机与场合是否恰当;教育者是否称职;教学材料是否适宜、准确和通俗;教学方法是否得当;教学进度是否合适,以及患者的学习兴趣是否浓厚等。

4) 计划目标评价:目标是健康教育效果的标尺。计划目标评价包括:①目标是否具体、可行;②目标是否包含学习的 3 个领域;③目标是否可观察、可测量;④目标是否有时间顺序。

5) 知识行为评价:患者健康教育的最终目的是让患者做到知、信、行。因此,评价的重点应是患者对知识的掌握程度、态度的改变与否和行为的取向。了解患者对知识的掌握程度,可以帮助预测其行为转变的可能性;判断患者对健康和疾病的态度,可以帮助其行为发生本质转变;对行为进行评价有助于提高患者健康教育的效果。

6) 教育质量评价:教育质量评价重在普及和效果。因此,质量评价的重点应放在对患者健康教育普及率与合格率的监测上。患者健康教育效果还可以从并发症减少、住院时间缩短、治疗效果和经济效益提高等方面进行评价。

(3) 评价方法

1) 观察法:主要用于对患者行为及操作技能的评价,重点评价通过教育,患者是否产生健康行为。此法常用于观察患者的非语言交流信息,来评价其情感方面的学习目标是否达到,即评价患者的态度和行为。

A. 直接观察法:利用护士的感觉来观察患者。患者的健康行为可分为外显健康行为和内在行为。外显健康行为有遵医嘱服药、遵守医院制度、主动配合治疗、有良好的卫生习惯等。内在行为可表述为情绪愉快、关系和谐、人格统一、适应环境、健康投资等。

B. 间接观察法:即借助可供参考的资料进行观察。这些资料包括录像、患者家属的描述和病历记录等。

2) 直接提问法:主要用于对患者掌握知识的程度和情感方面的测评。直接提问的对象可以是患者或其家属。直接提问应使用开放式提问方式,让患者尽量地描述,以了解其对知识的掌握程度。尽量少用封闭式提问方法。对家属的提问可以帮助提问人员判断患者对健康教育内容的理解程度和家属对患者的支持程度。

3) 书面测验法:指用问卷或表格的形式对患者进行知识、技能和教育质量的测评,得出患者对健康教育的知晓率、技能掌握率和健康教育覆盖率。

A. 知识测评:即用标准问卷表进行测评。护士可以根据教育计划的要求,将患者必须掌握的知识或应知、应会的内容设计成测试问卷,确定评分标准。测试完毕,由护士进行评分,分析教育效果,改进教育工作。

B. 技能测评:患者掌握健康技能是一个复杂、连续的过程。他们需要在护士的指导下,通过重复多次的操作练习,才能达到熟练掌握的程度。在对患者进行技能训练时,采用训练记录和书面评分法可以掌握患者学习的进度。

C. 质量测评:根据健康教育质量控制要求,建立健康教育普及率和合格率的达标标准,用书面评分法确定抽检人数、抽检项目、抽检方法和评分标准,并据此对抽检护士或科室进行质量评定。

4) 表格式评价:为便于随时评价患者健康教育效果,可将健康教育计划的有关部分列成表格。护士完成教育内容后,在表格评价栏目上直接打钩,评价患者对知识和技能的掌握程度。护士长可不定期地抽查护士的健康教育质量(表 41 - 7、41 - 8)。

表 41－7　腹部手术患者健康教育评价表（健康知识部分）

科别：　　床号：　　姓名：　　文化程度：　　　　　　　　　　　　　　　　　　年　　月

分　类	评价项目	教育时间	效果掌握	评价了解	未掌握	护士签名
疾病知识	疾病名称、发病因素、症状、治疗方法					
手术前检查	①心电图、胸部 X 线、超声检查；②"三大"常规、肝肾功能、生化检查					
手术前准备	①手术方法、麻醉方法；②手术前用药（如镇静药、麻醉药等）；③备血目的、血的来源；④个人卫生准备（包括皮肤、胃肠道的准备）；⑤禁食目的与要求；⑥贵重物品保管（如饰物、义齿等）；⑦术后特殊卧位与床上大小便训练					
手术环境及时间	①手术小组成员；②手术时间及等待地点；③手术准备室、手术室、手术恢复室环境；④手术所需时间及术后麻醉清醒的时间					
术后镇痛方法	①疼痛程度及持续时间；②药物镇痛方法（如麻醉镇痛包、止痛药物的使用方法）；③非药物镇痛方法（如加压法、放松疗法等）					
术后功能恢复方法	①有效咳嗽、咳痰方法；②早期床上活动及下床活动方法；③术后功能锻炼方法及进程；④自我照顾（如饮食及生活起居、伤口护理等）					
术后进食	①进食时间及方式；②膳食调理过程					
其他						

表 41－8　腹部手术患者健康教育评价标准（健康信念、健康行为部分）

分　类	评价项目	教育时间	效果积极	比较积极	不积极	护士签名
健康信念	①能表达自我感受；②对手术及治疗的信心；③对家属的依赖；④对医护人员的依赖；⑤寻求术后康复信息的意愿；⑥寻求术后康复知识的意愿；⑦接受各种术后康复锻炼的意愿；⑧对出院后社区医疗服务的信任感					
健康行为	①参与制订术后康复计划；②寻求术后活动方式（如早期下床、功能锻炼）；③寻求控制疼痛的方法；④伤口自我监护；⑤定时有效咳嗽；⑥主动早期活动（床上、下床活动）；⑦洗漱与保持口腔卫生；⑧沐浴、更衣及上厕所（病情稳定情况下）；⑨配合药物治疗计划；⑩合理选择手术后营养食品的摄入；⑪康复与功能锻炼					
其他						

（余剑珍）

第八篇
国内及国际进展

Guo Nei Ji Guo Ji Jin Zhan

·现代健康教育学·

42 将健康融入所有政策

42.1 "将健康融入所有政策"的定义和内涵

42.1.1 定义和理论基础

"将健康融入所有政策"是 WHO 第八届全球健康促进大会的主题。WHO 把"将健康融入所有政策"定义为"一种以改善人群健康和健康公平为目标的公共政策制定方法,它系统地考虑这些公共政策可能带来的健康后果,寻求部门间协作,避免政策对健康造成不利影响"。它强调公共政策对健康和健康的社会决定因素的影响和后果,旨在加强不同层级的政策制定者的健康责任。

19 世纪欧洲的卫生革命使人们认识到,人类健康的威胁在很大程度上不是医疗问题,而是环境卫生问题。许多实践证明,医疗条件和医疗服务的质量有时并不能带来良好的健康结局,而通过采取改善工作条件和生活环境、清除垃圾、保护水源、建设排水系统等措施,有可能极大地改善人们的健康状况。这就是越来越受全球关注的健康的社会决定因素。这些社会决定因素广泛存在,非卫生部门的社会政策往往会对健康产生深远影响,通常这种影响是负面的。由此带来的挑战是:如何让非卫生部门的政策制定者在各自的工作任务中加上健康相关的议题;需要什么样的支持证据去说服非卫生部门的政策制定者;这些证据是否足够说明问题;采取什么样的措施开展与非卫生部门的合作;要回答这些问题,"将健康融入所有政策"提供了现实、可行的路径。

健康是人类幸福的核心要素,也是实现社会目标和个人理想的动力和先决条件。良好的健康状态能够提高生命质量,增强学习能力,提高劳动生产力,促进家庭幸福和社会和谐。健康是一项基本人权,健康公平是社会公正正义的体现。人人享有健康和健康公平是政府的主要社会目标,也是可持续发展的基础。健康受生物、社会、经济、环境,以及个人特质和生活习惯等因素影响。不同社会经济发展状况会导致健康服务和健康结局的不公平。公共政策的制定能够在很大程度上创造健康的环境,从而对健康和健康公平产生影响,帮助人们做出有利于健康的选择。

健康不仅取决于医疗卫生服务的水平和质量,还深受人口结构变化、快速城市化和全球化、人们生活方式和生活环境等因素的影响。因此,关于卫生、教育、社会服务、建设、环保、农业、工业生产等领域的公共政策都将对健康和健康公平产生重要的影响。这些领域都是健康的社会决定因素,它们分布广泛,无处不在,渗透于人们生活的方方面面。卫生部门需要将其工作的触角主动延伸到那些与健康的社会决定因素相关的其他部门,加强与这些部门的分工合作,以期获得更好的健康与健康公平结局。由此可见,如何影响其他部门,使其具备健康的意识和视角,将所制定的政策与健康结合起来,成为卫生部门实施"将健康融入所有政策"的重要职责。

"将健康融入所有政策"是基于健康的权利和义务,在健康的社会决定因素研究的基础上提出的。因而它的理论基础是:健康是人的基本权利,所有人民享有获得健康的权利,人权和社会正义是该策略的强大基础;政府有责任和义务保障人民群众的健康,实现健康社会和健康个人目标;健康的社会决定因素非常广泛,其他部门(如宏观经济、交通、农业、教育、住房、就业等部门)的政策会对健康及健康公平产生深远的影响;要解决健康问题,避免对健康产生不利影响,需要多部门政策支持,寻找共同利益,共同应对,而不能仅靠卫生部门。

绝大多数公共政策都有可能对健康和健康公平产生直接或间接的影响,这些影响可能是积极的、正面的,也可能是消极的、负面。各项社会发展目标的实现都离不开健康的、教育良好的人群。因此,在实施"将健康融入所有政策"时,识别不同部门政策对健康和健康公平的潜在影响十分必要。这需要评价影响的程度和范围,倡导有益健康和健康公平的变革,也通常需要政策制定者有远见卓识并进行持续性的努力。

42.1.2 发展演变

"将健康融入所有政策"的提出是基于历届全球

健康的重要会议的成果,特别是 WHO 1978 年的《阿拉木图宣言》、1986 年的《渥太华宪章》、1988 年的《阿德莱德公共卫生政策建议》等全球性健康促进权威文件。1948 年,WHO 成立之时,在吸取工业革命等社会运动中就业和生活环境、经济条件等因素对健康影响的经验教训后,《世界卫生组织宪章》明确提出,该组织的职能是预防、控制疾病,提高全球人民健康福祉。在此过程中,WHO 加强了与其他组织或特别机构的合作。在当时的社会经济条件下,WHO 已经认识到,与相关机构和部门的合作是解决健康问题的重要手段。1978 年,《阿拉木图宣言》提出"人人享有初级卫生保健"的全球目标,指出健康是世界范围内重要的社会目标,这个目标的实现不仅仅需要卫生部门的努力,也需要其他社会、经济部门参与。这为"将健康融入所有政策"的发展奠定了坚实的基础,也是在公共卫生历史上较早关注健康的社会决定因素的里程碑式文件。1986 年,第一届全球健康促进大会通过《渥太华宪章》,使之成为健康促进领域的"圣经",并第一次正式提出健康促进的概念,明确了健康促进的五大行动纲领。其中"制定健康的公共政策"作为五大行动纲领之一,明确提出不仅公共卫生政策是有利于健康的,其他领域的公共政策都应该是"健康"的,也就是要从健康的视角去审视这些公共政策。"制定健康的公共政策"这一行动纲领充分认识到与经济社会发展密切相关的部门均需承担健康责任,把健康问题提到各个部门、各级领导的议事日程上来。1988 年,在澳大利亚阿德莱德召开第二届全球健康促进大会,主题是"制定健康的公共政策",发表《阿德莱德公共卫生政策建议》,将健康的公共政策定义为"在所有政策领域考虑健康和健康公平,为健康影响承担责任",交流分享制定健康的公共政策的理论和实践,并提出实施的系列建议。此后的历届全球健康促进大会均从不同角度不断丰富和深化健康促进的内涵和实践,也对制定健康的公共政策的各种条件和结果进行了尝试和探索。

随着经济社会的发展,人们越来越认识到健康问题不仅仅是公共卫生问题,更是社会问题,也是政治问题。健康公平成为影响健康结局的重要问题,特别是在发展中国家和不发达国家。2000 年,联合国首脑会议提出"千年发展目标",为各国设定经济社会发展议程。在 8 项设定的目标中,有 3 项是健康指标,即降低孕产妇死亡率、降低婴儿死亡率、消除艾滋病;其余 5 项社会发展指标均是健康的社会决定因素,即消除贫困、普及教育、减少性别歧视、环境保护和加强国际合作,这些社会发展指标在一定程度上都会影响健康和健康公平。

为了关注和研究健康的社会决定因素,推进实现健康公平,WHO 成立了两个特别委员会,即宏观经济与健康委员会和健康的社会决定因素委员会。通过系统研究,WHO 宏观经济与健康委员会于 2002 年发表报告指出,健康对于宏观经济的发展至关重要,它是宏观经济良好运行的重要支撑。为此,与宏观经济发展相关联的部门均与卫生部门有着密切的联系,也更加强调了卫生部门对其他部门而言的重要性。

芬兰有着较为长久的政府各管理部门共同合作历史,通过建立起共同的程序和结构,共同完成社会发展目标。2006 年,在芬兰担任第二任欧盟轮值主席国期间,卫生问题被设置为欧盟委员会的重要议题,有关"将健康融入所有政策"的定义和实践得到了更加深入的讨论和探索,"将健康融入所有政策"这一提法也被固定下来。

2010 年,WHO 健康的社会决定因素委员会报告指出,大量证据表明不同部门的行动对健康有着重要的影响,呼吁各成员国采取健康公平影响评价和将健康融入所有政策的策略,将健康公平融入所有政策和项目中,促进健康和健康公平。2010 年,WHO 在澳大利亚阿德莱德召开"将健康融入所有政策国际大会",发表《阿德莱德将健康融入所有政策宣言》,强调包括卫生部门在内的所有政府部门将健康福祉作为制定政策的核心组成部分,能够更好地实现政策目标。2011 年,联合国高级别特别会议专门讨论慢性非传染性疾病的预防控制问题,各国首脑共同发表政治宣言,号召 WHO 和其他国际组织共同努力,携手开展跨部门合作,致力于预防和控制慢性非传染性疾病,减少慢性病带来的不良影响。2011 年在巴西里约热内卢召开的"健康社会决定因素全球大会",发表《健康社会决定因素里约政治宣言》,指出将健康融入所有政策和跨部门合作与行动是提高其他部门健康责任的有效措施,也是促进健康公平、建立包容和有活力的社会的有效措施。WHO 于 20 世纪 80 年代开展的健康城市建设运动中,大量跨部门行动的实例证明,城市规划、建设等部门的合作是健康城市成功建设的重要因素。

2013 年,WHO 在芬兰召开第八届全球健康促进大会,大会的主题就是"将健康融入所有政策"。

芬兰经验得到世界各国的认可,"将健康融入所有政策"成为全球健康领域的重要策略,也成为芬兰卫生外交的重要成果。大会通过《赫尔辛基宣言》,呼吁各成员国实施"将健康融入所有政策",提出明确具体的实施要求和要点,希望在全球迅速普及这一重要策略,助力实现健康和健康公平。此后,WHO 下发了《将健康融入所有政策的国家行动框架》,指导各成员国正确实施"将健康融入所有政策"。各国纷纷采纳这一策略,在已有工作基础上,针对各自突出的健康问题,加大跨部门合作力度加以解决。同时,《赫尔辛基宣言》提出,"将健康融入所有政策"是实现联合国千年发展目标组成部分,各个国家在起草 2015 年之后的发展规划时,应该重点考虑如何实施"将健康融入所有政策"。

以上历程表明,"将健康融入所有政策"这一策略是经过多年发展、在各国不断探索、实践并获得经验的基础上逐步发展演变而来的。历史经验证明,解决健康的社会决定因素的行动需要多部门参与,甚至政治或社会运动。尽管"将健康融入所有政策"是个新名词,但是以往很多健康相关行动已经或多或少地应用了类似的措施或行动。实施"将健康融入所有政策"在不同的经济社会发展背景下会有所不同,往往能反映出当地的社会和政治文化、行政管理的结构等情况,需要因地制宜地去逐步实施。

42.1.3 内涵

如前文所述,健康是一项基本人权,健康公平是社会公平正义的体现。因此,"将健康融入所有政策"的最终目标是实现健康和健康公平,健康公平往往不受关注,但是它对健康结局具有重要作用。健康的社会决定因素在一定程度上也是健康公平的决定因素,需要卫生部门与非卫生部门都来关注。要实现健康与健康公平,需要预测并减少政策对健康和健康公平的影响,用什么方法预测就自然而然地成为一个核心问题,多种方法均有相关报道,如健康影响评价、健康公平性影响评价、包括健康部分在内的环境和社会影响评价等。其中进行健康影响评价是实施"将健康融入所有政策"的主要工具。

所谓"融入"是指融合、混入,顾名思义,"将健康融入所有政策"就是要将健康问题、健康视角融合、混入其他部门的政策中去。如何融入是一门大学问,涉及要理解其他部门的工作内容和程序,要有良好的沟通协调能力,与其他部门开展合作。因此,跨部门合作是"融入"的主要手段,也成为实施"将健融入所有政策"的主要手段。

所谓"政策"是指由各级政府有权制定政策的部门所制定的规则和规范,而不仅限于国家最高层面的。广义的"政策"不仅包括各级政府部门制定的规范性文件和要求,还包括社会各类机构制定的规范和要求,如大到人民代表大会制定的法律,小到村民自行制定的村规民约、医院的"三查七对"制度等。狭义的"政策"仅指各级政府部门制定的规范性文件和要求。无论是广义还是狭义的"政策",这些政策都具有广泛性,包括了各行各业,而这些行业领域均是健康的社会决定因素。政策制定的过程包括政策问题的提出、调查研究、提出解决建议案、反复论证修改建议案、政策发布实施。实施"将健康融入所有政策"同样需要遵循政策制定的过程,重要的是,在这个过程中,将健康的视角贯穿始终,说服公共政策制定部门在每个环节关注并考虑健康因素,及对健康的影响。

实施"将健康融入所有政策"受多种因素影响,如所在地区的健康问题和优先领域、当地的政治体制和机构、政府的管理能力、经济社会发展水平和不平等状况、资源是否足够,卫生系统是否运行良好,时机是否成熟等。实施"将健康融入所有政策"的条件包括:资源和技巧(从健康视角分析公共政策和政策建议的影响,跨部门交流和谈判,实施政策决定,追踪健康的社会决定因素相关政策的影响)、信息(健康状况和影响健康的原因,潜在的健康风险,有效的健康干预措施,不同部门制定政策的趋势,非健康部门制定政策的程序)、支持性环境(政策意愿,法律支持,跨部门交流与合作的治理结构和程序)。在卫生系统较强的国家,通常实施"将健康融入所有政策"的能力较强,但是在部分卫生系统较为薄弱的国家,仍然可以用较少的卫生资源,通过有效实施"将健康融入所有政策"取得良好的卫生绩效。

实施"将健康融入所有政策"应坚持以下原则:以民众需求为导向,加强领导力,社区参与,整合的方式,持续改善,循证的决策,多部门合作,公开透明,健康的理念贯穿在所有部门政策中,体现健康公平。《赫尔辛基宣言》指出,政府各部门要将健康和健康公平放在优先位置,将其视为政府对公民的一项核心责任,以促进健康为目标,有效的政策协调是必须且迫切的,实施"将健康融入所有政策"需要政治意愿、勇气和战略眼光。呼吁各国政府承诺采纳"将健康融入所有政策"策略,将健康的社会决定因素作为政治优先;确保实施"将健康融入所有政策"

所需的、可持续且有效的组织结构和决策程序;加强卫生部门能力,利用领导力、伙伴关系、倡导和调解等手段,促使其他政府部门通过政策实施实现健康产出;加强实施"将健康融入所有政策"所需的人员队伍、组织机构和技术技能;采取透明审计和责任机制,建立起政府内、政府间及公民对政府的信任;建立利益冲突防范机制,确保政策形成不受商业利益和既得利益影响;确保公众和民间团体能够有效地参与"将健康融入所有政策"的开发、实施和监督。

在实施"将健康融入所有政策"的过程中,卫生部门担负着不可替代的责任,起到"催化剂"的作用,包括理解其他部门的政治议程和管理规则,为政策选择建立知识和证据基础,在政策发展进程中评价不同部门有关政策或方案的健康结果,与其他部门一起建立讨论和解决问题的平台,评价跨部门合作和政策制定的效果,通过更好的机制、资源、机构和熟练的工作人员加强能力建设,与政府其他部门合作,帮助他们实现目标,同时促进健康和福利。开展跨部门合作是实施"将健康融入所有政策"的主要手段,创造与相关部门的共同获益是卫生部门协调相关部门的重要原则。其他部门也应具备健康的视角,与卫生部门密切配合,在制定和实施本部门政策的过程中,随时注意评估政策对健康和健康公平的影响,确保政策有利于健康和健康公平。政府间组织和机构可以为多部门健康和发展行动提供重要支持,在健康的社会决定因素方面采取行动,如教育、环境、难民、人权、性别等领域的行动,增加健康方面的考虑,以改善这些领域对健康和健康公平的潜在影响。WHO作为卫生领域的全球领导者,一直在多部门行动中发挥引领作用,如颁布了《烟草控制框架公约》《国际母乳代用品销售守则》《国际卫生条例》等,为推动实施"将健康融入所有政策"做出了重要贡献。为推进继续实施"将健康融入所有政策",WHO可发挥以下作用:将健康视角引入全球和地区相关决策以及联合国政府间机构工作,促进针对健康的社会决定因素的联合行动,应对全球潜在健康威胁,收集分享"将健康融入所有政策"的最佳实践经验和挑战,为成员国提供技术支持,如开展培训、提供监测和评估指导等。

"将健康融入所有政策"的主要手段是开展跨部门合作,特别是针对当前威胁健康的危险因素,更需要通过跨部门合作加以控制。《预防和控制非传染性疾病问题联合国大会高级别会议的政治宣言》,以及WHO的《关于预防和控制非传染性疾病全球战略》和《2013—2020 年预防和控制非传染性疾病全球行动计划》，均确认各国政府在应对慢性非传染性疾病挑战时有着首要作用，所有部门都必须做出努力，参与进来，而不仅仅是改变卫生部门的政策。2014年，世界卫生大会通过《关于为增进健康和健康公平采取跨部门可持续行动的国家行动框架决议》，指导并敦促各成员国就健康的社会、经济和环境决定因素采取有效行动。特别是在预防非传染性疾病行动中，通过有效的立法、跨部门结构、进程、方法和资源，如城市卫生公平问题评估和应对工具，促成各项社会政策考虑对健康的决定因素、健康保护、健康公平和卫生系统运作所产生的影响，并衡量和追踪社会决定因素和卫生差距；酌情发展可持续的体制能力，具备适当的知识和技能，评估所有部门政策所产生的作用，确定解决办法，商谈跨部门政策，以增进卫生、健康公平和卫生系统运作方面的成果；切实采取行动增进健康，维护公共卫生利益，通过风险管理、加强问责制，增加决策和参与的透明度，使之免受任何形式的、现实的、可察觉的或潜在的利益冲突的不当影响；酌情将利益攸关者，如地方社区和民间组织纳入跨部门政策的制定、执行和监测中来；通过强调各部门无关卫生的政策将对卫生结果产生重大影响，并通过确认卫生和其他部门政策目标之间的协同作用，推动实现 2015 年后可持续发展议程。

跨部门合作可分为 4 种模式：①部门间信息共享，定期或不定期进行沟通，互相通报进展和相关信息。②在信息共享的基础上，制订共同的行动计划。③不仅信息共享，共同制订计划，还共同组织实施，但是没有统一的预算支持。④最紧密的合作型，部门间信息共享，共同制订行动计划，共同组织实施，有共同的预算支持，各部门行动步调一致，合作密切，效果较好。4 种模式各有特色，并无优劣之分，采用哪种类型的合作模式，取决于任务的性质、难易程度、执行者的合作系数等因素。

健康影响评价是实施"将健康融入所有政策"的核心方法和工具。根据 1999 年 WHO《哥德堡健康影响评价共识》，健康影响评价是指"对不同部门政策、计划和项目对人群健康可能产生的影响进行综合评估的一系列程序、方法和工具"。健康影响评价的目的是为了解决在变化的环境和条件下，更快地应对健康的影响。特别是在全球越来越关注健康的社会决定因素的大背景下，健康影响评价理论和方法不断完善，发挥着越来越重要的作用。健康影响

评价是一种方法和工具，用于为与健康相关的决策提供科学依据，帮助政策制定者预见不同方案对健康结局的影响，充分考虑决策的健康结果。也由此，健康影响评价成为实施"把健康融入所有政策"的核心方法和工具。

实施环境影响评价的经验和教训为健康影响评价的发展奠定了扎实的基础，健康影响评价也是由关注生物、物理风险逐步发展演变为关注社会和职业因素对健康的影响。大规模应用健康影响评价源于以非化学方法控制水传播疾病的大型饮水和灌溉项目。1981 年，WHO 联合国际劳工组织、联合国环境署共同成立媒介控制环境管理专家组，开发了跨部门合作框架，健康影响评价成为水管理项目预测疾病的方法。随后 WHO 与其他机构共同开展的环境卫生项目中，健康影响评价的应用越来越受到重视，并逐步应用于其他健康相关领域。环境影响评价目前已经被多数国家采纳，并成为法定程序，这为"将健康融入所有政策"的实施提供了难得的机遇和样本。卫生部门开展健康影响评价的经验逐步受到国际社会的认可和重视，健康影响评价被作为政治问题考虑，开始寻找卫生部门与相关部门，尤其是在健康问题被忽视领域的共同利益。WHO 针对健康影响评价为成员国提供培训，不断加强成员国开展健康影响评价的能力建设。各国开展大量实践，聚焦对不同部门政策和措施的影响进行评价，提出更高层次的政策建议，以管理健康风险，提高健康获益。

健康影响评价因实施途径、方式、公众参与程度等因素有所异同，通常包括为 5 个基本步骤：筛选优先领域、界定评价范围、评估健康影响、提出对策建议、报告和监测。第一步筛选是为了确定在某个决策制定过程中，进行健康影响评价的价值、可行性和实用性。需要考虑决策对人口健康产生重大影响的可能性，相关利益群体的意见，对该决策进行健康影响评价的可操作性等。第二步界定是为了确定评估所要讨论的问题和使用的方法，确定评估范围，拟定评估方案，掌握数据收集和分析方法，鉴别关键人物，明确不同利益相关者的角色和责任。第三步评估影响，应用有关数据，对受影响人群的健康状况、健康决定因素等进行分析，描绘出最易受决策影响的方面，总结因果关系，得出预期影响。第四步提出意见建议，针对评估结果，结合实际情况，提出推荐的解决方案，并证明推荐方案的合理性。第五步报告与监测，形成一份全面的报告，与政策制定者进行对话，为决策者提供证据。如果政策出台，要及时评

估和监测政策实施对健康和健康公平的影响和效果。在实施5个步骤过程中,会用到多种多样的技术和方法,如定量和定性研究、宣传交流技能、文献回顾分析、风险评估、政策分析等。

42.2　国际实践与可持续发展

第八届全球健康促进大会之后,在全球范围内掀起研究和实施"将健康融入所有政策"的热潮。WHO不断收集整理各国的成功实践,进行交流分享,指导各成员国更好地实施"将健康融入所有政策"。以下国家或地区的经验值得我们学习、借鉴。

42.2.1　芬兰的实践

芬兰是最早实践"将健康融入所有政策"理念的国家,也是在全球范围内成功推广实施"将健康融入所有政策"并将其全球化的国家。主要经验是针对主要疾病威胁,采取政府主导下的跨部门行动,成功减少健康威胁。20世纪60年代和70年代早期,芬兰已经成为慢性病高发的国家,其中冠心病和其他心血管疾病的死亡率较高,男性的死亡率居当时全球最高。芬兰政府决定在顶层设计中成立跨部门的公共卫生咨询委员会,成员来自所有政府部门、非政府组织和科研机构,从创造健康环境、引导人们建立健康生活方式和提供优质卫生服务3个方面着手,实施综合干预措施。在率先开展心血管病防控项目的北卡州,项目组与社区机构紧密合作,利用各种机会与政府部门、非政府组织、大众传媒及食品行业进行沟通,探讨如何才能实现项目目标,有效的跨部门沟通与合作成为项目成功的关键因素。在跨部门合作机制下,芬兰出台了一系列有利于健康生活方式的政策法规,如食品生产法规要求牛奶的脂肪含量不能超过1%;价格法规要求给予低脂奶制品价格补贴;取消面包业的黄油财政补贴;商标法规要求标明食品的含盐量等;大幅提高对酒类、烟草制品的税收;可乐定价高于非碳酸饮料;增设公共绿地、设置专门自行车道,鼓励人们多做户外运动等。这些政策改变了人们的饮食和生活方式,使心血管疾病的危险因素大大降低。数据显示,1969—2001年,芬兰全国的心血管疾病死亡率从450/10万下降到150/10万,下降了66%。芬兰成为全球通过实施"将健康融入所有政策"实现健康目标的成功典范。

42.2.2　澳大利亚的实践

澳大利亚的南澳大利亚州政府所在地阿德莱德市是"将健康融入所有政策"的重要发源地之一,取得丰富的实践经验。南澳大利亚州政府将健康作为政府各部门的重要议程,成立南澳大利亚政府特别委员会,要求各相关部门联合起草、协调行动计划,包括共同编制预算。应用"健康透镜法"开展特定健康问题跨部门合作,并向特别委员会报告。南澳大利亚总理和议会办公厅负责决策、监督、协调相关部门实施"将健康融入所有政策",卫生部成立专门部门负责具体工作。2011年,南澳大利亚洲通过新公共卫生法案,要求所有地方政府制订健康行动计划。南澳大利亚实施的"将健康融入所有政策"模式是全政府模式,各部门均是实施主体,从法律和制度层面保证了"将健康融入所有政策"的有效实施。

42.2.3　泰国的实践

泰国作为一个发展中国家,从烟酒税中提取一定比例专门用于健康促进,针对影响健康的危险因素进行干预,实践了"将健康融入所有政策"。其特点是成立一个独立于政府各部门的自主机构——泰国健康促进基金会,广泛开展健康促进活动。它的管理由执行委员会主持,总理担任执行委员会主席,卫生部部长担任执行委员会第一副主席,1名独立专家担任执行委员会第二副主席,执行委员会其他成员分别由来自9个相关政府部门的代表和8位独立专家组成。该基金会的主要职责是促进、激励、支持和开展健康促进活动。泰国法律规定,从烟酒生产商、销售商、进口商征收的税金中,提取一定比例,作为健康促进专项基金,支持健康促进基金会开展活动。另设立1个独立于泰国健康促进基金会的评估委员会,负责评估泰国健康促进基金会的管理、运行以及规划、项目和活动的执行情况。自2001年泰国健康促进基金会成立以来,通过多部门合作已开展2 000多个项目,重点针对影响泰国人民健康的主要危险因素,如不安全性行为、吸烟、饮酒、不戴摩托车安全帽、高血压、药物滥用、肥胖、骨质疏松、水果和蔬菜摄入不足、职业损害等进行干预。10年内成功地降低了泰国吸烟和饮酒的人数,增加了体育锻炼人群比例,实现了增进泰国人民健康的目标。

42.2.4　美国的实践

美国加利福尼亚州成立"将健康融入所有政策"

特别工作小组,由加州"公共卫生管理局"牵头,加州战略发展委员会负责协调。"特别工作小组"包括很多对健康有影响的政府机构部门,如加州商会、消费者服务和住房部、加州交通部、加州健康和卫生服务部、加州环保部、加州自然资源部等。"将健康融入所有政策"特别工作小组在 6 个重点领域确定了发展目标:绿色交通,健康居住场所,公园、绿地和锻炼场所,远离暴力的安全社区,健康饮食,健康公共政策。特别工作小组就这 6 个方面集思广益,展开广泛的意见征询,从 1 200 多个提议中筛选出 34 个形成政策建议,递交给"战略发展委员会",所有的政策建议与加州可持续发展目标一致。2012 年,特别工作小组就其中 11 个政策建议制订了 8 个实施计划,明确了行动步骤、时间安排、负责机构,以及产出;实施计划的同时,考虑 4 个跨领域的问题,即多部门合作、公平性、社区参与、以及数据可得性。每个实施计划由其中一个技术部门负责,如城市绿化的规划就由加州森林和防火部牵头。这些计划的实施取得了可喜的成果。政府各部门之间合作得到加强,也给州政府制定政策和项目带来了具体的变革,在整个加州决策者和倡导者层面培养了多部门合作的意识和兴趣。更重要的变化是,对健康的考虑,正逐步从项目和政策支持,转向融入政府各部门的日常工作当中,这些部门在制定指南、设计项目、收集数据等过程中都将健康和健康公平等元素融入其中。在州以下的各级政府,以及很多社区也都将健康理念融入决策过程中。

42.2.5 国际实践的经验启示

综合国际和国内的实践,成功实施"将健康融入所有政策"有以下基本经验。

(1) 具有超强的政治意愿和得到高层领导重视

政府有一系列需要优先解决的问题,健康问题不会自动超越其他政策目标获得优先地位。各个部门也以本部门的职责为重点,不会主动将健康列为其政策制定的重要考虑。这就需要不断倡导政府将健康和健康公平放在优先位置,摆上优先发展的政治议程,将其视为对公民的一项核心责任,加强以健康和健康公平为核心的政治领导力建设。卫生部门应不断为高层领导和各部门提供关于健康和健康公平影响程度的科学证据,做好对内对外的宣传倡导。

(2) 建立"将健康融入所有政策"的领导协调机制和相应机构

领导协调机构可以是一个单独的机构,也可以

是挂靠某个部门的议事机构,有一定的工作机制。其工作机制是负责政策制定实施、协调和管理、监督、评估等,这对于实施"将健康融入所有政策"至关重要。不同国家政治体制不同,领导协调机构的形式和具体职责也有所区别,但是其共同特点是高层领导牵头,领导协调机构由多部门成员组成,各司其职,卫生部门在领导协调机制中起到关键的沟通协调作用。

(3) 建立有效的实施、监督与评价机制

通过立法、规划、国际协议等形式,设置健康相关议题,推动实施"将健康融入所有政策",要求开展健康影响评价,明确各部门职责。监督与评价对于实施"将健康融入所有政策"的可持续性非常重要。跨部门政策的执行一般需要较长时间,其中一些结果往往由于缺乏数据不易测评。成功经验表明,在政策制定之初,就需要制订监测和评价计划,作为实施"将健康融入所有政策"的一部分。还要加强外部评估,应用不同的评价、评估工具促进"将健康融入所有政策"的实施进程,有的国家在政府部门设立监督评价机构,负责跟踪后续进程和决议的影响。

(4) 加强能力建设

无论是跨部门合作的技能,还是健康影响评价的技能,都需要时间和经验的积累。推广和实施"将健康融入所有政策"要求不同行业的机构和个人具备新的知识和技能,特别是对健康和健康公平的认识需要不断深化,与所在部门的工作紧密结合起来。对于卫生部门来说,实施"将健康融入所有政策"担负更多责任,实施进程在很大程度上取决于卫生部门主动寻求与其他部门合作并影响其他部门的能力。为此,要不断提高卫生部门能力,包括法律和政策监管能力,与决策者、其他部门人员沟通与协作的能力,健康影响评价能力等。

"将健康融入所有政策"更加强调健康的社会决定因素对应的部门政策对健康和健康公平的影响,而这些健康的社会决定因素逐步成为联合国可持续发展目标。因而,2015 年联合国可持续发展目标为实施"将健康融入所有政策"提供了巨大的发展机遇。2015 年 9 月,联合国大会通过可持续发展目标,各国首脑承诺努力实现这些对社会经济发展至关重要的可持续发展目标。在 17 项可持续发展目标中,第三项是卫生发展目标,与健康直接相关。其他 16 项,如消除贫困、加强教育、发展农业、环境保护等,均是健康的社会决定因素,在这些指标的监测中加入对健康影响的数据,将会对推动实现这些社会发

展指标产生积极的影响。反之,健康发展指标的实现,也离不开这些社会决定因素指标的实现,两者相辅相成,相互促进,不可或缺。这是应用健康影响评价方法实施"将健康融入所有政策",进而推动实现联合国可持续发展目标的有效途径。

2016 年 11 月,WHO 和中国政府共同在上海举办第九届全球健康促进大会,主题是"可持续发展中的健康促进",旨在推动全球运用健康促进的理论和实践,实现联合国可持续发展目标。会议发表《2030 可持续发展中的健康促进上海宣言》(以下简称《上海宣言》),"将健康融入所有政策"的理念贯穿于整个宣言。《上海宣言》强调,健康和福祉对可持续发展是不可或缺的,承诺将对所有可持续发展目标采取行动来促进健康,为健康做出大胆的政治选择,优先选择卫生治理良好、以城市和社区为平台的地方进行行动,以提高健康素养作为干预重点,致力于解决最脆弱群体的健康问题,做到"一个都不能少"。这是健康促进对全球经济社会发展的巨大贡献,也是推动在更大范围内实施"将健康融入所有政策"的具体行动。

42.3 "将健康融入所有政策"的国内引入和实践

42.3.1 概念的引入和发展

据文献记载,中国古代"将健康融入所有政策"理念的应用,最早可以追溯到公元 7 世纪,当时的中国政府对患有瘟疫的水手和外来游客采取检疫和隔离的措施。尽管"将健康融入所有政策"是外来语,但是在中华人民共和国成立以来长期的卫生与健康实践中,一直有类似的做法和经验,如开展 65 年的爱国卫生运动、艾滋病防控工作等,均是跨部门合作控制健康危险因素,并取得成功的典范。进入 21 世纪以来,国际社会逐步推广"将健康融入所有政策"的理念和做法,这一概念开始传入国内。

2005 年,上海市爱国卫生运动委员会增挂"上海市健康促进委员会"牌子,这是国内首个健康促进委员会,此委员会由副市长牵头,由 32 个政府机构组成,主要职责是推进健康城市和健康促进工作的政策和规划。此后,北京市也成立了由多部门组成的健康促进工作委员会,以协调健康促进相关工作。尽管部分地区开始了高层跨部门合作机制建设,但是长期以来,卫生与健康政策的制定仍然主要依靠

卫生部门,很多地方尚未建立有效的跨部门合作机制。随着环境污染、食品药品安全、慢性病威胁等影响群众健康的问题日益突出,越来越多的部门逐步认识到,解决这些问题不能仅靠卫生部门,而需要跨部门密切合作。2012 年 5 月国家卫生部发布《中国慢性病防治工作规划(2012—2015 年)》,提出各地要将促进全民健康融入各项政策,首次在国家级正式文件中提到"将健康融入所有政策"的理念和要求。但是在实践中,目前的慢性病防控政策仍然主要由卫生部门执行,非卫生部门工作多以被动应付为主,很少主动采取行动,跨部门合作缺乏可持续性和监督考核,难以满足长期防控慢性病的需要。

我国正式引入"将健康融入所有政策"是在派代表参加 2013 年 6 月在芬兰召开的第八届全球健康促进大会之后,此次大会的主题就是"将健康融入所有政策",当时的国家卫生计生委组团参加大会。此后,"将健康融入所有政策"的理论和策略被引入国内,迅速与我国在卫生健康领域的多年实践紧密结合,得到有关领导和专家的大力推广和研究应用。在 2013 年 8 月举办的中国卫生论坛上,中国卫生论坛主席陈竺做了"将健康融入所有政策"的主题演讲,倡导在我国急需研究和实施"将健康融入所有政策"的策略,为建设健康国家而奋斗。这是国家高层领导首次公开倡导实施"将健康融入所有政策",起到了非常好的宣传推广作用,不仅引起国家高层领导的重视,更促使更多专家、学者致力于研究、推广"将健康融入所有政策"。2014 年,国家卫生计生委启动"全国健康促进县区建设试点项目",在国家级的政策文件中,第一次明确提出在健康促进县区创建工作中,"将健康融入所有政策"成为核心策略,并发文对各地应用"将健康融入所有政策"进行指导。此后,卫生部门针对多个健康问题推进实施"将健康融入所有政策",如健康促进、爱国卫生运动、慢性病防控、食品安全、传染病防控等。

2016 年 8 月,中共中央、国务院召开 21 世纪以来第一次全国卫生与健康大会,习近平总书记在讲话中确定新时期卫生与健康工作的基本方针是"以基层为重点,以改革创新为动力,预防为主,中西医并重,将健康融入所有政策,人民共建共享",要求各级党委和政府全面建立健康影响评价评估制度,系统评估各项经济社会发展规划和政策、重大工程项目对健康的影响。这是中共中央、国务院站在新的历史起点上,对卫生与健康工作方针做出的重大调

整,并正式将"将健康融入所有政策"作为这一方针新的、重要的组成部分,成为所有卫生健康工作的重要指针,也是我国卫生健康发展史上具有里程碑意义的大事。"将健康融入所有政策"概念引入我国后不久就上升为卫生与健康工作的基本方针,源于我国有着深厚的实践基础,一直在与健康相关的工作中贯穿着"将健康融入所有政策"的理念,有着悠久的跨部门开展健康行动的历史经验。更为重要的是,随着经济社会的发展,健康问题越来越成为备受广大群众和高层领导重视的发展性问题,政府下决心解决群众健康问题,"健康中国"被作为优先发展的国家战略,充分体现了政府"执政为民"的思想,超越了历史上其他任何时期,也是我国正在进行的社会主义建设的重要组成部分。

2016年10月25日,中共中央、国务院印发并实施《"健康中国2030"规划纲要》,进一步明确"将健康融入所有政策"作为新时期卫生与健康工作方针的重要组成部分,在健康中国建设中的重要作用。在第一篇"总体战略"第一章"指导思想"中明确指出:"……坚持以人民为中心的发展思想,牢固树立和贯彻落实新发展理念,坚持正确的卫生与健康工作方针,以提高人民健康水平为核心,以体制机制改革创新为动力,以普及健康生活、优化健康服务、完善健康保障、建设健康环境、发展健康产业为重点,把健康融入所有政策,加快转变健康领域发展方式,全方位、全周期维护和保障人民健康,大幅提高健康水平,显著改善健康公平,为实现'两个一百年'奋斗目标和中华民族伟大复兴的中国梦提供坚实健康基础。"在第二章"战略主题"中明确了新时期卫生与健康工作方针,同时也使该工作方针以最高政府行政机关文件形式固定下来。在第七篇"健全支撑与保障"的第二十一章"深化体制机制改革"部分,第一节就是"把健康融入所有政策",提出"加强各部门各行业的沟通协作,形成促进健康的合力。全面建立健康影响评价评估制度,系统评估各项经济社会发展规划和政策、重大工程项目对健康的影响,健全监督机制。畅通公众参与渠道,加强社会监督。"随后,国务院办公厅下发《"十三五"卫生与健康规划》(以下简称《规划》),重要要坚持正确的卫生与健康工作方针,"将健康融入所有政策"取得积极进展。加强组织实施,各级政府要从全面建成小康社会、推进健康中国建设的高度,进一步提高认识,加强领导,将卫生与健康工作纳入重要议事日程。各有关部门要按照职责分工,细化目标,做好相关任务的实施工作。

逐步建立健康影响评价评估制度。建立健全监测评价机制,国家卫生计生委负责牵头制订规划监测评估方案,并对规划实施进度和效果进行年度监测和中期、末期评估,监督重大项目的执行情况,及时发现实施中存在的问题,并研究解决对策。地方各级人民政府要定期组织对当地规划实施情况的检查督导,确保规划顺利实施。《"十三五"卫生与健康规划》是《"健康中国2030"规划纲要》的具体化,提出阶段性目标和措施,将"将健康融入所有政策"的实施放在突出位置,强调应用健康影响评价的方法,建立健康影响评价评估制度,推进健康中国建设。

2016年11月16日,国家卫生计生委等10个部门共同下发《关于加强健康促进与教育工作的指导意见》,要求推进"将健康融入所有政策",大力开展跨部门健康行动。各地区各部门要把保障人民健康作为经济社会政策的重要目标,全面建立健康影响评价评估制度,系统评估各项经济社会发展规划和政策、重大工程项目对健康的影响。2017年1月11日,国家卫生计生委下发《"十三五"全国健康促进与教育工作规划》,在重点任务中再次提出推动落实"将健康融入所有政策"。进一步加大宣传力度,推动"将健康融入所有政策"落到实处。开展高层倡导,在当地党委、政府领导下,建立覆盖各个部门的健康促进工作决策机制和协调机制,统筹领导当地健康促进与教育工作。推动将促进健康的理念融入公共政策制定实施的全过程,积极支持各部门建立和实施健康影响评价评估制度,系统评估各项经济社会发展规划和政策对健康的影响。联合相关部门开展跨部门健康行动,应对和解决威胁当地居民健康的主要问题。开展健康影响评价评估专项行动。积极协助各部门建立并实施健康影响评价评估制度,开发健康影响评价评估工具,组织开展相关人员培训,配合各部门系统评估各项经济社会发展规划和政策对健康的影响。到"十三五"末期实现健康影响评价评估制度以省为单位全覆盖。加强健康危险因素监测与评价,重点围绕健康环境、健康社会、健康服务、健康人群、健康文化等领域,推动做好完善环境卫生基础设施、开展环境卫生整洁行动、保障饮用水安全、加强农村改水改厕、改善环境质量、构建公共安全保障体系等工作。这是"将健康融入所有政策"在健康促进领域的政策体现,为全国各地落实这一基本方针提供了具体的指导和要求。

42.3.2 "将健康融入所有政策"在健康促进县区创建工作中的应用

（1）创建工作理由

健康促进县区创建工作是一项以县区为单位的、健康领域的综合社会治理行动，要求县区党委和政府将健康放在优先发展的位置，以健康促进理论为指导，充分调动政府部门、社会及个人承担各自的健康责任，改善各类健康影响因素，提高人群健康水平，最终实现健康与经济社会的协调可持续发展。

健康促进县区创建工作的提出，是将健康促进理论与中国特色卫生实践相结合的创新举措。人群的健康水平受社会、经济、环境、卫生服务、个人特征和行为等因素影响，解决健康问题需要政府、社会、个人各司其职，共同行动。健康促进强调通过"制定健康的公共政策""创造健康支持性环境""强化社区行动""发展个人技能""调整卫生服务方向"等综合措施，改善人群健康的影响因素，提升人群健康水平。健康促进理论指导下的实践在全球范围取得丰硕的成果。健康促进县区创建工作的理论基础是场所健康促进，是把健康促进的理论和成功经验融入县区层面的卫生与健康工作中，全面提升县区维护和保障人群健康的水平。

之所以将县区作为重点，主要理由如下：①县区是实现健康与可持续发展的重要基础。习近平总书记曾引用"郡县治，天下安"这句话，强调在我们党的组织结构和国家政权结构中，县一级处在承上启下的关键环节，是发展经济、保障民生、维护稳定的重要基础。在县区层面加强健康治理，是提高人群健康水平的重要措施。②县区层面往往是施政决策的发力点和着力点，统筹政策、环境、服务、人群等健康要素的能力比较强，有利于管理者和决策者统筹应对健康问题。③县区及其所辖的社区、单位等是人们生存的基本场所，使这些区域和场所更有利于人们的健康，能够构筑健康中国的微观基础。

此外，健康促进县区创建工作体现了"共建共享"的卫生与健康工作方针。一方面，人民群众是健康促进县区诸多政策、措施、行动的受益者。政府、部门和社会实施"将健康融入所有政策"方针，采取部门联合行动，创造维护和促进健康的工作、学习和生活环境。例如，改善了空气、水等的质量，提供安全健康的食品，在社区建设了安全的、随时可以运动的健康公园和步道；建设健康社区，居民有了家庭医生，社区培养了健康指导员、体育指导员，开展多种形式的健康教育活动；建设健康促进学校，为儿童青少年健康成长提供健康指导和健康服务；建设健康促进机关和企业，针对职业人群的健康需求提供饮食、运动和心理等方面的指导；建设健康促进医院，改善了诊疗环境等。身在健康的环境中，居民能够切身感受到实实在在的健康教育、健康指导和健康服务，健康素养水平不断提高，提高了自身的获得感和满意度。另一方面，人民群众也是健康促进县区的建设者，他们参与了健康社区、健康促进场所的建设，改善自己所处的工作、学习和生活环境，提出自己的健康需求，参与健康自我管理小组活动，努力帮助自己和他们建立膳食平衡、适量运动、戒烟限酒、心理平衡的健康生活方式，也会收获成就感，更加热情地投身到健康促进县区建设中去，共建共享，为健康梦、中国梦的实现贡献力量。

（2）政策要求

2014年9月，国家卫生计生委利用中央转移支付资金，在"全国健康素养促进行动项目"中，正式启动全国健康促进县区创建试点工作，"将健康融入所有政策"成为创建工作的核心策略，标志着"将健康融入所有政策"在我国进入实质性全面实施阶段。截至2018年1月，已开展3批试点工作，由各省份推荐县（区）参与创建国家级健康促进县区，并在国家级试点基础上积极拓展省级试点。全国已有399个健康促进县（区），其中国家级试点县（区）196个。

为推动健康促进县区创建工作，落实"将健康融入所有政策"策略，制定有利于人群健康的公共政策，原国家卫生计生委制定下发《健康促进县区"把健康融入所有政策"工作指导方案》。这是我国第一份专门针对"将健康融入所有政策"这一策略制定的专门文件，在健康促进县区创建工作中进行全方位试验。

1）为明确工作方向，原国家卫生计生委提出创建工作的总目标是：健康促进县区党委和政府运用"将健康融入所有政策"策略应对健康问题，通过部门协作控制和减少健康的危险因素，提高人群健康素养和健康水平。具体目标包括：建立"将健康融入所有政策"的工作机制；建立公共政策健康审查制度，各部门拟定公共政策时，必须就该政策对健康的影响问题广泛征求意见和建议；针对辖区重点健康问题，开展跨部门联合行动，部门出台相关公共政策；加强"将健康融入所有政策"能力建设，完善健康促进工作网络。

2）为大力推进创建工作，原国家卫生计生委要求各地开展以下重点工作。

A. 大力宣传普及"将健康融入所有政策"理念。让全社会都知晓，人群健康受社会、经济、环境、个人特征和行为等多重因素影响，诸多健康决定因素都有其社会根源。各部门制定的公共政策会对人群健康产生深刻的影响。健康促进县区的卫生计生部门要主动向各级党政领导和部门负责人宣讲"将健康融入所有政策"的概念和意义，通过宣传倡导，促使县区各级党委和政府运用"将健康融入所有政策"策略应对健康问题，促使各部门充分认识到本部门工作对辖区人民群众健康具有重要意义，积极自愿地实施"将健康融入所有政策"策略。

B. 建立"将健康融入所有政策"工作机制。按照"党委领导、政府负责、多部门协作"的工作模式，建立"将健康融入所有政策"的长期机制。健康促进县区党委和政府是落实"将健康融入所有政策"的责任主体。各个部门及乡镇（街道）是"将健康融入所有政策"的执行者，要分工明确、责任到人。县区党委和政府应把健康促进区建设列入当地民生工程，制订"将健康融入所有政策"实施规划。建立起实施"将健康融入所有政策"的领导协调机制。统筹现有与健康相关的协调机制，成立县区健康促进委员会（以下简称委员会）。委员会负责人应由党政主要负责人担任，成员应包括各个部门和乡镇（街道）的负责人。委员会下设办公室，负责日常协调和管理工作，办公室设在县区党委办公室或政府办公室。实行定期联席会议制度，共同审议和推动跨部门行动。建立"将健康融入所有政策"的工作网络。各个部门应有专门机构或专门人员负责，指定1名联络员，负责与办公室对接。县区成立健康专家委员会，负责为健康相关工作提供技术支持。

C. 形成公共政策健康审查制度。各部门和乡镇（街道）在行使部门职权时，要将健康作为各项决策需要考虑的因素之一。各部门和乡镇（街道）要在健康专家委员会的协助下，梳理本部门现有的与健康相关的公共政策，分析有无进一步完善的必要性和可能性，补充或修订相关政策措施，使得政策更有利于人群健康。在所有新政策制定过程中增加健康审查，即在政策的提出、起草、修订、发布等各个环节中，征求并采纳健康专家委员会和相关部门的意见和建议。各部门和乡镇（街道）需定期向委员会办公室汇报公共政策健康审查工作情况，包括开展健康审查的政策数量、审查次数，以及相关政策的制定和修订情况等。健康促进县区可与相关专业机构合作，在政策制定过程中探索开展健康影响评价，长期、动态地监测和评价相关政策对改善人群健康及其影响因素的效果。

D. 开展跨部门健康行动。健康促进县区要针对当地需要优先应对的健康问题，开展跨部门健康行动，出台多部门健康公共政策。需要优先应对的健康问题是必须借助多部门合作才能解决的健康问题。健康促进委员会办公室负责牵头，确定未来一段时间内需要优先应对的健康问题，提出可行的应对措施及可能涉及的部门清单，负责召集联席会议，商定参与跨部门健康行动的部门，并为每个部门设定公共政策开发目标。健康专家委员会和卫生计生部门负责为跨部门健康行动提供技术支持。相关部门明确政策开发目标后，根据当地实际选择适宜的政策开发形式，可对现有政策进行修订或启动新的政策制定计划，并在政策拟定过程中执行健康审查制度。

3）为保障创建工作富有成效，原国家卫生计生委提出以下重点工作措施。

A. 加强组织领导。健康促进县区各级党委和政府要将提高人民群众健康水平作为执政施政的重要目标，将健康中国建设作为贯彻落实"四个全面"战略布局、完善社会治理的重要内容，将"将健康融入所有政策"作为应对和解决健康问题的核心策略，纳入各部门和乡镇（街道）年度考核指标，切实做好人员、经费等各项保障。

B. 加强能力建设。加强各部门和乡镇（街道）"将健康融入所有政策"能力建设。定期对各部门和乡镇（街道）负责人员、联络员及相关工作人员进行培训。培训内容包括"将健康融入所有政策"的理念和方法，部门沟通和协调能力，公共政策开发和制定能力，健康场所创建、健康促进活动等。委员会办公室应建立定期交流制度，总结经验和教训，促进部门和乡镇（街道）间的交流。健康专家委员会和卫生计生部门负责提供技术支持。健康教育专业机构是实施"将健康融入所有政策"的骨干技术力量。健康促进县区要加强健康教育专业机构建设，增加人员配置，加强人员培训，建议设置独立的健康教育专业机构。健康促进县区要加强与更高级专业机构及有关科研院所、专业技术团队的联系，提升工作能力。

C. 加强监测评价。"将健康融入所有政策"是一个持续改善健康、促进健康公平的过程，应将监测评价贯穿到整个工作中。在问题提出和政策制定阶段，重点评价工作机制的建立情况、健康公共政策的制定过程;在政策执行阶段,重点评价健康公共政策的效果、成功经验和失败教训;在较长的时期里,监测健康及其决定因素长期发展趋势,政府、各个部门、公众对健康决定因素的认识和态度的变化。结合监测评价建立激励机制,提升部门和乡镇(街道)工作效果。委员会办公室领导监测工作,健康专家委员会委员和健康教育专业机构负责提供技术支持。

4) 为保证创建工作良性运行,原国家卫生计生委对全国健康促进县区创建工作进行了评估,制订了评估标准。评估标准分为县区级自查和总结、省级评估、国家级复核 3 个阶段,通过查阅资料、听取汇报、现场评估、人群调查等方法对所有试点县区进行评估。2017 版《全国健康促进县(区)评估标准》共包含组织管理、健康政策、健康场所、健康文化、健康环境、健康人群等 6 个一级指标,39 个二级指标。在"组织管理"方面,包含了政府承诺、协调机制、工作网络、专业网络、经费保障等指标;在"健康政策"方面,包含了政策宣传、公共政策健康评价、跨部门行动等指标;在"健康场所"方面,包含了社区、家庭、学校、企业、机关单位、公共环境等指标;在"健康文化"方面,包含了大众媒体、新媒体、主题日宣传等指标;在"健康环境"方面,包含了空气、水、食物、垃圾、绿地、体育设施、住房、社保、养老、就业、教育等指标;在"健康人群"方面,包含了健康素养水平、吸烟率、经常参加体育锻炼人口比例等指标。这些指标都与人民群众身体健康密切相关,也可以从多维度评价县区的创建工作是否取得实效。

(3) 实践经验

几年来的全国试点工作证明,健康促进县区创建在统筹应对区域健康问题方面形成了非常有效的工作模式,积累了许多宝贵经验。健康促进县区已日渐成为我国健康促进与教育工作的重要抓手,成为落实健康中国战略的重要举措。

自健康促进县区创建试点工作启动以来,各地高度重视,建设水平逐步提高,涌现出丰富的优秀实践,取得了较显著的成效。主要表现在:建立健康促进工作长效机制,有效落实"将健康融入所有政策"方针,探索积累了不少实践经验;大力开展健康促进场所建设,打造有利于人们健康的工作、学习和生活环境;广泛开展健康教育和健康科普,大幅提升人群健康素养水平,试点地区人群健康素养水平显著高于所在省份的平均水平,群众的积极性得到有效激发。一些试点县区积累了初步经验:①党政领导重视是加快卫生与健康事业发展的关键,②跨部门协

作是解决健康问题的有效路径。③全社会参与是实现健康目标的重要基础。

山东省东营市垦利区区委、区政府狠抓"将健康融入所有政策"核心策略,制定了区委区政府牵头、32 个职能部门为成员的《垦利区"将健康融入所有政策"实施方案》,明确各自的职责分工。制定下发了《垦利区公共政策健康审查制度》,成立了健康审查委员会,对政府出台的各类政策进行审查,并出具公共政策审查意见书。在制定涉及健康的重大政策、规划时向健康专家委员会征询意见 6 次,2 年内先后补充、修订和制定了一系列办法、规定、意见等政策性文件 200 项,主要涉及医疗卫生、养老服务、环境整治等领域,形成支持性的社会政策环境,切实做到为居民健康着想。

天津市南开区始终坚持"健康南开、创建惠民",围绕组织管理、健康政策、健康场所、健康文化、健康环境及健康人群 6 个目标,实施全运惠民助推健身行动、未成年人心理健康行动、医院健康促进行动和学校健康促进行动等四大健康行动,打造了一批特色的健康促进与教育品牌。坚持科学创建,形成多部门合力。将创建工作纳入区委重点工作,区长担任创建领导小组组长,拨专款支持创建工作,并列入区政府改善群众生活 20 项民心工程。坚持以人为本,提升百姓幸福指数。着力深化医药卫生体制改革,以提高全区人民健康水平为核心,提升基本医疗服务能力,落实基本公共卫生服务项目,提高养老服务水平,推进爱国卫生及计划生育各项工作,努力为辖区百姓提供持续可及的健康服务。2017 年,南开区居民健康素养水平达到 32.6%,成人吸烟率为 12.8%,经常参加体育锻炼的人口比例为 33.1%,92.8% 的学生体质健康达到合格以上,健康人群不断扩大,健康促进效应不断显现。

湖北省宜昌市西陵区深入实施"将健康融入所有政策",积极开展健康影响评价。四川省成都市新津县重点推进健康环境建设和健康细胞工程建设,对所有健康促进医院、学校、机关、企业和社区进行督导和培训。四川省汶川县注重健康促进县区的制度保障,建立健康委员会,制定《汶川全民健康示范县总体规划》,以县委出台决定、县人大做出决议的形式,把全面健康建设上升到法定程序,保证了健康促进县区建设的可持续性。

(4) 健康影响评价试点

为推进健康促进县区深入实施"将健康融入所有政策",2017 年开始,原国家卫生计生委在部分健

康促进县区开展健康影响评价试点工作。试点工作首先在陕西省榆林市清涧县等 9 个健康促进县区开展,要求健康促进县区党委和政府运用健康影响评价方法和实施路径,系统评估各项经济社会发展规划和政策、重大工程项目对健康的可能影响,健全监督机制,通过控制和减少健康的危险因素,提高人群健康水平。

实施健康影响评价的负责部门根据拟制定公共政策的性质,从健康影响评价专家委员会中选择相关专家,组成健康影响评价专家工作组,按照筛选、范围界定、评估、报告和建议 4 个步骤开展健康影响评价工作。健康影响评价建议可分为 4 个层次:该政策无须调整;调整政策,以处理消极健康影响;调整政策,以增强积极健康影响;目前信息不足,需要进一步收集信息,继续评估。试点工作目前仍在进行中,期望通过试点,探索出适用于区县级的健康影响评价方法和工具,更好地实施"将健康融入所有政策"方针。

42.4 "将健康融入所有政策"在健康城市中的应用

42.4.1 应用历程

为有效地应对危害群众健康的公共卫生问题,从 1953 年开始,中国广泛开展了以政府为主导,各部门密切配合,全社会共同参与的爱国卫生运动。65 年来,爱国卫生运动围绕改善环境卫生状况,提高卫生厕所的覆盖,提供安全饮水,提高市民健康素养等方面积极开展工作,有效控制了传染病流行,促进群众健康水平的提高。从 1989 年开始,全国爱卫会启动了卫生城镇创建活动,目前全国有 247 个城市获得了"国家卫生城市"的称号,并从 20 世纪 90 年代开始探索健康城市建设。2014 年,国务院明确提出"开展健康城市的建设,努力打造卫生城市的升级版"。2016 年 7 月,全国爱卫会发布了《健康城市建设指导意见》。2016 年 8 月,全国卫生与健康大会提出"要深入开展健康城市建设"。2016 年 10 月,中共中央、国务院印发了《"健康中国 2030"规划纲要》,对健康城市的目标、任务提出了进一步要求。历史经验表明,建设健康城市是建设健康中国的重要抓手,是推进新型城镇化建设的重要内容,也是新时期爱国卫生运动的重要载体。

"将健康融入所有政策"源于 WHO 健康促进理论中的"制定健康的公共政策",在全球创建健康城市的实践中,"将健康融入所有政策"一直或多或少地得以体现,并最终成为健康城市建设的重要指导方针。"将健康融入所有政策"的理论和实践自 2013 年引入国内以来,逐步得到健康城市理论和实践工作者的认同,并在不同层级的政策文件和标准规范中得到应用。

42.4.2 在健康城市中落实"将健康融入所有政策"的重要意义

根据 WHO 健康促进理论,健康城市是以场所为平台进行健康促进的最高表现形式,是能够保护城市辖区内人群健康的有效载体。近 40 年全球健康城市运动和中国 65 年来开展爱国卫生运动的实践经验表明,健康城市对保护人群健康、提高社会福祉、推进经济社会协调发展起到了重要作用。

从城市的运行管理机制来看,不同部门均对维护城市辖区内人群健康发挥不同的作用。如水利部门负责保证居民饮用水达到安全标准,对水源污染问题进行治理;交通部门负责道路交通安全,尽可能减少因交通事故带来的健康损害。这就要求城市各个公共管理部门的政策要协调一致,朝着有利于健康的目标,才能实现健康城市的总体目标。因此,健康城市的运行管理机制天然地具有"将健康融入所有政策"的基因。

从城市发展规划来看,越来越多地城市将健康作为吸引居民的首要考虑因素。如在新建住宅区时,将医院、学校、幼儿园纳入建设规划,使居民可以在短时间内享受到健康服务。城市绿地和休闲空间也是居民健康生活必不可少的条件,正在成为城市建设规划的重要内容。

从城市居民的健康需求来看,健康城市不仅意味着居民能够得到更好的医疗服务,居民更加期待有高水平的公共卫生服务,以及高质量的其他公共服务。如良好的教育能够为个人从小奠定健康素养水平打下坚实的基础,方便的社区卫生服务能够让居民真正享受到"小病在社区",甚至足不出户就有家庭医生上门服务。

由此可见,交通、教育、城建等各个城市管理部门的政策,均可能对居民健康产生直接或间接的影响,因此成为健康的社会决定因素。这些因素的共同作用,将为居民带来健康结局。只有这些政策的利益取向都是有利于健康的,而且在这些领域的公共政策制定之初,能够通过健康影响评价避免对居民健康的负面影响,才能实现不断提高居民健康水平的目标。

42.4.3 应用实践及经验

自2013年,"将健康融入所有政策"的理论和实践引入国内,与国内多年来开展爱国卫生运动的实践经验高度契合,并在各地建设健康城市和卫生城市的工作中不断得到发展应用,逐步成为健康城市建设的重要指导方针。

全国爱卫会于2016年7月下发的《关于开展健康城市健康村镇建设的指导意见》中,第一次明确把"将健康融入所有政策"列入指导思想,要求坚持以人的健康为中心,针对当地居民的主要健康问题和健康需求,制定有利于健康的公共政策,将健康相关内容纳入城乡规划、建设和管理的各项政策之中,促进健康服务的公平、可及。这标志着我国健康城市建设工作全面实施"将健康融入所有政策"的理念和方法,站在新的历史起点上,从公共政策角度全面关注城市人群健康。

2016年11月,全国爱卫办印发了《关于开展健康城市试点工作的通知》,标志着新一轮健康城市建设在全国全面启动。健康城市建设重点包括以下方面:①建立有利于健康的政策机制,将健康城市纳入政府的绩效考核内容。②在健康影响因素评价方面,在居民健康状况调查等基础上,制定健康城市的发展规划。③开展以社区为重点的健康细胞工程,也就是说要建设健康社区、健康村镇、健康单位、健康学校、健康家庭。④探索全民健康管理工作的模式,对不同的人群实施分类健康干预。⑤开展健康城市的评价,将对所有国家卫生城市进行第三方评价。⑥开展试点和示范工作,全国首批确立了38个试点城市,同时将定期评选优秀的示范城市,以示范、引领、带动健康城市建设的全面广泛的开展。在这一重要文件中,特别强调"将健康融入所有政策"的重要理念,再次确立了其在健康城市建设中的指导地位。

为了推进健康城市的建设,了解卫生城镇创建活动的成效,全国爱卫办委托第三方专业机构,根据中国国情,借鉴国际的经验,研究建立了包括健康环境、健康社会、健康服务、健康文化和健康人群5个方面、44项指标的健康城市评价体系,并对获得国家卫生城市称号的247个城市进行了评价。评价的主要结果显示,各个城市都积极地推进实施"把健康政策融入所有政策"方针,绝大多数城市都印发了健康

城市建设的政策文件和发展规划。各个城市人群健康状况明显高于全国的平均水平,如人均预期寿命比全国高2.7岁,婴儿死亡率低60.5%,孕产妇死亡率低57.2%。环境卫生状况明显高于全国的平均水平,如生活垃圾集中处理率比全国高26%,城乡环境卫生状况以及生态环境明显改善。健康服务体系更加健全,每千人口执业助理医师高出全国24.9%。居民健康素养明显提高,城市人均体育设施用地面积高出全国80.7%,经常参加体育锻炼的人口比例高22%。

这次评价工作对于进一步提高健康城市建设的发展水平、推动健康城市建设的深入开展具有十分重要的意义,也为目前正在进行的首批健康城市试点工作进行第三方评估奠定了扎实的基础。对247个城市的评价结果由时任国家卫生计生委副主任王国强在第九届全球健康促进大会上予以发布,向全球展示了中国开展爱国卫生运动60多年的丰硕成果。同时,健康城市作为卫生城市的升级版,与国际先进理念充分接轨,以健康城市建设为平台,推进实现联合国可持续发展议程。在第九届全球健康促进大会上,国际和国内百名健康城市市长共同倡议并签署了《健康城市上海共识》(以下简称《上海共识》),与《上海宣言》共同作为大会的主要成果文件。

在《上海共识》中,百名健康城市共同承诺将"将健康融入所有政策"作为五大基本原则之首,将健康作为所有政策的优先考虑。优先实施能够共同实现健康和城市其他发展目标的政策,在制订城市规划中鼓励所有社会各方的参与。改善社会、经济、环境等所有健康决定因素,实施健康城市发展规划和政策,包括减少贫困和不公平,关注每个人的健康权益,加大社会投入,增进社会包容,促进城市资源可持续利用。开展城市生活、疾病负担和健康决定因素的监测与评估,根据评估结果改善各项政策,提高政策执行力度。重点关注不公平问题,增加透明度,强化问责。健康城市建设是一项综合的社会治理工程,并非一个部门之责。

市长们充分认识到,可持续发展目标3(人人享有健康)和可持续发展目标11(建设包容、安全、具抵御灾害能力、可持续发展的城市和人居环境)之间有着十分紧密的联系,他们表示要致力于在城市治理的所有领域中优先考虑健康相关的政策,并评估所有政策对健康的影响,充分发挥城市潜能,促进健康与福祉,消除健康不公平,共同推动实现这两个可持续发展目标,进而实现所有17项联合国可持续发展

目标。市长们怀着无比坚定的信念,承诺为健康做出积极的政治决策,优先开展健康城市行动,并将其全面融入 2030 可持续发展议程。由此可见,《上海共识》通篇贯穿了"将健康融入所有政策"的精华和要义,成为指导健康城市建设的理论和实践指针。时任国务院副总理刘延东出席第九届全球健康促进大会国际健康城市市长论坛,并做了题为"建设健康中国,增进人民福祉"的主旨发言,她强调要树立"大健康"理念,将健康融入所有政策,建设可持续发展的健康城市,让人民共享公平可及的健康服务。无论是全球市长代表的共识,还是中国最高领导层的声音,都为在健康城市中实施"将健康融入所有政策"吹响了号角,鼓足了风帆。

2018 年 4 月,全国爱卫办发布《健康城市评价指标体系》。该指标体系分为三级:一级指标对应"健康环境""健康社会""健康服务""健康人群""健康文化"5 个建设领域;二级和三级指标着眼于我国城市发展中的主要健康问题及其影响因素。指标体系的构建中,强调健康城市建设应当秉持"大卫生、大健康"理念,实施"将健康融入所有政策"策略,坚持"共建共享",发挥政府、部门、社会和个人的责任,共同应对城市化发展中的健康问题。同时强调预防为主,全方位全周期保障人群健康。指标体系要求,健康城市建设必须致力于使人们拥有清新的空气、洁净的生活用水、安全丰富的食物供应、整洁的卫生环境、充足的绿地、足量的健身活动设施、有利于身心健康的工作学习和生活环境,使群众能够享受高效的社会保障、全方位的健康服务和温馨的养老服务,营造健康文化氛围,努力提升人们的健康意识和健康素养,促使人们养成健康生活方式和行为。通过这些综合措施,达到维护和保障人群健康的目的。

各地在实践中,响应国际和国内号召,逐步加大实施"将健康融入所有政策"的力度,探索出了宝贵的经验。如出台健康城市建设的政策性文件,将实施"将健康融入所有政策"作为重要指导思想和指导方针,组建跨部门合作的机构,加大对健康城市建设的组织协调力度。部分城市针对突出的健康影响因素,制订部门合作方案和计划,分阶段、分重点解决影响健康的突出问题。有的省份由卫生健康行政部门牵头,成立健康影响评价评估专门机构,定期为相关部门提供健康影响因素相关数据,推动解决卫生健康部门之外的健康影响因素。一些研究机构将实施"将健康融入所有政策"的方法、工具、路径等作为研究项目,通过国际和国内理论和实践研究,丰富方

法学内容,为各地实施"将健康融入所有政策"提供方法和工具。

42.5 国内实践的问题与发展前景

42.5.1 存在问题

"将健康融入所有政策"作为新的卫生与健康工作方针的重要组成部分,在我国的实施并非一帆风顺,仍存在一些困难和问题。如时任副总理刘延东在爱国卫生运动 65 周年暨全国爱国卫生工作座谈会上指出,将健康融入所有政策的"大卫生""大健康"工作格局尚未形成。这些困难和挑战主要体现在以下方面。

(1) 领导能力不足

由于"将健康融入所有政策"在我国全面实施时间不长,一些领导者对"将健康融入所有政策"的理论和实践操作尚不够熟悉。尽管"将健康融入所有政策"已经成为新时期卫生与健康工作的基本方针,但是配套政策和工具方法尚未得到有效的开发和普及,一些地方先行先试,在努力推进,但是一些地方仍然未认识到应用"将健康融入所有政策"的重要性和意义,没有将其列为重要的工作议程,缺乏领导能力,未形成有效的领导。即使有些地方领导足够重视,但是没有成规定律可以遵循,领导能力尚不足,亟须提高。

(2) 部门合作解决健康的社会决定因素难度较大

这是实施"将健康融入所有政策"的瓶颈问题。之所以尚未形成将健康融入所有政策的"大卫生""大健康"格局,很大程度上取决于各部门对其本身的工作到底能够产生多大的健康影响缺乏足够的认识,也就是说对健康的社会决定因素的理解尚不充分、不到位,导致仍按惯性只专注于本部门的工作,未能跳出本部门利益之外,思考部门政策有可能产生的健康影响。这既是观念问题,也是能力问题,是目前实施"将健康融入所有政策"方针需要解决的重点问题。

(3) 各地实施"将健康融入所有政策"仍存在较大差距

由于对健康问题的重视程度、工作重点不同,加之受各地经济社会发展水平的影响,各地实施"将健康融入所有政策"的力度和进度仍存在较大差距。有的地方已经制定了较为完整的政策文件,成立组

织协调机构,建立起监督监管机制,开始有步骤地实施"将健康融入所有政策"。也有的地方尚未制定有效的政策文件和协调机制,未能够系统地回顾和评价现有与健康相关政策的影响。

(4)尚未建立完整的健康影响评价评估体系

各地仍在探索实践,部分省市领导者反映迫切希望能够加强"将健康融入所有政策"的理论学习,希望借助专家团队,建立起"将健康融入所有政策"的实施、评价、评估体系。可以说,未来一段时间,无论是对卫生与健康工作的管理者,还是对专家学者来说,如何开发针对健康社会决定因素的健康影响评价评估工具和方法仍然是一大挑战。

(5)社会各界对"将健康融入所有政策"的内涵和应用认识不足

尽管"将健康融入所有政策"已成为卫生与健康工作基本方针的组成部分,但是由于传入我国的时间尚短,研究尚不充分,宣传力度不足,无论是各级领导,还是社会各界人士、广大民众,对将健康融入所有政策的内涵、应用、成功经验等尚缺乏足够的认识,还没有形成广泛的社会共识。广大媒体也未充分认识到宣传、倡导"将健康融入所有政策"的重要意义,同样对此缺乏足够的理解和运用,需要对广大媒体进行培训和引导。

(6)基层能力不足

与"健康中国"战略目标相比,基层实施"将健康融入所有政策"的能力远远不足。一方面,缺少专业开展健康影响评价的人员队伍和机构,特别是触角难以伸到其他部门的专业领域。另一方面,健康影响评价的工具和方法尚未完全开发,有待进一步根据实践经验总结和提炼。健康问题专业性强,每个主题又差之千里,很难有一个工具或方法去完成所有工作。基层开展大卫生、大健康工作的多是健康促进与教育或者疾病预防控制专业人员,尚未转型到开展健康影响评价的专业队伍,无论是跨部门合作的能力,还是开展健康影响评价的能力都亟待提高。

42.5.2 发展前景

"将健康融入所有政策"对我国来说并非全新事物,在应对 SARS、艾滋病防控、烟草控制、慢性病防控、爱国卫生运动等工作中,与其相关的理念、策略和措施都已经得到了较为充分的体现。但是,与一些系统、广泛地践行"将健康融入所有政策"的国家和地区相比,我国在这方面还处于初级阶段,与之相

关的研究工作、实施路径、人才储备等都比较薄弱。《"健康中国 2030"规划纲要》的发布和执行,为实施"将健康融入所有政策"提供了前所未有的国内机遇。联合国可持续发展目标和《上海宣言》为实施"将健康融入所有政策"提供了前所未有的国际机遇。根据国际和国内已有的经验和做法,我国应积极探索符合国情的应用方法和路径,使这一基本方针得以有效落实,助力健康中国建设,同时推动实现联合国可持续发展目标的国际承诺。

(1)加强领导协调机制建设

建议在中央和地方各级政府成立跨部门领导协调机制,由各级政府主要领导牵头,相关政府部门和机构参加。也可在现有健康领域议事协调机构基础上转型,纳入健康相关职能。明确领导协调机制及其组成部分的职能,加强对健康工作的统筹协调,对各部门政策进行健康审查。领导者要切实负起责任,督促落实相关职责,真正把"将健康融入所有政策"落到实处。在领导协调机制中,主要领导具有健康意识和健康视角非常重要,卫生部门要给主要领导做好参谋助手,及时提供好的意见建议,动员领导更加重视健康问题,以及其他社会政策对健康和健康公平可能的影响。

(2)加大跨部门合作力度

跨部门合作本身难度较大,不容易做到。然而跨部门合作是实施"将健康融入所有政策"的核心,也是要求实施者必备的技能。为此,在实施过程中,卫生健康部门要与相关部门友好协商,共同找到问题所在,审视是否存在共同利益或利益冲突。对可能的利益冲突,要想办法转化为共同利益,取得共识,才具备进一步合作的基础。寻找问题的所在往往会涉及对健康的社会影响因素的认识、理解和挖掘,如问题对健康的重要性、是否与政府优先考虑的重点一致、应对策略是否可行、部门间合作的机会是否存在等。在此过程中,需要有协调机制的保障,也需要不同部门人员有高超的协调技巧。要探索有效的工作机制,将健康政策融入教育、交通、城市规划、生态保护等各领域政策,让"健康细胞"扩展至社区、单位、基层、家庭等方方面面,夯实基层基础性工作,为健康中国建设筑牢网底。

(3)加强实施"将健康融入所有政策"的规划和整合

借《"健康中国 2030"规划纲要》颁布实施的机会,推动各地制订本地区的健康规划。在规划制订中,充分应用"将健康融入所有政策"的理念,分析本

地的健康影响因素,评估健康需求和优先问题,建立系统解决方案,加强部门合作。充分利用现有的健康城市、卫生城市(镇)创建、慢性病防控综合示范区、全民健康素养促进行动等健康促进项目和活动,在实施中注重加强"将健康融入所有政策"的机制建设。要想让"将健康融入所有政策"的目标从口号变成现实,需要政府各部门在观念上认识到影响老百姓健康状况的因素是多方面的,政府政策在其中发挥着很大的作用。定期展示和交流各地实施"将健康融入所有政策"的最佳实践,推动全国范围内更好地实施这一方针。特别是在地方政府机构改革的过程中,抓住契机建立完善领导协调机制和组织机构,为实施"将健康融入所有政策"提供制度保障。继续大力推进在健康城市和健康促进县区建设过程中,深入实施"将健康融入所有政策",积累经验,吸取教训,为在其他工作中实施"将健康融入所有政策"提供有效借鉴。

(4) 全面建立健康影响评估评价制度

将其作为"将健康融入所有政策"的重要抓手。国家相关立法不断完善健康影响评估评价制度,增强其法律强制性,保证制度的有效实施。建立国家级健康影响评估评价专家委员会,可由医疗卫生、教育交通、环境、宏观经济等相关领域专家共同组成。加强对健康评估评价相关工具的研究与开发。开发适合我国国情的评估评价指标体系和工具,不断完善评估制度。开发针对主要经济社会发展部门健康影响评价指南,如交通、教育、农业、住房等部门,寻找这些部门的政策与健康的关系、潜在的健康风险及可能的健康获益,特别是要与这些部门的政策制定者共同进行指南开发,促进这些部门应用指南,自觉实施"将健康融入所有政策",实现卫生部门与这些部门的共同利益,维护和促进健康和健康公平。鼓励政府机构和社会机构开展健康影响评估评价,可指定某一政府部门或第三方社会机构作为健康影响评估评价工作的实施主体,动员更多技术力量投入这项工作。在政策计划阶段即开展健康影响评价,预测社会政策的健康风险和健康获益,逐步完善社会政策健康影响评价系统。

(5) 建立必要的监测评估和问责机制

在实施将健康融入所有政策之初,就要做好监测评估设计,建立统一的基础数据库,基于人口健康方面的证据对"将健康融入所有政策"的实施效果进行监测和评估。确定评价所需要的数据、方法和证据,指定专门机构和人员负责收集这些数据和证据,定期进行分析整理,评估政策实施带来的对居民健康和健康公平的影响,以总结经验、发现不足,必要时及时进行政策调整,使政策制定和实施过程保持动态管理,发挥应有的促进健康和健康公平的作用。整合各相关部门的人口健康数据,充分利用互联网、大数据等信息挖掘手段,建立动态监测评估体系。建立考核问责机制,将各部门、各地方政府对于人民健康的责任,纳入政绩考核指标体系。注重吸引媒体、社会团体、第三方组织等参与到政策讨论、监测、评估中,保证决策和评估工作的透明性,便于开展有效的监督和问责。

(6) 大力加强能力建设

首先要加强卫生与健康工作领导者实施"将健康融入所有政策"的能力。这些领导者肩负着重要的责任,决定着健康行动的方向、策略和效果。为此,要加强卫生与健康工作领导者实施"将健康融入所有政策"的领导能力,利用高层培训等机会,使领导者们理解"将健康融入所有政策"的理论内涵和实践经验,使这些理念和实践能力能够融入领导者们的发展理念和治理能力。首先是要使领导者们树立起健康优先的意识,制定任何社会公共政策,都能考虑到这些政策对辖区内居民健康的影响。在这个过程中,卫生健康部门的人员负有重要的责任,要善于利用各种机会开发领导,获取领导的信任和支持,将健康视角切入到相关社会政策制定过程之中。尽管各级政府领导担负着重要责任,但是在实施将健康融入政策的过程中,卫生部门仍是推进者和催化剂。卫生部门在实施中的能力建设,特别是数据收集、政策分析、政策倡导的能力非常关键。应加强对政府卫生管理、公共卫生、健康促进和教育、卫生政策研究等方面人员的培训,提高其政策分析、研究、倡导等方面的水平和能力。

(7) 加大宣传倡导力度

"将健康融入所有政策"作为新时期卫生与健康工作基本方针的重要组成部分,既是一种理念,也是一种方法,只有让全社会充分了解并理解其意义和内涵,才能更好地贯彻落实。要动员广大媒体和卫生专业人员,利用传统媒体和新媒体,采取多种传播方法,加大宣传、倡导实施"将健康融入所有政策"的力度,重点宣传其内涵、国际国内成功经验等,使这一基本方针真正发挥作用。

(石 琦)

43 健康中国视野下的健康促进

党的十八大以来,中国把发展卫生与健康事业、增进人民健康福祉作为治国理政的重要组成部分,做出健康中国战略部署。2016 年,中国召开全国卫生与健康大会,并发布了《"健康中国 2030"规划纲要》(以下简称《纲要》)。健康促进与教育被放在健康中国建设的突出位置。

43.1 健康中国战略的提出

2014 年,习近平总书记在江苏镇江调研时指出,没有全民健康,就没有全面小康,深刻揭示了健康的重大现实意义。

2016 年,中共中央十八届五中全会做出"推进健康中国建设"的决策。

2016 年 8 月,党中央、国务院召开全国卫生与健康大会,习近平总书记要求把人民健康放在优先发展的战略地位,推进健康中国建设。这次会议强调了健康的重要性,指出健康是促进人的全面发展的必然要求,是经济社会发展的基础条件,是民族昌盛和国家富强的重要标志,是广大人民群众的共同追求。这次会议指出,中华人民共和国成立以来特别是改革开放以来,中国健康领域改革发展取得显著成就,人群健康指标总体上优于中高收入国家平均水平。同时,由于工业化、城镇化、人口老龄化、疾病谱变化、生态环境及生活方式变化等,健康服务供给总体不足与需求不断增长之间的矛盾依然突出,健康领域发展与经济社会发展的协调性有待增强,需要从国家战略层面统筹解决关系健康的重大和长远问题,实施健康中国建设。

2016 年 10 月,中共中央、国务院发布《纲要》,这是中华人民共和国第一个关于国民健康发展的中长期战略规划,对于全面提升中华民族健康素质、实现人民健康与经济社会协调发展、积极参与全球健康治理、履行 2030 年可持续发展议程国际承诺有重要意义。

2017 年,党的十九大做出"实施健康中国战略"的重大决策,将维护人民健康提升到国家战略的高度。

43.2 《纲要》的主要内容及特点

43.2.1 《纲要》的核心内容

《纲要》首先阐述维护人民健康和推进健康中国建设的重大意义,总结我国健康领域改革发展的成就,分析未来 15 年面临的机遇与挑战,明确《纲要》基本定位。《纲要》明确了今后 15 年健康中国建设的总体战略,要坚持以人民为中心的发展思想,牢固树立和贯彻落实创新、协调、绿色、开放、共享的发展理念，坚持以基层为重点，以改革创新为动力，预防为主，中西医并重，将健康融入所有政策，人民共建共享的卫生与健康工作方针，以提高人民健康水平为核心，突出强调了3项重点内容：①预防为主、关口前移，推行健康生活方式，减少疾病发生，促进资源下沉，实现可负担、可持续的发展；②调整优化健康服务体系，强化早诊断、早治疗、早康复，在强基层基础上，促进健康产业发展，更好地满足群众健康需求；③将"共建共享 全民健康"作为战略主题，坚持政府主导，动员全社会参与，推动社会共建共享，人人自主自律，实现全民健康。

《纲要》明确将"共建共享"作为建设健康中国的基本路径，是贯彻落实"共享是中国特色社会主义的本质要求"和"发展为了人民、发展依靠人民、发展成果由人民共享"的要求。要从供给侧和需求侧两端发力，统筹社会、行业和个人3个层面，实现政府牵头负责、社会积极参与、个人体现健康责任，不断完善制度安排，形成维护和促进健康的强大合力，推动人人参与、人人尽力、人人享有，在"共建共享"中实现"全民健康"，提升人民获得感。

按照习近平总书记"没有全民健康，就没有全面小康"的指示精神，《纲要》明确将"全民健康"作为"建设健康中国的根本目的"。强调"立足全人群和全生命周期两个着力点"，分别解决提供"公平可及"和"系统连续"健康服务的问题，做好妇女儿童、老年人、残疾人、低收入人群等重点人群的健康工作，强化对生命不同阶段主要健康问题及主要影响因素的有效干预，惠及全人群，覆盖全生命周期，实现更高水平的全民健康。

《纲要》坚持以人民健康为中心，站在大健康、大卫生的高度，紧紧围绕健康影响因素（包括遗传和心理等生物学因素、自然与社会环境因素、医疗卫生服务因素、生活与行为方式因素）确定《纲要》的主要任务，包括健康生活与行为、健康服务与保障、健康生产与生活环境等方面。是以人的健康为中心，按照从内部到外部、从主体到环境的顺序，依次针对个人生活与行为方式、医疗卫生服务与保障、生产与生活环境等健康影响因素，提出普及健康生活、优化健康服务、完善健康保障、建设健康环境、发展健康产业5个方面的战略任务。

43.2.2 《纲要》的主要特点

《纲要》坚持目标导向和问题导向，突出了战略

性、系统性、指导性、操作性，具有以下鲜明特点。

（1）突出大健康的发展理念

当前我国居民主要健康指标总体上优于中高收入国家的平均水平，但随着工业化、城镇化、人口老龄化发展以及生态环境、生活方式变化，维护人民健康面临一系列新挑战。WHO研究认为，人的行为方式和环境因素对健康的影响越来越突出，"以疾病治疗为中心"难以解决人的健康问题，也不可持续。因此，《纲要》确立了"以促进健康为中心"的"大健康观""大卫生观"，提出将这一理念融入公共政策制定、实施的全过程，统筹应对广泛的健康影响因素，全方位、全生命周期维护人民群众健康。

（2）着眼长远与立足当前相结合

《纲要》围绕全面建成小康社会，实现"两个一百年"奋斗目标的国家战略，充分考虑与经济社会发展各阶段目标相衔接，与联合国"2030可持续发展议程"要求相衔接，同时针对当前突出问题，创新体制机制，从全局高度统筹卫生计生、体育健身、环境保护、食品药品、公共安全、健康教育等领域政策措施，形成促进健康的合力，走具有中国特色的健康发展道路。

（3）目标明确可操作

《纲要》围绕总体健康水平、健康影响因素、健康服务与健康保障、健康产业、促进健康的制度体系等方面设置了若干主要量化指标，使目标任务具体化，工作过程可操作、可衡量、可考核。据此，《纲要》提出健康中国"三步走"的目标，即"2020年，主要健康指标居于中高收入国家前列"；"2030年，主要健康指标进入高收入国家行列"；展望2050年，提出"建成与社会主义现代化国家相适应的健康国家"。

43.3 健康中国建设的目标、路径和主要建设任务

43.3.1 建设目标

《纲要》提出，到2020年，建立覆盖城乡居民的中国特色基本医疗卫生制度，健康素养水平持续提高，健康服务体系完善高效，人人享有基本医疗卫生服务和基本体育健身服务，基本形成内涵丰富、结构合理的健康产业体系，主要健康指标居于中高收入国家前列，人均预期寿命达到77.3岁，婴儿死亡率、5岁以下儿童死亡率、孕产妇死亡率分别下降到7.5‰、9.5‰、18.0/10万。到2030年，促进全民健

康的制度体系更加完善,健康领域发展更加协调,健康生活方式得到普及,健康服务质量和健康保障水平不断提高,健康产业繁荣发展,基本实现健康公平,主要健康指标进入高收入国家行列,人均预期寿命达到 79.0 岁,婴儿死亡率、5 岁以下儿童死亡率、孕产妇死亡率分别下降到 5.0‰、6.0‰、12.0/10 万。到 2050 年,建成与社会主义现代化相适应的健康国家。

《纲要》设置了 13 个主要指标,其中健康水平指标 5 个,健康生活指标 2 个,健康服务与保障指标 3 个,健康环境指标 2 个,健康产业指标 1 个(表 43 - 1)。

表 43 - 1 健康中国建设主要指标

领域	指标	2015 年	2020 年	2030 年
健康水平	人均预期寿命(岁)	76.34	77.3	79.0
	婴儿死亡率(‰)	8.1	7.5	5.0
	5 岁以下儿童死亡率(‰)	10.7	9.5	6.0
	孕产妇死亡率(1/10 万)	20.1	18.0	12.0
	城乡居民达到《国民体质测定标准》合格以上的人数比例(%)	89.6(2014 年)	90.6	92.2
健康生活	居民健康素养水平(%)	10	20	30
	经常参加体育锻炼人数(亿人)	3.6(2014 年)	4.35	5.3
	重大慢性病过早死亡率(%)	19.1(2013 年)	比 2015 年降低 10%	比 2015 年降低 30%
健康服务与保障	每千常住人口执业(助理)医师数(人)	2.2	2.5	—
	个人卫生支出占卫生总费用的比重(%)	29.3	28 左右	25 左右
健康环境	地级及以上城市空气质量优良天数比率(%)	76.7	>80	持续改善
	地表水质量达到或好于 III 类水体比例(%)	66	>70	持续改善
健康产业	健康服务业总规模(万亿元)	—	>8	16

43.3.2 工作方针与建设路径

中国新时期卫生与健康工作的方针为:以基层为重点,以改革创新为动力,预防为主,中西医并重,把健康融入所有政策,人民共建共享。

共建共享是建设健康中国的基本路径,要求从供给侧和需求侧两端发力,统筹社会、行业和个人 3 个层面,形成维护和促进健康的合力。①促进全社会广泛参与,强化跨部门协作,有效控制影响健康的生态和社会环境危险因素,形成多层次、多元化的社会共治格局。②推动健康服务供给侧结构性改革,卫生计生、体育等行业主动适应人民健康需求,深化体制机制改革,优化要素配置和服务供给,推动健康产业转型升级,满足人民群众不断增长的健康需求。③强化个人健康责任,提高全民健康素养,引导形成自主自律、符合自身特点的健康生活方式,有效控制影响健康的生活行为因素,形成热爱健康、追求健康、促进健康的社会氛围。

43.3.3 主要建设任务

健康中国建设包括普及健康生活、优化健康服务、完善健康保障、建设健康环境和发展健康产业 5 个方面重点任务。

(1)普及健康生活

从健康促进的源头入手,强调个人健康责任,通过加强健康教育,提高全民健康素养,广泛开展全民健身运动,塑造自主自律的健康行为,引导群众形成合理膳食、适量运动、戒烟限酒、心理平衡的健康生活方式。

(2)优化健康服务

以妇女儿童、老年人、贫困人口、残疾人等人群为重点,从疾病的预防和治疗两个层面采取措施,强化覆盖全民的公共卫生服务,加大慢性病和重大传染病防控力度。实施健康扶贫工程,创新医疗卫生服务供给模式,发挥中医"治未病"的独特优势,为群众提供更优质的健康服务。

(3)完善健康保障

通过健全全民医疗保障体系,深化公立医院、药品、医疗器械流通体制改革,降低虚高价格,加强各类医保制度整合衔接,切实减轻群众看病负担,改善就医感受。

(4)建设健康环境

开展大气、水、土壤等污染防治,加强食品药品安全监管,强化安全生产和职业病防治,促进道路交通安全,深入开展爱国卫生运动,建设健康城市和健康村镇,提高突发事件应急能力,最大程度减少外界环境因素对健康的影响。

（5）发展健康产业

优化多元办医格局,推动非公立医疗机构向高水平、规模化方向发展,支持发展健康医疗旅游等健康服务新业态,积极发展健身休闲运动产业,提升医药产业发展水平,不断满足群众日益增长的多层次、多样化健康需求。

43.4 健康中国建设中的健康促进与健康教育

健康促进与教育在健康中国建设中处于突出重要位置,主要体现在以下两个方面。

43.4.1 健康促进与教育是卫生与健康事业发展的应有之义

习近平总书记在全国卫生与健康大会上指出,"提高人民健康素是提高全民健康水平最根本、最经济、最有效的措施之一"。基于对健康的重要性、健康问题基本特征及其解决路径的认识不断加深,各方逐渐形成共识,运用健康促进方略解决健康问题。全国卫生与健康大会上提出的新时期卫生与健康工作方针,与以往卫生工作方针相比,最大的亮点是写入了近年来国际健康促进领域提出的"将健康融入所有政策"策略,体现出中央保障人民群众健康的政治决心和机制创新。此外,新方针中的"预防为主"强调关口前移,应对健康的决定因素,"人民共建共享"强调发挥全社会和个人的作用,人人参与、人人有责、人人享有,这些都和健康促进的理念和策略高度一致,昭示健康促进在卫生与健康事业发展中具有举足轻重的作用。

43.4.2 健康促进与教育是健康中国建设的重要抓手

首先,健康中国建设的目标和发展指标指向健康促进与健康教育。《纲要》将"主要健康危险因素得到有效控制"列为健康中国建设的重要目标,提出"到 2030 年,全民健康素养大幅提高,健康生活方式得到全面普及,有利于健康的生产生活环境基本形成",这些都涉及健康促进与健康教育的主要工作领域。《纲要》把居民健康素养水平、国民体质达标率、经常参加体育锻炼人数以及空气和水质量指标列入健康中国建设主要指标,13 个主要指标中有 5 个指向健康促进与健康教育。其次,健康促进与健康教育是健康中国建设的重要任务,《纲要》将"普及健康生活"和"建设健康环境"列为健康中国五大建设任务中的两项,其中"普及健康生活"位居首位,这些都涉及我国健康促进与教育的主要工作领域。

需要特别强调的是,除了上面这些宏观方面的要求,习近平总书记在全国卫生与健康大会上,就健康促进与教育工作还提出了非常具体的要求。习近平总书记在大会上提出:"要重视少年儿童健康,全面加强幼儿园、中小学的卫生与健康工作,加强健康知识宣传力度,提高学生主动防病意识,有针对性地实施贫困地区学生营养餐或营养包行动,保障生长发育……要倡导健康文明的生活方式,树立'大卫生、大健康'的观念,把以治病为中心转变为以人民健康为中心,建立健全健康教育体系,提升全民健康素养,推动全民健身和全民健康深度融合。"

总体看来,健康促进与教育工作正处于前所未有的战略机遇期,大有可为,也必将大有作为。

（卢　永）

44 全民健康生活方式行动

44.1 全民健康生活方式行动的发起

全民健康生活方式行动（China Healthy Lifestyle for All）是 2007 年由当时的国家卫生计生委（原国家卫生部）疾控局、全国爱国卫生运动委员会办公室和中国疾病预防控制中心共同发起的传播健康知识和促进居民健康行为形成的品牌项目。该项目以"和谐我生活，健康中国人"为主题，以倡导"健康一二一"（每日一万步，吃动两平衡，健康一辈子）为切入点，以"我行动，我健康，我快乐"为口号，倡导和传播健康生活方式理念，推广技术措施和支持工具，开展各种全民参与的活动。

2017 年 4 月，国家卫生计生委、国家体育总局、中华全国总工会、共青团中央、全国妇联共同发文启动全民健康生活方式行动第二阶段（2017～2025 年）的工作，计划通过开展涵盖减盐、减油、减糖、健康口腔、健康体重、健康骨骼的"三减三健"活动，同时与适量运动、控烟限酒和心理健康等紧密结合的专项行动，凸显健康生活方式四大基石的重要作用，实现到 2020 年，全国居民健康素养水平达到 20%，2025 年达到 25%，形成全社会共同行动，推广践行健康生活方式的良好氛围。行动坚持政府主导、部门合作、动员社会、全民参与，以"和谐我生活，健康中国人"为主题，积极创造健康支持性环境，科学传播健康生活方式知识，广泛授予健康生活方式技能，结合健康城市、爱国卫生、全民健身等活动，深入推进全民健康生活方式，努力提高国民健康素质，为全面建成小康社会提供健康支撑。

44.1.1 行动背景

WHO 指出，不健康的饮食、身体活动不足和吸烟是导致慢性病的重要行为危险因素。改革开放以来，在我国政府的高度重视和全社会的共同努力下，城乡居民健康状况不断改善，国民体质逐步增强，为经济社会快速发展提供了有力保障，但经济条件改善的同时也带来了人群膳食结构和生活方式的转变，从而引发了新的健康问题。

《中国居民营养与慢性病状况报告（2015）》指出，与膳食不平衡和身体活动不足等生活方式密切相关的慢性疾病及其危险因素水平呈快速上升趋势，已成为威胁我国人民健康的突出问题。心脑血管病、癌症和慢性呼吸系统疾病为主要死因,占总死亡的 79.4%,其中心脑血管病死亡率为 271.8/10万,癌症死亡率为 144.3/10 万。2012 年,全国 18 岁及以上成人高血压患病率为 25.2%,糖尿病患病率为 9.7%;与 2002 年相比,患病率呈上升趋势。2012年,全国 18 岁及以上成人超重率为 30.1%,肥胖率为 11.9%,分别比 2002 年上升了 7.3% 和 4.8%。6~17 岁儿童青少年超重率为 9.6%,肥胖率为6.4%,分别比 2002 年上升了 5.1% 和 4.3%。每人每日食盐摄入量平均为 10.5 g,大大高于食盐的推荐摄入量(每人每日 6 g);15 岁以上人群吸烟率为28.1%,其中男性吸烟率高达 52.9%,非吸烟者中暴露于二手烟的比例为 72.4%。2012 年全国 18 岁及以上成人的人均年酒精摄入量为 3 L,饮酒者中有害饮酒率为 9.3%,其中男性为 11.1%。成人经常锻炼率为 18.7%。

慢性病的患病、病死与经济、社会、人口、行为、环境等因素密切相关。一方面,随着人们生活质量和保健水平不断提高,人均预期寿命不断增长,老年人口数量不断增加,我国慢性病患者的基数也在不断扩大;另一方面,随着深化医药卫生体制改革的不断推进,城乡居民对医疗卫生服务需求不断增长,公共卫生和医疗服务水平不断提升,慢性病患者的生存期也在不断延长。慢性病患病率的上升和死亡率的下降,反映了国家社会经济条件和医疗卫生水平的发展,是国民生活水平提高和寿命延长的必然结果。个人不健康的生活方式对慢性病发病影响巨大,综合考虑人口老龄化等社会因素和吸烟等危险因素的现状及变化趋势,我国慢性病的总体防控形势依然严峻,防控工作仍面临着巨大挑战。

通过倡导和促进健康生活方式改善全民健康状况,其他国家已有很多成功经验。2004 年,第五十七届世界卫生大会通过了"饮食、身体活动与健康全球战略",要求各成员国将推动健康饮食和身体活动作为保障民众健康、推动社会进步的重要策略。因此,由国家倡导并推动全民健康生活方式行动,将极大地促进人力资本和经济发展。随后,我国《卫生事业发展"十一五"规划纲要》明确提出将"加强全民健康教育,积极倡导健康生活方式"作为重点工作。为此,原卫生部疾病预防控制局、全国爱卫会办公室和中国疾病预防控制中心在全国范围内发起全民健康生活方式行动,旨在提高百姓健康意识和健康生活方式的行为能力,创造长期可持续的支持性环境,提高全民的综合素养,促进人与社会和谐发展。

44.1.2 行动设计

(1)指导思想

运用健康促进社会营销策略,打造行动品牌,倡导健康理念,培育健康生活方式与行为。

(2)设计"行动"标志

2007 年初,国家行动办公室组织设计了"行动"标志。并补充注册了版权和商标。标志外围以健康一词的拼音首字母"JK"为元素,通过艺术化设计变形,使字母有机地组合成一个形象图形,像个饱满的水果,同时辅绘以谷穗图案。标志中心以字母"K"为元素,通过设计变形,使字母成为一个享受快乐生活的、正在奔跑跳跃的人形图像。主标志以绿色为标准颜色,绿色代表健康和环境。整个标志意涵倡导和推动健康生活方式,通过科学传播平衡膳食和身体活动,提高国民身体素质和健康素质。

(3)确定行动主题与口号

"行动"主题:"和谐我生活,健康中国人。""行动"口号:"我行动,我健康,我快乐!"

(4)创作行动主题歌

国家行动办公室组织创作了欢快向上的"行动"主题歌——《健康一二一》,在国家和各地组织活动时播放,增加活动的宣传效果。

(5)推出健康生活方式日

为了深入持久地开展"行动",确定每年 9 月 1 日为全民健康生活方式日。各地在该日均组织不同形式的健康生活方式倡导活动,扩大"行动"影响力,惠及更多百姓。

(6)召开启动仪式

2007 年 9 月 1 日,"行动"第一阶段工作启动仪式在北京隆重举行。原国家卫生部领导以及来自科技部,农业部,全国总工会,全国妇联,全国 31 个省、自治区、直辖市卫生厅局,4 个健康城市,WHO,联合国儿童基金会,中国疾病预防控制中心等的 300 多位代表,在京 30 余家媒体,北京市社区 600 多名居民参加了启动仪式。2017 年 4 月 28 日上午,"行动"第二阶段工作启动仪式在京举行。

44.2 全民健康生活方式行动内容

全民健康生活方式行动在《渥太华宪章》健康促进策略的基础上,结合中国国情和慢性病防控特点,提出了以下的策略和措施,成为全国开展行动的主要依据和活动内容。

（1）政府主导，部门协作，创造健康支持性环境

各地区将推进全民健康生活方式行动作为健康中国建设重要内容，坚持政府主导、部门协作，将健康融入所有政策，紧密结合国家卫生城市、健康城市、慢性病综合防控示范区和健康促进县（区）等建设工作，依托国家基本公共卫生服务均等化项目、全民健身活动、全民健康素养促进行动、健康中国行动等平台，开展健康支持性环境建设。卫生计生部门要大力宣传健康生活方式核心信息，推广健康支持性工具，建设无烟环境，培育健康生活方式指导员队伍，开展健康生活方式指导员"五进"活动（进家庭、进社区、进单位、进学校、进医院）。体育部门要健全群众身边的体育健身组织，建设群众身边的体育健身设施，丰富群众身边的体育健身活动，支持群众身边的体育赛事，提供群众身边的健身指导，弘扬群众身边的健康文化，携手卫生计生等相关部门培养运动康复医师、健康指导师等相关人才，推进国民体质监测与医疗体检有机结合，推进体育健身设施与医疗康复设施有机结合，推进全民健身和全民健康深度融合。各级工会、共青团、妇联组织要充分发挥宣传阵地作用，组织群众乐于参与的活动推广健康生活方式，积极创造有益于健康的环境。

（2）动员社会，激活市场，倡导践行健康生活方式

广泛动员社会各界，激发市场活力，在规范合作的基础上，鼓励、引导、支持各类公益慈善组织、行业学（协）会、社会团体、商业保险机构、企业等择优竞争，积极参与全民健康生活方式行动。针对人民群众健康生活需求，建设健康生活方式体验及践行相关设施，开发和推广健康促进适宜技术和健康支持工具，利用大数据、云计算、智能硬件、手机软件等信息技术，创新健康管理模式，提高健康生活方式相关服务可及性。在全社会营造良好的健康服务消费环境，帮助群众体验健康生活方式带来的益处和乐趣，提升健康产品和服务供给的百姓获得感，增强群众维护自身健康的能力。

（3）多措并举，全民参与，塑造自主自律的健康行为

倡导"每个人是自己健康第一责任人"的理念。鼓励个人、家庭使用控油壶、限盐勺、体质指数速算尺等健康支持工具，促使群众主动减盐、减油、减糖，合理膳食。引导群众积极参加跳健身操（舞）、健步走、练太极拳（剑）、骑行、跳绳、踢毽等简便易行的健身活动，发挥中医"治未病"优势，大力推广传统养生

健身法。深入开展控烟限酒教育，促使群众主动寻求戒烟咨询和服务，减少酒精滥用行为。强调培养自尊、自信、自强、自立的心理品质，提升群众自我情绪调适能力，保持良好心态。扶持建立居民健康自我管理组织，构建自我为主、人际互助、社会支持、政府指导的健康管理模式。

（4）科学宣传，广泛教育，营造健康社会氛围

每年围绕一个健康宣传主题，结合9月1日"全民健康生活方式日"等各类健康主题日，广泛宣传健康科普知识。充分发挥工会、共青团、妇联等群众团体的桥梁纽带作用和宣传动员优势，以百姓关注、专业准确、通俗易懂的核心信息为主体，采取日常宣传和集中宣传相结合、主题宣传与科普宣教互辅佐、传统媒体与新媒体共推进的形式，策划打造全民健康生活方式行动品牌，积极传播健康生活方式核心信息，努力营造促进健康生活方式的舆论环境。

44.3 全民健康生活方式行动的实践

44.3.1 2015年前的工作原则与内容体系

（1）工作原则日渐清晰

1）政府推动与全民参与相结合：与以往的健康教育项目不同，按照《渥太华宪章》和《饮食、身体活动和健康的全球战略》的建议，行动强调政府为主，多部门合作，全社会参与，重视促进健康饮食和身体活动的支持性环境建设，关注个人技能的提高。

2）短期计划与长期规划相结合：不仅强调工作的计划性，更强调工作的长期计划，制定了《全民健康生活方式行动总体方案（2007—2015年）》；以年度为基础的短期计划不断出台，《2008年全民健康生活方式行动实施方案》《2009年度健康血压主题活动总体方案》《2010年全民健康生活方式行动项目技术方案》《2011—2012年度全民健康生活方式行动工作实施方案》《全民健康生活方式行动实施方案（2013—2015年）》有序实施，各项工作整体推进，确保长期目标得以实现。

3）政策支持与定期考核相结合：从2008年起，行动被纳入中央补助地方项目，由中央财政直接拨付各省，支持各地开展行动。从2011年起，行动被列入医改重大专项，经费逐年增加。2011年行动被纳入《慢病综合防控示范区建设考核标准》。2012年，卫生部、国家发展改革委、财政部等15个部委联合印发了《中国慢性病防治工作规划（2012—2015

年)》,第一条就是关口前移,开展全民健康生活方式。2012 年行动被纳入《疾病预防控制工作绩效评估标准(2012 年)》。

4)重视机制建设与以点带面相结合:2012 年行动被纳入《疾病预防控制工作绩效评估标准(2012年)》,这使行动成为各级疾控机构慢病防控工作的常规工作任务。此外,中国疾病预防控制中心和全国爱卫办联合,对健康城市创建起了巨大作用。《卫生部疾病预防控制局(全国爱卫办)关于进一步做好全民健康生活方式行动的通知》下发后,各地如雨后春笋般地纷纷开展具体的示范创建,例如,《健康北京人——全民健康促进十年行动规划(2009—2018年)》《健康上海行动(2019—2030 年)》《"健康重庆2030"规划》《健康山东行动方案》《"健康湖北 2030"行动纲要》《健康宁夏全民行动实施方案(2013—2020 年)》《"健康唐山、幸福人民"行动方案》等。

(2)工作内容体系创新

1)健康支持性环境建设:全国健康支持性环境数量逐年增加,截至 2018 年 6 月底已建成 49 562个。"行动"开展健康社区、健康单位、健康学校、健康食堂、健康餐厅、健康小屋、健康步道、健康一条街及健康主题公园 9 类健康支持性环境的创建。由国家行动办制订并下发健康支持性环境建设指导方案。要求各地建立健全支持性环境建设领导小组,完善环境建设和人员配备,定期开展宣传活动,并明确规定了申报备案、工作培训、组织实施、评估验收 4步创建流程。

A. 健康社区、单位和学校:要求无烟环境,要求有促进身体活动的场地和设施;设立固定宣传栏,定期更换宣传材料;组织全体健身活动、知识竞赛、专家讲座等多种活动;为参与人员发放健康生活方式宣传材料与支持工具(控油壶、限盐勺、计步器等)。

B. 健康食堂、餐厅:要求有专职或兼职营养配餐人员;管理人员和工作人员均需接受合理膳食的知识培训,厨师应掌握制作低盐、少油菜肴的技能;要求就餐环境干净、整洁、无烟,有可自由取阅的健康生活方式宣传资料,并每月开展健康生活方式宣传活动。

C. 健康步道、健康一条街和健康主题公园:要求有明确的指示标志,设立健康知识宣传栏,并定期更换宣传材料;提供健身场地和设施,对各项设施进行管理和维护,并配使用说明,引导居民正确使用。浙江省宁波市鄞州区疾控中心设计制作了手绘版的"健康地图",将全区 20 余种健康步道、健康主题公园、健康小屋等健康场所绘制在一张地图上,标明地址和交通指南,居民可以轻松地按图索骥,找到休闲健身、自助体检等健康场所。

D. 健康小屋(健康加油站):要求位置便利,提供身高、体重、腰围、血压、体重指数等自助测量工具和设备,有条件的地区可以配备体脂仪、血糖仪、肺功能检测仪等设备。各设备配有使用说明图解及注意事项,悬挂各种检测结果的正常值参考范围。小屋内需有健康宣传资料,供居民自行取阅。鼓励提供健康咨询和个性化健康指导。

2)健康生活方式指导员:健康生活方式指导员是指掌握了较多健康生活方式知识和技能,能够承担起家庭和社区健康教育、健康生活指导作用的社区成员。2011 年,"行动"在全国开展"健康生活方式指导员"试点工作,充分动员百姓积极参与。截至2016 年年底,全国已招募健康指导员 36.7 万名。调查评估显示健康生活方式指导员能帮助建立起自治型社区健康教育管理新模式。

A. 组织管理:各地街道办事处、居(村)委会,负责招募动员健康生活方式指导员,组织活动,以及日常管理协调。各级行动办公室、各区县疾控中心和社区卫生服务中心负责技术指导,包括制订方案、培训人员、考核督导等。国家行动办制订健康生活方式指导员工作手册,各地制订本地的工作方案,参照方案开展工作。

B. 人员招募:制订健康生活方式指导员的必备入选条件和优先入选条件。鼓励各地创新机制,结合实际情况利用好社区力量。必备入选条件包括:愿意对社区居民进行健康生活方式宣传和动员;具备较好的交流、表达和书写能力;签署"健康生活方式指导员志愿书"。优先入选条件包括:不吸烟、经常锻炼身体、不酗酒、热爱此项工作;社区内的楼(门)长、村(居)委会干部、社区健身小组组长(或社会体育指导员)、健康自我管理小组组长等均可优先入选。

C. 人员培训:对社区卫生服务中心人员和县区疾控人员这些备选的健康生活方式指导员进行培训。内容包括:全民健康生活方式行动背景及目的;健康生活方式的主要知识和技能;维持和控制体重、血压、血糖和血脂指标;常见慢性非传染性疾病的早期发现和预防;协调开展高血压、糖尿病患者的管理。

D. 考核管理:由负责健康生活方式指导员工作的基层医疗卫生服务工作人员(健康生活方式指导

员协调员)通过记录查询、知识技能考试、相关人员询问等方式对其进行考核。给合格的健康生活方式指导员发放"县(区)健康生活方式指导员证书"。有条件的地区可以举办"优秀指导员评选比赛"等活动。

3) 新媒体应用:2013 年,国家行动办公室注册"全民健康生活方式行动"微信公众平台,探索新媒体在传播健康知识与促进公众健康行为改变中的作用。微信公众平台每年推送健康核心信息 1 000 余条,现关注人数近 7 万,在全国疾控系统微信传播影响力排行榜中位居前列。此后,国家行动办公室在总结经验的基础上,紧跟宣传热点,先后注册微博、头条、抖音等新媒体账号,逐步形成覆盖全人群的新媒体健康传播阵地。自 2017 年起,在全国高血压日、健康生活方式日、世界糖尿病日等重点健康主题宣传日上,国家行动办以新媒体宣传阵地为抓手,带动省、市、县级行动办,在同一时间,使用同一宣传素材,统一发声,达到"1+1>2"的宣传效果。

44.3.2　2015 年后的行动推进举措

（1）"三减三健"专项行动

1) 确定重点人群:减盐、减油、减糖行动以餐饮从业人员、儿童青少年、家庭主厨为主,健康口腔行动以儿童青少年和老年人为主,健康体重行动以职业人群和儿童青少年为主,健康骨骼行动以中青年和老年人为主。

2) 传播核心信息:提高群众对少盐、少油、低糖饮食与健康关系的认知,帮助群众掌握口腔健康知识与保健技能,倡导天天运动、维持能量平衡、保持健康体重的生活理念,增强群众对骨质疏松的警惕意识和自我管理能力。

3) 开展培训、竞赛、评选等活动:引导餐饮企业、集体食堂积极采取控制食盐、油脂和添加糖使用量的措施,减少含糖饮料供应。配合学校及托幼机构健康教育课程设计,完善充实健康饮食、口腔卫生保健、健康体重等相关知识与技能的培训内容,开展健康教育主题活动,鼓励减少含糖饮料和高糖食品的摄入。开展"减盐控油在厨房,美味家庭促健康""聪明识别添加糖""健康牙齿、一生相伴""健康骨骼、健康人生"等社区活动,组织群众参与知识竞赛、健骨运动操比赛等活动,传授选择健康食品和健康烹饪的技巧、口腔保健的方法和预防骨质疏松的健康习惯。在职业场所开展健步走、减重比赛等体重控制及骨质疏松预防活动,协助提供个性化健康指

导与服务。对基层医务人员和健康生活方式指导员开展相关核心信息培训,提高社区健康指导能力,有条件的县(区)建立骨质疏松健康管理基地(门诊)。

（2）"适量运动"专项行动

促进体医融合,积极推进在公共卫生机构设立科学健身指导部门,积极倡导通过科学健身运动预防疾病和促进疾病康复,在街道、乡镇开展健康促进服务试点,建立"体医融合"的健康服务模式。积极推进社会"运动处方"专业体系建设,开展家庭医师开具运动处方工作试点,提倡开展个性化的科学健身指导服务体系,提倡社会各单位建立将健康指标与工作效率相结合的评价机制。鼓励媒体和社会机构宣传"体医融合、科学健身"的文化观念,在大众中普及科学健身知识,提高全民健身科学化水平。

（3）"控烟限酒"专项行动

创建无烟环境,禁止公共场所吸烟,开展无烟卫生计生机构、无烟机关、无烟学校、无烟企业等创建活动,发挥领导干部、卫生计生系统带头作用。以青少年、女性等为重点,发挥医师、教师、公务员、媒体人员的示范力量,围绕"减少烟草烟雾危害""推广科学戒烟方法"等主题,开展"中国烟草控制大众传播""送烟＝送危害""戒烟大赛"等宣传教育活动,倡导公众养成健康、文明的"无烟"生活方式。推广戒烟热线咨询,开展戒烟门诊服务,营造"不吸烟、不敬烟、不送烟"的社会氛围。倡导成年人理性饮酒,广泛宣传过量饮酒的健康危害,以及对家庭、社会可能造成的酒驾、暴力、犯罪等负面影响。以儿童青少年为重点人群,在学校广泛开展专项教育活动,宣传饮酒对未成年人体格和智力发育等方面的影响,引导未成年人远离酒精,并向家庭辐射传播酒精危害相关知识。

（4）"心理健康"专项行动

广泛开展心理健康科普宣传,传播心理健康知识,提升全民心理健康素养。引导公民有意识地营造积极心态,调适情绪困扰与心理压力。开展心理健康"四进"活动。"一进单位",用人单位为员工提供健康宣传、心理评估、教育培训、咨询辅导等服务。"二进学校",广泛开展"培育积极的心理品质,培养良好的行为习惯"的学生心理健康促进活动。"三进医院",在诊疗服务中加强人文关怀,普及心理咨询和心理治疗技术,积极发展多学科心理和躯体疾病联络会诊制度,与高等院校、社会心理服务机构建立双向转诊机制。"四进基层",在专业机构指导下,基层医疗卫生机构为社区居民逐步提供心理评估和心

理咨询服务,依托城乡社区综合服务设施或基层综治中心建立心理咨询(辅导)室或社会工作站,对社区居民开展心理健康知识宣传和服务。

44.3.3 行动的成效

2011 年,行动被纳入《慢病综合防控示范区建设考核标准》;2012 年,行动被纳入《疾病预防控制工作绩效评估标准(2012 年)》。这使行动成为各地疾控的常规工作,被列入医改重大公共卫生专项。2014年,国家卫生城市标准提出要实施全民健康生活方式行动。国家层面政策的支持促进了地方行动,很多地方将行动纳入政府工作,建立可持续工作机制。

2012 年全国开展的行动效果评估调查结果显示,行动的开展有助于健康生活方式知晓率的提高,能促进居民健康意识的提高,促进人们使用限盐勺和控油壶等健康支持工具,但是尚不足以促进居民普遍采取健康行为。且工作进展数据显示,地区间发展不平衡,西部开展行动的数量与质量低于东部。为此,卫生部疾病预防控制局(全国爱卫办)下发《关于进一步做好全民健康生活方式行动的通知》,对行动 2013~2015 年实施策略进行调整,提出分地区目标,2013 年省级行动东、中、西部县(区)覆盖率分别达到 80%、60% 和 40%,并注重活动开展的质量,提出启动行动和开展行动两个概念,对开展行动的县区提出了定量的活动要求。

(1) 促进慢性病相关危险因素的改变

全民健康生活方式行动在科学证据的基础上发展出平衡膳食和身体活动指导方案。2011 年编制出版的《健康生活方式核心信息》,除了合理饮食和适量运动,还包括戒烟限酒、口腔健康、心理健康等健康生活方式内容,为每条健康信息提供科学依据和健康行为。2017 年出版的《健康生活 幸福相伴》,解读"三减三健"核心信息。行动采取多种形式帮助个体纠正不良生活方式,如积极开发并推广使用各种健康支持工具,包括控油壶、限盐勺、体重指数计算盘和腰围尺等。2012 年对行动开展的效果评估结果显示,在开展行动的地区,居民健康生活方式相关知识和健康意识明显提高,表明全民健康生活方式行动对倡导改变慢性病相关不良生活方式起到了初步效果。

(2) 促进形成慢性病防控的健康支持性环境

影响健康的社会因素有社会经济和政治背景、社会地位(如教育和收入等)、日常生活环境(如食物环境和建成环境)。防控慢性病,不仅要着眼于个

人行为,还要着眼于种种社会决定因素。中国近年来快速的城镇化、工业化和人口老龄化进程,以及由此带来的人们日常生活环境的巨大变迁,是导致慢性病流行的重要社会决定因素。中国慢性病防治工作规划明确提出要政府主导、部门合作、社会参与,营造有利于慢性病防治的社会环境。

2010 年起,原卫生部在全国开展慢性病综合防治示范区创建工作,要求创建地区将慢性病防治纳入政府工作计划,给予政策和经费支持。行动工作被列为其中的重要内容,促使地方政府努力落实各项健康促进工作。此外,行动工作与政府主导的健康城市和健康城镇建设有机结合。

行动于 2009 年开展示范创建工作,在全国开展示范社区、单位、食堂和餐厅建设。2013 年在全国开展健康社区、健康单位、健康学校、健康食堂、健康餐厅/酒店、健康步道、健康小屋(健康加油站)、健康一条街和健康主题公园共 9 类场所的建设,努力营造健康生活方式支持性环境。截至 2018 年 6 月底,全国启动行动的县区数占总县区数的 84.15%,共计建成各类健康支持性环境 49 562 个。

(3) 促进全人群参与慢性病防控行动

促进全人群采取健康生活方式是慢性病防控的根本,也是最符合成本效益的策略。《中国防治慢性病中长期规划(2017—2025 年)》提出,健全政府主导、部门协作、动员社会、全民参与的慢性病综合防治机制,将健康融入所有政策,调动社会和个人参与防治的积极性,营造有利于慢性病防治的社会环境。

爱国卫生运动自 19 世纪 50 年代开展以来,充分调动各方力量,开展群众运动,在改造自然面貌、控制传染病和寄生虫病上发挥了重要作用。行动希望将慢性病防控融入新时期爱卫工作,利用爱国卫生运动所具有的强大的群众动员能力,发起全民健康促进行动,提高全人群的健康素养。上海市爱卫办于 2005 年增设"上海市健康促进委员会",将爱国卫生工作重心从"除害防病"向"健康促进"转变,积极推动全民健康生活方式行动等健康促进工作,成绩斐然。

行动在推进过程中通过多项措施落实全人群策略。首先,鼓励各地围绕健康生活方式开展广泛的现场宣传和媒体报道。通过微信公众平台进行新媒体健康传播探索,建立起横向覆盖全国,纵向覆盖国家省、市、县、区 4 级的新媒体传播平台。其次,行动自 2011 年开始,开展健康生活方式指导员活动,在社区募集掌握较多健康生活方式知识和技能的居

民,使其经过培训,对家庭和社区开展健康生活指导活动,真正使健康生活方式深入社区。

另外,国家行动办与专业技术单位合作,制订针对不同场所和人群的专项行动指导方案,如在学校开展"快乐10分钟"活动,在单位开展"无烟环境建设"活动,在社区开展"健康口腔、幸福家庭"项目等,鼓励各地针对本地实际情况开展这些专项行动。

国家行动办与中国儿童中心常年联合主办"健康生活方式从聪明宝宝做起"系列活动。"快乐10分钟"是中国健康校园行动的一部分,2003年由中国疾病预防控制中心发起,以学校为基础对儿童身体活动进行干预。2018年开展平衡膳食行动暨"营在校园美食"。

"万步有约"活动旨在探索构建适合中国职业人群的身体活动促进工作模式与机制。职业人群健走激励大赛在全国已经举办3次,成为身体活动促进的重要激励平台。

(4)搭建社会力量参与慢性病防控的平台

全民健康生活方式行动促进与相关健康行动相互呼应、相互带动,促进了社会健康氛围的发展。"健康中国行"是国家卫生健康委、国家体育总局、教育部、全国总工会、共青团中央、全国妇联联合主办的健身主题宣传活动,多部门协作共同促进了全民健康生活方式行动相关理念的传播。

"健康带回家"是由原国家卫生计生委和中国计生协联合举行的对流动人口卫生计生提供关怀、关爱的专项行动,强化流入地和流出地的沟通配合,有效整合服务资源,提供优质健康服务,使流动人口有更多的获得感和幸福感。行动扩大了全民健康生活方式行动理念的接收群体,充分体现了全民健康的理念。

"中国健康知识传播激励计划"由原卫生部疾控司、新闻办和中国记协于2004年联合发起。健康激励计划项目按照"领先一步"的策划要求,以政府主导、专家助力、媒体先行、社会支持、公众参与为行动理念,紧密配合健康生活方式行动,开展吃动平衡、健康骨骼、乐享健康生活等项目,覆盖全国各省市的300余个慢病综合防控示范区。

"骨动中国"活动始于2010年,秉承着"关爱骨松患者、倡导健康生活"的公益理念,将活动带到100多个城市。另外,还发动学会、协会、企业积极参与全民健康生活方式行动,如中国营养学会的全民营养周宣传活动,每年针对不同营养主题进行宣传。

同时,全民健康生活方式行动积极与其他机构

合作,努力搭建社会力量参与的平台。2010年,由企业支持,在80多家国家部委建立健康加油站。2012年,支持中国老年保健协会开展的"全民健康生活方式大巡讲"活动。2013年,国家行动办公室支持中华预防医学会开展健康生活方式知识竞赛。2016年,支持中国健康促进联盟发布"减少儿童含糖饮料摄入"的倡议。2017年,国家行动办公室联合9家学术机构联合发布《关于推动食品行业"减盐、减油、减糖"的联合倡议》。2017年,中国饮料工业协会在中国饮料工业协会年会发布《2017持续推进中国饮料行业健康行动倡议书》,倡议饮料企业从7个方面开展行动,助力"健康中国"目标实现。

(5)促进慢性病防控队伍能力建设

慢性病防治工作需要健全慢性病防治体系,培养慢性病防治专业队伍。我国慢性病防治专业队伍包括疾病预防控制机构、专病防治机构、二级以上医院、基层医疗卫生机构等。2009年,中国慢性病预防控制能力调查对各级疾控中心和基层医疗卫生机构9个方面的慢性病预防控制能力进行评估,发现我国慢性病防治专业队伍还存在数量和质量不足的问题,慢性病防控能力仍然薄弱。尤其是县区级疾控机构和基层医疗卫生机构,开展慢性病防治工作的基础薄弱、队伍年轻、实践经验欠缺。

全民健康生活方式行动的实施能够加强慢性病防控队伍的能力建设。行动具有完善的组织体系,各省、市、县(区)均成立行动办公室,大部分设在各级疾控中心。国家行动办每年对省级行动办进行项目培训,对省内行动办进行逐级培训,并定期组织行动经验交流,各级行动工作人员开展健康教育与指导、慢性病社区防治以及项目评估的能力得到提高。除了项目培训与交流,行动还积极搭建学术交流平台。自2012年开始,每年组织召开中国健康生活方式大会。大会通过与WHO和美国疾控中心合作,邀请国内外专家交流健康生活方式和慢性病防控的最新知识、理论、方法、技术、工具和实践。参会人员包括全国各级行动办公室和基层社区工作人员。

44.4 行动在"健康中国2030"规划建设中的作用

全民健康生活方式行动作为国家层面实施的一项健康促进的具体工作,通过制定有利于健康的公共政策、创造健康支持性环境、强化社区行动、发展个人技能、调整卫生服务方向这5项综合性措施来

改善人群健康的影响因素,提高整体健康水平。

2016 年,随着"健康中国 2030"战略的深入实施和第九届全球健康促进大会的召开,我国以健康城市建设为代表的国家层面的健康促进工作的顶层设计不断完善,健康发展理念逐渐融入各项公共政策;地方层面的实践丰富多样,各地的城市规划、建设和管理的各环节坚定践行健康城市理念;健康促进县(区)建设作为健康城市建设的重要组成部分,促进各地健康城市建设全面展开。全民健康生活方式行动第二阶段各项工作深度推进有以下几点启示。

44.4.1　不断完善和优化健康促进工作顶层设计

在全民推进全民健康生活方式行动的具体工作进程中,结合区域的健康主要危险因素与健康问题,依托各地卫生城市、文明城市、健康城市等区域规划设计,分析,结合各地开展的健康促进县(区)的建设,全面推进全民健康生活方式行动。各地在制定和实施各项政策的过程中,切实落实"以人的健康为中心,科学建立政府主导、多部门协作、全社会参与"的工作机制,将全民健康生活方式行动所提及的专项行动及吃动平衡的各项措施纳入当地促进健康可持续的、具体公共政策的要求和考核指标中。同时,广泛协调社会各相关部门及社区、家庭和个人,履行各自对健康的责任,共同采纳、维护和促进健康的社会行为,逐一落实多部门合作促进健康的顶层设计与实施方案的具体内容,确保制定促进健康的可持续公共政策顺利实施,实现健康促进的根本目标,真正做到"将健康融入所有政策"。

44.4.2　进一步加大健康支持性环境创建力度

健康的环境条件将促使行为动机得以实现,并能巩固、维持、促进新行为形成,确保各种对健康产生影响的危险因素得以控制。全民健康生活方式行动支持性环境建设出台相关建设标准,既包括具体的空间、地域与设施等硬环境,又包括抽象的精神、氛围、行为取向、社会意识等软环境,它们在不同程度上对某种行为起着强化、支持或促进改变的作用。因此,着眼于健康小屋、健康步道、健康公园、健康一条街、健康社区、健康学校、健康单位等具体环境的构建,与城市物质空间环境、城市基础设施、公共服务等方面的发展相结合,在满足城市规划发展的前提下,针对儿童、妇女、老年人、职业人群等不同人群的健康特点,为他们提供健康促进的支持环境,最大

限度地满足居民健康需求。随着行动的逐渐深入,对支持性环境建设的健康要求也日渐深入,保护人群健康,使其免受威胁,丰富、完善支持性环境建设日益重要。伴随全民健康生活方式行动的出台,国家行动办又出台了新修订的健康支持性环境建设的标准。各地不仅要完成当地支持性环境的创建工作,更是要结合当地的实际情况,结合工作的具体开展,更大力度地开展支持性环境的创建。

44.4.3　多途径多形式扩大健康生活指导员队伍建设

以居民健康问题为导向,全社会参与,通过促进所有可持续发展行动来增强居民维护自身健康的能力,需要政府、社会各界的共同努力。全民健康生活方式指导员无疑是落地执行健康生活方式的倡导者,为居民赋能的最直接人选。目前我国已有 40 万名健康生活方式指导员在社区开展健康生活方式宣传、倡导及实践工作。一方面,我们需要通过各类培训,不断提升现有健康生活指导员自身健康服务能力。指导员通过人际传播,开展"三减三健"等新知识的传递,带领社区群众深度践行万步行、广场舞、低油低盐的健康菜品制作等具体方式。另一方面,需要吸纳更多的人士加入指导员队伍。将全民健康生活方式指导员建设与各地的志愿者发展结合,不断扩增指导员队伍,扩大活动范围与影响,最大限度地发挥其引领居民改变健康行为的优势,不断提升所指导辖区居民的健康水平,实现主动控制健康危险因素、提高健康素养水平、促进居民健康的目的。

44.4.4　与时俱进不断探索和加强新技术应用

当前已有不少城市借助智慧化、信息化的手段,借力智慧城市建设,在智慧医疗、智慧服务、智慧管理、智慧教育等领域积极探索。未来,智慧应用的继续深化、信息化,将推动形成智能高效的健康城市管理模式。在实施全民健康生活方式行动的具体过程中,借助新技术的不断引入和应用,一方面要确保个体更多地利用已有的支持性环境,通过健康小屋、健康步道、可穿戴设备、健康家居设备等各类健康工具的使用,促进自身健康行为提升、各类适宜工具应用、个性化健康促进措施实施等,强化家庭和高危个体健康生活方式指导及干预。另一方面要实现人群的广泛应用,针对最新发布的健康知识和技能核心信息,及时开展专业人员相关知识的业务培训。广泛开展科普传播,通过不断完善的传播体系建设,提

供更多的传播方式、更大的覆盖范围。了解居民对各类知识的知晓度,提高居民对健康危险因素的认知,最终提升居民的健康素养。

44.4.5　建立动态评估机制

全民健康生活方式行动开展以来,多以过程评估为主,实际工作的评价还是停留在比较简单的过程评价。需要完善区域工作开展过程中的监测评估的内容,学习、借鉴定量和定性指标相结合的健康城市建设评价指标体系,形成完整、统一的全民健康生活方式行动评价的指标体系,通过"评价-计划-行动-评价"动态循环往复,建立并完善全民健康生活方式动态评价机制,促进各地科学、合理、有序地推进全民健康生活方式行动。

(石文惠)

45 健康城市

45.1 国际健康城市理念与实践

45.1.1 健康城市的提出和发展概况

健康城市是 WHO 多年来积极倡导的场所健康促进的重要组成部分,旨在应对快速城市化带来的健康挑战。城市化的快速推进,推动了社会经济快速发展,提升了人们的生活水平和健康福祉。与此同时,快速的城市化也带来一系列的"城市病",如人口密度增大、环境污染、公共服务不足、饮水和食品安全问题、慢性病高发、精神压力大等诸多挑战,威胁着人们的健康。

为了应对这些挑战,1984 年加拿大首次提出健康城市理念,WHO 自 1986 年起积极倡导和推广健康城市理念,一些发达国家如美国、澳大利亚和部分欧洲国家很快加入。1994 年起,一些发展中国家借鉴发达国家经验,开始开展健康城市创建工作。截至目前,全球有数千个城市进入健康城市网络(如欧洲健康城市网络、西太平洋区健康城市联盟等),遍布 WHO 各大区。当前,健康城市已成为国际上一

项长期发展的倡议,是许多国家、地方政府发展健康公共政策、应对和解决健康问题的核心策略之一。2016 年,在我国上海召开的第九届全球健康促进大会发布了《可持续发展中的健康促进上海宣言》,将健康城市建设列为未来全球健康促进的 3 个优先领域之一。

45.1.2 健康城市的定义和内涵

（1）健康城市的定义

健康城市是场所健康促进的一种类型,是健康促进理论在城市发展和健康治理领域的应用和发展。WHO 于 1994 年给出的定义为:健康城市应该是一个不断创造,改善自然和社会环境,不断扩大社区资源,使人们在生存和发挥潜能方面能够互相支持的城市。WHO 认为,健康城市的关键特征就是在城市设计和城市治理中充分考虑健康的社会决定因素,其主要目标包括创造健康支持性环境、实现良好的生活品质、提供基础卫生设施、确保健康服务可及性等。

（2）健康城市的标准

WHO 在 1996 年制订了健康城市的 10 条标准:

①为市民提供清洁、安全的环境。②为市民提供可靠和持久的食品、饮水、能源供应,具有有效的垃圾清除系统。③通过富有活力和创造性的各种经济手段,保证市民在营养、饮水、住房、收入、安全和工作方面的基本要求。④拥有一个强有力的相互帮助的市民群体,其中各种不同的组织能够为了改善城市健康而协调工作。⑤能使其市民一起参与制定涉及他们日常生活,特别是健康和福利的各种政策。⑥提供各种娱乐和休闲活动场所,以便市民之间的沟通和联系。⑦保护文化遗产并尊重所有居民(不分种族或宗教信仰)的各种文化和生活特征。⑧把保护健康视为公众决策的组成部分,赋予市民选择有利于健康行为的权力。⑨做出不懈努力争取改善健康服务质量,并能使更多市民享受健康服务。⑩能使人们更健康长久地生活和少患疾病。

（3）健康城市建设领域

2016年第九届全球健康促进大会发布的《健康城市上海共识》,列出了全球可持续发展目标框架下,健康城市建设的10项优先领域,涵盖教育、住房、就业、安全等社会保障,生态环境保护,儿童健康和发展,妇女保护,贫困人口健康和生活保障,消除社会歧视,传染病预防和控制,安全、便捷和绿色的城市交通和娱乐休闲设施,健康食品和饮水安全,无烟环境等方面:①保障居民在教育、住房、就业、安全等方面的基本需求,建立更加公平更可持续的社会保障制度;②采取措施消除城市大气、水和土壤污染,应对环境变化,建设绿色城市和企业,保证清洁的能源和空气;③投资于我们的儿童,优先考虑儿童早期发展,并确保在健康、教育和社会服务方面的城市政策和项目覆盖每个孩子;④确保妇女和女童的环境安全,尤其是保护她们免受骚扰和性别暴力;⑤提高城市贫困人口、贫民窟及非正式住房居民、移民和难民的健康水平与生活质量,并确保他们获得负担得起的住房和医疗保健资源;⑥消除各种歧视,如对残疾人士、艾滋病感染者、老年人等的歧视;⑦消除城市中的传染性疾病,确保免疫接种、清洁水和卫生设施、废物管理和病媒控制等服务;⑧通过城市规划促进可持续的城市交通,建设适宜步行、运动的绿色社区,完善公共交通系统,实施道路安全法律,增加更多的体育、娱乐、休闲设施;⑨实施可持续和安全的食品政策,使更多人获得可负担得起的健康食品和安全饮用水,通过监管、定价、教育和税收等措施,减少糖和盐的摄入量,减少酒精的有害使用;⑩建立无烟环境,通过立法保证室内公共场所和公共交通内无烟,并在城市中禁止各种形式的烟草广告、促销和赞助。

45.1.3 国际健康城市实践概况

WHO依托其各个区域办公室,在全球范围积极推进健康城市建设。自1986年起,WHO欧洲区办公室成立了欧洲健康城市网络,启动了以5年为1个周期的健康城市项目,截至2013年共开展了5轮。区域内的城市可以申请参加这些项目,经历授权和认证等流程,做出符合健康城市价值体系的政治和资金承诺,开展相应的建设工作,并利用健康城市网络提供的证据和经验不断完善和改善各自的工作。WHO西太平洋区于2003年成立了西太平洋健康城市联盟,旨在倡导健康城市,鼓励创新计划改善生活品质,提供分享健康城市经验的机会,表彰健康城市会员的杰出表现,不断地总结和完善健康城市相关的技术和方法。以拉美洲某些城市为代表的健康城市模式特别注重社会利益的共同分享,各个部门、团体、机构和市民共同规划、建设健康城市,共同分享健康城市带来的社会利益。WHO倡导的健康城市项目,极大地推动了"将健康融入所有政策"和健康的社会决定因素的推广和应用。截至目前,全球有数千个城市处于WHO各个区域的健康城市网络中,各地的健康城市推动了政治领导力和全民参与健康治理,成为各地实现健康和可持续发展的重要平台。国际实践中,健康城市建设方法的要素通常包括:坚持市长和其他领导机构强有力的领导、建立组织框架、跨部门协作、制定健康的公共政策和全面的城市规划、采取系统性监测和评估、打造合作伙伴关系、建立城市间网络等。

WHO希望各个城市在建设和发展过程中,能够针对各个时期的主要健康问题开展健康城市建设,强调健康城市是一个不断完善的过程,永远在路上。WHO给出了健康城市可供参考的、导向性的标准,许多城市在开展健康城市项目时,通常将当地突出的健康问题作为焦点。例如:丹麦首都地区将倡导和增加绿色有机食品摄入作为健康城市建设重要内容,不同行业和企业、社会组织、高校都参与到健康城市建设中,为市民提供越来越多的绿色有机食品。纽约市在2003年3月发布《无烟空气法案》,致力于建设空气洁净的健康城市,赢得市民的支持和称赞。之后许多城市以纽约为榜样打造无烟环境。澳大利亚昆士兰督促市民养成良好的生活习惯:鼓励市民多运动,免费开放优质海滩。公共场所禁烟,成年人吸烟率从 30％下降到 15％。2010 年，俄罗斯莫斯科在健康城市建设中启动健康系统现代化建设，投入 30 亿欧元建设城市健康中心，使医疗覆盖率提高到 90％以上，人均预期寿命增加到 77 岁。日本大和市多措并举应对老龄化，通过增设图书馆促进阅读能力，鼓励老年人外出旅游、步行锻炼和多与人交流，制订护士、营养师定期随访制度，督促老年人改变不健康的生活方式，这些都收到了显著成效。莫桑比克马普托市在 2010 年聚焦卫生基础设施，通过国际组织、当地政府和市民的共同努力，显著改善了厕所卫生条件，改变了过去腹泻病和周期性霍乱疫情高发的状况。

45.2 我国健康城市的发展历程

45.2.1 卫生城市创建

20 世纪 80 年代末，国际上发起并推广健康城市建设，我国自 1989 年也开始了卫生城市创建工作，这可视为我国健康城市的初级阶段。

当时，与我国经济快速发展形成鲜明对比的是，城市公共卫生总体状况呈现恶化趋势，垃圾围城、污水横流现象普遍存在，卫生基础设施滞后于城市发展和群众生活需要。针对这些问题，1989 年全国爱卫会决定在全国组织开展卫生城市创建活动，目的是改善城乡环境卫生面貌，提升群众文明卫生素质，进一步提高人民群众健康水平。

我国卫生城市创建的范围包括除直辖市以外的设市城市和直辖市所辖行政区，主要做法是国家制定评审标准和管理办法，各城市自愿申报，通过评审后给予命名。卫生城市创建标准先后经过 5 次修订，目前使用的标准包括爱国卫生组织管理、健康教育和健康促进、市容环境卫生、环境保护、重点场所卫生、食品和生活饮用水安全、公共卫生与医疗服务、病媒生物预防控制等 8 大项 40 条。

截至 2017 年年底，全国共有 337 个城市（区）建成国家卫生城市（区），占城市（区）总数的 46.35％。这项工作在城市环境卫生改善、传染病预防控制等领域发挥了重要作用。WHO 认为，我国较早开展的爱国卫生、卫生城市创建等工作，充分体现了"将健康融入所有政策"和"健康城市"等理念。

45.2.2 健康城市建设

在开展卫生城市创建的同时，我国在 1994 年引

进国际上的健康促进理念，探索健康城市建设。我国健康城市建设大体上可分为两个阶段，1994～2013 年主要为开展试点，2013 年起启动全面建设。

1994 年和 1997 年，全国爱卫办选择部分城市，与 WHO 开展了健康城市项目合作。2007 年，全国爱卫办批准上海市、杭州市、大连市、苏州市、张家港市、克拉玛依市、北京市东城区和西城区、上海市闵行区七宝镇和金山区张堰镇开展健康城市试点。2013 年，WHO 授予中国政府"健康（卫生）城市特别奖"。

2013 年 12 月，时任国务院副总理刘延东主持召开新一届全国爱国卫生运动委员会第一次全体会议，提出要"全面启动健康城市建设"。2014 年，全国爱卫会下发《关于进一步加强新时期爱国卫生工作的意见》，要求推进新型城镇化建设，鼓励和支持开展健康城市建设。2016 年，全国爱卫会下发《关于开展健康城市健康村镇建设的指导意见》，将健康城市定位于卫生城市的升级版，明确了现阶段我国健康城市的内涵：通过完善城市的规划、建设和管理，改进自然环境、社会环境和健康服务，全面普及健康生活方式，满足居民健康需求，实现城市建设与人的健康协调发展。现阶段健康城市建设的重点领域包括营造健康环境、构建健康社会、优化健康服务、培育健康人群、发展健康文化。

习近平总书记在 2016 年全国卫生与健康大会上指出："要深入开展健康城市、健康村镇建设，形成健康社区、健康村镇、健康单位、健康学校、健康家庭等建设广泛开展的良好局面。"随后，中共中央国务院下发《"健康中国 2030"规划纲要》，对健康城市建设做出明确部署。2016 年 11 月 1 日，全国爱卫办印发《关于开展健康城市试点工作的通知》，确定 38 个国家卫生城市（区）为全国健康城市建设首批试点城市。

45.2.3 健康促进县区建设

国家卫生健康委员会自 2014 年开始，在健康素养促进行动项目中，设置了健康促进县区建设工作内容。健康促进县区通过改善健康的影响因素，提高人群健康素养等举措，提升县区健康治理水平，实现县区经济社会与人民健康协调发展。开展这项工作，主要是考虑在我国行政体系中，县区是承上启下、较为基础的行政单元，数量较多，很多工作也是在县区层面落实，同时在县区开展健康促进，也是配合城镇化建设。健康促进县区涵盖了城乡，是城乡整体推进的场所健康促进。

健康促进县区建设的主要任务也就是健康促进的 3 个主要方面。①推动落实"将健康融入所有政策"。②广泛建设健康支持性环境。③提升人群健康素养水平,倡导健康生活方式。在健康促进县区建设中,由国家卫生健康委制订国家标准和行动计划,各省组织实施。国家负责国家级健康促进县区评估,各省负责省级健康促进县区评估。截至 2018 年年末,全国开展建设工作的国家级健康促进县区 3 批 197 个,省级健康促进县区 495 个,合计 692 个,占全国县区总数的 24.3%,总体上已提前实现 2020 年健康促进县区达到 20%的目标。

45.2.4 卫生城市、健康城市、健康促进县区的比较

卫生城市、健康城市、健康促进县区三者是我国场所健康促进的不同实践形式。三者的理论基础是相同的,其指导思想和主要策略是一致的,都强调政府应当将维护和保障人民群众健康放在重要位置,发挥政府、部门和个人的健康责任,针对主要健康问题和需求,改善健康影响因素,创造健康支持性环境,提高居民健康素养水平和健康状况,实现人的健康和区域经济社会发展协调一致。三者的不同主要表现在两个方面:①工作侧重点不同。卫生城市重点在改善城乡环境卫生状况,重点解决预防控制传染病、寄生虫病、地方病等问题。健康城市是卫生城市的升级版,进一步综合提升健康环境、健康社会、健康文化、健康服务和健康人群,着力解决慢性病等公共卫生问题,全面促进群众身心健康。健康促进县区同样关注广泛的健康影响因素,旨在从政策、环境、个人 3 个层面提升人群健康水平:在政策层面强调建立"将健康融入所有政策"的长效机制;在环境层面强调创建各类健康促进场所;在个人层面强调提升人群健康素养;②评价方式不同。卫生城市是评审命名方式,健康城市是开展第三方评估,健康促进县区是开展技术评估,但不命名。

45.2.5 我国健康城市评价工作

健康城市建设是国家确定评价指标体系,采用第三方评估,以此来推动工作。2015 年,全国爱卫办在中国健康教育中心设立全国健康城市评价工作办公室,主要任务是制订评价标准和计划,组织开展评价,开展相关培训。

我国健康城市评价是一个不断完善的过程。2014 年,全国爱卫办委托中国健康教育中心、复旦大学、北京健康城市建设促进会开展健康城市评价的研究工作,形成 2016 版《全国健康城市评价指标体系》。同年,对全国 247 个卫生城市尝试开展了健康城市评价工作,形成了评价报告,主要结果由全国爱卫委员会领导在第九届全球健康促进大会上做了介绍。2017 年,全国健康城市评价工作办公室结合党中央、国务院对卫生健康工作的新要求,对指标进一步修订完善,形成了 2018 版全国健康城市评价指标体系。指标制订中,兼顾科学性和可行性,既考虑指标的相关性、有效性、可靠性和可获得性,也考虑指标的敏感性、普遍认同程度和可重复性。2018 版指标详见表 25 - 1。

2018 版指标体系共包括 5 个一级指标,20 个二级指标,42 个三级指标。一级指标对应"健康环境""健康社会""健康服务""健康人群""健康文化"5 个建设领域,二级和三级指标着眼于我国城市发展中的主要健康问题及其影响因素。2018 版指标体系中的 42 个指标,涉及 10 多个部门的工作,体现了"大卫生、大健康"理念,也贯彻了"将健康融入所有政策,人民共建共享"的工作方针。在指标数据的分析方面,构建健康城市指数,目的是实现城市之间横向比较和城市自身纵向比较。

45.3 我国健康城市工作与国际上的比较

可从以下几个方面,比较我国当前全面启动的健康城市工作与国际上健康城市建设的区别。

45.3.1 发起者不同

国际上健康城市行动是在 WHO 倡导下开展的,许多城市依托 WHO 各个区域搭建的健康城市网络开展相关建设项目。城市的市长是否认同和采纳 WHO 提出的健康城市理念和策略,是城市能否实施健康城市项目的关键。我国健康城市建设工作是由全国爱国卫生运动委员会负责的。爱国卫生运动委员会是中国政府应对卫生健康问题的最重要的领导协调机制,由国务院分管总理担任委员会主任,成员单位目前包含 32 个部委,省、市、县各级都成立了本级的爱卫会。爱国卫生运动委员会的工作体现的是国家政府的意志。

45.3.2 推进的范围和力度不同

尽管我国和国际上都强调健康城市工作要坚持政府主导、部门协作和全社会参与,但我国的政府主

导和部门协作的力度明显更强。国际上健康城市往往是一个城市的项目,而我国是自上而下,涉及各级政府、各个部门的全国统一的行动。特别是2016年实施健康中国建设以来,健康城市建设已成为健康中国建设的重要内容和抓手。国务院要求各级各地都要积极推进健康城市建设,我国健康城市的推进力度是其他国家无法相比的。

45.3.3 工作思路不同

现在世界上都强调健康城市要致力于城市的规划、建设和管理与人的健康协调发展。但在具体推进的思路上,国际上一般较多地从健康的环境、社会因素及健康服务着手,且在一个建设周期内常常是针对单一或个别的健康问题。而我国的健康城市建设要求从健康环境、健康社会、健康服务、健康人群、健康文化5个方面统筹推进,并强调整体推进的同时,要着力解决当地突出的健康重点问题。

45.3.4 我国健康城市工作的形式多样

国外对健康城市的理解和运用形式单调,而我国比较丰富,包括卫生城市、健康城市和健康促进县区。卫生城市工作发展不平衡,苏浙沪等地发展较快,中西部许多地方仍有较大的发展空间,今后一段时期内,卫生城市创建仍将是我国健康城市工作的重要组成部分。健康城市是卫生城市的升级版,健康促进县区是县区治理层面的健康城市建设工作。这3种形式的工作同时开展,共同维护和促进人民健康。

45.4 我国健康城市工作的成效

多年来,我国卫生城市创建、健康城市建设、健康促进县区建设等工作取得显著成效。①推动落实"将健康融入所有政策"。近年来,全国爱卫会不断完善成员部门健康职责,健康促进县区进一步明确各部门的健康责任。各级建立健全健康工作领导协调机制,针对重点健康问题开展多部门健康行动,依托健康促进县区探索建立健康影响评价制度,"将健康融入所有政策"方针日益深入人心。②城乡环境状况显著提升。许多地方空气质量不断好转,城市绿化面积不断增加,生态环境明显改善,基础设施不断完善,大大改善了城中村、城乡接合部的人居环境。③打造了一批有示范带动效应的健康场所。各类场所健康促进都将健康社区、健康单位、健康家庭等各类场所健康促进作为重要抓手,健康微观环境的打造,极大地改善了人们的日常的生活、工作和学习环境,受到群众的普遍欢迎。④推动健康服务体系建设。以卫生城市为例,每千人执业助理医师数高于全国24.9%,法定传染病报告发病率平均降低19.4%,病媒生物密度有效降低。⑤在提高人群健康素养和健康水平方面发挥重要作用。全国居民健康素养水平从2008年的6.48%上升至2017年的14.18%,其中场所健康促进发挥了重要作用。各个城市人群健康状况明显高于全国的平均水平,如人均预期寿命比全国高2.7岁,婴儿死亡率低60.5%,孕产妇死亡率低57.2%。

45.5 我国健康城市建设工作的经验

回顾我国健康促进工作,主要积累了以下经验:①始终坚持党和政府领导,把人民群众健康作为党和政府的重要工作,放在经济社会发展全局中统筹考虑。②始终坚持走中国特色卫生与健康发展道路,将社会主义制度的政治优势、组织优势、文化优势转化为一系列增进人民群众健康福祉的具体行动。③始终坚持健康促进和预防为主的策略,建立健全政府主导、多部门协作、全社会参与的工作机制,从治理健康影响因素入手,推动"将健康融入所有政策"。④始终坚持人民群众的主体地位,坚持发动群众、依靠群众、造福群众,使每个人真正成为自身健康的第一责任人。2017年7月5日,WHO向中国政府颁发"社会健康治理杰出典范奖"。

(卢　永)

46 共筑健康中国，共享健康生活

——解读《健康中国行动（2019—2030年）》

46.1 《健康中国行动（2019—2030年）》行动背景

中华人民共和国成立70年来，人民健康水平持续提升，人均预期寿命从35岁提高到77岁。但同时工业化、城镇化、人口老龄化进程加快，我国居民生产生活方式和疾病谱也不断地发生变化。我国慢性病高发已呈"井喷"态势，心脑血管疾病、癌症、慢性呼吸系统疾病、糖尿病等慢性非传染性疾病导致的死亡人数占总死亡人数的88%，导致的疾病负担占疾病总负担的70%以上。居民健康知识知晓率偏低，吸烟、过量饮酒、缺乏锻炼、不合理膳食等不健康的生活方式比较普遍，由此引起的疾病问题日益突出。肝炎、结核病、艾滋病等重大传染病防控形势仍然严峻，精神卫生、职业健康、地方病等问题不容忽视。人民健康是民族昌盛和国家富强的重要标志，

预防是最经济、最有效的健康策略。因此要保障人民的健康，必须坚持关口前移，预防为主，针对当前影响健康的主要疾病，聚焦重点人群，加强早期干预，提高每个人的生活质量，延长健康寿命。

2016年10月25日，党中央、国务院发布《"健康中国2030"规划纲要》，提出了健康中国建设的目标和任务。《"健康中国2030"规划纲要》作为"总纲"，是我国健康领域的首个中长期规划，明确了卫生健康事业的宏伟蓝图和行动纲领。为坚持预防为主，把预防摆在更加突出的位置，采取有效的干预措施应对当前突出的健康问题，细化落实《"健康中国2030"规划纲要》对普及健康生活、优化健康服务、建设健康环境等的部署。2019年7月15日，国务院印发《国务院关于实施健康中国行动的意见》（以下简称《意见》），国务院办公厅印发《健康中国行动组织实施和考核方案》，国家层面印发《健康中国行动（2019—2030年）》。其中，《意见》是核心，明确指出

了这次健康中国行动的指导思想、主要原则及主要内容，还包括组织实施的要求。《健康中国行动组织实施和考核方案》是保障，完善了健康中国建设推进协调机制，保障了健康中国行动有效实施。

《健康中国行动（2019—2030 年）》则是细化，它针对《意见》提出来的主要健康危险因素、主要关注人群和主要疾病 3 个方面，列出 15 项专项行动，细化明确每项行动的着眼点，怎么样推动政府、社会、家庭、个人形成一个"组合拳"，达到实施效果。此外，《健康中国行动（2019—2030 年）》吸收了规划纲要中关于慢性病和健康促进专题规划等相关内容，实现了与其他相关规划内容的衔接和整合，是推进健康中国建设的"路线图"和"施工图"。

46.2 《健康中国行动（2019—2030 年）》目标

《健康中国行动（2019—2030 年）》这份"健康宝典"明确指出，健康中国 2030 的总体目标是：到 2022 年，覆盖经济社会各相关领域的健康促进政策体系基本建立，全民健康素养水平稳步提高，健康生活方式加快推广，心脑血管疾病、癌症、慢性呼吸系统疾病、糖尿病等重大慢性病发病率上升趋势得到遏制，重点传染病、严重精神障碍、地方病、职业病得到有效防控，致残和死亡风险逐步降低，重点人群健康状况显著改善。到 2030 年，全民健康素养水平大幅提升，健康生活方式基本普及，居民主要健康影响因素得到有效控制，因重大慢性病导致的过早死亡率明显降低，人均健康预期寿命得到较大提高，居民主要健康指标水平进入高收入国家行列，健康公平基本实现，实现《"健康中国 2030"规划纲要》有关目标。

《健康中国行动（2019—2030 年）》内包含的健康知识信息量巨大，从"全方位干预健康影响因素""维护全生命周期健康"和"防控重大疾病"3 个角度提出了 15 个重大专项行动，共 124 项主要指标。其中，大部分指标是倡导性、预期性的，每项指标都有具体的分解。15 个重大行动和部分主要指标如下。

46.2.1 全方位干预健康影响因素——6 项行动

（1）健康知识普及行动

到 2022 和 2030 年，全国居民健康素养水平分别不低于 22% 和 30%。

（2）合理膳食行动

到 2022 和 2030 年，成人肥胖增长率持续减缓；

居民营养健康知识知晓率分别在 2019 年基础上提高 10% 和在 2022 年基础上提高 10% 等。

（3）全民健身行动

到 2022 和 2030 年，城乡居民达到《国民体质测定标准》合格以上的人数比例分别不少于 90.86% 和 92.17%；经常参加体育锻炼（每周参加体育锻炼 3 次及以上，每次体育锻炼持续时间 30 分钟及以上，每次体育锻炼的运动强度达到中等及以上）人数比例达到 37% 及以上和 40% 及以上。

（4）控烟行动

到 2022 和 2030 年，15 岁以上人群吸烟率分别低于 24.5% 和 20%；全面无烟法规保护的人口比例分别达到 30% 及以上和 80% 及以上。

（5）心理健康促进行动

到 2022 和 2030 年，居民心理健康素养水平提升到 20% 和 30%；失眠现患率、焦虑障碍患病率、抑郁症患病率上升趋势减缓。

（6）实施健康环境促进行动

到 2022 和 2030 年，居民饮用水水质达标情况明显改善并持续改善。

46.2.2 维护全生命周期健康——4 项行动

（1）实施妇幼健康促进行动

到 2022 和 2030 年，婴儿死亡率分别控制在 7.5‰ 及以下和 5‰ 及以下；孕产妇死亡率分别下降到 18/10 万及以下和 12/10 万及以下。

（2）实施中小学健康促进行动

到 2022 和 2030 年，国家学生体质健康标准达标优良率分别达到 50% 及以上和 60% 及以上；全国儿童青少年总体近视率力争每年降低 0.5 个百分点以上和新发近视率明显下降。

（3）实施职业健康保护行动

到 2022 和 2030 年，接尘工龄不足 5 年的劳动者新发尘肺病报告例数占年度报告总例数的比例实现明显下降并持续下降。

（4）实施老年健康促进行动

到 2022 和 2030 年，65～74 岁老年人失能发生率有所下降；65 岁及以上人群老年期痴呆患病率增速下降。

46.2.3 防控重大疾病——5 项行动

（1）实施心脑血管疾病防治行动

到 2022 和 2030 年，心脑血管疾病死亡率分别下降到 209.7/10 万及以下和 190.7/10 万及以下。

（2）实施癌症防治行动

到 2022 和 2030 年,总体癌症 5 年生存率分别不低于 43.3%和 46.6%。

（3）实施慢性呼吸系统疾病防治行动

到 2022 和 2030 年,70 岁及以下人群慢性呼吸系统疾病死亡率下降到 9/10 万及以下和 8.1/10 万及以下。

（4）实施糖尿病防治行动

到 2022 和 2030 年,糖尿病患者规范管理率分别达到 60%及以上和 70%及以上。

（5）实施传染病及地方病防控行动

到 2022 和 2030 年,以乡(镇、街道)为单位,适龄儿童免疫规划疫苗接种率保持在 90%以上。

46.3 《健康中国行动（2019—2030年)》亮点

与以往的《健康中国行动》相比,《健康中国行动（2019—2030 年)》的特点可以概括为实现"4 个转变"。

46.3.1 在定位上,从以治病为中心向以人民健康为中心转变

建设健康中国不仅仅是解决看病难、看病贵的问题,而是以人民健康为中心,以普及健康生活、优化健康服务、完善健康保障、建设健康环境、发展健康产业为重点的系统工程,涉及教育、体育、环保、养老等诸多领域,绝不只是卫生部门的事。要以预防为主,关口前移,调整优化健康服务体系,强化早诊断、早治疗、早康复,开创健康服务新业态。健康中国要从以治病为中心转变为以人民健康为中心,必须树立"大健康"理念。

46.3.2 在策略上,从注重"治已病"向注重"治未病"转变

人民群众不仅期望解决看病难、看病贵的问题,更希望不得病、少得病、晚得病。为保障人民的健康,必须要坚持关口前移,必须树立以预防为主,从以治病为中心转变到以人民健康为中心的观念。针对当前影响健康的主要疾病,聚焦重点人群,加强早期干预,这不仅可以节约医疗费用和资源,更重要的是提高每个人的生活质量,延长健康寿命。

专项行动从影响健康因素的前端入手,把"预防为主"的理念落到实处,是健康中国行动的一大亮点。行动文件通篇从前端入手,从主要的健康影响因素入手,注重根据不同人群的特点有针对性地做好健康促进和教育。通过健康促进手段,努力使每个人都能够了解必备的核心健康知识与技能,实现健康水平的提升。通过行动实施,把"每个人是自己健康第一责任人"的理念落到实处,形成自主自律的健康生活方式,努力使群众不生病、少生病、晚生病,提高生活质量。从健康知识普及和合理膳食,到全民健身和控烟,再到心理健康和健康环境促进,一项项指标正不断细化,一项项民生红利即将落地,健康促进行动将在未来 10 年内让全民健康素养水平得到较大幅度的提高,使健康科普更加规范科学。

46.3.3 在主体上,从依靠卫生健康系统向社会整体联动转变

为了推进健康中国行动的全面实施,国务院成立了健康中国行动推进委员会,国务院、卫生健康委、教育部、体育总局、中宣部、中央网信办、发改委、科技部、工业和信息化部等多个部局委参与。坚持"大卫生、大健康"理念,从供给侧和需求侧两端发力。从依靠卫生健康系统向整个社会"医疗、非医疗机构多学科、多部门协作"整体联动转变。《健康中国行动组织实施和考核方案》围绕健康中国建设主要目标任务要求,建立相对稳定的考核指标框架。将主要健康指标纳入各级党委、政府绩效考核指标,综合考核结果经推进委员会审定后通报,作为各省(区、市)、各相关部门党政领导班子和领导干部综合考核评价,干部奖惩使用的重要参考。

《健康中国行动》每个行动都有具体的目标,个人、家庭、社会、政府各方面都有自己明确的任务,集中说明"为什么要做""做成什么样""怎么做""各方如何一起做"等问题。每项任务举措务求具体明确、责任清晰,强化部门协作,推动"把健康融入所有政策",调动全社会的积极性和创造性,掀起健康中国建设热潮,把健康中国"共建共享"的基本路径落到实处,努力实现"政府牵头、社会参与、家庭支持、个人负责"的健康中国实践的格局。

46.3.4 在行动上,努力从宣传倡导向全民参与、个人行动转变

（1）健康中国,重在传播

要使全民接受健康教育,让传播、干预健康教育的看家本领处于"将健康融入所有政策"的领先地

位,使掌握知识、更新观念、改变行为成为百姓自觉行动。根据中国科普研究所发布的《2018 中国公民科学素质调查主要结果》,目前我国具备科学素质的公民比例为 8.47%,仍落后于发达国家。此外,北上广等沿海城市科学素质公民的比例能达到 20%左右,而中西部欠发达地区则可能低至 3%,发展较不均衡。在美国、日本等国家,收视率最高的节目是医学类节目。很多健康传播节目制作精致,传播力强。这也启示我国媒体应当重点弥补健康传播不充分、不平衡的短板,使帮助人民群众获得健康成为健康传播工作者的神圣使命和职责。同时,让更多专业人士参与健康科普活动也显得尤为重要。《健康中国行动组织实施和考核方案》要求到 2022 年,全国实现建立医疗机构和医务人员开展健康教育和健康促进的绩效考核机制,这也是为了让更多专业人士参与到大众科普中来。

（2）健康中国,重在行动

健康中国行动是实施健康中国战略的"路线图"和"施工图",不仅从政府和部门角度提出政策措施,还对社会和公众提出合理的健康建议,把健康中国战略的理念和要求融入人民群众日常生活的方方面面;不仅要倡导政府、社会、家庭和个人共担健康责任,而且要动员全社会,倡导全民参与、共担责任、共享健康成果。《健康中国行动》把专业术语转化成通俗易懂的语言,将科学性与普及性有机结合,努力做好健康科普,让老百姓能看得懂、记得住、做得到。随着行动蓝图的出炉,健康中国人的 50 条"国标"在网上悄然走红。"国标"包括注重健康膳食、养成运动习惯、关注睡眠及心理健康、注意用眼卫生、远离不良习惯、关爱身体健康、了解母婴知识、掌握健康急救常识等 50 条健康中国人的标准,鼓励大家对照标准,养成良好的生活习惯,积极提升健康素养。"不积跬步,无以至千里",中国人每天的健康"打卡",都会是健康中国大厦的砖石,全社会都将从健康中国行动中获益。

46.4 《健康上海行动（2019—2030 年）》推进 18 项行动 100 条举措

结合《国务院关于实施健康中国行动的意见》和《"健康上海 2030"规划纲要》,上海按照"健康融入万策"和"健康上海,人人参与,人人受益"的理念,从 2019 年 2 月起,由市卫生健康委牵头,启动编制《健康上海行动（2019—2030 年）》,起草过程广泛发扬民

主,听取各方意见,召开多次专家座谈会。发布了全国首个省级中长期健康行动方案《健康上海行动（2019—2030 年）》。

《健康上海行动（2019—2030 年）》在对照国家 15 个行动任务的基础上,按照中央对上海的战略定位和要求,增加了健康服务体系优化和长三角健康一体化、健康信息化、健康国际化等内容,最终形成 18 个重大专项行动、100 条举措,按照 2022 和 2030 年两个时间节点,分步推进实施。其中,18 个重大专项行动是:健康知识普及行动、合理膳食行动、全民健身行动、控烟行动、心理健康促进行动、人群健康促进行动、慢性病防治行动、传染病及地方病防控行动、公共卫生体系提升行动、医疗服务体系优化行动、社区健康服务促进行动、中医药促进健康行动、健康保障完善行动、健康环境促进行动、健康服务业发展行动、健康信息化行动、长三角健康一体化行动、健康国际化行动。每个行动都包含丰富的内容和切实的措施,事关每位上海市民的健康。其中,在《健康中国行动（2019—2030 年）》的 3 个主要内容的基础上,增加了"加强健康服务体系建设"和"推动健康上海建设能级提升"两个模块的内容。

46.4.1 加强健康服务体系建设

优化健康服务五大体系:①强化疾病控制、精神卫生、卫生监督、卫生应急、健康促进等专业机构和能力建设。②完善以家庭医生制度为基础的分级诊疗体系,推进区域医疗中心建设。实施"腾飞计划",加强临床重点专科建设。③实现社区健康服务"六个一":一张社区健康服务清单,一个人人拥有的健康账户,一套多层次的社区健康宣教体系,一套多元参与的供给机制,一个统一的社区健康智慧平台,一套社区健康评估监测机制。2030 年实现每个市民都拥有自己的家庭医生。④实施海派中医流派传承工程,建成优质高效的中医药服务网络。⑤深化医保支付方式改革,全面推行以按病种付费为主的医保支付方式。

46.4.2 推动健康上海建设能级提升

推进"5＋x"健康服务业集聚区建设。培育社会办医品牌,有序发展前沿医疗服务。发展中医药健康服务业。加快生物医药科技研发及成果转化应用。至 2030 年,建成亚太地区生物医药产业高端产品研发中心、制造中心、研发外包与服务中心,健康服务业增加值占全市生产总值比重达到 7.5%左右,

建成具有全球影响力的健康科技创新中心。实现医疗卫生机构健康服务信息互联互通互认,促进医疗人工智能技术应用。依托"健康云",为市民提供一站式、精准化的健康教育、健康管理和健康服务。"健康云"作为上海市"互联网+医疗健康"公共服务的统一入口,已面向市民提供 26 类 58 项健康服务。

下一步将加速"健康云"的推广,早日让上海市民人人享有"健康云"服务。推动长三角高端优质医疗卫生资源统筹布局,打造标准规范互认、信息互联互通、服务便利有序、医学科技发达的健康长三角。

(余金明　闫　芮)

47 第九届全球健康促进大会

47.1 全球健康促进大会简介

全球健康促进大会(Global Conference on Health Promotion)是由 WHO 发起的,是健康促进领域最重要、最权威的国际会议。1986—2016 年共召开 9 届会议。历届大会在制定健康政策、改善健康环境和培育健康行为中发挥关键作用,对全球践行健康促进理念和策略,并改善全球健康和健康公平做出了重要贡献。

第一届全球健康促进大会于 1986 年 11 月 17—21 日在加拿大渥太华召开并发布《渥太华宪章》,该宪章是推动全球健康促进发展的第一个里程碑式的文件。它提出了健康促进概念、5 个行动领域和 3 项行动策略,时至今日仍是全球健康促进实践最重要的理论基础。第二届全球健康促进大会于 1988 年 4 月 5—9 日在澳大利亚阿德莱德召开,发布《阿德莱德公共卫生政策建议》,针对健康的公共政策提出行动建议。第三届全球健康促进大会于 1991 年 6 月 9—15 日在瑞典松兹瓦尔召开,会议主题为"创造健康的支持性环境",发布《松兹瓦尔宣言》。第四届全球健康促进大会于 1997 年 7 月 21—25 日在印度尼西亚雅加达召开,以"健康促进迈向 21 世纪"为主题,发布《雅加达宣言》。第五届全球健康促进大会于 2000 年 6 月 5—9 日在墨西哥城召开,各国卫生部长联名发布《墨西哥声明》。第六届全球健康促进大会于 2005 年 8 月 7—11 日在泰国曼谷召开并发布《曼谷宪章》,聚焦健康促进在全球化进程中的行动。

第七届全球健康促进大会于 2009 年 10 月 26—30 日在肯尼亚内罗毕召开并发布《内罗毕号召》,明确了健康促进行动对缩小健康和发展之间差距的作用。第八届全球健康促进大会于 2013 年 6 月 10—14 日在芬兰赫尔辛基召开,会议主题为"将健康融入所有政策",发布《赫尔辛基宣言》。

47.2 第九届全球健康促进大会概况

47.2.1 本次大会的主题、口号和成果

第九届全球健康促进大会于 2016 年 11 月 21—24 日在中国上海召开,由国家卫生计生委和 WHO 共同主办,上海市人民政府承办。大会的主题为"可持续发展中的健康促进",口号是"人人享有健康,一切为了健康",大会包含 4 个分主题:健康城市、跨部门行动、社会动员、健康素养。大会发布了两个成果文件:《2030 可持续发展中的健康促进上海宣言》和《健康城市上海共识》。大会筹备历时 2 年多,成立了指导委员会、组织委员会、科学顾问委员会和上海本地组委会,各级参与单位顺利完成组织协调、文件制定、外事联络、宣传动员、后勤保障等各项筹备工作。成功举办第九届全球健康促进大会,对于总结和推广我国卫生与健康工作,特别是健康促进工作取得的成果,学习借鉴国外先进经验,加快我国卫生与健康工作与国际接轨,进一步提升我国国际影响力,推进健康中国建设有重要意义。

47.2.2　本次大会的特点

（1）大会规模和层级是历届之最，受到全球瞩目

本届大会被列为中央政治局常委会 2016 年工作要点，共有 131 个国家、19 个国际组织的 1 260 位代表参会，其中联合国机构负责人 4 人，部长级代表 81 人（境外 47 人），市长 123 人（境外 51 人）。中共中央政治局常委、国务院总理李克强，中共中央政治局委员、国务院副总理刘延东等党和国家领导人以及 WHO 总干事陈冯富珍等出席会议并讲话，联合国前秘书长潘基文作视频致辞。WHO 总干事陈冯富珍女士评价道："此次大会无论是参会国家和地区规模，还是部长、市长等高级别代表数量，都是全球健康促进大会历史上绝无仅有的，大会对于 WHO 和全球来说均具有重要意义。"

（2）内容丰富

围绕大会主题和分主题，大会设置了 9 场全体会议和 30 场平行会议，涵盖 2030 可持续发展议程、健康治理、政治承诺、经济发展、社会动员、跨部门合作、消除贫困、气候变化、科技创新与基础设施、中医药、健康素养、妇女和儿童健康、老龄化、传染病、慢性病、烟草控制等话题。大会第一天下午为国际健康城市市长论坛，第三天为"中国国家日"，国家日现场参观包含 47 条线路，覆盖上海市 16 个区县。大会还设置了午餐研讨会、健康促进案例和产品展览展示及海报展活动。

（3）明确指出了未来全球健康促进的发展方向

大会发布《2030 可持续发展中的健康促进上海宣言》和《健康城市上海共识》，对未来一段时期的全球健康促进提出了倡导和声明。

（4）充分展示了中国在卫生与健康事业和健康促进方面取得的成绩和经验

大会通过开幕式致辞、主旨发言、会议交流、中国国家日活动、健康促进优秀实践案例和产品展览展示等环节，全景展示了中国卫生与健康事业发展和健康促进工作的成效和经验。国务院及其卫生计生委、发改委、教育部、公安部、环境保护部、商务部、体育总局、国务院妇儿工委、国务院扶贫办等部门，31 个省、自治区、直辖市领导以及相关专家、非政府组织代表介绍了中国经验。

47.3　可持续发展中的健康促进

第九届全球健康促进大会的召开是健康促进开展的重要契机，2016 年恰好距离 1986 年渥太华第一届大会整整 30 年。30 年来全球健康促进大会积累了丰富的理论和证据，指导了广泛的实践。随着全球从"千年发展目标"（MDGs）转为 2015 年后的"可持续发展目标"（SDGs），健康促进将被赋予新的历史使命。

健康和经济社会可持续发展相互影响、相互依赖。一方面，健康是实现可持续发展的先决条件、成果和指标。良好的健康能够提高生命质量、增强学习能力、改善劳动生产力、促进家庭幸福和社会和谐。健康促进有助于经济增长，投资健康是加速发展的重要手段之一。另一方面，经济社会可持续发展是维护和促进健康的基础和保障。健康的决定因素极其广泛，可持续发展目标的 17 个目标（表 47 - 1）中，目标 3 是专门针对健康的，而其他 16 个可持续发展目标大多数是关乎健康的社会、经济和环境决定因素。如消除贫穷、改善营养和食品安全、确保包容性和公平的教育、实现性别平等和女性赋权、确保水和环境卫生、可持续经济增长、就业和体面的工作、创造安全且具有弹性和自我修复能力的城市和人类居住区等，这些都确保实现人人享有健康。

表 47 - 1　17 项可持续发展目标

目　标	内　　　容
目标 1	在全世界消除一切形式的贫穷
目标 2	消除饥饿，实现粮食安全，改善营养状况和促进可持续农业
目标 3	确保健康的生活方式，促进各年龄段人群的福祉
目标 4	确保包容和公平的优质教育，让全民终身享有学习机会
目标 5	实现性别平等，增强所有妇女和女童的权能
目标 6	为所有人提供水和环境卫生并对其进行可持续管理
目标 7	确保人人获得负担得起的、可靠和可持续的现代能源
目标 8	促进持久、包容和可持续经济增长，促进充分的生产性就业和人人获得体面工作
目标 9	建造具备抵御灾害能力的基础设施，促进具有包容性的可持续工业化，推动创新
目标 10	减少国家内部和国家之间的不平等
目标 11	建设包容、安全、有抵御灾害能力和可持续的城市和居住区
目标 12	采用可持续的消费和生产模式

续 表

目 标	内 容
目标13	采取紧急行动应对气候变化及其影响
目标14	保护和可持续利用海洋和海洋资源，促进可持续发展
目标15	保护、恢复和促进可持续利用陆地生态系统、可持续管理森林、防治荒漠化、制止和扭转土地退化现象、遏制生物多样性的丧失
目标16	促进有利于可持续发展的和平和包容性社会，为所有人提供诉诸司法的机会，在各级建立有效、负责和包容性机构
目标17	加强实施手段，重振可持续发展全球伙伴关系

健康促进是实现健康和可持续发展目标的重要手段。首先，健康促进是实现健康和健康公平的核心策略，维护和促进健康离不开健康促进的理论、策略和方法。其次，健康促进为部门协作实现可持续发展目标提供了一个重要平台。例如，利用健康城市的平台，在政府的号召和领导下，可以统筹政府相关部门的资源，使他们为改善市民的健康做出应有的贡献，并加速各自施政目标的实现。此外，可持续发展目标为健康促进的发展提供了重要契机。尽管健康促进对于应对健康挑战、改善健康的重要作用并不难理解，但要各级政府和全社会主动地接受并践行健康促进，仍需要很长的路要走。可持续发展目标是当前全球关注的焦点，利用国际社会和各国政府重新考量和部署经济社会发展规划的重要时刻，促使人们深入了解健康促进，并将健康促进融入未来的发展规划中，既是推动健康促进发展的重要历史性契机，也是应对全球健康挑战和实现可持续发展的迫切需要。

基于对以上形势的分析，WHO将第九届全球健康促进大会的主题定为"可持续发展中的健康促进"。围绕如何通过健康促进实现可持续发展目标。大会提出1个平台，即"健康城市和人居环境"；2条路径，即"跨部门行动"和"社会动员"；以及1个基础，即"健康素养"。

大会的两个重要产出，一个是《2030可持续发展中的健康促进上海宣言》，指出了未来全球健康促进的3个优先领域：①良好治理对健康至关重要；②城市和社区是实现健康的关键场所；③健康素养促进赋权和公平；另一个是《健康城市上海共识》，提出了健康城市治理的5个原则和十大优先行动领域，其中优先行动领域涵盖教育、住房、就业、安全等社会保障，生态环境保护，儿童健康和发展，妇女保护，贫困人口健康和生活保障，消除社会歧视，传染病预防和控制，安全、便捷和绿色的城市交通和娱乐休闲设施，健康食品和饮水安全，无烟环境等诸多方面。

（卢 永）

第九篇
国内案例分析
Guo Nei An Li Fen Xi

现代健康教育学

48 全民健康素养促进行动

48.1 项目背景

2008年9月,国家卫生部制定下发《中国公民健康素养促进行动工作方案(2008—2010年)》,在全国范围内启动健康素养促进行动(以下简称"行动")。2012年6月,"全民健康素养促进行动项目"获得国家财政立项。从此,全民健康素养促进工作成为一项有国家经费支持的常规工作,得以连续开展。

项目主要在中、西部地区开展,部分工作覆盖全国。项目实施以来,根据工作需要,对重点任务不断进行调整。2012年项目内容包括公益广告、健康巡讲、健康促进县(区)建设(2014年新增子项目)、12320热线戒烟咨询服务(2014年新增子项目)、创建无烟医疗卫生机构(2013年起调整为创建健康促进医院)、健康素养和烟草流行监测、重点领域和疾病健康教育等内容,其中重点领域和疾病健康教育包括艾滋病、结核病、麻风病、血吸虫病、棘球蚴病、碘缺乏病、氟中毒、砷中毒、职业病、口腔疾病、鼠疫

等子项目。2018年,项目内容调整为五大部分:健康促进县(区)建设、健康促进场所建设、健康传播、健康科普和健康素养监测。同时,鼓励各地结合实际创新项目内容。2012年项目经费为2.38亿元,2013年增加到2.44亿元,2014年以后每年经费为2.59亿元。2017年,该项目并入"国家基本公共卫生服务项目"。

2014年,国家卫生计生委宣传司在中国健康教育中心设立中央补助地方健康素养促进行动项目管理办公室,全面负责技术支持工作。具体职能包括:在宣传司领导下,协调组织有关部门拟订项目规划计划;起草项目方案和评价标准等技术文件;开展项目培训;组织项目督导和质量控制;了解项目进展,编写项目工作通讯;总结推广项目实施经验和适宜技术;组织有关部门开展相关技术研究。

"行动"实施以来,在宣传"大卫生、大健康"理念,推动"将健康融入所有政策",创建健康支持性环境,普及健康知识,倡导健康生活方式与行为,提升专业队伍能力建设等方面,取得了明显成效,全国居

民健康素养水平从 2008 年的 6.48％稳步上升至 2017 年的 14.18％。

与此同时,国家卫生健康委组织实施了一系列重大行动和项目,如中国烟草控制大众媒体传播活动(2008 年)、全民健康生活方式(2009 年)、国家慢性病综合防控示范区建设(2010 年)、健康中国行(2013 年)、健康促进区县建设(2015 年)、健康城市建设(2016 年)等,面向城乡居民大力开展健康理念和知识传播、健康支持性环境创建,从多方面促进公众健康素养的提升。

48.2 具体项目

48.2.1 健康促进县(区)建设

(1) 指导思想

2014 年起,国家卫生计生委在全国范围启动健康促进县区建设。健康促进县(区)建设要求县区党委和政府将健康放在优先发展的位置,以健康促进理论为指导,充分调动政府部门、社会及个人承担各自的健康责任,改善各类健康影响因素,提高人群健康水平,最终实现健康与经济社会的协调可持续发展。健康促进县区是我国把健康促进理论应用到县区层面健康治理的具体实践。

(2) 工作目标

按照《"十三五"全国健康促进与教育工作规划》要求,全面推进卫生城市、健康城市、健康促进县(区)、健康社区(村镇)建设,统筹做好各类城乡区域性健康促进的规划、实施及评估等工作,实现区域建设与人的健康协调发展。到 2020 年,全国健康促进县(区)建设数量应不少于全国县区总数的 20％。

(3) 重点任务

现阶段,健康促进县(区)主要建设内容包括 3 个方面。

1) 落实"大卫生、大健康"理念,建立"把健康融入所有政策"长效机制:形成党委领导、政府主导、部门协作、全社会参与的工作机制,使各个部门在施政决策时充分考量其决策对人群健康的影响,针对重点健康问题形成跨部门行动的合力。

2) 广泛建设健康支持性环境:全面开展健康促进学校、医院、机关单位、企业和社区的建设,形成有利于健康的生活、工作和学习环境。加强生态自然环境保护,营造良好卫生环境和有利于健康生活方式的区域环境,改善影响健康的社会环境,发展健康产业。

3) 提升人群健康素养水平:大力开展健康教育和健康科普,加强媒体健康信息管理,广泛开展全民健身,倡导健康文化建设,形成人人关注、人人参与的健康社会氛围。

(4) 评价

中国健康教育中心牵头组织专家制订了《全国健康促进县(区)评估标准》,评价标准根据工作需要也在不断调整。2018 年评价标准共包括 6 个一级指标和 39 个二级指标。

1) 一级指标:组织管理、健康政策、健康场所、健康文化、健康环境、健康人群。

2) 二级指标:

A. 组织管理细分为 7 个二级指标:政府承诺、协调机制、工作网络、专业机构、专业网络、项目管理、经费保障。

B. 健康政策细分为 4 个二级指标:宣传普及、公共政策健康审查制度、政策制定、跨部门行动。

C. 健康场所细分为 7 个二级指标:健康社区/村、健康家庭、健康促进医院、健康促进学校、健康促进企业、健康促进机关、公共环境。

D. 健康文化细分为 4 个二级指标:媒体合作、新媒体健康传播、节日纪念日主题活动、健康传播。

E. 健康环境细分为 13 个二级指标:空气质量、饮用水质量、食品安全、垃圾处理、污水处理、厕所、绿地、住房、体育设施、社会保障、养老、就业、文化教育。

F. 健康人群细分为 4 个二级指标:健康素养水平、成人吸烟率、经常参加体育锻炼人口比例、学生体质健康。

(5) 工作成效

2014 年 8 月至 2018 年 7 月期间,我国分 3 批启动了 197 个全国健康促进县区试点工作。山东、江苏、山西、河南、四川、安徽、广东、陕西、内蒙古、河北、广西等省份和新疆生产建设兵团开展了省级健康促进县区建设工作,共启动 495 个省级健康促进县区试点,国家级和省级健康促进县区合计 692 个,占全国县区总数的 24.3％,总体上已提前实现 2020 年健康促进县区达到 20％的目标。

健康促进县(区)建设是一项健康领域的社会治理行动,是把健康促进理论与中国特色卫生实践相结合的创新行动,是当前健康促进工作的一项重要抓手和基础性工作。通过县区这一平台,实现了"将健康融入所有政策"、创建健康支持性环境、开展健康科普和健康教育等各项重点任务。自启动以来，各地高度重视，涌现出丰富的优秀实践，取得了较显著的成效，主要表现在：建立健康促进工作长效机制，在落实"将健康融入所有政策"方面开展了许多探索性工作；大力开展健康促进场所建设，打造有利于人们健康的工作、学习和生活环境；广泛开展健康教育和健康科普，大幅提升人群健康素养水平，试点地区人群健康素养水平显著高于所在省份的平均水平，群众的积极性得到有效激发。健康促进县（区）建设已成为全面加强健康促进与教育，推进健康中国建设的有力抓手。

以第二批试点建设工作为例，试点县（区）普遍建立了党委政府主导、部门联动、专业机构技术支持的健康促进县（区）工作模式。试点县（区）党委政府积极推动"将健康融入所有政策"，把健康促进县（区）建设纳入政府重点工作，明确部门职责和时间表路线图，落实健康促进的经费保障。探索建立公共政策健康评价制度，第二批试点县（区）累积、梳理、修订 3 293 条与健康有关的公共政策，针对新制定政策开展了 716 次公共政策健康评价，针对重点问题开展了 900 多次跨部门健康行动。试点县（区）大力开展媒体合作，加强健康传播。根据测算，第二批试点县（区）城乡居民健康素养水平为 19.57%，高于 2016 年全国监测水平（11.58%）。15 岁及以上人群的吸烟率为 21.69%，低于 2015 年全国总体水平（27.7%）。

48.2.2 健康促进场所建设

（1）指导思想

健康促进场所的创建，包括健康促进医院、健康促进学校、健康工作场所（机关、企事业单位）、健康促进社区、健康村镇建设等，目的是为公众创造健康、安全、舒适的学习、工作、生活、休闲、娱乐等环境。下面以健康促进学校、健康促进医院为例，介绍相关的工作。

（2）工作目标

原国家卫生计生委制定的《全民健康素养促进行动规划（2014—2020 年）》工作目标为：每年创建健康促进医院、健康促进学校、健康促进机关、健康促进企业、健康社区各 200 个，到 2020 年，全国共创建健康促进医院、健康促进学校、健康促进机关、健康促进企业、健康社区各 1 400 个。

（3）重点工作

1）健康促进学校：健康促进学校创建六大工作领域：制定学校健康政策、改善学校物质环境、营造良好的社会环境、强化学校-家庭-社区联系、完善学校健康服务和发展个人技能。

各地参与创建的学校将健康促进学校建设工作纳入学校整体计划，通过需求评估，不断修订和完善学校健康政策，为师生提供基本医疗卫生服务；不断完善学校教育教学设备，营造健康氛围，为师生创设良好的学习、生活环境；将健康教育内容纳入课程，开展多角度、多层次、全方位的健康知识宣传活动；加强家校以及学校与社区的合作，鼓励学生将所学到的健康知识辐射到家庭乃至社区。

2）健康促进医院：健康促进医院提倡"以人为本"的人文医学理念，以患者、患者家属、员工、社区及医疗机构为对象，通过医院全体员工的参与和承诺，有效配置资源，开展有组织的行动、目标管理、协调与合作，改善医院文化、组织、环境和工作流程，出台或改革有利于患者、医护人员及社区居民健康的政策，激发医护人员发挥最佳效能，将健康促进和健康教育有效融入预防、保健、医疗、康复等日常工作各环节，把以疾病治疗为中心转变为以人民健康为中心，为人民群众提供全方位、全生命周期的健康服务，实现"整体健康"的目标。

中国健康促进医院五大工作领域：①将健康促进理念融入医院建设和管理的全过程。建立以患者、患者家属和社区居民健康为中心的诊疗体系，把健康促进理念全面融入医院管理、医院建设和诊疗流程，为患者提供优质健康服务。②制订并落实健康促进医院工作规范。制定医院健康促进和健康教育政策，建设安全、适宜、和谐的就医环境，提高患者、家属、社区居民和医护人员自身在预防疾病、治疗疾患、康复和形成健康生活方式等方面的技能，并加强管理考核。③医院环境整洁舒适。生活垃圾和医疗废物分类收集、依规管理、及时处置，加强医院文化建设，医务人员对待患者和蔼可亲，使用文明礼貌用语。④医院内全面禁烟。保证医院范围内及医院所有室内场所完全禁止吸烟。积极开展控烟宣传，在医院内张贴控烟宣传材料，为患者提供戒烟服务和咨询。⑤开展多方位的健康教育工作。医院建立工作制度，制订针对住院及门诊患者院内院外健康教育工作的流程和要点，包括对患者健康危险因素的评估，制订针对性教育计划，并与社区及患者组织合作以开展连续的健康促进活动等，以持续增强患者自我健康管理能力。在社区健康促进方面，医院应根据居民的需要，开展面向社区的健康讲座、健康咨询、健康生活方式倡导等健康教育与宣传活动。在职工健康促进方面，医院应定期开展员工健康促进与健康教育培训活动，增强员工健康促进工作意识与技能。每年对全体员工进行体检，建立健康档案，开展健康评估，并根据职工主要的健康问题，开展健康管理与健康促进活动，有具体的干预措施。

3) 健康工作场所：健康工作场所是指管理者和工作人员共同努力，采取健康保护和健康促进策略，持续为所有员工提供健康、安全和福祉的工作场所。我国通常根据工作场所的特点，细分为健康促进机关、健康促进企事业单位等类型。

健康工作场所建设内容包括建立促进健康的工作机制、健康环境、健康活动、健康人群等。不仅可以预防职业损伤，还能评估和改善人们的整体健康状况。健康工作场所建设以健康促进理论为指导，按照需求分析-制订计划-重点建设-效果评估-建立长效机制等流程开展建设工作。

4) 健康社区和健康村：城乡社区是居民生活的主要场所，健康社区、健康村是促进居民健康的基本单元。健康社区和健康村，是指社区和村管理者(如居委会)和居民共同努力，改善社区自然环境和社会环境，提供文化和健身场所，促进居民建立健康责任人理念，创造安全、舒适、健康的生活环境，并可持续发挥作用。

健康社区、健康村建设包括：开展需求调查，建立促进健康的工作机制，改善环境卫生，营造公共场所无烟环境，促进居民采取健康生活方式，预防控制重大疾病和突发公共卫生事件、困难家庭健康帮扶措施。建设促进健康的社区生活环境，帮扶弱势群体。提供基本健康教育服务，为居民提供健康自测和技术指导等。

(4) 工作成效

1) 健康促进学校：经过20余年的努力，健康促进学校理念逐步推广，健康促进学校创建在全国推行。截至2018年7月，全国中小学校通过不同途径创建的健康促进学校近1.5万所，约占全国学校的8%。

通过健康促进学校创建，学校领导和老师逐渐接受"健康第一"的办学理念，师生健康素养和健康状况明显改善。2011年，北京市开展了健康促进学校效果评估工作，结果表明健康促进学校发展总体评分、健康相关知识知晓率及行为掌握率均优于非健康促进学校。江苏省的调查数据显示，与2010年比，2014年中小学生总体肥胖率未见显著增加，中小学生总体低体重率下降0.7%；中小学生总体龋患率

从32.6%下降到23.8%；总体近视率上升速度趋缓；总体缺课率从0.640‰下降到0.527‰。

2) 中国健康促进医院：截至2017年年底，全国共创建3 000多家健康促进试点医院。中国健康教育中心组织专家制定了《健康促进医院试点工作规范》《健康促进医院项目参考方案》《健康促进医院评价参考标准》，为各地规范开展健康促进医院试点建设提供技术遵循。

3) 健康工作场所：目前，全国性的健康工作场所建设主要依托健康促进县区建设工作开展，全民健康生活方式等行动也开展了健康工作场所建设。截至2018年8月，各省份建设健康促进机关4 597个，健康促进企业1 099个。

4) 健康社区和健康村：截至2017年8月，各地依托健康促进县区等区域健康促进工作，共建设健康社区3 026个、健康村4 511个，通过申报、评选等形式建设健康家庭158万个。

48.2.3 健康传播

(1) 指导思想

围绕《中国公民健康素养——基本知识与技能(2015年版)》的实行和开展卫生健康中心工作，配合"健康中国行"活动，制作播放健康教育公益广告，开展健康巡讲。

鼓励利用互联网提供健康科普知识教育，普及健康生活方式，提高居民自我健康管理能力和健康素养。

(2) 工作目标

每个省份制作2部公益广告，在省、市、县级电视台重复播放，每月播放不少于100次。省、市、县级均开展健康巡讲活动，各级覆盖人数不少于1 000人次，其中流动人口不少于200人次。

(3) 重点工作

1) 公益广告：充分发挥大众媒体的健康传播优势，大力宣传健康知识与技能，普及健康生活方式。中央财政支持中西部22个省(市、区)和新疆生产建设兵团每年制作健康教育公益广告2部，并要求在电视台播出。

公益广告设计形式包括故事型、场景型等，有卡通动漫和真人拍摄等多种制作形式，以《中国公民健康素养——基本知识与技能(2015年版)》为依据，涉及"合理用药""科学就医""无烟生活""合理膳食"和"科学健身"等多个宣传主题，在全国省、市、县级的千余个频道播出。

2) 健康巡讲:旨在面对面的向广大人民群众传播健康知识和技能,倡导健康生活方式和行为。"行动"要求中西部 22 个省(市、区)和新疆生产建设兵团在省级、地市级和区县级分别开展健康巡讲活动(图 48-1),普及慢性病防治、传染病防治、公共场所禁烟、卫生应急、妇幼保健、食品安全、基本药物合理使用等健康素养基本知识与技能。

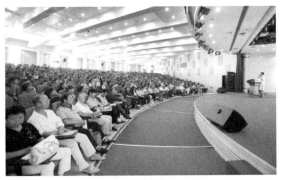

图 48-1　健康巡讲大课堂

(4) 工作成效

1) 公益广告:2012 年,项目地区共报送公益广告 59 部,2013 年为 63 部,2014 年为 53 部,均超额完成工作任务。北京、天津、上海、浙江等东部省(市)也参照项目要求设计、制作了公益广告。

2012 年,公益广告在 42 家电视台播出,其中包括 13 个省级卫视频道。2013 年在 1 125 个电视频道播出,其中省级卫视频道 22 个。2014 年公益广告在 1 281 个电视频道播出,其中包括 19 个省级卫视频道。

2) 健康巡讲:2012 年,全国共开展健康讲座 1.05 万场次,覆盖 525 万人次。2013 年,各省成立健康巡讲专家库。项目地区及江苏、广东等地共举办巡讲 15 919 场次,覆盖约 1 900 万人,发放传播材料 12 828 种,约 1 600 万份。2014 年共开展健康巡讲 47 670 场次,覆盖 740 余万人,累计发放传播材料 11 310 种,2 760 余万份。

健康巡讲活动不仅普及了健康知识,宣传了健康文化,提高了公众健康意识,在营造全社会关注和促进健康氛围、提高项目的社会影响力方面也起了一定作用。

48.2.4　健康科普

(1) 指导思想

针对重点疾病、重点领域和重点人群的健康需求,各地要认真做好合理膳食、无烟生活、科学就医、合理用药、卫生应急、食品安全等主题健康教育工作,结合实际继续做好艾滋病、结核病等相关疾病和地方病的健康教育工作。

(2) 工作目标

以贫困人口、妇女、儿童、老年人、残疾人、流动人口等为重点人群,开展符合其特点的健康素养促进活动。继续因地制宜,开展卫生健康热线咨询服务。各地要将健康扶贫作为项目工作重点之一,着力提升贫困县(区)居民的健康素养水平。

(3) 主要活动

1) 制定技术文件,引导健康科普工作规范开展:国家卫生健康委先后组织制定了《健康科普信息生成与传播技术指南》和《关于加强健康教育信息服务管理的通知》,用以指导各级卫生健康机构规范有序地开展工作;制定互联网健康科普虚假信息监测管控工作实施方案,探索建立互联网健康科普虚假信息监测与响应机制;配合原国家新闻出版广电总局印发《关于做好养生类节目制作播出工作的通知》,规范健康类养生节目;制定了《健康科普信息生成与传播技术指南》(媒体版)和《公众查寻和利用互联网健康信息建议》,提升媒体生成、传播健康信息的能力和公众对虚假信息的识别能力。

2) 实施健康促进与教育资源库建设工程:2017 年 11 月启动全国健康促进与教育资源库建设工程,该资源库主要由健康教育信息和材料库、专家库及交流平台组成。通过自主开发、社会征集、资源共享和购买服务等多种形式,开发科学、适用的文字核心知识、平面、音视频、动漫、新媒体等各类健康教育材料,为各地各部门开展健康科普工作提供材料,为人民群众提供科学权威,方便实用的健康信息。

3) 打造权威健康信息传播主阵地:国家卫生健康委已初步搭建了"两网两微一端多号"的健康中国新媒体平台,包括中英文官方网站,健康中国微博、微信和客户端,以及"头条""企鹅"等新媒体号,通过平台整合各地卫生健康部门、大型医疗卫生机构、委直属联系单位以及相关社会机构等优势资源,建设内容丰富、科学可靠、渠道多元、开放共享的健康信息服务资源库。中国健康教育中心负责官方网站和知乎、悟空问答、快手平台等"健康中国"科普知识官方账号的日常运维,利用中心官方网站、微信、微博开展健康科普知识传播。

4) 开展健康科普活动:以健康素养促进行动项目和全国公共卫生服务健康教育项目为依托,以《健康素养 66 条》为基础,广泛普及人民群众应知应会的健康基本知识和技能。以健康中国行、全民健康生活方式行动、卫生计生节日纪念日、婚育新风进万家等活动为代表,针对人民群众最关心、最直接、最现实的健康问题,集中开展健康科普活动。其中,很多活动持续开展,形成了品牌。例如,每年的世界艾滋病日、防治结核病日活动,市委领导、WHO 艾滋病/结核病亲善大使彭丽媛教授及一批社会知名公众人物连续参加活动,取得了良好的社会效益。

(4) 活动成效

1) 产生了很好的宣传合力:近年来的大型科普宣传活动都是在宣传司的领导下,联合了多个与主题活动相关的部门、单位和社会组织共同完成,逐步形成了"政府主导,多部门合作,全社会参与"的宣传格局,形成强大的宣传合力,产生了倍增的社会效益。

2) 健康科普活动逐步规范:系列传播技术指南的发布,为各机构、媒体开展健康传播提供了总遵循,健康科普工作逐步走向规范化发展。健康促进与教育资源库建设,将为更多传播机构和个人提供权威的健康传播信息。

3) 设计、制作系列传播材料:根据各个主题日的宣传重点,开发相关的健康核心信息,并设计、制作针对不同目标人群的传播材料,包括主题海报、挂图、年历、小画册、小折页、科普读本、台历、挂历、影视光盘等。这些材料的实物及电子模版均发放到全国 31 个省、自治区、直辖市和新疆生产建设兵团的卫生厅(局)、有关部委及机构。为适应少数民族人民的健康促进需要,将部分材料翻译成多种少数民族语言,以适应少数民族地区民众阅读。

4) 发挥名人作用:将名人对公众的影响力与专家和专业机构的学术权威性相结合,发挥名人作用,吸引公众和媒体关注,在社会上引起很大反响,产生很好的宣传效果和媒体效应。

5) 加强与媒体合作,扩大宣传教育效果:配合主题日现场活动,与电视、广播、报刊、网络等媒体合作,播出活动相关信息、公益广告、科普宣传、嘉宾访谈等。近年,微博、微信等新媒体兴起,丰富了报道形式,拓宽了受众接触渠道,扩大了目标受众群的范围和媒体自身的影响力,可以对受众起到更好的教育及警示作用。

48.2.5 健康素养和烟草流行监测

(1) 健康素养监测

在全国 31 个省、自治区、直辖市建立 336 个监测

点,以 15~69 岁的城乡常住居民为监测对象开展健康素养调查。2012 年完成监测问卷 98 448 份,监测结果显示,全国居民健康素养水平为 8.80%。2013 年为 9.48%,2015 年为 10.25%,2017 年为 14.18%,我国居民健康素养水平呈缓慢增长的态势。详见 34. 健康素养。

(2) 烟草流行监测

2012 年对教师、公务员和医生 3 类重点人群开展吸烟情况调查。调查结果显示,男性医生吸烟率较 2008 年下降了 10%。2013 年在 346 个区/县的 1 020 所学校开展青少年吸烟情况调查,共计调查 155 117 名初中学生。调查结果显示,初中学生烟草使用率 6.9%,30.0% 的吸烟者对烟草有依赖性,过去 7 天内 72.9% 的学生暴露于二手烟。2014~2015 年在全国健康素养监测点开展成人烟草调查,共调查 15 095 人。调查结果显示,2015 年,中国 15 岁以上人群吸烟率为 27.7%,其中,男性吸烟率为 52.1%,女性为 2.7%,吸烟者平均每天吸烟 15.2 支。

48.2.6 12320 热线戒烟咨询服务

该项目为 2014 年新增子项目,旨在通过电话为吸烟者提供戒烟服务,指导吸烟者戒烟,覆盖已开通 12320 卫生热线的 29 个省、自治区、直辖市。25 个省、自治区、直辖市制订了项目实施方案,23 个省建立了热线戒烟专家库或专家组,29 个省份建立了戒烟信息资源库,共有戒烟干预坐席 155 个。

截至 2015 年 6 月 30 日,共计受理戒烟咨询电话 6 971 件;外拨戒烟干预电话 9 235 件;招募戒烟者 3 888 人,其中 344 人实现了 1 个月持续戒烟,137 人实现了 3 个月持续戒烟,375 人减少了吸烟量。

48.3 建设成效

中国公民健康素养促进行动自实施以来,得到卫生健康系统、相关部门和社会公众的积极响应,在推进全国健康促进和健康教育工作全面发展、实现深化医药卫生体制改革目标、提高人民群众健康水平方面发挥着重要作用。

48.3.1 人民群众健康素养水平稳步提高

2008 年全国居民健康素养水平为 6.48%,2012 年为 8.80%,2015 年为 10.25%,2017 年为 14.18%,呈现逐步上升趋势。2008 年以来的健康素养行动初

显成效。

48.3.2 政府投入不断增加

2012 年,健康素养促进行动专项投入人民币为 2.38 亿,2013 年为 2.44 亿,2015 年为 2.59 亿,这是中国政府迄今为止最大的一项健康教育专项投入。

48.3.3 政府牵头,多部门合作机制初步形成

实施健康素养促进重大专项、健康促进县区试点建设、亿万农民健康素养促进行动等品牌项目,提高了各级政府对公众健康的重视程度,增强了对健康促进和健康教育工作重要性的认识,建立和健全了项目地区政府主导、多部门协作的体制机制。

48.3.4 健康教育专业队伍能力显著提升

中国公民健康素养促进行动凸显了健康教育专业机构在健康教育工作中的主导地位,极大地调动了各级健康教育专业队伍的工作积极性。全国各级健康教育专业机构的组织协调、项目实施及评价、健康传播等能力得到显著提升。同时,积累了管理和实施大型项目的工作经验,项目管理和执行能力也大大提高。

48.3.5 健康素养监测体系逐步完善

2012 年在健康素养促进行动项目支持下,建立了全国居民健康素养监测系统,标志着健康素养评价步入规范、连续的监测时期,监测结果已经成为各级政府制定健康政策的重要循证。

48.3.6 "居民健康素养水平"成为重要的卫生事业评价指标

2014 年,"居民健康素养水平"成为《全民健康素养促进行动规划(2014—2020 年)》的重要考核指标,2016 年成为《"健康中国 2030"规划纲要》的 13 个主要指标之一,2017 年成为《"十三五"卫生与健康规划》的重要指标。

(李英华 卢 永 李雨波 靳雪征)

49 健康北京人
——全民健康促进十年行动

49.1　项目背景

北京市经济快速发展,人民生活水平不断提高,城市化进程也不断加快。城市化既给社会发展带来诸多益处,也给人群健康带来诸多挑战,如人口增加、环境污染加剧、交通拥堵严重等现象。错杂的人口组成,表现了不同和不良的生活方式,加上不良的环境,这些成了慢性非传染性疾病的缘由,甚至逐渐成为影响北京市民健康的最大威胁。

2009年,北京市常住人口达到1 755万,户籍人口中65岁以上有168.8万,占13.6%。随着老龄化人口的增加,高血压病、糖尿病、恶性肿瘤、血脂异常等慢病发病率日益增高。恶性肿瘤、心血管病和脑血管病位居死因前三。抽样调查显示,2008年北京市常住居民高血压患病率为30.3%,糖尿病患病率为8.6%,血脂异常患病率为34.7%,肥胖症患病率为19.1%,慢病防控形势日益严峻。

没有全民健康,就没有全面小康。针对北京市市民的健康危险因素和人民群众日益增长的健康需求,2009年北京市政府制订实施了《健康北京人——全民健康促进十年行动规划(2009—2018年)》(以下简称《十年规划》)。在市级层面成立了多部门共同

参与的北京市健康促进工作委员会,委员会下设办公室(以下简称北京市健促办),16个区也成立了相应机构。北京市建立了"政府主导、多部门合作、专业指导、群众参与"的健康促进工作机制。

《十年规划》以"科学发展观"为指导,将"提高市民健康素养"作为首都社会发展的重要目标,坚持"以人为本",希望通过10年的努力,用健康促进策略应对慢病的挑战。通过普及健康知识、动员市民参与健康行动、政府提供健康保障,延长全市居民健康寿命,实现"健康北京人"的目标。

49.2　工作目标

49.2.1　总体目标

改善市民主要健康指标,使其身体健康、心理健康、社会适应能力和道德健康水平不断提高,延长其健康寿命。

49.2.2　具体目标

开展九大健康行动,即健康知识普及行动、合理膳食行动、控烟行动、健身行动、保护牙齿行动、保护视力行动、知己健康行动、恶性肿瘤防治行动、母婴

健康行动。

完成 11 项健康指标：

1）全民健康知识知晓率达到 85% 以上。

2）人均每日食盐量下降到 10 g 以下。

3）人均每日油脂摄入量下降到 35 g 以下。

4）成人男性吸烟率下降到 50% 以下，女性下降到 4.0% 以下。

5）每周运动至少 3 次、每次 30 分钟以上的人群比例达 50% 以上。

6）市民刷牙率达到 90% 以上，正确刷牙率达到 70% 以上，65～74 岁老年人口腔中能承担咀嚼功能的牙齿平均不少于 20 颗。

7）中小学生肥胖率下降到 15% 以下。

8）孕产妇死亡率控制在 15/10 万以下，新生儿死亡率控制在 3‰ 以下。

9）全市所有社区卫生服务机构均有条件提供高血压、糖尿病管理服务，35 岁以上人群高血压知晓率、治疗率、控制率分别达到 80%、65%、50% 以上。

10）人群健康体检合格率逐年上升。

11）全市居民平均期望寿命达到 81 岁。

49.3 具体项目

49.3.1 健康知识普及行动

（1）责任部门

1）牵头部门：市委宣传部、市卫生计生委、市教委。

2）协作部门：市文化局、市新闻出版广电局、首都精神文明办、市园林绿化局、市红十字会、各区政府。

（2）工作内容

1）建立健康科普专家库：为保障科普传播的科学性，2011～2015 年，市卫生计生委分 3 批遴选 504 名北京健康科普专家，组建北京健康科普专家队伍，完善管理机制，定期开展健康科普能力培训与交流。

北京健康科普专家进行政机关、单位、学校、社区等地，面向公众开展健康科普传播。仅 2014 年，北京市医疗卫生机构共举办各级各类健康大课堂 17 877 场，直接受众人数 100 多万，间接受众人数 1 500 多万。

2）建立媒体合作机制：2011 年北京市健促办成立媒体工作室，定期召开全市媒体工作例会，通报全市健康教育与健康促进重大活动及工作进展。

与北京市主流媒体合作，在北京电视台、北京广播电台开办《健康北京》栏目；在《北京晚报》《法制晚报》开设"健康北京"专版，均长年保持运行。

向北京电视台《养生堂》《我是大医生》《健康北京》等栏目推荐北京健康科普专家，录制节目 300 余期，播出率在 95% 以上。

制作"健康生活，健康北京"系列宣传片 8 部，在北京电视台各频道滚动播出。

3）开发新媒体科普传播平台：2012 年起，先后开通北京健康教育微博矩阵、北京市卫生计生委官方微博、健康教育专业网站——首都 E 健康网站、"健康北京"手机 APP 客户端、"健康北京"微信公众号等新媒体传播平台。

4）发布《北京人健康指引》（图 49-1）：2010 年，为引导公众维护自身健康，落实《中国公民健康素养 66 条》，北京市发布了《北京人健康指引》，共 34 条。其中，健康行为与生活方式 19 条，保持心理平衡与良好的社会适应 9 条，实现基本生理健康目标 6 条。免费向市民发放 30 万册。

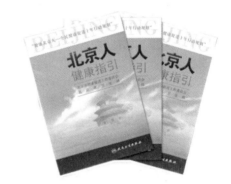

图 49-1 《北京人健康指引》

2013 年，发布了《北京市小学生健康指引》和《北京市中学生健康指引》，各 25 条（图 49-2）。围绕养成卫生习惯、保护视力、控制肥胖、口腔健康、心理卫生、青春期保健、预防伤害等内容指导中小学生和家长建立健康行为和生活方式。共发放健康指引手册 8 万本、宣传画 2 500 套、宣传光盘 2 000 张，覆盖全市所有中小学校。

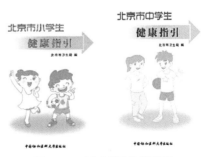

图 49-2 《中小学生健康指引》

5) 深化中小学健康教育:2009 年,针对中小学生的主要健康问题,北京市卫生计生委、北京市教委联合开展"小手拉大手——关注腰围,关注健康"活动,制作 68.2 万个腰围尺,配合《致小学生家长的一封信》,向全市小学生免费发放。

2014 年,市教委、市卫生计生委围绕"防近视、控肥胖"工作,全面启动"专家进校园健康大讲堂"活动。截至 2015 年年底,大讲堂覆盖全市所有中小学校。

开展健康促进学校创建,为学生提供健康的学习环境。截至 2015 年,北京市已创建健康促进学校 1 547 所,创建率为 87.6%,提前达到《十年规划》80% 的目标。

6) 编印健康科普读物:2012 年、2014 年市卫生计生委组织专家编印出版两辑《健康大百科》系列健康科普丛书,共 20 本。书籍由 10 位院士审定,1 000余位医学专家参与编写。第一辑关注人的生命全周期;第二辑是针对常见病、多发病的知识介绍,采取一问一答形式。该书获科技部"2014 年度全国优秀科普作品奖"。

2014 年,北京市健促办组织北京健康科普专家编印出版《健康到你家》,内容涉及内、外、妇、儿、精神、心理科等常见病、多发病的健康科普知识,通俗实用,向市民免费发放 1 万册。

2013 年起,市教委每年编印 17 万册《小学新生家长健康必读》,发放给每位小学一年级新生家长,指导家长帮助孩子尽快适应学校新生活。

49.3.2 合理膳食行动

(1) 责任部门

1) 牵头部门:市教委、市质监局、市商务委、市卫生计生委。

2) 协作部门:市工商局、各区政府。

(2) 行动内容

1) 推广使用低钠盐:2010 年起,在全市范围内推广使用低钠盐。2010—2012 年,市政府为企业提供低钠盐补贴 1 000 万元,并以优惠价格促销低钠盐。市商务委员会指导全市 27 家连锁超市设置 879 家低钠盐专柜,低钠盐销售数量呈逐年递增趋势。仅 2015 年,北京市销售低钠盐 16 000 吨,比 2013 年增长 17.1%。

2) 开展健康食堂创建:为促进市民合理膳食创造条件,企事业单位、学校及餐饮企业开展健康食堂(餐厅)创建。截至 2014 年年底,全市建设各类健康

示范食堂(餐厅)491 个。其中,中央直属机关和国家机关单位建设 39 个,起到了很好的示范作用。

3) 优化学生健康膳食管理:为保障中小学生就餐安全和科学营养,2011 年市教委、市卫生计生委等多部门联合下发《关于加强中小学生在校就餐管理的通知》等多个文件,制订中小学营养餐标准,发布《北京市中小学生健康膳食指引》。

2014 年,市卫生计生委、市教委联合启动了为期 6 年的"营"在校园——北京市平衡膳食校园健康促进行动(图 49-3),大力开展合理膳食行动。学生午餐由配餐公司配送的比例逐年降低,至 2014 年底,由学校食堂提供午餐的比例近 70%。

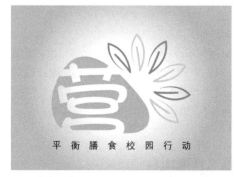

图 49-3 "营"在校园——北京市平衡膳食校园健康促进行动

4) 鼓励企业开发健康食品:北京市质监局组织开展了"三低"(低糖、低脂、低盐)食品的开发与调研,鼓励企业开发健康食品。并收集数据、探访工作难点,形成了《三低食品调研报告》。

各区也积极行动,如北京市西城区推出全民健康生活方式——"减盐行动",有 15 家餐饮企业参与。其中,影响最大的是庆丰包子铺推出的"减盐包子"行动,在口味不变、品质不变的基础上,包子馅的食用盐量用量减少 6%,酱油用量减少 4%。

49.3.3 控烟行动

(1) 责任部门

1) 牵头单位:北京市爱卫会。

2) 协作单位:北京市政府法制办、北京市卫生计生委、首都精神文明办。

(2) 行动内容

1) 推进控烟立法:1995 年,市人大颁布《北京市公共场所禁止吸烟的规定》,8 类公共场所禁止吸烟。

2008 年,市政府颁布《北京市公共场所禁止吸烟

若干范围的规定》,11 类公共场所禁止吸烟。

2013 年 11 月,北京市人大常委会立项,制定《北京市控制吸烟条例》。

2014 年 11 月 28 日,北京市第十四届常务委员会第十五次会议通过《北京市控制吸烟条例》(图 49-4)。市内公共场所、工作场所、公共交通工具内全面禁烟。

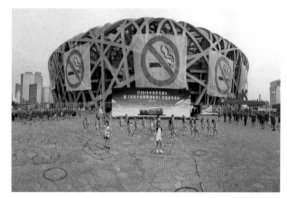

图 49-5 2015 年《北京市控制吸烟条例》宣传活动

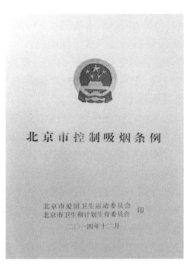

图 49-4 北京市控制吸烟条例

2) 颁布《北京市控制吸烟条例》(以下简称《条例》):《条例》自 2015 年 6 月 1 日起实施。这是目前国内最接近 WHO《烟草控制框架公约》的地方控烟法规,标志着北京市控烟工作进入一个全新的时期。

3) 营造控烟环境:围绕《条例》的实施,市政府、市爱卫会、市卫生计生委制定了落实方案,全市以《条例》施行倒计时为时间表,有计划地开展了 5 轮大规模的控烟宣传和两轮培训。

在倒计时 30 天时,推出控烟劝阻手势评选,参与人数达 300 万;在倒计时 10 天时,发布了人群和场所吸烟情况调查结果并扩大宣传声势。据统计,各大网络媒体发布有关《条例》的报道超过 3 600 篇;在倒计时 1 天,即世界无烟日时,国家卫生计生委、WHO、北京市政府等 8 个部门在鸟巢举办了"2015 年世界无烟日暨《北京市控制吸烟条例》实施宣传活动",形成了强大的社会控烟氛围,为 6 月 1 日法规实施奠定了坚实基础。据调查,法规实施前民众对《条例》知晓率达到 83%(图 49-5)。

4) 严格控烟监督执法:截至 2016 年 1 月,北京"12320"共受理控烟相关服务 20 705 件,其中控烟知识咨询 522 件,控烟政策咨询 7 321 件,控烟投诉举报 12 862 件。出动卫生监督人员 95 730 人,监督检查 47 128 户。发现不合格单位 6 420 户,责令整改 6 272 户,有 321 家单位因整改不到位被行政处罚,共计罚款 81.8 万元。执法人员劝阻违法吸烟 2 851人,有 961 人被处罚,个人罚款金额 55 050 元。

5) 取得初步成效:中国控烟协会于 2015 年 8 月的调查显示,北京市公共场所吸烟人数从 11.3% 下降到 3.8%;公众对控烟满意率由原来的 42.26% 提高到 81.30%;93% 的受访者认为无烟环境有变化。WHO 高度肯定北京的控烟工作,授予北京市政府 2015 年度"世界无烟日奖",称北京控烟行动取得了令人鼓舞的成效。

49.3.4 健身行动

(1) 责任部门

1) 牵头部门:市总工会、市体育局、市教委、市财政局。

2) 协作部门:市卫生计生委、各区政府。

(2) 行动内容

1) 制定实施《北京市全民健身实施计划(2011—2015 年)》:2011 年,北京市政府出台《北京市全民健身实施计划(2011—2015 年)》(图 49-6),对全民健身公共服务体系建设提出明确目标,截至 2015 年,全市初步形成覆盖城乡的全民健身公共服务体系。

2) 创建体育生活化社区和体育特色村:"体育生活化"是把体育健身活动渗透到人们的日常生活中,使其成为衣、食、住、行以外的第五基本生活要素。体育特色村创建是以开展有特色的体育健身活动和村级体育健身设施建设为重点,为丰富农村文体生活而进行的举措。截至 2015 年年底,已创建 2 778

徒步大会、北京国际风筝节等国际性品牌赛事10项。

定期举办全民健身体育节、北京市体育大会、公园半程马拉松和体育公益活动社区行等市级群众品牌赛事活动,共计100余项。

创建16个区和燕山、开发区的一区一品活动20项,各具特色的日常系列活动500余项。

百姓经常性、传统性、品牌性的全民健身活动长年不断。各类活动年参与人数达1000余万,具有北京特色的全民健身活动模式已经形成。

5)健身指导科学化、均等化:大众健身需要科学指导,市体育局、市卫生计生委、市健促办联合开展"阳光长城减重计划"。为了改善市民体质,加强科学健身指导,编印了《上班族健身口袋书》。"十二五"时期,市体育局培养公益社会体育指导员44 869人,公益社会体育指导员比例达到3.41‰。

贯穿全年的北京体育广播"1025动生活"栏目,主旨就是:让生活运动起来,让运动有效坚持下来。该栏目年累计播出2 190小时,市民科学健身意识和健康素养水平不断提高。

6)恢复职工工间操:2010年起,市总工会、市体育局、市卫生计生委在全市开展工间操推广活动。北京人民广播电台每天上、下午分别播放广播体操音乐2遍。各单位因地制宜,开展广播体操的推广、普及活动。

调查显示:2014年市企事业单位开展工间(工前)操活动,每天1次,每次不少于20分钟的单位占56.2%,职工参与率为35.4%。工业、国防、金融、教育、服务业、机关事业、非公企业行业职工参与率均超过45%(图49-7)。

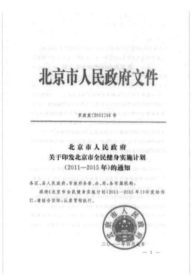

图49-6 《北京市全民健身实施计划(2011—2015年)》

个体育生活化社区和200个体育特色村。体育生活化社区创建率达100%。

3)全民健身设施多元化发展:2015年,人均体育场地面积达到2.25 m²,在全市100%的街道(乡镇)、有条件的社区和100%的行政村都建有体育设施;具备开放条件的公共体育场馆66个,开放率为100%;全市配建全民健身路径工程共7 989套;建设笼式足球、篮球、乒乓球、棋苑等专项活动场地3 910片;创建社区体育健身俱乐部154个;建设各类步道1 240 km,骑行绿道200 km;体育场地符合开放条件的学校为1 171所,对社会开放864所,开放率为73.8%。

4)全民健身活动广泛开展:创建北京国际山地

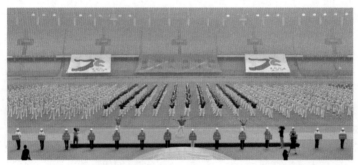

图49-7 北京市总工会举办全市职工第九套广播体操交流比赛

7)开发"健走121"手机APP软件:为引导职工养成健康的生活习惯,市总工会开发了"健步121"手机APP软件,为职工建立了线上健步走运动管理平台。各基层工会积极组织发动,截至2015年年底,

有近 11 万名职工安装使用。还在通州、密云开展 2
次线下实地健步走示范活动,形成线上、线下互动模
式,推进首都职工健步走活动。

8) 市民健身意识提升,身体素质有效改善:2014
年调查显示,经常参加体育锻炼的人数比例达到
49.8%;北京市市民达到《国民体质测定标准》合格
标准的人数占受测人数的 89.7%,优秀率达 19.2%;
在校学生达到《国家学生体质健康标准》的总体合格
率为 96.85%。

49.3.5　保护牙齿行动

(1) 责任部门

1) 牵头部门:市卫生计生委、市教委。

2) 协作部门:市人力社保局。

(2) 行动内容

1) 建立口腔健康防治网:建立以社区卫生服务
机构为中心的口腔健康防治网络,2014 年,全市已有
256 个社区卫生服务中心(占中心总数的 78.3%)及
137 个社区卫生服务站设置口腔科,为居民提供口腔
疾病服务(图 49-8)。

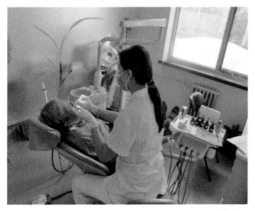

图 49-8　社区卫生服务机构为居民提供口腔检查

结合"920 爱牙日",深入社区、托幼院所、校园,
对居民、儿童、学生等人群,广泛宣传口腔保健知识。

2) 保护牙齿行动涵盖不同年龄人群:2011～
2014 年,学龄前儿童免费氟化泡沫防龋 1 564 276 人
次;学龄前儿童免费口腔检查 992 977 人次;学龄儿
童免费窝沟封闭 813 267 人;2009 年、2011 年和 2012
年,开展了为 60 岁以上城乡低保老年人免费镶牙的
专项工作,对 8 834 名低保老人开展筛查,为 3 101 位
符合免费镶牙政策的低保老人进行了义齿的修复,
帮助其恢复了咀嚼功能。

49.3.6　保护视力行动

(1) 责任部门

1) 牵头部门:市教委、市卫生计生委。

2) 协作部门:市人力社保局、市民政局。

(2) 行动内容

1) 建立眼保健操管理制度:2011 年,北京市教
委、市卫生计生委联合下发《关于加强我市中小学生
肥胖及视力低下防控工作的意见》,将学生眼保健操
纳入常态管理。

2) 启动视力不良警示与分级管理:2014 年北京
市卫生计生委、北京市教委联合下发《北京市中小学
校视力不良分级警示标准》及工作方案,启动中小学
校视力不良警示与分级管理。根据每年中小学生健
康体检数据,将视力不良警示分为Ⅰ级、Ⅱ级、Ⅲ级,
评估各学校、各区视力不良防控效果,督导落实防控
措施。

3) 推出《家庭护眼按摩操》:2009 年,北京市教
委推广了一套家人之间互相按摩的《家庭护眼按摩
操》,并向全市 66 万小学生免费发放按摩操挂图(图
49-9)和护眼教材。

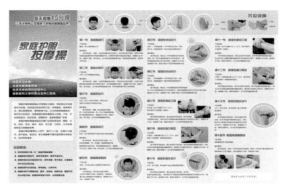

图 49-9　《家庭护眼按摩操》挂图

4) 改善中小学生视力环境:作为健康促进学校建
设的一部分,2012 年,北京市财政下拨专款 9 635.2 万
元,对全市中小学教室及黑板照明进行改造,使全市
中小学校教室及黑板平均照度合格率达到 100%。

5) 眼病早期筛查:近几年,不断加强社区卫生服
务机构眼病筛查工作,用快速、敏感的实验,为社区
居民检查眼病,并及时将有关信息记录在社区居民
健康档案中,同时加强眼病宣传教育。

在目标人群中开展眼病早期筛查、早期干预工
作,加强白内障、沙眼、儿童盲、低视力与屈光不正等
可避免盲的防治。2009 年开展了北京市农村山区白

内障筛查项目,涵盖 55～85 岁目标人群,共近 6 万人。2010 年接受白内障复明手术人数为 34 842 人,同时开展了"北京市贫困白内障患者复明工程",为 1 526 名 55 周岁以上的贫困白内障患者实施了免费复明手术。之后,每年复明手术的受益人数都有增加,2013 年达到 42 267 人。

49.3.7　知己健康行动

(1) 责任部门

1) 牵头部门:市食药监局、市卫生计生委。

2) 协作部门:市人口计生委、市人力社保局。

(2) 行动内容

1) 全市零售药店便民服务 100% 覆盖:截至 2014 年 11 月,全市 5 233 家零售药店均配备血压计、体重计和腰围尺,免费为市民提供血压、体质量和腰围的测量服务,覆盖率达 100%。

2) 全市社区卫生服务机构开展知己健康服务:截至 2014 年,全市 327 个社区卫生服务中心、1 591 个社区卫生服务站,均能为居民提供免费的血压、体重和腰围测量服务。

按照门诊诊疗要求,必须为 35 岁以上就诊患者测量血压;为新建健康档案的居民提供血压、体重和腰围测量等体格检查服务;对于慢性病患者、老年人,每年均要开展 1 次健康体检服务。

全市所有社区卫生服务中心均建立起"健康小屋",为居民提供血压监测、体重、身高测量等服务,居民也可以利用设备进行健康自测,提高了居民自我健康管理意识。

3) 开展家庭医生式服务:全市由社区医师、护士、预防保健 3 类人员组成家庭医生式服务团队,与社区居民签约,为居民提供健康管理服务。累计签约 428.5 万户,累计签约人数达到 924.5 万。

4) 居民健康档案建档率提高:截至 2014 年年底,北京市各社区卫生服务机构共建立居民档案 1 600.8 万份,建档率 74.4%,其中电子档案 1 504.5 万份,电子化率 69.93%。

49.3.8　恶性肿瘤防治行动

(1) 责任部门

1) 牵头部门:市卫生计生委、市爱卫会。

2) 协作部门:市人力社保局。

(2) 行动内容

1) 为适龄妇女开展"两癌"筛查:2008 年,北京市在全国率先启动适龄妇女子宫颈癌、乳腺癌免费

筛查试点,2009 年在全市推开。2012 年形成"每两年 1 个周期"的长效筛查机制,全市 178 家医疗保健机构参与筛查工作。

截至 2014 年,共完成 3 轮筛查。筛查宫颈癌 196 万人次、乳腺癌 171 万人次,检出乳腺癌癌前病变及乳腺癌患者 909 人,宫颈癌癌前病变及患者 3 190 人。其间,178 家医疗机构共同参与,建立了一支"两癌"筛查服务团队。

2) 实施阳光长城计划,构筑肿瘤防控体系:2011 年,全市实施"阳光长城计划"行动,围绕心、脑血管疾病和恶性肿瘤开展系列疾病防治行动,启动社区与定点医院联动的癌症早期筛查工作模式试点,采用集高危人群筛查、临床检查、随访和信息统计分析为一体的实时数据管理,提高肿瘤的早期诊断水平。

建立了癌症早诊、早治大数据信息平台,覆盖全市 99 家社区卫生服务中心、40 家筛查定点医院。每年收集大约 5 万例高危人群和 1 万例临床检查者信息,提高了管理效率和数据质量,为政府制订有效的癌症二级预防策略提供了管理平台和数据支持。

49.3.9　母婴健康行动

(1) 责任部门

1) 牵头部门:市卫生计生委。

2) 协作部门:市民政局、市人口计生委、市人力社保局。

(2) 行动内容

1) 建立妇幼保障健康制度:《十年规划》实施以来,北京市先后出台了《北京市"十二五"时期妇女发展规划》《北京市"十二五"时期儿童发展规划》。2010 年,北京市卫生计生委印发实施《健康北京人——母婴健康行动项目(妇幼保健)实施方案》,以保证母婴健康行动的落实。

2) 专业机构建设规范化:建立爱婴医院 105 家,各区均建立规范化的儿童早期综合发展中心。

3) 孕产妇健康管理趋于规范化:《十年规划》中期评估结果显示,约 2/3 调查点的孕产妇建档率接近或达到 100%;北京市户籍产妇中,孕期接受 5 次及以上产前检查服务的比例近年来均在 99.6% 以上;产后 42 天内接受过产后访视的比例 5 年中均达 97.3%～98.1%;半数以上调查点家庭访视率达到 100%。

4) 推进新生儿和婴幼儿健康管理:5 年来,各社区出生 1 周内接受家庭访视的新生儿比例呈上升趋

势,由2009年的94.8%增加到2014年的96.58%;各区家庭访视率普遍在90%以上,半数以上调查点家庭访视率达到100%;0～6个月婴儿纯母乳喂养率从2009年的65.14%增加到2014年的75.41%(图49-10)。

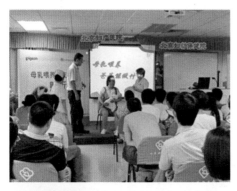

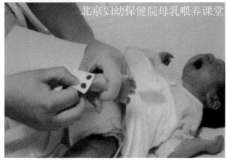

北京妇幼保健院母乳喂养课堂

图49-10 对婴幼儿进行健康管理

5)儿童健康服务明显改善:截至2014年,北京市0～6岁儿童系统管理率已达94.10%,接受1次及以上体检的人数比例5年间均维持在97.4%～98.4%。各区县0～6岁儿童免疫接种建卡率、各一类疫苗的接种率接近100%。

6)出生缺陷发生率保持稳定:北京市严重出生缺陷的产前诊断率进一步提高,户籍人口出生缺陷发生率连续4年呈下降趋势。

49.4　工作成效

《十年规划》是北京市第一个比较全面、系统的,以提高全民健康素质为目标的政府文件,也是北京市"将健康融入所有政策"的初步实践。规划实施5年来,北京市民健康素养有所提高,成效初步显现。

49.4.1　11项健康指标完成情况

《十年规划》中期评估显示:居民健康及慢病相关行为有明显改善,健康意识有所提高。北京市健康素养监测数据表明,2012年北京市居民健康素养水平达到24.7%,高于全国城市居民11.79%的比例。

11项健康指标中,人均期望寿命、新生儿死亡率、孕产妇死亡率、食盐摄入量、膳食脂肪摄入量、规律运动人口比例6项指标已提前5年达到预期目标。

在其余的5项指标中,预计通过未来5年努力可以实现的指标为成人吸烟率、成人刷牙率和慢病管理率。但是,中小学生肥胖率近年来仍呈上升趋势。相关数据显示,2018年北京市中小学生肥胖率为16.9%,未能达到《十年规划》目标。

49.4.2　主要工作成效

(1)建立政府主导的健康促进工作机制

2009年,成立北京市健康促进工作委员会,主管副市长任委员会主任,委员会由28个市级相关部门和16个区组成。由过去卫生部门独自牵头的健康教育模式转变为在政府主导下,多部门合作、全社会参与的健康促进工作新格局。

(2)制定促进市民健康的公共政策

2011年,北京市政府出台了《北京市全民健身实施计划(2011—2015年)》《健康北京"十二五"发展建设规划》(2011—2015)》;2015年出台《北京市控制吸烟条例》等有利于市民健康的公共政策。

(3)以政府名义发布人群健康状况报告

自2009年起,北京市建立人群健康状况信息发布机制,每年以市政府名义发布《北京市卫生与人群健康状况报告》,内容包含居民人口基本情况、慢病及相关危险因素、传染病发病情况、残疾人口状况、精神疾病、儿童青少年健康状况、健康素养、医疗卫生服务、健康环境状况等方面,由市属17个委办局和市卫生计生委14个专业机构共同编写,为政府制定各项卫生政策提供了科学依据。

(4)打造一批北京特色的健康促进品牌

以慢病防控为重点启动实施了"阳光长城计划",围绕重点人群建立和完善妇幼、青少年、老年人群健康服务和健康促进体系。以行政社区、村、学校、医院、社会单位为基础开展"健康细胞工程"创建。加强媒体合作,建立健康支持环境,打造了一批健康促进品牌。如以北京电视台为代表的主流媒体,打造了《养生堂》《健康北京》等栏目;全市中小学校"健康促进学校"的创建;医疗卫生机构"健康促进医院""健康促进示范基地"的建设;企事业单位"无烟单位""健康食堂""健康单位"的建设;社区(村)"健康社区(村)"的建设;在市民中开展"北京健康之星"评选活动等。

(5)全面启动"健康北京"城市建设

继《十年规划》后,2010年北京市政府又制定实施了《健康北京"十二五"发展建设规划》,正式启动了健康城市建设工作。2015年又制定了《健康北京"十三五"发展建设规划》,逐步从关注健康人群向关注健康环境和健康社会前行。目标是将北京建设成拥有一流"健康环境、健康人群、健康服务"的健康城市。

(汤伟民　徐晓丽　韩　晔)

江苏省健康促进学校的创建与成效

50.1 项目背景

20世纪80—90年代,WHO提出"健康促进学校"的理念,并在全球范围内积极倡导、推广。健康促进学校是学校健康新策略,企盼把学校作为健康促进场所,通过政府参与和社区行动,提高学生、教职员工和社区成员的健康素养,改善自身和他人健康。在教育部和卫生部的领导和支持下,我国自1995年引进"健康促进学校"这一理念,并在部分省、自治区、直辖市开始创建工作。

50.2 工作目标

2002年,江苏省启动"健康促进学校"创建工作。2015年年底,创建健康促进学校覆盖全省50%的中小学校。

50.3 工作机制

2006年年初,江苏省卫生厅、省教育厅决定在全省推广"健康促进学校"(图50-1),成立"江苏省健康促进学校工作指导委员会",省教育厅副厅长和省卫生厅副厅长担任主任。办公室设在江苏省疾病预防控制中心,健康教育所所长担任办公室主任,负责全省健康促进学校的技术指导、日常管理及组织评审等工作。

在省级领导小组的基础上,按照省教育厅和省卫生厅要求,成立了市级、区(县)级健康促进学校工作指导委员会,由各级教育局和卫生局的分管局长

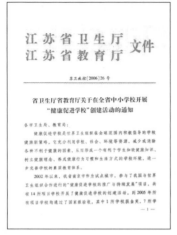

图 50-1　省卫生厅和教育厅联合发文

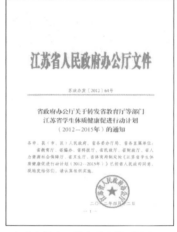

图 50-2　省政府转发江苏省学生体质健康促进行动计划

担任主任,指导委员会办公室设在各级疾病预防控制中心。各级健康促进学校工作指导委员会负责制订辖区内健康促进学校的具体实施方案。

参与健康促进学校创建的学校,成立创建领导小组。校长或副校长担任创建小组的组长,校长助理或德育处主任担任副组长,成员由教导处、总务处、学生会、少先队、共青团和校医室等部门人员,以及班主任、家长和学校所在街道办事处的代表组成,一般 10 人左右。

50.4　工作方案

2006 年,由江苏省疾控中心健教所牵头,组织健康教育、学校卫生和教育部门的有关专家,参考 WHO 项目中关于健康促进学校的标准,结合省内前期实施情况,经过反复研讨,充分论证,制定了《江苏省健康促进学校推广实施方案》《江苏省健康促进学校评价标准》及验收评审细则。随后,由省卫生厅、省教育厅联合下发了图 50-2 所示的《关于在全省中小学校开展"健康促进学校"创建活动的通知》(苏卫疾控〔2006〕26 号)和《省卫生厅办公室、省教育厅办公室关于做好健康促进学校申报与考评工作的通知》(苏卫办〔2006〕69 号),决定从 2006 年 10 月 1 日起,接受全省各市中小学校创建"健康促进学校"的申报,并开展评审验收工作。

2009 年,根据教育部、卫生部、财政部印发的《国家学校体育卫生条件试行基本标准》(教体艺〔2008〕5 号)和教育部印发的《中小学健康教育指导纲要》(教体艺〔2008〕12 号)以及省教育厅、省卫生厅有关

工作要求,江苏省健康促进学校工作指导委员会组织专家修订了《江苏省健康促进学校评价标准》,并对"健康促进学校"的考核评估程序做了调整。

2014 年,增加了体育考核内容,对评估标准和管理办法进行了第二次调整,并于 2015 年 4 月出台了新的评估标准和管理办法。

50.5　建设过程

50.5.1　开展需求分析

对照健康促进学校的标准,分析学校现状,明确问题,确定目标,制订可行的实施方案。挖掘学校的特色并加以开发,找准主要的公共卫生问题,将其作为开展健康促进活动的切入点,逐步全面开展工作。

50.5.2　营造优美环境

改造校园环境,清除卫生死角,增加绿化面积,通过名人字句、书画长廊等呈现浓厚的人文气息,提供清新舒适的学习环境。

50.5.3　改善基础设施

平整操场或硬化操场,给学生提供安全的运动场所;增设电开水器或净水器,解决学生的安全饮水问题;改建食堂,提供良好就餐环境;改建厕所,增加水龙头,解决学生如厕拥挤和洗手问题;购买电子教学设备,如镇江市教育局给每个学校都配上了电子白板设备,减少教师的粉尘吸入;改造或新建教室,

改善采光条件,更换高度可调节的课桌椅,预防近视和脊柱侧弯问题等。

50.5.4 创造支持性环境

在学校的宣传栏张贴健康素养知识宣传画;在食堂张贴合理膳食、均衡营养的宣传画;上下楼梯处贴上运动及安全小贴士;水龙头处贴上节水环保提醒标识及正确洗手示意图;在学校厕所内加强洗手宣传,张贴简单明了的洗手示范图,教会小学生如何正确洗手,倡导小学生养成饭前便后洗手的好习惯(图50-3)。

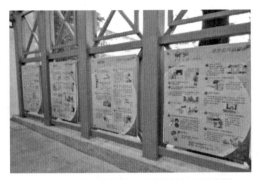

图50-3 苏州市沧浪实验小学的健康教育栏

50.5.5 校园文化建设

通过心理咨询热线、心理咨询信箱或心理接待日,以及"献爱心、手拉手、一助一"和助贫困生活动,创造师生间和学生间相互关怀、信任的和谐环境。在学校发展多个社团组织,培养学生多方面的兴趣和才艺,让学生在校园生活里充分感受"爱"与"美"(图50-4)。

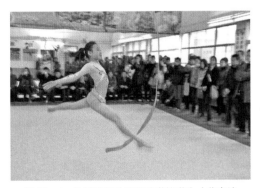

图50-4 盐城市解放路实验学校学生才艺表演

50.5.6 社区关系建设

学校及时向社区通报健康促进学校活动情况,组织学生为社区做好事,争取社区、家长对学校的支持。此外,通过各种方式加强社区联动,如盐城市亭湖区为配合"健康促进学校"的创建,区卫生局同时启动了"健康促进社区"和"健康促进企业"的创建活动(图50-5),争取家庭和社区的更广泛参与,全方位策应创建工作,为学校与社区、家庭的联动打下了基础。

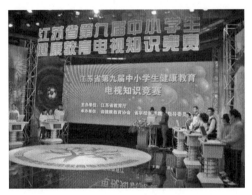

图50-5 中小学生健康教育电视知识竞赛

50.5.7 提高个人健康技能

强化学生健康教育课程"五有"(有课时、有教师、有教材、有教案、有评价)制度,保证每两周1课时,提供统一的、可循环使用的课本,力求学生掌握控烟、营养、预防意外伤害等健康知识,以及拒吸第一支烟、远离毒品和自救互救等健康技能。例如,苏州市工业园区方洲小学统一购买了《小学健康教育读本》,将其作为教材循环使用,每周至少安排1次晨会课讲授健康教育方面的内容。该课由保健老师负责讲授,每学期考核1次,并对每次考核结果进行统计分析,发现薄弱环节,加强指导。

50.5.8 鼓励师生参与健康教育活动

把教师和学生参与校内外健康教育活动作为考核评优的内容,鼓励师生积极参与健康促进学校的各项工作。如南京市中央路小学将教师在授课及课外活动中是否通过学科渗透的方式融入健康教育的内容作为考核指标,纳入绩效考核;将学生在校内外健康教育活动的参与程度作为"三好学生"评选的条件之一。

50.5.9 提高学校卫生服务能力

按规定要求招聘专职保健医生(老师)或者聘用当地有医师以上资质的卫生技术人员,担任学校保健医生。

50.5.10 开展学生健康监测

开发江苏省学生健康监测网络系统,实时收集学生健康数据。江苏省疾控中心的"学生健康监测评价中心"负责日常管理,对中小学生群体进行监测,包括五大块内容:因病缺课监测、危险行为监测、常见病监测、心理健康监测、教学环境监测。因病缺课监测每天收集信息,其他监测周期为1～3年。

50.6 评价方法

50.6.1 制订健康促进学校标准

(1) 贯彻素质教育,树立"健康第一"的理念

1) 80%以上教职工能正确理解健康概念。

2) 80%以上的教职员工树立"健康第一"办学理念。

(2) 制订学校健康政策

1) 把创建工作纳入学校整体工作中。

2) 配备数量足够的卫生保健人员。

3) 制定老师控烟、学生禁烟相关政策。

4) 制定政策限制学生每天学习时间。

5) 制定政策保证学生每天有1小时体育活动时间。

6) 制订师生定期体检制度。

7) 制订并实施学生常见病的群体预防和矫治措施,每年有计划和总结。

8) 制订并实施传染病(包括艾滋病)的预防控制措施,有计划和总结,有应对传染病暴发的应急措施。

9) 制定促进学生心理健康的相关政策及配套措施。

10) 制定保护学生安全的政策及配套措施。

11) 有保证食品卫生的政策及配套措施。

12) 有针对自然灾害和意外事故的安全防范和应急措施。

13) 在学校显著位置展示健康促进学校章程,70%以上的师生了解其基本内容。

(3) 全体教师职工承担对学生健康的责任

1) 70%以上的教师在本学科教学中有机结合健康相关内容,并在教案中有所体现。

2) 70%以上的教师每学期至少参加1次学生组织的健康活动。

(4) 改善学校物质环境

1) 学校提供有利于学习、运动和生活的物质条件,教室、课桌椅、黑板、教室采光、教室照明、饮用水、水龙头数、厕所、蹲位数、食堂、操场、宿舍等达到规定的要求。

2) 确保学校环境的安全性。

3) 营造优美整洁的校园环境。

(5) 建立良好的学校人际关系

1) 教师对学生没有任何形式的体罚和变相体罚。

2) 没有校园打架斗殴和欺侮事件发生。

3) 学校对有特殊困难的学生提供适当的帮助。

4) 学校提供学生参与学校管理和决策的机会。

(6) 为学生提供基本的卫生服务

1) 每年体检,开展传染病登记、预防、慢病防控,提供心理咨询等。

2) 健康状况指标有所改善。

(7) 促进师生健康相关知、信、行的改变,提高学生个人保健技能

1) 健康教育课有"五有"制度,即有课时(每学期不少于6～7课时)、有教师、有教材、有教案、有考核,学生课本应符合《中小学健康教育指导纲要》的要求。

2) 学生健康知识知晓率、学生健康行为形成率达到金、银、铜奖要求。

(8) 学校与所在社区建立持久的健康互动关系

1) 学生每学期至少参与1次学校组织的深入社区的健康活动。

2) 社区有保证学校周边健康环境和安全的措施。

50.6.2 评审等级

(1) 前提条件

1) 成为无烟学校。

2) 健康教育课实现"五有",即有课时(每学期不少于6～7课时)、有教师、有教材、有教案、有考核,学生课本应符合《纲要》的要求,各年级课本内容要涵盖《纲要》中相应水平段要求的知识点的70%以上。

3）创建活动期间未发生集体食物中毒、传染病暴发、疫情或学生和教职员工的重大伤亡等意外事故。

（2）铜奖

1）对照评审标准得分达 90 分。

2）学生健康知识知晓率达到 80%，学生健康行为形成率达到 60%。

（3）银奖

1）对照评审标准得分达 90 分。

2）评为健康促进铜奖学校 1 年及以上。

3）学生健康知识知晓率达到 85%，学生健康行为形成率达到 65%。

（4）金奖

1）对照评审标准得分达 90 分。

2）带动 1 所学校建成健康促进铜奖学校。

3）评为健康促进银奖学校 1 年及以上。

4）学生健康知识知晓率达到 90%，学生健康行为形成率达到 70%。

50.6.3 评审过程

（1）评审组成员

由江苏省教育厅和卫生厅召集江苏省疾控中心健康教育所、各省辖市体育卫生与艺术教育处、省辖市爱国卫生运动委员会办公室和省辖市健康教育机构的专家组成专家组，对各省辖市进行交叉评审验收。每组由省疾控中心健康教育所人员担任联络员，负责行程安排、资料收集及记录。目前仅金奖学校由省级评审，银奖和铜奖由各省辖市组织专家验收。

（2）评审方式

评审方式为听取汇报、现场查看、学生测试和教师访谈相结合。

（3）反馈

反馈主要包括两方面：①对学校进行反馈，包括该校在创建过程中已取得的成绩、目前存在的问题、改进建议；②对学校所在地市行政部门进行反馈，包括各校在创建过程中已取得的成绩、各校存在的主要问题、对各校关键性指标（健康教育课、知识知晓率、行为形成率）的考核结果。

50.6.4 提交评估报告

各组对每所验收过的学校出具评估报告和排序后的打分表，组长及成员签名后，由各组联系人汇总后交给省健康促进学校工作指导委员会办公室，最后上报省教育厅和卫生厅。两厅根据评估报告，确定最终命名名单并授牌。

50.6.5 建立长效管理机制

健康促进学校创建工作已经成为江苏省健康教育工作中的一项常规工作。对已经创建成功的学校，定期开展自查和复查，从而保证健康促进学校工作稳步开展。

（1）定期自查

已创建成功的学校每年对照评审标准进行自查并打分，对不足的地方予以改进和调整；向当地健康促进学校工作指导委员会提交自查报告，保存过程资料以备查。

（2）定期复查

1）当地检查：当地健康促进学校工作指导委员会对照评审标准对已获得铜奖或银奖且尚未申报金奖的学校每两年进行 1 次复查，对金奖学校每年进行 1 次督导。

2）省级检查：省健康促进学校工作指导委员会组织专家每两年对获得金奖的学校进行复查，每两年对获得银奖和铜奖的学校进行抽查。

3）处罚及整改：如发现工作退步、达不到该奖项最低标准时，责其整改 2 个月后再查，如仍未有改变，则由省级指导委员会撤销奖项。

50.7 创建成效

50.7.1 健康促进学校覆盖全省近一半的中小学校

截至 2014 年年底，江苏省共命名健康促进学校 3 913 所，占全省中小学总数的 55.64%，其中金奖 269 所，银奖 1 215 所，铜奖 2 429 所（分别占全省中小学总数的 3.82%、17.28% 和 34.54%）。

尤其值得表扬的是苏州市，其健康促进学校蓬勃发展，成效显著。截至 2015 年年底，苏州市已被省命名的健康促进学校 555 所，占全市中小学总数的 79.06%。其中金奖 29 所，银奖 159 所，铜奖 367 所（分别占全市中小学总数的 4.13%、22.65% 和 52.28%）。奖牌数为全省之首。

50.7.2 开发了健康教育系列教材

按照《中小学生健康指导纲要》的要求，结合不同年级学生特点和健康问题，江苏省疾病预防控制中心健康教育所组织专家编写了 12 本《小学健康教育》(图 50-6)、2 本《初中健康教育》(图 50-7)和 1 本《高中健康教育》系列教材,涵盖小学、初中、高中 3 个阶段。

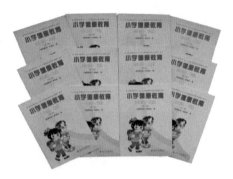

图 50-6 小学健康教育课本

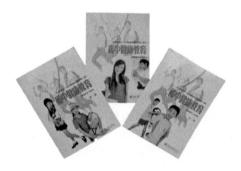

图 50-7 中学健康教育课本

除了开发学生教材,江苏省疾控中心健康教育所又针对教师的需求开发教师用书(图 50-8),为老师备课提供参考。

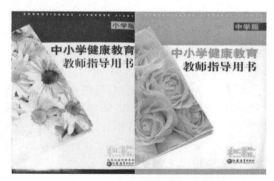

图 50-8 中小学健康教育教师指导用书

50.7.3 开发了系列健康传播材料

围绕学校重点健康问题,江苏省疾控中心健康

教育所设计制作了 40 多种针对中小学校的卫生科普张贴画,分发到全省所有中小学校,实现传播材料全覆盖。

针对学校健康教育的需求,制作了中小学健康教育系列光盘(1~4 册,共 20 张)(图 50-9),不仅广深受师生欢迎,荣获 2015 年江苏省优秀科普作品影视类一等奖。

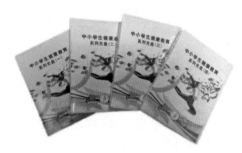

图 50-9 中小学生健康教育系列光盘(1~4 册)

50.7.4 学生健康素养水平逐步提高

创建健康促进学校有效提高了学生的健康素养水平。2013 年对全省各创建学校进行创建前后 2 次健康知识知晓率调查,小学创建前为 82.98%,创建后为 88.35%;中学创建前为 83.27%,创建后为 85.30%。

50.7.5 学生健康状况得到改善

在健康促进学校创建活动的持续开展中,学生的健康状况也得到改善。

(1)营养指标

中小学生总体肥胖率得到有效控制,未见显著增加;中小学生总体低体质量率下降了 0.7%。

(2)龋患率和龋均

与 2010 年比,2014 年中小学生总体龋患率从 32.6% 下降到 23.8%。龋均从 1.6 颗下降到 0.8 颗。

(3)近视率

与 2010 年比,2014 年总体近视率有所增加,但与全国中小学生近视率上升 10% 相比,上升速度趋缓。

(4)因病缺课率

与 2011 年相比,2014 年小学因病缺课率从 0.831‰ 下降到 0.708‰,初中未见改变,高中从 0.575‰ 下降到 0.271‰。总体缺课率从 0.640% 下降到 0.527‰。

50.7.6 学校面貌发生显著改变

全省开展创建健康促进学校后,不仅改善了学校的设施设备条件(图 50 - 10),更改变了学校的精神面貌(图 50 - 11)。有的校长介绍,学校参加创建活动后,不但没有影响教学质量,还增强了学校的综合实力,提高了知名度,不少学生还跨学区借读。学校的教学工作进入了良性循环,师生也在创建活动中更显朝气。

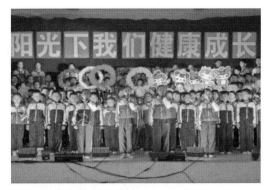

图 50 - 11　无锡市宜兴善卷小学学生活动充满活力

50.7.7 创建工作延伸到幼儿园

盐城市亭湖区在常规学校创建的基础上,提出了"健康促进幼儿园"的试点创建,拟定了"健康促进幼儿园"评价标准,选择了 4 所幼儿园为代表开展试点创建工作,进一步拓宽创建的形式和思路。

(季莉莉　李小宁)

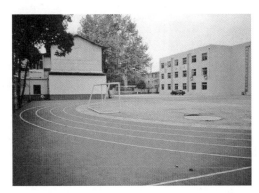

图 50 - 10　南京市南化四小在创建过程中将煤渣跑道
　　　　　改造为塑胶跑道

51 健康促进医院创建与成效

——十堰市太和医院

51.1 项目背景

湖北省十堰市太和医院创建于 1965 年,是一所集医疗、教学、科研、预防、保健、急救、康复、培训八大功能于一体的大型综合性三级甲等医院,是中西部市州级区域医疗中心、全国文明单位。历任医院领导秉承弘扬"和而不同、和衷共济"的医院文化理念,坚持率先发展、特色发展、和谐发展,高度重视医院健康教育与健康促进工作,将其融入预防、门诊、住院、康复等各个诊疗环节。从 1993 年开始,开展健康促进创建工作。经过 20 多年建设,先后于 2003 年荣获湖北省健康教育示范医院称号,2011 年成功创建十堰市"无烟医院",2013 年确定为全国首批健康促进医院创建单位,2014 年建成"全国健康促进与教育示范基地"和"全国健康管理示范基地"。十堰市太和医院健康促进工作形成了完整的工作体系,并取得了显著的成效。

51.2 工作目标

创建健康促进医院,形成规范的健康促进工作模式,全方位提升医院在医疗服务、健康教育、健康促进等领域的能力,为患者及其家属、医院工作人员及其家属、社区居民等提供优质的卫生与健康服务,促进服务区域内人群健康。

51.3 保障机制

51.3.1 管理体系

医院成立了健康促进医院领导小组,党委书记担任组长;设立医院健康教育中心,专门负责全院健康教育与健康促进的规划、组织、实施、考核等工作。

51.3.2 工作网络

各职能科室负责人作为医院健康促进领导办公室成员,建立以科室为单位的工作网络体系。每个科室确定 1 名护士长、1 名医生、1 名护士为其成员。每个网络小组每年制订健康教育计划,按照要求开展健康教育活动。

51.3.3　工作机制

根据医院健康教育与健康促进规划,充分发挥医院技术优势,健康教育中心制订年度健康教育与健康促进工作计划,下发至各职能室处。各职能室处根据医院下发的工作计划,结合科室职能,制订年度工作计划,上报健康教育中心,作为年度健康教育工作量和考核的依据。

51.3.4　制度建设

（1）纳入发展规划

2010 年,医院制订了健康促进与教育中心 5 年发展规划。2011 年,太和医院将健康教育中心确定为支撑未来发展的"八大中心"之一,提出"用 3 年时间建成鄂豫陕渝毗邻地区健康教育中心,并创建全国健康教育示范基地"的目标。

（2）制度体系

为了规范、持续、深入开展医院健康教育工作,医院出台了一系列管理办法和技术规范(图 51－1),形成完备的健康促进管理及考核体系。

制定的具体制度有:《十堰市太和医院健康教育中心建设规划》《太和医院健康教育管理办法》《太和医院健康促进工作职责分工》《太和医院临床健康教育制度》《太和医院临床健康教育实施规范》《太和医院健康教育与健康促进网络人员职责考核标准》《各科室健康教育工作奖惩办法》等。

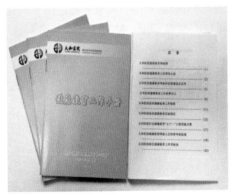

图 51－1　太和医院健康教育工作手册

51.3.5　技能培训

建立多层次培训体系,通过院、处、科 3 级培训,实现人人都是健康教育专家,人人参与健康教育活动的局面。

（1）院级培训

由医院健康促进办公室组织实施院级培训(图 51－2),培训医院健康促进网络人员,使其学习健康促进基础理论和工作技能。

（2）专项培训

由护理部、医务科、保卫科等职能部门,根据职责分工和管理对象不同,举办健康促进专项培训(图 51－3)。

（3）科室培训

科室根据科室特点培训科室人员,开展具有科室特色的健康教育技能培训。

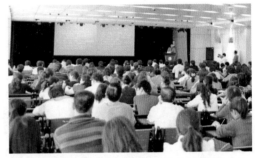

图 51－2　太和医院健康教育专业培训

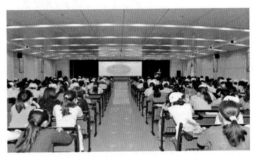

图 51－3　护理部健康教育专项培训

51.3.6　评估考核

不定期重点检查各科室健康教育计划制订情况、实施情况、记录情况及实施效果。将健康教育纳入医院千分制考核,占 7 分,与绩效挂钩。

51.4　建设过程

51.4.1　院内健康教育

（1）门诊健康教育

1）实施门诊"一病两方"制度:给每位就诊者出具 2 张处方:①药物处方;②健康教育处方。

2）门诊健康教育大课堂：门诊建立健康教育大课堂，不定期举办健康知识讲座，由各科室自愿申报，有序开展。

3）开设咨询门诊：医院开设了营养咨询门诊、心理咨询门诊、健康管理中心、孕期保健咨询门诊、乳腺保健护理门诊、糖尿病护理门诊、造口门诊等一系列健康咨询门诊（图51-4）。使患者及其家属随时可进行咨询。

4）门诊硬件建设：①电子显示屏：在医院候诊大厅安装6台电子显示大屏，每天滚动播出健康教育知识；②健康教育资料架：每个科室建立健康教育资料架（图51-5），每年编印健康教育报刊、折页38万份以上；③健康教育宣传橱窗：各科室建立健康教育宣传橱窗，实行定期更换，全院健康教育橱窗达150处。

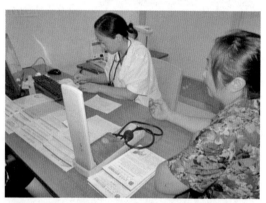

图51-4　健康咨询门诊

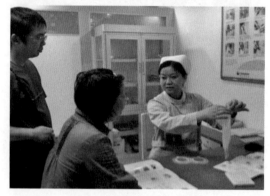

图51-5　太和医院健康咨询

（2）住院健康教育

1）向患者发放入院须知：患者住院当天，主管护师向患者发放入院须知。

2）设立健康教育橱窗：根据每个科室特点，设立专科健康教育宣传橱窗，定期更换。

3）闭路电视系统：在所有病房安装闭路电视，每天定时播放医院制作的健康教育专题讲座，使其成为住院患者的健康讲堂。《健康频道》每天定时播放2 h。开辟《太和健康有约》《太和健康资讯》《太和大讲堂》等栏目。主要内容为专家健康讲座、健康案例报道、新业务新知识介绍等。《健康频道》提高了健康教育的针对性，增强了有效性。

4）低音广播系统：每天定时播放健康提醒及健康科普知识。部分科室将其发展成"健康小广播"（图51-6），专门用于院内健康教育工作，形成一种特色。

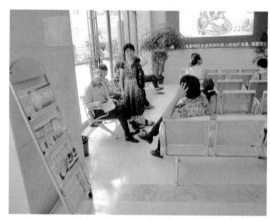

图51-6　病区健康小广播

5）编发《太和健康资讯》，免费向患者发行，充当患者的健康情报员。其基本内容是：介绍预防季节性疾病的相关知识，传播生活中的疾病防护常识，为患者提供咨询服务和及时有效的健康指导。这既丰富了患者的健康知识，也有效地促进了患者康复。患者的评价是：《太和健康资讯》——我的健康顾问（图51-7）。

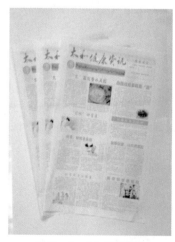

图51-7　太和健康资讯

6）科室特色活动：根据科室特色，成立了9个临床健康教育室，常年开展患者健康教育活动。如风湿病之家、甜蜜家园、准妈妈健康俱乐部等，定期组织患者及其家属开展座谈会、体验会、患者联谊会等（图51-8），融洽医患关系，增强患者治疗信心。

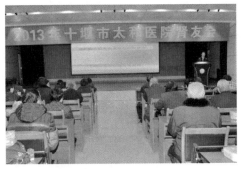

图51-8　肾病内科肾友会

（3）健康教育场所建设

太和医院3个互动式健康教育科普展厅分别位于医院体检中心、儿童医疗中心、济康楼住院部，总面积约800 m²。

1）体检中心科普展厅：针对健康体检人群。1楼展厅设置了运动的妙处、膳食宝塔、科学点餐、健康食品的选择以及吸烟、酗酒的危害等内容。使群众了解如何科学摄入、科学饮食，养成经常运动的习惯，远离不良生活习惯。2楼展厅为自助测量区，设置了身体柔韧度、握力、掌力、平衡、反应、足弓、台阶和身体成分测试等项目。使测试者从另一个角度了解自己的身体，并在体验数据收集处打印结果（图51-9）。

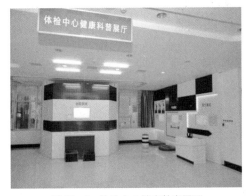

图51-9　体检中心健康教育展厅

2）儿童医疗中心科普展厅：设置了牙齿保健、正确洗手、儿童安全知识、科学选择健康零食、认识五官健康、儿童营养补给站、输液常识、家庭药箱、好妈妈食谱等展项，让儿童在诊疗过程中，不仅体验乐趣，还能认识到疾病的危害，掌握一些健康知识，并愉快地度过漫长难熬的诊疗过程（图51-10）。

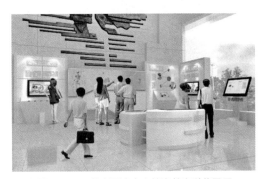

图51-10　儿童医疗中心健康教育科普展厅

3）济康楼住院部科普展厅：设置了心脑血管疾病、肿瘤知识、老年保健、科学运动、疾病一点通、养生百科、疾病知识问答、糖尿病知识、泌尿系统疾病常识等主题，介绍中老年常见性疾病，让他们了解自己的身体状况，重视日常保健。为患者和家属提供疾病常识自测，以养生百科丰富的内容为群众提供健康保健知识（图51-11）。

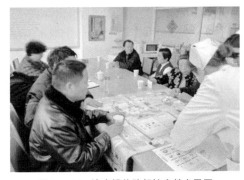

图51-11　济康楼住院部健康教育展厅

51.4.2　面向社会的大众传播

（1）杂志

医院创办了湖北省唯一一本面向全国公开发行的健康科普类杂志——《健康与生活》（月刊）（图51-12），服务对象为中老年人群，尤以领导干部、企业高管、社会精英人士、公务员等为重要对象。每期3万本，发行渠道有赠阅（十堰及周边地区特殊人群）、直投（十堰及周边县市各公共场所）、在院免费赠阅（患者）和市场零售等。其宗旨是：传播健康知识，树立健康理念，指导健康实践，提升健康素养。

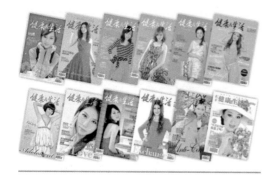

图 51-12 《健康与生活》杂志

（2）报纸

医院主办的面向广大县乡村组发行的《太和人》报，向基层传递医疗核心信息，为月报，每期印刷 20 000 份，对外邮寄 15 000 份，院内发放 5 000 份，主要对象是十堰市及周边县乡村行政机构和医疗服务机构人员。许多人拿着报纸到太和医院找专家看病。他们说：拿到《太和人》报看病，读着《太和人》报防病。极大地弥补了农村健康教育宣传不足的缺陷。

（3）网站

创办了中国首家三级医院养生门户网站——"太和武当养生网"（图 51-13），打造市民网上寻医问药主渠道。网站主管单位为十堰市爱国卫生运动委员会、十堰市卫生计生委，得到了十堰市领导的大力支持，具有权威性、科学性、实用性，受到社会信赖。太和武当养生网立足高起点，开阔大视野，是一个文化深厚、内容丰满、主题集中、特色鲜明的网站。它以网民需求为导向，以传播健康养生知识为核心内容，重在使网民树立科学的健康观念，养成良好的生活行为习惯。据统计，目前太和武当养生网日浏览量达 5 万人次。

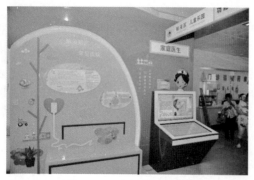

图 51-13 太和武当养生网

（4）系列健康教育丛书

2005 年以来，医院积极出版健康系列专著 50 多部，先后出版了《大众健康宝典》《大众膳食宝典》《大众就医宝典》，即"健康三宝"（图 51-14），深受市民欢迎。同时还出版了《医院健康教育理论与实践》《皮肤患者饮食大全》。2010 年出版《中国武当中草药志》等著作，2014 年出版《养生药膳》等专著，目前正积极印刷出版《养生之道》专著。这些专著的出版，极大地丰富了太和医院健康教育工作成果，增强了医院健康教育工作的系统性、规范性，拓宽了健康教育工作的渠道，提高了健康教育的效果。

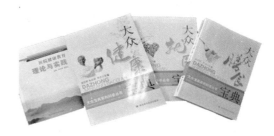

图 51-14 健康三宝

（5）微信、微博

图 51-15 太和微信

太和微信的宗旨是"关注健康，贴近生活"。宣传口号是"扫扫太和微信，开始精彩一天"。太和微信平台在功能定位上注重实用、方便，目前在所有的医院微信平台中，太和医院微信平台功能更强大，信息更广泛，有网上问诊、预约挂号、就医指南、查询服务、健康资讯、医院介绍等版块（图 51-15），同时开通太和官方微博（腾讯）：http://t.qq.com/taihehospital? preview。

51.4.3 社会拓展服务

医院将健康促进工作作为医院文化展示的窗口，常年、大量、多形式开展各种社会健康促进活动，为医院赢得良好的社会口碑，既密切了医院与社会的联系，又促进了群众与医院的沟通。

（1）建设了十堰第一支星星急救小分队

急救科普队成立于 2008 年,有 5 名医护人员利用节假日无偿为社会服务,5 年来,共计培训 6 万人次。他们在全国首创性地将日常突发事件处理过程及急危重症患者救治过程编制成情景剧,培训形式为讲授与表演同步进行,这种培训形式真切、实用、效果好。他们还经常深入学校、工厂、商店、厂矿等地,现场讲述急救知识,普及群众性的救护知识和技能,提高市民他救、自救能力。其事迹被《人民日报》等众多媒体报道。《九岁孩子救母》还被湖北省科协列为重要科普案例。星星急救科普小分队还于 2011 年荣获"感动十堰集体"称号(图 51 - 16)。

（2）建设了十堰市第一支灾难救援医疗队

为培养和提升在校医学生的急救反应能力和综合救治能力,使其全面掌握急救队现场搜索与救援、灾害现场的医疗救助、公共卫生等技能,快速、有效处置各类突发灾害事故,2010 年 11 月 18 日,湖北省十堰市首支灾害紧急救援学生医疗队在湖北省医药学院成立。太和医院急诊急救专家以户外集中讲授、分组模拟现场演练为授课模式,以实践操作为主体,对学员进行灾害救援现场搜救、病情分类、救治及安全转运等动手能力的培训(图 51 - 17)。

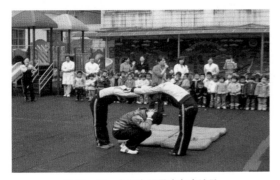

图 51 - 16　太和小星星应急表演队

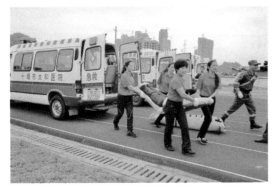

图 51 - 17　太和灾害应急表演队

（3）组建了鄂西北太和健康宣讲团

健康宣讲团(图 51 - 18)由各专业医技专家组成,共 108 人。宣讲团办事机构设在宣传健康教育中心,负责宣讲团日常组织协调和管理工作以及宣传推广工作。宣讲团提供免费"菜单式"宣讲服务。每个宣讲团成员有自己的宣讲课题,社会和各单位根据实际需要向太和宣讲团提出申请,由宣传健康教育中心负责协调各方确定具体宣讲事宜。宣讲团成员要围绕宣讲主题,认真备课,内容要融科普性于专业性之中,突出实用和通俗,针对不同对象适时调整宣讲内容和时间,增强宣讲的针对性,提高宣讲的效果。2014 年 1—9 月开展社会讲座已超过 80 场次。

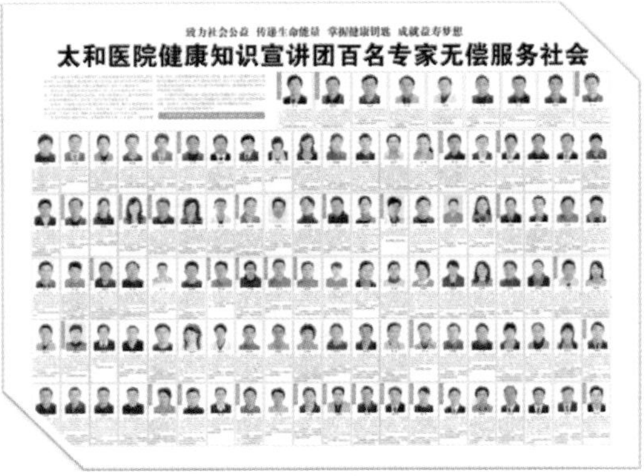

图 51 - 18　太和宣讲团 108 将

（4）完成政府指定工作——社会健康教育"五个一工程"

每年帮扶一个乡镇卫生院、出版一期《健康教育墙报》、帮扶一个社区、联系一个学校、开设一个社会健康教育宣传栏,将社会健康促进工作深入城乡各阶层。

51.4.4　健康促进环境

（1）无烟医院

1）2011 年,医院成立了控烟领导小组,每月进行检查督导;建立覆盖后勤保洁、安全保卫、门诊导医等 3 个阵地的 3 支控烟队伍,聘请控烟员达 300 多名。

2）实行院、科两级管理,落实控烟奖惩制度;控烟设施齐全,建立了 10 个吸烟区;控烟标识标牌规范化张贴,控烟烟具醒目到位。

3）在全院悬挂 300 余块控烟文化宣传板;开设戒烟控烟门诊,由呼吸内科专家每日应诊;每年定期主办控烟知识橱窗。

4）长期在门诊、病房发放控烟知识宣传手册；通过出院患者随访中心向出院患者发送戒烟控烟短信；举办戒烟控烟咨询义诊活动，对员工和患者进行健康教育。

（2）医院人文环境建设

太和文化的核心是"和"文化，医院以山铭志，传承武当道教文化血脉，培育了"弘敷仁爱、泽被群生"的主体文化，形成了"和而不同、和衷共济"的发展理念，锤炼了"崇德、精医、和道、济世"的核心价值，在全院倡导"自豪不自大，昂扬不张扬，务实不浮躁"的太和人作风。

太和文化有"碑刻"文化（图51-19），有武当医魂碑、医师誓言碑、太和箴言碑、和文化碑、大医精诚碑、医学名人碑苑等，遍布院区，形成尊崇医德的医学人文氛围。

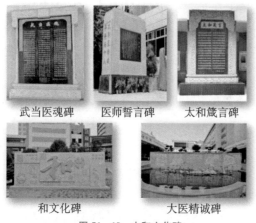

武当医魂碑　　医师誓言碑　　太和箴言碑

和文化碑　　　　大医精诚碑

图51-19　太和文化碑

太和还有"命名"文化，医院核心的医技大楼分别取名为"济世大楼""济民大楼""济安大楼""济康大楼"等，寓意"世民安康"，给人以深切和亲切的文化熏陶。

各科室还根据科室发展理念和特色发展科室"亚文化"，如儿童医疗中心的天使文化、重症医学科的同心文化、中西医结合科的攻坚文化、医学影像中心的影像文化等。

（3）医院健康文化建设

为促进员工思想健康、行为健康、身心健康，构建和谐医患关系，倡导健康文明生活方式，将健康促进工作与医院文明创建、医院文化建设共同推进，开展太和医院健康文化节活动。

1）以践行太和核心价值观为主题，以人文大讲堂、道德大讲堂为载体，举办系列国学讲座、心理减压知识讲座、道德模范事迹报告会、礼仪培训等活动，把"崇德、精医、和道、济世"作为武装员工思想的利器，坚定医务人员的服务信念，增强职业责任感，树立良好的道德形象。

2）以"告别陋习、健康生活"为主题，向全院发出"不吸烟、不赌博、不酗酒、讲文明、讲学习、讲奉献"的倡议书，养成好学习、重礼仪、讲文明、守公德的院风面貌，营造和谐美好的人际关系。

3）建立太和医院吸烟者信息资料库，成立戒烟帮扶基金，在全院开展"寻找戒烟成功者"有奖活动。

4）编排并推广"太和办公室健身操"，举行健身操比赛，评选健身操推广优胜科室，将健身操普及到每个科室、每位员工，达到改善体质、增进健康、塑造体型、控制体重、缓解压力、愉悦精神、陶冶情操的目的。

5）以科室、病区为单位，提炼科室发展目标、精神、理念等，表达积极、健康、向上的核心价值观，推动院科两级共建、医护患三位一体、和谐健康的前沿文化阵地。

6）征集"微健康"作品，并将"微健康"通过太和医院官网、微信和太和武当养生网进行专题推广，从而影响家人、同事、朋友和社会大众，丰富医院健康文化，提升医院形象传播力。

7）以提高医务人员自我防护意识和能力为中心，通过展板、海报、电子显示屏、横幅、内部网站等多种形式，营造重视职业安全、人人参与的活动氛围，维护医务人员身心健康。

8）成立十堰市健康养生协会，网罗十堰广大养生爱好者、武术爱好者，邀请省内、国内知名专家与太和医院专家一同开展健康养生系列讲座。讲座面向社会开放，专家与网民进行线上互动，与广大市民分享太和健康养生盛宴。

51.5　效果

51.5.1　形成一套良性健康促进工作模式

健康促进工作模式的具体措施主要有以下几个方面：①2010年制定《太和医院健康促进与教育十二五发展规划》，2011年提出打造鄂豫陕渝毗邻地区健康教育中心，并成为医院重点打造的"八大中心"之一。②独立设置健康教育中心，统一主导管理医院健康促进工作。③全面覆盖:网络小组覆盖全院各科室。④每年有健康促进与教育中心推进计划,健康促进工作纳入千分制质量控制。⑤物质保障——变"洒毛毛雨"为"专项经费":所有诊疗场所安装电视;公共场所安装 5 台大屏幕;全院设立 9 个健康教育室;所有科室安装健康教育橱窗;每年编印 10 万册健康宣传折页;年经费在 200 万元以上。⑥抓组织建设,变"短期行为"为"长远规划"。

51.5.2 获得良好的社会效益和经济效益

1) 2003 年,被评为湖北省健康教育示范医院;2006 年,承办全国医院健康教育经验交流会;2013 年,首批全国健康促进医院创建单位;2014 年,全国健康教育示范基地;2014 年,全国健康管理示范基地。

2) 门诊量增长率:2011 年 16.25%,2012 年 8.51%,2013 年 7.16%。

3) 出院量增长率:2011 年 22.98%,2012 年 15.39%,2013 年 6.74%。

4) 医院收入增长率:2011 年 40.45%,2013 年 14.63%,2013 年 24.11%。

5) 医患纠纷:近 3 年呈持续降低走势。

(陈启超)

 **糖尿病预防健康教育系列项目**

52.1　项目背景

自2012年起,中国健康教育中心与世界糖尿病基金会(WDF)、诺和诺德(中国)制药有限公司联合开展了"共同关注——让我们一起改变糖尿病"健康教育项目(图52-1)。项目分别针对政策制定者、普通公众、糖尿病患者及高危人群、基层健康教育工作者以及媒体记者等,开展了一系列有针对性的健康传播活动。项目实施3年来,形成了一套包括糖尿病健康教育标准化培训教材、传播材料、技术指南、实践案例在内的资源库和工具包;初步形成了政府倡导、多部门合作、专业机构参与、社会支持的糖尿病健康教育工作模式;打造了一支以国家级专业机构做主导、权威专家做支持、省级健康教育专业机构做支撑、三甲医院做示范、基层医院做网底的糖尿病预防健康教育专业技术团队和工作网络。

52.2　工作目标

该项目的具体工作目标有:①向政策制定者、普通公众、糖尿病高危人群、糖尿病患者,以及基层卫生工作人员普及糖尿病防治知识与技能。②提高公众对糖尿病的认知和自我保健能力,提高基层卫生工作人员对糖尿病患者的管理水平。③制订糖尿病健康教育领域的权威信息和工具包,为公众提供正确、规范、科学的糖尿病防治信息和相关资源。④营造全社会关心、支持、积极参与糖尿病防控的社会意识和社会氛围。

52.3　具体项目

52.3.1　糖尿病预防健康教育项目

(1) 活动目的

1) 提高目标人群对糖尿病的认知及健康的自我管理能力。

2) 提高基层卫生工作人员对糖尿病患者的管理能力。

3) 支持媒体传递正确的糖尿病防治知识。

4) 促进有关部门对糖尿病防治工作的重视。

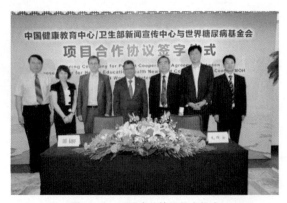

图52-1　项目合作协议签字仪式

（2）活动内容

1）项目启动会及主题宣传活动：活动邀请了原国家卫生部、中国疾病预防控制中心、中国健康教育中心等相关单位领导，以及糖尿病防治领域知名专家和患者代表（图52-2）。

会议设置了高层论坛，通过新媒体平台与公众互动，向广大公众传递糖尿病预防和患者自我保健知识，并邀请知名演员刘佳担任健康传播大使（图52-3）。

2）世界糖尿病日活动：每年的11月14日为世界糖尿病日。2013年世界糖尿病日，与中央电视台《健康之路》栏目开展合作，在世界糖尿病日前后1周内，制作了3期关于糖尿病防治的专题节目，预计覆盖300万人。

2014年世界糖尿病日活动主要针对糖尿病预防微纪录片进行网络推广。从11月10日起，有13家国内主流视频网站进行了推广宣传，总点击率超过800万次（图52-4）。

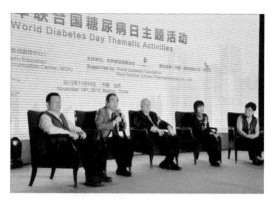

图52-2　糖尿病防控专家论坛

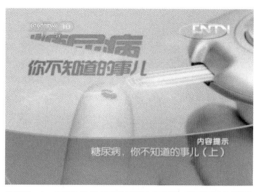

图52-4　2013年世界糖尿病日专题片CCTV播放截图

3）基线调查：组建了包括健康教育学、统计学、传播学等领域专家在内的专家组。在我国东、中、西部地区各选择2个省，共6个省开展基线调查工作，共计调查4 000余人。

根据基线调查结果，开发了中国居民糖尿病预防系列报告。报告共4部分，分别分析了公众、糖尿病高危人群、糖尿病患者以及医护人员关于糖尿病预防的知、信、行状况和患者管理能力状况，并开发了供政策制定者阅读的中国居民糖尿病预防系列报告（图52-5）。

4）《糖尿病防治健康教育核心信息》制定：制定了《糖尿病防治健康教育核心信息》及释义、《糖尿病防治十大误区》及解析，印刷、下发至项目省（图52-6）。

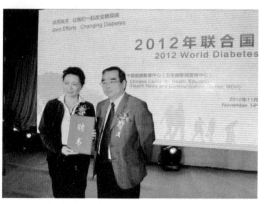

图52-3　刘佳被聘为健康传播大使

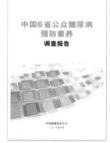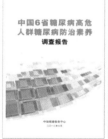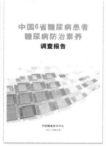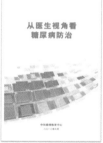

图52-5　中国居民糖尿病预防系列报告

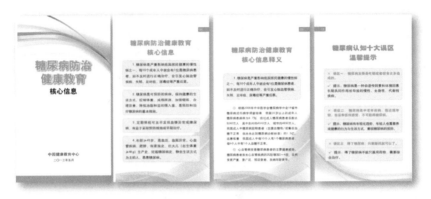

图 52-6 《糖尿病防治健康教育核心信息》

5)《糖尿病防治媒体报道建议》开发及媒体培训：与中国人民大学合作，开发了《糖尿病防治媒体报道建议》(图 52-7)。根据基线调查结果及《糖尿病防治媒体报道建议》，分别组织了北京地区和东部沿海地区（如江苏等省份）的主流媒体倡导培训工作(图 52-8)。

6)《基层医务人员糖尿病患者健康教育手册》开发及基层健康教育工作者培训：开发了《基层医务人员糖尿病患者健康教育手册》(图 52-9)，并对健康教育专业人员、基层医疗卫生机构糖尿病管理健康教育工作者及基层医疗卫生机构有关领导等开展了培训。培训选在山西、江苏、浙江、河南、云南、青海 6 个项目省开展，共计培训 2100 余人(图 52-10)。

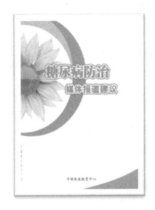

图 52-7 《糖尿病媒体报道建议》

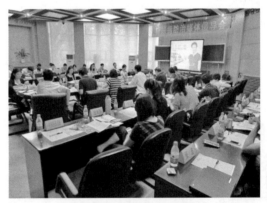

图 52-8 媒体培训会现场

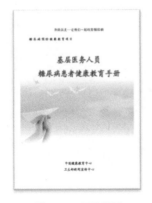

图 52-9 开发教材

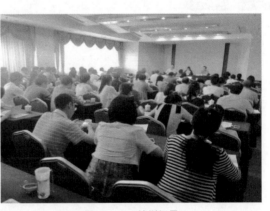

图 52-10 培训场景

7）糖尿病健康咨询资源库开发：以《糖尿病防治健康教育核心信息》为基础，根据公众在糖尿病防治中关注的热点问题以及糖尿病患者管理中的常见问题，组织专家编写了《糖尿病健康咨询100问》，并纳入"全国就医指导平台（挂号网）"数据库。公众通过挂号网进行在线咨询时，咨询员可从数据库挑选相关问题及答案进行解答。每年根据数据库使用情况、用户反馈情况及专家建议，对《糖尿病健康咨询100问》进行更新。

8）糖尿病防治系列节目制作：以健康传播大使刘佳及4名糖尿病患者的亲身经历为主线，通过"真人秀"的方式，制作了5部试用于网络播放的微纪录片，片名分别为《直面威胁莫惊慌》《美食巧吃更健康》《合理运动身体棒》《科学监测有保障》《愉悦心情迎曙光》。

针对上述纪录片，项目还开发了配套的5部专题片，分别从饮食、运动、监测、愉悦心情及预防并发症5个方面详细说明了糖尿病患者的自我管理技能。

9）最佳实践征集：分别于2013和2014年，通过下发通知、媒体发布消息、定向征集等方式，面向医护人员、公众、患者、媒体征集糖尿病防治中的最佳实践，包括患者进行自我管理、控制血糖的亲身经历，医护人员开展患者管理的典型案例，以及媒体记者针对糖尿病防治主题的优秀报道。经组织专家评选，共计选出最佳实践101个（图52-11）。

2015年根据"热点关注、易于传播、可供借鉴"等原则，组织专家对上述101个最佳实践进行二次筛选，挑选出的最佳实践，由参加过媒体培训的记者进行深度挖掘，通过专栏等形式对其进行深入报道和推广。

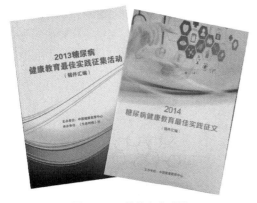

图52-11　最佳实践手册

10）患者自我管理手册开发：根据糖尿病患者健康教育重点内容，开发《患者自我管理手册》（图52-12）。手册图文并茂、通俗易懂，便于糖尿病患者使用。

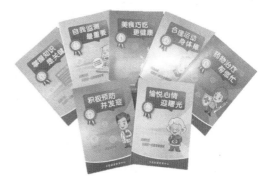

图52-12　患者自我管理手册

手册1套共7本，分别为《掌握知识是关键》《自我监测最重要》《美食巧吃更健康》《合理运动身体棒》《药物治疗帮您忙》《愉悦心情迎曙光》《积极预防并发症》。共计制作下发约36万套，供糖尿病患者以及基层医务人员开展患者教育时使用。

11）项目主题海报开发：针对"保持健康生活方式"以及"全社会共同努力预防糖尿病"两个主题，采用健康传播大使刘佳的形象设计海报，每张海报印制3 500份（共计7 000份），通过省级健康机构下发，在医院、社区进行张贴（图52-13）。

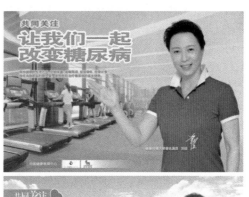

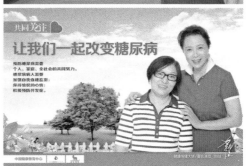

图52-13　项目主题海报

12）项目评价：项目为期3年，每年项目结束时，组织召开项目总结会，总结本年度工作及典型经验，商讨下一年度项目计划。在第三年项目结束后，将开展终期评价。分别在东、中、西部各选择1个进行过基线调查和干预的省份作为终末调查的省份，通过问卷调查和访谈的方式，对项目干预效果进行评价。

（3）活动成效

1）形成了政府倡导、多部门合作、专业机构参与、社会支持的糖尿病健康教育工作模式。

2）提高了公众和高危人群预防糖尿病的整体意识，提高了糖尿病患者的自我管理能力。

3）提高了基层卫生工作人员糖尿病防治相关的知识和技能素养，以及对糖尿病患者的管理能力。

4）向媒体记者传递了正确的糖尿病防治知识和报道要点，规范了行业内针对糖尿病主题的相关报道。

5）形成了丰富的项目产出，包括报告、技术指南、培训手册等专业技术性材料及海报、手册、纪录片、专题片、最佳实践集等传播材料，为今后在更大范围内开展项目奠定了基础。

52.3.2 糖尿病健康教育标准化教材开发项目

（1）活动目的

开发糖尿病健康教育标准化教材（图52-14），供医护人员在开展糖尿病患者教育时使用；同时开发与教材配套的折页和科普书，供糖尿病患者自行阅读和学习。

（2）活动内容

1）组建专家组：邀请了糖尿病防治及健康教育等领域的知名专家组成专家组。共邀请糖尿病防治领域专家6人，包括3名医学专家，主要负责教材中糖尿病防治专业内容的审定；护理专家3人，主要负责临床开展具体健康教育工作时所涉及的教材实用性等方面的把关。此外邀请健康教育领域专家5人，负责对教材的权威性、科学性、普及性等进行把关。

2）制订教材框架：首先对目前临床上常用的健康教育材料进行收集和分类整理，根据它们目前在临床应用中普遍存在的问题，如分类不清、内容重复、标准不统一等，制订了教材开发的主体框架：①糖尿病患者自我管理指导，包括饮食、运动、药物、监测、教育、预防、心理7个方面的患者自我管理要点。②糖尿病相关专题讲座，包括肥胖、微血管并发症、心脑血管疾病、糖尿病肾病、妊娠期与糖尿病、胰岛素、注射指导7个糖尿病患者需要特别关注的健康问题。③生活帮手，包括低血糖、外出游玩如何携带和注射胰岛素、生病期如何使用降糖药和胰岛素、夏季护理、节假日饮食注意事项5类糖尿病患者经常询问的生活常见问题。

3）教材撰写：根据教材框架，结合现有的糖尿病健康教育材料，由6位糖尿病防治领域专家负责撰稿，对临床标准、专业用语等进行统一。内容审定后，交由5位健康教育领域专家进行把关，并召开定稿会，完成教材内容方面的撰写和修订。

之后对教材进行美化处理。邀请知名漫画家设计"萌牛"卡通形象，作为教材外观设计的主形象，随后设计人物卡通形象。要求教材言简意赅，采用图文并茂的形式。能用图例说明的内容，尽量不使用文字；必须使用文字的地方，要求采用大字体、大行间距，概述性条目即可。将教材中最核心的重点内容设计成折页。

4）教材下发及使用：最终修订、设计完成19套PPT、14套折页，以及1本科普书。其中PPT已下发至全国三甲医院供医护人员对糖尿病患者开展健康教育时使用，折页和科普书则由医护人员在教育后发给糖尿病患者让其回家阅读。

（3）活动成效

对现有的糖尿病健康教育教材进行了梳理和汇总，开发了一系列标准教材，有助于向糖尿病患者传递科学、规范的糖尿病防治和自我管理知识。

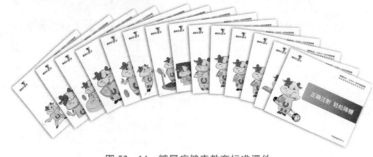

图52-14　糖尿病健康教育标准课件

52.3.3　医院个体化糖尿病健康教育项目

（1）活动目的

1）通过个体化糖尿病健康教育，帮助患者改善自我管理行为，提高糖尿病患者的生活质量。

2）项目为初步探索性研究，旨在总结典型经验和做法，在今后更大范围内推广。

（2）医院选择

结合目前我国各省份医疗服务水平、公众对个体化糖尿病健康教育的需求情况以及医院开展相关工作的意愿，选择了辽宁、吉林、河北、山西、江苏、广东6个省份作为试点省份。每个省份预计选择6家医疗条件、人员技术水平相对较好的三甲医院作为试点医院。

（3）活动内容

1）制订工作要求：邀请了糖尿病防治及健康教育等领域的知名专家，以及在临床一线具体开展患者教育工作的、经验丰富的医护人员组成专家组，共同讨论并制订项目工作要求。

A. 项目的主要内容：对糖尿病患者进行个体化管理，帮助其提高糖尿病的自我管理技能，改变不健康的行为生活方式。每位患者的随访时长不低于1个月，且随访次数不低于2次。

B. 项目要求：具备专业的糖尿病健康教育团队，合理选择、科学评估项目目标人群，适宜安排教育的课程和形式，全面、客观地开展结果的评估和随访。

2）开发项目相关资料：根据工作要求，开发了配套的项目相关材料，主要包括：①项目执行文本，明确说明了项目的目的、意义、工作内容、申请程序、评审要求等。②项目《随访手册》（图52-15），用于记

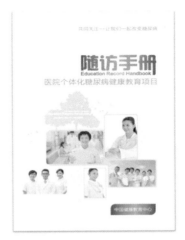

图 52 - 15　项目《随访手册》

录患者的基本情况及随访情况。③项目申请书和总结报告模板。④健康教育教材则使用上述"项目二"中开发的糖尿病健康教育标准化教材。

3）项目申请及评审：采用自愿投标的形式，项目试点省份所有三甲医院均有资格向中国健康教育中心提交项目申请书及经费预算，由中国健康教育中心组织专家对所收集的标书进行评审。经过初评、返回修改、复评3个阶段，共计有34家医院中标。

4）在医院开展个体化糖尿病健康教育：首先由医院组织参与项目的医护人员召开项目启动会（图52-16），明确项目要求，随后邀请前来医院就诊的糖尿病患者自愿参与。

医护人员根据患者的个体情况开展"一对一"教育，对共性问题，通过课堂等形式对患者进行教育（图52-17）。同时邀请营养师对患者的饮食进行指导，并带领患者一起做健康操等辅助性活动。

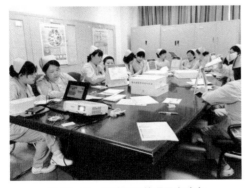

图 52 - 16　医院召开的项目启动会

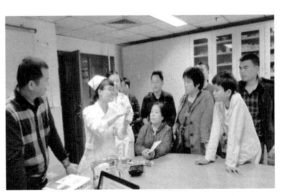

图 52 - 17　医护人员开展个体化患者教育

教育活动完成后,对患者进行随访,包括患者在接受健康教育后的糖尿病自我管理行为状况、血糖状况等。目前项目仍在进行中,相关资料、信息正在收集,已有近 3 000 名患者接受了教育和随访。

（3）活动成效

1）预计试点项目结束时,将有 4 000 名患者接受直接的教育和随访,间接受益人群 20 000 人。

2）根据已收到的来自医护工作者及患者的反馈表明,项目对医院开展糖尿病患者管理工作、提高患者生活质量有很大帮助。

3）充分发挥了三甲医院的技术带头作用,推动了二级或基层医院中糖尿病患者管理工作的开展。

（李英华　卫　薇　李方波）

53 医院健康教育实践案例

53.1 项目背景

健康教育是"健康中国 2030"建设的重要组成部分，是公共卫生服务体系建设的重要组成部分。健康教育作为教育人们树立健康意识，降低或消除影响健康危险因素的重要手段，正在全球范围内迅猛发展。医院健康教育作为其中的一部分，主要以患者为中心，针对到医院接受医疗保健服务的患者个体及其家属所实施的有目的、有计划、有系统的健康教育活动，其目的是防治疾病，促进身心康复。现代医疗技术不断创新与发展，医疗单位的服务意识及水平都有了显著的增强和提高，但是对患者及家属的健康教育仍缺乏足够的重视。现存的健康教育模式仍然以医务人员程序式的灌输为主，与患者及其家属之间缺乏互动与交流，致使健康教育的效果达不到预期的目标。

上海市浦东医院是浦东南部最大的公立医院和区域性医学中心，拥有超过 1 000 名专业人员，上海市浦东医院服务周边 150 万人口，年门诊量近 200 万人次，出院 4.5 万人次，手术 2.65 万人次，有大量的健康教育服务需求，医院有义务、有能力为周边居民提供健康教育服务。通过健康促进医院建设，建立健全健康促进与教育体系，增强健康教育服务能力，提高周边人群健康水平。上海市浦东医院不仅按照国内标准开展医院健康教育工作，同时遵循国际标准，即国际医疗卫生机构认证联合委员会（Joint Commission on Accreditation of Healthcare Organization，JCAHO）标准（简称 JCI 标准）。JCI 标准是全世界公认的医疗服务标准，代表了医院服务和医院管理的最高水平。JCI 标准从组织架构到健康教育需求评估，从健康教育计划的制订到教育者资质管理，涵盖了健康教育的方方面面。上海市浦东医院按照国内医院健康教育要求，遵循 JCI 标准，结合医院实际情况，开展健康促进医院建设，取得了较好成效。

53.2 工作目标

通过健康促进医院建设，提升医院健康教育服务能力，为周边健康人群、门诊患者及其家属、住院患者及其家属提供适宜的健康教育卫生服务，促进人群健康，实现医院健康教育国际化、信息化、标准化、个性化。

53.3　保障机制

成立以医院主要领导为组长的医院健康教育工作领导小组,明确领导小组职责;制订健康促进医院年度工作计划;定期召开专题会,研究解决实施中存在的问题,合理配置资源,改进工作方法;每季度对实施效果进行评价分析,提出优化建议;根据考核评价结果对反馈情况进行整改追踪,按照医院相关规范进行奖罚。

成立院级专项工作小组,分组落实各项工作,包括医院健康教育委员会、控烟工作领导小组、职工服务委员会。健康教育管理委员会修订患者与家属健康教育制度,组织开展培训,提高健康教育能力,组织开展住院健康教育、门诊健康教育、社区健康教育工作;控烟领导小组修订控烟管理制度,组织开展无烟医院建设,开展无烟宣传,打造无烟环境;职工服务委员会组织开展 CEO 抗癌黄金标准认证工作,每年组织全体员工体检,建立健康档案,开展评估,针对性地组织促进身心健康的文体活动,丰富员工生活,提高医院凝聚力。

各临床科室成立健康教育小组,实施健康教育的临床科室主任担任组长,护士长担任副组长,科室医疗、护理和相关科室人员为小组成员。设立健康教育质控管理员,主要职责为:制订科室健康教育工作流程和要点;开展患者健康评估;为患者提供健康教育和出院随访。

53.4　建设过程

53.4.1　开展员工能力建设培训与动员

每年至少开展 2 次院级培训。2017 年 6 月 15日,在医院大会堂召开培训会议,会议名称为"提高医务人员的健康教育能力"。会议要求全院医护人员参加,授课人为护理部主任护师顾建芳,通过培训,不断提高员工的健康教育能力。2018 年举办国家级继续教育班,邀请国内的公共卫生健康教育、临床健康教育专家进行培训,提升健康教育水平。除院级培训外,各科室针对专科内容,在科室内定期培训,提高专科健康教育能力。

53.4.2　自主开发 260 种健康教育资料,建立健康教育路径计算机模块

健康促进医院启动前,医院健康教育传播手段以纸质载体为主,存在记录烦琐、难于控制、统计困难等缺陷。医院尝试将数字技术与临床路径有机结合,建立健康教育路径的计算机模块。编订 260 种常见疾病健康教育路径内容,并通过计算机网络系统进行整合,利用数据库的方式建立管理平台。医护人员在实际操作时,只要输入患者的基本信息及专科疾病,系统会自动给出疾病相关的健康教育内容,操作简便,同时保证了健康教育的内容具有针对性、系统性和规范性。

53.4.3　加强健康教育阵地建设

(1) 加强门诊健康教育阵地建设

成立门诊健康教育管理小组,成员主要包括门诊部、门诊护理、防保科工作人员。开展多种形式的健康教育活动,包括健康大讲堂、健康走廊、健康快车、健康诊室、健康课堂等。

1) 健康大讲堂:将第二门诊大厅改造为健康大讲堂,约 300 m²,累计投入 10 余万,包括购置 100 余个座椅、2 个电子血压计(门、急诊各 1 个)、1 个身高体重仪、1 个资料架、1 台电化设备、1 套移动音响设备、直饮机、讲台等,制作 3 万余份健康资料,今年累计举行 7 次健康教育活动。

2) 健康走廊:楼层显著位置放置易拉宝;充分利用走廊墙面,因地制宜,制作宣传栏;每个门诊岛内设置电视视频,滚动播放《健康素养 66 条》内容;各个区域内设置健康教育资料架、白求恩爱心书苑等,及时放置宣传资料以提供给候诊患者。

3) 健康快车:随着现代民众生活方式的改变,某些疾病也趋多发。面对疾病,人们不仅要采取药物治疗手段,更重要的是改变平时不良的生活习惯。为此,门办联合门诊护理及团支部每周进行专科健康教育,以开设"健康快乐"形式进行专项教育,使患者在候诊间隙了解相关疾病知识。其宣传语是:请您乘坐健康教育列车,多一点健康关注,少一份家庭担忧,一起缔造完美的生活!

4) 健康诊室:在诊室医患一对一进行宣教,根据不同疾病制作对应的健康教育内容,并打印在病历中。

5) 健康课堂:在门诊 4 楼,设置"孕妇学校",并添置电视、实物道具等教学用品,定期为孕妇进行健康教育。"孕妇学校"先后被区妇联、区教育局评为"优秀家长学校"。

(2) 加强住院健康教育阵地建设

1) 各科室内部制订不同病种的健康教育摘要,

分2种：一种用于医务人员内部学习和培训；一种为患者所用，重点针对各病种的健康教育。

2）针对不同患者，开展不同内容、不同形式的健康教育。健康教育采用国际医院管理标准，体现医院健康教育服务和管理的最高水平，按照"知行录续"的方式开展健康教育工作。知，医护人员均熟悉健康教育技能；行，门诊、住院医护人员按要求开展，特别是住院护士，采取个性化的方式，在健康教育开展前、后进行评估，门诊医师在诊室开展健康教育；录，将工作记录保存在病历中；续，每季度评估健康教育工作的开展情况，发现问题，持续改进。

3）每月开展1次集体健康教育；在公共区域设置健康教育专栏和资料架；出院1周内进行随访，并进行健康宣教。

（3）社区健康教育阵地建设

在浦东医院党委与惠南民乐社区党委开展党建联建签约后，浦东医院启动了"周四有课"健康讲堂；与社区老年大学合作，安排专家义诊咨询讲座；利用各种公共卫生宣传日，在人群集中的地方开展科普讲座。

（4）新媒体健康教育阵地建设

每月在医院外网发送科普文章；定期使用微信进行科普宣教（如浦医范儿、上海市浦东医院、浦东糖尿病与肥胖外科、复旦大学附属浦东医院普外科等微信公众号）；与市电视台、广播电台合作，定期派出专家开展健康科普讲座。

53.4.4 员工健康促进活动

制订员工健康和安全制度，并开展有针对性的文体活动。医院鼓励有文艺特长和体育爱好的职工组建合唱、乐器、舞蹈、摄影、足球、羽毛球、篮球文体业余社团，定期开展各类文体活动；举办"关爱女职工心理、健康保健讲座"。医院工会邀请上海市心理专家，本院乳腺外科、糖尿病与肥胖外科等专家分别做心理及健康保健讲座；为增进职工身体健康，降低职工患病率。

53.5　建设成效

建立跨部门合作的健康教育机制，提升健康教育能力。实施方式由单一护士开展扩至医、护、技多学科团队协作，由机械性的单方向知识传播变为根据患者需求定制，对象由患者扩至患者、家属及健康人群。

健康教育阵地场所多元化，完善了门诊、住院、社区、新媒体多个健康教育阵地，实现全程、全面、个性化的健康教育。

患者满意度明显提升。患者知识知晓率由69.5%上升至88.3%；急诊健康教育质量由84.15%上升至95.37%，满意度由82.39%上升至96.13%。

53.6　理论应用

员工在实践过程中总结经验，撰写论文6篇：《国际医疗卫生机构认证联合委员会标准下的医院健康教育模式的转变》《国际医疗卫生机构认证联合委员会标准下的患者及家属教育模式的临床应用》《国际医疗卫生机构认证联合委员会标准下的急诊家属教育效果分析》《国际医疗卫生机构认证联合委员会标准下的程序化健康教育模式在泌尿外科住院患者中的应用》《JCI评审标准患者健康教育在护理质量管理中的应用》《APP移动程序在膝髋关节置换手术患者预防深静脉血栓健康教育中的应用》。

53.7　经验总结

健康教育管理机制非常重要，医院、职能科室、临床一线各司其职，共同开展健康教育活动。医院建立健康教育者组织架构，协调资源，支持针对患者和家属的健康教育；职能科室组织各类健康教育资源，如健康教育材料、健康教育阵地、健康教育技能、健康教育标准；临床医护人员共同合作，充分考虑患者及家属的需求、价值观、爱好，确保健康教育效果。

健康教育标准尤其重要，医院通过员工培训，建立统一的健康教育流程，确保全员医护人员提供同质化的健康教育服务。自主开发260种健康教育资料，建立健康教育路径计算机模块，节省人力，逐步向智能化健康教育迈进。

上海市浦东医院应用医院健康教育理论，践行健康促进医院理念，按照国际标准——JCI标准，充分推行健康教育信息化，在一级预防、二级预防和三级预防中渗透健康教育服务，为社区人群、门诊患者、住院患者提供健康教育服务。

（胡青坡）

54 企业创造健康环境 助力全民健康生活

54.1　项目背景

54.1.1　慢性病防控中必须运用健康促进策略

在北京西城区民众与行为生活方式密切相关的慢性疾病占总死因比例逐年增高,慢性病成为西城区居民的主要死亡原因,慢性病防控必须从改变行为生活方式入手。《中国慢性病防治工作规划(2012—2015 年)》和北京市 2009 年下发的《健康北京人——全民健康促进十年行动规划(2009—2018年)》都针对慢性病对居民健康的危害和发展趋势,提出"预防为主,防治结合",坚持政府主导、部门合作、社会参与,运用健康促进策略,从而实现居民健康知识水平的提高、行为生活方式的改善,乃至健康状况的改善。

54.1.2　减盐行动中也须使用健康促进策略

高血压是我国人群脑卒中及冠心病发病及死亡的主要危险因素,每 5 个成人中就有 1 人患高血压,控制高血压可遏制心脑血管疾病发病及死亡的增长

态势。高血压是一种"生活方式病",认真改变不良生活方式,限盐、限酒、控制体质量,有利于预防和控制高血压。其中,减盐预防高血压成本效益最为显著,国内外减盐经验提示,减盐行动需要政府引导、多部门合作、企业行动和家庭参与,创造良好的社会氛围,以家庭、学校和单位食堂/餐厅、宾馆和酒店、食品加工企业等重点场所为突破口。西城区结合以往经验,根据健康促进五大行动领域开展减盐行动,促进居民减少食盐使用。

(1) 制定促进健康的公共政策

2007 年,北京市政府开展"健康奥运、健康北京"活动,在全市范围内向居民免费发放 2 g 限盐勺。2009 年,北京市政府将"人均每天食盐量下降到 10 g以下"写入《健康北京人——全民健康促进十年行动规划(2009—2018 年)》,北京市通过报纸、广播、电视等媒体在地铁、公交、学校等场所宣传低钠盐。西城区按照北京市政策在全区开展减盐工作。

(2) 加强社区的行动

2010 年,北京开展"向全市范围内的餐馆、集体食堂和家庭推广使用低钠盐"工作,赠送 2 g 限盐勺。西城区积极响应北京市减盐行动,在社区中普及减

盐知识、推广限盐勺和低钠盐,这些活动均为西城区减盐工作打下了坚实的基础。

（3）发展个人技能

西城区在全社会开展减盐宣传,2013 年西城区调查显示西城区限盐勺具备率达 60.7%,正确使用限盐勺的占使用限盐勺人数的 62.9%,大部分居民都知道要减少食盐的摄入,并具有减盐的意愿。

（4）调整卫生服务方向

西城区社区卫生服务中心按照相关政策,要求 30 岁以上患者首诊测血压,在前来就诊的高血压患者中普及高血压防治相关知识,要求患者减少食盐使用。同时,社区医师深入社区开展讲座,提升辖区居民的减盐理念和减盐技能。

（5）创造支持性环境

西城区在社区、工作场所、医院等地开展减盐宣传,辖区居民初步具有减盐意识。但是有研究显示,大城市居民外出就餐率平均每天超过 1 次,大众点评网发布的餐饮风向标显示,北京市餐饮企业数量呈逐年递增趋势。外出就餐增加,居民的盐勺就不掌握在自己的手中。同时,发现餐饮企业和市场上的低盐食品缺乏,中低档餐厅的食盐用量更高。由于盐勺不掌握在自己的手中,关注减盐的就餐者只能在点餐时强调少放盐,她们对低盐食品的需求非常强烈。如果从餐饮企业入手,管好食盐用量,这将对减盐行动具有重大意义。

54.1.3　餐饮企业试点加入减盐行动

（1）政府支持

西城区人口老龄化趋势严重,高血压患者数量逐年上升。西城区卫生计生工作委员会历年来非常重视减盐工作,针对减盐行动中遇到的难点,委托西城区疾控中心开展调研工作,争取深化开展减盐行动,把减盐工作落到实处。

（2）社会动员,选择项目单位

西城卫生计生工作委员会积极与餐饮企业联系,为餐饮企业和区疾控中心搭建平台。在与企业接触的过程中,疾控中心发现,企业最担心的是减盐会不会影响食物口味,使老百姓不认可,从而影响效益。而疾控中心最担心的是减盐仅仅成为口号,落不到实处。

西城区疾病预防控制中心通过对辖区餐饮企业的筛选,选择庆丰包子铺作为试点。一方面,北京庆丰包子铺已有 60 多年的历史,是京城百姓认可的著名快餐品牌,连锁店铺多、销售量大、影响面广。另一方面,庆丰包子铺对所有连锁店的食材进行统一采购、统一加工、统一储存、统一配送。能够从源头减少食盐,做到各个店铺标准统一,将减盐行动落到实处。

（3）反复协商,争取项目单位支持,研发低盐产品

选择庆丰包子铺后,西城卫生计生工作委员会与北京华天饮食集团公司进行协商,总公司同意选择庆丰包子铺作为试点。在与庆丰包子铺联系的时候,最开始庆丰包子铺有重重顾虑。庆丰包子铺是一家老字号,担心口味变化会影响老顾客的信任,影响销量。通过向庆丰包子铺领导层普及减盐知识等,庆丰包子铺决定接受减盐的理念,决定先拿出一款包子作为试验,争取在口味尽量不变的情况下减少食盐量,尽可能地为服务居民的健康负责。

2013 年,庆丰包子铺研发中心正式建立了"庆丰健康减盐工作室",在西城区政府和卫计委的支持下,在西城区疾控中心的技术指导下,探索减盐包子配方。2013 年确定低盐素三鲜包子的配方,2014 年确定低盐冬笋酱肉包子的配方。

（4）低盐食品的意义

低盐食品的出现一方面能够满足关注减盐的就餐者的需求,另一方面可以营造良好的减盐氛围,强化减盐意识,使不关注减盐的就餐者了解减盐。

研究表明,人的口味是可以养成的,减盐食品的出现有助于就餐者养成清淡的口味,强化减少食盐使用的意识。

54.2　餐饮企业加入减盐行动

54.2.1　2013 年首次推出低盐素三鲜包子

（1）确定推出产品

低盐素三鲜包子中有大量的香菇和口蘑,本身味道比较充足,减盐相对容易实现。因此选定素三鲜包子作为减盐包子。

庆丰健康减盐工作室对素三鲜包子进行盐度调整,争取在不影响口感的情况下减少食盐用量,经过反复试验和盲法试吃,最后确定减盐 10% 的低盐素三鲜包子的馅料配方,做到减盐不减味。

（2）制作宣传材料

在与庆丰包子铺确定减盐品种后,西城区疾控中心开始设计开发 3 种低盐素三鲜包子的宣传材料,一旦这种包子推出,宣传工作就展开。

（3）支持性环境布置

制作 LED、展板进行统一宣传。并在庆丰包子铺下发宣传折页 5 万余份、低盐小册子 1 万余份。向居民普及低盐知识，并推广低盐素三鲜包子。

（4）召开低盐素三鲜包子推广会

2013 年 8 月 28 日，庆丰包子铺在月坛店召开低盐素三鲜包子推广会，西城卫生计生工作委员会领导、西城区疾控中心领导、北京华天饮食集团公司领导及庆丰包子铺的领导出席推广会，数十家媒体对庆丰包子铺推出的低盐包子进行了宣传报道。随后北京广播电台对低盐素三鲜包子进行了现场专访，专访材料上网后，网上点击量达 2 000 多人次。

（5）收集低盐素三鲜包子的销售量

收集低盐素三鲜包子推出前 1 年的出库量和低盐素三鲜包子推出后 1 年的出库量。探讨素三鲜包子减盐会不会影响其出库量，影响企业的经济效益。

（6）项目开展过程中的不足

项目进行时间比较紧迫，经费紧张，没有进行居民低盐产品需求的调查和就餐者对低盐包子满意度调查，仅收集了低盐素三鲜包子的出库量数据。因此在以后对其他餐饮企业动员的时候，数据支撑不够。

54.2.2 2014 年推出低盐冬笋酱肉包

（1）确定第二种低盐产品

2014 年，庆丰包子铺决定推出新的低盐产品，继续开展此项工作，选择冬笋酱肉包，一方面是由于冬笋酱肉包本身的用盐量大，减少的食盐量多。另一方面是由于冬笋酱肉包是一款推出 1 年左右的新产品，其价格比其他包子高，产品销售量一般，希望能够借助减盐推广新品。

西城区疾控中心考虑到冬笋酱肉包为新产品，没有形成固定的口味，居民更容易接受低盐口味。

通过西城区疾病预防控制中心和庆丰包子铺的努力，2014 年 10 月 15 日，庆丰包子铺推出第二款低盐包子——减少 6% 的食盐用量和 4% 的酱油用量的低盐冬笋酱肉包。

（2）申报项目，确定调查方案

为弥补 2013 年的不足，2014 年初，通过查阅文献与咨询专家，西城区疾病预防控制中心确定调查方案，申报西城区可持续发展项目，获得西城区科学技术委员会立项支持，项目经费 15 万。此次项目主要为了解社区居民减盐知识、态度和行为及对低盐食品的需求。了解庆丰包子铺就餐者对低盐知识的

知晓状况、对低盐食品的需求及满意度。

（3）制订项目方案，制作宣传材料及问卷

庆丰包子铺确定于 2014 年推出低盐冬笋酱肉包之后，设计 3 种低盐冬笋酱肉包宣传材料（低盐菜单、海报、折页等）。内容包括就餐者对减盐食品需求及态度的调查问卷和西城区居民减盐知识状况和低盐食品需求的问卷，准备调查员和店长培训课件，培训督导员。

（4）调查员和店长培训

2015 年 9 月，庆丰包子铺总部对调查员进行培训。一方面培训了膳食中油盐相关知识，另一方面培训了本次项目的实施方案、调查方法及调查中的注意事项，委托庆丰包子铺督导部按照项目要求进行环境布置。培训完成后对调查员进行考核，确保每位调查员都能掌握问卷调查方法。

（5）居民低盐食品需求调查

在这次包子推出的过程中，按西城区街道发展状况，可将辖区街道划分为 3 类（好、中、差），采用随机数字表，从每类街道中抽取一个街道。之后，对抽中街道的所有居委会进行随机抽样，抽取一个居委会，对抽中居委会的居民进行随机抽样，抽取 125 名男性、125 名女性，使用自制问卷进行现况调查，了解居民对低盐的认识、态度和对低盐食品的需求等。共完成 750 份西城区社区居民调查。

（6）就餐者满意度调查

在庆丰包子铺中选取 15 家店铺，其中 5 家在推出低盐冬笋酱肉包当天张贴海报、发放宣传材料、布置低盐桌贴、使用标注低盐字样的菜单等。其中 5 家仅使用标注低盐字样的菜单。其余 5 家不做任何宣传。在这 15 家店铺中，使用自制调查问卷进行问卷调查，了解就餐者对低盐的认识、态度和行为，以及对低盐食品的需求和满意度等。

（7）项目督导

西城区疾控中心成立 10 人督导小组，在调查开始当天，进入店铺进行项目督导，了解调查员的问卷调查是否符合要求、店铺的宣传材料是否张贴等。在这个过程中，对减盐海报的颜色进行适当的调整，使之更加醒目。同时规范了减盐海报张贴的位置。

（8）召开低盐冬笋酱肉包推广会

由于可持续发展项目的需求，在低盐冬笋酱肉包推出后 3 个月召开低盐冬笋酱肉包推广会，北京市和西城卫生计生工作委员会领导、西城区疾控中心领导、北京华天饮食集团公司领导及庆丰包子铺的领导、多家媒体出席推广会，《新京报》《法制晚报》

《人民网》等 20 多家媒体进行宣传报道。

（9）低盐冬笋酱肉包销量

收集低盐冬笋酱肉包推出前 1 年的出库量和推出后 1 年的出库量数据，探讨冬笋酱肉包减盐会不会影响其销量。

54.2.3 效果评估

（1）低盐包子惠及人数

低盐素三鲜包子推出后，平均每月惠及 60 万人，减盐 45 000 g 左右。低盐冬笋酱肉包推出后，平均每月惠及 20 万人，减盐 45 000 g 左右。截至 2019 年 3 月，共减盐 4 185 000 g。

（2）低盐素三鲜包子和低盐冬笋酱肉包的出库量变化

低盐素三鲜包子推出后，出库量有逐月增加的趋势（图 54 - 1）。低盐素三鲜包子推出 1 年后就餐者满意度调查显示：80％的就餐者认为口味合适，说明大部分就餐者都可以接受低盐素三鲜包子的口味。这些证据说明低盐食品不会影响企业的经济效益。1 年后，西城区居民调查显示：仅 40.1％的居民听说过庆丰包子铺的素三鲜包子是低盐包子，在宣传重点开展的西城区的大部分居民仍不知道这一消息。这说明低盐素三鲜包子的宣传力度需要加强，让更多的人知道低盐素三鲜包子。

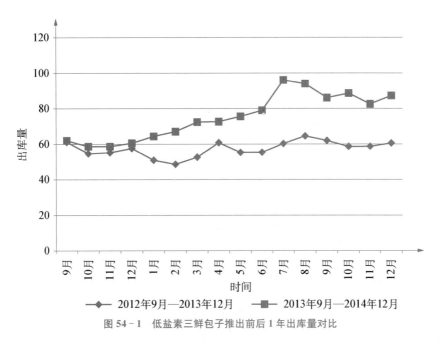

图 54 - 1 低盐素三鲜包子推出前后 1 年出库量对比

低盐冬笋酱肉包推出后，销售量有逐月增加的趋势（图 54 - 2）。就餐者满意度调查显示：74.2％的就餐者认为低盐冬笋酱肉包口味正合适；有 9.7％的就餐者认为低盐冬笋酱肉包的口味偏淡；63％的就餐者下次前来就餐仍会购买低盐冬笋酱肉包，不购买的主要原因是价格偏贵。

（3）居民调查结果

通过对居民减盐知识状况和低盐食品需求调查发现：69.8％的居民知道每人每天的食盐摄入量不应超过 6 g；95％的居民认为在饮食中降低食盐用量很重要；82.8％的居民知道饮食中使用太多盐或咸的酱汁会带来健康问题；将近 80％的居民会采用一些方法来控制食盐摄入；53.5％的居民使用低钠盐。

近 1 年，58.3％的居民家中用盐量有下降趋势。64.4％的居民在购买食物时，愿意选择口味稍淡一些的食品。70％以上的居民觉得企业应该参与减盐行动，愿意购买企业提供的低盐食品。71.2％的居民在选择食品时最关注的是健康。80.1％的居民在价格相同、口味略差时，会选择低盐食物。低盐产品是居民目前需要的产品，其市场前景广阔。

（4）就餐者调查结果

对庆丰包子铺就餐者满意度调查显示：55.6％的就餐者知道每人每天的食盐摄入量不应超过 6 g；91.4％的就餐者认为在饮食中降低食盐用量很重要；73.2％的就餐者知道饮食中使用太多盐或咸的酱汁会带来健康问题；将近 75％的就餐者会采用一

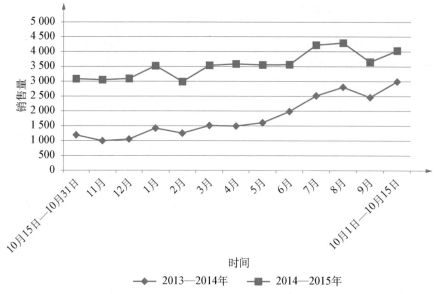

图 54-2　低盐冬笋酱肉包推出前、后 1 年销售量状况

些方法来控制食盐摄入；44.8%的就餐者使用低钠盐；74.2%的就餐者在选择食品时最关注的是健康；81.8%的就餐者认为企业应该加入减盐行动；80.4%的就餐者愿意购买企业提供的低盐食品；有口味相似的高盐和低盐包子时，有将近 80.9%的就餐者会选择低盐包子。这说明大部分就餐者对健康十分关注，产品的适量减盐并不会影响其口感，大部分就餐者能接受这种减盐方式。

54.3　健康文化形成及影响

54.3.1　庆丰形成自己的健康饮食文化

通过减盐行动，庆丰逐渐形成了自己的健康饮食文化传统。

（1）选用健康食材，从源头保障健康安全

一直以来，庆丰公司坚持采用知名企业的原料，生鲜产品都采购于大品牌企业，如六必居的香油、王致和的酱油、古船的面粉、非转基因食用油等，从源头上确保食品安全。为寻找好食材，让更多的百姓享用好食材，2007 年，庆丰陆续在江苏、山东、浙江、广东、河南、福建建立了一系列的绿色原材料生产基地，与当地农户签订产销合同，从种子提供到收获加工，庆丰公司实现了对主要原材料的全程监控。庆丰的菜心来自江苏东台，梅干菜来自广东惠州，香菇来自河南西峡……目前庆丰在全国的原材料种植基

地面积达 6 000 亩。近年来，庆丰还陆续引入了湖南洞庭湖野生芦苇笋，山东威海深海小海带，黑龙江伊春黑土地南瓜、玉米等生态食材，不但丰富了产品品种和口味，更有利于大众健康。

（2）庆丰上下员工开展健康饮食理念普及

庆丰成立了商业管理学院，邀请疾控中心工作人员对员工普及健康饮食相关知识。同时庆丰包子铺成立了"助老志愿服务队"，深入社区，向老年人宣传健康知识，积极倡导社会关注老年人健康。定期请专家为社区老年人举办健康讲座，提供健康资讯。志愿服务队还根据老年人的饮食习惯，设计出更加适合老年人的饮食产品。2018 年，庆丰推出南瓜菌菇水饺，食材丰富，实现食物多样化。

54.3.2　带动集团开展健康饮食

庆丰减盐行动后，带动华天饮食集团开展健康饮食行动。在国庆节，华天老字号推出 50 道"减盐"菜肴，为国庆节献上了健康的美食大礼。为了让顾客能够直接接受减盐菜肴，企业研制了一批创新菜，并且在多种原材料上进行试验，如曲园酒楼的金瓜芥兰炒百合、香妃烤鸡的凉拌海带、同和居饭店的鲜椒灼秋葵、峨嵋酒家的虾球豆花、老西安饭庄的牛蒡炖三黄鸡，以及西来顺饭庄的松仁海鲜豆腐等。这些创新菜肴选用的原材料非常丰富，验证了减盐适用的广泛性。同时，不少老字号的镇店名菜也加入了健康"减盐减糖菜"的行列之中。很多经典菜肴口

味已形成多年,在不影响菜品口味的前提下,改变其盐和糖的用量会有很大难度。但为了让顾客吃到更健康的菜品,公司旗下的老字号进行了反复试制,既保证了菜品的口味,又实现了减盐减糖的目标,而且减盐减糖幅度非常大。像砂锅居的爆三样,经过几十次的试制,用天平一克一克地称量,最后才确定了29%的减盐量。另外,大地西餐厅的经典俄式菜肴罐焖牛肉减盐量达到了55%;烤肉季"国家级非遗"镇店名菜烤羊肉的减盐量达到了50%。除了经典名菜,老字号小吃名店合义斋对传统小吃糖火烧和豆沙酥也进行了改良,减糖量达到了30%,"开口笑"的减糖量更是达到了65%。

54.3.3　社会影响

2015年11月,在山东省减盐交流大会、山东省餐饮行业暨食品加工行业减盐专项行动交流会上,对庆丰减盐行动进行交流。2016年6月,第七届中国慢病管理大会上,庆丰减盐行动作为中国慢病管理最佳实践案例进行交流。庆丰减盐行动作为特色案例,被写入人民卫生出版社出版的《中国慢性病防治最佳实践特色案例》。

2018年,西城区慢病示范区接受复审,因庆丰减盐案例效果突出,西城区荣获全国慢性病综合防控"十佳特色示范区",庆丰领导人在上海参加国家慢病综合防控示范区建设工作会上展现了他们的经验。

（卢立新　岳　川　张　东）

 江西省中医药健康养生保健服务
能力、发展趋势及对策研究报告

55.1 研究思路

55.1.1 背景

为贯彻落实国家即将出台的《关于传承发展中医药事业的意见》精神,了解掌握我省实施中医药强省战略以来所取得的进展与成效,研究探索新形势下加快我省中医药事业发展的有效途径,有利于推动我省加速实现"国内领先、世界知名"的战略目标。

55.1.2 目的

通过对我省及周边省份,尤其是全国中医药大省健康养生保健方面的调查研究,摸清我省中医药健康养生保健服务业的底数与现状,了解我省与外省相比较的优势和不足,查找、分析我省中医药养生保健服务业发展存在的问题及形成原因。

55.1.3 中医养生保健服务定义

2018年国家中医药管理局发布的《中医养生保健服务规范(试行)》(征求意见稿)对中医养生保健服务的定义如下:

中医养生保健服务,是指在"治未病"理念主导

和中医药理论指导下,运用中医药技术方法,开展的保养身心、预防疾病、改善体质、增进健康的活动,包括非医疗机构和医疗机构提供的相关服务。

1) 医疗机构提供的中医养生保健服务:按照《中医医院"治未病"科建设与管理指南》等规定执行。

2) 社会非医疗性中医养生保健机构:按照《中医养生保健服务规范(试行)》(征求意见稿)执行。

55.1.4 中医养生保健服务内容界定

(1) 医疗机构提供的中医养生保健服务

1) 服务人群:"治未病"科的服务对象主要有以下5类。

A. 中医体质偏颇人群:根据2009年中华中医药学会颁布的《中医体质分类判定标准》,健康体检人群中体质辨识结果符合气虚质、阳虚质、阴虚质、痰湿质、湿热质、气郁质、血瘀质或特禀质等偏颇体质者。

B. 亚健康人群:处于亚健康状态者,表现出一定时间内活力降低、功能和适应能力减退的症状,但不符合现代医学有关疾病的临床或亚临床诊断标准。亚健康状态涉及的范围主要有以下两方面:①机体或精神、心理上的不适感或表现,如疲劳、虚弱、情绪改变,或易感冒、胃肠功能失调、睡眠质量下

降等;②与年龄不相符的组织结构或生理功能的表现,如记忆力减退、性生活质量下降等。

C. 病前状态人群:病前状态是指具备与具体疾病相关的风险因素,或出现理化指标异常,但未达到相关疾病的诊断标准,容易向疾病状态转归的一种疾病前持续状态。常见病前状态有高尿酸血症、糖调节异常、血脂异常、临界高血压、肥胖、颈肩腰腿痛、代谢综合征、更年期、经前综合征等。

D. 慢性疾病需实施健康管理的人群:指已达到相关疾病的诊断标准,处于疾病稳定期,愿意接受中医健康管理,通过生活方式改变与自我保健,可以提高生活质量、促进疾病向愈的人群。

E. 其他关注健康的特殊人群:如育龄妇女(孕前调理)、男性(育前保健)、老年人(延年益寿)等。

2) 服务项目:"治未病"服务项目主要包含以下几类。

A. 健康状态辨识及评估项目:中医体质辨识,中医经络、脏腑功能、血气状态评估等。

B. 健康调养咨询服务:开具健康处方、养生功法示范指导、中药调养咨询指导等。

C. 中医特色干预技术:包括针刺、灸法、拔罐、推拿、穴位贴敷、埋线、药浴、熏洗(蒸)、刮痧、砭石、音疗,及热疗、电疗等其它理疗技术。

D. 产品类:如膏方、养生调养茶饮等。

此外,健康档案建立、慢性病健康管理、健康信息管理,以及管理效果评价等也可纳入"治未病"服务项目。"治未病"科开展的服务项目应当不少于5项。

(2) 社会非医疗性中医养生保健机构提供的养生保健服务

1) 基本服务项目:中医养生保健服务内容主要包括中医健康状态辨识与评估、中医健康咨询指导、中医健康干预调理、中医健康教育等。

A. 中医健康状态辨识与评估是指在中医理论指导下,通过中医健康检查项目对服务对象的健康状态进行辨识、评估。中医健康状态辨识与评估类服务应当由具备中医医师资格的人员开展,或者在具备中医医师资格人员的指导下开展。

B. 中医健康咨询指导是指为服务对象提供健康咨询服务,制订个性化健康调养方案,指导服务对象进行健康干预等。

C. 中医健康干预调理是指根据服务对象的调养方案,为服务对象提供独具中医特色的健康干预调理服务。对服务对象进行健康干预调理时可以使

用按摩、刮痧、拔罐、艾灸、砭术、熏洗等中医药技术方法及以中医理论为指导的其他养生保健技术方法。

D. 中医健康教育包括向服务对象介绍中医养生保健的基本理念和常用方法,宣传常见疾病的中医养生保健知识,开展太极拳、八段锦等中医传统运动示范指导等。

2) 中医养生保健服务管理:中医养生保健机构应当做到以下6点。①针对不同服务对象制订服务方案及流程,建立项目技术目录,并加强服务质量管理。中医养生保健服务人员应当按照服务方案、流程及相关技术规范开展服务。②为服务对象建立健康服务档案,开展中医健康干预调理效果的追踪与评估,逐步改善服务方案,优化服务流程,提高服务能力。③建立健全工作制度和各级各类人员岗位职责,制订各类应急预案,对设备及产品实行溯源管理。④按要求提供中医养生保健服务有关统计信息,并确保数据的真实性、准确性、完整性和及时性。⑤围绕服务对象的健康需求,提供集中医健康监测、咨询评估、养生调理、跟踪管理于一体的,高水平、个性化、便捷化的中医养生保健服务。⑥鼓励中医医师在完成所在医疗机构工作任务的前提下,在中医养生保健机构提供保健咨询和调理等服务。医疗机构不得因中医医师在中医养生保健机构提供保健咨询和调理等服务而影响其职称晋升及其他福利待遇等。

3) 中医养生保健服务与其他产业的融合:中医养生保健服务与文化、旅游、体育、养老、休闲等其他产业融合并协同发展。中医养生保健类商业健康保险产品,探索融健康文化、健康管理、健康保险于一体的中医健康保障模式。

55.2 调研内容与结果

课题通过对我省中医养生保健服务的供给侧和需求侧进行调研,对比分析我省中医药养生保健服务机构的服务能力与老百姓对养生保健的需求,评价中医药养生保健服务能力。同时,根据民众对中医药养生保健的需求,结合对外省知名中医养生保健强省的调研结果,分析我省中医药养生保健服务的发展趋势,通过政策导向扶持能满足我省老百姓养生保健需求的企业,并培养一批"国内领先、世界知名"的中医药养生保健企业。

55.2.1 中医养生保健的提供者分析(供给侧)

中医养生保健供给侧有两大类群体,分别是医疗机构和非医疗机构。通过调研,发现我省中医养生保健供给侧呈以下趋势。

(1)非医疗养生保健机构发展势头迅猛,热情高涨

工商登记的新开办营业范围中有保健、美容、养生等内容的个体户和企业数量呈快速增加趋势(图55-1、55-2)。尤其是保健和美容方面的机构。

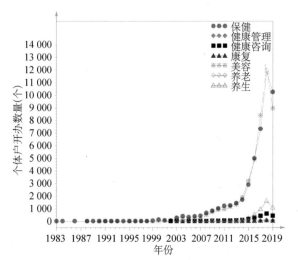

图55-1 个体户开办数量逐年增长

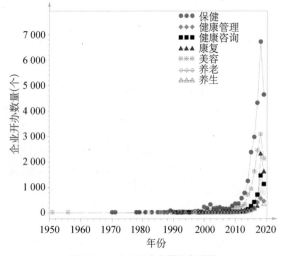

图55-2 企业开办数量逐年增长

(2)医疗机构在中医养生保健方面越来越规范

参照2018年国家中医药管理局发布的《中医养生保健服务规范(试行)》(征求意见稿)相关内容,对380家医疗机构的中医养生保健服务进行问卷调查,其中92.13%的机构开展体质辨识,82.14%开展中药调养咨询指导,100%的机构开展了一项或多项中医特色疗法服务,51.06%开展了膏方调理,84.36%开展了健康档案建立工作,88.8%开展了慢病管理工作,82.14%的机构开展了健康管理效果评估。

总体来看,我省医疗机构的中医养生保健在形式上是很规范的。

55.2.2 居民对中医养生保健的需求分析(需求侧)

被调查居民1800余例,绝大多数家庭年收入小于10万元。家庭医疗保健消费上一年支出在3000元以下,5000元及以上的仅占15.5%。

被调查居民绝大多数相信中医,很相信的占35.52%,比较相信的占58.83%,不大相信的仅占35.52%。

若生病,41.07%会首选中医医疗。76.59%愿意体验一些中医养生保健服务,17.76%经常接受中医养生保健服务,只有7.77%从不接受中医养生保健服务。获取中医药健康知识的最主要途径是医疗机构,占41.07%。22.2%认为所学到的中医药知识对自身健康的帮助非常大,37.74%认为比较大,34.41%认为一般,只有5.55%认为不太大。

46.62%的人会找专业的养生保健机构去调理,而53.28%的人不会去找专业的养生保健机构。95.46%的人首选医疗机构进行养生保健。

希望养生保健解决的问题主要是调理体质(66.6%),其次是提高免疫力(55.5%)、解决病情(36.63%),还有慢病管理、延年益寿、减肥、美容等。

希望政府在中医养生保健方面出台的政策主要有:①中医养生保健可以用个人医保费用(65.49%);②对养生保健机构进行监管(31.08%);③定期公布黑名单(31.08%)。

55.2.3 与中部其他5省比较

主要表现在我省居民医疗保健消费支出、医疗保健支出占消费支出的百分比在中部6省中最低,详见表55-1～55-5、图55-3～55-7。

（1）医疗保健现金消费支出

表 55-1　城镇居民医疗保健现金消费支出

年份	安徽	河南	湖北	湖南	江西	山西
2015	826	1 125.2	1 116.1	1 027.4	721.7	1 130.3
2016	972.3	1 230.8	1 395.4	1 168.1	773.9	1 242.3

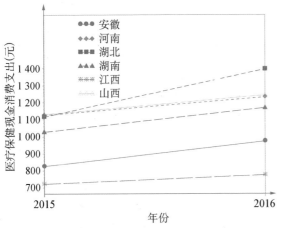

图 55-3　城镇居民医疗保健现金消费支出情况

表 55-2　农村居民医疗保健现金消费支出

年份	安徽	河南	湖北	湖南	江西	山西
2015	9	9.4	9.8	9.4	7.4	10.3
2016	9.5	9.1	11.3	10	7.8	9.9

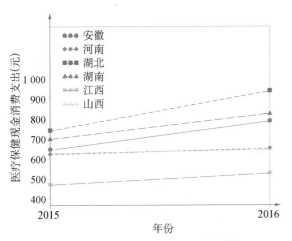

图 55-4　农村居民医疗保健现金消费支出情况

（2）消费支出中医疗保健支出百分比

表 55-3　城乡居民消费支出中医疗保健支出百分比

年份	安徽	河南	湖北	湖南	江西	山西
2015	7.26	8.64	8.75	7	5.63	9.4
2016	7.42	8.76	9.62	7.4	5.77	9.68

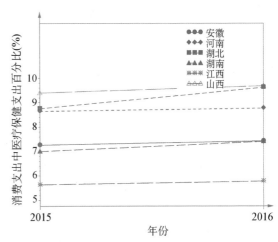

图 55-5　城乡居民消费支出中医疗保健支出百分比情况

表 55-4　城镇居民消费支出中医疗保健支出百分比

年份	安徽	河南	湖北	湖南	江西	山西
2015	6.23	7.96	8.15	6.02	5.03	8.81
2016	6.47	8.43	8.94	6.36	5.02	9.72

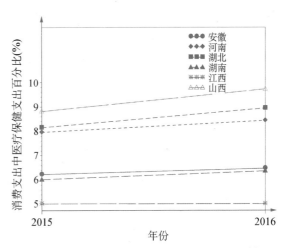

图 55-6　城镇居民消费支出中医疗保健支出百分比情况

表 55-5 农村居民消费支出中医疗保健支出百分比

年份	安徽	河南	湖北	湖南	江西	山西
2015	9	9.7	10	8.7	6.7	10.7
2016	9.1	9.3	11.1	9.3	7.1	9.6

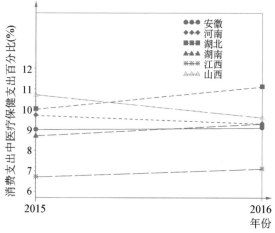

图 55-7 农村居民消费支出中医疗保健支出百分比情况

55.3 政策建议

1) 发展以基层医疗机构为主体的中医养生保健服务,有利于开展规范化的中医养生保健服务。鼓励三甲医院的"治未病"科与基层医疗机构构建健联体,提升基层医疗机构中医养生保健的服务水平。

2) 利用政策刺激居民在中医养生保健方面的需求,如中医养生保健可以用个人医保费用。

3) 鼓励社会机构开展规范化的中医养生保健服务,加强中医养生保健的监管。

附表

居民中医药健康服务需求调查问卷

编码 | D | | | | | | | | | | | | | | | | |

您好! 受**国家中医药管理局**委托,**江西中医药大学**课题调研组正在开展居民中医药健康服务需求调查,目的是了解江西省居民中医药健康服务需求及其影响因素的状况,您被选中参加本次调查。 您的参与对我们非常重要,回答的内容将会被**严格保密**,不会对个人产生任何不利影响。调查结果是评价我国中医药健康文化知识普及工作和公民中医药健康文化素养的重要依据,也是制定中医药健康文化知识普及政策的主要参考。

请将问题的答案写在表格最后一列(答案)中,感谢您的支持与配合!

调查员填写:

问卷完成情况:① 自填完成   ②面对面调查完成

受访家庭地址:_____县(市、区)_____街道(乡、镇)

_____居委会(村)

调查员:_____   调查日期:

质控员:_____   核查日期:

第一部分　家庭基本情况

序号	问题及选项	回答
A01	户口性质：①农业　②非农业	
A02	您家户籍人口数(户口本上的人口数)？	
A03	户籍人口中，近6个月内在家里居住人口为几人？	
A04	户籍人口中，男性人口数是多少？	
A05	户籍人口中，16岁以下人口数是多少？	
A05A	17~59岁人口数是多少？	
A05B	60~64岁人口数是多少？	
A05C	65~79岁人口数是多少？	
A05D	80岁及以上人口数是多少？	
A06	您家的家庭关系氛围：①非常和睦　②较和睦　③一般　④不和睦	
A07	您家生活住房建筑面积约多少平方米？	
A08	您家住房类型是：①楼房　②砖瓦平房　③土坯平房　④其他	
A09	您家的居住环境让您满意吗？ ①非常满意　②较满意　③一般　④不满意	
A10	去年1年，您家总收入约多少万元？	
A11	您家前1年生活性支出共多少元？	
A11A	其中，药品、医疗服务及用品总支出约为多少元？	
A12	您家是否被当地列为贫困户/低保户/五保户？①是　②否	
A13	离您家最近的医疗机构有多少公里？ ①不足1公里　②1~2公里　③2~3公里　④3~4公里　⑤4~5公里　⑥5公里及以上	
A14	对于一般性疾病，您家里人通常去哪类医疗机构就医？ ①诊所/村卫生室　②社区卫生服务站　③卫生院 ④社区卫生服务中心　⑤综合医院　⑥中医医院　⑦其他	
A15	您对目前就医环境满意吗？ ①非常满意　②较满意　③一般　④不满意	
A16	您家里患有慢性或者需要长期服药的人有几人？	
A17	您家庭成员有接受过中医药健康相关服务吗？　①无　②有	
A17A	若接受过，主要接受过(可多选)： ①针灸\灸疗　②拔罐　③刮痧　④推拿按摩　⑤足疗　⑥熏蒸\汗蒸　⑦药浴\熏洗 ⑧药膳　⑨正骨　⑩其他	
A18	您所在社区/村是否有中医药健康知识宣传栏(宣传墙、宣传活动)？ ①有　②没有　③不知道	
A19	您工作单位是否有中医药健康知识宣传栏(宣传墙、宣传活动)？ ①有　②没有　③不知道　④无工作单位	
A20	您或您子女、(外)孙子女就读学校是否有中医药健康知识宣传栏(宣传墙、宣传活动)？ ①都有　②部分有　③都没有　④不知道　⑤家庭无就学人口	

第二部分　个人基本情况

序号	问题及选项	回答
B01	性别：①男　②女	
B02	出生日期：年份（公历，请填写 4 位阿拉伯数字，如：1980）	
B02A	月份（公历，请填写 2 位阿拉伯数字，如：04）	
B03	民族：①汉族　②其他＿＿＿＿＿＿＿（请在横线上填写名称）	
B04	您的文化程度：①不识字或识字很少　②小学　③初中 ④高中/中专/职高　⑤大专/本科　⑥硕士及以上	
B05	您的婚姻状况：①未婚　②丧偶　③离异　④已婚并与配偶一同居住　⑤已婚但因职业等原因与配偶暂时没有生活在一起　⑥分居（不作为配偶共同生活）	
B06	您的就业状况：①在业　②离退休　③在校学生　④无业　⑤失业	
B07	您的职业类型：①机关、企事业单位负责人　②机关、企事业单位管理人员　③机关、企事业单位专业技术人员　④机关、企事业单位其他人员　⑤灵活就业人员　⑥军人　⑦学生 ⑧农民　⑨其他职业　⑩无业	
B08	去年的个人收入为多少元？	
B09	去年的个人花费约为多少元？	
B10	参加社会医疗保险：①无　②城乡居民医保　③城镇职工医保	
B11	购买商业医疗保险：①无　②1 份　③2 份　④3 份及以上	
B12	是否为政府医疗救助对象：①是　②不是	
B13	您的身高（厘米）：	
B14	您的体质量（公斤）：	

第三部分　个人健康状况

序号	问题及选项	答案
C01	今天您在行动方面： ①四处走动，无任何困难　②行动有些不便　③不能下床活动	
C02	今天您自我照顾（盥洗、穿衣上厕所等）方面： ①无任何问题　②有些问题　③无法自己盥洗或穿衣服	
C03	今天您从事平常活动（工作、读书或做家务）方面： ①从事日常活动无任何问题　②有些问题　③无法从事日常活动	
C04	今天您身体疼痛或不舒服方面： ①无任何疼痛或不舒服　②自觉有中度疼痛或不舒服　③自觉极度疼痛或不舒服	
C05	今天您在焦虑或抑郁方面： ①不觉得焦虑或抑郁　②自觉中度焦虑或抑郁　③自觉极度焦虑或抑郁	
C06	请您说出最能代表您今天健康状况好坏的那个分值 （100 分为满分；0 分表示最差，100 分表示最好）	

序号	问题及选项	答案
C07	总体而言,您觉得今年的健康状况比去年:①更好 ②差不多 ③更差	
C08	您是否被医生确诊患有高血压病? ①是 ②否(答②跳问 C13)	
C09	您目前服用降血压药物的频率为: ①按医嘱每天服用 ②偶尔或必要时服用 ③从不服用	
C10	您最近一次测量血压的时间: ①1 周内 ②1 个月内 ③3 个月内 ④半年内 ⑤半年以前	
C11	您目前的血压是否正常? ①是 ②否 ③不清楚	
C12	近 3 个月内,是否有接受过专业高血压病防治指导? ①是 ②否	
C13	您是否被医生确诊患有糖尿病? ①是 ②否(答②跳问 C18)	
C14	您目前使用降血糖药物的频率为: ①按医嘱每天用 ②偶尔或必要时使用 ③从不用(答③跳问 C16)	
C15	您目前如何使用降血糖药物:①口服 ②注射 ③两者都用	
C16	您最近一次测量血糖的时间: ①1 个月内 ②3 个月内 ③半年内 ④半年以前	
C17	您目前的血糖值是否正常? ①是 ②否 ③不清楚	
C18	近 6 个月内,您是否患有被医生确诊的其他慢性疾病? ①是 ②否(答②跳问 C19)	
C18A	第一种慢性疾病(疾病名称)(若有多种,填严重程度最高的)	
C18B	查填第一种疾病代码(调查员填写)	
C18C	第二种慢性疾病(疾病名称)(若有多种,填严重程度次高的)	
C18D	查填第二种疾病代码(调查员填写)	
C18E	第三种疾病(疾病名称)(若有多种,填严重程度第三高的)	
C18F	填查第三种疾病代码(调查员填写)	
	若您是 60 岁及以上人口(公历 1958 年 6 月 30 日以前出生),请继续填写如下内容:	
C19	您最主要经济来源是:①自己或配偶 ②子女 ③(外)孙子女 ④亲戚 ⑤朋友 ⑥养老保险 ⑦社会救济 ⑧其他	
C20	若您上月领取了退休金,领取额是多少元?	
C21	您购买过商业养老保险? ①没有 ②购买 1 份 ③购买 2 份及以上	
C22	若有适合老年人的长期护理保险,您愿意购买吗? ①愿意 ②不愿意 ③说不清	
C23	近 6 个月内,您在听力方面属于下列哪种情况: ①很难听清楚 ②需要别人提高声音 ③能听清楚	
C24	近 6 个月内,您说话是否有困难? ①是 ②否	
C25	近 6 个月内,您辨认出 20 米外熟人的困难程度(戴眼镜者,回答戴眼镜时的情况)? ①没有或轻度困难 ②自觉中度困难 ③自觉极度困难	
C26	您是否被医生确诊患有如下疾病(可多选): ①高血压 ②糖尿病 ③脑血管病(含中风) ④心脏病/冠心病 ⑤风湿/类风湿 ⑥老年痴呆症 ⑦帕金森氏症 ⑧青光眼/白内障 ⑨颈/腰椎病 ⑩其他(请写出)＿＿＿＿＿＿＿＿＿＿＿	
C27	您自己吃饭:①不费力 ②有些困难 ③做不了	

续　表

序号	问题及选项	答案
C28	您自己穿衣：①不费力　②有些困难　③做不了	
C29	您自己上厕所：①不费力　②有些困难　③做不了	
C30	您自己洗澡：①不费力　②有些困难　③做不了	
C31	您自己洗脸、刷牙：①不费力　②有些困难　③做不了	
C32	您自己上下床：①不费力　②有些困难　③做不了	
C33	您自己扫地：①不费力　②有些困难　③做不了	
C34	您自己日常购物：①不费力　②有些困难　③做不了	
C35	您自己洗衣：①不费力　②有些困难　③做不了	
C36	您自己做饭：①不费力　②有些困难　③做不了	
C37	您自己室内行走：①不费力　②有些困难　③做不了	
C38	您自己上下楼梯：①不费力　②有些困难　③做不了	
C39	近1个月内，您的生活起居是否需要别人照顾？　①是　②否	
C40	需要照顾时，主要由谁来提供帮助：①配偶　②子女　③孙子女　④兄弟姐妹　⑤亲戚　⑥邻居　⑦保姆　⑧社区　⑨其他　⑩没人帮助	

第四部分　个人健康信念与行为

序号	问题及选项	答案
D01	您是否相信中医？　①很相信　②比较相信　③不大相信　④不相信	
D02	若生病，您是否会首选中医医疗服务？　①是　②否　③看情况	
D03	您是否愿意体验一些中医养生保健服务？　①是　②否　③说不好	
D04	您是否接受过中医养生保健服务？　①经常　②偶尔　③极少　④从不	
D05	是否尝试过通过某种途径获取中医药健康相关知识？①从不(跳答D07)　②偶尔　③经常	
D06	获取中医药健康知识的最主要途径是：①广播　②电视　③书籍　④报刊杂志　⑤手机终端　⑥电脑终端　⑦社区(村)　⑧医疗机构　⑨讲座　⑩其他	
D07	是否愿意将所知道的中医药健康知识用于生活？①总是　②经常　③偶尔　④极少　⑤从不	
D08	所学到的中医药知识对自身健康的帮助？①非常大　②比较大　③一般　④不太大　⑤完全没帮助	
D09	是否愿意向其他人介绍、推荐所学的中医药健康知识？①愿意　②不愿意　③说不清	
D10	是否向其他人介绍、推荐过中医药健康知识？①总是　②经常　③偶尔　④极少　⑤从不	
D11	您现在的吸烟状况：①每天吸　②非每天吸　③已戒烟　④从来不吸(答③④跳答D11)	
D11A	您开始吸烟的年龄(岁)？	

续　表

序号	问题及选项	答案
D11B	平均每天吸烟多少支？	
D12	您现在的饮酒频率：　①每周至少 3 次　　②每周 1～2 次　　③每周不到 1 次　　④不饮酒（跳问 D12）	
D12A	您平均每次饮酒的量相当于多少饮酒单位(标准饮酒单位)？ (由调查员根据下列标准换算) (1 两 40 度及以上白酒＝2；1 两 40 度以下白酒＝1.5；1 斤葡萄酒＝5；1 瓶啤酒＝2；1 听啤酒＝1；1 斤黄酒＝6.5)	
D13	近 6 个月内,您平均每周体育锻炼几次：①6 次及以上　②3～5 次　③1～2 次④不到 1 次⑤从不锻炼	
D13A	您平均每次锻炼多长时间(分钟)？	

（查青林）

第十篇
国外案例分析
Guo Wai An Li Fen Xi

· 现 代 健 康 教 育 学 ·

56 芬兰北卡瑞利亚项目案例

56.1　概况

芬兰地处寒冷的欧洲北部,是北欧五国之一,北面与挪威接壤,西北与瑞典为邻,西临波的尼亚湾,东面是俄罗斯,西南濒波罗的海和芬兰湾,国土面积33.8万平方公里,1/3的土地在北极圈内。芬兰是一个高福利的工业化国家,总人口约551万,2017年人均GDP高达45 703美元。

芬兰最早有12个省份,1997年9月1日起实行新的行政区划,分为5个省和1个自治区,即南芬兰省、东芬兰省、西芬兰省、奥鲁省、拉普兰省和奥兰自治区。省下分为20个区和90个县(县仅是国民服务组织)。基础地方政府有416个,包括114个镇和302个乡。5个省和1个自治区都设立省社会事务与卫生厅,主要负责管理和协调各省卫生保健服务和医院管理事宜。各市、镇、社区亦设有相应的卫生

管理机构,主要负责地方卫生保健工作。大医院与小医院、城市医院与农村医院互相配合支持,协调共同发展,较好地保证了全国各地居民人人享有卫生保健权利。

芬兰卫生服务体系的一个重要特点是重点普及卫生保健与预防,初级卫生保健网遍及全国各地,保证了城乡居民有均等机会接受医疗、预防和保健服务,较好地发挥了医疗保障作用。该体系的建成得益于并贡献于芬兰慢性病社区综合防控项目的成功。

自19世纪有记载起,心血管疾病(cardiovascular diseases, CVD)和自杀一直是困扰芬兰人的两大死因。1958年,著名的七国卫生研究发现,芬兰居民总死亡率位居意大利、希腊、南斯拉夫、芬兰、荷兰、日本和美国七国之首,主要死因为心脏病,死亡率高达597/10万。20世纪70年代初,芬兰的冠心病死亡率全球最高,尤以东部地区为甚,35~74岁男性冠心病

早死率较西南地区高 37%，女性高 23%。其中地处东部的北卡瑞利亚（North Karelia）地区缺血性心脏病年死亡率达到 715/10 万。

为适应变化了的公共卫生问题，芬兰于 20 世纪 70 年代初期对卫生工作的重点进行了战略调整，主要针对慢性病防治，加大了卫生策略的改革力度。并以北卡瑞利亚地区为试点，开展慢性病社区综合防控。北卡瑞利亚项目一开始主要强调冠心病，很快又增加了脑血管疾病，后来进一步增加了恶性肿瘤。该项目还纳入 WHO 的心血管疾病及其决定因素监测项目（MONICA）计划、全国性非传染性疾病综合干预（Countrywide Integrated Noncommunicable Disease Intervention Programme，CINDI）计划和国际健康研究（INTERHEALTH），并且逐渐由北卡瑞利亚扩展到芬兰全国，成为世界上少有的通过改变生活方式防控心血管病的范例。项目经验直接影响了 WHO 的慢性病预防工作。

56.2 项目实施背景

北卡瑞利亚是位于芬兰最东部的省份，人口约 20 万。1970 年，北卡瑞利亚是一个社会经济条件较差的地区，医疗卫生资源有限，文化保守，存在许多社会经济问题。20 世纪 60 年代以前，当地居民以手工农林业等体力劳动为主，之后工业和服务业居主导地位。第二次世界大战以后，该地区心血管病死亡率长期位居芬兰各地之首。芬兰职业卫生研究所著名的生理学专家 Karvonen MJ 对比分析了芬兰东、西部冠心病死亡率的差异，发现东部地区（主要是北卡瑞利亚）人群饱和脂肪酸摄入量和血清胆固醇水平显著高于西部地区人群。在此基础上，从 1959 年起，以 40～59 岁人群为对象，开展了一项长期的前瞻性研究。结果进一步表明，除饱和脂肪酸外，钠盐摄入量、微量元素、童年生活环境、近期生活事件、日常体力活动等都与高冠心病发病率和死亡率有关。1960 年，芬兰在两所精神卫生医院开展了一次预防性饮食控制实验研究，减少奶制品和奶油的摄入，代之以豆油和软质人造黄油，使医院饮食中多不饱和脂肪和饱和脂肪酸比值（P/S）较实验前的 0.25 上升至实验后的 1.48，男性血清胆固醇浓度由 267 mg/dl 下降到 226 mg/dl，女性由 275 mg/dl 下降到 249 mg/dl，同期冠心病的发病率也明显下降。

上述两项研究的结果均通过新闻媒体的广泛报道，得到了政府、卫生部门和广大居民的积极响应，不仅为北卡瑞利亚社区干预项目打下了坚实的学术基础，而且为项目的确立和实施创造了有利的条件。1969 年，在一次北卡瑞利亚地区政府官员参加的学术年会上，芬兰心脏协会提议通过开展社区干预来控制心血管疾病。经过一年多的酝酿，1971 年 1 月 12 日北卡瑞利亚省长 Timoncn 亲自起草，并直接到首都赫尔辛基向芬兰政府、国家卫生委员会、芬兰科学院医学研究委员会及芬兰心脏协会提交申请书，申请国家经费开展心血管疾病控制。芬兰心脏协会积极配合，起草了北卡瑞利亚项目计划，并推荐年轻的 Pekka Puska 博士作为项目课题负责人。卡瑞利亚项目于 1972 年正式启动。

56.3 项目目标及历程

北卡瑞利亚项目的主要目标是降低心血管病死亡率，中间目标是降低危险因子，改变生活行为，促进健康，最终实现通过示范研究，为全国提供经验和疾病预防健康促进模式的国家目标。项目的重点对象是劳动年龄阶段的男性人群，因为该人群心脑血管疾病发病率高，在社区中影响力大。项目开始阶段（1972～1977 年），以北卡瑞利亚地区作为芬兰的一个干预示范社区开展研究。后期阶段（1977 年以后）在全国推广，所防控的疾病从冠心病扩展到脑血管疾病和恶性肿瘤。

项目的预定期限是 5 年，1972 年进行基线调查，随后实施各种干预活动。1977 年的评估结果表明北卡瑞利亚出现了积极的变化。于是芬兰政府决定继续实施该项目，并向全国推广北卡瑞利亚项目的经验。1997 年，北卡瑞利亚项目宣布结束，但干预活动仍在进行。在项目实施的 25 年间，项目组分别于 1972 年、1977 年、1982 年、1987 年、1992 年和 1997 年开展了 6 次横断面调查，对心血管疾病主要危险因素状况进行了评估。项目结束后，项目人员依托建立的全国性健康危险因素监测系统，分别于 2002 年、2007 年和 2012 年对北卡瑞利亚地区 CVD 危险因素水平又进行了 3 次横断面调查，结果均表明北卡瑞利亚项目非常成功，具有显著的长期效应。

以下是北卡瑞利亚项目的实施及评估历程。

1）1972 年：基线调查，包括北卡瑞利亚地区和对照地区库奥皮奥省（Kuopio）心脑血管疾病和健康危险因素的调查、项目计划的修订和项目的正式启动。

2）1972—1977 年：瞄准心脑血管疾病进行社区综合干预，包括新闻媒体的宣传教育、多个社区组织机构和各级医疗卫生服务机构的参与、非卫生部门和广大居民的积极投入。

3）1977 年：追踪调查北卡瑞利亚和库奥皮奥两个地区过去 5 年健康危险因素和心脑血管疾病的发病和死亡，评价干预效果。

4）1977—1982 年：项目继续推进，并且把干预对象扩大到青年学生。同时，通过卫生政策和国家广播电视，启动全国性卫生干预活动。严格的对比观察自然结束。

5）1982 年：在北卡瑞利亚和库奥皮奥继续开展干预效果 10 年回顾调查，同时作为 WHO MONIA 计划的一部分，新增加了芬兰部分南部地区人群调查。

6）1982—1987 年：卫生干预活动继续进行，并且纳入 WHO 的 CINDI 计划和 INTERHEALTH 项目，增加了性病防治和健康促进的内容。

7）1987 年：开展干预 15 年效果评估调查研究。

8）1987—1992 年：整个项目继续推进，重点通过与食品生产部门的协商合作，改变食品生产的品种结构，从而改变人们的饮食结构，达到预防冠心病的目的。

9）1992 年：干预 20 年效果评估调查研究，扩大到几乎芬兰全国，形成了全国性健康危险因素监测系统。

10）1992—1997 年：项目在北卡瑞利亚和芬兰全国范围内持续进行。

11）1997 年：开展干预 25 年效果评估调查研究。

12）2002 年：开展干预 30 年效果评估调查研究。

13）2007 年：开展干预 35 年效果评估调查研究。

14）2012 年：开展干预 40 年效果评估调查研究。

56.4 健康促进模式

北卡瑞利亚项目的主要特点是以社区为基础，与社区合作，开展健康教育和健康促进活动。通过改变自然环境和社会环境，影响并改变人们的行为方式，进而引导人们选择健康的生活方式。

为了确保社区的广泛支持，项目成立了包括大量社区代表在内的各个工作小组（如健康教育、吸烟、营养干预）。项目办公室工作人员确定项目目标，培训参与人员，协调并促进各项活动，大部分的具体工作由社区成员完成。最初，顾问委员会管理并实施项目，工作小组在理事会和顾问委员会的指导下开展工作。后来，项目的管理更加集中，主要由项目办公室进行工作。

项目所有活动均围绕创造健康的环境、引导人们建立健康的生活方式和提供优质的卫生服务 3 个方面进行。

56.4.1 创造健康的环境

芬兰创造健康的环境主要是通过颁布政策法规得以实现。1972 年，芬兰实施了新的卫生保健法，公共卫生服务资源大幅度增加，政府实施了一系列的卫生系统改革。为了有效利用医院开展预防活动，芬兰政府还要求无论是卫生中心还是医院都应在常规的医疗服务中提供预防性服务。

在控烟方面，受北卡瑞利亚项目启动及其早期活动和逐渐形成的卫生政策环境的影响，芬兰于 20 世纪 70 年代初开始烟草控制立法的准备工作。1976 年国会通过了全国性的控烟法案，并于 1977 生效。1 年后即在芬兰全面禁止了烟草广告。烟草法案还规定在香烟包装和烟草制品上印制一份关于吸烟危害健康的强制性警告，规定了学校和公共场所有害物质和限制吸烟的最高限额，并禁止向不满 16 岁的人出售烟草制品。大幅提高烟草价格，将烟草税提高至 75%，将烟草消费税的 0.5% 用于控烟工作。

1995 年芬兰对控烟宪章进行了修改，立法禁止向 18 岁以下青少年售烟，学校全部被设为禁烟区等。议会还颁布了无烟市标准，1994 年在北卡瑞利亚试点，随后在全国 50～60 个城市中试行。受国际潮流影响，北卡瑞利亚项目还开发了戒烟模型，并在当地社区建立了许多由当地公共卫生护士领导的戒烟团体。还效仿瑞典，采用双盲试验检验了尼古丁替代这一戒烟新方法，使尼古丁口香糖被用于商业途径。

芬兰是世界上烟草控制的先驱国家之一，其控烟工作的成功在于控烟立法制度比较完善，政策干预比较有力，为 WHO 制定控制烟草流行的 MPOWER 综合战略（Monitor：监测烟草使用；

Protect：保护人们免受烟草烟雾危害；Offer：提供戒烟帮助；Warn：警示烟草危害；Enforce：确保禁止烟草广告与促销；Raise：提高烟税）提供了有力的依据。

芬兰还制定了一系列的营养政策。早在 1936 年，芬兰就成立了营养委员会，并在 1954 年成立国家营养理事会。该理事会成员由来自农业、食品企业、医疗、教育、科研和消费者组织等多部门的代表组成，主持制定了芬兰居民膳食指南，并为学校、医院和工作场所的餐厅提供针对性的膳食指南。芬兰营养政策的主要工作是帮助建设食品供应系统。在 20 世纪 40 年代，小学生在校得到免费供餐。随后，在中学中逐渐普及免费供餐；1979 年起，大学普及免费供餐。芬兰居民在外就餐比较普遍，约有 22％的人在学校就餐，17％在餐厅，14％在饭店，另外在老人院、儿童看护所、医院、工作场所餐厅就餐的人各为 10％。同时，芬兰人在家吃饭也习惯食用加工食品。因此，饭店、餐厅和食品加工部门的积极配合对于改变芬兰居民膳食极其重要。芬兰的食品企业一方面响应国家居民膳食指南的要求，配合国家营养政策，另一方面也意识到随着居民膳食知识的提高，选择健康食品将是潮流，因此，对于生产的食品加以调整，增加低脂奶产品、高纤维低盐面包及使用植物油来代替面包用的黄油，满足居民健康饮食的需要。

芬兰是率先在人群中系统采取减盐策略的国家之一，自 1979 年开始陆续通过与食品行业合作及实施含盐食品标签法，创造有利于普及低盐健康食品的支持性环境。食品企业通过使用低钠且富含钾、镁的矿物盐替代传统的钠盐，降低食品中的钠盐含量。出台的含盐食品标签法规定，必须给含盐量高的加工食品标注"高盐食品"的警告。

56.4.2 建立健康的生活方式

（1）健康膳食

北卡瑞利亚在 1970 年以前是贫穷的农村地区，居民主要从事小型农业和林业工作，食物供应短缺状态一直到 20 世纪 50 年代才结束。第二次世界大战以后，生活水平开始快速提高。制奶业的迅速发展为居民提供了充足的食物。富含黄油、奶油、全脂牛奶、奶酪和牛奶的食品被居民当作健康食物大量食用，形成当地居民的饮食习惯。60 年代早期，居民膳食以高能量和高脂肪（40％～45％的能量来源）摄入为主，其中饱和脂肪占膳食能量摄入来源

的 20％以上，而多不饱和脂肪酸仅占 3％。70 年代早期，居民的膳食仍以饱和脂肪酸和盐摄入多而蔬菜和水果摄入少为主要特点，是个体及其人群血脂、胆固醇水平升高的一个主要因素。据报道，当年北卡瑞利亚地区人群血清胆固醇水平远高于芬兰其他地区。

为推动居民膳食结构的改善，1954 年芬兰农业和森林部任命了一个由农业、食品行业、医疗部门、教育、研究部门和消费者代表组成的国家营养委员会，领导和指导改善国民营养状况。该委员会于 1978 年推荐了芬兰的食品和营养政策，并与 1981 年推出了国家膳食指南，旨在降低北卡瑞利亚人群的血清胆固醇水平，其主要的中间目标是减少饱和脂肪的消费，其他中间目标是增加多不饱和脂肪、降低膳食胆固醇和增加膳食纤维。全国胆固醇共识会议于 1989 年举行。1987 年在芬兰公布了预防冠心病的指南，并与国家卫生当局和志愿组织一起发表。从那时起，这些文件定期更新。1985 年，政府更加投入并提出了一项卫生政策声明，承认健康营养的作用是一个重要目标。1987 年的饮食脂肪法允许混合脂肪和油来制造新产品。以下是膳食计划中对人群的建议：

1）使用低脂牛奶、脱脂牛奶或酸奶代替高脂肪或全脂牛奶。

2）使用其他低脂乳制品代替高脂肪产品。

3）减少在面包上涂抹的黄油或人造黄油量，改用软人造黄油或软黄油（黄油和油的混合物）。

4）切掉肉中可见脂肪，选择瘦肉和香肠，多吃鱼和家禽。

5）准备食物时不添加额外的（动物）脂肪。

6）采用煮和烘烤的方法烹饪。

7）在沙拉酱中或烘焙时使用植物油。

8）将鸡蛋（蛋黄）的食用量限制为每周 2 只。

9）增加全谷类食物的摄入量。

10）增加蔬菜、根茎、浆果和水果的摄入量。

饮食习惯深深根植于社区。社区的文化、邻里的习惯、甚至周边超市的货物配制都会影响居民的饮食习惯。据此，芬兰政府推出了人造黄油、低脂和脱脂牛奶，并保证了这些产品在学校、医院、工作场所的餐厅、商场或超市有方便和足够的供应，保证居民在健康膳食意识提高的基础上能够选择健康的食物，从而降低饱和脂肪的摄入。蔬菜和水果在各个季节都有了充足的供应。

膳食计划对食品生产行业、供应行业、消费者等

都具有指导作用。随着消费者健康意识的增强,芬兰食品工业对开发新的低脂产品的考虑非常活跃。除了低脂奶和酱外,低脂的奶酪、冰激凌、香肠等产品已经面市。后来,人造黄油与植物甾醇被开发。菜籽油是一种新品种,在家庭和人造奶油工业中得到广泛应用。

此后,居民的膳食模式出现变化,蔬菜、水果、人造黄油和低脂奶摄入增加,而黄油、高脂奶和盐的摄入下降,且饱和脂肪占总能量来源的比例也下降。

(2) 减盐

20世纪70年代,芬兰居民的膳食以高盐摄入为特点。70年代末,芬兰率先在人群中系统采取减盐策略,其主要行动包括大众媒体活动、与食品行业合作和实施含盐食品标签法等。

《赫尔辛基日报》是北欧国家最大的报纸,也是芬兰最具影响力的报纸,在减盐干预成功中起到了决定性的作用。第一篇强调钠盐有害的文章发表在1978年1月11日的《赫尔辛基日报》。此后,这家报社发表了大量相关文章和社论。由于《赫尔辛基日报》对低钠高钾和镁矿物盐(又称"PANSALT")的大量报道,大众和政府组织越来越关注减盐。绝大多数小型报社、电视台和广播频道在减盐上与《赫尔辛基日报》立场相同。自1978年1月以来,已出刊数百份关于盐的有害影响及健康、美味的替代品的报告。

自1970年年初开始,芬兰居民摄入的盐越来越多地来源于加工食品和饭菜及餐馆食品。降低这些加工食品的含盐量逐渐成为减少人群盐摄入水平的唯一有效途径。

1992年,芬兰工商部(Ministry of Trade and Industry)与社会事务和健康部(Ministry of Social Affairs and Health)合作,制订了新的含盐食品标签法,以减少来自加工食品的盐摄入量。这项立法适用于所有食品种类,自1993年6月1日起全面实施,对芬兰饮食中食盐摄入量有显著影响。立法中最有效的减盐部分是"高盐含量"警示。如果面包中氯化钠含量超过1.3%,香肠中超过1.8%,奶酪中超过1.4%,黄油中超过2%,早餐谷物或脆面包中超过1.7%,则必须标记"高盐含量"标签。这项立法的推出将面包中的平均盐含量降低了约20%,从约1.5%降至约1.2%。香肠中盐含量的平均减少大约为10%。反之,如果面包中氯化钠浓度不超过0.7%,香肠中不超过1.2%,奶酪中不超过0.7%,鱼制品、

早餐谷物或黄油中不超过1%,汤、酱汁和现成菜肴中不超过0.5%,脆面包中不超过1.2%,则允许标记低盐标签。近年来,芬兰食品标签采用"红绿灯"标识,含盐量超高的食品,其包装上标以红色,稍高的标以黄色,低盐的则标以绿色。然而,由于大多数人基于1980年代的经验,仍然认为"低盐"意味着食品风味的损失。食品生产商因此担心影响销量,低盐标签至今没有普及。

为了便于消费者选择更健康食品,含盐食品标签法还规定面包、香肠和其他肉制品、鱼制品、黄油、汤和酱汁、现成菜肴和含盐香料混合物中必须以百分比形式标注氯化钠含量。含盐食品标签法对减盐起到实质性推动作用。

芬兰社会事务和卫生部与芬兰心脏协会于1997年11月召开了"促进心脏健康"的共识会议,通过降低加工食品和餐厅食品中食盐的使用及其他手段,促进人群心血管健康。来自60个最重要食品公司和大量不同组织的代表团着手准备共识声明。声明强调需要进一步降低所有食品及半成品中50%的钠含量。声明还指出,有必要采取措施将盐的摄入量减少到1997年水平的一半,即每人低于5 g/d。

从1980年起,芬兰越来越多的食品企业采用富含钾和镁的矿物盐代替普通盐,降低了食品中的钠含量,增加了钾和镁的含量。使用矿物盐的产品包括麦当劳汉堡包,通常标有"PANSALT"标记作为营销策略(图53-1)。顾客知道带有这种标记的产品口味没有变化但更健康。芬兰心脏协会在2000年1月还启用"Better Choice"标签。如果产品达标,生产低钠、低脂食品的公司则有权购买标签的使用权。许多健康食品都标有"PANSALT"和"Better Choice"的标签。芬兰还经常比较不同品牌的肉产品、面包和调料中的钠和钾含量,并通过报纸、电视和广播公布比较结果,使人们认识到,同样美味的产品,其钠和钾含量可能相差好几倍。这种比较大大地影响了同产品销量,促进了低盐产品的生产。

(3) 控烟

控烟是芬兰慢性病预防的重点问题,制订的总体目标是创建无烟环境作为人们生存的正常环境,具体目标是预防青少年吸烟、减少烟民数量、促进公众戒烟区的开发。控烟项目覆盖全体人群,但主要针对中年男性,通过健康教育提高居民对烟草危害的认识,提供预防性服务,倡导无烟环境以及人

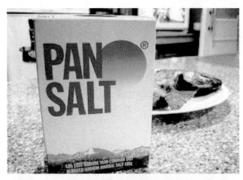

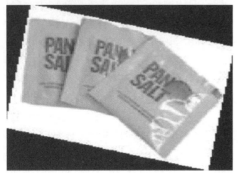

图 53-1 芬兰低钠盐的标记"PANSALT"

员培训。项目早期主要是针对个体的咨询服务和提供相关信息；后期则侧重社区干预和政策实施，并提供一定的激励机制，开展禁烟竞赛，倡导无烟环境。

健康教育主要通过大众媒体、报栏、传单等形式开展宣传活动、公众讲座以及定期在当地报纸上刊登戒烟相关的文章等，来提高人们对吸烟问题的认识，促进人们参与戒烟活动。研究表明，青少年从 15 岁以前就开始吸烟。因此芬兰在学校开设健康教育课，向青少年传授知识、信念、示范教育，通过"你生来是自由的"这样的口号唤醒青少年，使其认识到吸烟行为是完全可以摆脱的。在提供信息的同时，强调拒绝吸烟，特别是拒绝第一支烟的技巧，在学生中组织讨论，开展竞赛和创建无烟学校活动，动员学生自觉选择不吸烟。

北卡瑞利亚调查表明，吸烟者中有 60% 的人愿意戒烟，但感到戒烟困难。医务人员探讨切实可行的戒烟方法，帮助其克服戒烟的心理障碍，通过预防性服务为吸烟的患者提供一系列资料和戒烟处方，帮助吸烟者戒烟，并提供随访服务。另外，还提供特殊的治疗手段如"尼古丁替代剂"，对常规的戒烟措施进行补充。护士、老师或者志愿者也组织戒烟小组活动来帮助患者戒烟。禁烟项目还禁止公民在学校、医疗机构、办公室、公共交通设施以及室内会议室吸烟。

北卡瑞利亚项目组从 1978 年开始在全国范围内积极倡导控烟。分别在 1978、1979、1986 和 1989 年开展了一系列电视戒烟节目，利用电视讲座促进大众戒烟，并对教师、公共卫生工作人员、医护人员、社区领导及志愿者进行系统培训以保证上述系列活动的开展。这些节目由芬兰广播公司（YLE）资助，在全国电视台播出，成为影响较大的长期国家行动。芬兰还开展戒烟竞赛"quit and win"，与 1986 年和 1989 年的电视戒烟节目相结合，鼓励大众戒烟。1986 年的比赛吸引了 16 000 多名吸烟者参加，其中约 20% 的参加者报告节目结束后至少 6 个月不吸烟。1989 年的戒烟竞赛在芬兰和爱沙尼亚之间进行。尽管因此而戒烟的人数比例很低，但由于参加者众多，这种竞赛具有良好的成本效益比。在积极的国家政策指导下，1994 年发起第一次国际戒烟竞赛，共有 13 个国家参加，以吸烟者完全自愿为前提，参与者占总吸烟者的 1%，1 年后追踪其戒烟率达 15%。1996 年第二次国际戒烟竞赛有 25 个国家参加，1998 年第三次国际戒烟竞赛有 30 个国家参加。

芬兰采取的综合防治政策促进了吸烟人群进行戒烟，也倡导了更多的人不吸烟。芬兰的戒烟行动取得了较为理想的成绩，戒烟率达到了 45%。然而，尽管选择不吸烟的人群在不断增加，但仍有 60% 的男性经常吸烟。

56.4.3 提供优质的卫生服务

主要活动领域包括健康教育、预防服务、环境改变、信息监测和特殊干预。

（1）健康教育

在项目执行期间，项目组印刷了大量的宣传资料，新闻界对项目活动做了数以千计的报道。例如，北卡瑞利亚项目前 5 年，项目办印刷了 27 800 份健康教育宣传单、22 000 份海报和 3 000 份项目信息公告，制作了 22 600 份墙报、80 000 份反吸烟标牌和 74 000 份反吸烟标贴，当地报纸刊发了 1 500 余篇项目报道。自 1978 年以来，项目组与电视台合作录制并播出了有关戒烟和健康秘诀的全国性大型电视系列节目。电视播放期间，项目组发放了大量的宣传资料。电视节目项目无疑是一个有力的干预方法，也是北卡瑞利亚项目从"试点项目"变为国家"示范项目"和"模范项目"的重要途径。

芬兰膳食指南中的营养信息也通过不同渠道进行传播,并与社区中的不同活动联系在一起。北卡瑞利亚项目的最初几年(1972—1977 年)共发表了342 篇报刊文章,另有 769 篇文章涉及其他风险因素,并分发了 100 000 份以上的传单。为卫生保健工作者、大众餐饮人员和公众组织了数以百计的培训班。共计 12 100 人参加的 167 次健康教育会议讨论了饮食问题。当地的 Marsha 家庭主妇协会在当地村庄组织了 344 个特殊的"长寿派对",为村民烹调健康食品。1 500 余人参加了这些聚会。还举办了专门的培训会议,以改善工作场所、学校、医院和餐馆的大众饮食。许多志愿者组织也非常活跃,尤其是芬兰心脏协会。大众传媒组织了大规模的公共卫生运动,使健康成为杂志、报纸、电视和广播节目的重要话题。

(2) 预防性卫生服务

项目实施前,项目办首先对当地卫生中心的内科医师和公共卫生护士进行了培训,并与他们一起开发了各种预防活动和预防指南。在项目实施过程中,由受过专门训练的公共卫生护士提供 10 个方面预防保健服务,帮助每位患者及来访者纠正健康风险因素,工作内容主要包括:①询问并记录吸烟史,提出戒烟建议;②询问饮食习惯及血清胆固醇和血压的测量情况,并提出建议;③向心脏病患者提供建议。在北卡瑞利亚项目开展的前几年,卫生服务是活动的重点内容,其中高血压测量活动最为频繁。

(3) 环境改变

北卡瑞利亚项目希望通过整体环境的改变来实现生活方式的转变。首先,北卡瑞利亚项目鼓励工作场所、学校、家庭等地创立无烟区。早期的"禁止吸烟"(No Smoking)标语转变为更为正面的说法——"无烟场所"(Smoke-free),使得芬兰绝大多数公共场所成为无烟区。其次,北卡瑞利亚项目还与食品制造商和餐饮商开展经常性的合作,其根本目标是帮助人们能够买到健康的食品,而具体目标则是减少饱和脂肪和钠盐的摄入,并增加蔬菜、植物油和浆果的消费。

(4) 信息监测

信息监测是北卡瑞利亚项目的一项长久工作,该工作由国家卫生与福利研究院(原国家公共卫生研究所)负责,其基础工作是死亡率数据统计、疾病登记、风险因素调查和健康行为调查。这

项名为 FINRISK 的调查自 1972 开始,每 5 年开展 1 次调查,监测 1972—2012 年主要非传染性疾病的危险因素。第一次和第二次调查分别于 1972年和 1977 年在芬兰北卡瑞利亚和库奥皮奥省(Kuopio)北萨沃(Northern Savo)地区进行,评估北卡瑞利亚项目。随后的调查增加了新的地区,以提高监测人群的国家代表性。1982 年增加了位于芬兰西南部的图尔库(Turku)和洛伊马(Loimaa)地区;1992 年增加了包括赫尔辛基(Helsinki)和万塔(Vantaa)城区在内的首都地区;1997 年增加了芬兰西北部的北博滕省(Northern Ostrobothnia)和凯努(Kainuu)。

每次调查均是从全国人口登记系统中随机抽取独立的样本。1972 年和 1977 年的调查在两个地区随机抽取了出生于 1913—1947 年的人群,占总人口的 6.6%。随后的调查均是在调查地区分别采用分层随机抽样方法,按性别和每隔 10 岁作为一组的年龄组抽样,从 25～64 岁人群中随机抽取样本。2007年和 2012 年的调查将人群的年龄为扩大为 25～74岁。表 56-1 所示为历年 FINRISK 调查中 30～59岁样本人群的数量及参与率。

表 56-1 1972—2012 年芬兰 FINRISK 调查样本中 30～59 岁人群的数量及参与率

年份	男性		女性	
	样本量	参与率(%)	样本量	参与率(%)
北卡瑞利亚				
1972	1 959	94	2 056	96
1977	2 063	87	2 020	91
1982	1 599	77	1 511	84
1987	1 521	79	1 485	87
1992	759	69	750	81
1997	747	72	761	76
2002	779	67(63*)	769	76(72*)
2007	614	63(58*)	609	71(66*)
2012	583	58(52*)	597	66(61*)
北萨沃				
1972	2 918	91	2 949	96
1977	2 933	89	2 996	92
1982	1 459	83	1 143	88
1987	762	79	745	87
1992	767	76	734	85

续 表

年份	男性		女性	
	样本量	参与率(%)	样本量	参与率(%)
1997	766	70	753	81
2002	754	66(60*)	754	78(74*)
2007	614	65(59*)	614	72(67*)
2012	610	59(53*)	585	73(64*)
图尔库和洛伊马				
1982	1 506	82	1 487	87
1987	756	77	761	83
1992	747	75	720	85
1997	770	69	758	75
2002	766	66(58*)	761	75(68*)
2007	590	58(55*)	584	73(70*)
2012	582	56(49*)	575	69(60*)
赫尔辛基和万塔				
1992	751	70	734	74
1997	769	63	777	72
2002	767	62(56*)	761	71(65*)
2007	599	58(53*)	597	70(64*)
2012	604	56(49*)	591	62(55*)
北博滕省和凯努				
1997	766	66	752	76
2002	748	65(59*)	744	77(72*)
2007	603	64(61*)	609	70(66*)
2012	614	59(53*)	599	70(62*)

* 参与率基于交回问卷且接受健康检查的人数计算

基于这种每 5 年开展 1 次的横断面人口调查，国家公共卫生研究所定期对人群心血管疾病危险因素的暴露水平进行评估，并由此在全国范围内建立了比较完善的行为危险因素监测系统，影响健康的主要行为危险因素，如吸烟、膳食问题、饮酒、缺乏运动等为监测内容。

（5）富有特色的子项目及社区干预范例

社区干预面向社会人群，以引导人们建立健康的生活方式为目标。不同社区有不同的健康问题，需要制订不同的干预策略，基本内容包括信息、材料、传播渠道、技能指导、干预活动。芬兰的干预活动很活跃，形式多样。工作场所子项目、民间领袖子项目、浆果/蔬菜子项目和村际降低胆固醇比赛等，都是具有创新性的子项目和干预范例。

1）工作场所项目：北卡瑞利亚项目开展以来，许多工作场所主动联系项目组，制订并开展多种活动，包括健康风险因素监测、健康知识宣传、联合活动（如体育竞赛、减肥小组）、食堂饭菜改善（提供更多蔬菜和低脂食品）以及工作场所禁烟规定。20 世纪 80 年代，项目组开展了一项专门的工作场所项目。项目组从北卡瑞利亚省不同地区分别选择了 8 个中等规模的工作场所参加项目组电视节目，并分别邀请 1 名吸烟者在电视节目中尝试戒烟、改善饮食、增加锻炼及其他健康促进活动。与此同时，开展各种辅助活动，如健康风险因素测量、健康信息咨询和食堂饭菜改进。工作场所项目在面包店和报社等许多场所取得了良好效果。

2）民间领袖项目：北卡瑞利亚项目组认识到非正式的意见领袖在人群和社区中的影响力，由此启动了民间领袖项目。项目组通过关键知情人访谈，找出当地村庄的意见领袖，并引导其在日常生活中全面关注健康生活方式和必要的环境改变，然后努力促成人们做出相应的改变。例如，让意见领袖与人们讨论吸烟和饮食问题，宣传无烟会议和无烟机构，督促当地商店店主多提供低胆固醇食物等。1979—1995 年，800 多名意见领袖参加了项目组的培训会。该项目进展顺利，极大地促进了北卡瑞利亚项目的成功。

3）浆果和蔬菜项目：北卡瑞利亚地区以乳制品业为主，水果和蔬菜多数是从国外进口。随着健康饮食理念的兴起，水果和蔬菜的消耗日益增加，黄油和脂肪乳制品的消费量急剧减少，乳制品农场主和企业遭遇了经济困难。社区和项目代表讨论发现可以利用北卡瑞利亚的气候条件，大面积种植既营养又美味的浆果。1985 年，在当地农户、浆果企业、商业部门和卫生机构的通力合作下，浆果项目正式启动。为了促进当地浆果消费，项目组开展了许多创新活动，涉及信息和教育以及促销、新产品开发和各类辅助活动。随后，当地浆果消费量逐渐上升，北卡瑞利亚省多个地区浆果种植数量大幅度增加，许多农民由生产乳制品改为生产浆果产品。

4）村际降低胆固醇比赛：20 世纪 80 年代末期，芬兰偏远乡村地区的胆固醇水平最高，而这些地区盛行传统的饮食方式。基于此，项目组宣布在愿意参与项目的村庄之间开展改变饮食习惯、降低胆固醇的比赛。2个多月后,所有参加比赛村庄的胆固醇水平平均下降5%。

5) 无烟班级竞赛:无烟班级竞赛(smoke-free class competition, SFC)由芬兰提出,在欧洲委员会的资金支持下,于1997年由德国健康与治疗研究所Hanewinkel等发起。这项以学校为基础的预防吸烟项目的目标人群主要是11~14岁的学生,目的是推迟吸烟的开始,并防止已经吸烟的学生成为习惯吸烟者。学生采用自愿参与的方式,以班级为单位参与竞赛,竞赛为期3~6个月。竞赛开始之前,学生需要签订班级合约和个人合约,承诺在整个竞赛期间不吸烟。竞赛期间,学生实行自我监督和自我管理,并以周或月为单位定期报告自己的吸烟状况。在整个竞赛期间,参与竞赛的班级可以无条件中途退出。竞赛期间没有吸烟现象的班级将获得奖励。芬兰于1997/1998学年开始参加竞赛,自1989/1990学年开始每年开展竞赛。"无烟班级竞赛"取得了较好的效果,能显著减少青少年吸烟行为,有效延缓青少年在青春期的吸烟行为。在欧洲委员会等致力于烟草控制的机构和各种基金会的大力支持下,"无烟班级竞赛"在欧洲的实施范围不断扩大,已经在德国、法国、丹麦、意大利、芬兰、西班牙、荷兰、威尔士、瑞士、冰岛等20多个国家或地区得以实施。

6)"人人享有健康运动":芬兰在运动项目方面倡导"人人享有健康运动",盛产各种人人均可参与的神奇比赛。芬兰东部的桑克加维(Sonkajärvi)从1992年起每年举办背老婆世界锦标赛。如今,举行这个比赛的国家和地区包括英国、美国、澳大利亚、中国香港、爱沙尼亚等,总决赛依然在芬兰举行。沼泽足球锦标赛每年在芬兰北部城镇许林萨尔米(Hyrynsalmi)举行。1998年举行的首次比赛只有13支足球队参加。如今,有来自10个国家的300支球队参赛,分为混合组、女子兴趣组、女子竞赛组、男子兴趣组、男子竞赛组和商业组。芬兰东部的苏奥穆萨尔米(Suomussalmi)从1988年开始,在每年浆果成熟的季节,会举办一年一度的采摘浆果世界锦标赛。比赛分为团体赛和个人赛,团体赛分成人团体赛和手工采摘团体赛;个人赛包括男子组和女子组;未成年人组分为青少年组(13~17岁)和儿童组(12岁及以下)。比赛时间持续1 h,采摘的浆果按称重记录分出胜负,赛后还会有浆果交易市场。玩具马术在芬兰流行了很长时间,已成为一项真正的体育运动。参赛者都是10~18岁的少女。2017年全国玩具马术锦标赛在万塔举行,200多名获得参赛资格的少女骑手争夺花式骑乘、障碍赛等项目。此外,还有芬兰萨沃林纳(Savonlinna)举行的世界手机投掷锦标赛,既能强身健体、娱乐大众,也能促进手机回收和环保。

7) 高血压项目:芬兰采取了一系列系统的策略和措施来控制高血压,包括健康教育、为高血压患者提供医疗服务,如筛查、提供对高血压患者的治疗以及对治疗的监督、发展信息系统为评估提供依据等。健康教育旨在提高公众对高血压的认识,了解高血压是心脑血管疾病的危险因素,以及高血压正确治疗的重要性,鼓励居民参加筛查、治疗以及监督服务。为落实医疗服务,芬兰政府在基层的卫生中心成立高血压门诊。该门诊由受过项目培训的公共健康护士来负责,这些护士也为该地医疗人员提供相应的培训,以保证诊断的正确性以及治疗方法和治疗行为的标准化。以高血压门诊和基层卫生中心为平台,芬兰对当地居民开展了筛查服务,对已得到诊断的高血压患者提供治疗,并对来到基层卫生中心的所有人员提供健康教育材料,从而提高对高血压的认识。

8) FIN - D2D项目:2003—2007年,芬兰还在5所医院开展了全国糖尿病预防计划,即FIN - D2D计划,涵盖150万个受试对象。此项目包括3个策略:人群策略、高危人群策略、早期诊断和治疗策略。实施重点为高危人群策略、早期诊断和治疗策略。高危人群策略包括通过初级卫生保健中心的日常工作和职业保健门诊开展糖尿病预防工作,早期诊断和治疗策略重点集中在糖尿病患者的筛检。FIN - D2D计划是在筛检出的糖尿病患者及高危人群中开展良好生活方式的咨询和培训,借助媒体和网络等传播平台对健康知识进行宣传。讲解糖尿病预防和控制肥胖、控制代谢综合征和2型糖尿病的发展,以减缓病情,提高患者的生活质量。

56.5 项目成效

北卡瑞利亚项目的成效主要体现为慢性病死亡率下降、风险因素的减少和健康环境的建立。事实上,北卡瑞利亚及芬兰全国慢性病死亡率的大幅度下降,主要是因为在有利于健康的大环境下,以社区为基础的人群干预导致风险因素减少和健康行为增加。

56.5.1 健康环境的建立(宏观效应)

经过一系列相关法律法规的实施(控烟宪章、含盐食品标签法)、形式多样的健康促进(戒烟竞赛等)及有力的健康环境整治措施(如工业食品限盐、对非健康物品加税、修建人行道、鼓励步行上下班等),芬兰北卡瑞利亚形成了健康的社会大环境,并逐步波及整个芬兰,辐射到欧洲及世界各国。

56.5.2 行为危险因素的改变(直接效应)

北卡瑞利亚社区卫生干预项目的直接效应主要是各种与健康有关的行为的改变,包括吸烟率的下降、饱和脂肪摄入的减少、蔬菜摄入的增加、参加体力活动人数的增加、卫生服务利用的提高等。总体而言,北卡瑞利亚地区的主要风险因素水平有大幅度下降,下降趋势最为明显的是项目初期的10年。此后,随着全国性活动的展开,整个芬兰的风险因素水平普遍降低。

(1) 控烟效果

经过20多年努力,芬兰控烟取得明显成效,吸烟呈逐年下降趋势。图56-2所示为芬兰控烟运动历程及吸烟率变化情况。可见,芬兰1976年的烟草法案的颁布使一般人群的吸烟率大幅下降,男性吸烟率从高水平突降,并持续下降,而女性吸烟率前期略有增加,但随后不再上升,而呈下降趋势。

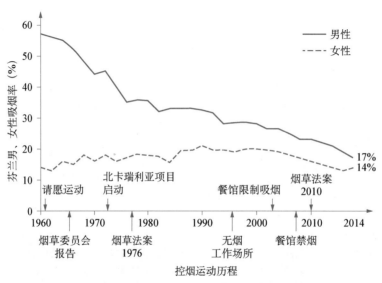

图56-2 1960—2014年芬兰吸烟率变化与控烟运动历程

表56-2所示的为芬兰东部地区1972—2012年男、女性吸烟率的变化。可见男性吸烟率在40年中由1972年的52.6%下降至1997年项目结束时的33.3%(95%可信区间:30.3%~36.2%),随后略有回升,又进一步下降至2012年的29.3%(95%可信区间:25.6%~32.9%)。戒烟率从1972年的20%上升到1982年的30%,而后略有上升。不吸烟者的比例持续增加。

由图56-3可见,不同省份男性吸烟率均呈显著的下降趋势,从1972年春季开展的北卡瑞利亚项目基线调查时的51%持续下降直至1980年,此后在35%~40%波动。1990年中期下降至30%左右,此后降至约25%。

表56-2 1972—2012年芬兰东部地区30~59岁人群吸烟率的变化

年份	吸烟率(%)	
	男性	女性
1972	52.6(51.2~54.1)	11.4(10.5~12.3)
1979	46.6(45.2~48.1)	12.7(11.8~13.7)
1982	41.7(39.6~43.8)	16.3(14.7~17.9)
1987	40.5(38.0~42.9)	17.3(15.5~19.2)
1992	36.8(33.7~39.8)	21.3(18.8~23.8)
1997	33.3(30.3~36.2)	17.9(15.6~20.1)
2002	36.9(33.7~40.0)	22.4(19.8~24.9)
2007	32.2(28.7~35.7)	21.9(19.0~24.9)
2012	29.3(25.6~32.9)	19.4(16.5~22.3)

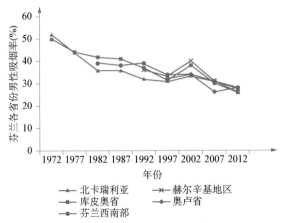

图 56-3 1972—2012 年芬兰北卡瑞利亚和其他省份男性吸烟率的变化情况

烟率为 18% 左右,全国为 22% 左右。在整个随访期内,北卡瑞利亚的男、女性吸烟率总体水平低于芬兰全国水平。2000 年以后,北卡瑞利亚和全国男性和女性的吸烟率进一步下降,戒烟率和从未吸烟者的比例增加。

进一步研究发现,20 世纪 70 年代北卡瑞利亚吸烟率下降的主要原因是越来越多的吸烟者戒烟。20 世纪 80 年代,戒烟者的比例保持相对稳定甚至略有下降,而从不吸烟者的比例上升。此外,20 世纪 60 年代和 20 世纪 70 年代年轻男性吸烟人数比之前的几十年少,显示出明显的队列效应。基于大型人口调查数据的出生队列分析也表明,1916—1950 年出生人群的吸烟率持续升高,但这种升高趋势在首次烟草法案颁布后正处于开始吸烟年龄的年轻一代中停止了。

尽管吸烟减少,但不同群体吸烟的差异随时间有所增加(图 56-4)。不吸烟者越来越集中在受过高等教育的人群中。在学校,学业优秀的学生最少吸烟,而且大学生比职业学校的学生更少吸烟。

女性吸烟情况的变化略有不同,主要表现为项目期间的吸烟率不仅没有下降,反而上升。北卡瑞利亚女性吸烟率在 1970 年约为 12%,1980—1987 年仍低于 16%,但到 1980 年年末上升至 19% 左右,1990 年中期高达约 22%;2000 年年初,北卡瑞利亚女性吸

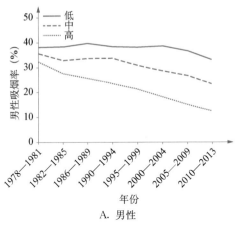

A. 男性

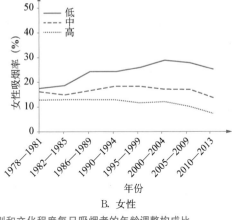

B. 女性

图 56-4 北卡瑞利亚地区 25～64 岁不同性别和文化程度每日吸烟者的年龄调整构成比

（2）膳食习惯和膳食结构

北卡瑞利亚居民饮食习惯的变化主要表现在黄油和高脂牛奶的消耗量急剧下降,以及植物油和新鲜蔬菜的消费量的上升。1972 年,86% 的男性和 82% 的女性报告吃面包使用黄油涂抹。项目实施期间,男性食用面包涂黄油的比例持续下降,从 1978 年的 65% 降至 1993 年的 22% 和 2002 年的 6%,并持续保持在 10% 以下;女性吃面包使用黄油者的比例也下降到 1993 年的 14% 和 2002 年的 4%,之后一直处于较低水平(图 56-5)。至 2002 年,42% 的男性和 47% 的女性食用低脂酱(脂肪含量低于 60% 的人

造黄油)抹面包。

1972 年,北卡瑞利亚省 70% 的人使用黄油烹饪食物,仅有 2% 的人使用植物油。1973—1978 年,使用植物油烹饪的比例约为 6%,随后进一步上升至 2002 年的约 40% 和 2012 年的约 50%。仅 20% 的人仍使用黄油烹饪食物。

奶类食品的消费结构也发生了根本的变化。喝全脂牛奶(含脂肪 1.9%)的人由 1972 年的 75% 以上下降到 1992 年的 20% 左右,而喝脱脂牛奶(含脂肪 0.005%)的比例则由 1972 年的 17% 上升到 1992 年的近 40%。

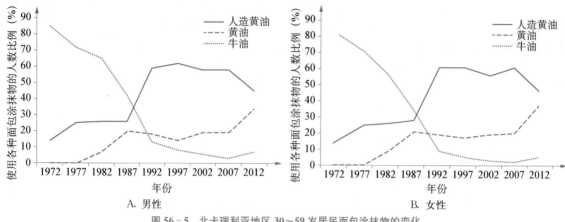

图 56 - 5　北卡瑞利亚地区 30～59 岁居民面包涂抹物的变化

每天食用新鲜蔬菜者的比例由 1972 年的近乎 0％上升到 1993 年的 20％（男性）和 40％（女性）。1979—1993 年,男性每周食用蔬菜频率达到 6～7 天的人群从 10％增加到 22％,女性从 12％增加到 36％。另一个研究也发现了类似的趋势,1978—2002 年,男性每天摄入蔬菜的人群比例从 16％增加到 28％,女性蔬菜的摄入则出现更大的增加量。

根据 1982 年,即开始实施项目的 3 天膳食记录或 24 小时/48 小时膳食回顾数据显示,芬兰 25～64 岁居民饱和脂肪占能比从最初的 20％降至 2007 年的 12％（最低）,随后上升至 2012 年的 14％（图 56 - 6）。食物中饱和脂肪酸的人均日摄入量男性由 1972 年的 49 g/d 下降到 1993 年的 17 g/d;同期女性由 27 g/d 下降到 8 g/d。

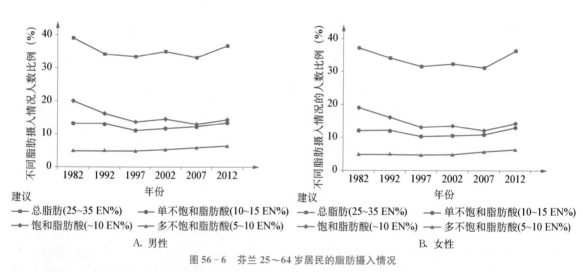

图 56 - 6　芬兰 25～64 岁居民的脂肪摄入情况

表 56 - 3 列出了 1982 年和 1992 年两次膳食结构调查结果。从表中看出,由于健康干预项目的实施,北卡瑞利亚人的膳食结构向有利于健康的方向发生了很大的变化。能量、脂肪,尤其是胆固醇消耗明显减少了,P/S 比提高,蛋白质和碳水化合物的消耗也增加。

盐的摄入也出现明显的下降,平均每人每天食

盐摄入量从 1979 年的 14 g 左右下降至 2002 年的 9 g 以下,其中男性从 1979 年的 13～14 g/d 下降到 1992 年 12 g/d 和 2002 年的 9 g/d 以下,女性从 1979 年的 11 g/d 下降到 1992 年的 8～9 g/d 和 2002 年的基本达标,但仍高于国际组织推荐的水平。通过测定 24 小时尿钠,发现尿中盐的浓度在 1979—2002 年出现较大幅度的下降,男性尿中盐的浓度从 220 mmol/d

表56-3 北卡瑞利亚人群膳食结构的改变

	男性		女性	
	1982年	1992年	1982年	1992年
能量(Kcal)	2 958	2 551	2 135	1 940
蛋白质(g)	15.0	16.4	14.9	16.6
脂肪(g)	38.0	34.0	36.0	32.9
P/S比	0.25	0.35	0.26	0.37
碳水化合物(g)	45.1	46.9	48.7	49.4
酒精	1.8	2.7	0.5	1.1
胆固醇(mg)	527	408	374	318

下降到 170 mmol/d,女性从 180 mmol/d 下降至 130 mmol/d。同期人群的平均舒张压下降了

10 mmHg,脑卒中的死亡率减少了 75%~80%(图 56-7)。

(3) 体力活动

FINRISK 数据显示,1982—2012 年,人群的总体力活动保持稳定,但男性休闲体力活动高者(每周至少 3 小时高强度运动和每周数次竞争性体育活动)的比例从 21% 上升至 33%,交通性体力活动高者和职业性体力活动高者的比例则分别从 17% 和 48% 下降至 12% 和 36%。女性中休闲体力活动高者从 12% 上升至 27%,而交通性体力活动高者和职业性体力活动高者的比例则分别从 30% 和 26% 下降至 20% 和 21%。可见,女性休闲体力活动的提高更为明显(图 56-8)。进一步分析发现,文化程度高者和 BMI 低者更倾向于参加业余体力活动。

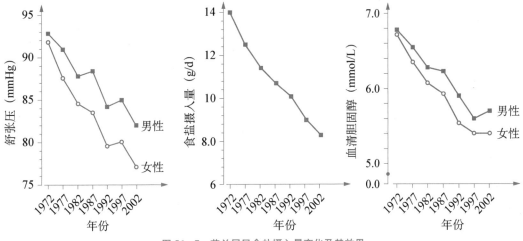

图 56-7 芬兰居民食盐摄入量变化及其效果

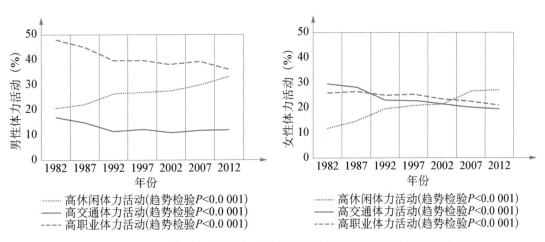

图 56-8 1982—2012 年北卡瑞利亚地区休闲体力活动、交通性和职业性体力活动变化趋势

56.5.3 直接危险因素的变化(中间效应)

北卡瑞利亚项目的中间效应是指因为干预带来的直接效应所导致的 CVD 相关危险因素的变化,主要包括 BMI、血压和血脂的下降等。

(1) BMI

从图 56 - 9 可见,1972—2002 年芬兰男性居民的 BMI 持续上升,而女性的 BMI 在此期间有明显波动,有 2 次下降后升高的变动。

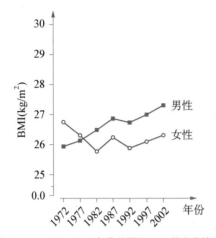

图 56 - 9　1972—2002 年芬兰居民 BMI 的变化情况

芬兰的 BMI 有较大的地区差异(表 56 - 4)。北卡瑞利亚地区男性平均 BMI 从 1972 年的近 26 kg/m² 上升至 1987 年的 27 kg/m² 以上,此后一直保持在这一水平,2007 年均值为 27.2 kg/m²,2012 年为 27.4 kg/m²,无显著变化。女性 BMI 从 1972 年的 26.8 kg/m² 下降到 1987 年的 26.2 kg/m²,而后略有上升,但 2007—2012 年保护不变,平均值均为 26.5 kg/m²,BMI 的上升趋势渐趋平稳。相比之下,赫尔辛基和万塔都市圈人群的 BMI 较为稳定,1992—2012 年的这 20 年间,男性平均 BMI 未超过 26.9 kg/m²,女性未超过 25.7 kg/m²。

从表 56 - 4 可见,芬兰所有地区正常体质量男性的比例随调查年份而下降,肥胖者的比例显著升高。肥胖女性的比例上下波动,整体上略呈上升趋势。值得注意的是,芬兰的超重肥胖率有显著的地区差异。赫尔辛基和万塔都市圈较低,而北卡瑞利亚较高。虽然超重和肥胖率整体呈平稳态势,但仍有超过 50% 的人口超重或肥胖。为此,芬兰国家卫生福利研究所于 2012 年启动了国家肥胖计划,旨在通过推广健康饮食和体力活动,在人群水平上减少超重和肥胖。

表 56 - 4　芬兰不同地区男女性居民的 BMI 及超重/肥胖率的变化情况

地区和年份	男性 BMI				女性 BMI			
	人数	平均值	超重率(%)	肥胖率(%)	人数	平均值	超重率(%)	肥胖率(%)
北卡瑞利亚								
1972	1 748	26.0	46	11	1 888	26.8	39	22
1977	1 767	26.1	46	12	1 835	26.5	37	20
1982	1 229	26.5	48	15	1 270	26.2	34	18
1987	1 138	27.1	48	20	1 247	26.2	33	19
1992	521	27.0	44	21	611	26.3	34	18
1997	539	27.1	50	18	576	26.4	31	20
2002	497	27.2	48	20	553	26.9	31	23
2007	357	27.5	47	24	398	26.6	33	21
2012	303	28.1	46	27	365	27.0	30	26
北萨沃								
1972	2 520	25.9	45	11	2 621	26.7	38	22
1977	2 604	26.2	47	13	2 747	26.1	35	19
1982	1 206	26.4	47	16	1 001	25.9	36	16
1987	599	26.8	52	16	632	26.4	33	19
1992	582	26.7	44	20	621	26.4	31	22
1997	537	27.3	46	23	609	26.0	36	17
2002	454	27.4	48	22	554	26.7	35	21
2007	365	27.7	47	26	410	26.6	34	22
2012	318	27.7	47	24	375	26.8	31	25
图尔库和洛伊马								
1982	1 231	26.6	46	17	1 293	25.3	33	13
1987	566	26.7	51	15	614	26.2	34	18
1992	562	26.8	45	20	612	25.6	32	16
1997	529	27.1	52	18	569	26.3	36	18
2002	454	26.9	46	23	520	26.0	34	18
2007	322	27.4	49	21	407	26.6	34	21
2012	297	27.2	51	19	353	26.5	28	24
赫尔辛基和万塔								
1992	527	26.2	43	16	545	25.1	28	14
1997	483	26.5	44	17	560	25.6	29	18
2002	432	26.9	44	21	497	25.3	33	13
2007	316	26.7	47	18	383	25.7	30	15

续 表

地区和年份	男性 BMI				女性 BMI			
	人数	平均值	超重率(%)	肥胖率(%)	人数	平均值	超重率(%)	肥胖率(%)
2012	305	26.8	41	21	334	25.7	25	18
北博滕省和凯努								
1997	507	26.9	51	18	573	26.2	32	18
2002	442	27.6	52	22	534	26.7	35	21
2007	365	26.7	47	17	399	26.9	31	24
2012	325	27.2	52	19	368	26.5	28	23

（2）血压

表 56-5 是 1972—1992 年北卡瑞利亚地区 30～59 岁男女血压的变化情况。从中看出，男、女性的血压都有显著下降，尤其是女性的舒张压，由 1972 年的平均 92 mmHg 下降到 1992 年的 80 mmHg 和 2012 年的 79 mmHg。

表 56-5　芬兰北卡瑞利亚 30～59 岁
人群血压的变化趋势

年份	男性(mmHg)	女性(mmHg)
1972	149/92	153/92
1979	143/89	141/86
1982	145/87	141/85
1987	144/88	139/83
1992	142/85	135/80
1997	140/84	133/80
2002	137/83	132/78
2007	138/83	134/78
2012	135/84	129/79

（3）血脂

北卡瑞利亚项目实施后，该地区人群血清胆固醇含量持续快速下降。1972—2007 年，北卡瑞利亚地区男性胆固醇水平从 6.92 mmol/L 降至 5.41 mmol/L，下降 22%，女性从 6.81 mmol/L 下降至 5.20 mmol/L，下降 23%。男性血清胆固醇的下降尤为明显，2007 年血清总胆固醇的分布曲线较 1972 年大幅左移，高水平的胆固醇极端值几乎消失（图 56-10）。

芬兰整个东部地区人群血脂水平也发生了很大变化。如表 56-6 所示，1972—2012 年的 40 年间，芬兰东部地区 30～59 岁男、女性人群血清胆固醇水

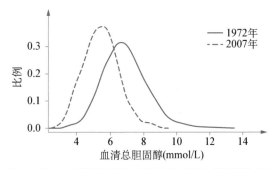

图 56-10　北卡瑞利亚男性 1972 年和 2007 年胆固醇的分布

平持续下降，2007 年后略有回升。

表 56-6　芬兰东部地区 30～59 岁
人群血清胆固醇的变化趋势

年份	血清胆固醇水平(mmol/L)	
	男性	女性
1972	6.77(6.73～6.81)	6.69(6.65～6.72)
1979	6.52(6.49～6.56)	6.34(6.30～6.38)
1982	6.26(6.21～6.31)	6.04(5.98～6.09)
1987	6.23(6.17～6.29)	5.92(5.86～5.98)
1992	5.91(5.84～5.98)	5.55(5.48～5.61)
1997	5.70(5.64～7.77)	5.54(5.48～5.60)
2002	5.60(5.53～5.68)	5.33(5.28～5.39)
2007	5.35(5.27～5.42)	5.16(5.10～5.23)
2012	5.44(5.35～5.52)	5.30(5.23～5.37)

图 56-11 所示为 1972—2007 年芬兰不同地区 30～59 岁人群血清胆固醇水平的下降趋势。可见，在项目开始的头 5 年，北卡瑞利亚人群血清胆固醇浓度比库皮奥省下降速度更快，男性尤其如此，此后所有地区的变化趋势相同。值得注意的是，除赫尔辛基和芬兰西南部男性人群以外，2007 年后其他各地区人群的血清胆固醇水平均略有升高。Pooled 分析表明，芬兰男性整体胆固醇水平升高 1.3%，女性升高 2.3%，2012 年芬兰男性胆固醇平均水平达 5.43 mmol/L，女性为 5.29 mmol/L，与此同时北卡瑞利亚男、女性胆固醇平均水平分别为 5.46 mmol/L 和 5.37 mmol/L。

56.5.4　心血管疾病发病和死亡率的下降（最终效应）

项目的最终效应表现在健康状况的改变。从图 56-12 可见，北卡瑞利亚项目启动时，该地区冠心病

死亡率远高于芬兰全国水平。项目启动后,冠心病死亡率持续下降,而同期芬兰整体冠心病死亡率变化不大。项目推广到全国后,北卡瑞利亚和芬兰全国冠心病死亡率持续快速下降。尽管在 1992 年北卡瑞利亚的冠心病死亡率仍然比芬兰全国略高一些,但下降速度一直快于芬兰全国,达到了预期的项目示范效应。

芬兰东部地区工作年龄(35～64 岁)男性中,冠心病死亡率从 1972 年的 643/10 万下降到 1992 年的 300/10 万以下和 2012 年的 118/10 万;工作年龄女性中,冠心病死亡率从 114/10 万下降到 17/10 万(图

56 - 13)。下降幅度在男性中达 82%,女性中为 84%(表 56 - 7)。

如图 56 - 14 所示,1982—2002 年,冠心病观察死亡率下降比预测更快,而在 2003—2012 年,冠心病观察和预测死亡率趋势非常相似。在前 10 年中,吸烟率、血清胆固醇和收缩压水平的变化可以解释 3/4(男性 75%,女性 76%)的冠心病死亡;而在后 10 年可以解释 2/3(男性 69%,女性 66%)的冠心病死亡。男性中,血清胆固醇水平的下降解释了大部分的死亡率下降,而在女性中,与血清胆固醇和收缩压水平的下降效果相同。

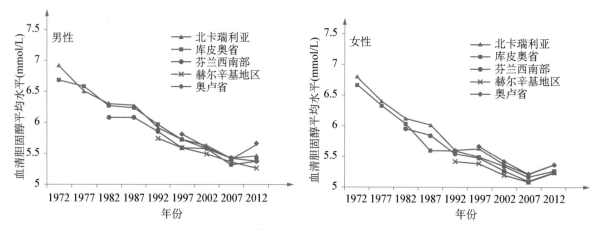

图 56 - 11 1972—2012 年芬兰地区 30～59 岁居民血清胆固醇浓度的变化

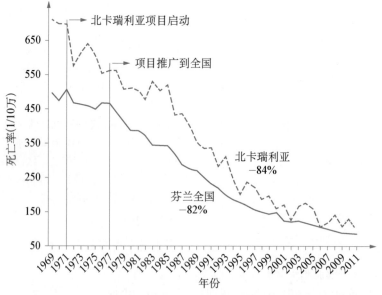

图 56 - 12 1969—2011 年芬兰北卡瑞利亚 35～64 岁男性冠心病年龄调整死亡率

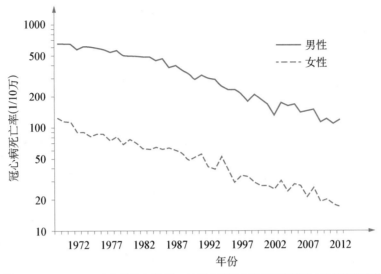

图 56‐13　1969—2012 年芬兰东部 35～64 岁人群冠心病年龄调整死亡率的变化趋势

表 56‐7　1972—2012 年芬兰东部地区男、女性人群观察和预期死亡率的下降(%)

年份	男性		女性	
	观察死亡率下降(%)*	期望死亡率下降(%)†	观察死亡率下降(%)*	期望死亡率下降(%)†
1969—1972(基线)	0	0	0	0
1977	17	16.5(12.3～20.7)	28	23.7(19.6～27.7)
1982	25	25.4(20.3～30.6)	41	28.1(22.9～33.3)
1987	38	28.5(22.7～34.4)	45	35.5(29.7～40.8)
1992	55	41.3(34.3～48.2)	59	44.7(37.9～51.4)
1997	67	48.5(41.7～55.4)	72	49.0(42.5～55.6)
2002	75	50.2(43.0～57.4)	77	51.5(44.3～57.7)
2007	78	55.7(47.7～63.7)	79	53.5(45.9～61.1)
2012	82	56.8(48.3～65.3)	84	55.7(47.8～63.6)

*5 年均值;†基于危险因素改变所估计的每 5 年冠心病死亡率的下降

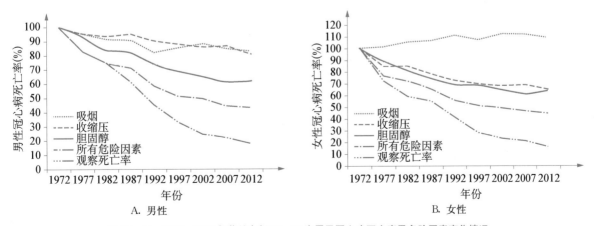

图 56‐14　1972—2012 年芬兰东部 35～64 岁居民冠心病死亡率及危险因素变化情况

20 世纪 70 年代初,芬兰东部地区男性冠心病早死率较西南部高 37%,女性高 23%。北卡瑞利亚项目实施后的 40 年期间,两个地区的冠心病早死率均显著下降。图 56-15 显示了 1973—2012 年芬兰东部和西南部 35～74 岁男性和女性 CHD 的年龄调整死亡率。可见,东部地区冠心病早死率的降幅更大,男性从 858/10 万降至 163/10 万,平均每年下降 4.4%;女性从 202/10 万下降至 34/10 万,平均每年下降 4.9%。而芬兰西南部男性从 585/10 万下降至

135/10 万,平均每年下降 4.2%,女性从 140/10 万下降至 29/10 万,平均每年下降 4.8%。在调查期结束时,芬兰东部和西南部的冠心病早死率的差异几乎消失。

表 56-8 是根据心脏病发病登记资料计算的 1973—1992 年不同年龄男、女性急性心肌梗死的发生率,从表中不难看出,各个年龄段的发病率均呈明显的下降趋势,尤以 35～54 岁组的变化更为明显。

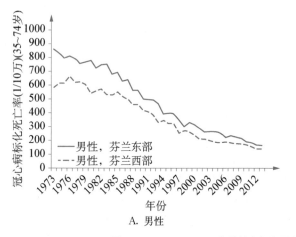
A. 男性

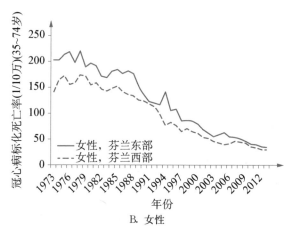
B. 女性

图 56-15 1973—2012 年芬兰东部和西南部 35～74 岁居民冠心病年龄调整死亡率

表 56-8 1973—1992 年各年龄组男女性心肌梗死发病率(1/10 万)

年份	男性				女性			
	35～54 岁人数	55～64 岁人数	发病率	95%CI	35～54 岁人数	55～64 岁人数	发病率	95%CI
1973—1975	1 051	3 054	1 568	1 486～1 650	122	725	278	246～310
1976—1978	877	2 576	1 316	1 240～1 392	99	703	254	224～284
1979—1981	751	2 509	1 205	1 132～1 278	95	707	253	223～283
1982—1984	674	2 562	1 161	1 091～1 229	106	681	254	223～295
1985—1987	667	2 576	1 160	1 091～1 229	100	737	264	223～295
1988—1990	532	2 282	984	922～1 046	73	663	225	197～253
1991—1992	448	1 922	828	731～925	54	516	173	130～216

卒中发病率和死亡率也发生了变化(表 56-9)。1972—1985 年,北卡瑞利亚卒中的发病率和死亡率呈明显下降趋势。1983 年以后,发病率基本保持不变,但死亡率进一步下降。芬兰全国男、女性的卒中死亡率亦呈持续下降趋势(图 56-16)。

在整个项目实施期间,不仅心脑血管疾病的死亡率明显下降,恶性肿瘤的死亡率也出现明显下降趋势。1972—2006 年,北卡瑞利亚地区 35～64 岁男

表 56-9 芬兰北卡瑞利亚卒中的发病率及死亡率(1/10 万)变化趋势

年份	男性		女性	
	发病率	死亡率	发病率	死亡率
1972—1973	328	155	230	114
1982—1983	248	87	141	44
1988—1989	256	80	130	45

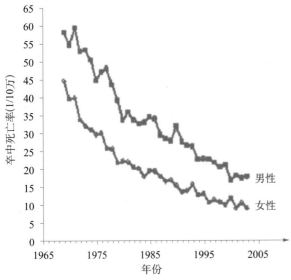

图 56‐16　芬兰人群卒中死亡率变化趋势

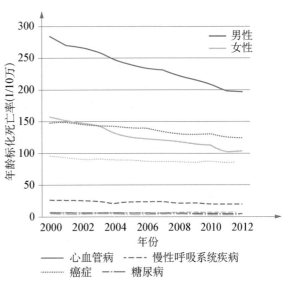

图 56‐17　芬兰 4 种常见慢性病标化死亡率的变化趋势

性恶性肿瘤的死亡率由 288/10 万下降到 96/10 万，女性从 126/10 万下降至 92/10 万，分别下降 67％和 27％（表 56‐10）。

表 56‐10　北卡瑞利亚省 35～64 岁人口死亡率(1/10 万)及其变化

死因	1969—1971 年	2006 年	变化（%）
全死因			
男性	1 567	572	−63
女性	526	256	−51
心血管疾病			
男性	892	182	−80
女性	278	46	−83
心脏病			
男性	701	103	−85
女性	126	13	−90
卒中			
男性	93	29	−69
女性	68	12	−82
癌症			
男性	288	96	−67
女性	126	92	−27

从芬兰全国来看，2000—2012 年 4 种常见慢性病的死亡率均呈显著的下降趋势，其中心血管疾病死亡率下降最为明显，恶性肿瘤和慢性呼吸系统疾病的死亡率也出现下降(图 56‐17)。

除了这些客观指标的变化之外，整个人群中自己感觉到身体比原来健康，生活比原来更幸福的人的比例也不断提高。表明健康教育减少了人们生病和病死机会，大大提高了人群的期望寿命(图 56‐18)，而且还提高了整个人群的生命质量。2018 年，芬兰被联合国评为全球最幸福的国家。

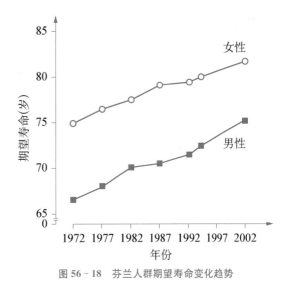

图 56‐18　芬兰人群期望寿命变化趋势

56.6　项目的主要经验

北卡瑞利亚项目的成功引起了国际社会的普遍关注，项目主任及其同事对项目经验进行了多次总结。总体来说,合理的理论框架、健康社会环境的创建、有效的干预活动、广泛的社区参与、跨部门的通力合作以及完善的监测和反馈机制,是项目成功的关键。

56.6.1 合理的理论框架

北卡瑞利亚项目在干预实践中同时使用了医学/流行病学和行为/社会科学的理论框架。基于流行病学的考虑,北卡瑞利亚项目采取了以社区为基础的干预方法,即通过全方位的社区活动改变村民们的不良生活方式,进而降低普通人群而非高危个体的风险因素水平。在实施干预活动时,使用和借鉴了一系列的行为和社会科学的理论框架,涉及行为改变、创新传播和社区动员。具体来说,采用行为改变法、交流行为改变法、创新扩散法和社区动员/社会政策法等方法构成行为变化框架,形成如图56-19所示的统一模型。在此模型中,来自项目外部的输入信息通过大众传媒影响社区,并通过人际交流和实践活动放大,该信息还特异性地通过正式和非正式意见领袖传递给人们,其目的是传播和扩散知识、劝导、培训实践技能并提供必要的社会和环境支持,使人们改变原来的不良习惯和保持新的健康习惯,最终使风险因素最小化,从而降低疾病发生率和改善人群健康。项目从试点扩展到国家层面后,社会政策问题就更为重要。医学/流行病学和行为/社会科学的理论框架的同时使用,使北卡瑞利亚项目成为国家级和国际性示范项目。

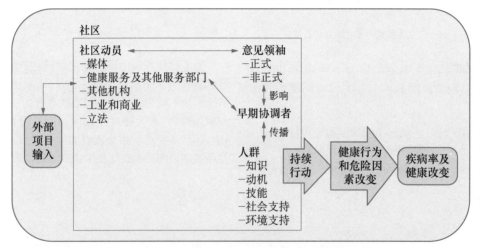

图56-19 北卡瑞利亚项目的社区干预模式

56.6.2 以健康促进为大卫生的核心,创建健康的社会环境

许多研究和实践经验表明,仅仅告知人们改变生活方式的必要性是不够的,因为行为深深地嵌入社会和物理环境中。如果没有社会环境和结构的改变,人们的生活方式也难以发生改变。因此,慢性病防治中需紧紧抓住健康促进,采用立法和跨部门合作等方式,充分挖掘社会资源,全社会承担健康促进这一系统工程,创建健康的社会环境。并将北卡瑞利亚项目的经验推广到芬兰全国,在全国范围内创建健康的社会环境。

56.6.3 以社区为基础的综合干预

北卡瑞利亚项目的成功还依赖于灵活有效的干预活动。项目开展的25年间,项目组以子项目的形式开展了大量的干预活动。这些干预活动之所以能取得良好的干预效果,主要是因为项目组制订了明确的干预目标,以结局为导向,采取双向干预方法。

在干预方法上,项目组同时采用了"自下而上"(bottom-up)和"自上而下"(top-down)的方式。项目开始时采取"自下而上"的方式,即北卡瑞利亚居民代表请求专家和政府采取措施降低冠心病死亡率。与此同时,国际和国内专家采取"自上而下"的方式确定了项目目标。项目组在设计理论框架、确定干预活动、开展项目评估等方面采纳了大量的专家建议。北卡瑞利亚经验表明,以社区为基础的综合干预方案在慢性病防治中是有效的,从试点到全面推广的方法是可行的。值得注意的是,近10年来，CVD 的二级预防及治疗方案有了长足的进步，可进一步降低死亡率及急性心血管事件。然而，一级预防和降低 CVD 主要危险因素暴露水平仍然是降低芬兰 CVD 负担及死亡率的主要策略，该策略是促进心脏健康的最具成本效果和可持续的手段。

56.6.4　广泛的社区参与

广泛的社区参与是北卡瑞利亚项目成功的另一个重要原因。尽管项目组规定了项目目标，培训了工作人员，策划了干预活动，并进行了结果评估，但绝大多数的实际工作都是由社区完成的。在项目实施过程中，普通村民、村庄领袖、学校教师、当地医师和公共卫生护士，以及无数的社区组织都参与进来。例如，在项目初期，当地医师和公共卫生护士登记了 2 万名高血压患者，并提供相应的指导和治疗。同时还举办了许多具体活动（如村际降低胆固醇比赛、张贴"无烟标志"等）。此外，在北卡瑞利亚项目中，无论是官方的服务机构（卫生服务机构、社会服务机构、当地学校、体育部门等），还是民间非政府组织（如芬兰心脏协会、家庭主妇协会、工会等），抑或私人部门（如食品行业和零售业等）都参与进来。社区组织的参与对北卡瑞利亚整体环境的改变具有重要推动作用。

56.6.5　跨部门的沟通与合作

跨部门的沟通与合作是北卡瑞利亚项目成功的一个关键因素。20 世纪 70 年代，慢性病的社区预防是一个崭新思路。在干预实践中，项目组与社区机构紧密合作，利用各种机会与政府部门、非政府组织、大众传媒及食品行业沟通，探讨如何实现项目目标。例如，项目组与 Marsha 家庭主妇协会进行了广泛合作，以推动北卡瑞利亚居民饮食方式的变化。项目组还与媒体进行了富有成效的合作。此外，项目组与食品行业密切合作，如与乳品厂、香肠厂一起进行低脂肪香肠的促销宣传。70 年代末期，双方合作的重点是减少食品中盐的含量。项目组还与超市及其分店进行合作。20 世纪 80 年代末，考虑到居民的胆固醇水平仍然较高，项目组开始以降低胆固醇为重点，着力推动饮食习惯的改变。项目组与植物油厂进行了密切合作，成功研发出芬兰国产菜籽油，促进了植物油在烹调中的使用。这些合作有效推动了北卡瑞利亚居民饮食习惯的改变。

56.6.6　监测和反馈机制

项目组十分注重监测信息的反馈。随着北卡瑞利亚项目的推进，监测工作不断发展，并成为芬兰慢性病监测及其预防的基础。监测信息不仅服务于项目评估，还用于健康教育。项目组通过媒体向当地群众反馈监测结果，尤其是饮食习惯、风险因素及疾病率方面的积极变化，成为一种最强有力的干预模式。

56.7　项目的国际影响

北卡瑞利亚项目在 1972 年启动时，CVD 及相关慢性非传染性疾病（non-communicable disease，NCD）快速增加，成为工业化国家的主要健康问题。这些疾病被视为"退化性疾病"和衰老的结果。由于当时世界上大多数国家（主要是发展中国家）主要受其他健康问题困扰，CVD 及其他 NCD 只是被称为"富贵病"，WHO 并未给予足够的重视。尽管如此，WHO 仍然参与了卡瑞利亚项目的启动，并派遣 Blackburn、Morris、Fejfar 和 Pisa 几位高级专家参加了项目规划会议，参与制订项目总原则。由芬兰 Kaprio 教授担任区域主任的 WHO 欧洲区域办公室（EURO）对此尤其感兴趣。

20 世纪 70 年代，北卡瑞利亚项目参与并促成了多项 WHO 总部及 EURO 牵头实施的项目，在卡瑞利亚建立了急性心肌梗死、脑卒中和高血压登记系统。20 世纪 70 年代和 80 年代，高血压登记及随访成为高血压社区防控的基石。北卡瑞利亚项目理念，包括以社区为基础的 CVD 预防引起许多西方国家的兴趣。然而，这种全新的防控理念也面临了诸多的批评。例如，1973 年《国际流行病学杂志》就发表了一篇题为 Shot-Gun Prevention？的社论，提出基于人群的干预尚缺乏确凿的科学依据。尽管如此，一些欧洲国家受卡瑞利亚项目的启示，着手实施基于社区的干预项目，并由 WHO/EURO 协调，使其合并并成为大规模的"心血管社区综合控制项目"。1976 年，合作组在北卡瑞利亚 Koli 举行了一次大型会议，WHO/EURO 结集出版了北卡瑞利亚的经验及所产生的效果。北卡瑞利亚项目小组还与美国国立卫生研究院于 1970 年资助的斯坦福、明尼苏达和罗得岛项目合作，总结了在高收入国家开展社区干预研究的经验。

20 世纪 80 年代，世界各国开始关注 CVD 的发展趋势及其决定因素,关注点从国家间 CVD 死亡率的差异转向国家间 CVD 死亡率趋势的差异。在此背景下,WHO 启动了其研究领域最为广泛的项目之一:MONICA 项目,芬兰国家公共卫生研究所的卡瑞利亚项目团队代表芬兰参加了项目的规划和随后的实施。随后,MONICA 项目的国际数据中心在芬兰国家公共卫生研究所成立,指导欧洲、美国和亚洲共 32 个项目中心的数据收集和汇总。

1980 年,WHO 针对几种主要 NCD 的几个共同危险因素开展了内部讨论。随后 WHO 总部发起了所谓的"国际健康项目"(Interhealth Programme),在全世界许多国家开展 NCD 综合预防示范项目。卡瑞利亚项目小组积极参与了该项目,并与许多国际健康中心长期协作。1986 年,项目组在北瑞利亚的波尔维耶夫湖(Polvijärvi)组织了一次重要的培训研讨会,各个国际健康中心的代表接受了培训。20 世纪 80 年代初期,WHO/EURO 又启动了一项名为 CINDI 的项目。北卡瑞利亚项目组和芬兰国家公共卫生研究所在制订 CINDI 原则、协调及培训等活动中发挥了主导作用。北卡瑞利亚项目负责人多年担任 CINDI 项目委员会主席。CINDI 项目在包括苏联在内的许多国家产生了实质性影响。苏联解体后,一些新独立的东欧国家加入了 CINDI 项目,与芬兰密切合作。

拉丁美洲也受到了这种发展的影响。WHO 美国区域办公室、泛美卫生组织根据 CINDI 项目原则,启动了所谓的亚美利加非传染性疾病综合防治项目(conjunto de acciones para la reducción multifactorial de las enfermedades no transmisibles,CARMEN),在拉丁美洲实施。20 世纪初,北卡瑞利亚项目主任 Puska 教授在 WHO 总部担任 NCD 预防和健康促进部主任期间,组织了 3 届全球 NCD 论坛(2001 年在日内瓦、2002 年在上海和 2003 年在里约热内卢),分享 NCD 示范项目及其相关项目的经验。Nissinen 等报告了在发展中国家开展以社区为基础的 NCD 预防项目的经验。

20 世纪 90 年代末,全球公共卫生形势发生了巨大变化,CVD 及其他 NCD 在全球疾病负担中的所占份额快速增长。虽然许多传染病和诸如儿童和孕产妇死亡等传统健康问题依然严重且需继续大力解决,但 NCD 已成为全球公共卫生的主要挑战。全球范围内大约 2/3 的死亡由 NCD 引起,大约 80% 的死亡发生在低收入和中等收入国家,且大部分发生在中年人群中,极大地阻碍了社会和经济的发展。

2000 年,WHO 借鉴北卡瑞利亚项目的经验,制订了 NCD 预防和控制全球战略,并由北卡瑞利亚项目负责人担任为战略背书的专家组主席。该战略首先明确 NCD 防控的紧迫性,确定了预防优先和综合干预的原则,提出以 CVD、癌症、慢性阻塞性肺疾病和糖尿病这 4 种主要 NCD 以及吸烟、不健康饮食、缺乏身体活动和酒精滥用这 4 种行为危险因素为主要目标,开展以人群为基础的干预。

NCD 战略启动后不久,北卡瑞利亚项目主任 Puska 教授就任日内瓦 WHO 总部的 NCD 预防和健康促进主任。这一任职进一步推动了北卡瑞利亚 CVD 及 NCD 预防经验在更多国家及 WHO 项目中的应用。任职期满后,Puska 教授返回芬兰,担任芬兰国家公共卫生署署长。

2003 年,各国政府在日内瓦就 NCD 战略相关议题开展讨论和协商,出台了 WHO 烟草控制框架公约。公约于 2005 年生效,至 2015 年年底,共有 180 个国家签署了烟草控制公约。该公约的制订和实施是国际上首次采用国际法解决全球公共卫生问题,具有重大的历史性意义。2014 年,公约参加国一致同意在公约实施 10 年之后,由独立的国际专家组对其影响进行评估。针对饮食和体力活动这 2 个 NCD 关键行为决定因素,WHO 听取专家建议,广泛协商,于 2004 年出台了饮食、体力活动与健康 WHO 全球策略。

芬兰积极参与 WHO 关于烟草、饮食和体力活动的工作。芬兰烟草立法自北卡瑞利亚项目早期就开始实施,逐步发展成全世界最全面的烟草立法。时至今日,"无烟芬兰"成为芬兰议会最新烟草法修正案的官方目标。北卡瑞利亚的经验有力地支持了 WHO 饮食和体力活动全球战略的原则。同时,芬兰充分利用这些发展,继续开展自己的工作。

NCD 疾病负担导致的社会和经济后果持续上升,在国际上引起政治性关注。2011 年 9 月,在纽约举行了 NCD 特别联合国大会,宣布了政治宣言。基于该宣言,WHO 将继续并加强全球 NCD 预防和控制工作,并越来越重视部门间合作,促进人群中 NCD 相关行为危险因素和生活方式的改善。

芬兰与北欧其他国家有着长期和广泛的合作,这种合作也蔓延到健康领域。由此,北卡瑞利亚项目组与北欧许多国家均有密切合作。例如,在瑞典和挪威开展了多项 CVD 预防项目,其中瑞典北部的一项长期社区预防项目尤其受北卡瑞利亚项目的影响。

1992 年苏联解体后,俄罗斯卡累利阿共和国与北卡瑞利亚项目积极合作,以俄罗斯卡累利阿的皮塔克·兰塔地区为示范区,开展基于人口风险因素调查的预防工作。波罗的海诸国重新独立后,项目组首先与爱沙尼亚合作,在芬兰和爱沙尼亚电视台联合播出由北卡瑞利亚项目策划的一系列大规模合作戒烟活动。此后与爱沙尼亚、拉脱维亚和立陶宛合作,帮助这些国家逐步建立全国性的健康行为监测系统。这项 FiBalt 健康监测合作进行了多年,即使在政治变革期间也掌握了重要的健康趋势信息。有了这些良好的合作经验,这种监控系统后来也被用在被称为"CINDI 健康监测"的 CYDI 合作中,并在斯洛文尼亚、捷克共和国和意大利实施。

除了上述正式项目和活动外,多年来,项目组与许多国家的研究人员、专家、管理者和媒体代表有着广泛的接触。为了协调这些访问,自 20 世纪 70 年代末以来,每年正式组织 1～2 次北卡瑞利亚访问项目,组织来访者分别在赫尔辛基和北卡瑞利亚进行实地考察。

除了访问项目的参与者外,还有许多其他的参观者陆续来到赫尔辛基和/或北卡瑞利亚,了解当地的北卡瑞利亚项目。据估计,共有来自约 100 个国家的 2 000 余名访问者来访。参观者来自政界和议员团体,也有卫生部代表和卫生部部长。由于 CVD 成为人类的头号杀手,而卡瑞利亚项目取得了巨大

的防控成就,因此,该项目引起国际媒体的广泛关注,迄今已有 30 多家国际电视公司(包括英国广播公司、美国有线电视新闻网、ABC、NBC 和半岛电视台)报道过北卡瑞利亚项目。

项目组还主持了数不清的国际会议和研讨会,其中多数是 WHO 会议。许多大型国际会议,如 1992 年健康教育世界会议、1995 年欧洲烟草或健康会议、2003 年烟草或健康会议和 2013 年 WHO 健康促进会议均在赫尔辛基举行。项目代表也活跃在许多国际专业组织,项目负责人 Puska 教授在 2009—2010 年间担任世界心脏联盟主席。

为了监测和评估北卡瑞利亚项目及其影响,项目收集的材料和数据成为许多国际研究合作的丰富来源和基础,产生了数以百计的科学文章及后续研究。

可见,北卡瑞利亚项目多年来从国际合作中获得了很大的收益,特别是在项目早期获得了来自 WHO 的支持,也为 CVD 及相关 NCD 的预防做出了国际性的重大贡献。北卡瑞利亚项目致力于分享其经验,将"CVD 及相关 NCD 在人群中是可预防并能得到回报的"这一信息传遍全世界。

(徐望红　姜庆五)

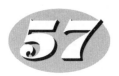 **日本慢性非传染性疾病的防控策略**

57.1 背景

过去几十年来,日本的多项人口健康指标位居全球第一,如人均期望寿命和健康期望寿命。虽然寿命的增长是义务教育、全民健康保险和控制传染病等多项社会经济发展和公共卫生综合干预举措共同努力的结果,但预防和控制慢性非传染性疾病的一系列健康促进政策也在这一成就中发挥了重要作用。

在过去的半个世纪里,日本的健康状况迅速改善。1950 年,男性出生时的期望寿命为 59.57 岁,女性为 62.97 岁,主要死因是肺结核。在结核病死亡率迅速下降之后,日本人受到了脑卒中的挑战。脑卒中发病率在 1965 年达到顶峰。1951—1980 年,脑卒中是导致死亡的主要原因,此后被恶性肿瘤所取代。因此,日本面临着从传染病到慢性非传染性疾病流行的转变。

然而,在过去的半个世纪里,这些转变得到了成功的控制,日本达到了 83.3 岁的全球最长期望寿命

(2010—2015 年)以及最长的健康期望寿命,在过去 60 年中,日本出生时的期望寿命增加了 20 多年。随着预期寿命的延长和日本社会经济的发展,慢性非传染性疾病的负担也在增加,2012 年慢性非传染性疾病所致死亡约占总死亡原因的 60%。慢性非传染性疾病支出占医疗总支出的百分比也增长到 30% 左右。

作为世界上老龄化进程最快的国家之一,日本需要实施范围广泛、更加具有根本性的政策,以管理健康和社会保健,以及应对这种快速老龄化带来的更广泛的社会影响。

57.2 日本慢性非传染性疾病政策的发展历程

57.2.1 日本慢性非传染性疾病政策的简要发展历程

日本于 1978 年正式推出第一个慢性非传染性疾

病政策,即国家健康促进计划,并每 10 年修订 1 次。第三版和第四版分别称为"健康日本 21"(2000—2012)和"健康日本 21"(2013—2022)。日本慢性非传染性疾病计划的总体历史演变如表 57 - 1 所示。

57.2.2 2002 年之前的慢性非传染性疾病预防与控制措施

早在 1957 年,日本全国性慢性非传染性疾病预防与控制政策出台之前,日本的慢性非传染性疾病预防与控制工作就由市政府管理,重点是健康检查和预防慢性非传染性疾病。随着市政府越来越重视慢性非传染性疾病的预防,1978 年国家政府正式启动了第一个为期 10 年的国家健康促进计划,成为更广泛的公共卫生干预措施的一部分。此后实施了政策变动,如图 57 - 1 所示。虽然全人群整体健康状况在不断改善,但由于日本社会老龄化速度较快,需要制定一项以人口老龄化为重点的新战略,"健康日本 21"由此产生。

表 57 - 1 日本国家健康促进措施的发展历程

	第一项国家健康促进措施 FY1978—1988	第二项国家健康促进措施 (积极的 80 健康计划)FY1988—1999	第三项国家健康促进措施("健康日本 21") FY2000—2012
基本概念	1. 终身健康促进 促进疾病的一级预防 2. 通过 3 个主要因素(饮食、运动和休养)推广健康促进措施(特别关注饮食)	1. 终身健康促进 2. 推广健康促进措施,重点放在运动习惯上,因为它落后于 3 个要素中的另外 2 个(饮食和休养)	1. 终身健康促进 专注于一级预防,延长健康期望寿命,提高生活质量 2. 制订具体目标,作为国家卫生/医疗标准的指标,并评估促进健康促进措施 3. 创造社会环境以支持个人的健康促进
措施概要	1. 终身健康促进 建立健康检查和从婴幼儿到老年人的完整健康指导系统 2. 建立健康促进基地 建立健康促进中心、市政保健中心等 确保足够的人力资源,包括公共卫生护士和注册营养师 3. 健康促进的推进和启示 建立市级健康促进委员会 促进建议的膳食摄入 加工食品的营养成分标签 开展健康促进等方面的研究	1. 终身健康促进 加强从婴幼儿到老年人的健康检查和指导系统 2. 建立健康促进基地 建立健康促进中心、市政保健中心、健康促进设施等 确保足够的人力,如健康健身指导员、注册营养师和公共卫生护士 3. 健康促进的推进和启示 促进使用修订的膳食摄入 推广建议的运动量 推动系统审批健康促进设施 烟草控制行动计划 推广在外用餐的营养信息标签系统 以健康为导向的文化和度假胜地 开展健康促进等方面的研究	1. 全国健康促进活动 传播定期修订有效计划和工具 关注代谢综合征,传播良好的运动习惯和饮食习惯 2. 实施有效的体检和健康指导 医疗保险公司为 40 岁或以上的受保人/受养人提供以代谢综合征为重点的健康检查及健康指导(自 FY2008 年) 3. 与行业合作 进一步加强行业自愿合作 4. 人力资源开发(提高医疗专业人员的素质) 中央政府、各县相关医疗机构和医疗保险组织之间合作,以促进人力资源开发培训 5. 制定循证措施 修订数据识别方法,以便进行成果评估
指南	健康促进膳食指南(1985 年) 加工食品营养成分标签报告(1986 年) 体重范围图表公告(1986 年) 吸烟与健康报告(1987 年)	促进健康的膳食指南(按个人特征:1990 年) 在外用餐的营养信息标签指南(1990 年) 吸烟与健康报告(修订版)(1993 年) 健康促进运动和身体活动指南(1993 年) 健康促进修养指南(1994 年) 关于烟草控制行动计划的报告(1995 年) 关于公共场所指定吸烟区的报告(1996 年) 按年龄分组的体力活动指南(1997 年)	膳食指南(2000 年) 委员会关于指定吸烟区的报告(2002 年) 健康睡眠指南(2003 年) 健康检查实施指南(2004 年) 日本膳食参考摄入量(2005 年版)(2004 年) 均衡饮食指南(2005 年) 戒烟支持手册(2006 年) 2006 年健康促进的运动和身体活动参考(2006 运动指南)(2006 年) 2006 年健康促进活动指南(2006 年实践指南)(2006 年) 日本膳食参考摄入量(2010 年版)(2009 年) 2013 年健康促进活动参考(2013 年)

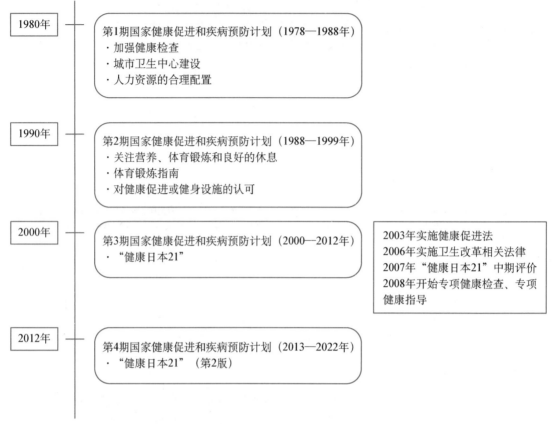

图 57－1　日本国家健康促进和疾病预防计划下国家卫生保健措施的历史演变

57.2.3　"健康日本 21"(2000—2012, 2013—2022 年)

"健康日本 21"(2000—2012)于 2000 年作为第三项国家健康促进计划推出,在 9 个领域设有 79 个目标。该计划强调慢性非传染性疾病的初级预防,建议在关键危险因素领域进行干预,以促进糖尿病、心血管疾病和癌症的预防。

2011 年,专家评审委员会对"健康日本 21"(2000—2012)进行了最终评估。该评估得出的结论是,59 个领域中有 35 个达到目标或得到改善,14 个保持不变,9 个恶化,1 个难以评估(图 57－2)。评审委员会还提出了"健康日本 21"第二版[以下简称"健康日本 21"(2013—2022)]的 3 个方向:应对社会经济变化的新行动、基于科学和技术进步的有效方法,以及改善睡眠习惯和妇女健康等新挑战。在 2013 年,根据"健康日本 21"(2000—2012)的评估,"健康日本 21"(2013—2022)第二阶段正式开始,它仍然是解决日本慢性非传染性疾病流行的核心战略。

57.3　日本慢性非传染性疾病预防和控制策略的关键要素

1978 年实施第一个国家健康促进计划 20 年后,健康促进实践的变化推动了对新的健康促进计划的需求,该计划将新的公共卫生原则纳入健康促进,例如透明和负责任的政策评估、基于科学证据的政策、全面的监测和评估框架、解决慢性非传染性疾病的必要性,以及对社会参与的新的认识。为应对这些新趋势,第三次和第四次国家健康促进计划更加重视初级预防,创造了一个人们能做出更健康选择的环境,设定目标和评估机制,并鼓励利益相关者参与政策制定和实施过程。特别是在制订和评估目标时,将量化目标纳入计划,并在计划实施 10 年后评价其效果。"健康日本 21"(2000—2012)以监测和评估机制为重点,从 9 个领域的 79 个目标开始:营养和饮食、体育活动和锻炼、休息和心理健康、吸烟、饮酒、牙齿健康等。

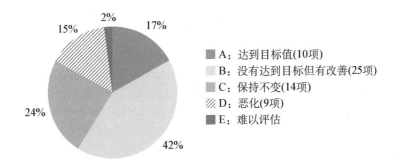

A：增加60岁以上牙齿超过24颗，80岁时超过20颗牙齿的人数；意识到患代谢综合征的人数比例增加；老年人愿意外出增加
B：减少食盐摄入量；增加规律锻炼人数；传播充足的吸烟危害知识
C：减少自杀，减少重度饮酒者，减少高脂血症
D：增加日常活动步数，减少糖尿病并发症
E：增加进行特定健康检查或特定健康指导的患者数

图 57－2 "健康日本 21"2010 年最终评估

在引入"健康日本 21"（2000—2012）12 年后，日本厚生劳动省修订了该计划并推出了"健康日本 21"（2013—2025）第二阶段战略。这项新计划的基本方向是：在每个生命阶段拥有充满健康和活力的、满足精神生活的社会，使所有人的生活都有希望和意义，同时确保可持续的社会保障体系。该计划由五大支柱和 53 个目标组成，由日本厚生劳动省部长根据评估"健康日本 21"（2000—2012）的专家小组的建议制订。表 57－2 列出了具体目标和指标的范例。完整的指标和目标清单可作为附件（补充材料）提供，各种指标，表示在日本厚生劳动省网站。表 57－3 显示了对五大支柱的总结和政府所应发挥的作用。

表 57－2 "健康日本 21"（2013—2022）中特定目标和指标的示例

	目前	目标
指人们日常生活中不受限制的平均寿命	男性：70.42 年 女性：73.64 年	比期望寿命增长更多
降低 75 岁以下癌症的年龄调整死亡率（/10 万）	84.3	73.9
平均收缩压	男　性：138 mmHg 女　性：133 mmHg	男　性：134 mmHg 女　性：129 mmHg
新增糖尿病肾病透析患者人数	16,247 人	15,000 人
20～60 岁男性肥胖比例（BMI≥25 kg/m²）	31.2%	28%

续　表

	目前	目标
盐的总摄入量（g/d）	10.6	8
20～64 岁的日常生活步数	男性：7 841 步 女性：6 883 步	男性：9 000 步 女性：8 500 步
减少过量饮酒人群的百分比 〔推荐限量（男性＞40 g/d，女性＞20 g/d）〕	男性：15.3% 女性：7.5%	男性：13% 女性：6.4%
成人吸烟率	19.5%	12%
增加拥有超过 20 颗牙齿的 80 岁个体的百分比	25.0%	50%

1.M：男性；F：女性；2.每日纯酒精消费量：男性 40 g 以上，女性 20 g 以上

表 57－3 "健康日本 21"（2013—2022）重点领域

领域	目标	政府角色
1	延长健康期望寿命并减少健康差异性	减少慢性非传染性疾病负担，支持公共卫生系统和医疗保健系统等所有必要领域
2	预防慢性非传染性疾病的发生和发展，包括癌症、心血管疾病、糖尿病和慢性阻塞性肺病	通过涉及私营部门的大规模卫生宣传活动，促进有益于健康的行为改变或创造有益于健康的社会环境，如健康饮食、身体活动和戒烟提供健康检查和健康指导

续　表

领域	目标	政府角色
3	维护和完善全生命历程中的必要的功能,促进"心理健康""下一代健康""老年人健康",保障自主生活。"健康父母和儿童21","健康日本21"(2013—2022)	倡导第三领域中概述的要点
4	在相互支持的基础上建立保护健康的环境,包括那些在平衡社会和私人生活以及心理健康方面面临困难的人	分享私营部门和民间社会促进健康活动的信息,并评估这些活动
5	改善与饮食、身体活动、娱乐、吸烟、饮酒和口腔健康相关的社会环境和生活方式	促进改善生活方式,分析每个目标人群的特征和健康挑战

根据国家健康促进计划,日本还制定了针对特异性疾病的政策,包括癌症、心血管疾病和糖尿病,以及针对3个主要风险因素(吸烟、肥胖和高血压)的政策。

57.3.1　疾病特异性政策

（1）癌症

自1981年以来,癌症是日本人疾病病死的主要原因。日本政府于1984年实施了日本癌症控制10年综合战略,目前已是第三版,目的是促进癌症治疗的专项研究和实施高质量的癌症预防服务。2006年,日本癌症控制基本法案颁布。2007年,日本促进癌症控制规划(基本计划)也根据癌症控制基本法开始实施,并与癌症控制10年战略并行。由于这些努力,日本的年龄标准化癌症死亡率在经合组织35个国家中排名第五。然而,根据日本癌症控制促进委员会2015年中期评估,癌症整体死亡人数的减少只有17%,未能达到减少20%的目标。此外,公众越来越期望进一步预防和控制癌症,癌症高价治疗药物的使用也使得总体成本控制的压力也越来越大。2015年中期评估中出现新挑战,包括提供与癌症生存者的工作相关的支持,整合医疗保健,为社区一级的癌症生存者提供长期护理、生活和住房照护,以及关于癌症基础知识的普及和教育。日本厚生劳动省与专家委员会准备于2018年开始第三版计划,以应对上述挑战。

（2）心脑血管疾病

在21世纪的第一个10年,通过控制血压和减少盐摄入量降低了脑血管疾病和冠心病的年龄标准化死亡率,但是这些原因造成的疾病负担仍然很大。以前的研究表明,心脑血管疾病占2013年日本人死亡人数的约30%,也是长期护理需求大的主要原因。日本并没有专门针对心脑血管疾病的政策或立法,其政策主要是根据"健康日本21"进行调整,以适应当地环境和要求。日本厚生劳动省目前正在考虑制定一项控制心脑血管疾病的新政策。

（3）糖尿病

糖尿病的病死率比癌症或心脑血管疾病的病死率低,但疾病负担重是重点关注的问题。为了应对这种疾病,"健康日本21"(2013—2022)制订了目标,通过适当控制血糖水平、改善治疗依从性和减少并发症,在2022年将糖尿病患者数控制在1 000万人以下。

57.3.2　风险因素特异性政策

自日本国家慢性非传染性疾病计划实施以来,针对风险因素的特异性政策也在不断发展。《国家健康促进计划(1978—1999年)》的第一版和第二版均强调卒中控制,因此有针对性地减少盐摄入量和高血压,导致卒中死亡率和发病率大幅下降。健康志愿者、公共卫生护士和注册营养师在减少社区盐摄入量的教育中发挥了重要作用,食品制造商也开始参与健康促进活动,如销售减盐食品。

2008年,日本厚生劳动省推出了全国范围的专项健康检查和专项健康指导筛查项目(SHCSHG)。法律规定所有健康保险公司须为40～74岁的参保者开展SHCSHG,旨在预防与生活方式相关的风险因素。据估计,与非参与者相比,SHCSHG参与者降低了慢性非传染性疾病风险因素的流行,提升了医疗保健服务的利用率,从而降低了参与者的门诊服务花费。此外,来自SHCSHG筛查的数据以及计算机化的健康保险索赔数据,使日本健康保险公司能够对参保者的健康状况进行深入分析。日本厚生劳动省已要求健康保险公司制订数据驱动的健康促进计划,包括促进参保者健康的干预措施,这些措施有望增强保险公司对参保者的健康服务。

57.3.3　主要相关政策

"健康日本21"(2000—2012)同时由其他几个相关健康计划支持。例如,日本有一项专门针对父母和儿童健康的计划,名为"健康父母和儿童21"

(2013—2022),其中包括针对父母和儿童的健康促进目标,如降低未成年人吸烟率。此外,由于 2025 年预计将有 700 万人受到阿尔茨海默病的影响,按照"健康日本 21"的要求,一项防控阿尔茨海默病的综合性国家战略在 2015 年取代了现有计划。

57.4 慢性非传染性疾病政策的驱动因素

日本厚生劳动省一直是制定和实施慢性非传染性疾病政策的中心机构,这些政策的颁布也受到外部因素的推动。影响这些推动的三大因素是:慢性非传染性疾病的全球化、老龄化社会和对健康问题社会决定因素的新认识。

慢性非传染性疾病是全球性的问题,也是日本关注的问题。全球每年有 3 800 万人死于慢性非传染性疾病,其中约 3/4 发生在低收入和中等收入国家。因此,许多国家承受双重疾病负担,WHO 已开始关注如何减轻这些负担。2008 年,WHO 发布了第一份全面的慢性非传染性疾病控制战略,名为"全球预防和控制慢性非传染性疾病战略行动计划"。2011 年 4 月,首届健康生活方式与慢性非传染性疾病控制全球部长级会议在莫斯科举行,同年 9 月,联合国预防和控制慢性非传染性疾病高级别会议在纽约举行。全球领导人通过了《莫斯科宣言》和《联合国大会预防和控制慢性非传染性疾病高级别会议政治宣言》。这些声明敦促每个国家进一步加强在控制慢性非传染性疾病方面所做的努力。日本的控制慢性非传染性疾病政策受到了这些全球趋势的影响,如"健康日本 21"(2013—2022)提出了"预防慢性非传染性疾病的发病率和进展,包括癌症、心血管疾病、糖尿病和慢性阻塞性肺病"。

日本的整体健康和长期护理政策也受到其快速老龄化的影响。例如,在"健康日本 21"中,关键目标包括控制需要长期护理的老年人人数、及早发现阿尔茨海默病,以及控制营养不良的老年人人数。

全球对健康问题的社会决定因素认识的不断深入也影响了日本的慢性非传染性疾病政策制定。例如 2008 年,WHO 发表了报告了《一个关于健康问题社会决定因素的行动概念框架》。2002 年在日本,个人收入被发现与地级市的自我评价健康状况密切相关。2010 年发现,生活在不平等状态的人更有可能认为自己不健康。基于这些发现及对健康的社会决定因素的全球深入认知,日本厚生劳动省在"健康日本 21"(2013—2022)第二版中强调了健康的社会决定因素的重要性。

57.5 主要参与者

在日本,包括中央政府、各部、地方政府、社区卫生保健专业人员、保险公司和私营企业在内的各主要行动者参与了制定和实施慢性非传染性疾病政策。日本卫生保健系统的一个独特之处在于社区卫生工作者的突出地位。日本在全国有 495 个公共卫生中心和 48 452 名公共卫生护士,根据《老年人健康和医疗服务法》(1982 年第 80 号法令)负责公共卫生措施,如健康筛查、健康检查、健康指导和健康教育。在 1978 年,第一个 10 年国家健康促进计划开始时,这些卫生中心人员与公共卫生护士和其他卫生专业人员一起工作。公共卫生护士和志愿者走访了各个家庭,就个体如何管理与生活方式有关的风险提供了咨询。他们向公共卫生中心报告信息和数据,从而创建适合地区的公共卫生系统。

"健康日本 21"(2013—2022)的另一个独特方面是私营部门的积极参与。该计划的目标是"增加从事健康促进和教育活动的企业数量"。从 2012 年 420 家企业的积极参与,预计到 2020 年有 3 010 家企业积极参与,并实现预定的目标。作为"健康日本 21"的一部分,智慧生活计划已在日本厚生劳动省的领导下启动,智慧生活计划旨在鼓励 3 个具体策略:适当的锻炼、适当的饮食习惯和戒烟。它呼吁企业采取必要措施应对慢性非传染性疾病,并表彰取得突出成果的企业。

57.6 总结与展望

日本经过多代慢性非传染性疾病规划和疾病特异性、风险因素特异性措施等一系列努力,平均期望寿命和健康期望寿命等总体健康指标已跻身世界前列。日本 40 年国家健康促进工作的经验,提出的 5 个重要的经验教训,为其他国家应对慢性非传染性疾病的流行提供了借鉴。这包括多部门合作的方法、具有有效监测和评估机制的明确目标和指标的制订、解决影响健康的社会问题、适应当地情况,以及预测和应对未来人口年龄结构的转变。

首先,正如 WHO 发布的预防和控制慢性非传染性疾病全球行动计划所指出的,多部门合作对控制慢性非传染性疾病的流行至关重要。日本通过与 14 个部委和政府组织建立一个全领域工作组以处理烟草流行问题,这成为促进全方位合作的基础。这个工作组同时也是为了响应《世界卫生组织烟草控制框架公约》的标准而设立的。

WHO的全球行动计划还强调了具有明确目标和指标的监测和评价的重要性。日本在其第一个国家健康促进计划中引入了监测和评价机制,但由于对透明度和问责制的需求日益增加,日本进一步强调了明确目标和指标的重要性,自第三版国家健康促进计划开始采用量化目标。日本需要加强对方案的充分评估和修订,不仅仅是设定目标,而是制定能够响应基准和可修改的政策,以确保通过设定目标影响相关政策。重要的是确保政策周期的完整(包括规划、实施、监测和评估),有助于实现改善健康预期寿命这一总体目标和“健康日本21”(2013—2022)中的其他目标。虽然目标和指标是作为一个概念以分层级的方式设定的,并且尽可能通过某种因果关系和等级关系联系起来,但是有些目标和指标是不明确的,因此难以确定政策可能影响目标的机制,或者如果失败则难以进行调整。这一挑战表明了根据现有数据定期修订卫生政策的重要性。

解决健康的社会决定因素对改善健康至关重要,因为一些研究表明社会不平等与慢性非传染性疾病之间存在密切联系。在日本,“健康日本21”(2013—2022)包括了与社会发展指数相关的目标,如“建立一个支持和保护健康的社会环境”“加强社区关系”等目标。

调整政策以适应当地环境至关重要,因为每个社区都有不同的社会结构及不同的死亡率和发病率模式。虽然人口老龄化和相关的慢性非传染性疾病负担是整个国家面临的主要挑战,但存在重大的区域差异,这对当地的医疗保健需求和健康结果具有重要意义。如上所述,日本保健中心和社区卫生工作者在健康促进活动中发挥重要作用,并提供适合当地需求的保健服务。

最后,在制订国家慢性非传染性疾病计划时,应考虑到老龄化特有的人口年龄结构转变和相关的健康挑战。日本在第三版“国家健康促进计划”中开始强调其老龄化社会,其中包括一些与老年人健康有关的目标和指标。

尽管日本的慢性非传染病性疾病政策取得了一些成功,但主要的挑战仍然存在,如监测机制质量不足,以及无法满足公众对癌症控制的期望。应对这些挑战的方法之一是将日本当前的健康促进运动,包括针对疾病和风险因素的具体计划,从部门级别

提升到整个政府一级。如《联合国大会预防和控制慢性非传染性疾病高级别会议政治宣言》所建议的那样,这将促使政府在慢性非传染性疾病方面发挥领导作用。这样的改进将确保整个政府有更明确的任务,使政府所有部门发挥预防和控制慢性非传染性疾病的作用。

通过应对慢性非传染性疾病来延长健康期望寿命是日本政府的重大优先事项,也是国际社会的重大优先事项。日本几十年来为推动慢性非传染性疾病的预防和控制所做的努力为这些共同挑战提供了一个很好的范例。

日本慢性非传染性疾病防治经验及对中国相关工作的启示主要有以下几个方面。

57.6.1 基于法律的实施

1983年日本实施了《老人保健法》,制定该法的目的在于在确保医疗服务的同时,加强疾病预防、治疗及功能训练等综合性保健,以提高国民的保健水平和加强老人的福利事业。其他一系列法律也随之颁布和施行,不断补充和完善老人医疗保健对策,如《介护保险法》(2000年实施)规定对65岁以上老年人实行生活机能评价及介护服务;《高龄者医疗确保法》(2004年实施)规定对40~74岁的国民实行特定健康诊查等。以上法律均强调以预防为主,医疗保健服务将逐渐由国家的包揽型向地方分权型转换,家庭和社区是老人保健实施的社会基础。我国也正面临日益严重的人口老龄化及“生活习惯病”日益高发的问题。建立健全“生活习惯病”预防和老年人保健领域的法律法规,以保障、支持和推动相关工作在我国尤为迫切。

57.6.2 强调基层专业保健队伍的建设

在日本,各类卫生专业人员均由国家实施统一认证制度,与健康促进密切相关的专业人员包括医师、牙科医师、药剂师、产业医师、公共卫生保健师、营养师、运动指导师、心理指导师和护师等都必须认证。这些专业人员在健康知识的传播和健康行为的指导上发挥着中坚作用。并且,除公共卫生保健机构和营利性、非营利性组织中的上述专业人员外,地方公务员中也编有一定数量的公共卫生保健师、营养师、运动指导师等。政府人员在健康促进上的专业化十分便于健康促进这类具有一定专业要求的活动能够顺利开展。2006年末,日本每10万人中已有在册医师218人,保健师34人,护理师552人。2008

年末,每10万人中拥有营养师812人,运动指导师31人,精神保健指导师31人。基层卫生人员的充实使得日本在对民众开展"生活习惯病"干预时游刃有余。我们国家迫切需要大力开展营养、运动、心理咨询等专业人员的培养和许可制度。对于行为危险因素的干预如果没有上述专业人员作为具体实施者而仅有一般的公共卫生人员和护理人员代为工作,干预效果必将大打折扣。

57.6.3 强调调动多部门及社会团体的参与

"健康日本21"制定了明确的目标和干预领域。此计划在设立之初便强调为达成这些目标值,国家和地方政府以及相关机构和团体需共同努力,个体需积极参与,各地区可根据自身情况选择适宜的干预活动。通过官、产、学的合作及社区的积极参与,健康改善的目标是能够实现的。同样,在我国开展健康促进项目时,调动地方的能动性和居民的参与,通过官、产、学密切合作及所有参与者持之以恒的努力,"生活习惯病"预防和健康改善的目标同样能够实现。

57.6.4 强调基于证据的实践

除依据国民健康保险规定对国民开展健康体检和个体保健指导外,日本已经依据《健康增进法》规定对国民开展健康、行为和生活方式及营养的抽样调查并建立起数据库。调查结果将有助于对国民"生活习惯病"的流行趋势、行为危险因素现况进行分析,对"生活习惯病"防治成果及"健康日本21"活动实施情况进行评价,并列出地区差异,为下一步的干预工作提供决策依据。我国已经建立起有效的传染病传报系统和慢性非传染性疾病发病登记系统,然而在建立起全国范围的行为危险因素监测平台上还略显薄弱,故无法对"生活习惯病"的干预决策提供有效依据,对已经实施的一些健康促进活动的效果也无法准确评价。建立全国范围的行为危险因素监测平台并经年有效运转,将对我国"生活习惯病"的防治实践提供有力支持。

57.6.5 国家层面"生活习惯病"专项研究基金的设立

如前所述,为支持生活"生活习惯病"相关研究,日本从国家层面专门设立了专项基金进行资助。而在我国,绝大部分涉及医疗卫生的科研基金倾向于资助分子生物学、遗传学等实验室领域的研究,而对"生活习惯病"预防起决定作用的行为危险因素及社区行动等社区领域的研究并没有给予足够的关注。因此,在我国设立"生活习惯病"流行及行为危险因素干预相关的专项研究基金将开创我国这些领域研究的新局面,并达到以研究引导和促进实践的目的。

(王继伟)

58　美国纽约州健康促进案例

58.1　背景

　　健康教育与健康促进在世界各国的发展是极不平衡的,发达国家起步较早,发展中国家起步较晚。发达国家虽然起步早些,但真正重视也是在 20 世纪70 年代以后。以美国为例,进入 70 年代后,由于疾病死亡率在先进医疗技术作用下仍不能持续下降,因而行为和生活方式逐渐被重视,结合死因分析和人群中的随访观察,证明了行为与生活方式对健康的重要性。1972 年,美国加州大学卫生学院院长Breslow 等调查研究发现,期望寿命和健康质量与睡眠(sleeping)、饮食(eating)、体力活动(physical activity)、含酒精饮料消费(alcoholic beverage consumption)、吸烟(smoking)及其交互作用有关。

　　1971 年美国设立健康教育总统委员会,并在联邦卫生福利部健康教育局和其他机构成立全国健康教育中心。1974 年美国国会又通过《美国健康教育规划和资源发展法案》,明确规定健康教育为国家优先卫生项目之一。1979 年美国卫生署发表《健康人民》(Health People)的文件,宣告发动"美国历史上的第二次公共卫生革命",指出:美国人民健康的进一步改善不只是增加医疗照顾和经费,而是国家重新对于疾病预防以及健康促进所做的努力。通过健康教育和政策倡导,美国人民的生活方式得到了很大的改变,许多疾病的发病率和死亡率均明显下降。如 1975—2015 年,美国居民期望寿命从 72.6 岁增长到 78.8 岁;25 岁以上居民吸烟率从 36.9% 下降到15.6%;国家健康花费占 GDP 总量从 7.9% 上升至17.8%;心脏病死亡率下降了 61%。国家还十分重视人才培养,据统计,在美国有近 300 所高校开设健康教育课程并授予健康教育学士学位,有 20 多所大学培养健康教育硕士、博士研究生,从而保证有高质量的专业人才充实专业队伍。

　　近 20 年来,美国健康教育和健康促进的相关措施不仅仅针对个人,同时也深入学校和社区,为更大范围人群提供健康服务。例如,学校健康教育的对象不再仅仅是学生,同时也对教师、学校工作人员、管理者及学院环境进行干预;以社区为对象的干预措施将社区整体环境作为统筹改进的对象,使社区环境能更加有利于个人健康的促进和实现。

58.2 美国纽约州校园健康教育

学校在提高年轻人健康安全,帮助他们建立长久的健康行为模式中具有重要意义。有研究表明学校健康教育项目能够降低年轻人之间危险行为的流行性,并且对于提高学术水平和课业成绩有着积极的影响。美国健康教育贯彻了从小学开始12年的教育,是一种强制性教育。纽约州教育局(New York State Education Department,NYSED)对于学校健康教育的课程和标准有着明确的规定。各年龄段、各年级都有相应的课程要求和评价标准。1998年,纽约州教育局和学校健康教育中心(Student Support Services Centers,SSSC's)开始采取新的方式来增强学校健康教育。1999—2000年,纽约市 K-12 学校健康教育标准(K-12 Guidance Document)开始实施,以提高纽约州健康教育标准。纽约州的健康教育主要由纽约州教育局负责,图58-1展示了纽约州教育局的机构设置。

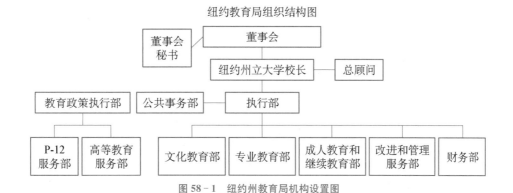

图 58-1　纽约州教育局机构设置图

58.2.1　纽约州健康教育模式的特点

(1)学习目标明确

NYSED 认为健康教育和健康促进包括健康教育(health education)、活动教育(physical education)、家庭和消费科学(family and consumer sciences)。每部分的教学在各个教学阶段都应当达到 3 个标准。

1)个人健康和健美:学生应当有必要的知识和技能去实现和维护个人健康水平,参与各种锻炼活动。

2)安全健康的环境:学生应当掌握如何创造和维护安全健康环境的必要知识和能力。

3)资源管理:学生应当理解并且有能力管理他们的个人资源和社区公共资源。

同时,对于不同的教学内容,要求在初级、中级和高级的教学阶段都要达到这 3 个标准。以健康教育为实现"个人健康和健美"标准为例。

初级教育在此方面要求学生:①了解基本身体结构,各组织器官基本运作方式以及是如何生长与发育的;②具有自觉分辨和做出健康选择和行为的知识和能力;③了解事物的选择、锻炼和休息是如何影响机体生长发育的;④了解一些常见疾病和亚健康状态以及其预防和治疗方法;⑤鼓励和支持他人做出正确的健康选择和行为。

中级教育在此方面要求学生:①掌握青春期各个身体组织结构的生长发育的情况和变化;②熟练运用预防和降低风险的措施来应对青春期可能出现的健康问题;③掌握相关知识和技能促进青春期自身的健康发展,提高个人健康水平;④能够分析和鉴别影响健康决策和行为的因素。

高级教育在此方面要求学生:①了解饮食、运动和健康的关系,能够评价自身的饮食模式并且运用合理的技术和资源做出健康的食材选择,能够烹饪简单但不失营养的食物;②了解并运用食品安全和健康标准;③认识到健康同样包含精神健康、心理健康和社会关系健康;④正确运用决策制定的步骤解决有关个人健康的问题。

由此例我们可以看到,纽约州对于健康教育内容的把握十分细致和明确。所涉及的教育内容十分基础和必要,与每个人都息息相关。表述浅显易懂,各个阶段的内容虽围绕同一主题,但根据学生的年龄和理解力水平在知识层次和程度上有所不同,层层递进,由浅入深,使各个阶段的学生都能获得并更好地掌握相应的健康知识,使得健康教育的效果最大化。

（2）导向明确,严格遵守

NYSED规定了10项健康教育标准,要求健康合作者、健康教育者和小学老师们在他们的教学过程以及进行健康教育项目时严格执行。正确理解、严格遵守、合理运用这些标准对于整个健康教育项目的成功实施都至关重要。这10项标准分别是：

1）以标准为基础（standards-based）：所有的教育和学习都应该致力于学习标准的实现。受过健康教育的学生们都应该有相应的知识、技术和能力去保持和提高自身的健康水平,创造、维护和谐安全的环境并且管理资深社区的资源。

2）以技术为导向（skills-driven）：健康教育要实现以内容为导向转变为以技术为导向。学生们需要在积极的社会支持下对自己所学进行多次的实践和运用,以提高自己面对不同健康相关状况,都能够有效应对的能力和信心,提高自身的健康水平,维护自身安全。

3）以科学研究为基础（scientifically research-based）：健康教育者应当在大量阅读、熟悉并理解同行评审研究结果以及系统评价的基础上,了解健康教育趋势,整合有效的健康教育项目和措施,再传递给学生,以期达到最好的教育成果。

4）以学习者为中心（learner-centered）：学生应当是教育的中心。他们应当有很多机会去建立他们自己的知识系统和技术,并且能够在面对各种健康相关状况时能独立地应对和解决。健康教育者的工作就是创造和提供这样的机会,使得学生能够个性化地运用自己所学,发现并解决运用过程中出现的问题,反思评价自己的学习成果,优化自己的学习成果。

5）以提高原有长处为基础（strength-based）：所有的教育,包括健康教育,都是当运用积极的发展方式去提高年轻学生已存在的强项、技术和能力时才能得到最有效的成果。当学生们清楚他们需要做什么、有相信自己能够做好的信心、曾经成功练习过,并且相信他们能从健康行为中获益时,他们会更乐于采取健康的行为方式。

6）实用性（authentic）：健康教育需要提供适用于现实生活的知识和技能。可以通过制订个人健康计划、创建相关健康博客、阅读有影响力的杂志、角色扮演活动、普及社区健康等切实可行的方式传播健康知识。

7）与教育整体相融合（integrated into the total education program）：健康教育是最初并且最重要的教育。有效的健康教育需要与K-12学校教育项目整体融合,包括健全的教育理论、实践活动和评价体系,都应当与K-12学校教育项目相适应、相融合。健康一定要是综合规划、政策制定、数据收集、家长-社区介入、校外项目等的一部分。

8）专业且有经验的老师（provided by qualified and skilled teachers）：健康教育者应当有研究生学历,并且经过相应的职前培训,他们能够准确地理解健康教育的标准。同时,持续的专业发展（比如：培训,分享会等）、继续教育和指导应当贯穿整个健康教育的实践中。

9）学校和社区全力支持（fully supported by the school and community）：父母、学校工作人员、学生和社区成员应当清楚年轻人的健康状况、长处与需求,通过家庭和社区倡导以及学校健康项目的实施来个性化地服务学生们。只有大家通力合作,才能使健康教育项目发挥其真正的作用与意义。

10）与学校健康教育系统合作（coordinated school health framework）：要发挥健康教育的最大成效,健康教育项目需要与其他相关领域合作融合,比如健康服务、咨询与指导、生理健康教育、营养服务等。学生本身应该切实参与到健康教育项目中来。

在实施这10项标准的过程中,相关专业人员建议选择其中一项标准作为起点去发展实施。并要求每完成一次阶段性目标,教育者都应当上交一份实施效果评价报告给当地的评价小组、SSSC's或者NYCSED,以获得更专业的反馈和改进措施。这10项标准对于老师们专业知识的增长,形成以标准为基础、以学习者为中心的健康教育模式有着重要的意义。

（3）重视基础知识

基础知识是为了达到标准而必须要了解的一个专业领域中最少的知识量。基础知识需要建立在以科学研究为基础的背景下,能够有效地将其运用到健康教育实践中。基础知识是根据疾病控制中心所提及的能够影响学生健康状况、发病率与死亡率的危险行为而提出的,具有很强的常识性与普及性。

纽约州一共提出了9个健康基础知识领域,包括：日常活动锻炼与营养（physical activity and nutrition）、艾滋病（HIV/AIDS）、危险性性行为

(sexual risk)、家庭计划/两性健康(family life/sexual health)、烟草(tobacco)、酒精和毒品(alcohol and other drugs)、意外伤害(unintentional injury)、预防暴力(violence prevention)、其他相关健康领域(other required health areas),并且对每个年龄段,包括孩童、青少年以及成人都有不同的标准、要求以及知识内容。

以日常活动锻炼与营养为例:

1) 初级健康教育提出了8项内容:①规律的体育活动和健康的饮食习惯是健康生活的重要组成部分,并且能够减少很多疾病的发生风险;②个体在童年和青少年时代应当建立起健康饮食和体育活动的生活方式;③个体需要健康饮食和有规律的体育活动来保持健康和生长发育;④运用饮食金字塔和美国饮食指南来帮助个体选择健康的食物;⑤个体的饮食习惯和喜好因文化的不同而存在个体差异;⑥尽管大部分的年轻人都经常运动,很多人仍没有达到体育活动的推荐运动量;⑦孩子需要在课前、课中和课后都进行体育锻炼;⑧幼儿和青少年需要饮用含氟水、使用含氟牙膏、经常刷牙漱口、减少糖的消费来预防牙齿疾病。

2) 中级健康教育提出了7项内容:①规律的体育锻炼和健康饮食能够增加个体活力,有利于压力缓解和体重管理,降低疾病发生和提高工作学业水平;②健康的锻炼包括热身、活动和放松3个阶段;③健康饮食和规律体育锻炼能够抵御压力;④文化、传媒和周围环境能够影响个体的体育锻炼和饮食模式;⑤个体能够影响和支持别人进行体育锻炼和健康饮食;⑥大人监管、遵守安全条例、合理使用保护性衣物和设备能够预防活动过程中的伤害;⑦烟草的使用对于健康和生活都有有害的影响。

3) 高级健康教育提出了9项内容:①体育锻炼和健康饮食的好处包括学习和提升生活技能、保持体形、提高心脑血管和肌肉的耐力、提高工作学业水平;②健康要素包括心脑血管耐力、肌肉耐力、肌肉强度、灵活度和身体协调性;③要保持健康体质量,能量的摄入量要等于消耗量,要减重,消耗量必须要大于摄入量;④根据国家指南的推荐,个体应当参与多种形式的体育活动;⑤经常体育锻炼的个体更不容易患有慢性病,比如心脑血管疾病、高血压、2型糖尿病和结肠癌等;⑥童年和青少年时期的肥胖大都会持续到成年时期,并增加日后患冠心病、胆囊疾病、某些癌症和负重关节的骨关节炎等疾病的风险;⑦提高机体性能的药物是非法的,并且可能带来严

重的健康危害;⑧青春期不健康的体质量控制行为,以及过度强调以瘦为美的社会观念会导致饮食紊乱,比如神经性厌食症和暴食症;⑨存在饮食紊乱的个体需要立即进行药物和精神治疗。

由本例可以看到,初级健康教育内容强调了从小就要建立起良好的日常健康习惯,中级健康教育强调了文化、周围社会环境对个体的影响并涉及压力和体重管理,高级健康教育更加深入地与预防疾病联系到一起。教育内容由浅入深、趋于细节,使得个体在不同年龄阶段都能够更好地理解、接受、运用所学到的健康基础知识,从而使健康教育的成果能够最大化。

(4) 内容涉及范围广

健康教育的内容不仅仅是教授生理上的健康,它包含的7个方面致力于不仅提高个体健康(表58-1),同时提高家庭和社区的健康和安全。

表58-1 学校健康教育内容

条 目	详细内容
个人管理 (self-management)	运用合适的知识和技能,使个体能够认识到自身现在的健康和安全状况,评价和调节改变个体行为来提高个人健康水平
关系管理 (relationship management)	运用合适的知识和技能,使个体能够认识到人际间以及内心的健康和安全现状,评价和调节改变个体行为来提高个人、家庭和周边社区的健康水平
压力管理 (stress management)	旨在提高个体应对在提高健康过程中出现的积极或者消极改变的能力,通常与其他健康技能相结合
交流 (communication)	旨在提高个体能够更礼貌、安全和健康地理解和表达自己,包括表达自己的能力、果断拒绝的能力、谈判的能力、冲突处理以及合作的能力
计划和目标的设定 (planning and goal setting)	旨在帮助个体提高制订短期和长期健康计划,并且能够评价和改进自身健康促进计划能力,更好地实现健康目标
决策 (decision making)	旨在帮助个体做出明智的选择来提高个体、家庭和周围社区的健康水平
主张 (advocacy)	旨在提高个体说服和支持他人行为健康的能力,从而实现整体健康水平的提高

由此我们可以看到,纽约市对于健康教育并不是基于个体,而是着眼于整个家庭和社区的全面发

展。教育内容也不仅仅在于提高个体生理健康水平，而是希望全人群生理、心理，以及社会行为和人际关系都能够健康发展。这样的举措完全符合了WHO对于健康的定义：健康不仅是没有疾病或不虚弱，而是身体的、精神的健康和社会幸福的完满状态。

同样，对每个年龄段，包括孩童、青少年及成人都有不同的标准、要求以及知识内容，在此不再一一叙述。

（5）课程设置灵活，着重教育与纽约州人民健康关系密切的健康主题

纽约州健康教育的课程设计有以下几个标准：

1）运用科学合理的方法来选择教学内容，优化教学结果。

2）动员学生、家庭和社区成员共同选择和决定该地区的教育课程。

3）地方政府要优先帮扶和促进健康教育，确定本地区健康教育的内容，做出最终的课程选择。

4）灵活地根据不同的价值观等进行课程的调整，使课程设计更加符合学校和社区的需要。

以纽约市史岱文森高中（Stuyvesant High School）为例。该学校是一所科学及数学见长的公立高中，该校要求所有学生都必须在整个学年接受体育教育，所有的体育课程都是整个学校教育的一部分。健康状况不好的学生也将被分配到体育课，但是会根据医师的建议修改体育活动。根据纽约州相关法律的规定，无论有什么健康问题，所有学生都必须在计划的时间内接受体育教育。对于9～10年级的学生来说，体育课的重点将放在有序地参与团队和个人运动，课程包括足球、排球、橄榄球、篮球、田径、体操、舞蹈、体能和游泳，学生必须通过游泳能力测试或者通过游泳课考核才有资格获得该校认可的文凭，旨在提高学生身体素质和能力。对于11～12年级的学生来说，体育课的重点会放在终身体育活动上，课程包括体育健身活动、团体运动策略、健美操、舞蹈、轮滑、瑜伽和举重训练，旨在帮助同学养成终身运动的好习惯。同时，该校要求所有学生都必须在高年级的时候参加一整个学期的健康教育。

同时，根据纽约州人民的健康水平，对与纽约州人民关系密切的健康话题进行进一步详细的介绍，使纽约州人民能够根据本地区的实际状况来选择更适合自己的健康教育内容。这些健康话题包括：酒精和药物（alcohol and other drugs）、健康饮食（healthy eating）、心理精神健康（mental and emotional health）、个人健康和保健（personal health and wellness）、体育活动（physical activity）、安全教育（safety）、两性教育（sexual health）、烟草（tobacco）、暴力（violence）和综合健康教育（comprehensive health education）。

58.2.2　课堂健康教育的效果

青少年危险行为健康监测系统（Youth Risk Behavior Surveillance System，YRBSS）建立于1990年，其主要目的是为了监控影响青少年死亡、残疾和社会问题的重大危险性行为。这些危险性行为通常形成于孩童和青春期早期，主要包括6类：导致意外伤害和暴力的行为；导致意外妊娠的性行为，性传播疾病包括艾滋病病毒（HIV）感染；使用酒精和其他药物；使用烟草；不健康的饮食习惯；不充足的体育锻炼。通过YRBSS，希望能够：确定健康相关行为的流行情况；评价健康相关行为是否会改变；检测健康相关行为是否会互相影响、同时存在；提供可供比较的国家层面、各州层面、各部落社区层面的数据；提供能够在年轻人之间可比的数据；监测相关参数的进步是否达到健康人群目标。该系统的目标人群是美国9～12年级的学生，每两年进行1次调查，通常是在春季学期开展工作。纽约州青少年危险行为健康监测是国家YRBSS的一部分，接受美国疾病预防与控制中心（CDC）的资金支持，同样监测上述6类健康相关行为在纽约州9～12年级学生中的存在情况。

2015年YRBSS数据显示，高年级较低年级学生来说行为危险性降低，这说明课堂健康教育效果是有效的。就纽约州而言，很少或从不使用安全带率从1997年的23.3％下降到2009年的12.8％，酒后驾车率从1997年的28.8％下降到2005年的20.2％，武器携带率由1997年的18.4％下降到2017年的11.6％，正在吸烟率由1997年的32.9％大大降低至5.5％，大麻的使用率由1997年的22.9％下降到2017年的18.4％等。还有如图58-2～58-5所展示的情况，在纽约州，青少年间健康相关行为状况得到改善，危险性降低，书评课堂教育起到了积极的效果。

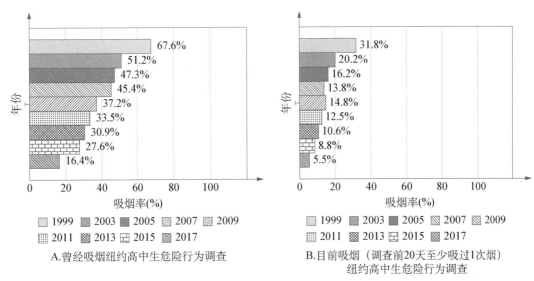

图 58-2　纽约州高中生近年来吸烟情况

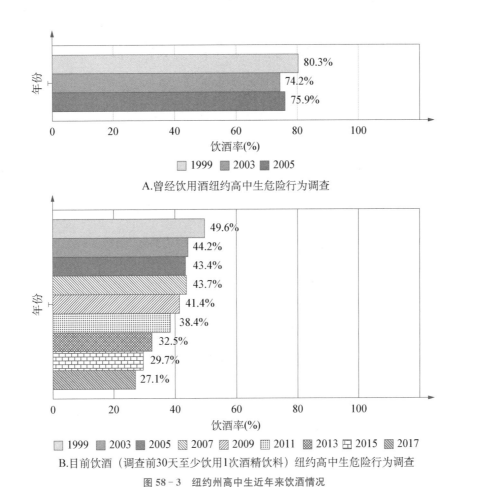

图 58-3　纽约州高中生近年来饮酒情况

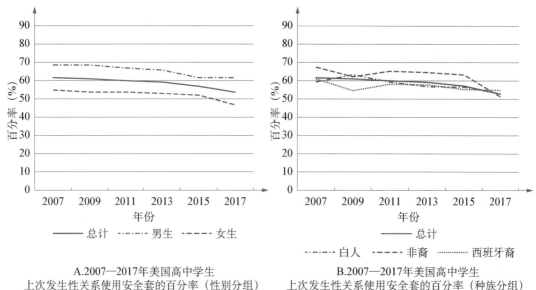

A.2007—2017年美国高中学生
上次发生性关系使用安全套的百分率（性别分组）

B.2007—2017年美国高中学生
上次发生性关系使用安全套的百分率（种族分组）

图 58‐4　2007—2017 年美国高中学生上次发生性关系时使用安全套的百分率

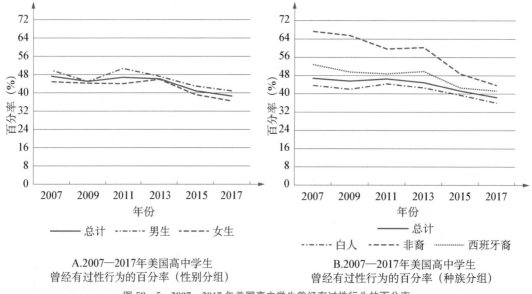

A.2007—2017年美国高中学生
曾经有过性行为的百分率（性别分组）

B.2007—2017年美国高中学生
曾经有过性行为的百分率（种族分组）

图 58‐5　2007—2017 年美国高中学生曾经有过性行为的百分率

58.3　纽约州社区健康促进

58.3.1　社区园圃项目

美国社区园圃项目历史悠久。为了提高居民心

理健康状况、加强社会关系紧密度、增加新鲜食物的供给，早在第一次世界大战时期，政府就开始资助普及社区园圃项目。纽约州政府在大萧条时期开垦了约 700 英亩的土地，建成约 5 000 个社区园圃。大部分的园圃一直延续至今。为了更好地推进纽约社区园圃（community gardens）项目，纽约州成立了合

作推广办公室(cooperative extension office),得到美国农业局的大力支持。营养学家和农业学家提供项目方向,为各个园圃提供培训和学习资料,康奈尔大学则主要负责为纽约州的园圃提供科学指导。社区园圃包含两个项目,营养项目和农业项目,他们的目标都是增加家庭的自给自足能力。在农业项目中,最重要的部分是专业园丁培养项目(master gardeners program)。纽约州政府选择工作人员并给他们提供一系列的专业课程,涵盖了土壤诊断、果蔬植物的种植方法、病虫害的防治与治疗等各个方面。这些工作人员被要求每年至少服务 30～50 小时以保持社区园圃项目的持续运行,同时,合作推广办公室、一些私人组织都被要求为这些社区园圃提供资金资助。

经过近些年的跟踪研究,这些园圃附近家庭的自给自足能力大大提高,并且还带来了一些其他额外的益处。据统计,社区园圃周边的新鲜蔬菜消费量大量增加,甜品和饮料的消费量减小。每季人均食物消费减少 50～250 美元。由于新鲜蔬菜量的大大增加,更多的人乐于把新鲜蔬菜分享给朋友、邻居、周边餐厅和老年公寓,大大加强了居民之间的联系,社区环境更加和谐,居民的心理精神健康指标都有一定程度上的改善。社区园圃还增加了当地居民的社区活动参与度,大大降低了地区犯罪率。同时,社区园圃成了最主要的锻炼方式之一,显著改善了纽约州居民的总胆固醇水平、高密度脂蛋白水平以及收缩压水平。另外,90%的社区园圃为私人花园提供技术指导,30%开设了相关培训课程,80%提供专业的耕种服务,这使得纽约州不仅仅社区园圃,私人园圃也得到了持续健康的发展。

58.3.2 降低社区人群危险因素的暴露

(1)控烟

早在 2002 年,纽约市就开始了广泛的控烟计划,通过立法将烟草税从每包 0.08 美元增至 1.5 美元(图 58-6 展示了美国烟草税和零售价格趋势);2002 年 8 月 12 日宣布无烟空气法,禁止在所有室内工作场所包括公园、餐厅和酒吧吸烟(图 58-7 展示了美国随处可见的禁烟牌);扩大公立医院的禁烟门诊;通过大量的媒体宣传强调吸烟的危害、禁烟的益处、室内吸烟对空气污染的危害;向所有医师分发尼古丁依赖治疗指南;大规模分发尼古丁替代物和尼古丁给成年烟民。这些方案主要是针对不同的人群

和地区而分别提出的,如媒体的宣传主要是针对吸烟率较高的俄罗斯裔和华裔提出的。一项关于吸烟人数和禁烟人群的最新调查显示,90%以上的人看到了不止 1 条禁烟广告;45%的人看到 2 条及以上的广告;95%的人表示通过广告他们了解了戒烟中的一些重要细节;另有 50%以上的人表示广告促使他们有了戒烟的想法。

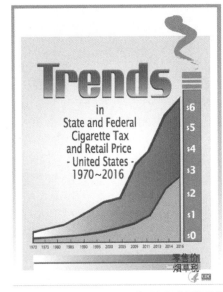

图 58-6　1970—2016 年美国烟草税和烟草零售价格趋势

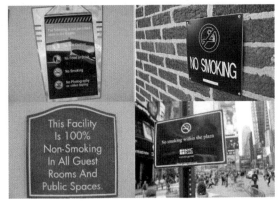

图 58-7　美国随处可见的禁烟牌

2006 年纽约市加强了英语和西班牙语戒烟广告的宣传力度,同时加大了电话呼吁禁烟的数量,与以往同期相比增加了 3 倍。结果 2005—2006 年西班牙籍纽约烟民的比例下降了 15%。

在有效的控烟政策的影响下,纽约市成人吸烟

率从 2002 年的 21.5％降至 2007 年的 16.9％和 2009 年的 15.8％,提示成人烟民下降了近 30 万。2001—2007 年,青少年的吸烟率从 17.6％降至 8.5％,降幅近一半。2002—2009 年,吸烟调整年龄相关死亡率由 2.16‰降至 1.64‰。2002—2009 年,吸烟相关年龄调整死亡率由 2.16‰降至 1.64‰。设想如果 2/3 的烟民死于吸烟有关疾病,也就意味着控烟宣传成功地挽救了近 10 万不必要的死亡。粗略估计,吸烟率的下降使死亡率减少了 17％,约 6 350 名居民免于慢性病所致的死亡。

（2）膳食健康

2008 年,由纽约市卫生部门协调的全国减盐行动采取与食品生产厂商、连锁店、贸易组织和其他行业代表协同合作的方式,旨在降低包装食品和餐厅食品中的含盐量,并制订了具体目标。2010 年 11 月 8 日,纽约市卫生局还推出了一项为期 2 个月的活动,在地铁系统张贴海报及多国语言健康公报,督促消费者通过对比标签选择低钠食品,教育消费者关注其所购买的食品中的盐分。

美国对反式脂肪酸的认识起步 1990 年,2002 年证实反式脂肪酸与冠心病相关,2004 年明确了反式脂肪酸对冠心病的致病作用机制。2006 年 12 月 5 日,纽约市健康委员会经过投票一致通过决议,要求在未来 18 个月内纽约市所有餐厅杜绝使用人造反式脂肪酸,使纽约成为美国第一个在餐厅杜绝反式脂肪酸使用的地区。到 2007 年年底,95％以上的饭店遵守了停止使用反式脂肪酸的规定。美国 50 多个连锁店在相关文件执行后改生产无反式脂肪酸产品。

政府在执行过程中提供技术支持,协助餐厅整改。纽约市卫生署下设的健康与心理卫生局（DOHMH）还制定了反式脂肪酸条例,第一阶段主要对炒菜和涂抹食物用的食用油、起酥油和人造黄油的反式脂肪酸进行限制,于 2007 年 7 月 1 日开始生效。而对于包括烘烤食品在内的其他食品的管理从 2008 年 7 月 1 日开始全面实施,要求所有餐厅必须使用不含反式脂肪酸的油煎炸烤制食品,餐厅供应的每份食物中反式脂肪酸的含量必须小于 0.5 g。还培训卫生部门巡视员,加强对食品反式脂肪酸的含量标签的监督检查。受其影响,美国加州于 2008 年 7 月制定了禁止所有餐馆和焙烤食品使用反式脂肪酸的法律,成为美国第一个颁布相关条例的州。

纽约市对食物中热量也同样进行了管理。以往

连锁餐厅的热量信息往往公布在消费者难以找到的小册子、餐馆网站上、食品包装或托盘底等地方,只有不到 5％的顾客会留意到相关信息。调查显示,如果在购买食物时提供食物中热量信息,很多消费者会选择热量低的食物。为此,2006 年 12 月 5 日纽约市健康委员会投票通过一项议案,要求连锁餐馆 2007 年 3 月 1 日开始必须在菜单和菜品价目牌上标明热量信息,让消费者在点菜或购买食物时能够对热量信息一目了然(图 58-8 为美国麦当劳的菜单)。虽然第一个热量标示法令是由联邦法庭颁布的,但 DOHMH 改进后的版本比联邦政府的标准要严格。受纽约影响,美国旧金山也对菜单标签中的热量信息做了规定。

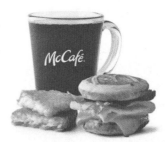

图 58-8　美国麦当劳菜单热量标注

美国还将含糖碳酸饮料作为肥胖的主要危险因素之一。不少学校明令禁止在校园里贩卖碳酸饮料,一些大城市也禁止在公共建筑物内通过各种方式出售碳酸饮料。纽约市卫生局在 2007—2010 年期间每年开展年度电话调查,了解成年人含糖碳酸饮料饮用比例变化情况。采用变更式电视广告和地铁宣传的方式,宣传含糖碳酸饮料的危害。纽约市卫生局还与 400 多家社区组织、宗教组织及企业合作,通过各种方式,减少含糖碳酸饮料的消耗。2012 年 5 月底,纽约市长布隆伯格（Michael R. Bloomberg）带头提交议案,建议在纽约市餐馆、熟食店、电影院、体育比赛场所和街头餐饮车等场所禁售超过 16 oz(约 454 g)的含糖碳酸饮料。布隆伯格的提案获得批准,并于 2013 年 3 月开始实施。纽约市成为世界上首个对大号碳酸饮料说"不"的城市。如图 58-9 所示,2007—2015 年,纽约州青少年每日饮用含糖饮料率呈下降趋势,2014 年较 2010 年相比,允许学生购买含糖饮料的学校量也大大减少。

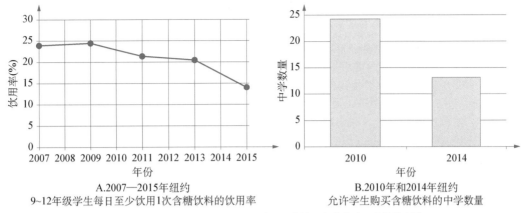

图 58-9 纽约青少年饮用含糖饮料情况和学校允许学生购买含糖饮料情况

但是,如图 58-10 所示,纽约州青少年的肥胖率没有太大的变化,说明各项措施仍需要加大力度,彻底贯彻,加强学校、家庭和社会对于各种危险性健康行为的宣传力度,更好地提高纽约州青少年的健康水平。

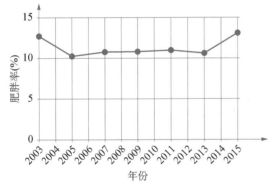

图 58-10 2003—2015 年纽约 9~12 年级学生肥胖率

（3）关注弱势群体

为了帮助低收入家庭预防癌症、高血压和卒中,增强饮食健康,纽约市 2005 年在布朗士区首先试行了健康食物折优券计划,促使这些家庭购买新鲜农产品。2006 年该计划扩展到其他两个贫穷和慢性病比例较高的地区,皇后区和史丹顿岛,这两个地区于 2010 年年初加入。2010 年 7—10 月的短短 4 个月就发放了总价值超过 20 万美元的折优券,折优券的使用市场从 2006 年的 29 个上升至 2009 年的 49 个和 2010 年的 60 个。

纽约市还在黑人集聚的布朗克斯社区开展了一项针对儿童肥胖的低脂或无脂牛奶替代全脂牛奶的探索性研究,结果显示这种替代可大幅降低总热能的摄入而无任何不良反应。基于该研究结果,2006 年

纽约市规定,1 579 所公立学校不再使用全脂牛奶,使每个学生每年膳食能量摄入减少 14.56 kJ(3 484 cal),脂肪摄入减少 382 g。基于此经验,美国农业部于 2012 年 1 月颁布了全国性的全脂牛奶远离校园法令,使美国 3 200 万名儿童受益。

从 2003 年起,纽约市健康医疗总局就一直积极督促年满 50 周岁的市民做结肠镜检查,其下属机构增加了结肠镜检查服务数量。针对俄语社区肠镜检查率极低的现状,努力向俄语社区提供相关资讯。纽约卫生局还携手纽约大学医学院,与社区团体及俄语社区主要领袖合作,找出结肠镜检查率低的原因,力图缩小差距。美国弱势人群吸烟率也较高(图 58-11)。

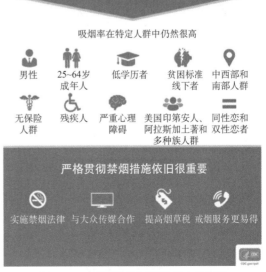

图 58-11 美国弱势人群吸烟率仍旧很高

58.3.3　全校区-全社区-全体孩子模型

公共卫生和学校卫生部门都呼吁加强教育与健康之间的协调、整合和协作，以改善每个儿童的认知、身体、社交和情感发展。公共卫生和教育通常是在相同的环境中服务于同一个孩子。美国 CDC 和美国监督与课程发展协会（Association for Supervision and Curriculum Development，ASCD）共同建立了全校区-全社区-全体孩子模型（Whole School，Whole Community，Whole Child Model，WSCC），旨在将健康领域的关键因素、公共卫生、教育和学校教育共同合作，寻找能够使青少年健康和学业共同进步的协作方法。WSCC 重点关注儿童，使两个部门的共同目标与全儿童教育方法的原则相一致。学校、健康机构、家长和社区对于支持青少年健康和提高学业水平有着共同的目标。只有这些部分通力合作，才能使每个社区、每所学校的每位年轻人都能够健康、安全、广泛参与和接受挑战。图58-12 展示了 WSCC 模式图。

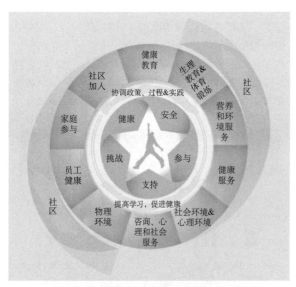

图 58 - 12　全校区-全社区-全体孩子模型图

58.4　纽约州健康教育案例对我国的启示

纽约州健康教育发展历史悠久，从孩童时期就开始普及健康教育，使健康知识和行为深入人心，同时注重营造健康的社会环境，鼓励各行各业、社区各成员都能够参与到健康教育和健康促进中。纽约州的健康教育，不但提高了纽约州居民的健康水平，使纽约州居民的期望寿命大幅提高，而且也为美国其他地区的健康教育做出了榜样，推动了整个美国健康教育体系的完善和居民健康水平的提高。纽约州健康教育的成功经验对包括中国在内的其他国家具有较强的借鉴意义。

58.4.1　发挥学校在健康教育和健康促进中的重要作用

学校贯穿了一个人从婴幼儿开始到成人的全部成长阶段，是影响一个人健康成长发育的重要因素。将健康知识与课程纳入学校教育的各个阶段，对于一个人建立系统的健康知识、形成根深蒂固的健康理念、养成健康选择和行为习惯具有重大意义。

学校健康教育和健康促进需要强调通过学校、家长和学校所属社区内所有成员的共同努力，给学生提供完整的、积极的经验和知识结构，包括设置正式和非正式的健康教育课程，创造安全健康的学习环境，提供合适的健康服务，让家庭和社区更广泛地参与，共同促进学生健康。

学校健康教育的内容不应只限于生理卫生健康，还应涉及健康的各个方面。

（1）提高卫生科学知识水平，增强自我保健意识能力

根据学生的年龄阶段和知识水平，教育学生充分掌握个人的身体特点和健康状况，掌握系统的卫生科学知识，强调自我保健是最佳的保健方法。树立热爱生活、珍惜生命的信念和正确的健康价值观，激发学生主动学习卫生知识和保健服务的兴趣，抵制各种不良行为习惯的影响。指导学生掌握各项自我保健技能，如正确选择膳食、适当进行体育锻炼、预防意外伤害等。自幼培养自我保健意识和能力。

（2）进行常见病教育，降低常见病患病率，自主提高生长发育水平

在校儿童青少年最常见的疾病有：近视、沙眼、龋齿、脊柱弯曲异常、鼻炎、神经衰弱、运动损伤等。上述疾病和缺陷，大多与学生的学习生活紧密相连。要积极开展相关健康教育与健康促进，使学生掌握相应的预防知识，结合学校定期体检和矫治，普及导致疾病易发的各项行为危险因素。如长期挑食可能导致贫血，不良的读写习惯可能导致近视等，使学生能够自觉地进行正确的健康选择，提高自身的生长发育水平，降低常见病患病率。同时，致力于改善学校的膳食服务和体育教育，创造良好的家庭环境和学校环境，调动一切能增强生长发育的有利因素，消

除不利因素,提高儿童青少年的发育水平。

(3)进行心理精神健康指导,预防各种心理障碍,促进心理健康发展

由于儿童青少年的年龄阶段不同,被生理发育水平所制约的心理水平也不相同。目前,我国学生在心理品质方面存在明显弱点,如应对挫折的能力一直比较薄弱,缺乏竞争意识和危机意识等。学校教育要根据儿童青少年不同年龄阶段的身心发育状态,有针对性地教育和训练,培养儿童青少年健康的心理状态以及改善和适应环境的能力,有计划、有目的地传授心理卫生知识,开展心理咨询和行为指导,预防各种心理障碍,促进儿童青少年心理素质的提高。普及学校心理健康咨询和指导。

(4)创造建立健康的校园环境,发挥健康潜能,提高学习效率

身心健康是学习的基本条件,视听器官功能良好、作息制度合理、环境条件良好、心理状况最佳等等都有利于发挥儿童青少年的健康潜能,提高学习效率,有利于健康教育与健康促进的实施。WHO总干事中岛宏博士曾经强调"一项紧迫的任务就是将学校健康教育放在教学大纲的重要位置上"。而学校健康教育不仅要教授知识和技能,也包括要营造良好的校园环境,包括学校的人际环境、事物环境和物质环境。学校各人员之间,学校、社区领导与家长都应当通过自己的社会行为、态度和价值观给学生和教职员工提供榜样作用。学校课程安排、作息制度应当规律规范。校园环境如教室采光、通风、食堂等都应当以促进学生健康为第一要求。

(5)增强儿童青少年保护环境、节约资源的意识

保护环境是关系到人类生存与发展的大事,也是我国能否走可持续发展道路的根本性问题。要教育儿童青少年重视和改善对待个人、群体和公共卫生的态度,建立对社会的高度责任感,特别是树立保护环境意识,自觉维护和参与环境卫生,努力节约资源,造福子孙后代。

(6)进行专题健康教育

可以根据各地区的健康状况,学生的年龄阶段等进行额外的专题健康教育。比如当今中国民众的慢性病如高血压、冠心病、糖尿病、肿瘤等成为疾病预防的重点。尽管青少年患者为数不多,但是与这些疾病密切相关的危险因素却普遍存在,如吸烟、久坐、缺乏锻炼、饮食不规律、单纯性肥胖等。所以,尽早开展干预活动,进行相关专题教育,降低致病危险因素,对于降低成年期此类疾病发病率具有重要意

义。早在20世纪80年代初期,美国健康基金会就在幼儿园、中小学推行了"了解你的身体"计划,取得了显著的效果。美国加州大学推行的ACTH计划(儿童青少年心血管健康实验)及德国高血压研究所施行的"健康生活是乐趣"的健康教育计划,均以预防成年期心血管疾病和癌症为目的,都取得了显著的效果。由此可见,从小培养儿童青少年的预防意识和行为,对于最终减少慢性非传染性疾病的发病率有着重大的意义。

58.4.2 重视社区健康教育与健康促进,鼓励全社会参与

健康教育和健康促进是一项社会系统工程,健康教育和健康促进要重视各级政府、各部门与卫生保健机构以及社区在矫治不健康行为过程中的作用,但强调的不是单纯的医疗服务,而是广泛的专业合作,共创支持健康的环境。健康教育和健康促进不仅限于对于某些特定危险行为的矫治,它还涉及全人群健康的各方面,包括日常生活。在促使危害健康行为的转化、矫治不良行为方面,特别重视发展和调动个体、家庭、同伴和社区的潜力。

(1)明确政府职能,各部门通力合作制定社区健康教育与健康促进政策

社区健康是与社区经济和社区发展不可分割的部分,不可能由卫生部门单独解决,必须在当地政府的领导下,社区各有关部门共同对社区群众的健康承担责任。城市街道办事处和农村乡(镇)政府是社区健康教育与健康促进的领导机构,在健康教育工作中发挥组织、领导、协调、服务作用。通过加强与社区领导的沟通,促进领导树立大卫生观念,由政府领导牵头进行社区健康教育和健康促进工作,卫生、教育、宣传、企事业单位、群众等所有有关团体共同统筹社区健康教育和健康促进工作的开展,制订有益于社区健康的社区控烟、全民健康、环境卫生等规章制度,形成以政府负责、部门配合、群众参与为特点的社区健康教育与健康促进运行体制,全面促进社区健康教育与健康促进的发展。

(2)建立健全社区健康教育与健康促进网络

开展健康教育与健康促进工作,要将各级政府和卫生行政部门的组织领导以及各级有关专业机构的业务指导相结合。同时,以社区为单位,社区内各单位如街道、文化、教育、卫生、财政、环保、群众团体等协同参加,以社区卫生服务机构和医护人员为主体,专兼职健康教育人员为骨干,把健康教育与各自

业务结合起来,发挥各自的优势,共同搞好社区健康教育和健康促进工作。

(3) 开发利用社区资源,动员群众广泛参与

社区资源是指社区赖以生存和发展的物质和非物质资源,包括各类人力、财力、物力、信息资源等。鼓励社区居民在政府机构的支持下,依靠自己的力量,改善社区经济、环境、文化状况,提高居民健康水平和生活水平。我国已有成功经验。内蒙古自治区赤峰市翁牛特旗镇是全国贫困县之一,当地群众生活条件较差,青少年营养不良情况相当严重。1992年起,当地卫生、教育部门就地取材,抓住当地黄豆这一宝贵资源,发动了以中小学营养健康促进为突破口,学生带动家长、家长促进社会的"黄豆行动"。将"黄豆行动"纳入党委、政府工作日程,各级、各部门领导密切配合,组织农民、学校种植黄豆,乡村中小学为学生提供豆浆作为课间餐,编写中小学生应验教育补充教材,进行知识普及和教育宣传,大大改善了当地中小学生的营养状况。

由此可见,社区参与、社区资源开发、各部门广泛参与能够大大提高健康教育的效率和效果。社区领导和群众共同参与健康教育的规划制订、实施和评价的全过程,把维护社区健康视为己任,积极主动参与健康教育与健康促进各项活动,培养社区成员的自治精神和自助、互助能力,实现在相互合作和互惠互利基础上的资源共享,才能使社区健康教育与健康促进保持可持续发展。

(4) 开展多种形式的健康教育活动,提高居民自我保健意识和技能

社区居民的健康和生活质量受到环境、行为等多方面因素的影响,社区居民又存在着性别、年龄、职业、文化程度、生活习惯、健康状况等多方面的差异。因此,开展社区健康教育活动必须采取多部门联合、多层次干预和多手段并用的综合策略,采取多种健康教育形式和方法,来满足教育对象的不同需求。在社区健康教育工作中,要尽量调动各有关部门和单位积极参与。针对目标人群个体、群体、环境等不同层次采取相应策略。根据目标人群、健康问题的特点采用行之有效的干预方法,以达到投入少、产出高的最佳健康结果。

58.4.3 重视弱势群体,因地制宜开展健康教育和健康促进

(1) 农村地区及农业人口

我国是农业大国,农村地区人口占有很大的比重。农村的生活条件相对较差,居民文化水平相对较低,卫生知识和保健意识较为缺乏。因而各种疾病尤其是传染病的发病率都比较高,不仅有城乡共有的常见病、多发病,还有农村常见的人畜共患病,以及农业劳动中易发生的疾病如农药中毒等。因此,进行农村常见疾病的防治宣传教育是促进农村健康水平提高的首要环节。可借鉴纽约健康促进经验,以合适的形式,开展合适的健康教育和健康促进项目。

1) 改变不利于健康的行为习惯:在农村普及生活卫生知识,指导农民科学地安排衣食住行,合理地摄取营养,坚持有益于健康的文体活动,逐步摒弃延续了几千年的不利于健康的生活习俗和行为习惯,建立起文明、科学、健康的生活方式。

2) 开发利用农村传播媒介和渠道:中国农村地域广阔,各地生活条件和文化习俗千差万别,健康教育应该因地制宜,除了广播、电视、录像、卫生宣传栏等广泛应用的宣传手段以外,还应采用具有农村特色的健康教育方法与手段,如集市卫生科普。农村的集市活动是健康教育和卫生科普的极好机会和场所。在农村集贸市场,通过有线广播、图片展览、现场咨询、小型文艺演出等多种形式开展健康教育活动,向群众宣传与食品和药品有关的卫生知识;利用传统的民族节日和文化体育活动,结合当地的风俗习惯,把宣传普及卫生科学知识融入各种活动之中;通过农村妇联、计划生育管理网络,把家庭妇女组织起来,进行必要的卫生知识培训和行为指导,培训农村基层妇女成为家庭保健员,辅助进行健康教育工作;广泛采用"卫生科普入户"的形式,将健康教育材料如小册子、卫生报刊、卫生传单等发到每户家庭,促进农村卫生状况逐步实现由个人、家庭、邻里到社区的转变。

3) 发挥乡村医师的作用,结合医疗保健工作开展健康教育:农村医疗机构和乡村医师利用应诊、治疗、家庭方式等机会,对患者及其家属进行面对面的教育和必要的技术指导,是深受群众欢迎的健康教育形式,具有灵活、具体、结合实际、针对性强的特点,还有利于建立良好的医患关系。此外,可利用农村计划生育、计划免疫、妇女病普查、地方病普查的机会,开展生动具体的教育活动。

(2) 乡镇社区和流动人口的健康教育

改革开放使农村商品经济迅速发展、乡镇企业迅速崛起,城乡文化交流日益活跃,乡镇社区作为一种独立的社区形态日益显示出其重要的社会作用。

乡镇社区地处城乡之间,是具有城市性质,介于农村社区和城市社区之间的过渡性居民点,流动人口占有相当大的比例,因此,健康教育应将这些人群作为重点教育对象。乡镇社区的产业结构是以工业为主,因此健康教育内容应着重强调环境保护与安全生产防护。乡镇社区在沟通城乡联系,促进城乡物质、文化交流方面起着重要的桥梁作用,乡镇社区的生活、商业和文化设施已具有城市特征,但人们的社会心理和生活习俗仍然保留着浓厚的乡土气息,因此健康教育应加强生活方式教育,改变传统的不良行为习惯和生活方式。

综上所述,健康教育与健康促进是初级卫生保健的先导,是卫生事业发展的战略举措,是一项低投入、高产出、高效益的保健措施,是提高广大群众自我保健意识和能力的重要渠道。进入 21 世纪,面对人口老龄化、疾病普遍化、生态环境恶化、心理卫生问题突出等问题,人们对卫生保健的需求增加,健康教育与健康促进的社会作用需要置于一个新的认识高度,要得到全体社会的重视,以实现健康教育与健康促进的可持续发展。

(蒋惠如　徐望红)

59 泰国健康基金会案例

世界各国在健康教育和健康促进实践中积累了丰富的经验,形成了大量值得借鉴和推广的成功案例。泰国健康基金会(Thai Health)的成功建立和有效运行就是其中一个典型代表。本章对 Thai Health 的成立背景、运行机制及所取得的成效做一综述,从中归纳和提炼出适合我国国情的健康教育和健康促进的思路和方案。

59.1　泰国健康基金会的成立

泰国位于东南亚中南半岛中部,与缅甸、老挝、柬埔寨等国家相邻,国土面积 513 120 平方公里,分中部、南部、东部、北部和东北部 5 个地区,现有 77 个府,府下设县、区、村。泰国属于中等收入国家,2018 年总人口 6 943 万。泰国实行以国王为国家元首的君主立宪制,自 1932 年以来共发生大小军事政变 19 次,最近的 2 次分别发生在 2006 年 9 月和 2014 年 5 月。从 20 世纪 50 年代到 1997 年,在经济上取得了快速发展。1997 年亚洲经济危机严重影响了泰国经济发展。2001 年以后,泰国经济逐渐恢复,并稳步增长。2013 年人均国内生产总值 5 939 美元。政治和经济的发展对泰国的健康事业具有深远的影响。

早在 20 世纪 50 年代,泰国政府就认识到赌博、烟草和酒精的过度使用对人体健康的危害以及由此引发的社会问题。为此,泰国政府决定通过征税来控制这些不健康行为,并以此增加国家的财政收入,这部分税收被称为“不道德税”。不道德税款的一部分上交国库,另有部分直接捐给慈善机构,剩余部分的使用尚无明确规定。1974 年,美国贸易法强烈要求泰国开放其烟草市场,促使泰国决策者再次关注到公众强烈的抗烟呼声。1986 年,WHO《渥太华宣言》提出的健康促进理念在泰国得到了广泛推广。在这样的背景下,迫切需要成立一个组织来承担健康促进的职责。1993 年,泰国公共卫生部首次向国会提出使用部分烟草税款建立国家健康促进机构的申请。1999 年,泰国皇室颁布法令,成立禁烟、限酒和健康促进支持办公室,并依照独立卫生组织的条例运作,由政府提供充裕资金。2001 年 11 月 8 日,以"保持泰国人民健康"为宗旨的 Thai Health 正式成立。根据泰国健康促进法,Thai Health 有权使用本国征收的烟草与酒类消费税款的 2%(每年 8～9千万美元)用于开展健康促进活动。可见,Thai Health 的成立是在抗烟、不道德税征收以及健康促进三大运动的共同推动下,历经数十年的努力而得以实现的。

Thai Health 是一个独立于泰国政府之外的自主机构,也是继澳大利亚、新西兰、瑞士之后,泰国在亚洲建立的第一个类似组织。它的管理由董事会主持,总理授权监督,从烟草和酒精生产商和进口商征收的"不道德税"中得到经费资助,其职责是促进、激励、支持和开展健康促进活动。此外,Thai Health 的工作成效由 2002 年成立的 Thai Health 绩效评估委员会进行专门评估。

Thai Health 健康促进的理念和模式产生于 Wasim 教授提出的"移动三角"的概念(图 59－1)。三角形的第一个角指知识。知识可为策略的提出和结果的评估提供科学基础,Thai Health 也可通过与泰国国内和世界各地其他组织分享交流知识,从而提高健康促进效果。"移动三角"的第二个角指全社会的参与。Thai Health 将其解释为 Thai Health 的计划应尽可能尊重社区自身的意愿,以确定社区认为可行的优先事项和解决方案。Thai Health 认为,如果不将社区纳入健康计划的制订者与执行者中,任何计划都难以产生持续长远的效果。政策的提出是"移动三角"的第三个角。自成立以来,Thai Health 一直通过与各种组织机构的合作,致力于实现国家、省、区和街道层面的政策变革,以创造有利于健康教育和健康促进的支持性环境。因此,知识、政策和全社会参与构成了 Thai Health 所有综合性计划的灵感来源。这 3 个要素相互作用,缺一不可。

知识决定了政策的重点关注问题,并为政策有效性评价提供了科学依据。政策为健康教育与健康促进提供了中长期的行动指南,起着引领性的作用。而政策的实施只有通过全社会参与才能实现,包括各个层面的动员、宣传、监督、管理等。

59.2 泰国健康基金会的活动及成效

Thai Heath 将 5% 的资金用于管理,95% 的资金分配给 13 项计划,分别是:烟草控制、酒精控制、体育活动、交通伤害与灾难控制、其他健康危险因素控制、以社区为基础的健康促进、以组织为基础的健康促进、儿童和青年与家庭健康、弱势群体健康、健康服务系统、支持系统、开放拨款与创新支持、社会营销(图 59－2)。这 13 项计划中,某些计划之间存在重叠之处,例如:烟草和酒精的消费往往是相互关联的,有饮酒习惯的人往往涉及交通伤害,而以社区和组织为基础的健康促进及社会营销则贯穿所有危险因素控制计划。但不可否认的是,Thai Health 的活动几乎涵盖了健康促进与健康教育的各个方面,现将其分别介绍如下。

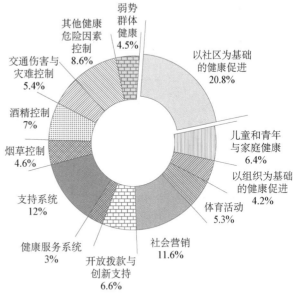

图 59－2　Thai Health 2010 年的资金分布

59.2.1 烟草控制

据估计,Thai Health 成立前的 20 年中,泰国有近 42 000 人死于吸烟相关疾病。尽管人群中 15 岁

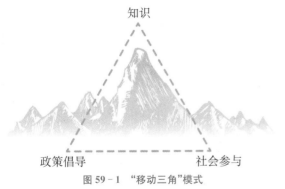

图 59－1　"移动三角"模式

及以上吸烟人数的比例从 1981 年的 35.2% 下降至 2001 年的 22.4%，但烟民人数依然高达 100 万。此外，由于烟草制造商营销策略的改变，从以成年男性为主要营销对象转变为以儿童、青少年和妇女为目标，导致这些人群中吸烟人数剧增。除主动吸烟造成的伤害外，被动吸烟对人群的危害也不可小觑。

面对严峻的现状，泰国政府于 1992 年颁布了《公共场所禁烟条例》和《无吸烟者保护法》，规定中学、大学、医院和公共交通等公共场所禁止吸烟，尤其是空调房间也被列入其中。同时规定了"不得向未成年人售烟""不允许未成年人买烟"等条款。工商管理部门和卫生部门密切配合，不允许商家在媒体、商品中做香烟广告，而且在学校、儿童场所等公共场所也不允许有烟草广告及各种软广告出现。1998 年 2 月依照《烟草产量控制法令》(1993 年)颁布

了开放烟草成分的行政法规，要求烟草生产和进口商每 3 年向公共卫生局报告烟草成分，并在该局成立了烟草标准委员会。

在此基础上，Thai Health 自成立之日起即开展了一系列禁烟活动。提高香烟税是各国都会用来减少烟草消费的关键措施。Thai Health 建议将税收从 80% 提高到 90%，即国内香烟每包 10～13 泰铢，进口香烟每包 15～17 泰铢。在控制烟草生产与消费的同时，Thai Health 还考虑到烟草业在本国就业以及国民生产总值中举足轻重的作用，将烟草生产商的利润保障纳入政策制定的考虑范畴，并有针对性地采取了一定的措施。过去几十年来，泰国的烟草税率持续上升，烟草指数上升幅度高于物价指数，烟草产量、烟民总数和长期吸烟人数持续下降，而烟草公司总利润先降后升，维持在一定水平(图 59-3)。

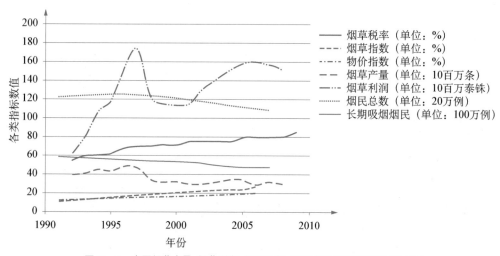

图 59-3　泰国烟草产量、烟草利润、烟民总数、长期吸烟烟民数等指标变化图

Thai Health 也十分重视健康教育在烟草控制中的作用。一方面，Thai Health 致力于各类政策的倡导与变革。在 Thai Health 的努力下，自 2005 年以来，泰国公共卫生部要求香烟包装绘有图案警告，并禁止香烟和烟草销售点设立广告。2010 年，Thai Health 与泰国公共卫生部合作发表声明，强化有关香烟包装上警告信息和标识的规定。该声明指出，香烟包装上的图片警告数量需从 9 个增加至 10 个，图案面积则需要从香烟包装表面积的 50% 增加到 55%。香烟包装必须列出烟草成分(包括致癌物质)的名称和国家戒烟热线(1600)编号，并且禁止出现关于"低焦油"或"轻微"的信息。最终，经过多方努力，泰国成为世界上第三个强制禁止香烟广告的国

家。Thai Health 还支持泰国各地医院禁止吸烟的规定，并且在 2010 年的联合声明中明确指出了在公共场所禁止吸烟。截至 2009 年，泰国无烟医院已高达 925 家，占总数的 80%。泰国政府还以素可泰府为试点建立了国内第一个无烟省，开创了泰国无烟省的先例。

另一方面，Thai Health 在其最初的 10 年中，和泰国吸烟与健康基金会及其他合作伙伴一起积极参与媒体和社会的反吸烟运动。2008 年，在 Thai Health 的支持下，反烟草网络起草了一本手册，以建立涉及吸烟内容的电影评级制度。Thai Health 采取的措施还包括：通过发起无烟运动和设立控烟专项奖学金等方式普及和宣传禁烟知识；建立电话与

网络戒烟服务与咨询中心,为民众戒烟提供全方位的康复服务支持系统;建立用于跟进全国和全世界烟草预防最新成果的烟草研究中心;为社会各界探讨政府烟草专卖是否私有化搭建平台。

在 Thai Health 的一系列控烟措施执行后,泰国的烟草使用情况得到了明显改善。最值得关注的是,民众吸烟人数的下降和对吸烟危害认识的提高。据不完全统计,开展无烟家庭宣传后,吸烟家庭比例从 2000 年的 86% 下降至 2006 年的 59%,15 岁及以上长期吸烟人数从 2006 年的 18.94%(9 550 万)下降至 2007 年的 18.54%(9 490 万),男女下降趋势相同。2008 年香烟总销售量从预期的 20.54 亿包下降至 18.41 亿包。通过大量的宣传,94% 的烟民了解了吸烟的危害,其中 75% 的烟民意欲戒烟。此外,泰国政府还无限期推迟了烟草销售私有化计划,建立了烟草研究中心并加大了烟草研究的财政投入,在全国建立了 3 091 个无烟区。

59.2.2 酒精控制

Thai Health 对饮酒的控制也不遗余力。众所周知,过度饮酒除对自身健康造成伤害外,酒后驾车、酒后犯罪、酒后暴力等行为可能严重危害他人生命和财产。近年来,对于"适度饮酒"的研究日益增多,并揭示了其可能造成的危害。对于青少年来说,他们的大脑仍在发育中,任何剂量的酒精摄入均被证明对其有害。此外,Chen 的研究小组发现,"适量饮酒"会增加女性患乳腺癌的风险:与不饮酒者相比,每周饮用 3~6 杯酒的女性患非浸润性乳腺癌的风险增加 15%,平均每天饮酒量至少 30 g 的女性患乳腺癌的风险则增加 51%。另一项研究发现,"适度饮酒"会使男性患癌风险增加 10%。

统计数字表明,1989 年泰国人均酒精消费量仅 20.2L,2003 年达到了 58L,增加了 2 倍有余,成为世界上酒精消耗排行第五的国家。饮酒在男性人群中尤为常见,但 15~19 岁的女性饮酒人数在 1996~2003 年期间增加了 6 倍之多。统计表明,50% 的酒后青年会出现打架斗殴的情况。因此,Thai Health 提出并采取了一系列应对措施。

在 Thai Health 成立之前 50 年间,泰国只有 6 个国家级的控酒政策。而在 Thai Health 成立之后,4 年间又出台了 9 个国家政策(图 59-4)。2003 年,Thai Health 成功地说服泰国内阁颁发了"晚上 10 点前电视电台和距离教育机构较近的广告牌禁止出现酒精广告"的法令。同年,Thai Health 还发起了一年一度的"守夏节禁止饮酒"活动。2007 年,Thai Health 联合公共卫生部发起了一场盛大的宣传运动,以争取对《酒精控制法》草案的支持。这场运动最终汇集 1 300 万人签署请愿书。泰国议会于 2008 年通过了《酒精控制法》,由于该法案内容广泛,涵盖了所有酒精控制计划的关键部分,自此成为影响泰国酒精管制法规的主导法律。此外,在 Thai Health 的努力下,国家酒精控制委员会禁止在重要的佛教节日及泰国新年期间销售酒类。包含有酒精的饮料也被禁止用作新年礼物。考虑到酒驾的危害,禁止在车辆内或车辆上(例如,在皮卡车后座和摩托车上)饮酒。

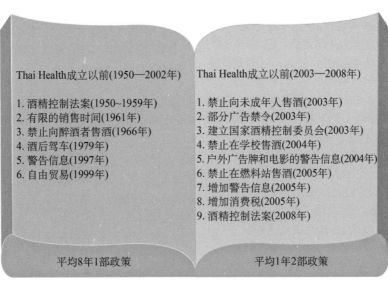

Thai Health成立以前(1950—2002年)

1. 酒精控制法案(1950~1959年)
2. 有限的销售时间(1961年)
3. 禁止向醉酒者售酒(1966年)
4. 酒后驾车(1979年)
5. 警告信息(1997年)
6. 自由贸易(1999年)

平均8年1部政策

Thai Health成立以前(2003—2008年)

1. 禁止向未成年人售酒(2003年)
2. 部分广告禁令(2003年)
3. 建立国家酒精控制委员会(2003年)
4. 禁止在学校售酒(2004年)
5. 户外广告牌和电影的警告信息(2004年)
6. 禁止在燃料站售酒(2005年)
7. 增加警告信息(2005年)
8. 增加消费税(2005年)
9. 酒精控制法案(2008年)

平均1年2部政策

图 59-4　Thai Health 成立前后政策改变

可以说,在 Thai Health 的推动下,泰国在实施酒精管制政策方面的成就已居于世界领先地位。

除了推动政策的提出,Thai Health 还注意到了酒精控制的其他方面。许多国家的健康促进领导者普遍面临一个难题,即由于酒精行业规模巨大、影响力非常广泛,政府很难对其采取烟草控制中禁止赞助、提高价格等手段。面对这样的挑战,Thai Health 建议政府通过提高税收来减少酒精消费。在 2009 年,4 种酒精饮料的消费税有所增加:白酒的税收从每升纯酒精 110 泰铢增加到 120 泰铢;混合烈酒和特殊烈酒的税收从每升 280 泰铢增加到 300 泰铢;啤酒税率从 55% 上涨到 60%;白兰地税率从 45% 上升到 48%。增加酒类的税收不仅可以避免酒类价格上涨带来的国家整体消费水平下降,在未来还有可能控制新饮酒者的数量,增加的税收也可用作国家社会福利的预算。

Thai Health 还一直致力于无酒精区的设立,以创造良好的健康环境。2007 年,教育部号召泰国各地的教育机构"没有酒精销售和消费";2008 年,僧伽最高理事会宣布,所有寺庙活动和节日都将不使用酒精;2010 年,泰国公共卫生部和 75 个省的疾病控制司签署了一份协议,进一步增加了公共场所的无酒精区数量。Thai Health 参与到这些活动中,并促进了这些活动的成功举办。

Thai Health 的努力最终取得了丰硕成果。对于 Thai Health 发起的"守夏节禁止饮酒"活动,AC Nielsen 2009 年的一项调查显示,在 15~55 岁的人群中,61% 的人知道这项活动,并打算在这期间停止饮酒。Nielsen 还估计,在知晓这项活动的人中,有 61%~75% 的人确实停止了饮酒,还有 40% 的饮酒者不再将酒作为礼物赠送给他人。对酒精征税也产生了每年 700 亿泰铢(即 23.32 亿美元)的收入。在全国范围内,2008 年人均酒精消耗量从 2003 年的 58 L 降至 45 L。自 2001 年起,泰国饮酒的人数一直在下降,并且从 2004 年的 1 620 万人减少到 2007 年的 1 490 万人。女性中新饮酒者的比例从 2003 年的 5.6% 下降到 2009 年的 1.8%,男性中新饮酒者的比例从 2003 年的 33.5% 下降到 2007 年的 23.3%。图 59-5 表明摄入危险酒精量(男性每天摄入超过 40 g 酒精,女性每天摄入超过 20 g)的人数呈下降趋势。2006 年酒精消费支出下降了 4 000 万泰铢,2005—2006 年酒精税收下降了 13.98 亿泰铢。

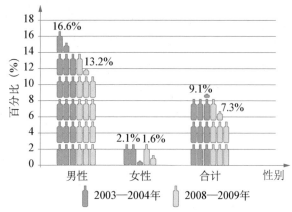

图 59-5　15 岁以上的泰国人每日饮用有害酒精量的百分比变化

59.2.3　道路安全与事故预防

Thai Health 与各个领域的合作伙伴通力协作,共同提出并实现了一个综合性道路安全方案。

鉴于泰国在道路安全方面组织的不足,Thai Health 十分重视相关机构的建立。2003 年,Thai Health 与交通部共同建立道路安全中心,并支持该中心协助 69 个省级办事处制订计划来改善道路安全。2009 年,Thai Health 帮助其建立了更加系统化的综合性计划,使得该中心在道路安全中的地位大大提升。2007 年,道路安全研究中心成立,旨在用研究证据支持政策的颁布以及指导如何使政策变得更有效。Thai Health 还帮助建立了残疾人协会、交通纪律提高协会及乘客和行人权利协会。除此之外,Thai Health 还致力于机构内重要人员的能力培养,开展了针对道路安全部门和省级灾难预防部门主管人员的培训课程,目的是提高他们与其他私人或政府部门工作人员合作的能力。

在政策倡导方面,鉴于泰国大部分交通事故可归因于醉酒驾驶,Thai Health 与司法部合作将酒后驾车的处罚从单纯的罚款改为罚款与缓刑处理。2009 年,Thai Health 又与内政部共同规定了驾驶时血液酒精安全上限水平,并加大了酒后驾驶的处罚力度。此外,Thai Health 还支持《道路交通法案》的颁布,该法案规定禁止司机在驾车时使用电话或其他通信设备。

考虑到事故救援在道路安全中的重要作用,2003—2004 年,Thai Health 与 5 个省的救援队开展了一个试点项目,该项目的主要内容是开展道路安全运动并协助事故救援。结果表明,试点省份的道路交通事故比未参与该项目的省份减少了 2.8～5.2 倍。因此,该项目于 2008 年延长,并与 2 806 个地方政府合作,最终覆盖泰国全国。

同样,Thai Health 非常重视健康教育。Thai Health 与交通警察会在每年元旦(1月1日)和泰国传统新年(4月13日)开展道路安全运动,在中央和省级水平设立的事故预防工作队与大众媒体共同宣传"酒后不开车""开车前三思"等交通安全知识。2016 年,Thai Health 与道路安全基金会等其他组织共同举办了一场调查新闻竞赛来强调媒体在交通事故中寻找肇事者的责任,有不少报纸记者报名参加了此次比赛。

由此可见,Thai Health 对于泰国道路事件的控制涉及各个方面,在泰国道路安全的保障中功不可没。自 2004 年以来,泰国的年均道路交通事故发生数及相关的死亡率也在下降。2005—2008 年,道路交通事故发生数从 122 040 起下降至 88 713 起。而 1998—2004 年,该指标则从 73 737 起猛增至 124 530 起。此外,2003—2010 年,车祸死亡人数从 2003 年的 22.9/10 万下降至 2010 年的 16.82/10 万(图 59 - 6)。

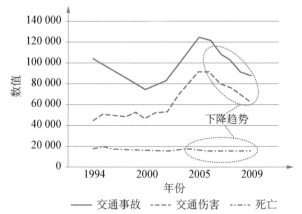

图 59 - 6 交通事故、交通伤害及死亡人数变化图

59.2.4 体育活动

体育活动有助于促进身心健康,但在泰国,规律运动(每周 3～5 次)的人口比例一度从 1997 年的 30.7% 降至 2001 年的 24.2%。在人口分布特征方面,11～14 岁的青少年运动最多,而 25～59 岁的青年与中年人群运动最少。值得注意的是,所有职业的男性参加运动者均比女性多,而 15～24 岁的男性

运动比例则高出相同年龄段女性 20%。

为改善泰国整体运动量不足的情况,Thai Health 充分发挥了健康教育的作用。对于广大青少年人群,Thai Health 采取的措施包括:与教育部合作,将体育课时长从每周 1 小时增至 2 小时。在全国 60 所试点学校对体育教师进行了培训,制订了两个课后计划,分别是:与 5 个大型工业区合作的"课后锻炼计划",以及与基础教育委员会办公室、教育部、本地政府组织等合作的"学校体育计划"。考虑到泰国儿童的溺亡率,Thai Health 还致力于为学生增设游泳课程。此外,在 Thai Health 和旅游部、体育部的共同督促下,19 个省制订并实施了锻炼计划,全国的政府组织均支持将公共场所作为锻炼场所。Thai Health 在曼谷建立了"花园运动项目",在曼谷和邻近地区的 10 个公园组织体育活动。值得注意的是,Thai Health 与大众媒体合作开发了"运动是神奇的药"项目。该项目使用名人与模范家庭为人们树立榜样,充分利用了大众媒体在传播知识方面的优势,增强了多数人对锻炼的兴趣,最终超过 20 000 人参与了该项目。2015 年,Thai Health 与内政部合作,多次推广自行车的使用,并在泰国各省启动了"1 个游乐场,1 个公园和 1 个自行车道"项目。

在 Thai Health 的努力下,泰国人越来越习惯于在工作、旅行和娱乐时进行体育活动,平时运动的人数从 2012 年的 66.3% 增加至 2014 年的 68.3%。

59.2.5 其他健康危险因素控制

除了吸烟、饮酒、危险驾驶和缺乏身体活动等主要健康危险因素外,Thai Health 还不同程度地将其他危险因素控制纳入日常工作范畴。本章重点介绍 3 个方面:减少儿童糖摄入量、保护消费者和建立安全的电子世界。

(1)减少儿童糖摄入量

2006 年的一项针对 11～12 岁小学生糖消费行为的调查发现,每个孩子平均每天消耗 20 匙糖,这比正常饮食需求高出了 3 倍。该项调查还发现,小学生摄入的糖的来源主要为软饮料。考虑到糖摄入过多可能会引起的不良后果,Thai Health 与基础教育委员会办公室合作,开展了一系列减少儿童糖摄入量的运动。他们向参与该项活动的学校提供了与减少糖摄入相关的健康结局的信息,包括儿童每天少喝 1 瓶碳酸饮料,1 个月即可减重 1 kg。与销售碳酸饮料的学校相比,不销售碳酸饮料的学校中,每名儿童碳酸饮料的消费量减少了 7 倍。在该项运动的

影响下,2008年,泰国已有许多学校不销售碳酸饮料。随后,Thai Health 在这一问题的基础上进行拓展并协助制定了一个全面的食品和营养政策,其关注的问题包括:①垃圾食品广告和营销;②与进口垃圾食品和快餐连锁店相比,当地种植的健康食品的定价和税收;③食品标签;④在学校、工作场所和其他场所提供健康食品;⑤社会营销。

（2）保护消费者权益

消费者权益是健康促进的一个重要但是容易被忽略的方面。Thai Health 采取了各种各样的措施来保护消费者权益,例如:倡导建立一个保护消费者的独立组织,并促进了2007年《宪法》第61条的颁布;倡导公民作为消费者,应受到有关不安全产品责任法律的有效保护;倡导消费者保护委员会办公室禁止学校使用含铅的水冷却器。

（3）建立安全的电子世界

电子产品的日益丰富使得电子安全成为健康促进的一个新兴领域。有调查发现,2009年,泰国中小学生中有9%的儿童沉迷于游戏,比2006年增加了2倍。Thai Health 通过与多领域的部门合作来保障电子世界的安全,包括:与社会发展和人类安全部合作保护儿童网络私人数据的安全;与文化部一同组织健康游戏展览,监管内容不当的网站和游戏,开设网吧和游戏店热线以接收有关不当行为和不良经营的投诉;与教育部合作举办电子竞赛,奖励健康电子场所,并借助《网络知识手册》和《网络时代父母手册》宣传电子安全相关知识;与精神卫生部、青少年心理健康机构共同推出了一门名为"网络时代的子女教育"的课程,该课程致力于建立两代人之间的良好沟通,最终有91%的儿童在游戏成瘾方面有所改善。

59.2.6　以组织为基础的健康促进

在以组织为基础的健康促进中,Thai Health 充分贯彻了工作生活质量(Quality of Work Life,QWL)理念。在QWL的概念中,要达到工作与生活的平衡,必须考虑4个方面的健康,分别是生理健康、心理健康、社会健康及精神健康。本节主要介绍 Thai Health 在政府部门、工作场所以及警察局的健康教育与健康促进策略。

（1）在政府部门的健康促进

有研究发现,相对于社会保障计划和全民保险计划的其他成员,公务员的医疗费用是其5倍之多。针对这一调查结果,Thai Health 在16个政府机构中开展试点计划,通过提高公务员社会福利的方式来提高其生活质量。最终,这16个政府机构的公务员疾病减少了50%,公务员委员会办公室还命令所有机构都应提高员工福利。这一计划揭示了以机构为基础的健康促进策略确实有效。

（2）在工作场所的健康促进

"快乐工作场所计划"(Happy Workplace Program)有效地结合了工作场所的健康促进、职业健康和人力资源管理。其核心理念"快乐工作场所"(Happy Workplace)由8个要素组成,即所谓的"8个快乐"(happy eight):快乐的身体、快乐的心、快乐的社会、快乐的放松、快乐的大脑、快乐的灵魂、快乐的工资和快乐的家庭。由此可见,"8个快乐"涵盖了身体、心理、社会和精神健康这4个维度。一般的工作场所健康促进计划着眼于在工作场所中提供更多体育锻炼机会,而"快乐工作场所计划"支持100个私营部门的人力资源部自主建立健康促进计划。短期内,该计划可为员工提供多种健康促进的活动,而其长期的效率和可持续性也有望超越一般的工作场所健康促进计划。

（3）在警察局的健康促进

Thai health 在警察局的健康促进计划主要体现在"警察局幸福促进项目"(Well-Being Promotion Police Station Program),其目标是严格执行禁止在所有政府场所吸烟的法律。Thai Health 在此项目中所采取的措施包括:①公开宣布禁止在警察局吸烟,同时要求吸烟的警察谨慎行事,因为他们必须为民众树立遵守法律的好榜样。②将有关吸烟风险的知识纳入警察培训课程。③增加与警务人员及其家属的沟通。④执行保护不吸烟者的法律。值得注意的是,与酒精使用相关的心理健康和压力问题将是未来在警察局的健康促进计划的重点。

59.2.7　以社区为基础的健康促进

社区是人们生活中接触最密切的公共区域,社会流行病学的调查表明,要实现可持续的健康改善,必须依靠社区的力量。自成立以来,Thai Health 一直将促进社区健康视为其工作核心,其目标是培养优秀的社区管理领导者,制订解决问题的常规程序和具体措施,建立全面的社区管理系统。

Thai Health 自2008年以来一直支持 Pak Poon 模式的推广,并成功赞助其在 Nikon Si Thammasat 的实施。Pak Poon 模式包括幼儿发展计划、残疾儿童支持系统、辍学学生的替代学习计划、减少儿童和老年人肥胖的计划等。在该模式的指导下，Nikon Si Thammasat 的工作人员照顾慢性病老年人的能力逐渐增强，应急部门的应急能力也得到提升。Thai Health 还在 Kuhn Tale 区建立了学习中心。在学习中心，来自泰国各地的政府人员可以交流想法，比较其各自的实践情况以达到取长补短的效果。在 Thai Health 成立的 10 年内，已经超过 200 个村庄建立了健康学习中心，其促进居民健康的能力也得到大幅度提升。此外，Thai Health 于 2005 年开始支持社区广播网络，截至 2009 年，共有 303 个社区广播电台得以成立，他们的广播内容主要是与健康有关的信息及针对居民提出的问题的解决方案。此外，在泰国，许多农村社区把可持续发展的经济以及绿色农业方法确定为社区发展的优先事项。考虑到化学试剂对自然环境及人体健康可能造成的影响，还考虑到支持社区自主地决定是以社区为基础的健康促进的核心，Thai Health 表示了对这些计划的强烈支持。表59-1 概括了由 Thai Health 支持的其他健康促进项目。

表 59-1　Thai Health 支持的以社区为基础的健康促进项目

项目名称	项目内容
本地健康基金，可持续农业系统和改革的本地计划项目	当地社区健康促进的自主权和可持续性发展的一个重要保障是当地政府的财政投入
快乐的塔姆邦项目	由当地政府自主定义健康促进过程。该计划已在 336 个塔姆邦区启动，覆盖 170 万人次，并包含残疾人、贫困家庭、难民和移民等边缘化群体。该计划需要使用社会流行病学进行效果评估
老年人志愿护理者	为204 个塔姆邦行政组织的 6 000 名老年人提供医学护理，有利于解决老龄化问题。需要在省或地区汇总计划并评估其对老年人健康和福祉的影响，特别是在有志愿者的地区评估其健康效益
五个自主乡村	由Thai Health 和当地合作伙伴于 2011 年推出。其目标是：①建立地方水平的社区管理系统，使社区能够自主管理本地居民健康；②每年设立 30 个学习中心，重点关注生理健康、心理健康、社会健康及精神健康；③每年与 700 个地方政府交流经验

59.2.8　弱势群体的健康促进

泰国的弱势群体包括文化少数群体、贫困和边缘化群体、残疾人、非正式员工、无国籍人士以及受冲突和暴力影响的人群等。其中南部地区有 100 万穆斯林和 50 万山区部落人群，北部地区的清迈省也多为山区，人口数达 13 万，为少数民族聚集地，人群知识水平低。吸烟、饮酒和道路伤害等危险因素在弱势群体中的流行率高于一般人群。与澳大利亚等国不同，Thai Health 并没有把这类弱势群体视为政策的被动接受者，而是充分保证弱势群体在这类事务中的决定权与主动权，Thai Health 更多的是承担任务执行的部分。本节主要介绍 Thai Health 在泰国穆斯林和残疾人群体中所做出的贡献。

（1）泰国穆斯林

考虑到穆斯林的文化氛围，Thai Health 在泰国穆斯林网络的帮助下，加深了对泰国穆斯林宗教信仰体系、生活方式及文化传统的理解，从而能够在穆斯林社区创建和推广专门的健康项目。Thai Health 支持穆斯林社区的健康促进计划，聚焦于健康生活方式的倡导及对公共医疗服务更好的管理。

泰国有超过 500 万的穆斯林居住在较为动荡的南部，因此 Thai Health 尤为关注这一地区的穆斯林的健康状况。Thai Health 在宋卡王子大学设立了健康研究中心，制订和实施了动荡地区特有的基本卫生服务策略。Thai Health 资助了 44 个塔姆邦区的由音乐、体育和艺术组织运行的青年项目，用来促进该地区的和平统一。Thai Health 还为受动荡影响的公务员及其家属提供了支持系统。

Thai Health 同样注意到了在泰国穆斯林中可能存在的健康不公平性。为了尽量缩小穆斯林与多数人群所获得的健康服务的差距，Thai Health 提出将泰国穆斯林男性包皮环切术作为全民保险计划（2005 年）的一部分，并且促进《Za kat 基金法》的起草，其核心内容是确保该基金平均分配给 8 个目标群体，特别是穆斯林和最贫穷的人群。

（2）残疾人

在泰国，白色手杖价格低廉，可训练费却比手杖费高出约 20 倍，这导致手杖利用率不高。于是，Thai Health 开展了一个教授视障人士使用白色手杖的试点项目，并在 2010—2015 年成功获得来自国家卫生安全局的 7.7 亿铢的经费。Thai Health 在促进残疾人健康方面采取的措施还包括：在残疾早期对其及时干预；保证残疾人获得主流教育和工作的权利；设置残疾人特有通道;绘制全国 5 个地区的残疾人旅行地图;在烟草、酒精、道路伤害控制和运动推广等重大危险因素计划中考虑到残疾人,以及与残疾人组织合作等。

59.2.9　儿童、青年与家庭健康

泰国公共卫生部的统计数字表明,泰国青少年怀孕率从 2003 年的 39.2‰ 升高至 2008 年的 50.1‰。针对青少年群体中的这一问题,Thai Health 主要采用了健康教育的方法予以解决。Thai Health 通过建立网站(http://talkaboutsex.thaihealth.or.th)为青少年提供性教育渠道;在包括 122 个学校的家长网络中宣传性教育信息;与国家科学馆和联合国教科文组织共同举办面向青少年、家长和学术人员的健康性展览,并成功将其延伸至农村地区,吸引超过 20 万人参与。

Thai Health 的健康理念认为,教育在个人与家庭的幸福中都起着决定性的作用。在这一点上,Thai Health 与泰国政府达成了共识。为了提高家庭教育和学校教育的质量,Thai Health 采取了一系列措施,其中包括:提出"第一本书"计划,目的是督促父母培养新生儿对阅读的喜爱;为儿童挑选 108 本值得阅读的好书;支持"质量学习基金会"的成立,致力于使弱势学生(如贫穷学生、辍学或即将辍学的学生、怀孕的青少年、残疾学生、犯罪学生)获得平等的教育权利;与泰国出版商和书商协会合作,举办名为"泰国教育革命的答案"的研讨会,提出学术成绩并非评价儿童的唯一标准,从而探讨新的教育理念。

59.2.10　健康服务系统

虽然健康教育与健康促进必须有多部门的共同努力,但卫生系统的核心位置不容置疑。因此,Thai Health 参与了与卫生部有关的多项活动,包括提高灾难及紧急事件应对能力、举办国家卫生大会,以及在卫生系统人员的教育中增加健康促进相关内容。

首先,Thai Health 协助制订了急诊医学战略计划和《急诊医学法案》,后者于 2008 年 3 月生效。至今,有关预算已下发到地方行政当局,以更好地资助地方一级的紧急医疗服务单位,并使当地政府部门在事故处理和灾害预防方面发挥更大作用。2009 年初,当解除甲型 H1N1 流感大流行的威胁迫在眉睫时,受泰国政府委托,Thai Health 资助并成立了一个由不同领域专家组成的技术小组,并制订了一项国家级的综合方案,旨在通过全面的预先规划和

预防措施,为流感暴发做好准备。在流感暴发期间,Thai Health 成立了跨政府、跨社区的次级小组来制订解决方案。Thai Health 支持曼谷地下交通管理局(BMTA)为 3 514 辆公共汽车提供酒精凝胶以便洗手,并为 BMTA 的 16 676 名员工组织健康促进活动。Thai Health 与泰国的寺庙合作预防流感,告知僧侣在公共场所戴口罩的好处。Thai Health 与 UNESCAP、WHO-Thailand、泰国公共卫生部和国家警察局合作组织了为期 1 天的体育赛事,鼓励人们锻炼,以保持身体健康,最终超过 10 000 人参加了此次活动。Thai Health 还与教育部、人力部合作,分别获得了 2 000 万名学生和 9 000 万名工人的响应。Thai Health 在 2009 年流感大流行中的作用凸显了其在传染病暴发中提供快速又有效的多部门合作平台的能力,泰国政府在禽流感期间对 Thai Health 委以重任,也表明政府认识到 Thai Health 在突发公共卫生事件中的重大作用。

Thai Health 自成立以来,一直积极参与一系列卫生系统的改革。Thai Health 支持国家卫生大会的举办,该会议允许人们参与公共卫生政策的审查,并确保了弱势人群的权利,许多 Thai Health 的合作伙伴已在国家卫生大会提出多项公共政策。截至 2011 年,由 Thai Health 支持的 25 项卫生决议已获得内阁批准,并由相关公共机构确保实施。此外,Thai Health 还支持医学院、牙科学院和药学院的院长联合会,建议将健康促进的内容纳入学生课程。2010 年,18 所医学院院长签署了《健康促进医学院实践守则》。该守则阐述了医学院内学生之间以及医院内员工、患者及其亲属之间培养健康促进文化的 12 种行为。Thai Health 充分利用这个机会将健康促进概念纳入临床医学、护理学和公共卫生教育的培训课程中。

59.2.11　社会营销

Thai Health 十分重视媒体在社会营销中的作用。Thai Health 倡导建立泰国首个无广告公共广播电视台,为泰国优质媒体的发展做出了重要贡献。在此活动取得成功后,泰国公共广播服务(PBS)于 2009 年推出。鉴于 PBS 成立时间短,内容较为缺乏,Thai Health 建议其借鉴南非的 Soul City。这部大受欢迎的电影将健康促进融入精心编写的故事情节中,已在南非本地黄金时段播放了 20 年。其关注的问题包括酒精及其与家庭暴力的关系、攻击和伤害、健康家庭关系的建立以及社区暴力的减少。

Thai Health 还将儿童电视节目的比例从 5% 提高到 13%，提倡电视节目和电影的分级，并利用针对儿童和家庭的社区广播节目传递有关健康的信息。为了提高记者报道健康促进政策的能力，Thai Health 开发了一个创新性的媒体项目。该项目包括开展健康促进倡导者与记者共同参加的会议；培训记者从道德角度展示健康促进内容，如在报道中质疑烟草和酒精事业的道德性。

此外，Thai Health 还把赞助作为社会营销的重要手段，特别是在烟草和酒精的控制政策当中。在 Thai Health 成立之前，泰国已经有禁止烟草赞助商赞助体育赛事的禁令，Thai Health 一直努力让该政策不被推翻，并且倡导该禁令。对于因此造成的体育比赛的赞助空缺，Thai Health 以其相对微弱的赞助费用大力宣传与健康促进有关的信息，并充分借助体育名人的社会影响力来传递健康促进的知识。另外，该禁令还促进了体育赛事结构性的改变以及健康环境的建立，包括无烟区域的设立、无酒精赛事的举办、只提供低强度酒精饮料的活动、健康食品的供应等。

59.2.12 支持系统

虽然 Thai Health 非常重视以证据为基础的决策，但泰国的卫生信息系统在数据方面存在数据碎片化、数据源不一致等问题。因此，自 2004 年以来，Thai Health 一直支持建立卫生信息系统开发办公室（Health Information System Development Office，HISO）以提高卫生数据的质量。Thai Health 支持的计划包括确定最低限度的国家卫生指标并定位其数据来源、开发针对特定卫生问题的信息系统、收集区域性的卫生信息、提高卫生信息标准、培训负责卫生信息收集和分析的人员，以及加强卫生信息网络。2010 年，HISO 与国家统计局等相关机构合作制订了卫生信息系统战略计划，该计划被用作指导国家卫生信息的收集及详细计划的制订。

此外，Thai Health 还致力于新技术的开发。Thai Health 倡导使用移动电话技术和 SMS 来检测疾病流行情况，并在统计学上和空间上分析疾病流行可能造成的后果。该系统在泰国和老挝两国的边境进行了测试。网络地理信息系统（Web Geographical Information System，GIS）的发展也是 Thai Health 的成就之一。GIS 能够呈现泰国 1998—2008 年各省的死因分类和医疗中心的坐标，使泰国境内一个强大的监控系统得以建立。

59.2.13 开放的拨款与创新支持

Thai Health 的拨款按其用途不同可分为主动拨款（proactive grants）和开放拨款（open grants）。

主动拨款占 Thai Health 预算的 93.4%，主要用来实施 Thai Health 计划的方案。主动拨款已被用作开展一系列广泛的项目以实现总体规划中的健康目标。这包括加强组织和个人的工作能力、增强健康促进网络，从而使目标群体或目标区域的人受益。

开放拨款占 Thai Health 预算的 6.6%。开放拨款的用途可分为两个：提供给社区或弱势群体用以确定其优先事项，以及支持 Thai Health 计划以外的创新项目，如无化学试剂的农业发展，这就涉及 Thai Health 之前未曾涉猎的环境与健康的领域。开放拨款充分表明了 Thai Health 是一个具有包容性、创新性的组织。

59.3 泰国健康基金会成功经验的剖析与借鉴

Thai Health 成立以来，在短短 10 年时间内全面地改善了泰国人民的健康状况，实现了增进泰国人民健康的目的，堪称健康促进的成功案例。Thai Health 的成功经验对世界各地健康教育与健康促进具有极大的借鉴意义，从中获得的经验可归纳为以下几点。

59.3.1 完善对健康的认识

WHO 将健康定义为生理、精神和社会生活的完好状态，而不仅仅是没有疾病或不虚弱。在这样的理念指导下，Thai Health 追求的健康模式是综合的，而非简单的生物医学模式。因此，Thai Health 除了关注疾病负担之外，同样注意健康的社会决定因素。我们可以看到，Thai Health 不仅关注个人的生活方式，如吸烟、饮酒、体育锻炼等，还致力于改善人们的生活条件、工作条件和教育情况，更是通过许多政策的倡导创造了健康的支持性环境。可以说，Thai Health 将个体健康置于更为广阔的社会健康体系来考虑，更加关注人们获得健康生活的途径，而基于此采取的措施则是对整个社会的全面的健康促进。

在 WHO 的健康理念中，健康还是一项基本人权，不因种族、宗教、政治信仰或经济和社会条件不同而有差异。事实上，在 Thai Health 刚成立的前 5

年,与其他健康促进组织相比,其对于健康公平性的关注是远远不够的。但在随后的 5 年中,Thai Health 注意到了这个问题,并致力于弱势群体的健康促进。以穆斯林为例,Thai Health 为了在穆斯林社区开展该地区特有的健康项目,专门学习穆斯林的生活方式及文化氛围,提高了项目的可接受度。此外,Thai Health 还在其董事会中纳入了一位穆斯林成员,以便在开展其他项目时更充分地考虑到该群体的利益。

Thai Health 在健康认知这方面给全世界的健康促进机构都提供了一个经验,即充分意识到健康的多元含义,注重健康的社会决定因素,创造有利于健康的社会环境,并且从弱势群体着手,了解其实际需求或独特的文化氛围,从而缩小人群内部的健康差距。

59.3.2　获得稳定的资金来源

当今许多国家的健康促进倡导者普遍面临一个难题,即在制订和实施禁烟控酒措施时,会遭遇到烟酒生产商的极力阻挠,鉴于烟酒生产行业对国家就业及整体消费水平的影响,禁烟控酒往往会陷入举步维艰的瓶颈期。

面对这一问题,Thai Health 在制定政策时充分地考虑了烟酒企业的利润,并且将税收作为其资金来源。这种征收"不道德税"的方式不仅使 Thai Health 避免了与其他卫生机构争夺基金的情况,保证了其经济来源和资金保障,而且提高烟酒税收本身也是 Thai Health 所倡导的健康促进政策的一部分,将其用来支持 Thai Health 的其他健康促进活动可谓再合适不过了。Thai Health 对于资金的管理及合理使用均有严格的规定,保证了资金和工作效果的良性循环。

Thai Health 的经验充分说明,禁烟控酒的目标与烟酒厂商利益并非相互冲突,而是可以兼顾的。建议各国在提高烟酒税收的同时提高烟酒零售价格,使烟酒厂商的利润维持在一定水平,增加烟酒消费负担,达到降低消耗的目的,特别是对价格敏感的青少年和贫困人群,可达到其放弃消费的目的。在遏制烟酒总消耗的同时,可以将征收的税款用以开展健康促进活动,以解决健康促进基金不足、不稳定的难题,达到一举两得的效果。

59.3.3　充分发挥健康教育的作用

传统的观点认为,健康教育的目标只是在于提高人们对健康危险因素的认识,从而改善人们的行为。但这种观点会带来两个问题:首先,这一看法基于一种假设,即想法的改变必然会带来行为的改变,很显然这与事实不符。有研究表明,在青少年人群中,大多数都意识到吸烟的危害,但他们并没有放弃吸烟。其次,信息的冲击力需要不断增大以保持其影响力。澳大利亚维多利亚州的政府人员已经注意到这一点,多年来不断提升道路伤害预防图示的冲击力,但民众似乎对这些信息越来越具有免疫力。因此,Thai Health 认为,健康教育并不仅仅指提高人们对健康危险因素的认识,其含义还应扩大到督促各级政府、社区和机构制定健康促进政策,以此强化人们的干预行为。早在 Thai Health 成立之前,为了控制艾滋病的蔓延和流行,泰国就制定了国家规划目标和 8 项主要策略,提出减少新的艾滋病感染人群,用干预方法影响个人、家庭和社区,研究风俗、信仰对降低艾滋病感染率的影响,利用文化、宗教开展健康教育活动,加强管理及相关机制的调整。使艾滋病发病率自 1995—1997 年达到高峰后出现下降趋势,取得了较显著的效果。

实际上,Thai Health 的理念是强化了健康相关行为改变理论的"知-信-行"模式中从知识到行为的过程。在这样的理念的指导下,Thai Health 几乎把政策的倡导与实施贯彻到了所有的健康促进活动中。可以说,Thai Health 许多活动成功的关键就在于泰国政府颁布了国家层面的相关法律,并依托这些法律开展相关的健康促进活动。Thai Health 就是采用这种方式在控烟上大获成功的。

59.3.4　与多部门展开合作

泰国有丰富的多部门合作经验和成果。如泰国艾滋病感染者数量在 1995—1997 年达高峰后出现逐年下降的趋势,很重要的一条成功经验就是多部门的协调与合作。卫生部和教育部在中小学艾滋病健康教育方面进行了有效的合作:卫生部门帮助学校开展培训,提供信息和技巧;教育部把艾滋病知识编写成适用教材和学生读本,纳入学校健康教育课中,通过知识、态度和信息强化,提高学生自我保护意识和能力。针对难以在性病/艾滋病高危人群中开展健康教育、推广使用安全套的问题,公安部门不再把携带安全套列为卖淫嫖娼的证据,并配合卫生部门到高危人群场所开展健康教育,使卖淫妇女接受到专业人员的健康教育,提高了安全套使用率,有效地降低了艾滋病感染的机会。

泰国非政府组织也运用其特殊性、群众性、广泛性的特点,为政府解决了很多难以解决的问题。泰国红十字会推行可接受、有效、保密的性病/艾滋病医疗服务,包括设立艾滋病诊疗咨询站、"星期三俱乐部"(艾滋病患者活动场所)等有针对性的健康教育场所。泰国艾滋病控制商业联盟是针对商业系统开展艾滋病健康教育的非政府组织。该组织积极协调商业领袖,运用成本效益等理论,提高其对保护劳动力的认识,使其体会到解决本企业艾滋病问题就是为企业树立形象,增强企业凝聚力和管理水平。清迈 Viengping 护理院支持艾滋病弃儿的护理,主动接纳艾滋病家庭遗留的 HIV 阳性的孩子,并将其中 HIV 已转阴的儿童介绍给居民家庭或国际友人收养。清迈 Doisaket 寺庙的僧侣针对该地区所在村镇艾滋病流行,许多家庭仅剩寡妇且多数已是 HIV 阳性感染者,饱受社会歧视的情况,由寺庙住持发起建立自助性的"女友组织",并发展成为该地区艾滋病控制和预防委员会,把艾滋病健康教育融入和运用于宗教活动中。60 多名僧侣分别在村委会担任咨询员,开展心理咨询;为患者换药;开展职业技能培训等。

Thai Health 在成立之初就得到了包括泰国皇室、政府及社会各界的支持,克服了重重困难最终得以成立。Thai Health"移动三角"工作模式的实施亦需得到政府及社会各界的支持,才能改变人的行为方式、价值观及生存环境,达到促进健康的目的。自 2001 年成立以来,Thai Health 就注重多部门合作,其合作伙伴已超过 15 000 个。考虑到健康问题的众多社会决定因素,Thai Health 不仅与卫生部门合作,还与政府机构、私人组织、民间社会组织、大学和当地社区等其他组织保持合作关系。将不同的利益相关者聚集在一起达成共同目标是一项艰巨的任务。针对这个挑战,Thai Health 会进行彻底的利益相关者分析,确定彼此的共同利益,并且根据每个合作伙伴的擅长领域分配其任务,从而实现与各种不同部门合作伙伴高效率的合作。

世界各国可以借鉴泰国经验,先建立以政府为主导,卫生部门提供技术支持的健康教育与健康促进策略和工作模式,寻求并呼吁来自社会各界的大力支持。另外,应加大立法和执法力度,尽快颁布国家层面的相关法律,培育像 Thai Health 这种自主机构存在和发展的法律环境,通过法律赋予其自主的权利。此外,健康促进机构管理委员会的成员可以从包含教育、工业、社区发展、市场营销、知识管理、经济、法律等不同领域的专业人士中招募,使得在机构内部也能实现多领域合作模式。

59.3.5 建立独立的评价机制

Thai Health 评估委员会是根据健康促进基金会法案 BE2544(2001)第 37 节建立的,由内阁任命,成员包括具有金融、健康促进、效果评估方面的知识和经验的专业人士。评估委员会每月召开 1 次会议,用来评估 Thai Health 开展的各种政策和活动的结果,以便为 Thai Health 提供有关战略和运营发展的指导性建议,从而使 Thai Health 更加有效地实现其目标。除了对 Thai Health 活动开展情况的评估,评估委员会还会对其内部管理情况以及社会投资回报情况进行评价,以便提供一个更加全面的评估报告。Thai Health 的长期评估由外部机构每 5 年进行 1 次。

目前,许多国家的健康促进机构都缺乏相应的评价机构,缺乏及时有效的反馈链。这样一来,一则不能将有效措施加以扩大,以利更广;二则不能将无效措施加以纠正调整,容易造成不必要的资源浪费。建议各国加快相应机构的建立,组织相关人员培训,从而将机构的活动成效通过第三方公正及时地加以评估,以便健康促进机构能够及时调整其进一步的活动方案。

综上,泰国健康促进基金会虽然成立时间只有十几年,但其在泰国的健康改善方面取得了巨大成就,对世界各国健康教育与健康促进都具有一定的借鉴意义。泰国健康促进基金会对其他国家健康促进的启示主要包括:①完善对健康的认识,重视健康的社会决定因素;②可通过征收"不道德税",获得具有正向反馈机制的独特财政来源;③充分发挥健康教育的作用,通过政策的倡导,建立健康的支持性环境;④通过跨部门合作方式完成健康促进项目,并注意各个部门之间的利益协调;⑤建立独立的评价机构及机制,对健康促进机构的各方面进行及时评估与反馈,从而使健康促进效果最大化。

(杨一晖　徐望红)

60 新西兰控烟健康促进项目

60.1 背景

60.1.1 新西兰烟草使用流行现状

吸烟已经成为当今世界上最严重的社会问题之一。WHO 称吸烟是严重威胁人类生命的 21 世纪瘟疫,同时也是世界上引起疾病和死亡的最大的、可预防的危险因素,以及最有可能通过健康教育和健康促进进行干预的不良行为和生活方式。消除吸烟危害俨然已经成为世界性趋势和历史性潮流。

吸烟是新西兰可预防性死亡与慢性病的首要危险因素,也是导致健康不平等的主要原因。根据卫生部 2016 年报告,新西兰每年有 4 500~5 000 人因吸烟相关疾病过早死亡,约占死亡总数的 1/5,是谋

杀、自杀、溺水、交通事故等非医疗原因死亡总数的 3 倍,其中,大约有 1 500 人处于 35~69 岁的年龄段,平均损失了 23 个生命年。在可预防性疾病和痛苦、家庭影响、卫生系统支出、生产力损失等方面,吸烟给新西兰带来了较高的成本。

根据 2016/2017 年新西兰健康调查(New Zealand Health Survey,NZHS)数据显示,约有 602 000 万(15.7%)名成年人为目前吸烟者(即至少每月抽烟 1 次且已累计抽烟超过 100 支的人),而分别有 35% 的毛利裔成年人和 24% 的太平洋岛裔成年人为目前吸烟者。可见,毛利裔与太平洋岛裔成年人吸烟情况更加严重。此外,除毛利裔外,其他种族成年人中男性吸烟率均远远高于女性,而毛利裔中妇女吸烟率也较高。2011 年后,新西兰 15 岁及以上成年人吸烟率不断下降,但近年来下降速度变慢(图

60-1)。2016/2017 年调查数据显示,新西兰 18～34 岁年龄组的吸烟率较高(图 60-2)。在调整种族、性别与年龄差异后,社会经济贫困地区人们吸烟的可能性是经济发达地区的 3 倍以上。

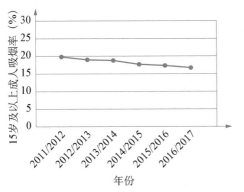

图 60-1　新西兰 15 岁及以上成年人吸烟率随时间的变化

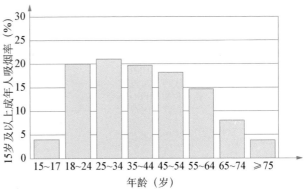

图 60-2　2016/2017 年新西兰 15 岁及以上成年人年龄别吸烟率

60.1.2　吸烟的危害

（1）成瘾性

烟草烟雾中含有 7 000 余种化学成分,其中已发现数百种成分对人体有害,已明确至少有 69 种化学物是致癌物。美国医师协会的报告指出:①所有形式的烟草均具有成瘾性;②尼古丁是导致成瘾性的主要来源;③吸烟成瘾的药理学及其行为特点同海洛因和可卡因类似。烟草依赖疾病是一种慢性高复发性疾病,其本质即是尼古丁依赖。尼古丁已被公认为强烈的成瘾性物质,WHO 已将烟草依赖作为一种疾病列入国际疾病分类(ICD-10)。

（2）吸烟成本

吸烟成本包括直接成本、间接成本和无形成本,直接成本包括治疗吸烟直接导致的疾病与相关疾病的健康护理支出,比如药物和卫生服务费用等,还可能包括其他机构和慈善组织所使用的资源。世界银行曾估计,在高收入国家,约有 15% 的卫生保健支出用于吸烟。同时,吸烟也给社会和非吸烟群体带来间接成本,比如二手烟带来的危害,吸烟者由于吸烟相关疾病而丧失劳动力和旷工,吸烟导致的火灾、疾病和病残津贴、垃圾成本等。直接成本与间接成本均是可以直接测量的有形成本,又称经济成本。此外,吸烟还会带来部分无形成本,只能通过间接测量,比如吸烟相关疾病导致的生命损失,痛苦负担等,又称健康成本。WHO 曾经在 2008 年的《全球烟草流行报告》中就提到"烟草是唯一一种危害所有使用者并可造成一半使用者死亡的合法消费品"。其中,烟草中的氮氧化物可对呼吸黏膜产生刺激;苯并芘和镉对人体有致癌作用;酚类化合物对人体具有促癌作用;重金属元素和胺类对细胞产生毒性作用;一氧化碳使红细胞失去携氧能力,从而导致呼吸系统、心血管系统、生殖系统、大脑、骨骼、口腔、咽喉产生病变,以及危害孕妇和婴儿的一系列疾病甚至癌症。强有力的证据表明,吸烟可增加肺癌、喉癌、膀胱癌、宫颈癌、肾癌、肝癌、食管癌、口咽癌、胰腺癌和胃癌的发病风险。

新西兰 2005 年计算的吸烟的经济成本是 17 亿新西兰元,占 GDP 的 1.1%,若将此百分比应用于 2014 年的 GDP,其经济成本将达到 25 亿新西兰元。2005 年的健康成本包括过早死亡损失的 62 800 个和疾病损害损失的 18 850 个质量调整生命年(quality-adjusted life years, QALYs)(QALY 是衡量疾病负担的一个指标,包括生命的质量与数量,1 个 QALY 等于以完好的健康状态生活 1 年),共损失 81 650 个 QALY,损失达 31 亿～112 亿新西兰元。对于 1 个 QALY,财政部估值为 38 110 美元,而卫生部 2005 年报告里采用 137 500 新西兰元。全球疾病负担以伤残调整生命年(disability-adjusted life year, DALY)为单位进行测量,是对由疾病死亡和疾病伤残而损失的健康生命年的综合测量,测量人群健康水平与理想健康水平之间的差距。在新西兰 2005—2016 年疾病负担研究中,关注了导致 DALY 损失的前十位危险因素及其百分比变化。其中,作为行为危险因素的烟草始终位列前茅,导致的 DALY 损失占比增加 0.1%,达到 8.6%(图 60-3)。

● 代谢危险因素
○ 环境/职业危险因素
◐ 行为危险因素

2005年排名	2016年排名	2005—2016年百分比变化
烟草 1	1 高BMI	18.6%
膳食危险因素 2	2 烟草	0.1%
高血压 3	3 膳食危险因素	3.0%
高BMI 4	4 高血压	2.4%
饮酒、吸毒 5	5 饮酒、吸毒	13.1%
高空腹血糖FPG 6	6 高空腹血糖FPG	15.6%
职业危险因素 7	7 职业危险因素	11.7%
高总胆固醇 8	8 高总胆固醇	−5.3%
肾功能损害 9	9 肾功能损害	11.8%
体力活动过少 10	10 体力活动过少	2.8%

图 60-3　2005—2016 年导致 DALY 损失前 10 位危险因素及其百分比变化

60.1.3　烟草流行的四阶段模型

1994 年，Lopez 等提出了一个烟草流行的四阶段模型来描述经济发达国家中烟草流行对死亡率的影响，阐明了在美国、英国、澳大利亚等西方发达国家中，整体上女性吸烟率及吸烟归因死亡率的上升和下降落后于男性 20～30 年的规律。同时，青少年时期吸烟率的增加可导致几十年后的中年时期吸烟归因死亡率的增加，这也就是虽然香烟消费量已经大幅度下降但吸烟归因死亡率仍在上升的原因，这是几十年前吸烟率的增加带来的延滞效应。该模型根据男、女性吸烟率与吸烟归因死亡率的相对水平进行阶段划分。①第一阶段：香烟开始流行，此时总体吸烟率低于 20% 且吸烟者基本为男性，极少导致死亡；②第二阶段：男性吸烟率急剧上升，达到 40%～80% 的高峰，女性吸烟率也主要在这个阶段上升，吸烟归因死亡率开始上升但仍很低；③第三阶段：男性吸烟率下降，逐渐接近女性吸烟率，而吸烟归因死亡率从 10% 急剧增加至 30%，且主要为男性；④第四阶段：男、女性吸烟率均持续下降，但吸烟归因死亡率仍在上升，男性人数达到 1/3 才出现下降，女性峰值则稍低。目前，新西兰已经处于吸烟率和吸烟归因死亡率均持续下降的阶段。该四阶段模型为烟草流行提供了一个相当有用的描述，各发达国家可以在不同时期采取具有针对性的烟草控制干预策略、措施以提高控烟效率。然而，由于发展中国家中男性吸烟率、吸烟归因死亡率远远高于女性，若要将此四阶段模型应用于发展中国家，则需要分别对其男、女性进行描述、分析（图 60-4）。

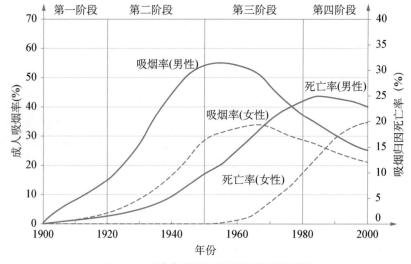

图 60-4　经济发达国家香烟流行的四阶段模型

60.2 控烟健康促进实施

目前,包括新西兰在内的许多发达国家将烟草税收用作社会卫生系统的资金投入,以开展全面控烟的健康促进项目,这些项目通常旨在防止青少年开始吸烟、促进吸烟者戒烟、减少环境烟草烟雾(Environment Tobacco Smoke, ETS)暴露、确定和消除亚人群间的差异等,包括国家和社区干预、反营销、政策和管理、监督和评估中的一个或多个方面。1986 年 11 月,在加拿大渥太华召开的第一届健康促进国际会议上发表的《渥太华宪章》中确定了制定健康的公共政策、创造支持性环境、强化社区行动、发展个人技能和调整卫生服务方向 5 个健康促进行动领域。同健康教育相比,健康促进是在组织、政策、经济、法律上提供支持性环境,它对行为改变具有支持性或约束性,包括了健康教育和环境支持。在国家控烟健康促进项目中,政府首先应将控烟法规放在优先的位置,健康教育只有在环境和政策的支持下才能逐步向健康促进发展,而健康教育则是健康促进的核心,健康促进需要健康教育的推动和落实,营造健康促进的氛围。

随着国际上控烟的立法越来越多,如《烟草控制框架公约》(Framework Convention on Tobacco Control, FCTC)、《无烟环境法案》(Smoke-free Environments Act, SFEA)、《国际烟草控制》(International Tobacco Control, ITC),还有吸烟与健康行动(Action on Smoking and Health, ASH)、MPOWER 策略等。新西兰于 2000 年颁布了新西兰健康战略(New Zealand Health Strategy, NZHS),依托于该政策背景,新西兰陆续开展了一系列控烟活动,并将减少健康不平等现象作为首要目标。

60.2.1 新西兰控烟史上的里程碑

烟草最初种植在美洲,18 世纪由 Cook 的船只带到新西兰。在欧洲殖民时期,烟草深受毛利裔喜爱而迅速成为一种贸易商品,不久,Pomare 博士意识到了吸烟对健康的负面影响并在 20 世纪早期指出,在毛利裔孩子周围吸烟不利于孩子们的身体健康。同时,批量生产香烟机器的发明使得获取香烟更加方便,从而大大改变了人们的吸烟习惯。作为发达国家,新西兰具有较为悠久的控烟史,且被公认为是全世界控烟力度最大的全民戒烟国家。

1914—1918 年:第一次世界大战期间,由于香烟较烟斗和雪茄更容易放在衬衫口袋而在士兵中流行,士兵每天可免费获得香烟;第一次世界大战后,人们对香烟的接受度增加;第二次世界大战后,新西兰 3/4 的成年男性、1/4 的成年女性吸烟。

20 世纪 30 年代:医学专家开始注意到肺癌发病率的增加,这在之前极少见。

1948 年:卫生部制作了新西兰的第一张海报,将癌症与吸烟联系起来。

1963 年:新西兰电视和广播中的香烟广告被禁止,以响应医学协会关于禁止烟草广告的呼吁。

1964 年:发布美国外科医师关于吸烟与健康的报告,将吸烟与心脏病、癌症以及许多其他健康问题联系起来。

1974 年:烟盒上首次出现健康警告。

1984 年:毛利裔男性和女性患肺癌的比例最高,第一个政府烟草控制计划开始。

1987 年:在新西兰销售的烟盒正面和背面出现了崭新、多样和强烈的心肺疾病健康警告,公众强烈支持工作场所和室内禁烟。

2004 年:所有具有执业许可证的场所(酒吧、餐馆、咖啡馆、体育俱乐部以及赌场等)和其他工作场所(包括办公室、工厂、仓库和工作食堂等)实行室内禁烟。

2011 年:2010 年毛利人事务特别委员会(Māori Affairs Select Committee, MASC)成立后,新西兰政府提出在 2025 年之前实现"无烟国家"的目标。

2018 年:推出烟草标准化包装。

60.2.2 新西兰控烟健康促进

新西兰的烟草控制项目在国际最佳控烟实践与相关国内外研究的基础上,确立了一系列控烟干预措施以防止儿童、年轻人开始吸烟和促使吸烟者戒烟。根据 2014/2015 年数据估计,新西兰每年在控烟方面的预算约为 6 170 万新西兰元,用于戒烟服务、戒烟药物、健康教育、社会传播、执行与落实相关法律规范等系列控烟活动。其中,卫生部不仅是制定控烟政策的主要机构,同时也为政策的执行与落实、开展服务等提供资金支持。图 60 - 5 所示为新西兰 2014/2015 年的控烟预算分配。可见,新西兰具有全面、综合的控烟策略。其中,在戒烟药物、戒烟热线、地区卫生局(District Health Board, DHB)烟草控制和社区戒烟服务上的预算比例较高,而在健康促进、大众传播、卫生部非部门费用和创新基金上的预算比例较低。

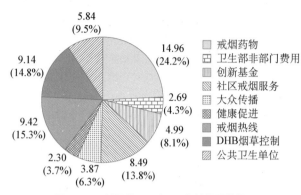

图 60 - 5　新西兰 2014/2015 年控烟预算分配
（单位：百万新西兰元）

注：图中不包括卫生部、HPA 人员配备的部门成本和 DHB、PHO 控烟的额外预算

（1）新西兰健康战略

新西兰是一个国民健康水平相对较高的国家，政府十分重视卫生保健工作。为了使卫生系统能够更好地满足居民的健康需求，新西兰政府于 2000 年 12 月正式实施新西兰健康战略。健康战略作为确立具体健康目标的指南，可以指导个人、家庭、社区及整个卫生系统各尽其能、发挥所长、有效协调合作，实现目标最优化。新西兰健康战略注重改善人群的健康状况和减少健康不平等现象，其优先领域之一——"人口健康目标"中就包括了"减少吸烟"。另一旨在减少健康不平等现象的优先领域，是重视解决毛利裔和太平洋岛裔的健康不平等问题。此外，年轻人和孕妇群体也作为新西兰控烟项目中的重点优先人群。战略实施包括开发工具包，确定不同类型组织可以采取的行动，指导制定相应的战略规划，针对具体问题、服务、人群制定更加详细的战略，卫生部和地区卫生局负责战略执行等。

2016 年 4 月，新西兰健康战略更新，确定卫生系统解决卫生服务和卫生预算压力与需求的框架，以及未来 10 年的发展方向。其中，主要提出了以下五大战略主题及其具体实施方案。

1）以人为本：人们可以获得并理解管理自身健康所需要的信息，有能力自行选择所需要的护理和支持。

2）靠近家庭：在人们居住、学习、工作和娱乐的场所附近提供服务，将卫生服务与更多其他公共服务相融合，帮助人们在生命早期即关注健康和福祉。

3）价值与高性能：提高卫生服务效率，解决不平等问题并充分肯定公众、卫生工作人员在提高卫生服务系统水平上的付出。

4）同一团队：将个人、家庭与卫生中心均纳入卫生系统，并进行角色分工，在合作中各自发展领导力、发挥特长、培养工作技能。

5）智能系统：系统发展、共享有效创新，具有可靠、准确的数据与信息，建立国家电子健康记录，发展高效识别、发展、管理、介绍知识和技术的能力。

（2）MPOWER 策略

FCTC 是 WHO 于 1999 年制定的一份具有国际法约束力的全球性公约，是针对烟草制定的第一个世界范围内的多边协议，其宗旨是遏制烟草在全世界的蔓延，尤其是在发展中国家的蔓延。FCTC 同时也是第一个解决公共卫生问题的国际条约，目前已有超过 160 个缔约国，缔约国有义务执行该条约所规定的控烟措施。该条约提出控烟应采取多部门合作并综合运用教育、临床、管理、经济与社会策略的方法。为此，WHO 也进一步提出了 MPOWER 全面控烟策略，以期协同各国控烟干预措施共同降低人们对烟草的需求。根据 2017 年 WHO 的《全球烟草流行报告》，新西兰的 MPOWER 策略具体实施如下。

1）M（monitor）：监测烟草的使用与预防政策。其中，14～15 岁年轻人的烟草使用数据来自吸烟与健康行动调查，15 岁以上成人烟草使用数据来自新西兰健康调查。这些都能获得具有代表性的定期监测数据。

2）P（protect）：保护人们免受烟草烟雾危害，即创建无烟环境。包括在健康护理机构、教育机构、政府机构、室内工作场所及所有公共场所设置专门的投诉系统，在接到投诉后立即开展调查，并依据国家法律对允许吸烟的机构进行罚款，但不罚吸烟者。

3）O（offer）：提供戒烟帮助。包括设立国家戒烟热线；合法售卖尼古丁替代治疗（nicotine replacement therapy，NRT）药物等产品并报销部分费用；初级卫生保健机构、医院、社区等均可获得戒烟支持且部分或全部得到报销。

4）W（warn）：警示烟草危害。规定烟草制品的包装具备健康警示，包括占据烟盒正反面的面积，字体的类型、大小与颜色，是否有图片，是否描述对健康的负面影响等。此外，提前做调查了解目标人群的健康需求，通过电视、无线广播、杂志、报纸、广告牌等大众传媒方式传播反烟草知识，提高人们健康意识，并监测传播效果，评价项目，为进一步优化提供依据。

5）E（enforce）：确保禁止烟草广告、促销和赞助。禁止在电视、广播、纸质媒体等播放烟草广告，禁止打折促销，禁止烟草公司和烟草工业开展企业社会责任活动（Corporate Social Responsibility activities，CSR）等。

6）R（raise）：提高烟草税，包括特殊商品税和增值税。自2008年以来新西兰烟草消费税越来越高。2016年新西兰香烟零税收为售价的51%～75%，其中2014/2015年新西兰所有烟草产品的增值税达2.262亿，总税收达15.08亿新西兰元。若要购买新西兰最畅销牌子的香烟100包，需要2016年人均GDP的3.93%。

（3）创造支持性环境

新西兰采取适用于学校、幼儿中心、零售商、持证场所、体育俱乐部和所有雇主的无烟环境立法。其目的在于保护所有工人和公众免受二手烟危害，减少吸烟对个人的伤害，限制未成年人对烟草制品的获取，以避免吸烟对年轻人产生负面影响，并进一步推广将"无烟"的生活方式作为常态。1990年颁布的《无烟环境法案》（SFEA）则是为了管理无烟工作场所和公共场所烟草制品的营销、广告、促销和监测，控制烟草制品中的有害成分与禁止吸烟。SFEA限制在工作场所吸烟，要求所有工作场所制定吸烟政策并进行年度审核；禁止在公共交通工具等特定公共场合吸烟并限制在餐馆、咖啡厅和赌场吸烟；管理烟草产品的营销、广告、促销和烟草公司的赞助；禁止向16岁以下人群销售烟草制品；控制烟草产品的含量等。该法案经过多次修订，1997年增加禁止向18岁以下人群提供烟草制品；2003年增加禁止将烟草制品同其他产品一起贩卖并限制使用自动贩卖机贩卖烟草制品，学校、酒吧、饭店等室内工作场所禁烟（新西兰成为第一个立法禁止在酒吧、饭店吸烟的国家）；2011年增加对烟草制品的管控与对控烟的强化规范；2016年增加对烟草制品的标准化包装规范。

2018年6月6日，由烟草和加热不燃烧烟草制品制成的蒸汽烟，也称电子烟（e-cigarettes，ECs），可以在新西兰合法销售，SFEA的所有要求也适用于蒸汽烟和加热烟草制品，包括禁止广告宣传、禁止向18岁以下未成年人销售、遵守包装要求等。但室内工作场所禁烟只适用于熏制烟而不适用于蒸汽烟、加热烟草制品，ECs是否纳入"无烟政策"取决于雇主与企业负责人。卫生部坚信ECs的出现有利于解决健康不平等，以在2025年前实现"无烟国家"的目标。但也还在确定ECs的安全标准，吸烟者应从专门零售店购买。ECs只对吸烟者销售，其向周围空气释放的尼古丁与其他有毒物质可忽略不计，不会对周围人造成任何影响但也并非无害。1981年《药品法》与SFEA（1990年）的规定涉及了ECs及其所用尼古丁液体的销售、广告宣传与使用规则，但ECs在禁烟场所未受约束，除非个别组织有自己的规定。

（4）2025年前实现无烟国家

2025年前实现无烟国家（Smkefree Aotearoa 2025，SFA 2025）作为一个世界领先、大胆的"终局"目标，是由毛利裔倡导的"无烟政策"（Kaupapa Tupeka Kore）和2010年MASC对烟草业的调查演变而来的，同时，也延续了新西兰作为全球烟草控制领军国家之一的光荣历史。新西兰政府在2011年提出该目标，旨在在2025年前将吸烟率和烟草可及性降至最低水平，该目标也得到了控烟部门与广大公众的拥护。实现这个目标将成为新西兰历史上最伟大的公共卫生成就之一，尤其是对受种族和社会不平等地位影响深重的毛利裔来说意义重大。对于"最低水平"，烟草控制部门将目标具体量化为在2025年12月之前，实现全人群吸烟率低于5%且尽可能接近0。无烟目标有可能显著减小吸烟的不良健康、社会和经济影响，但也并非意味着要在2025年之前实现完全禁烟。

新西兰为实现SFA 2025目标所采取的具体控烟措施分为限制供应、降低可见度、降低可及性和可负担性、增加戒烟支持四大主题，包括了提高烟草制品税收与价格、大众传播活动、无烟环境立法、控制烟草广告与市场营销、基于学校的预防吸烟、场所禁烟、戒烟药物、社区干预等，实现了个人、家庭、社区以及社会的全面覆盖。商业烟草是SFA 2025目标的重点对象，但即使在目标实现后，一些私人"家庭种植"的烟草可能会出现，但随着进一步的禁烟行动也会逐渐减少甚至消失。毛利裔、太平洋岛裔、青少年、低收入人群、孕妇和精神疾病患者由于种族、经济、健康上的劣势地位而成为SFA 2025目标的优先人群。实现无烟国家项目（Achieving a Smokefree Aotearoa Project，ASAP）则是为SFA 2025目标专门设立的，旨在不断地、阶段性地总结行动实施所取得的成果、所遇到的问题及下一阶段的行动计划。

自从采取该目标后，实现了烟草税的规律增加、无烟监狱的构建、商店里的烟草展示销售的撤销等，但许多MASC的建议都还未实施，包括限制烟草制品的零售、降低烟草制品的吸引力与成瘾性、更加有效利用大众传播等措施。该目标提出后，吸烟率的变化趋势与近期的建模工作表明，按照目前的控烟干预措施,SFA 2025目标是无法实现的,新西兰模型预测持续每年10%的烟草消费税的增加,对于毛利裔来说,到2060年甚至更晚都无法实现吸烟率低于5%。经验总结表明,实现SFA 2025目标需要具备:计划、全面的方法并有明确的中间目标审查进展;不同组织、机构间能够开展合作,包括政府、非政府组织(non-government organizations,NGOs)、卫生机构、社区等跨部门合作;利益相关方的参与、支持;所实施的控烟措施具有循证依据;确保对终局目标具有适当的沟通与促进。对此,新西兰卫生部前副部长塔利亚娜·图里亚(Hon Dame Tariana Turia)女士在SFA 2025目标2017年报告中提到,立法对于实现SFA 2025目标是远远不够的,还需要政府、NGOs、卫生工作人员、社区及公民的"自愿联盟",在平面包装、税收、无烟汽车、戒烟服务、零售、研究、跨政府行动等多方面开展合作。

目前,卫生部制订的2018—2022年5年行动计划主要包括以下3个目标。

1)减小可负担性:2019—2022年每年增加烟草消费税20%;规定烟草制品的最低零售价;增强戒烟支持;一次性增加自卷烟烟草税15%。

2)降低可获得性:2021年12月前全部烟草零售商转业;2022年起烟草制品仅在专门零售店销售;2020年12月起通过提高购买烟草制品的合法年龄实现"无烟一代"的目标。

3)降低吸引力:2020年12月前烟草中不再加入具有烟草制品吸引力或成瘾性的添加剂等;2022年12月,一项销售极低含量尼古丁(very low nicotine content,VLNC)烟草制品的尼古丁减量政策生效。

新西兰的吸烟模式具有以下特点:①18~24岁年轻人中呈现持续高水平的吸烟量,即使吸烟率已有所下降,但该人群吸烟量依旧很高。尤其是毛利裔人群,若能控制该人群吸烟量,新吸烟者将会大大减少,因为25岁以上群体的吸烟量目前已达到最低水平;②毛利裔妇女吸烟率较高;③自卷烟(roll-your-own,RYO)使用率较高;④酒精使用与吸烟联系紧密;⑤精神疾病患者吸烟率高。

因此,新西兰ASAP项目在进行国内外文献综述中,以效果、公平性、可行性与可接受性作为判断标准,总结出以下23条较好的控烟干预措施:①提高烟草税增加幅度;②加强大众媒体与社会媒体活动;③规范烟盒包装和戒烟、无烟宣传;④减少对于烟草零售商和供应商的授权,加大烟草的购买难度;

⑤提高合法购买年龄,降低青少年对烟草的可及性;⑥更多无烟环境政策,如在酒吧、室外餐厅、运动场等禁烟;⑦戒烟支持;⑧促进ECs和其他低危害产品的使用;⑨调整烟草制品成分,去除其中的薄荷醇等添加剂;⑩降低青少年烟草摄入量;⑪增加烟草税,控制最低价格并将烟草税收用于控烟;⑫减少烟草进口与市场投入;⑬全面控制和减少烟草零售和供应,如仅限在药店或专门商店销售;⑭尼古丁减量,使用VLNC烟草制品;⑮市场调整,如由国家统一分发和销售烟草制品等;⑯烟草零售商、供应商转业,降低烟草的可获得性;⑰实施"无烟一代"目标;⑱取缔成瘾性物质和自卷烟;⑲室外公共场所禁烟,如打造城市里的无烟商业区等;⑳大众传播和社会传播宣传更加彻底的、反工业的无烟信息;㉑严格控制酒精;㉒管理和调控烟草控制,如加强控烟部门自身能力建设等;㉓完全禁止烟草的供应。

同时,进一步构造出图60-6中的SFA 2025目标的"逻辑模型"。促进SFA 2025目标实现的因素包括:每年均有较大比例的吸烟者打算戒烟且尝试过1次或多次戒烟,近年烟草消费量和青少年吸烟率下降;ECs可及性增加等。

（5）多方合作

1)健康促进机构(Health Promotion Agency,HPA):HPA旨在通过营销、传播、健康教育、政策建议、研究和评价等手段领导和支持国家健康促进活动和倡议来达到行为改变的目的,帮助新西兰人实现健康最大化和提高生命质量,建立更健康的生活方式,促进新西兰的经济和社会发展。HPA是在2004年皇冠实体条例下建立的一个皇冠实体,于2012年根据《新西兰公共卫生和残疾法》(2000年)创立,主要负责促进公民健康和福祉;鼓励健康的生活方式;预防疾病和伤害;创建支持性环境;减少个人、社会和经济损害。HPA实现健康促进是3个部分相辅相成的结果:①决策依据:为政策制定提供健康促进政策建议和国际成功实践信息,包括来自新西兰健康调查和新西兰年轻人烟草监测(New Zealand Youth Tobacco Monitor,NZYTM)的数据信息;②支持性环境:提供建议、资源和工具;③促进健康和福祉:教育、营销和传播。烟草控制是HPA的工作重点之一,HPA为实现政府提出的SFA 2025目标(全人群吸烟率低于5%),同其他利益相关方紧密合作。HPA重点关注年轻人和青少年,尤其是毛利裔。

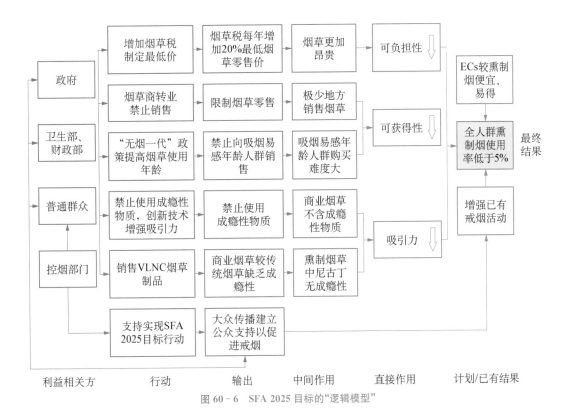

图 60 - 6　SFA 2025 目标的"逻辑模型"

2016/2017 年,HPA 在控烟领域主要做了以下工作。

A. 社区工作:支持主办了很多社区活动,比如罗托鲁瓦的 Tipu Ora 戒烟服务,尤其关注毛利裔妇女与孕妇。有利于解决毛利裔妇女吸烟率较高的问题,可以帮助她们获得戒烟服务从而建立起健康的生活方式。

B. 无烟宣传:连续赞助"无烟太平洋"(Smokefree Pacifica Beats)和"无烟摇滚"(Smokefreerockquest)比赛 27 年,2016/2017 年致力于鼓励更多毛利裔和太平洋岛裔学生参与,相比于2015/2016 年,毛利裔学生参加人数增加 32%,太平洋岛裔学生增加 16%,借此宣传"无烟"的观念。此外,还赞助街舞比赛,冠军获得者则作为"无烟"的宣传大使,通过"脸书"(Facebook)等途径进行社会传播(图 60 - 7、60 - 8)。

C. 多方合作:2016/2017 年标志着新国家烟草集成网络的实施,HPA 活跃在国家和地方层面,倡导、训练戒烟,以及领导系列控烟活动,以满足吸烟者的需求。同时,举办全国无烟研讨会,交流控烟经验、协助仓库集团(The Warehouse Group,TWG)审查其员工福利项目中的无烟政策、协助卫生部完成

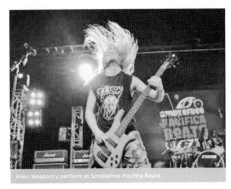

图 60 - 7　无烟宣传——"无烟太平洋"比赛

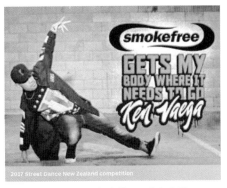

图 60 - 8　无烟宣传——街舞比赛

烟草制品标准化包装的设计等。

D. 世界无烟日：HPA 积极推进世界无烟日(5月31日)活动，新西兰各地可以在社区开展无烟宣传的健康促进活动，2016/2017 年还通过提供电子资源，使人们了解、参与相关活动。

E. 戒烟热线：HPA 开设的第一轮戒烟热线，从2016 年 12 月底到 2017 年 2 月底，通过电视、收音机和数字频道等形式开展电话或互联网访问。第二轮在 2017 年 5 月到 6 月底推行，同家庭护理医疗(homecare medical)合作，重点关注太平洋岛裔所生活的地方，利用控烟数据库(tcdata. org. nz)信息，确保目标对象对于戒烟热线服务的可及性，此次互动利用了广播、互联网和纸质资料等形式。

2) 地方政府机构：新西兰政府关于"帮助人们戒烟"的指南给卫生工作人员提供了服务指导，该指南要求卫生工作人员做到"询问和记录吸烟情况、提供简单的建议和参考、提供戒烟支持"，简称"ABC"服务。旨在使提供戒烟帮助成为卫生工作人员的常规工作之一，但事实表明毛利裔对于该服务的可及性较差。新西兰政府在控烟工作中扮演着重要角色，尤其是公共空间的无烟政策制定。

3) DHB：新西兰居民享有高质量的保健计划和医疗福利，DHB 在新西兰全国卫生和残障服务中的作用举足轻重。全国共有 20 个卫生局，直属于新西兰卫生部。DHB 负责辖区内卫生和残障服务的规划、投资和供给，新西兰所有公立医院均由 DHB 负责资金投入、运营与监督。DHB 的主要工作目标有改善、促进和保护新西兰人民和社区的健康，尤其是毛利裔等少数族裔；努力降低并最终消除不同亚人群间的健康差异；促进医疗卫生服务的改进，特别是初级和二级医疗服务的整合；探索如何提高地区性、区域性及全国性的健康服务水平和效率等。自 2006 年以来，所有 DHB 均得到资助以监督和推进其辖区内的无烟活动，如由初级和二级卫生机构提供的"ABC"服务。一些 DHB 还直接资助戒烟服务。DHB 通过对初级卫生机构(primary health organization, PHO)的关注与合作，更好地实现"更好地帮助吸烟者戒烟"的初级卫生保健"健康指标"。

自 2015 年 7 月开始，初级卫生保健目标将重点转移到全部 PHO 登记吸烟人口(在新西兰，每个符合享受公共卫生和残障服务条件的公民或居民，都可以注册一个家庭医师/全科医师，而家庭医师诊所又属于某个 PHO，所以注册了家庭医师的人口就是

"PHO 注册"的人口)。咨询戒烟建议与支持的时间也从过去的 12 个月延长至 15 个月。自 2016 年 7 月开始，在连续若干季度达标后，医院考核目标不再被报告为"健康指标"的一部分，但其结果仍继续在卫生部网站上公布。至此，2017/2018 年初级卫生保健的控烟指标显示，在过去 15 个月里，90% 的 PHO 登记吸烟人口曾接受卫生工作人员提供的戒烟帮助；DHB 助产士或孕妇护理指导员认定在吸烟的孕妇中，90% 曾获得简单的戒烟建议与支持。这一目标旨在促使询问吸烟状况成为常规临床工作之一，然后为吸烟者提供戒烟建议等支持。

4) MASC：2009 年 9 月 23 日，MASC 决定对新西兰的烟草行业和毛利裔的烟草使用情况开展调查，使烟草问题成为公众关注的焦点。MASC 呼吁公众积极参与，并收到了 260 份提交材料、许多补充材料和 1 715 封信函，并听取了 96 场听证会。2010 年 11 月 3 日，MASC 向新西兰议会报告调查结果并分别针对政策立法、烟草暴露、降低烟草吸引力、控烟管理、帮助戒烟等方面提出 42 条具体建议，政府最终采纳实施了以下建议：①降低可负担性：2010—2020 年烟草消费税每年提高 10%，2010 年自卷烟额外再提高 14%；②降低可获得性和供应：2014 年新西兰海关的烟草免税上限从 200 支调整到 50 支，2012 年加大对向合法年龄以下人群销售烟草制品行为的处罚；③促销和包装：2012 年禁止烟草制品的零售展示，2018 年推出烟草制品的标准化包装；④尼古丁替代产品：加大 ECs 和电子液体的可及性；⑤无烟信息：加大对戒烟热线等戒烟服务、"开始前即停止"等戒烟活动的宣传，加强平面包装上的健康警示；⑥戒烟支持：初级卫生保健服务机构向居民提供戒烟服务；⑦无烟环境：2010 年国家层面上推出"无烟监狱"，地方层面上也相继推出无烟公园、运动场、商店和其他室外场所。

5) NGOs：此外，新西兰健康促进论坛(Health Promotion Forum)、新西兰公共卫生协会(Public Health Association)等 NGOs 在烟草控制上也扮演着重要角色，尤其是宣传方面。一些 NGOs 提供戒烟支持服务：烟草研究团体为政策制定提供依据并促进帮助吸烟者戒烟方法的创新；无烟联盟(The Smokefree Coalition)提供信息传播，旨在加强新西兰烟草控制各机构之间的战略联盟和合作；心脏基金会(The Heart Foundation)为卫生工作人员提供"ABC"培训，并支持实现"更好地帮助吸烟者戒烟"目标。

60.3 控烟健康促进效果

60.3.1 吸烟率和烟草消费量下降

新西兰的吸烟率调查数据主要来源于 NZHS 和新西兰全国人口普查,烟草消费量主要来源于新西兰烟草使用调查(New Zealand Tobacco Use Survey,NZTUS)和市场研究公司。由图 60-9 可见,20 世纪 80 年代以后,成人(≥15 岁)整体吸烟率显著下降,在 2012/2013 年,1/6 的新西兰成年人为目前吸烟者。而 14~15 岁学生吸烟率在 20 世纪 90 年代以后持续下降且较成人下降幅度更大。

新西兰全国人口普查数据显示,吸烟率最高的 5 个 DHB 分别是泰瑞维提(23.7%)、西海岸(20.5%)、湖区(20.2%)、旺格努伊(20%)和北地(19.1%),而位于市区的怀特玛特、奥克兰、首都及湾区 3 个 DHB 吸烟率较低(图 60-12),表明吸烟率可能与地区社会经济地位存在负相关关系,社会经济越落后,其居民吸烟率可能越高。新西兰社会经济贫困指数(New Zealand Index of Socioeconomic

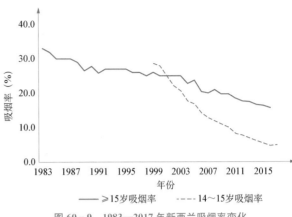

图 60-9　1983—2017 年新西兰吸烟率变化

Deprivation 2013,NZDep 2013)则是由 2013 年普查中的收入、救济金、交通出行(是否有汽车)、家庭拥挤情况、房产、就业状况、资历、社会支持(是否单亲家庭)和通信情况(互联网可及性)9 个变量产生,用以衡量不同地区的社会经济贫困情况。社会经济贫困指数越高则表明该地区越贫困。2006—2013 年新西兰各种族、各性别的吸烟率均有所下降,随着社会经济贫困指数增高,吸烟率也上升(图 60-10)。

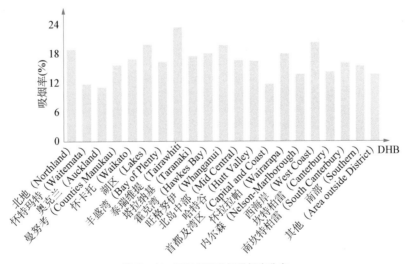

图 60-10　不同(DHB)间吸烟率分布

此外,不同种族间吸烟率分布为毛利裔 32.7%、太平洋岛裔 23.2%、欧洲裔 13.9%、亚洲裔 7.6%,毛利裔和太平洋岛裔吸烟率较高(图 60-14)。20~24 岁年龄组和 25~29 岁年龄组吸烟更加普遍,分别为 21.4% 和 21.7%(图 60-15)。对 14~15 岁人群进行调查,不同种族中从不吸烟者比例均逐年上升。其中,毛利裔与太平洋岛裔比例相对较低(图

60-16)。这也说明在今后的控烟工作中,应继续加强针对毛利裔、太平洋岛裔和年轻人等优先人群的控烟措施,使其吸烟率可以更快地下降,加快消除不同亚人群间的健康不平等现象。烟草每月销售量的变化反映了烟草消费市场的变化,烟草消费税的调整与烟草制品展示销售的禁令均会导致烟草消费量的下降。总体上,烟草消费量在不断下降(图 60-17)。

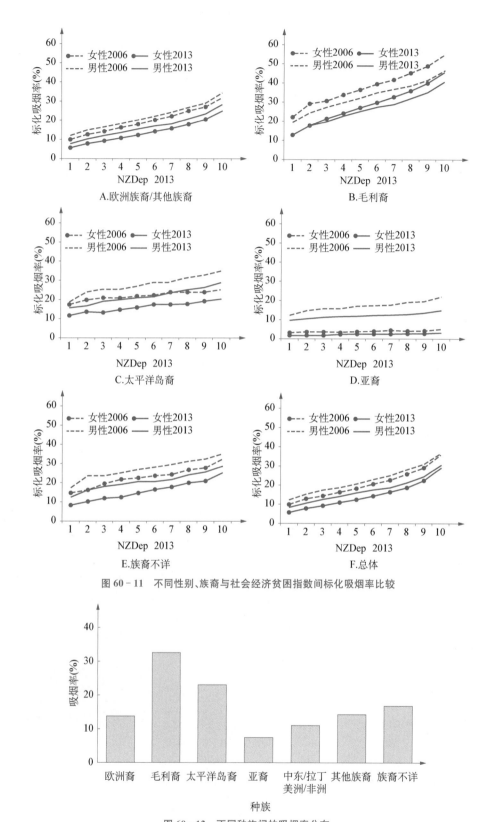

图 60-11　不同性别、族裔与社会经济贫困指数间标化吸烟率比较

图 60-12　不同种族间的吸烟率分布

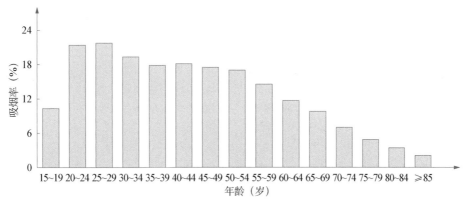

图 60-13　不同年龄组间的吸烟率分布

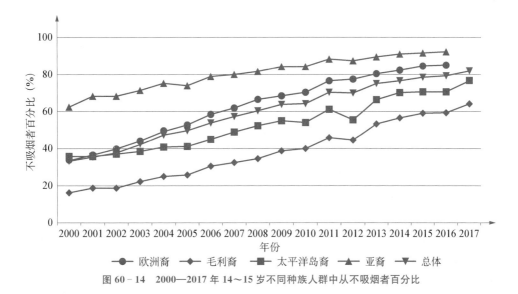

图 60-14　2000—2017 年 14～15 岁不同种族人群中从不吸烟者百分比

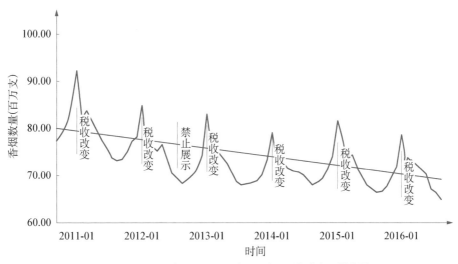

图 60-15　2011 年 1 月—2016 年 1 月新西兰烟草每月销售量

60.3.2 烟草消费税增加

2010—2016 年,新西兰烟草消费税每年增加 10%,其中,2010 年自卷烟消费税额外增加 14%。WHO 认为通过增加烟草消费税来提高烟草制品价格是最有效的单一控烟措施,有利于降低烟草消费量和鼓励吸烟者戒烟。毛利裔、太平洋岛裔和低收入群体由于经济上的劣势而受烟草消费税增加的影响更大,更容易减小烟草消费量甚至戒烟,这也有利于减小新西兰亚人群间的健康不平等。图 60-18 表明每年 1 月 1 日烟草消费税的增加,戒烟热线访问量也随之增加,说明烟草消费税的增加能促进吸烟者,尤其是年轻群体戒烟而使吸烟率下降。

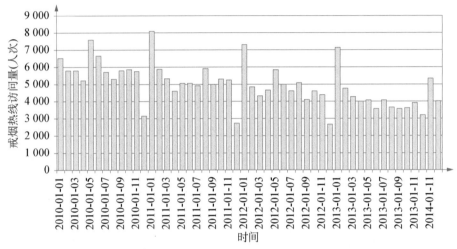

图 60-16 新西兰 2010 年 1 月—2014 年 1 月各月初戒烟热线访问量

60.3.3 戒烟服务

HPA 第一轮戒烟热线开设期间,1 周内最高来电数量达 1 700 人次,通过互联网访问者达 15 000 人次,其中 6 000 人登记参加戒烟项目。第二轮期间,电话访问量达 8 773 人次,线上注册量达 5 927 人次,线上广告显示 5 300 000 次,线上点击量达 23 600 人次且 15 955 人接受戒烟服务。图 60-19 显示,国家戒烟热线的每月登记量存在波动但总体上随着时间的推移而增加。其中,每年 1 月份是登记量的高峰,且随着控烟法律和税收政策的颁布也会带来访问量的增加,比如 2010 年 5 月推出烟草消费税增加且自

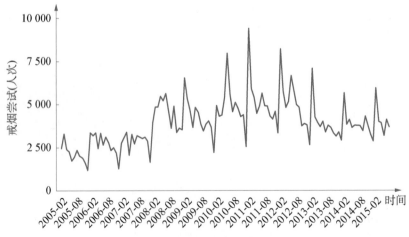

图 60-17 戒烟热线每月登记数量

卷烟和机制烟等同政策等。此外,新西兰还提供尼古丁替代疗法(NRT)的戒烟药物、面对面咨询服务等帮助吸烟者戒烟。HPA 在 2017 年报告中提到,毛利裔吸烟者使用面对面戒烟服务比例超过 50%,说明毛利裔对于戒烟服务的关注度较高且采取面对面戒烟咨询服务比例较高。然而,这些戒烟服务的长期戒烟作用未知,且总体上使用戒烟服务干预措施的吸烟者比例较小。

60.3.4 戒烟意识与无烟意识

HPA 的三大战略目标之一即是人们有意识、有动力、有能力去提高自身以及家人的健康与福祉。HPA 2017 年工作报告显示,新西兰 15 岁及以上过去一年至少尝试戒烟 1 次者比例变化为:毛利裔 53.1% 和全人群 53.3%(2012 年)、毛利裔 53.1% 和全人群 46.5%(2014 年)、毛利裔 48.7% 和全人群 55.3%(2016 年)。由此可见,50% 左右吸烟者打算戒烟并且做出了尝试,全人群比例有所上升但毛利裔不变甚至下降。另一战略目标,即:为烟草控制创建物理、社会和政策上的支持性环境。对此,15 岁及以上群体认为"无烟环境"作为生活中一部分的比例变化为:毛利裔 51.1% 和全人群 60.3%(2012 年)、毛利裔 50.9% 和全人群 60.8%(2014 年)、毛利裔 49.6% 和全人群 67.3%(2016 年)。可见,全人群比例逐年增加但是毛利裔却出现下降。这些数据表明,毛利裔的戒烟意识和无烟意识还有待加强。

60.3.5 "无烟一代"目标

新西兰控烟策略旨在防止儿童、年轻人吸烟和促进吸烟者戒烟,年轻人群体是新西兰控烟工作的重点对象之一。HPA 在 2017 年报告中提到新西兰 18~24 岁年轻人中已戒烟者或不吸烟者比例在逐年上升:2011/2012 年为 72.4%、2012/2013 年为 76.3%、2013/2014 年为 76.5%、2014/2015 年为 76.2%、2015/2016 年为 77.3%,2018 年目标是实现 80% 的 18~24 岁年轻毛利裔与 90% 的 18~24 岁总人口成功戒烟或不吸烟。图 60 - 20 也表明年轻人群体中从不吸烟者比例越来越大,2016 年高达 3/4。HPA 组织开展的"开始前即结束"活动则使得每位年轻人至少被纳入一种控烟重点群体,目前已建成并实施针对太平洋岛裔年轻人的控烟方法。由表 60 - 1 可见,15~24 岁青少年和年轻人在 2011/2012 年—2016/2017 年的 5 年期间,吸烟率每年下降 1.2%。

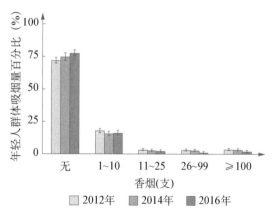

图 60 - 18 2012—2016 年新西兰年轻人群体吸烟量变化

表 60 - 1 新西兰 2006/2007 年、2011/2012 年和 2016/2017 年目前吸烟率(15 岁及以上)

对象人群	目前吸烟率%(至少每月 1 次)			年均下降(2006/2007 年—2011/2012 年)	年均下降(2011/2012 年—2016/2017 年)
	2006/2007 年	2011/2012 年	2016/2017 年		
新西兰全人群	20.1	18.1	15.7	0.40	0.48
毛利裔	42.1	40.2	35.3	0.38	0.98
太平洋岛裔	27.1	25.9	24.5	0.24	0.28
青少年和年轻人(15~24 岁)	23.4	21.4	15.4	0.40	1.20

60.3.6 SFA 2025 目标

自从采取 ASAP 后,新西兰在实现 SFA 2025 目标上取得了以下效果:大多数吸烟者打算戒烟且采取了行动;烟草消费量正在缓慢下降,表明提高烟草税可以有效降低烟草消费量,这同国际研究结果一致;绝对与相对吸烟率下降最显著的均是 15~17 岁青少年,从 2006/2007 年的 15.7% 降到 2015/2016 年的 6.1%;15~17 岁青少年、70 岁以上老人、社会经济较发达地区人群、亚裔妇女等人群吸烟率接近或达到 5%。表 60 - 2 显示,实施 SFA 2025 目标 4 年以来,新西兰目前吸烟率与每日吸烟率均下降了约 2%(平均每年下降 0.5%),毛利裔和新西兰欧洲裔适度下降,亚裔下降稍慢,太平洋岛裔的下降幅度最小。但由于人口的增加,在此期间,毛利裔的目前吸烟者和每日吸烟者数目实际上增加了。若吸烟率保持每年 0.5% 的下降速度,全人群吸烟率小于 5% 的目标要到 2034 年才能实现,而太平洋岛裔要到

表 60‑2　新西兰 2011/2012 年与 2015/2016 年成人吸烟情况

新西兰成人吸烟率（15 岁及以上）	目前吸烟者（所占比例）（至少每月 1 次）		每日吸烟者	
	2011/2012 年	2015/2016 年	2011/2012 年	2015/2016 年
新西兰全人群	636 000（18.2%）	610 000（16.3%）	567 000（16.3%）	532 000（14.2%）
毛利裔	179 000（40.2%）	186 000（38.6%）	167 000（37.7%）	172 000（35.5%）
太平洋岛裔	52 000（25.9%）	57 000（25.5%）	45 000（22.6%）	51 000（22.8%）
新西兰欧洲裔	455 000（16.5%）	418 000（14.5%）	402 000（14.6%）	359 000（12.5%）
亚裔	35 000（9.4%）	39 000（8.7%）	29 000（7.9%）	32 000（7.1%）

2051 年,毛利裔要到 2076 年。要实现 SFA 2025 目标,则 4 年来每日吸烟者数量需要下降 220 000 至 300 000(大约每年 31 000),而实际 4 年里减少 35 000,大约每年 9 000,这距离实现 SFA 2025 目标较远。

60.3.7　"更好地帮助吸烟者戒烟"目标

"更好地帮助吸烟者戒烟"作为新西兰各 DHB 初级卫生保健的"健康指标",2016/2017 年第 4 季度(2017 年 4—6 月)数据显示,PHO 提供的戒烟服务覆盖面达 89.3%,较上一季度提高 2.8%,11 个 DHB 达到 90% 的目标(图 60‑21)。吸烟孕产妇接

受戒烟服务覆盖面达 92%,但较上一季度下降 2.4%,14 个 DHB 达到 90% 的目标(图 60‑22)。在过去 15 个月里,有 489 784 位 PHO 登记在册的吸烟者接受过简单的戒烟建议与支持,具有强有力的证据表明简单的建议有利于促进戒烟尝试和长期戒烟。有效的戒烟疗法,特别是 NRT 和电话或面对面咨询,可以进一步提高戒烟率。

60.3.8　其他

此外,新西兰控烟健康促进的效果还包括:自 2012 年起,对于向合法年龄以下消费者销售烟草制品行为的处罚力度得到加强;在新西兰海关的香烟免税上限也自 2014 年起从 200 支降到了 50 支,烟草制品的可获得性大有降低;自 2012 年起,烟草制品在商店的展示售卖行为被禁止;在烟草制品表面配上"触目惊心"的图片以警示烟民健康危害的标准化包装也在 2018 年被正式推出;ECs 的推出有利于创建无烟环境,但 Cochrane 综述发现,ECs 可以作为最后的戒烟手段,但戒烟作用未知,因此,卫生部还没有足够的证据来推荐人们将蒸汽产品作为一种戒烟工具,使用 ECs 者应尽量实现完全戒烟;新西兰对所有室内环境(除家里外)、工作场所、公共交通工具、学校运动场、幼儿中心等场所实行禁烟,并限制在餐馆、咖啡厅和赌场等场所吸烟;禁止烟草制品的营销、广告和促销活动,烟草制品只能锁在不透明的柜子里销售;采取减少免税烟草津贴等措施进行控烟。

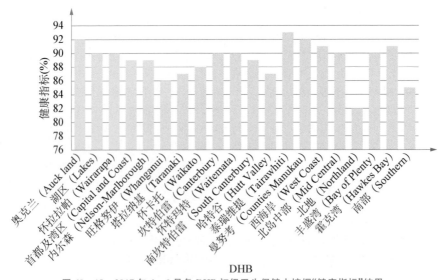

图 60‑19　2017 年 4—6 月各 DHB 初级卫生保健中控烟"健康指标"结果

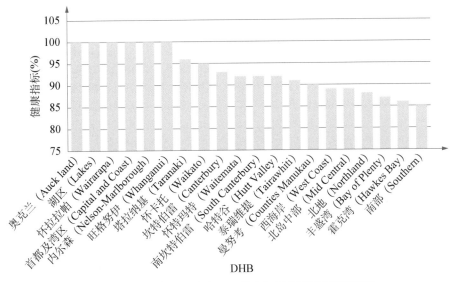

图 60‑20　2017 年 4—6 月各 DHB 孕产妇中控烟"健康指标"结果

60.4　控烟健康促进评价

新西兰的烟草控制项目基于国际最佳控烟实践与国内外研究,确立了包括健康教育、立法、戒烟支持、提高烟草消费税等一系列综合、全面的控烟干预措施,共同产生了吸烟率和烟草消费量下降等效果,但是很难单独量化其中任何一项干预措施的控烟效果。在健康促进过程中有很多不确定因素,并非十分投入就能有十分效果,专业的健康促进实践发展依赖于评价。评价结果可用来确定是否完成了目标,使用的方法是否合适且有效,并反馈给计划及干预过程以改善它们。

评价又分为形成评价、过程评价与效果评价。首先,形成评价中,提高烟草消费税,尼古丁减量,提高购买烟草合法年龄,禁止烟草的宣传、促销与广告等干预措施均是基于相关调查研究而提出的,并且具有强有力的文献依据。以上所实施的干预措施具有较好的必要性、可行性。过程评价中,新西兰控烟健康促进项目通过访谈利益相关方、追踪项目具体实施、分析调查监测数据与文献研究等方法进行,可以及时反馈项目的特殊性与成功或失败的原因,比如烟草消费税继续保持每年 10% 的增长,ASAP 的进展情况对于实现全人群吸烟率的目标还远远不够,各利益相关方在控烟的合作机制上完备有效,毛利裔等群体的控烟优先地位需要进一步提高等,反映了新西兰健康促进活动较好的可接受性、适应性

与公平性。效果评价包括影响评价与结果评价,前者评价最直接的效果,如知识的增长、信念和态度的转变,后者评价长期的效果,如生活方式的改变。新西兰全国人口普查、NZHS、NZYTM、NZITC、NZTUS 等调查结果显示:新西兰国民对于吸烟有害健康的知识的了解有所增加,戒烟与无烟意识得到提高,对于二手烟的容忍度下降;禁止烟草宣传、促销和广告与进行无烟环境立法创建了支持性环境;吸烟者数量和吸烟量的减少降低了危险因素;戒烟药物和戒烟热线的增加提高了戒烟服务的利用度以及促进了戒烟的行为改变等,从而使新西兰全人群的吸烟率、吸烟相关疾病的发病率和死亡率下降。

此外,吸烟是导致健康不平等的重要驱动力,而减少吸烟是改善公众健康和减少健康不平等的有效方式。新西兰在控烟项目上也着重解决毛利裔、太平洋岛裔、社会经济匮乏地区人民的吸烟问题。大量研究表明,通过提高烟草消费税和烟草价格来减少吸烟尤其有效。新西兰一个反对吸烟的游说团体发言人 Coelho 曾说:"吸烟人群大多数为低收入者。"这一现实意味着增加税收会迫使许多人减少或完全放弃吸烟,因为他们根本无法为他们的坏习惯买单。SFA 2025 目标实施结果显示:2011—2015 年,毛利裔和新西兰欧洲裔吸烟率降幅最大,亚裔次之,太平洋岛裔最小。这表明今后需要加大对太平洋岛裔的控烟力度,促进健康平等。同时,新西兰通过无烟环境立法减少了非吸烟者的 ETS 暴露,降低烟草危害,这也是促进健康平等的重要体现。

成本效果评价上,2003 年,世界银行曾经描述了 6 项成本效果较高的措施:提高烟草销售价格,公共场所和工作场所全面禁烟,禁止烟草制品宣传、广告和促销,通过媒体宣传更好地为消费者提供控烟信息,规范烟草制品包装上的健康警示,以及给予希望戒烟的吸烟者帮助。新西兰控烟健康促进项目均实施了以上控烟干预措施并且取得了较好成效。其中,烟草消费税的不断增加使新西兰烟草制品的价格特别昂贵。据说 1 包香烟的价格,在新西兰可以买到"1 瓶 2 L 的牛奶+1 瓶花生酱+2 袋吐司面包+12 枚新鲜鸡蛋+1 串新鲜香蕉+1 大盒早餐麦片+1 罐速食意大利面",这是足够让 4 口之家吃 3 天的早餐量,而且十分健康。世界银行估计,香烟价格提高 10% 可以使年轻人烟草制品消费量降低 7%,成人降低 4%。美国的一篇权威综述中也提到,提高烟草制品价格 20% 可以使烟草制品总体消费量下降 10.4%,成人烟草使用率下降 3.6%,年轻人开始使用烟草率下降 8.6%。同时,新西兰作为控烟力度最大的全民戒烟国家,烟草制品只能锁在不透明的柜子里销售,打算戒烟的吸烟者在新西兰可获得 NRT、ECs、戒烟热线等丰富的戒烟服务。此外,新西兰还采取了提高购买烟草制品的最低合法年龄、尼古丁减量、限制烟草制品零售供应、避免使用成瘾性物质等措施。总体上,控烟项目达到了较高的成本效果。

60.5　总结与展望

综上所述,新西兰一系列综合、全面的控烟干预措施的实施取得了较好成效,主要包括个人水平上的意识和生活方式改变,以及人群水平上的支持性环境改变。纵观新西兰的控烟实践过程,以下几点可为今后控烟政策、策略和措施的制定与实施提供参考依据。

60.5.1　加强以人群为基础的控烟措施

新西兰 SFA 2025 目标的实践经验得出:基于个体的戒烟服务效率较低,而基于人群的降低烟草制品的可负担性、可获得性、吸引力与成瘾性措施,增强大众传播活动,无烟环境立法等干预措施可以有效提高全人群戒烟率。个体水平的戒烟支持不足以实现 SFA 2025 目标,即使增强后对于降低人群总体吸烟率的贡献也很小,因此,基于人群的广泛戒烟支持至关重要。

60.5.2　加强大众传播和社会传播活动

通过电视、互联网、广播、大众媒体等途径宣传烟草危害、控烟信息等以降低吸烟率与吸烟相关危害因素。而新西兰目前的大众传播活动存在支出减少、强度低于推荐强度、缺少激发群众热情的活动主题、活动持续时间较短等问题。新西兰政府今后应加大对大众传播媒介和社会传播活动的支出,并尽量选择国内外研究已证明实施效果较好的媒体宣传活动。正如 MASC 报告中所说,大众传播媒介和社会传播活动旨在提高公众对于烟草制品危害与成瘾性的意识,鼓励与支持目前吸烟者戒烟,阻止年轻人开始吸烟。同时,这些活动对于优先人群必须具有有效的可及性,包括毛利裔、太平洋岛裔等,以早日实现健康平等的目标。

60.5.3　加强创建无烟环境

新西兰立法规定室内、工作场所、学校运动场所禁烟为世界领先之举,但 2004 年后此领域再无国家层面的行动。2015 年经地方政府批准,向中央政府提出发展和实施"室外咖啡厅、饭店和酒吧禁烟"的立法要求,但并未通过。2017 年政府拒绝了卫生委员会关于颁布无烟汽车的立法建议。但资料显示,在健康教育和健康促进领域,环境是促进行为改变最为有效的因素,无烟环境可以有效促进、实现戒烟,减少 ETS 暴露。由于中央政府缺乏对户外用餐的禁烟立法,包括帕默斯顿北部、霍克斯湾、惠灵顿、基督城等城市的地方政府和利益相关方开始实行自愿的无烟政策和规章制度。如果中央政府不采取进一步的国家行动,全国范围内将有不一致的做法。室外无烟环境应该进一步延伸到运载儿童的汽车、户外休闲区、公园、运动场等,有助于进一步减少儿童吸烟和 ETS 暴露。

60.5.4　加强对 ASAP 项目及其创新的资金支持

新西兰政府提出的 SFA 2025 目标是世界范围内的开创性举动,是新西兰控烟史上的伟大里程碑。新西兰应牢牢抓住机遇,认真落实 ASAP 的各项具体措施,不断监测、评价、总结,以完善项目行动计划。保证 ASAP 项目实施与创新的资金投入,投资于项目的设计、开发、推广、评价、创新等环节,促进实现"无烟国家"的伟大目标。

60.5.5 加强对控烟优先人群的戒烟支持

贯彻落实新西兰健康战略中"降低健康不平等"的优先目标。在控烟健康促进中，重点关注对毛利裔、太平洋岛裔、孕妇、年轻人和社会经济贫困地区人群的戒烟健康教育。对烟草消费税提高、零售可获得性的降低、无烟环境立法、吸烟状况监测、戒烟服务可及性提高等相关控烟措施的实施情况进行及时评价、调整，以促使优先人群的吸烟率与烟草消费量更快地下降，降低吸烟带来的健康和经济成本，早日实现健康平等的伟大目标。特别地，进一步积极落实针对新西兰年轻人的"开始前即停止"控烟项目，以实现"无烟一代"的目标。进一步积极推进DHB"更好地帮助吸烟者戒烟"的健康目标，不断提高新西兰全人群的戒烟率。

60.5.6 提高烟草消费税和烟草价格

大量的文献依据表明：通过提高烟草消费税和烟草价格可以降低烟草制品的可负担性，从而降低烟草消费量，有效降低全人群总体吸烟率。税收的增加可以为控烟健康促进项目节约成本，同时还有助于消除吸烟的社会经济不平等现象。高收入国家的研究表明，低收入群体对于提高税收和价格的干预更加敏感。戒烟或减少吸烟量可节省金钱，但若坚持吸烟则会越来越穷，甚至导致盗窃等违法行为的增加。"曾经多次上调烟草制品的消费税，已经大大减少了卷烟消费量，许多烟民已经完全放弃吸烟，或者减少了吸烟量，开始吸烟的年轻人也越来越少。"新西兰前总理、财政部前部长比尔·英格利希曾在做财政预算报告时指出。

60.5.7 限制烟草制品非法贸易

提高烟草消费税和价格、降低烟草供应量等控烟干预措施的实施，导致了烟草非法贸易的出现。不过，新西兰的烟草制品非法贸易仅占烟草市场的2%～3%，而在欧洲和亚洲的部分地区，非法烟草贸易活动很严重。烟草非法贸易已然成为了一个全球性问题。控制了新西兰70%烟草市场的新西兰英美烟草公司(British American Tobacco New Zealand, BATNZ)也曾提到，新西兰的"史上最高烟草税"和烟草的合法供应不足导致烟草非法贸易的出现，使

得非法分子从烟草黑市获利。MASC建议目前应该着重减少人们的烟草需求，而不是在人们做好戒烟准备之前直接减少烟草的供应。新西兰非法贸易市场的烟草主要来源为本土烟草——"砍砍"，非法贸易市场小且孤立，新西兰政府也谈到新西兰烟草的非法贸易在国际上处于较低水平，且未有证据表明有增加的趋势。随着控烟政策的加强，尤其是烟草价格的上涨，可能会增加对本土烟草的使用。通过控制本土烟草的供应量接近于实际需求量，来减少本土烟草剩余，从而切断对非法贸易市场的供应。政府也已经增加对本土和进口烟草制品非法贸易的监测，新西兰海关总署持续对其监测并保持同新西兰警察的联系。

新西兰的控烟一直走在国际前沿，开展了综合、全面的控烟健康促进项目，并开创性地提出了"SFA 2025"的无烟国家目标，是世界范围内的控烟力度最大的全民戒烟国家。此外，美国、澳大利亚、加拿大、英国和爱尔兰等很多高收入国家的控烟项目也与新西兰异曲同工，比如他们的控烟措施均旨在防止儿童和年轻人开始吸烟、帮助吸烟者戒烟、警告吸烟的危害、禁止烟草广告和促销、禁止向未成年人销售烟草制品、避免接触二手烟等，也都取得了较好的成效，并有不少成功的控烟实践经验值得我们借鉴。比如美国公共卫生服务(US Public Health Service, USPHS)建立的烟草使用临床治疗指南"5A"方法：Ask(询问烟草使用)、Advise(建议吸烟者戒烟)、Assess(评估戒烟意愿)、Assist(协助戒烟尝试)、Arrange(安排随访)，并研发出戒烟机器人，可模仿吸烟让观众看到黑肺形成过程，将烟瘾特重的人的咳嗽声录下来开办戒烟电话等新奇戒烟方法；芬兰、新加坡、澳大利亚等国家把增收的烟草税用于促进健康的项目，利国利民；英国强调社会动员的方法，通过利益机制和政策引导，充分调动人们的戒烟积极性；澳大利亚通过加强其公共咨询方法的建设阻止人们吸烟或帮助吸烟者戒烟等。以上国家的控烟成功不仅是其长期努力的结果，也归功于其解决问题能力的建设，新西兰未来的控烟健康促进干预需要在立法、健康宣传、政府支持等方面进一步加强。

(吴维妙　周利锋)

61 以色列妇幼健康促进案例

以色列位于西亚黎凡特地区,地处地中海东南沿岸,亚、非、欧三大洲结合处,北靠黎巴嫩,东临叙利亚和约旦,西南则为埃及。以色列于1948年宣布成立,1949年5月11日加入联合国。至2018年4月,以色列有884.2万人口,其中74.8%为犹太人,20%为阿拉伯人,还有5%为其他人种。76.1%的以色列人信仰犹太教、16.2%是基督教教徒、2.1%是伊斯兰教教徒、1.6%信仰德鲁兹派、3.9%有其他信仰。大多数人居住在狭长的沿海平原地带,人口密度为410.5人/平方公里。

以色列是一个较为发达的资本主义国家,也是中东地区唯一的一个自由民主制国家,它在科技、教育、医学等多个领域处于世界尖端水平。在妇幼保健方面,以色列以儿童为导向,重视牢固的家庭关系,普及儿童福利,拥有《国民健康保险法》和强力机关保障的全民医疗服务,提供以社区为基础的初级和预防保健服务,这些措施带来了良好的母婴健康。2015年,婴儿死亡率为3.1‰,孕产妇死亡率为2.0/10万,低于经济合作与发展组织(Organization for Economic Co-operation and Development,

OECD)的平均婴儿和孕产妇死亡率,在世界上处于领先水平。以色列在妇幼保健上取得的成就为中国及其他国家的妇幼保健提供了宝贵的经验和启示。

61.1　以色列妇幼保健面临的主要问题

以色列33%的人口是儿童,其中70%是犹太人,26.4%是阿拉伯人(穆斯林、基督徒和德鲁兹派),3%来自其他宗教背景。虽然以色列是一个发达的工业化国家,自2010年以来一直是OECD成员,但它是OECD中儿童贫困程度最高的国家。2014年,35%的儿童生活在贫困中(通过政府的福利支出后这一比例降至31%),尤其是阿拉伯人(63%)和极端正统犹太人(67%)。相比之下,以色列其他种族儿童的这一比例为15%。以色列地区间也存在着收入、教育、卫生基础措施的不平等,由于文化原因,卫生服务利用率也存在差异。

自1948年以色列成立以来,所有族裔人群的婴儿死亡率均明显降低,但阿拉伯人的婴儿死亡率仍然是犹太人的2倍多。此外,以色列儿童也面临发达国家常见的问题：肥胖、1 型糖尿病、自闭症、注意力缺陷障碍等慢性病的发病率逐年上升。犹太儿童和阿拉伯儿童的 1 型糖尿病发病率在 1997—2010 年持续升高，阿拉伯儿童的 1 型糖尿病发病率上升速度更快。儿童青少年酗酒、吸烟、长时间使用电子屏等风险行为也变得十分普遍。

在生育问题上，尽管有先进的孕产妇教育和现代避孕措施，持续的高生育率仍然是以色列的显著特征之一。以色列妇女平均生育人数为 3.1，比

OECD 排名第二的国家的妇女高出 30％以上（图 61-1、61-2）。极端正统的犹太人和贝都因地区的阿拉伯人（Bedouins）妇女生育率最高，两者都具有较低的社会经济地位和独特的文化特征。即使是生育率最低的世俗犹太妇女，其生育率也高于其他任何 OECD 国家的妇女。生育晚也很常见，初产年龄中位数为 27 岁，21.4％的产妇年龄超过 35 岁。以色列的体外受精人均使用率最高，2009—2011 年，约有 4.1％的生育者采用体外受精方式。

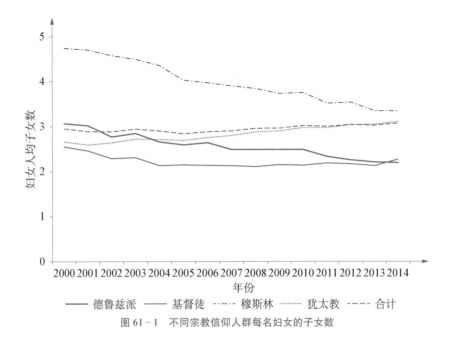

图 61-1　不同宗教信仰人群每名妇女的子女数

可见，儿童和青少年的贫困问题、风险行为及高生育率是以色列妇幼保健面临的主要挑战。

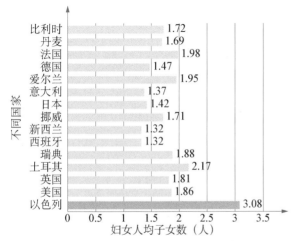

图 61-2　不同国家妇女人均子女数比较

61.2　以色列妇幼保健的总体应对策略

面对儿童和青少年的贫困问题、风险行为及高生育率对妇幼保健工作带来的巨大挑战，以色列基于其完善的医疗保健体系，采取了积极的应对策略和措施。

以色列自 1948 年开始实施医疗保险制度，1995 年出台了《国家健康保险法》，明确了由国家为全民提供医疗保健服务，保障不同年龄、性别、民族、宗教和国籍的人群有充分的权利享受全面的预防、治疗和保健服务。法律内容包括全国性的社区初级保健和预防性妇幼保健诊所网络、普及的学校保健服务、优质的二级和三级保健服务，并不断完善法律来保障青少年的健康，诸如修改禁烟法、立法提升烟草价格等。法律的执行主要依靠 4 个健康基金（Health

Maintenance Organizations，HMOs）。自 1987 年以来，以色列在全国范围内建立了妇幼保健诊所（Tipat Halav），从事一级和二级预防，收集数据并进行研究。2005 年，以色列建立了"健康以色列 2020"（Healthy Israel 2020）发展战略，旨在为以色列制订促进健康和预防疾病的蓝图，旗下的 20 个委员会专门负责特定的健康促进领域或疾病。相应地，以色列在不同层面上制订了多种健康促进计划，如国家儿童安全行动计划（National Child Safety Action plan，CSAP）、全国风险儿童和青少年计划 360°（简称 360°计划）等，探索并落实妇幼健康促进的新方法和途径。就此，以色列形成了以《国家健康保险法》为纲领，妇幼保健诊所为基础承担者，健康促进计划为补充调节的妇幼保健、健康促进网络。为了解决不同人群卫生方面的差异，以色列还设立了一个特别部门（Reduction of Health Inequalities Unit），通过平衡卫生资源和制订针对文化差异的解决方案，降低贝都因人的婴儿死亡率，提升妇幼健康水平。

61.3 健康促进模式及实施

61.3.1 妇幼保健诊所的社区覆盖

以社区为基础的妇幼保健诊所分布在以色列各地，由卫生局负责管理，形成了为孕妇、婴儿和儿童（从出生到 6 岁）及其家人提供健康和医疗服务的网络系统，无论服务对象的社会阶层和族裔（但仅限于卫生部门直接设立的妇幼保健诊所）。父母每 6 个月支付一笔象征性的费用（约 270 元人民币，国家保险协会会对无法支付的人群提供援助），即可免费享受妇幼保健诊所提供的服务。诊所拥有明确的服务内容，包括预防感染性疾病、常规检查早期发现健康问题、关于改善健康和预防疾病的生活方式的指导（如良好的营养、母乳喂养、儿童发育、牙齿健康、卫生、安全等）。妇幼保健诊所为不同人群提供的详细服务如表 61-1 所示。诊所提供预防性服务的主要途径包括家庭访问诊所和诊所工作人员家访。诊所会定期通知家庭访问诊所，以获得预防性服务，如果孩子没有如期被带到诊所，工作人员会通过各种途径联系家庭。

妇幼保健诊所的医疗保健人员包括接受过公共卫生专门培训的护士和医师，也包括营养师和健康教育人员。其中主要的就职者是公共卫生护士，他们最基本的职责是提供初级卫生保健，执行表 61-1

中的大部分任务，并由儿科医师定期提供支持。在成为公共卫生护士之前，他们要接受为期 1 年的专门针对公共卫生操作方法的课程培训，这些课程的提供者主要是公共卫生部门和妇幼保健诊所。

表 61-1 妇幼保健诊所为不同人群提供的服务

人 群	提供的服务
婴幼儿	定期监测儿童的生长发育，在各个发育阶段提供指导和建议
	根据卫生部的免疫计划接种疫苗，预防传染病
	根据婴幼儿的视力、沟通和语言测试表现，转介到早期检测健康缺陷的机构检查，尽早进行转诊治疗
	根据需要为诊疗人员提供诊断和治疗的框架和信息
	在学习角为学龄前儿童提供旨在激励和发展思维的活动
婴幼儿父母（主要是建议、指导和研讨会）	根据需要，在第一个孩子出生后进行家访
	准备分娩和生育；从成为一对夫妇到成为父母
	对母乳喂养的指导和支持。为了方便母亲，Tipat Halav 中心还有母乳喂养角
	膳食补充剂（维生素 D、铁等）
	日常护理，如厕训练，兄弟姐妹之间的竞争，婴儿早期的腹痛
	培养亲子关系
孕妇	在产假结束时返回工作的指导
	及早发现健康缺陷，如：高血压、妊娠毒血症、超重或体重不足、贫血、糖尿病、尿路感染
	孕期推荐检查信息，遗传病筛查试验指南，必要时的转诊遗传咨询
	提供孕期健康生活方式的建议和指导：避免吸烟和饮酒，适当的营养，牙科治疗，身体活动等
	处理怀孕期间和怀孕后的身体和情绪变化，准备分娩和生育，提前就母乳喂养提供指导等方面的建议和指导
育龄妇女	关于影响健康的行为，计划生育和准备健康怀孕的指导，特别关注女性的额外需求，例如抑郁、对女性的暴力等
社区活动	为日托中心的幼儿教师和管理人员提供以下方面的指导：预防传染病，安全、适当的营养等
	与教育和福利等其他服务机构合作，参与卫生日活动或市卫生博览会

公共卫生护士也负责监测当地妇女和儿童的基本健康状况。对于儿童，护士负责保存其管辖范围

内出生的所有儿童的出生登记表,积极发现需要医疗救助和社会服务的儿童。例如,确保儿童按时接受免疫接种,通过书面提醒、电话或者家访等形式告知未及时接种的父母。对于孕产妇,护士负责识别和监测社区家庭中存在的卫生风险,并将他们转介到社会服务机构进行早期干预。例如在应对产后抑郁症上,公共卫生护士提供的一线支持发挥了关键作用。在爱丁堡产后抑郁量表得分高于 10 的产妇中,公共卫生护士负责监测其中 75% 病情较轻的产妇。另外 25% 则优先转介到社区精神保健诊所,随后约有 50% 的产妇在病情减轻后回到社区,随访工作同样由公共卫生护士完成。其余产妇在社区精神保健诊所继续治疗。另外,公共卫生护士也是处理突发公共卫生事件的重要力量,2013 年全国范围脊髓灰质炎疫苗接种运动中,公共卫生护士成为成功消除潜隐野生型脊髓灰质炎病毒传播的堡垒。

61.3.2 针对儿童及其家庭的福利和政策

以色列儿童的中心地位从其父母可享受的众多福利中可见一斑,包括分娩卧床津贴、月度儿童福利、15 周带薪产假或陪产假、为期 1 年的母亲工作保障,工作场所母乳喂养时间保障等。为了吸引妇女到医院分娩,国家保险协会向在医院分娩的妇女发放生育津贴,作为降低孕产妇和婴儿死亡率的政策之一。目前,99.6% 的分娩发生在医院。针对儿童的福利还包括为所有 3 岁以下儿童提供免费教育直到 12 年级,以及为 1~9 年级学生提供免费的、预防性的、以学校为基础的健康服务。宏观来看,2008—2016 年,用于儿童预防性服务的预算已经增加了 2 倍多。同时,以色列对国家范围内的儿童一视同仁,即使是没有合法公民身份的家庭,也有资格购买含有补贴的保险,与享有合法居民身份的儿童拥有一致的福利和医疗服务。以色列还致力于提高这部分人群对医疗保险的知晓性和参与率。

以色列还是少数几个将儿童牙科服务纳入《国民健康保险法》所涵盖的医疗保健服务的国家之一。由于私人牙科服务费用超出了许多家庭的可负担范围,以色列在 2010 年将为所有 10 岁以下儿童提供牙科服务纳入保险涵盖范围,并于 2017 年将人群扩大到所有 15 岁以下儿童。其中 30% 的资金用于预防性服务,包括每年的龋齿筛查和学校的牙科卫生指导。其余资金则用于治疗和恢复,包括每年 1 次的医师定期检查、治疗期间的 X 线片拍摄、治疗后续检查、每年至多 2 次的口腔卫生指导等。其他诸如急

救、汞合金或其他材料重建、牙髓治疗等服务也仅需支付 23 新锡克尔(约合 41 元人民币)的费用。实践证明,为儿童提供牙科服务有助于减少儿童的护理差距,约 70% 的儿童牙科诊疗是公共资助的服务,越来越多的牙科疾病得到了治疗。

以学校为基础的保健服务包括免疫接种在内的预防性服务、牙齿健康、健康教育,以及生长指标、听力和视力测量。过去,每所学校配备 1 名指定的学校护士,他们熟悉员工、孩子、父母以及社区的信息,协调有慢性健康问题儿童的入学,协助教学人员帮助学习有困难的孩子,领导以学校为基础的健康促进计划。如今,学校护士则全年在学校之间流动,执行指定任务(如免疫接种,生长指标,听力和视力测量等)。牙科服务中的年度检查也会在学校中由牙医进行,每年提供至少 3 小时的牙科健康教育,每年为每个孩子分发 1 次牙膏和牙刷。

人们普遍认为社会因素对健康有重大影响,以色列的特点是家庭支持和社会支持都十分强大。在以色列,儿童与父母的家庭接触十分密切,90% 以上的儿童在双亲家庭中抚养,同样有 90% 的儿童报告与祖辈至少有每周 1 次的接触。家庭氛围也十分和睦和稳定,以色列成年人(>20 岁)中约有 60% 的人对家庭关系感到非常满意,1/3 表示满意,而儿童对父母也十分尊敬和孝顺。在社会支持上,由于以色列家庭十分重视传统习俗和仪式,因此家庭间的接触比较密集,家庭对社会的满意度也较高。稳定和幸福感高的家庭关系,有助于以色列实行创新的健康促进策略,如强调家庭共同参与和家长培养儿童健康技能的 Henry 计划等。

61.3.3 多部门协作健康促进

以色列的妇幼保健是一个全方位、多维度的健康促进工程,需要在国家层面上改善卫生保健、教育和社会福利部门之间的合作。2000 年,以色列成立了 20 个专门委员会,这些委员会的成员来自卫生部和其他部委、学界和社会组织,所针对的领域包括吸烟、体力活动、饮酒等行为,也包括新生儿贫血、口腔健康、心理健康等特定疾病和领域。委员会的职责包括估计相应领域内的疾病负担和经济负担,审查制订具体干预计划。对儿童风险行为、健康生活方式及肥胖的控制是以色列健康促进多部门合作的范例。

(1)儿童风险行为的应对

以色列年轻人群中,酗酒、使用非法药物、反社会行为、辍学等风险行为日益严重,这与某些地区的

高贫困率及儿童青少年在高风险家庭和社区成长有关。这些家庭和社区无法充分满足他们的身体、情感、教育和社会需求,因此他们更可能从事冒险行为。需要增加预防投资,以避免高危儿童青少年参与毒品、犯罪和反社会行为。为此,以色列政府于2008年启动了360°计划,以支持社会经济地位较低地区的儿童,该倡议涵盖了以色列50%以上的城市,包括5个社会经济地位最低的地区。360°计划关注问题的普遍性及其根源,为面临风险的儿童和青少年提供基于社区的解决方案。该计划注重各级机构、各专业间的合作,在地方一级授予更多的权力。以色列还出台了一系列关于戒烟的健康促进政策。

1) 卫生部:卫生部与多个政府部门合作,采纳共同的风险定义,系统调查了全国范围内具有风险行为的儿童和青少年的数量,包括生活在社会经济地位最低城镇的人群。调查使以色列的绝大部分儿童和青少年都接触到了相关领域的专家。结果显示,约16%的儿童处于危险之中,其中29%为来自苏联和埃塞俄比亚的犹太移民,23%为阿拉伯儿童,12%来自极端正统犹太社区。

2) 地方市政当局:负责制订项目的预算和提供充足的资金,根据调查中确定的需求,选择和实施适合其文化的预防和干预方案,尤其是为最贫困社区提供充足的资金。出现了很多适应于当地文化的案例,比如:每年夏季,大量的青少年聚集在一些海滩上,从事酗酒、吸毒和无保护性行为等高风险行为。从2012年开始,360°计划促使社区工作人员在海滩上设立辍学中心,确定这部分有风险的学生,为其提供就近支持。

3) 妇幼保健诊所:增加早期干预的内容,提高父母技能培训课程的可及性,培养了一批对儿童不良行为有反应能力的父母,并对相关儿童和家庭的进展情况进行随访监测,将所收集的数据用于实施方案的评估和改进。诊所提供戒烟服务咨询,戒烟服务由《国家健康保险法》承担全部费用,尼古丁替代疗法药物可在药店获得并得到部分费用保障,设置戒烟热线。

4) 教育部门:通过教育改革,增加教师对具有风险行为学生的个性化教育,延长强制性教育至12年。

5) 儿童保护组织:其官员亲历前线,参与儿童犯罪行为和侵犯儿童行为的调查,向警方提供线索。

6) 大众媒体:展开戒烟宣传,禁止在公共场所发布烟草广告,违者将被罚款。

7) 立法部门:及时跟进法律的修订,针对儿童和青少年吸烟,以色列制定了在教育部门任何附属机构(除大学外)和医院严格禁烟的法令,即使是学生宿舍后院也明令禁止吸烟,大学、政府机关、餐厅等设有专门的吸烟室。提升烟草税率,制定限制烟草销售的政策。在以色列,一包卷烟的价格为30.00新锡克尔(约合57元人民币),其中84.28%是税(15.25%是增值税,69.03%是消费税)。烟草包装需要注明健康警示标语,需占主要显示区域至少30%的空间,字体形式、大小、颜色也受到严格规定。

各部门通过定期的圆桌讨论进行交流,医院间接支持儿童风险行为的信息共享。

(2) 健康的生活方式

以色列面临发达国家常见的问题,肥胖、1型糖尿病、自闭症、注意力缺陷障碍等慢性病的发病率逐年增加。健康促进人员、公共卫生专家和政府都清楚地意识到促进健康生活方式的重要性,而童年是建立行为生活方式的关键时期。这促使政府于2012年制定了综合性、跨部门的国家方案,以促进各年龄段人群采取健康而积极的生活方式,减轻肥胖问题和慢性病负担,其中包括您可以健康(Efshari Bari)、改编自英国的HENRY计划等。妇幼保健诊所、学校和市政当局是为儿童、青少年及其家庭开展健康促进活动的3个主要的场所。

Efshari Bari是一项旗舰计划,政府每年为该计划拨款2 600万新谢克尔,其中700万用于社会营销,其余用于教育项目、体育基础设施建设(包括自行车道和跑道)等。

以色列的最高行政机关为健康促进计划做出了表率:总统官邸大院为父母和孩子提供了多样化的健康教育活动,这些活动都以积极健康的生活为主题,其中包括为儿童提供关于健康生活方式的戏剧和哑剧表演、游戏,开展体育活动,表演水果、蔬菜雕刻和健康食物烹饪。

学校主要采取嵌入式健康促进方案,如组织以健康食物为主的生日派对,鼓励儿童校外种植蔬菜,在宿舍的各个角落开展体育活动的指导等。学校也致力于营造健康促进环境,这得益于教育部门与卫生部门在政策制定上的贡献,诸如禁止学校售卖亭出售不利于健康的食品、拆除销售卷烟的机器、改变学校食堂供应健康食品的比例等。目前,全国健康促进学校网络已包括约10%的学校,2020年的资助目标是包括所有学校,教学人员将会受到专业的关于营养、健康生活方式的培训。

项目团队与食品生产工业进行谈判和合作,降低熟食食品中的盐含量。盐摄入过多会增加高血压的风险,导致缺血性心肌病和中风的发生概率增加。但以色列人喜好食用含大量钠的罐装食品,如汤类、面包、沙拉、香肠和其他加工食品。全麦食品更加健康,项目团队便号召政府部门加强对全麦食品价格的监管,添加全麦食品标签。

以色列特拉维夫大学新闻部门的主席 Nurit Guttman 教授和他的团队负责计划的营销,为了降低成本,他们没有采用昂贵的电视广告宣传,主要是通过 Facebook 和其他社交网络等途径来传播高质量的视频片段,使不同文化背景的人知晓计划本身。

Henry 计划则将父母视作儿童健康行为变化的推动者,8～10 对父母组成一个小组,主要由来自儿童保健中心的工作人员为小组提供指导。学习的内容包括培养儿童健康行为的知识技能,以及通过增强父母的自我效能来影响儿童的行为。并且在课程过程中,家长需要报告家庭饮食、运动等健康相关信息。这些课程对于家长是免费的,而且家长可以从网站上获取课程信息。

以色列针对文化上比较封闭的阿拉伯妇女,也采用了具有文化适应性的方案。在名为 Wadi Ara 的阿拉伯社区,来自卫生研究所的研究者对阿拉伯妇女开展了为期 1 年的健康行为教育研讨会课程,每周进行 1 次,由同样身为阿拉伯妇女的营养师和健身教练教授,以消除文化障碍。健身教练教授的内容是可以在家中进行的体育活动,营养师则是在阿拉伯美食的基础上改变食物烹饪方式。

(3)儿童和青少年体重问题防控

青少年肥胖在以色列成为愈发严重的问题,对儿童肥胖的控制也体现了多部门的合作。

政府部门及项目团队通过促成立法或者与企业进行谈判,推进企业提供健康食品、降低健康食品价格(为工作场所购买健康食品提供减税优惠)、对苏打水和反式脂肪等不健康食品征税、标注即食食品的营养成分,以及降低产品中糖和盐的含量。

卫生系统每年监测儿童的 BMI,为维持健康的生活方式、参加体育活动和坚持健康膳食的儿童提供奖励,也为参加减肥课程或研讨会的儿童提供奖励。

媒体在儿童电视观看高峰期间,限制营养价值低的食品广告,鼓励媒体使用积极的榜样来促进健康消费,倡导减少诸如罐头食品等含盐量高的食物摄入。

学校限制低营养价值食品和饮料的销售,并增加健康食品的供应,在营养、身体活动和健康教学方面采用创新方法(如将学校的花园改造成蔬菜种植基地)。教育部宣布 2011—2012 年为"积极、健康的生活方式年"(The Year of Active, Healthy Lifestyle),学校组织多年制的系统健康促进课程。成功开展课程的学校将被认证为健康促进学校。

家庭中培养父母成为改变的推动者,促进整个家庭的健康生活方式,减少儿童的"屏幕时间"(电视、电脑、视频游戏),鼓励家庭聚餐,为健康决策提供支持。鼓励"电视关闭挑战",倡导参与者在指定的天数内不要观看电视。

工作单位通过各种形式提升个人的健康知识和技能,运用团队策略组建同事间的支持系统,制定决策使自助餐厅和售货机出售更多健康产品。

体育部门开放公园和运动设施。财政部通过扩大国家卫生预算为社区健康促进提供资金,将提供给社会或地理边缘化社区的干预措施补助金提高 50%。

在肥胖的治疗过程中,诊所提供 BMI 筛查、生活方式咨询和评估,为患有肥胖症的儿童提供行为疗法或认知行为疗法。治疗团队通过书面或网络的形式与患者保持沟通和联系,了解营养状况,使用计步器或网络信息系统跟踪每日的步数。为参加减肥课程或研讨会的患者提供奖励,如果行为改变不够成功,患者应考虑服用减肥药物。BMI≥40 或 BMI≥35 且伴有肥胖相关疾病的患者,应考虑进行减肥手术。

另一方面,以色列未成年女性患饮食疾病,尤其是厌食症的比例呈上升趋势,主要原因是广告和媒体中出现的大量超瘦模特,影响了青少年的价值观。为了规范模特和广告行业,保护青少年健康成长,以色列立法委员会在 2010 年 6 月通过了一项法案,禁止超瘦模特出演商业广告,禁止模特公司招收超瘦模特,同时禁止企业选用体重低于正常标准的模特作为品牌代言人。对于已经从业的模特,需要出具医学证明以确认符合体重标准,违反者将被罚最高 5.7 万美元。

61.3.4 先进、全面的妇幼保健检查监测体系的建立

以色列是一个小国,在卫生服务方面几乎没有地区差异。尽管如此,全面覆盖的卫生保健权利并没有消除国内不同人群之间卫生状况的差异。阿拉

伯人的总体婴儿死亡率始终是犹太婴儿的 2 倍多（图 61-3），造成这种差异的主要原因是阿拉伯婴儿中较高的先天畸形率和遗传性疾病发病率，其所造成的死亡人数几乎是犹太婴儿的 4 倍（阿拉伯婴儿死亡率达 2.73‰，犹太婴儿仅 0.7‰）。较高的先天畸形率和遗传性疾病发病率可归因于阿拉伯人群中比例较高的近亲婚姻。同时，女性在制定医疗保健决策时缺乏自主权。

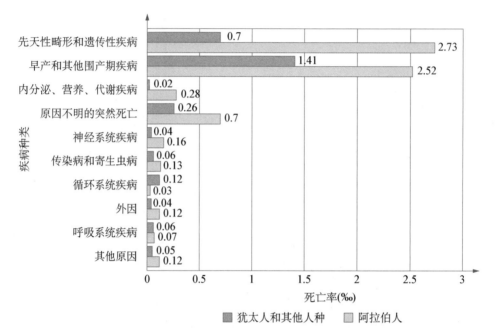

图 61-3 按人种组划分的多种疾病死亡率

针对先天性畸形和遗传性疾病，妊娠前检查是预防的重要组成部分。以色列拥有良好的产前基因检测服务，根据《国家健康保险法》，孕妇有权进行 4 次超声检查（孕早期筛查、胎儿颈项透明层厚度检查、孕中期胎儿器官异常筛查、孕晚期胎儿生长测量）、甲胎蛋白检测、羊膜腔穿刺术，很多女性都进行了超过 4 次的检查。有报告显示，30% 的人在怀孕期间有 7 次或更多次超声波检查。同时，在孕产妇和儿童保健诊所（低风险怀孕）或健康基金诊所（高危妊娠）监测的怀孕妇女都会检测是否有营养缺乏症，以及是否为遗传性疾病基因携带者。

针对新生儿，卫生部社区遗传部门开展全国婴儿先天性缺陷预防计划，其中包括婴儿产后筛查试验。以色列拥有最先进的系统，可在出生后 36～48 小时内检测新生儿的代谢紊乱（包括 10 种不同的先天性代谢缺陷）、甲状腺功能减退和严重联合免疫缺陷疾病。所有分娩婴儿都使用唯一识别号码，在数据库中登记，在国家实验室的血液样本库中进行交叉检查。社区公共卫生护士为那些未提交血样的婴儿抽取血样，这些不完整或遗漏的筛查信息，由负责诊断、治疗和康复的健康基金进行有效管理。2014 年，以色列卫生部对国家代谢筛查实验室数据库进行检索分析时发现，在国家公共卫生护士及其社工的努力下，超过 99% 的婴儿接受了筛查，家长可以在专门的网站上查看筛查结果。先天性疾病的筛查还包括自动耳声测试，超过 99% 的新生儿在离开医院之前接受了自动耳声测试。

母婴健康诊所对儿童头两年的生命健康有重要的保障作用，但儿童基本的免疫接种完成后，前往诊所的频率会大幅下降，之后如何识别处于危险中的儿童，如何识别发育和行为异常，是一个重大挑战。在全国学前教育机构中开展发育和行为问题常规监测，部分满足了这一需求。每个新生儿出生时被分配一个唯一的识别号码，由国家保险协会管理。在保护隐私的前提下，这个号码可以记录医疗、护理等信息，学校注册、社会服务等社会信息，以及身份和地理信息。依靠以色列开展较早的信息储存技术，这些详细而全面的数据可以在各个医院、保健诊所等远程查询，卫生部门也借此记录特定人群相关疾病的发病率，并准确地计算死亡率。

以色列拥有针对某些疾病（如 1 型糖尿病和癌症）的国家疾病登记处，可以按年份和人群提供有关疾病发病率和流行率的准确数据。其他疾病如残疾，则通过定期调查或国家保险协会收集数据。为了减轻文化差异对于健康数据监测的影响，在阿拉伯村庄，护士被引入当地诊所担任糖尿病患者的病例管理员。

61.3.5　医疗保健的专业化趋势

以色列的儿童保健服务历来着重于 3 个方面：家庭医师、妇幼保健诊所和医院。预防服务由妇幼保健诊所提供，这些服务最初由卫生部门提供，其对象为所有寻求帮助的人。后来部分地方市政府也参与到诊所的组建和支持中，例如特拉维夫市和耶路撒冷市，为当地所有居民提供服务。健康基金（Health Maintenance Organization，HMO）也根据《国家健康保险法》建立了新的诊所。这些诊所提供的服务和建议适合所有特征人口，无论是新移民、不同宗教信仰人群还是素食者。医院的儿科部门负责处理严重的儿科疾病，社区的普通儿科问题由未完成专科培训的儿科医师和家庭医师处理。

传统上产前保健的主要提供者是社区妇幼保健诊所的公共卫生护士，然而，公共卫生护士的培训和诊所的技术基础设施，跟不上产前保健日新月异的发展步伐及父母对婴儿保健越来越高的期望，许多人放弃了公共卫生护士提供的产前保健服务，进而转向健康基金会的产科医师。一些健康基金会认识到，公共卫生护士可成为产科医师的合作伙伴，但需要加强其在产前保健方面的作用，使其提供职责范围内的指导和额外的服务，包括解决抑郁症在内的心理社会问题等，并帮助准父母分娩和婴儿护理。因此，他们开始培养护士产前保健的能力，其中一项重要的技能为母乳喂养。自 1999 年以来，他们对所有公共卫生护士培训基本母乳喂养技能，给予哺乳顾问资格证，并要求产房必须配备经过专业认证的哺乳顾问护士，促进和支持母乳喂养。对于非母乳喂养，医院可以获得来自制造商的免费婴儿配方奶粉和财务支持。

父母越来越关注孩子的发育、行为及慢性疾病等问题，他们经常向儿科医师进行咨询。然而，儿科医师因缺乏相应的培训，不具备处理这些问题的知识和技能。因此，以色列儿科协会、哈达萨儿童医院、门诊儿科协会、卫生部和卫生基金启动了 Goshen 项目，旨在通过对儿童生长、发展和行为的儿科培训，努力提高儿科医师和其他儿童医疗保健提供者应对儿童的总体健康和发育需求的能力，从而改善儿童及其家庭的健康结果。Goshen 的核心目标是将发育-行为儿科学作为社区儿科学的核心部分，下列是社区儿科医师需要履行的职责：①识别和评估儿童的生长发育和行为问题；②评估儿童的营养状况，识别营养不良；③发现和应对儿童暴力以及家庭对儿童的忽视；④指导慢性病的治疗；⑤儿童心理问题的首诊者，如有必要移交到专业心理治疗机构；⑥初步筛查和评估常见的儿科疾病，诸如注意力缺陷多动障碍、轻度发育迟缓，或者自闭症谱系障碍等更严重的问题；⑦参与儿童健康和行为的座谈会等教育活动。

为了实现社区儿科医师应对儿童发育、行为问题的能力，Goshen 为在社区儿科诊所和母婴健康中心工作的儿科医师开设相关的医学教育课程。这些课程持续两年，第一年主要是系统化的知识讲座，第二年是相关主题的案例讨论，同时课程设立了培训奖学金。Goshen 项目除对儿科医师进行培训外，也为家长、社区工作者、志愿者提供浅显易懂的知识。其中的途径包括建立门户网站（www. gadalta. org. il），提供全面的儿童发育、行为问题的信息，包括生长发育、行为安全、睡眠、营养、学习、长期使用液晶屏幕等问题，并且由专家组织进行质量把关；创建 Facebook 账户，积极更新最新的健康文章，宣传网站中的内容，发布健康促进内容的音频以及提供即将到来的培训活动的信息；Goshen 项目还参与许多针对地理边缘地带或者社会边缘人群的社区活动，负责提供专业的健康知识讲座；其他途径还包括分发插图手册、传单等。该项目通过丰富的形式给大众提供儿童发育、行为问题的知识，这也有助于增强儿科医师和家长之间的沟通理解。Goshen 项目实施之后，儿科医师发现他们能更好地应对儿童发育和行为问题，提高了他们对于自身治疗水平的满意度。另外，Goshen 项目还与政策制定者展开了密切合作，通过对儿童健康问题的独特眼光（重点关注发育、行为问题），影响政策的制定。

61.3.6　应对传染病的健康策略

过去几年，以色列的婴儿总死亡率持续下降（图 61 - 8），传染病和寄生虫病导致的死亡率已经处于较低的水平（图 61 - 3）。传染病和寄生虫病死亡率下降归因于两个重要的防控措施：健康教育和免疫接种。其中，保护儿童免受传染病的最有效和最安全的方法是接种疫苗。以色列儿童常规免疫接种率很高，取得了令人瞩目的成就。

（1）健康教育对传染病的作用

贝都因人生活在内盖夫（以色列南部沙漠地区），他们的健康指标在以色列是最差的，人群正从住帐篷或小屋的半游牧生活方式转变为以城市为中心的居住方式。内盖夫 40%的贝都因人仍居住在尚未得到官方认可而基于部落归属的松散定居点内，无法获得有保障的公共卫生基础设施（包括充足的自来水、与国家电网的连接、废物和污水处理设施）。尽管该人群普遍拥有国民健康保险、社区卫生基金、妇幼保健诊所、免费学校教育和以学校为基础的保健服务，但地理上的分散及其较低的社会经济地位是其健康的障碍。虽然感染引起的死亡在死因中并非最高，但仍占很大一部分，导致阿拉伯人与犹太人在死因构成上的差异。阿拉伯人群感染性疾病有两个季节性高峰：夏季高峰期主要是急性胃肠炎；冬季主要是上呼吸道感染和体温过低（该计划前一年，182 名死亡婴儿中约 20 人感染）。1989 年 3 月，对有关急性肠胃炎的知识、态度和行为的代表性样本进行调查，之后开始计划干预。从调查结果中了解到，阿拉伯人对疾病的原因、传播方式、治疗方法和预防方法缺乏足够的了解，因此决定制订一项健康教育计划，教育对象包括孕妇和婴儿的母亲，并招募任何可能有帮助的社区资源。据观察，80%的感染死亡病例集中在西加利利几个大村庄中，委员会的专业人员和志愿者编写了海报和小册子，以提供有关预防和治疗急性胃肠炎的信息材料，采用用户友好和令人印象深刻的视觉形式进行宣传，主要包括预防不洁饮用水导致的腹泻和治疗腹泻的信息，以及及时治疗以避免并发症（如体温过低）的信息。与宗教领袖协商后，许多信息都来自穆斯林的圣书。这些材料通过产后护理站和健康服务诊所分发给孕妇和婴儿的母亲。此外，招募了 6 个村庄的高中生让他们门到门的发放小册子。之后，产后护理人员在这些村庄与 10～15 名新妈妈组成小组进行面对面会议，重点关注这些婴儿照顾者的营养和个人卫生等信息。

（2）高免疫覆盖率

内盖夫地区的另一个案例则体现了健康教育和免疫接种在预防传染病上的共同作用。1990 年 12 月—1991 年 3 月，该地区出现了麻疹的重大流行，感染了 101 名犹太婴儿和儿童以及 320 名贝都

因婴儿、儿童和成人。贝都因人中麻疹的发病率为 415.6/10 万。由于麻疹的严重并发症，15 名儿童需要进入当地医院的重症监护室，卫生部出台了应急性补种疫苗的政策，为没有医疗保险的人群提供临时的妇幼保健服务。由于这一流行病，以色列卫生部总干事于 1991 年任命了一个全国委员会，其任务是制订一项改善贝都因婴儿免疫覆盖率的方案，主要包括：

1）实施一项以社区为基础的教育方案，旨在提高贝都因人对常规免疫接种重要性的认识。

2）建立移动的免疫接种小组，对未接受妇幼保健诊所常规免疫接种的婴儿或儿童进行家庭免疫接种，每个小组都有 1 名公共卫生护士和 1 名贝都因司机，配备 1 台全地形车。

3）在地区医疗中心的产科病房，对每个分娩的贝都因妇女（占分娩的 98%）进行个人访谈，以鼓励母亲在当地的妇幼保健诊所登记她的婴儿信息，并获得有关她的位置信息，以便移动免疫小组可以在必要时进行家访。

4）分配足够的财政资源，雇佣足够数量的护理、教育和行政人员；特别培养贝都因妇女为公共卫生护士，免除其学费和交通费。

5）在贝都因人定居点建立更多的妇幼保健诊所，用卡车组建移动妇幼保健诊所。

6）1995 年的《国家健康保险法》把这部分人群纳入保险涵盖范围内，避免了这部分人因为没有医疗保险而忽略就诊的情况。

健康教育和社区促进对于免疫覆盖率的提高有显著效果，可以看到白喉-百日咳-破伤风疫苗（三联疫苗）的接种比例在贝都因人群中不断升高（图 61 - 4）。

前文提到，以色列的婴儿有唯一的编号，用于医疗信息和社会信息的完整记录，保证常规免疫计划的覆盖，妇幼保健诊所和学校是接种疫苗的主要场所。常规免疫计划涵盖 15 种不同的病原体，图 61 - 5 为在学校的免疫接种覆盖率。尽管没有强制性的免疫法，但因这项服务在《国民健康保险法》的免费范围内，使儿童的免疫接种率非常高。这项服务也因其在缩小卫生差距方面的成功而闻名：阿拉伯人的免疫率实际上高于犹太人。白喉、破伤风和百日咳（Tdap），以及麻疹、腮腺炎、风疹和水痘（MMRV）的免疫覆盖率很高，最近增加的免疫计划包括男孩和女孩的人乳头瘤疫苗接种，以及学校二年级儿童常规流感疫苗接种。

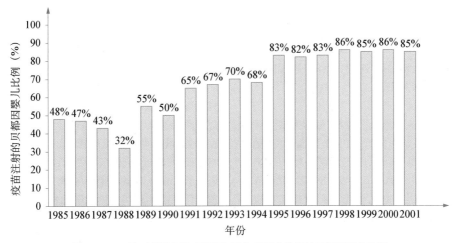

图 61-4　1 岁时接受白喉-百日咳-破伤风疫苗注射的贝都因婴儿比例

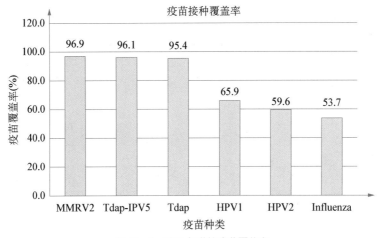

图 61-5　2016 年学校疫苗覆盖率

注:MMRV2,麻疹、腮腺炎、风疹和水痘疫苗(第二剂);Tdap-IPV5,四价白喉、破伤风、百日咳、灭活的脊髓灰质炎疫苗(第五剂);Tdap,破伤风、白喉、百日咳疫苗;HPV1,人类乳头状瘤病毒疫苗(第一剂);HPV2,人乳头瘤病毒疫苗(第二剂)

免疫计划面临的挑战是尚未全面覆盖以色列儿童,面临的阻力包括反疫苗运动、超正统犹太人的文化、寻求庇护人群的流动性和民众对疫苗不良反应的担忧。最近几次麻疹和腮腺炎的暴发以及 2013 年野生脊髓灰质炎病毒的传播表明,即使疫苗接种覆盖率略有下降或仅有少量未接种疫苗群体,也容易暴发疫情。因此,以色列开发了一个信息化的免疫登记平台,涵盖了所有入学儿童的免疫接种情况以及所有参加卫生部和市政府的妇幼保健诊所的儿童,范围随后扩大到以色列人口登记处的所有儿童以及在妇幼保健诊所接受服务的无法律地位的儿童。同时,健康基金诊所提供的计算机免疫接种记录的数字化转化正在积极发展,这将使疫苗覆盖率实时监控成为可能。

61.3.7　应对儿童意外伤害的策略

意外伤害是 1～5 岁儿童的主要死因(23%)和 5～14 岁儿童的第二位死因(20.3%),也是 15～24 岁年轻人死亡的主要原因(61.4%)。其中 0～4 岁组阿拉伯儿童和 15～17 岁组男性青少年受伤的风险特别高。尽管这两个群体仅占儿童和青少年总人口的 14%,但几乎一半(48%)伤害导致的儿童和青少年死亡发生在这些群体中。许多措施被证明可以预防儿童和青少年意外伤害。安全座椅、头盔、儿童居家安全装置等被证明对预防儿童意外伤害有重要的作用。

以色列主要通过3个国家轨道促进儿童安全：CSAP、市政局与Beterem组织的合作以及国家儿童伤害和监视系统(NAPIS)。

（1）国家儿童安全行动计划

CSAP是一项规模浩大的举措，通过发放并回收基于标准化指标且含有简介的儿童安全卡片，提高政府对伤害问题的认识；采用已证实有效的预防策略，制订政府认可的国家行动计划，提高儿童和青少年的安全；在政府层面推动与儿童和青少年安全有关的行业、专业人员和组织以及家庭的协作。2004年~2010年，该计划已扩展到欧洲26个国家。

儿童安全报告卡一方面用来收集儿童和青少年意外伤害数据，涵盖了与儿童意外伤害最相关的9个领域(乘客、驾驶员安全，小型、轻便摩托车安全，行人安全，自行车骑行安全，防止溺水，摔倒，灼伤，中毒，窒息)的数据，实现儿童意外伤害的比较和评估，以引起政府和社会关注。另一方面，报告卡含有具体衡量措施和装置的指标，用于对已知有效的一级预防措施的实施状况进行比较评估，审查其优势和劣势，从而为下阶段行动关注的重点提供指导，并将经验分享给欧洲各国。例如，减少青少年和儿童受伤风险的安全装置，以色列获得了一系列关于安全装置的可获得性和可负担性的数据(图61-6)，并在制定伤害预防政策时加以考虑。这些CSAP成员国获得的数据在每个阶段结束后都会得到详细的讨论，以为下一阶段政策制定提供具有详细证据的参考。

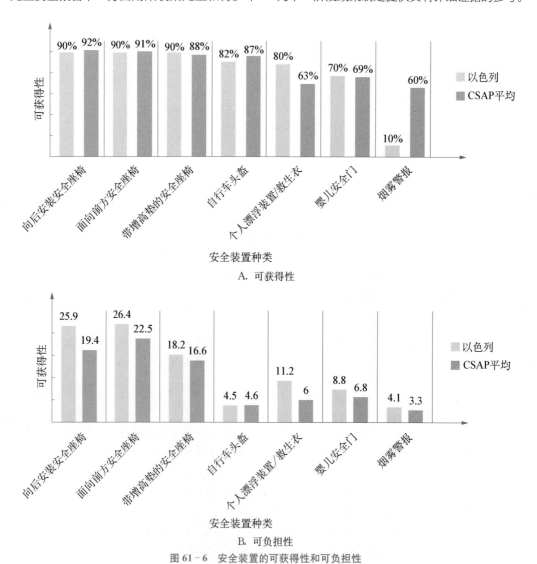

图 61-6　安全装置的可获得性和可负担性

（2）市政局与 Beterem 组织的合作

Beterem 组织是以色列唯一一家专门致力于儿童安全的组织，被以色列政府正式承认为以色列儿童安全问题的领导组织和专业组织。Beterem 组织通过与市政部门的合作，提供新生儿安全的咨询，由医院产科病房的护士在新生儿出院前对其实施咨询。咨询可以通过个人会谈或小组会议的形式进行，教育家长关于儿童安全的理念，重点关注婴儿出生后头几个月的主要问题：儿童乘车安全，正确使用安全座椅及如何避免驾驶时因车内婴儿而分心，摔倒、溺水和烧伤的预防。此外，Beterem 组织还培训医务人员学习专业知识以帮助评估儿童出院时是否使用了适当的安全座椅，指导不同年龄儿童安全座椅的使用。Beterem 还与福利和教育领域的专业人士一起制订了一个专门针对低社会经济地位家庭的计划，旨在提高他们对儿童安全的意识。社会工作者对这些家庭进行家访，提供基本安全指导，识别房屋危害，指导如何为家庭成员分配房屋，分发安全设备如电源插座盖、壁橱锁、窗户限制装置和重型家具稳固装置等。Beterem 还组织了病床床旁咨询计划，培训特定的志愿者和医务人员，以便儿童受伤紧急住院时能联系到家人，并及时了解导致事故发生的身体和行为状况。之后，他们会及时引导受伤儿童的父母采取简单的预防措施，防止下一次事故发生。这些在病床边提供的儿童安全信息简短清晰，适合不同文化的以色列家庭。

（3）国家儿童伤害监视系统

2012 年，以色列启动了一项从阿拉伯社区医疗诊所收集儿童伤害相关数据的试点计划（NAPIS）。由于社区的周边地点与主要保健中心的距离较远，大多数受伤的阿拉伯儿童在社区内接受治疗，而没有到急诊室就诊。卫生部门因为缺乏这些受伤儿童的宝贵信息而无法采取适当的措施，因此委派当地诊所的护士接受培训，以获得收集信息的能力。

61.3.8　特殊宗教背景的健康干预

宗教力量在以色列社会中的地位和影响不容小觑。在主要的教派中，普遍存在着对宗教领袖的认可，宗教领导对于人群的教育、思想、婚配甚至是生育都有一定的影响。因此，卫生界必须与宗教领导一起促进健康。

哈雷迪（haredi，指信仰极端正统犹太教）占以色列人口的 7%，女性人均生育子女数高达 7.7 人。

超过一半的哈雷迪父亲（55%～60%）在高级圣经研究机构中度日，只有 30% 的人赚取少量金钱。因此，养家糊口和抚养孩子都成了母亲的责任。繁重的家务使得母亲们在工作机会的竞争中处于不利地位，只有 45% 的人从事有报酬工作，其余必须严重依赖国家子女津贴。目前约有 58% 的正统犹太教家庭生活在贫困线以下。哈雷迪将他们的高生育率归因于圣经中"富有成效和繁衍"的诫命。除非有拉比（rabbi，传授犹太教义者，担任个人精神的导师）的保证，否则所有极端正统的流派都禁止采用避孕措施和堕胎。宗教领袖通过各种方式减少社区与周围社会的互动，包括对广播、电视、报纸和书籍等大众媒体的封闭禁令，用自己的媒体、出版商及专门设计的软件严密过滤手机互联网。因此，哈雷迪社区与以色列社会的主流信息、想法和做法脱节。与此形成鲜明对比的是，拉比无处不在，他们在社区生活的各个领域都行使几乎无限的权力，包括社区在选举中投票给哪个政党，如何安排婚姻或允许谁使用避孕措施以及持续多长时间。事实上，拉比对每个重要问题的建议都是强制性的。促进哈雷迪社区妇女健康的项目正是在这种背景下进行的。

该项目的基本方式是发放信息手册。由于直接讨论增加生育间隔可能导致文化上的抵触，因此手册的内容放在了如何处理产妇营养、盆底紧张、疲惫的心理问题及孩子间的竞争上，引起了哈雷迪女性的兴趣。项目中，与拉比的沟通由在世俗社会中做护士或助产士的哈雷迪妇女担当，她们清楚项目的价值大于可能的道德冲突，因而在与拉比沟通中具有独特的优势。在具体的文本写作中，手册开头便选用了宗教诗篇中著名的诗句，如"孩子们的母亲欢欣鼓舞"（The mother of sons rejoices）；信息手册的文字也全部采用宗教文本常用的文字；避免使用敏感的词语（例如在盆底练习中避免使用阴道等词语，而使用描述性语言），更避免使用图片材料；在文中表达对正统信仰和大家庭的尊重；在文中使用生育间隔等词语，来表示拉比对女性下一次生育的决定权。在此基础上，将如何成为一个快乐而充实的母亲、保护和恢复骨盆底层健康、适应繁忙生活的建议以及补充维生素 B。预防先天畸形等观点添加到文章中。信息手册没有署名计划的实施者海法大学，而仅署名护理学生，以避免引起世俗和宗教的冲突。这种适应宗教文化的文字获得了较为开明的拉比的赞扬，但是拉比对怀孕间隔这部分内容仍持有意见。这些册子在分发过程中得到了哈雷迪妇女的好评,她们也未对怀孕间隔的问题提出反对意见。

有些时候,与宗教领袖的合作能带来更积极的效果。卫生部门在与德罗兹派宗教领袖沟通后,宗教领袖通过其文书部门发布了禁烟的禁令,对于降低德鲁兹人与烟草相关的疾病发病率和死亡率有重要作用。一些开明的宗教领导认为拯救生命超过了其他宗教原则,诸如通过学者和拉比在清真寺中的会晤,将人的生命和健康作为宗教最高优先级的崇敬。宗教本身的教义教规也对健康有重要影响,例如健康保护和传统饮食相关的宗教规则,对于食品生产和销售行业具有一定的规范作用,有助于减少快餐含过多的糖、脂肪和盐。

61.4 防控效果

1951 年,首次记录以色列婴儿死亡率为 40.8‰,在随后的 60 年内,实现了婴儿死亡率的大幅下降。2015 年,婴儿死亡率为 3.1‰,其中几个重要年份的数据(1970 年:22.7‰;1990 年:9.9‰;1995 年:6.8‰;2000 年:5.5‰;2005 年:4.4‰),都低于 OECD 的平均婴儿死亡率(图 61 - 7)。围生期死亡率、新生儿死亡率、新生儿期后婴儿死亡率(postneonatal mortality rate,28~365 天)、0~5 岁儿童死亡率也逐年下降(图 61 - 8)。1990—2015 年,5 岁以下儿童死亡率的年降低率为 4.3%,而发达地区的千年发展目标为 3.7%(图 61 - 9)。

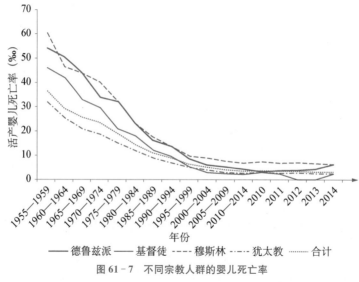

图 61 - 7 不同宗教人群的婴儿死亡率

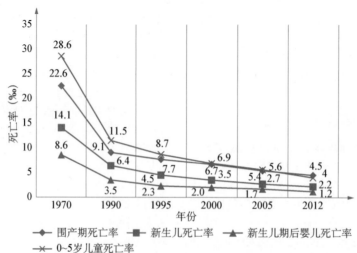

图 61 - 8 围生期死亡率、新生儿死亡率、新生儿期后婴儿死亡率、0~5 岁儿童死亡率

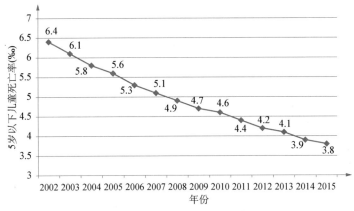

图 61 - 9　5 岁以下儿童死亡率

孕产妇死亡率为 2.0/10 万（图 61 - 10），低于 OECD 的平均孕产妇死亡。2015 年，产妇死亡率是所有 OECD 国家中最低的。采用国际通用的 28 周妊娠后死亡的死产定义，发生率仅为 3.5‰。所有人口群体中，以色列已经达到了发达地区 2030 年可持续发展目标（developed regions' sustainable development goal 2030），包括孕产妇死亡率、新生儿死亡率和 5 岁以下儿童死亡率 3 项指标。

尽管以色列人民面临持续的巴以关系冲突和生活工作压力，但以色列人的预期寿命在全球仍处于领先水平，以色列女性出生时预期寿命为 84 岁，居世界第十一位，男性预期寿命为 80 岁，居全球第四位。大多数国际健康调查报道了心脏病、卒中、癌症和糖尿病的发病率和死亡率，结果显示以色列女性与国际女性相比健康状况良好。2008 年，以色列妇女缺血性心脏病年龄标化死亡率为 43/10 万，显著低于 OECD 妇女 60/10 万的平均水平，卒中标化死亡率 23/10 万，远低于 OECD 妇女 42/10 万的平均水平。

在健康行为的塑造上，以色列也取得了重要的成果。2000 年，以色列仅 38% 的女性在孩子出生后 6 个月内给予母乳喂养健康教育后，然而通过支持母乳喂养，这一比例在 2014 年增加到 53%。在以色列，88% 的女性分娩后采用母乳喂养（犹太人为 87%，阿拉伯人为 97%），62% 的犹太女性和 48% 的阿拉伯女性在分娩后 2 个月仍然完全采用母乳喂养。母乳喂养等育儿技巧与疾病、遗传等因素共同影响儿童的生长发育，而以色列的儿童生长发育迟缓比例自 1990 年起在阿拉伯和犹太人中都基本呈下降趋势（图 61 - 11）。

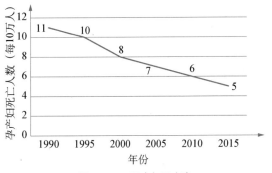

图 61 - 10　孕产妇死亡率

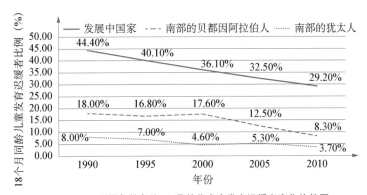

图 61 - 11　不同年份各族 18 月龄儿童中发育迟缓者变化趋势图

注：根据 2006 年 WHO 制订的发达国家和发展中国家发育标准，相应年龄的身高 Z 评分＜－2 的百分比

此外,Tesler 的研究证实,以色列的健康生活方式干预已成功地改变了人们的行为。例如,在青少年人群中,酒精的使用始终处于下降趋势,吸烟的比例在下降后经历了轻微的反弹(图 61 - 12),而以色列的烟草消费水平的结果显示烟草使用得到了控制(图 61 - 13)。健康行为的塑造成功地提升了以色列妇幼的健康状况,青少年 BMI 在经历了数十年的增长后得到了成功遏制(图 61 - 14),个别研究显示BMI 的水平可能已达到巅峰,个别年龄组已出现下降,但肥胖问题仍是以色列今后防控的重点。

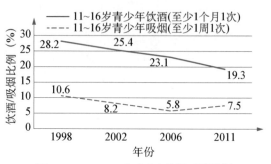

图 61 - 12 11～16 岁青少年饮酒、吸烟比例

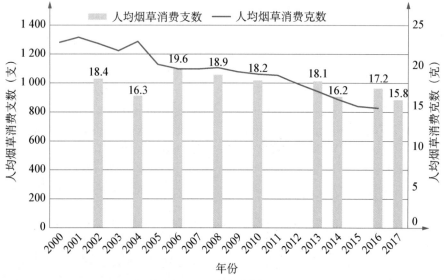

图 61 - 13 烟草消费概况

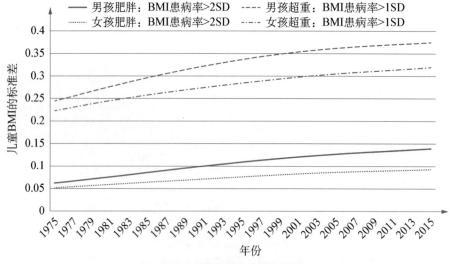

图 61 - 14 以色列儿童 BMI 趋势变化

在传染病方面,疫苗覆盖率的增高和健康教育措施的实施使传染病导致的死亡率明显下降。西加利利地区对阿拉伯人的流行病干预起到了重要的作用,接种疫苗的当年夏天,西加利利地区急性肠胃炎婴儿的死亡率降至 0,并且在随后的 10 年中没有再出现过公共卫生问题。冬季接种项目也证明是成功的,从上一年的 11 个死亡减少到计划年度的 1 个死亡,在未来 10 年内完全没有死亡。自 1994 年开始实施针对流感嗜血杆菌 B 型脑膜炎的免疫计划以来,该疾病已变得极为罕见。从 2009 年开始,针对肺炎球菌的疫苗已被纳入常规免疫接种计划中,可预防大多数引起儿童脑膜炎和败血症的肺炎球菌,大大

降低了这种严重疾病的发病率。由轮状病毒引起的腹泻疫苗于 2010 年开始实施,儿童因该疾病看急诊和住院的比例下降。

在儿童意外伤害方面,在过去 10 年中,儿童可预防伤害下降了 30%,死亡率下降了 40%,因伤住院率下降了 14%,急诊次数下降了 3%。以色列因道路安全事故死亡人数呈持续、快速的下降趋势(图 61-15、61-16)。综合来看,传染病和外在伤害在以色列已经得到了较好的防控,2000 年造成儿童死亡的原因比例(传染病∶非传染病∶外在伤害∶未知原因)为 1∶59∶9∶31,2005 年为 1∶61∶8∶29,2010 年则为 1∶64∶7∶27。

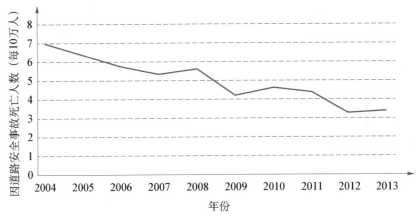

图 61-15 以色列因道路安全事故死亡人数变化

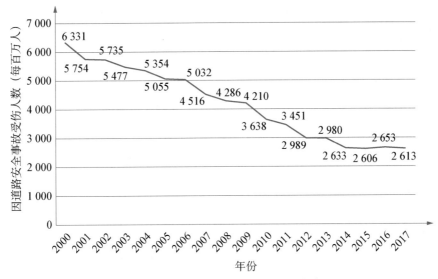

图 61-16 以色列因道路安全事故受伤人数变化

另外,2010 年开始实施出生耳声筛查计划。之后的 3 年内,严重听觉神经性耳聋患儿在 3 个月内被检出的比例从 22％上升至 42％,6 岁以下患儿中植入人工耳蜗的年龄中位数从 2005 年的 2.1 岁下降至 2014 年的 1.5 岁。

61.5 主要经验及推广价值

以色列在建国 70 年取得了重要的健康里程碑,其背后首要的决定因素是国家对于优先发展健康事业的明确愿景和国家战略。以色列政府部门坚持不懈地致力于民众的健康,1995 年颁布的《国家健康保险法》做到了全面覆盖以色列民众,保障基本卫生福利,确定医疗服务的范畴并保持不断更新,卫生部对该法律提供了严格的监管。这部法律促进了以色列不同地区、文化背景、社会经济地位的人群的卫生公平。因此,把健康事业放在优先而重要的地位,是提升居民健康水平的首要保障。

以色列在妇幼保健事业上,建立了全国性的妇幼保健诊所网络,被 OECD 公认为是全面、组织良好、可获得性好的初级保健服务。以色列卫生部门致力于研究并发布公共卫生和预防医学计划,特别重视妇女和儿童的健康。同时,以色列拥有开放、活跃的政策讨论环境,部门间展开积极的合作,倾听来自民众关于国家未来计划的激烈讨论和辩论,国家尊重和重视学习和创新。这些因素共同作用于以色列的妇幼保健事业,取得的进展值得我们学习。

61.5.1 建立完善基层保健网络、培养基层医疗工作者

以色列妇幼保健以社区保健诊所为基石,承担了基础治疗、常规检查、疾病预防、健康促进等综合性服务,是分级诊疗制度的基础,也是以色列保障全民健康、缩小地区差异的重要举措,而任职的公共卫生护士、儿科医师都受过良好的培训,比如母乳喂养技能、儿科保健技能、产后抑郁识别干预技能等。他们是基础保健、社区干预、传染病预防控制的中流砥柱,在社区健康促进计划中发挥领导作用。在世界范围内,社区保健诊所的大量资源被用于治疗服务,从而忽略了可使全球疾病负担减少 70％的预防和健康促进工作。事实上,社区卫生保健应当采取预防与治疗并重的方针,对不同层次的医疗合理配置资源(2008 年世界卫生报告)。为增加妇幼保健的全面性、利用有限的卫生资源创造更大的效益、缩小国家

间地区间卫生水平差异,有必要将建设和完善妇幼保健诊所网络放到重要的位置,明确和扩大妇幼保健诊所的职责,强调疾病预防、社区干预、健康生活方式教育等全面综合的服务。相应地调整医学人才培养的结构,培养更多观念先进、训练有素的公共卫生护士、社区医师,转变卫生行政人员的意识以支持妇幼保健基础工作建设。以色列妇幼保健诊所具有特定的使命,专门为孕产妇和儿童提供卫生保健服务,每位专业人员也专门被委派从事相关的妇幼保健工作,这种专业性是以色列妇幼保健工作的创见和成功的重要元素,世界范围内的应对妇幼保健挑战,也有必要实现机构和人员的专业化。

同时,以色列也将学校作为健康促进网络的一部分,在当地卫生部门的帮助下,开展多样化的健康促进课程和计划,提供基本的卫生预防服务。学校在对青少年的健康教育上具有一定优势,可以开展更系统的多年化课程,拥有相互促进的学习氛围和较小的文化差异,应当与社区保健诊所相互补充。

61.5.2 强调妇幼保健诊所的重要服务内容

免疫计划是基层社区保健的重要内容,免疫接种能防止白喉、麻疹、腮腺炎、百日咳、破伤风等造成的疾病、伤残和死亡。WHO 的数据显示,全世界仍有约 1 990 万婴儿未获得基本疫苗,如果全球免疫覆盖率得到改善,至少可以避免 150 万人死亡。以色列在免疫计划的覆盖上体现了国家决心,拥有良好的免疫接种规划和财政保障,同时建立了逐步完善的监测网络。因此,在世界范围内,需要敦促各国卫生部门积极致力于全国疫苗接种,号召疫苗在国际范围内的捐助,加强国内用于疫苗资金的筹措,建立和完善监测系统以支持研究和决策。同时,开展针对疫苗接种的健康教育,也是以色列免疫计划成功的重要因素。

母乳喂养是另一项需要关注的内容,以色列通过对助产士和公共卫生护士的母乳喂养技能培训,使母乳喂养的比例明显升高。WHO 对 194 个国家的"全球母乳喂养记分卡"结果进行统计分析显示,6 个月龄以下的儿童中,只有 40％得到纯母乳喂养(除母乳外不喂任何东西)。母乳喂养是各国相对容易改变的,同时对婴儿健康有重大意义的一项内容,而且对母亲预防乳腺癌和卵巢癌也有一定作用。以色列的成功经验提示了在提高母乳喂养比例时可行的措施:培养基层保健人员和助产士的母乳喂养技能、制订带薪产假制度、增加公众场所哺乳时间、在妇幼

保健诊所展开母乳喂养健康教育。

61.5.3 全社会参与健康促进计划

Haggerty 最明确地阐述了这一点:"很明显,当今儿童的主要健康问题与现有医疗服务产生的健康问题不同。关于儿童的行为、学习问题以及家庭压力已经取代了父母对传染病的关注……孩子生活的社区是他健康的主要决定因素。虽然这些陈述在今天被理论上广泛接受,但它们尚未反映在我们的医疗机构中。"同时,健康促进也是促进地区间卫生公平的重要工具。

以色列是一个重视妇幼健康的国家,从国家、非政府组织、大型医疗中心、社区诊所至家庭,都十分重视健康促进的工作。在国家层面,以色列健康部门对健康促进有明确的愿景,制订"健康促进 2020"计划,将其作为全国健康促进工作的纲领,通过《全民健康保险法》推进卫生保健的进程。设立的健康委员会出台各自领域的健康促进政策,例如儿童安全领域的 CSAP、健康行为领域的 Efshari Bari 计划、社区儿科的 Goshen 项目、360°计划等。社区诊所具有培训良好的、能够推进健康促进计划的社区医师、公共卫生护士。非政府组织的社会工作者更灵活、更全面地应对健康促进问题,协助开展健康教育。以色列的媒体、大型医疗中心在健康促进战略的传播和研究上起到了重要作用。

在特定宗教背景的情况下,了解和适应文化问题、招募该文化背景中的志愿者,采用与宗教文化更贴近的形式显得尤为重要。在大规模干预开始前,应当与该文化人群中的利益攸关者和宗教领袖有充分的沟通以制订可接受的、有影响力的干预措施。同时,以色列的案例也揭示了即使是信息高度封闭、文化自主的社区,也可能存在健康信息进入的可能性,与宗教的文化形成竞争,并且原有的宗教文化也可能与健康促进有着相互交融的方面,是健康促进政策需要寻找的关键点。

61.5.4 完善妇幼保健检查、监测体系

以色列妇女儿童在社会上的中心地位,体现在以色列为妇女儿童提供的全面的保健检查上,包括为妇女提供的 4 次产前超声检查、良好的基因检测服务,为儿童提供的出生后先天性缺陷筛查、廉价的牙科服务、全面免疫覆盖、自动耳声测试等服务。这些服务对于筛查妇女儿童存在的健康风险和危险行为具有重要作用,是预防出生缺陷、识别危险行为、

尽早做出干预的重要措施。同时,以色列有着全面、准确的妇幼保健监测系统,婴儿在数据库中拥有唯一的识别号码,用于医疗记录、学校注册和社会服务,记录与特定人口群体相关联的疾病发病率并准确地计算死亡率。以色列拥有针对某些疾病(如 1 型糖尿病和癌症)的国家疾病登记处,可以按年份和人口群体提供有关疾病发病率和流行率的准确数据。国家儿童安全行动计划发放的卡片,获得了 26 个欧洲国家在安全措施、装置和儿童意外伤害领域的数据,使成员国能够审查自身政策的实行效果,循证制订下一阶段计划以及从其他国家迅速汲取经验,这对于提高政府部门的认识和促成部门间合作有重要意义。充分、及时、准确的数据对于疾病防控、卫生资源配置、卫生政策制定有重要作用,建设全面、有效率的妇幼保健检查和监测体系应当是妇幼保健领域需要考虑的重点。

61.5.5 强调部门间协作

妇幼保健是一个涉及面比较广泛的项目,不仅要着眼于妇女儿童本身的健康因素,还需要考虑到社会文化、民众心理、财政支出等多元化的因素。这些因素超出了卫生部门和卫生政策的直接影响,往往需要多部门的支持。住房、环境、教育、财政以及安全等部门对健康的重要影响是公认的。以色列在应对这些复杂的问题上,建立特别委员会,其人员配置来自各部门、各专业。他们的职责包括估计对应领域内的疾病负担、经济负担,审查制订具体干预计划。卫生部门在部委中应当处于领导地位,同时在具体实施过程中,与当地的政府、社区、学校甚至是宗教组织协调配合,探讨制定适应当地文化的政策。WHO 在 2013 年提出"将健康融入所有政策",虽然政府承担着对其公民健康的最终责任,但各级卫生部门是推动 HiAP 的关键参与者。卫生部门应该积极寻求与其他部门的合作,尤其是与社会和经济部门的合作,注重在部门间传播基础的健康知识,影响其他部门看待相关行业的态度,促使他们在政策制定上考虑健康因素,因为卫生部门与其他部门往往在母乳代用品、烟草控制等领域有利益冲突。同时,卫生部门也应当学习和熟悉其他政策制定部门的政策制定流程和思路。在处理根源复杂的健康问题时,我们可以从以色列的健康促进计划中汲取经验。

61.5.6 多途径创新性的妇幼保健政策

以色列是一个富有创新性的民族,是一个多样

的、充满活力的多民族国家。民众对于国家的未来有热烈的讨论，尊重研究者和专业人士，在健康领域与国际社会有强烈的合作欲望，这种氛围有助于通过非正式的途径影响国家的决策。在针对特定领域的问题时，以色列往往综合多样化的健康促进途径。例如在应对儿童意外伤害问题上，以色列把国家儿童安全行动计划作为主要措施，辅以非政府组织在具体事务上的实践和协调，再加上国家儿童伤害监视系统的补充，形成了多途径、全方位的预防战略。

在具体健康教育途径上，采用了电视传播、社交媒体传播、社区工作人员宣传指导、同伴教育、家庭教育等众多途径，创新性地采用支持学生在学校种植蔬菜、在海滩上设立辍学中心、展示水果和蔬菜雕刻等丰富多彩的方法。其他方面也有创新性的尝试，例如将牙科服务纳入保险法案。卫生部还建立了一个多语种电话中心，用于医疗翻译和提高保健人员对文化多样性的理解水平。世界卫生状况错综复杂，妇幼保健事业需要不断地通过创新来探索新的途径，寻找适应于当地文化的方案。

综上所述，以色列在妇幼保健领域取得的成就为其他国家提供了宝贵的经验，对于世界妇幼保健事业的发展具有重要的意义。

（应　涛　Alon Rasooly）

62 美国儿童肥胖预防控制成功案例

62.1　前言

　　肥胖是由于长期能量代谢不平衡,导致身体脂肪过多堆积或分布异常,并导致健康受损的一种疾病,是基因和环境共同作用的结果。2016 年,全球约有 20 亿的成年人肥胖,约 18% 的学龄儿童青少年超重或肥胖,比 1970 年增加了 10 倍。肥胖是多种慢性非传染性疾病如心脑血管疾病、肿瘤、糖尿病等疾病的共同危险因素,因此肥胖的防控已经成为全球重要的公共卫生问题。联合国各成员国在 2011 年 9 月召开的高级峰会上提出:在 2025 年以前,将慢性病的死亡率降低 25%,而降低慢性病的共同危险因素——肥胖是重要的工作内容。肥胖严重影响儿童青少年的身心健康和生活质量,容易导致成年期肥胖和慢病的早发和早死,也影响儿童青少年的未来发展。因此,探索儿童肥胖的干预策略有利于全人群的健康促进。

　　近 20～30 年中,全球肥胖的快速流行主要与环境因素相关。社会和经济发展造成的生活方式改变,高脂肪、高糖食品的大量摄入,身体活动不足,以及静坐少动的生活方式的广泛流行是造成肥胖的主要环境因素。个体肥胖的发生与过多的膳食能量摄

入、身体活动不足,以及静态生活方式等因素有关。进食分量大、常吃高能量和高密度食物、常喝含糖甜饮料及进食水果蔬菜少是导致能量过多摄入的主要饮食行为危险因素。以往进行的大量干预研究,多是针对个人进行的知识与技能教育,其效果短暂而微弱。近年来,人们越来越关注环境改变对行为的影响,关注人群水平的肥胖干预策略。

　　肥胖易感环境(obesogenic environment)是指容易导致个体和人群水平肥胖危险增加的环境、机会及生活条件的总和。包括家庭、学校、工作场所、社区乃至国家和全球多层次的政策和环境的影响。基于人群的肥胖干预策略,即改变肥胖易感环境、限制肥胖相关危险行为的策略得到了 WHO 和学界的倡导。如:在改变肥胖相关行为方面,提供支持性健康饮食环境,使健康食品更易获得;限制电视播放不健康饮食的广告,避免对儿童进食行为的影响;通过父母的鼓励和示范,促进儿童健康饮食行为的塑成。WHO 遏止儿童肥胖流行委员会于 2015 年发表的中期报告中强调了政策、环境等系统性干预策略在遏制儿童肥胖方面的作用,并提出了一系列干预策略和措施。

　　美国是世界上肥胖流行严重的国家之一,近几十年中肥胖流行率仍在不断上升。儿童肥胖威胁着

1 250万美国儿童青少年的健康,占用巨大的卫生资源。2008年全人群肥胖方面的卫生花费是1 470亿美元,占国家卫生总预算的9%,而在1998年,费用仅占6.5%。美国在抗击肥胖的过程中,较早采用了个体和人群水平的干预策略和措施,如充分利用政策和法规手段提供支持性环境,制定和实施了国家、州、地区、学校等多个层面的政策、法规;采用税收手段影响个人消费行为等。虽然在实施过程中有一定困难和问题,也有失败的教训,但总体上在抗击肥胖的战役中已经看到成功的希望。近期健康监测数据显示:女性成人和儿童的肥胖率已经不再上升,儿童的肥胖流行状况得到一定遏制,某些群体的肥胖率甚至有所下降。

美国的儿童肥胖预防控制策略不但关注个体能量平衡行为的干预,更重视群体水平的干预,重视多部门的联动,从健康均等理念出发,充分运用经济、法律、教育等普惠政策,从上游开始,遏制肥胖的流行态势。其经验值得我国学习和借鉴。

62.2 项目实施背景

62.2.1 美国肥胖防控工作的历史

美国肥胖流行问题自1990年开始受到关注。1999年,《美国医学会杂志》(JAMA)针对美国的肥胖流行态势首次做了专题报告。自此,国家开始重视肥胖的防控问题,打响了艰苦的肥胖防控战役。2001年,外科医师学会发布了"预防和降低超重肥胖流行的医师会行动号召"(Surgeon General's Call to Action to Prevent and Decrease Overweight and Obesity)。这是医师会发布的第一个相关领域的行动号召,为家庭、社区、学校、保健机构、媒体和信息传播领域、工作场所和联邦政府提供了行动方向。第一次提出将肥胖作为流行病来看待,并建议尽快拿出行动方案。报告使用首字缩写"CARE"指出应采取行动的领域,即:信息传播(C:communication)、采取行动(A:action)、科学研究(R:research)、评价(E:evaluation)。

儿童保育机构和学校是肥胖防控的主战场,通过"学校健康促进行动"进行儿童肥胖干预的策略得到肯定。2005年,美国医学研究所(IOM)发布了报告《预防儿童肥胖:平衡中的健康》(Preventing Childhood Obesity:Health in the Balance)。2007年发布了报告《儿童肥胖预防进展:如何测量?》

(Progress in Preventing Childhood Obesity:How Do We Measure Up?)。同时成立了IOM"儿童肥胖问题委员会"(Institute of Medicine Standing Committee on Childhood Obesity),即现在的"解决肥胖问题圆桌会"(Roundtable on Obesity Solutions)的前身。迄今,这个委员会发布了多个相关报告,就多组分干预策略和措施提出了政策建议。尽管当时尚不清楚多部门参与和多场所干预是否能成功,也不确定产生作用的可能机制,但该委员会借鉴美国应对其他公共卫生问题上的成功经验(如戒烟),从一开始即推荐通过综合干预策略和措施进行防控。

同期,多个基金会和公益组织也踊跃参加到肥胖防控战役中。在过去的10年间投入了大量的经费,并一直追加资金投入。如强生伍德基金会(The Robert Wood Johnson Foundation)在健康饮食及肥胖预防和治疗上投入了5个亿。美国国内各公益组织、各社区和各州都将防控肥胖设为第一工作,产生了很多有益实践。

62.2.2 预防策略的改变

身体活动不足是肥胖流行的重要因素之一。肥胖流行率上升的同时,美国也伴随着社区身体活动场所的不断减少。通过增加步行和休闲运动时间解决身体活动不足的问题,简单而方便。因此,2015年9月,美国外科医师会发布了"走起来!促进步行,建设可步行社区"(Step It Up!The Surgeon General's Call to Action to Promote Walking and Walkable Communities)的行动号召。尽管增加步行看似简单,但实际实施起来并非容易。号召发出之后,户外活动和餐后疾走运动在美国的很多社区都没能实施起来,因为犯罪和其他安全问题(如犬咬伤等)制约了人们的行动。据此,决策者意识到:解决这些问题必须关注结构性问题——改善环境,要为行为改变提供支持性环境。自此,由市政设计,地方自治会等部门参与的"建设可步行社区"活动开始启动,并称之为"非常有益的公共卫生干预"行动。

相关组织建议制定政策、使用激励机制进行社区改造,使其更适于步行。包括修建便道、增加道路的灯光照明效果、提升街道的美学和安全感受。环境改善获得很好的效果,不仅促进了人们的步行行为,还提升了区域内建筑的价值,促进了地方税收和经济发展,对地方和社区整体都有利。

此外,社会和文化因素在肥胖防控中的作用也引起人们的重视。人们注意到,健康行为在很大程度上受社会决定因素的影响,如教育、收入和安全。因此,改变社会文化传统、构建均等化的公共卫生支持系统的举措也在逐渐兴起。波士顿一所医院的"步行比赛"项目就是通过企业文化的改变,改变人们行为的成功案例。作为医院的文化活动,把步行融入日常生活中,更容易实施。项目成功的经验表明,对流行病的预防需要进行3个方面的工作:让人们相信,问题直接与他相关;能够看到实现目标的可能和成果;明确参与者的责任意识。如果利用好了这3点,干预措施可以取得显著成效。例如:让社区居民帮助改变环境并非易事,他们抱怨没时间、没钱等困难。在美国,一些草根妈妈们居然能和学校交涉,最终将不健康的饮食广告从学校清除。

62.3　项目目标及历程

　　造成肥胖的原因很复杂,既包括个体遗传因素,也包括多重环境因素,以及遗传和环境因素的交互作用。影响肥胖发生的原因也涉及很多健康的社会决定因素。个体的能量平衡既受个人行为的影响,也受多种环境因素的影响。支持性环境建设使得个人行为的改变更容易,更能有效促进个体的能量平衡。美国在肥胖防控方面取得成绩的关键在于及时进行的策略调整,得益于多部门的联动机制,得益于从联邦政府、州政府至地方和社区的立法和支持性环境改善,以及所采取的多场所、多水平、多措并举的综合干预策略。

　　在肥胖防控行动中,美国借鉴了欧洲国家(爱尔兰等国)的公平性经验和美国戒烟的成功经验,在对相关危险因素进行干预的同时,注意消除群体不平等因素,强调教育、卫生系统等多部门的参与。

　　美国抗击肥胖的实践证明:以健康均等化为前提的政策和环境干预举措,在促进儿童营养和身体活动行为、预防儿童肥胖方面是有效的。这些策略包括:充分利用社会福利政策和联邦学校供餐计划,创造健康饮食环境;利用学校健康教育课程,实施健康教育;倡导学校提供人人平等参与的体育活动(而不是少数人的比赛),创造身体活动支持性环境;通过加征含糖甜饮料消费税,限制购买行为等。很多基于理论模型的儿童肥胖预防控制干预项目都取得了显著效果,并被WHO作为循证政策,在全球进行推广。如"儿童健康整体行动"(Coordinated Approach to Child Health, CATCH)、"儿童运动、游戏和活跃休闲活动"(Sports, Play and Active Recreation for Kids, SPARK)、"身体活动和青少年健康项目"(The Physical Activity and Teenage Health Program, PATH)等。

　　针对学龄前和学龄儿童青少年的肥胖干预,强调了机构的引领作用,制定了相关的政策、法规和标准(包括指南)。这些机构包括保育机构与学前教育机构、学校、卫生保健机构、社区及家庭。各机构可以作为单独的干预场所,也可以产生联动,构成多层次、多措并举的干预模式。

62.4　健康促进模式

　　WHO推荐使用社会生态学理论模型进行肥胖干预策略的制订。图62-1展示了社会生态理论模

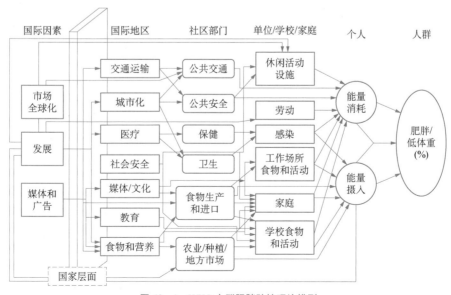

图 62 - 1　WHO 人群肥胖防控理论模型

型在肥胖发生和防控中各因素之间的作用及其相互关系。根据社会生态理论,干预措施可以从个人、心理社会以及宏观政策和环境等多个层次进行,其最终目的是促成儿童能量平衡行为的改变。如:儿童健康饮食行为的形成与家庭环境中健康饮食的可获得性、便利程度、进食氛围、父母的支持及示范作用相关。

无论是对个体行为进行干预还是在人群水平的干预,都应制订针对不同层次影响因素的干预策略和措施。在儿童肥胖干预工作中,学校、社区、家庭、医疗保健部门等场所和机构是主要的干预场所,应采用多部门联动的综合防控策略和措施。美国儿童肥胖防控干预的公共卫生工作框架展示了干预活动的投入领域、活动内容及最终产出(图62-2)。

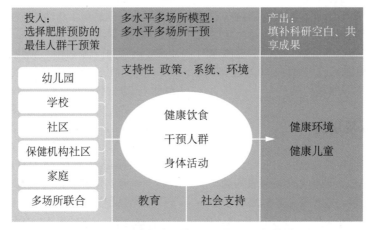

图62-2　美国儿童肥胖防控公共卫生逻辑模型

托儿所、幼儿园等机构(简称 ECE)及学校是儿童肥胖防控的主战场。针对这些机构的干预,UNESCO 提出了"健康促进学校"工作框架。干预内容包括发动领导、倡导健康、教育及社区参与,对儿童进行健康教育,提供支持性饮食和运动环境,做好医疗保健工作,加强家庭、学校和社区的联系,制定政策并保证政策和环境改善措施的落实(图62-3)。

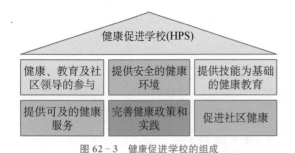

图62-3　健康促进学校的组成

62.4.1　创造健康的环境

创造健康的环境,主要强调在州、地方、社区、学校等不同层面,利用政策、法律、法规、经济学和教育学等手段,创造健康均等化的社会环境,同时发挥建成环境在健康行为养成中的重要作用。如:为学校供餐制订营养标准;对含糖饮料加征消费税(每盎司增加 1 美分)限制甜饮料的摄入;在社区修建步道、增加照明设施和安保措施,促进社区步行环境的建设;开展社区健康教育宣传等。ECE、学校、家庭、社区、医疗机构等场所都是建设支持性环境的重点场所。

(1) 保育与早教机构干预

在 21 世纪初期,保育机构儿童肥胖预防工作很少受重视,但在最近的 15 年间,却有了很大进步。主要是制定并实施了一系列重要政策。保育机构的干预策略包括:制定促进健康饮食和身体活动相关政策、标准和法规,并确保政策适应保育人员、机构、州或县级等具体组织机构的需要。这些政策影响儿童营养和身体活动环境,并提供健康教育、行为发展、健康食物摄取和进行身体活动的机会。

ECE 的肥胖防控政策主要由下列机构制定:美国儿科学会(American Academy of Pediatrics)、美国公共卫生协会(the American Public Health Association)、美国国家儿童保健和早教卫生与安全资源中心(the National Resource Center for Health and Safety in Child Care and Early Education)、美国

卫生与人类服务部(the U. S. Department of Health and Human Services)、IOM 等。

在预防儿童肥胖方面,发布的重要政策包括:"外科医师会健康国家愿景"(U. S. Surgeon General's Vision for a Fit and Healthy Nation)、"总统儿童肥胖工作组相关文件"(President's Childhood Obesity Task Force)、"国家身体活动计划"(National Physical Activity Plan)、"预防儿童肥胖地方政府指南"(Local Government Actions to Prevent Childhood Obesity)、"早期儿童肥胖预防政策"(Early Childhood Obesity Prevention Policies)等。这些政策和指南针对美国儿童过高的脂肪、糖和精制谷物摄入问题,将改变相关进食行为作为干预目标,推荐增加水果和蔬菜摄入,减少来自添加蔗糖和固体油脂食物的能量摄入、减少含糖饮料的摄入等。推荐的干预内容包括:全天提供饮水;对 1~6 岁儿童,限制每天 100% 果汁摄入量不超过 4~6 oz(100~150 ml/d);避免给予儿童甜食;对儿童和家长进行营养教育;提倡儿童每天进行活跃的游戏;限制视屏时间;鼓励监护人为孩子做榜样,选择健康饮食并进行身体活动。相关干预结果证明,改善食物供给方式、提供营养教育课程、将更多身体活动机会整合到课堂中、家长参与等措施能够有效预防学龄前儿童肥胖发生。

"多彩人生活动"(Color Me Healthy)是一项以保育机构为中心进行的儿童肥胖有效干预项目。包括个体和环境干预内容,目的是通过对社会生态模型中个体行为和人际间关系的干预,增加 ECE 4~5 岁幼儿的水果和蔬菜摄入,促进其身体活动。干预要素包括:制作可视化和互动效果良好的课程;增加儿童进行营养教育和身体活动体验的机会;ECE 教员培训;为教师提供课程和教学材料;提供适合不同发育阶段儿童的健康教育课程;制作项目专有音乐;强化课堂环境等。项目将 ECE 教师和家长作为老师和榜样,提供健康生活方式的社会支持,通过各种课程活动增加儿童身体活动机会。干预结果显示:儿童果蔬摄入量、身体活动量、尝试新食物的意愿、身体活动相关知识都显著增加。

儿童保健机构营养和身体活动自评项目(Nutrition and Physical Activity Self-Assessment for Child Care,NAP SACC)是另一项在保育员中进行的政策和环境干预项目,用来进行政策调整和最佳早教干预实践的确定。干预内容包括机构自评(涉及儿童营养和身体活动政策、实践、环境等 14 个方

面)、制订预期目标和计划、实施保育员培训和技术支持等 4 项内容。NAP SACC 用来指导 ECE 策略的实施和推广,包括让儿童获得健康饮食和身体活动方面的社会支持、以保育员为健康行为典范、改变菜单、增加健康食物的可得性、在 ECE 增加身体活动内容、通过改变游戏空间增加活动场所等措施,项目取得较好结果。总体来说,尽管保育人员的积极性很高,但 ECE 内政策实施覆盖面较低。原因是很多州尚缺乏促进儿童健康饮食和运动的标准,加之保育机构多由行业协会管理,因此,干预的依从性较低。相关法规完全满足国家标准的州不多,仅极少数机构采取了严格的营养标准,对室内和户外活动时间进行限制,提供了有组织的、有指导性的身体活动项目,设定了看电视和其他视屏的时间限制。

(2)学校

学校是学龄儿童肥胖预防的关键场所。学校卫生政策和学校健康促进项目能够促进支持性环境的建立,并为学生提供实施健康行为的机会。合格的体育课和健康教育课能够促进学生健康素养和行为养成。

IOM 发布的"教育学生身体——将身体活动和体育课带到学校"(Educating the Student Body—Taking Physical Activity and Physical Education to School)和美国疾病预防控制中心(CDC)发布的《促进健康饮食和身体活动学校卫生指南》(School Health Guidelines to Promote Healthy Eating and Physical Activity)推荐学校采取以下策略:教学生如何采取健康饮食和身体活动行为;创造学生亲见和体验健康行为的环境。其中有效的学校身体活动促进策略包括:合格的体育课、健康教育课、教室内上课期间进行身体活动、校外体育运动及采用活跃的交通方式(如步行、骑车等)。做好家庭-学校-社区的联动,形成支持性环境,获得广泛的社会参与是以学校为基础的健康促进项目成功的关键。

"联邦学校供餐计划"(School Meal Program)已经有 60 多年的历史了,每天有 3 000 万名学生参加农业部的"国家学校午餐计划"(National School Lunch Program),近 1 000 万名学生加入"学校早餐计划"。IOM 制定了《学校供餐膳食指南》,农业部发布了"国家学校营养和学校早餐项目营养标准"。要求学校提供符合膳食指南的食物和饮料,提高学校供餐的营养质量。要求学校供餐能够增加果蔬和全谷物的量;提供低脂或脱脂牛奶;减少钠和反式脂肪含量,提供适宜能量。2010 年的"健康、反饥饿儿童

行动"(The Healthy, Hunger-Free Kids Act),要求学校在午餐时间提供免费饮用水。要求农业部为竞争性食品(联邦供餐系统外的食品)制定联邦营养标准,该标准与《美国居民膳食指南》内容一致。IOM针对"竞争性食物"制定了《在联邦学校供餐之外销售的校外食物指南》,对学校餐厅、自动售货机、小卖店、零食摊点儿、课堂聚会、集会等场所销售的食物提出营养要求,旨在限制高糖、高油脂和高能量食物和含糖饮料的消费。

此外,为了建立支持性环境,政府要求参加联邦学校供餐项目的每个学区必须有一项学校保健政策,内容要求针对学生营养和身体活动,要求每个学校的校内所有食物都应满足相应的营养指南。政策必须包括营养促进和健康教育、身体活动,以及其他学校健康促进内容,以改善学生的健康状况。

在全国范围内开展的项目提倡学校保证上学日全天候供应水果、非油炸蔬菜和免费饮用水;推荐学校实施校园种植项目、农场到学校项目、食堂提供蔬菜沙拉专卖区。这些举措的目的是在提供健康饮食的同时,也能增加学生对果蔬相关健康知识的知晓率,引导健康行为。

学校身体活动促进的目标是增加每周体育课时间和校内自由活动时间。其中,增加体育课中高强度身体活动是最重要的措施。美国的"国家身体活动计划"(The National Physical Activity Plan)中针对学校的策略包括:实施州和地方政策,要求学校主要负责学生身体活动促进,为学生提供参与社区活动的机会;提供上学前和放学后的身体活动机会,使身体活动机会可及;培训身体活动指导员或体育专职人员,为他们颁发学位证或结业证;开展学校综合身体活动干预项目。以学校为中心的综合身体活动干预项目包括:每天有体育课、大课间及其他身体活动机会;建立校内身体活动俱乐部;开展校际、校内运动比赛;提倡活跃的通学交通方式(步行或骑车)等,使学生在在校期间完成全天身体活动量的大部分。系统综述显示,学校身体活动干预对学生的身体活动时间、体质健康状况、静坐行为和血胆固醇控制均有积极作用。

"学校营养政策行动"(The School Nutrition Policy Initiative)是一项综合干预项目。学校使用CDC制定的"学校卫生指数"(School Health Index)进行自评、人员培训、营养教育实施、营养政策落实、社会媒体参与、辐射家庭等措施,解决学校营养问题。要求学校基于《美国居民膳食指南》,对所有校

内制作和贩卖的食物设定营养标准。经过2年的干预,干预学校肥胖发生率显著低于对照学校。

研究显示:具有较高成本-效益的学校策略包括:通过健康教育,降低学生看电视的时间,减少甜饮料摄入以及家庭-学校-社区联动的综合干预项目。

(3)社区

社区肥胖干预通过促进成人和儿童选择健康饮食和进行身体活动,来影响人群中的绝大多数人的健康行为。很多干预策略都能在社区应用。社区干预遵循《社区指南》(Community Guide)。增加人群身体活动的措施包括:完善社区和街道设计、完善土地利用政策、使用外延活动开辟活动场所、改善活动场地条件、开展促进身体活动的群众运动等。推荐的有效措施包括:提高户外休闲设施的可及性、建设自行车道和步道、寻找步行可及的家-校距离、增加公共交通设施、明确混合土地使用区域等。

"美国预防肥胖的社区策略和措施"(Recommended Community Strategies and Measurements to Prevent Obesity in the Unites States)鼓励州或社区成立工作组或委员会,实施增加健康食物和饮料的可及性的策略。也可以由食物供应系统人员组成食物政策委员会,促进社区营养环境建设。

社区建成环境能够影响居民对食物和饮料的可及性。对社区商户进行资金补偿,帮助食品零售点提供健康食品,能有效保障居民实施健康行为。宾州的"新鲜食物财政支持计划"(Fresh Food Financing Initiative)就是在低收入社区,通过为商店提供资金补助进行干预。纽约州卫生部门及其他政府机构,每天为居民提供2元代金券,为参加项目的居民家庭购买水果、蔬菜。项目结束后,大部分居民表示增加了水果、蔬菜的摄入。

美国儿科学会(American Academy of Pediatrics, AAP)专家委员会建议:社区可通过增加健康饮食的可及性、开展媒体运动、制定支持活跃生活的政策来促进肥胖预防工作开展。有针对性的社区策略包括:增加居民选择健康饮食和身体活动的机会、社区教育运动、个人教育、疾病筛查、健康咨询、社区事件解决,以及低价的生活方式调整等。社区干预也包括在政府部门、工作场所、公园、健身房和宗教场所进行的干预。州和地方政府通过政策和环境的改善促进健康饮食。研究显示,环境和文化干预策略能有效促进儿童健康行为,是儿童肥胖干预的有效策略。多组分社区身体活动干预对儿童有效。

在促进身体活动方面,建成环境干预也很重要。其内容包括完善街道建设;参与使用协议的达成;增加公园和开阔场所的休闲活动机会;增加步道、自行车道及公园和休闲活动设施的可及性;帮助儿童变得更活跃。如"安全上学路"(Safe Routes to Schools)项目,由联邦经费支持州和社区建设街道交叉路口,促进步行和活跃的通学方式。这些项目显著地增加了步行和骑车上下学的学生比例(步行增加64%,骑车增加114%)。

媒体干预在建立肥胖预防的支持性环境方面是一项具有较高成本效益的举措。在促进健康饮食方面的措施包括:对抗媒体广告和减少针对低龄儿童的不健康食品的营销活动。如促进身体活动的媒体干预"VERB™"运动,是一项全国社会营销运动,目的是鼓励9~13岁儿童每天进行身体活动。经过在多个场所的实施,提高了儿童的身体活动量。

(4)家庭

家庭是儿童肥胖防控的最前沿阵地。家庭环境是儿童的第一个健康行为社会化的环境。味觉倾向和饮食习惯都在生命早期养成并延续至成年,家庭成年人的饮食和身体活动行为会影响儿童行为习惯的养成。因此,针对家庭环境和家长、监护人的早期干预,在儿童肥胖预防中非常重要。研究显示:家庭干预对超重儿童体质量控制有效,并且有较高的成本效益。有家长参与的项目,在肥胖预防中都很成功。因此,家长参与是儿童肥胖防控干预项目的重要组成部分,对学龄前儿童和小学生的干预应主要针对家长。

AAP的相关指南内容包括:家庭限制儿童的视屏时间、帮助儿童控制饭量、鼓励家庭一起就餐、鼓励家长按照权威科学的育儿指南育儿。"外科医师会健康国家愿景"(Surgeon General's Vision for a Healthy and Fit Nation)提供了覆盖生命全程的科学养护实践:纯母乳喂养6个月以内的婴儿,鼓励儿童多参加身体活动、适量进食(进食适合年龄的小饭量)、减少儿童看电视和其他屏幕的时间、家长和成年人给孩子做好健康进食和身体活动的示范。家长要为政府和执法部门建言献策,推动邻里安全,促进身体活动的设施建设。

通过教育家庭成员减少视屏,家庭成员一起参加身体活动,家长为儿童进行身体活动示范,采用社会营销方式进行身体活动干预等措施,儿童身体活动量显著增加,肥胖指标明显减少。监护人在家庭干预中扮演重要角色。家庭干预的内容一般包括:

教给家长科学育儿和进行早教的技能;为家长示范正确做法;教家长如何提供支持性环境等。研究显示:单独针对父母的干预就很有效,如"家长即老师项目"(Parents as Teachers Program)、"国家父母教育项目"等。这些项目通过家庭巡查,帮助父母掌握科学育儿的技能,促进了儿童的健康发育及肥胖预防。一般采用多种行为和教育策略实施多组分的家庭干预内容,如行为改变咨询、促进身体活动咨询、父母培训或示范、膳食营养咨询、营养教育等。"嘻哈养生项目"(Hip-Hop to Health Jr.)是在低收入家庭3~5岁儿童中进行的随机对照研究项目,目标是促进儿童健康饮食和身体活动行为。多组分干预内容包括:邀请父母参与、实施有氧运动活动和有偿鼓励等。项目进行到第一、第二年时,干预组儿童BMI增加值均显著低于对照组。家庭就餐能够增加儿童果蔬摄入量,干预对儿童体重状况有积极影响。

家庭干预是儿童肥胖防控的重要策略,尤其是对低龄儿童青少年的肥胖干预,针对家长更有效。它既可以单独使用,也可以作为一个组分,融入其他干预场所中配合使用。

62.4.2 建立健康的生活方式

肥胖防控在个体水平上的干预主要是通过行为干预手段,帮助儿童养成健康的生活方式,包括健康饮食行为和运动习惯。措施包括:鼓励平衡膳食、避免过多能量摄入;增加蔬菜、水果摄入,减少饱和脂肪和含添加糖食品(包括含糖甜饮料)的摄入。其中减少含糖甜饮料的摄入是重要内容。在促进能量消耗方面,鼓励养成活跃的生活方式,增加日常身体活动水平和锻炼强度、减少长时间静坐行为,以增加能量消耗。

在过去的20年间,美国在相关领域发布了很多循证指南和政策,为行为干预提供了依据。

(1)健康膳食

1)发布《美国居民膳食指南》:自1980年以来,美国农业部根据循证依据,每5年制定和发布1次《美国居民膳食指南》,为保证国民健康提供重要基础。内容涉及营养需要量推荐、健康饮食行为指导及疾病(包括肥胖)预防等方面,为全人群健康促进和其他营养政策,标准的制定提供依据。

2)发布《降低儿童青少年心血管健康危险的膳食指南》:选择健康饮食、保证充足的营养和身体活动是预防肥胖、进行体重控制以及防控其他慢性病的重要基石。2013年,美国儿童肥胖专家小组提出了《降低儿童青少年心血管健康危险的膳食指南》（CHILD-I膳食模式），用于儿童青少年肥胖和慢病预防控制的生活方式指导。指南基于成年人的"降低高血压膳食模式"（DASH膳食模式）内容，强调降低饱和脂肪酸摄入，减少含糖饮料摄入，增加水果和蔬菜的摄入，保持低脂、低盐膳食模式。指南中特别强调增加全谷物的摄入量，根据生长和能量支出来确定相应的能量摄入。这种膳食干预模式既可以用于学校和社区干预，也可用于个别心血管代谢高危的青少年的干预（如减重干预）。

3）幼儿园和学校健康教育课程：美国幼儿园和学校健康教育课程的总目标是提高儿童青少年的健康素养，让儿童掌握预防常见健康问题的知识和生活技能。在健康饮食方面的总目标是：学生能采取和保持健康进食行为。具体包括：学生有实施健康行为的倾向和技能；能够应对和避免健康危险；能够展示对个人健康负责的态度等。大纲规定了幼儿园至12年级的教育目标和内容。课程定期接受政府相关部门的严格评价。

4）提供健康饮食支持性环境和实践机会：制定学校卫生政策，为学生提供健康饮食、公平的身体活动机会是建设支持性环境的主要内容。通过家庭-学校-社区联动的健康促进项目，还能影响更多人。

"联邦学校供餐计划""国家学校午餐计划""早餐计划"以及《竞争性饮食指南》等相关的政策、标准和指南，在学校健康饮食环境建设中起着重要作用。2010年的"健康、反饥饿儿童行动"要求学校在午餐时间提供免费饮用水。全国范围的倡导，如学校保证上学日全天候供应水果、非油炸蔬菜，食堂提供蔬菜沙拉专卖区、免费饮用水等要求，以及学校实施的"校园种植项目"和"农场到学校项目"，都极大地推动了健康饮食环境的建设。

参加"联邦学校供餐项目"的每个学区还被要求必须制定一个围绕营养或身体活动的地方学校保健政策。例如：政策必须包括营养促进、健康教育、身体活动，以及其他学校健康促进内容，以改善学生的健康状况为目标，并要求校园内所有食物都满足相应的营养指南。

5）开展多组分的综合干预项目：营养环境干预是通过改变学校食物和饮料的质量，减少个体不健康食物的摄入来培养学生健康进食行为。干预内容包括：培训学校膳食、营养服务人员，帮他们掌握健康的食物烹调技术。典型的成功案例是"儿童青少年心血管健康试验"（Child and Adolescent Trial for Cardiovascular Health，CATCH）。这个研究已经被WHO推荐为学校肥胖预防的成功案例。CATCH项目培训食堂人员如何制作低脂、低饱和脂肪、低盐的学校餐食，以降低饱和脂肪酸和胆固醇的摄入。

（2）促进身体活动

个体的身体活动行为受到个体、心理社会和环境等诸多因素的影响。社会生态学理论框架下，儿童身体活动的影响因素既包括了知识、态度、行为等个人因素，同时也包括某些心理社会因素及家庭、学校、社区等社会环境因素。干预策略措施不但要重视个体水平的行为干预，更要重视儿童生活、学习和运动等场所的环境改善。以联合国"健康促进学校"模式为基础，将身体活动整合到学校各项政策中，是联合国一贯倡导的学校健康促进模式。美国实施的身体活动促进策略包括：制定学校健康政策；开展健康教育课程和活动，培养相关健康素养（身体活动相关知识和技能）；提供支持性环境和学校保健服务；开展家庭-学校-社区联动的健康教育项目等。

1）制定儿童青少年身体活动指南：身体活动（Physical activity）是指由于身体大肌肉运动而产生热能的过程，是身体调节能量代谢的主要方式。提高儿童身体活动水平可以增加能量消耗、促进身体各系统的发育、增强体质、预防超重和肥胖，并有益于身心健康。2008年，美国卫生部门制定了《美国人身体活动指南》，为儿童身体活动干预提供了行为目标。儿童身体活动指南的主要内容包括：①每天进行2小时以上的身体活动，其中包括至少1小时的中高强度身体活动；②身体活动要包括锻炼肌肉和骨骼的运动和游戏；③要选择自己喜欢的游戏和活动；④活动应适合儿童的年龄，内容丰富、形式多样。

此外，指南提出了身体活动的种类和数量：①每天进行中高强度身体活动1小时以上（≥60分钟/天）；②每周至少有3次进行高强度活动（如跑步、踢球等）（≥30分钟/天）；③每周至少有3次进行锻炼肌肉的活动（≥30分钟/天）；④每周至少3次进行强壮骨骼的活动（≥30分钟/天）。针对不同年龄段儿童，指南还推荐了相应的活动形式供其选择。

2）身体活动相关健康教育课程：学校健康教育内容规定了幼儿园至12年级的教育目标和具体内容。健康教育内容着力于提高学生体质健康促进的相关素养，包括身体活动相关健康行为的养成。在身体活动方面的目标是：学生能展示设定行为目标的能力，设定的目标能使个人变得更爱活动，能一步一步实现这些目标，并能监督实现目标的过程。学龄前儿童至高中生的课程规定,儿童身体活动方面的健康行为包括:每天参加 60 分钟以上的中高强度身体活动;规律地参加一些提高心肺耐力、柔韧性、肌肉耐力和肌肉力量的身体活动;参加体育运动之前要有热身,运动之后要有放松;在运动前、中和后要有充足的饮水;在进行身体活动时,避免发生运动伤害。

3) 制定政策、提供促进身体活动的支持性环境:学校身体活动干预在儿童肥胖防控中具有重要作用。身体活动促进策略包括增加体育课时间和校内外自由活动时间,以增加体育课中高强度身体活动时间为主要内容。儿童青少年在校内应能完成每天身体活动总推荐量的大部分。

2013 年,IOM 提出了加强学校体育课和促进学生校内身体活动的一体化原则。内容包括:①将促进身体活动作为学校的整体行动,渗透到所有政策中。②在所有的学校政策和决定中,都应考虑身体活动内容。③规定体育课为主课。④监督体育课和学校身体活动机会的落实。⑤为教师提供身体活动指导相关技能培训。⑥保证身体活动和体育课对所有学生公平、可及。

加州和华盛顿州 100 所小学实施的一项研究显示:同时采取 4~5 种身体活动的环境支持性措施的学校,儿童在上学日每天中高强度身体活动时间(42 分钟)比对照学校(实施 0~1 个措施,仅为21 分钟)增加 1 倍。结果还显示,能有效增加学校身体活动时间的措施是:学校提供每周 100 分钟以上的体育课(2 节课),每天提供持续 20 分钟以上的课间休息,配备体育专职人员指导活动。其中体育专职人员——体育老师的有无,是产生差距的主要原因。

此外,参加联邦学校供餐项目的每个学区,被要求必须有一个围绕营养和(或)身体活动的地方学校保健政策。政策包括促进膳食质量和身体活动的内容,提供场地、器具开展平等的活动,以及教师的榜样作用等。

"儿童运动、游戏和活跃的休闲项目"(The Sports, Play, and Active Recreation for Kids, SPARK)是一个学校身体活动干预的成功案例。由体育课(physical education,PE)专业人员实施有组织的干预策略,增加了体育课中高强度身体活动时间,提高了体育课的能量消耗。SPARK 证明:训练有素的 PE 专职人员是取得显著效果的关键。

4) 实施有效的校内外身体活动促进项目:策略

包括鼓励学生经常进行足够数量的、具有一定强度和运动负荷的锻炼或身体活动。为此,要重视体育课的核心作用,采取措施增加校内外中高强度身体活动时间和提高锻炼强度;倡导利用课间休息及午休时间进行一定强度的自由身体活动;将身体活动融入其他课程中;增加家庭和社区的参与,增加校外和放学后身体活动机会;增加活跃的通学方式等。

A. 提高校内体育课质量:体育课是培养学生运动兴趣和体育技能的关键,是学校教育的重要组成部分。提高校内体育课质量、增加中高强度运动时间和运动负荷是体育课干预的主要目的。一项系统综述显示:通过提高体育教师能力建设、体育教师认真组织课上活动、增强体质健康相关内容训练等措施,能够增加体育课中高强度身体活动时间(有效运动时间增加了 24%),有效促进学生的体质健康水平。研究证明:增强体育教师能力建设起到非常重要的作用。建议增加课堂活动的趣味性,避免单纯的跑步,以便更好地激发学生进行运动的兴趣和能动性。

B. 将身体活动融入其他课程中:在学校范围内开展身体活动活跃的课堂教学是一种新的教学技术。将身体活动融入其他课程(如数学、语文、社会学等课程)能够创造活跃的教学环境,在保持原有学业时间不变的情况下,增加儿童身体活动总量。这种干预能够促进身体活动,而学业成绩有显著提高或不受影响。说明身体活动融入学科教学,能够促进儿童身体活动和提高其学习成绩。

"快乐 10 分钟"(Take 10!)是一项将课间活动与小学的课堂课程结合的身体活动促进项目。利用课间休息时间,学生在教室内就可以完成自由的身体活动,增加学生身体活动水平。

C. 促进校外/放学后身体活动:家长和学校鼓励儿童参加校外的运动队、舞蹈班,并将儿童的年度或学期展示定为计划,鼓励开展这些活动。学校和社区创造机会,让儿童参加多种形式的校外运动兴趣班、运动俱乐部、社区活动,或鼓励孩子放学后参加多种自由游戏活动。这些都是校内身体活动的有益补充。

D. 增加活跃的通学方式:鼓励学生采用步行或骑车等活跃的通学方式是提高身体活动水平的重要举措。美国开展了"安全上学路"项目,促进儿童步行和骑车上下学。

5) 开展家庭-学校-社区联动的身体活动综合干预:没有任何一个干预可以完全承担起体力活动促

进的全部责任。IOM 的报告《教育学生的身体：将体育和身体活动带到学校》，推荐开展全校多组分综合干预。研究也显示，能有效促进儿童身体活动的措施包括：多组分学校身体活动干预、体育课干预。可能有效的干预包括活跃的上下学方式、课间活动、学龄前机构和儿保健机构的策略及建成环境干预。

在促进学生身体活动方面，美国政策和行为干预效果显著。通过联合使用上述策略和措施，充分利用校内外时间，能够保证学生每天进行 1 小时的中高强度身体活动。这些措施都显著增加了学生每天中高强度身体活动时间，各项活动增加的时间分别为：①强制性体育课（23 分钟）；②主课程课堂上的身体活动性休息（19 分钟）；③活跃的上下学方式（16 分钟）；④公园的翻新（12 分钟）；⑤放学后身体活动项目（10 分钟）；⑥标准的体育课大纲（比传统的体育课增加 6 分钟）；⑦改善运动场设施（6 分钟）；⑧改善课间休息内容和时间（比传统形式增加 5 分钟）；⑨离公园较近（1 分钟）。仅实施强制性体育课、主课程中穿插身体活动和活跃的上下学交通方式就能够保证每天中高强度身体活动 1 小时。这项研究为制定美国学生身体活动政策提供了重要依据（图 62－4）。研究者建议政策制定者可以根据这些信息、花费、干预的可行性及人群可及性，因地制宜，找到当地能够增加儿童身体活动的最佳方法。

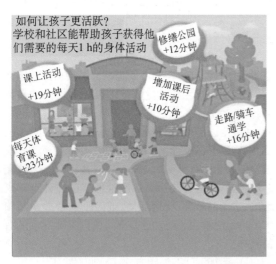

图 62－4　增加学生中高强度身体活动 1 小时的政策干预

62.4.3　提供优质的卫生服务

（1）肥胖防控卫生服务模式

初级卫生保健系统工作人员，包括医师、护士、

助理等，是美国医疗卫生领域肥胖防控工作的主力军。初级卫生保健人员将"肥胖长期照护模式"（Obesity Chronic Care Model，OCCM）与肥胖预防公共卫生措施相结合，应用于个人、学校、社区的防控实践，同时影响相关政策制定、实施及卫生系统的完善。在 OCCM 框架下，医疗保健人员的工作包括：整合社区资源，贯彻相关政策；参与保健系统和付款机构工作；参与各种医疗服务机构（包括学校的诊所）的相关工作。医疗服务人员以患者自我管理为核心，帮助患者进行肥胖咨询和转诊服务，构成个体-家庭-社区-社会联动模式。保健人员积极参与社区和学校的多方面儿童肥胖预防和治疗工作。

美国预防服务工作组（The U. S. Preventive Services Task Force）推荐医疗服务人员在儿童肥胖防控工作中遵循相关指南。对 6 岁以上儿童，医师应使用 BMI 进行肥胖筛查，并将需要进行体重控制的儿童转诊到相关行为干预机构。由保健人员进行 BMI 评价和肥胖相关行为咨询。2007 年，美国医学会和 CDC 等机构制定了儿童肥胖预防、评价和治疗的相关指南。

（2）行为改变咨询和转诊制度

儿童肥胖的预防和治疗涉及行为改变咨询和转诊。相关研究表明：应用"相关健康信息＋动机性访谈"进行行为咨询，能够有效改善肥胖儿童的膳食、身体活动和静坐行为。目前，大多数儿童肥胖干预研究都包含了这些信息（如身体活动和/或静坐时间咨询）。在一项多组分干预项目中，医师运用初级卫生保健实践，对幼儿家长进行了动机性访谈及教育模式干预。保健人员指导幼儿及其家人选择适合年龄的身体活动或游戏形式，确定活动持续时间。干预 1 年后，儿童每天的果蔬摄入量增加了 0.12 份/天，含糖饮料的摄入量减少了 0.22 份/天。

AAP 推荐了有针对性的多组分行为咨询干预包，如"5-2-1-0"干预工具包。这个干预工具可以在多个场所使用。工具包推荐儿童每天进食 5 份果蔬、限制视屏时间不超过 2 小时、每天进行至少 1 小时的中高强度身体活动、限制甜饮料摄入。

（3）富有特色的子项目及社区干预范例

医护人借助自己工作所在的临床科室和医院的文化活动，开展促进健康饮食和身体活动的竞赛，培养企业文化，促进肥胖防控政策和环境的改变。此外，医护人员也可以通过与邻近社区的配合，促进患者健康。这些措施正通过"国家儿童保健质量行动计划"（The National Initiative for Children's

Healthcare Quality)在全国实施。

62.5　项目成效

62.5.1　健康环境的建立(宏观效应)

美国针对全人群的政策和环境改善策略,在儿童肥胖防控中也发挥了重要作用。实施过的策略包括:①营养标签政策;②改善学校食物、饮料相关政策和环境;③学校提供免费、低价的水果和蔬菜;④学校提供免费饮用水;⑤儿童食物和饮料政策;⑥食品价格干预(学校和社区);⑦住所周围有餐馆;⑧住所周围有食品商店;⑨学校和社区有花园/绿地;⑩餐馆和商店的现场健康饮食提示;⑪政府营养补贴项目;⑫学校保健政策;⑬学校身体活动政策和环境建设;⑭儿童身体活动政策;⑮安全的上下学道路;⑯住所周围有公园、运动场所、步道、休闲运动场所;⑰有人身安全保障(人际交往方面);⑱有交通安全保障;⑲现场有身体活动提示;⑳适合活动的社区、小区设计;㉑街道设计;㉒交通政策;㉓视屏时间限制等。

通过对相关的研究进行系统综述和打分,目前被认为有效的健康饮食干预策略包括:①改善学校食物、饮料相关政策和环境;②食物定价干预;③政府营养补贴项目;④学校保健政策;⑤学校和社区种植等。

能有效地促进身体活动的策略包括:①社区设计;②学校身体活动政策和环境改善(包括加强学校体育课的质量);③改善街道设计;④增加公园和健身设施;⑤提醒公众使用相应健身设施——推荐采用增加能量消耗的日常活动方式(如提醒使用楼梯而不用电梯);⑥托幼机构身体活动政策和环境;⑦安全的上下学道路;⑧保障交通安全;⑨保障人身安全等。

对政策实施情况的监测数据显示,美国的政策和环境干预措施取得了很大成效。2011—2016 年,超过 22 000 名 ECE 工作人员誓言在保育中心采用肥胖预防实践。2002—2017 年,47 个州采用了"农场到校园"政策,全国有 42% 的学区参加了该项目。在 48 个州和华盛顿特区,平均有 44.8% 的初中和高中学校设立了蔬菜沙拉专卖区,能够在午餐时间提供蔬菜。

2016 年,美国的学校健康政策监测数据(The School Health Policies and Programs Study,

SHPPS)显示:2000—2016 年,制定健康教育政策的学区从 68.8% 升高到 81.7%;制定体育课和身体活动政策的学区从 82.6% 增加到 92.6%;制定体质健康政策的学区从 10% 升高到 50%;小学有课间休息政策的学区从 2006 年的 57.1% 增加到 2016 年的 64.8%;提供蔬菜的学校比例从 6.6% 增加到 16.7%;支持活跃通学方式的学校从 17.5% 增加到 32.9%。同期,营养和膳食环境也得到大幅度改善:餐饮按照健康饮食标准执行的学校比例显著增加。2000—2016 年,食堂减少食糖使用的依从性从 12.7% 增加到 55.4%;提供低脂奶和奶制品的学校比例从 34.1% 增加到 81.5%。同时,学校显著减少了碳酸饮料的供应,接受饮料公司捐赠的行为也大幅度下降。干预结果显示:在 2006—2007 年与 2011—2012 年,各类学校制订体育政策的比例逐渐增加。目前,约有 60% 的小学和初中学校有明确的学校体育政策,高中学校由 40% 增加到 50%。

综上所述,基于保育机构和学校的肥胖防控干预,强调健康饮食、身体活动促进及静态行为的限制;强调个体行为干预和政策环境改善策略的有机结合。通过政策、建成环境干预,有效地创造了肥胖防控的支持性环境。

62.5.2　行为危险因素的改变

(1) 儿童膳食习惯和膳食结构

1) 健康膳食结构依从性增加:1999—2010 年,美国全人群膳食模式逐步趋向合理,2 岁及以上人群健康饮食指数(Total Healthy Eating Index-2010,HEI-2010)达标率从 49.3% 增加到 57.8%。

2) 蔬菜、水果及奶制品摄入行为依然面临挑战:美国在促进水果、蔬菜摄入方面虽然做了很多工作,但儿童青少年水果、蔬菜摄入量达标率依然很低。2017 年美国"青少年健康相关危险行为调查"(YRBSS)结果显示,与 1999 年相比,不吃水果的青少年比例未见减少,但每天吃 3 次及以上水果的比例反倒从 24.9% 下降至 18.8%;不吃蔬菜的比例从 4.2% 增加至 2%;吃蔬菜≥1 次/天的比例从 64.5% 减少至 59.4%;不喝牛奶的青少年比例也在增加,因此,如何增加水果、蔬菜和奶制品摄入,美国依然面临很大挑战。

3) 含糖甜饮料摄入减少:经过十几年的干预,儿童含糖甜饮料饮用人数和摄入量显著下降。1999—2017 年,美国儿童含糖饮料的摄入显著减少,从饮料摄入的能量显著下降。基于 2017 年 YRBSS 调查结果,青少年不喝碳酸饮料/汽水饮料的比例由 1999年的 18.6%,显著增加到 2017 年的 27.8%;而喝碳酸饮料/汽水≥1 次/天的比例从 33.8%显著下降至18.7%;喝碳酸饮料/汽水≥2 次/天的比例也从24.4%显著下降到 12.5%。

2001—2002 年与 2009—2010 年,2～19 岁儿童每天软饮料供能比从 24.4%降至 21.1%,每天减少32.0～27.9 oz,约为每天 100 ml。多种甜饮料的总体供能比减少约 5.2%。同期零卡或低能量饮料摄入有所增加,每天从 0.2 oz 增加到 1.3 oz。但同期甜咖啡/茶、高能量饮料、运动饮料和无糖果汁消费也有所增加。

(2) 儿童身体活动水平

2014 年,美国健康与营养调查(National Health And Nutrition Examination Survey, NHANES)数据中,基于父母报告的调查数据显示:55%～82%的6～11 岁儿童每天都能进行 60 分钟以上中高强度的身体活动(WHO 标准)。2009—2014 年,6～11 岁儿童身体活动情况有所好转。每周中高强度身体活动达到 60 分钟的天数从 2009—2010 年的 5.96 天/周升高到 2011—2012 年的 6.12 天/周,但 2013—2014年又下降到 5.83 天/周。2009—2014 年,每两年 1次的监测数据显示,每天中高强度身体活动达到 60

分钟的比例分别为 70.60%、72.21%和 64.32%。

基于 2017 年 YRBSS 调查数据,1991—2017 年,青少年锻炼肌肉≥3 次/周的比例在增加(47.8%～51.1%),2011 年增加到 55.6%。但学生不上体育课、每周参加 5 次体育课,以及参加运动队的比例没有变化。看电视≥3 小时/天的比例显著下降(42.8%～20.7%)。但同期(2003—2017 年)看录像/玩电子游戏机/使用电脑≥3 小时/天的比例却大幅增加(22.1%～43.0%)。

过去十几年的干预过程中,儿童身体活动大幅升高的现象与当时进行的干预项目有关,后期干预项目停止后,身体活动促进效果有所减弱。目前,如何增加体育课频率、如何减少屏幕时间依然是干预工作中的挑战。

62.5.3 肥胖流行率的变化

十几年来的多水平、有针对性的干预,有效地降低了美国的儿童肥胖率。2018 年,美国的成人肥胖率为 35%,儿童青少年为 17%。尽管男性人群的肥胖率依然在上升,但各族裔女性和女童的肥胖率开始呈现平台期。在 18 个州的低收入群体儿童中,肥胖率甚至有所下降。因此,从总体上看,美国儿童肥胖流行趋势开始得到遏制(图 62-5)。

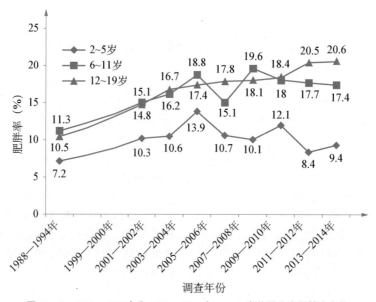

图 62-5 1988—1994 年和 1999—2014 年 2～19 岁美国儿童肥胖率变化

NHANES 数据显示:2～19 岁儿童肥胖率在2015—2016 年为 18.5%,与 1999—2000 年的

13.9%相比显著增加,但自 2007—2008 年后没有显著变化。2014 年,参加"妇女、婴儿和儿童特殊影响

补充"项目(Special Supplemental Nutrition Program for Women, Infants, and Children, WIC)的各族裔2~4岁儿童的肥胖率,从2003—2004年的13.9%降至2013—2014年的9.4%(肥胖:按照2000年美国CDC生长图,BMI≥第95百分位数)。YRBSS结果显示:9~12年级学生肥胖和超重率在1999—2017年呈线性增加,肥胖率10.6%~14.8%、超重率14.1%~15.6%,但2015—2017年不再上升,肥胖率13.9%~14.8%、超重率16.0%~15.6%。

62.6 项目的主要经验

62.6.1 合理的理论框架

WHO"遏止儿童肥胖流行"委员会强调了政策、环境等系统性干预策略在预防肥胖方面的作用,提出了一系列策略和措施。美国的肥胖干预策略借鉴了解决公共卫生问题的社会生态模型,包含了多个层面及多个场所的干预策略和措施。这些措施包括:个体层面的知、信、行等行为改变干预;家庭、同伴及社交网络中的人际间影响因素干预;政策、法规、组织、机构水平上的干预;社区政策、法规和社交网络干预;联邦、州和地方行政部门的健康行动支持性政策干预等。美国的经验表明:应对肥胖危机,需要多水平、多部门策略共管齐下,加速防控进程。肥胖干预既要重视防患于未然,做好预防工作,同时也应该对超重或肥胖的个体实施更好的干预策略。

62.6.2 创建支持性环境、促进健康均等化

将健康促进作为大卫生的核心,创建健康的社会环境,促进个体的健康行为。通过加强各级政府和多部门合作,加强社区行动,突出政策和支持性环境的建设,充分使用税收经济政策和教育政策,提供支持性环境,使行为改变得以顺利实施。美国的经验表明:儿童肥胖预防项目对BMI有益;干预应该关注儿童相关的所有场所和全天的活动时段(校内外);社区健康工作者在多个场所和各项策略、措施实施中都发挥重要作用。

62.6.3 以社区为基础的综合干预

美国的肥胖防控社区综合干预,强调保育机构、学校、社区、家庭的参与和多部门联动,同时采用了个人和群体水平的综合干预措施。在综合干预策略中,尽管干预措施奏效的原因复杂,可能涉及多个因素,但几乎可以肯定,针对促进营养和健康饮食、增加身体活动的干预措施起了主要作用。Shape Up Somerville项目结果显示:多场所、多组分的干预能够降低BMI-Z值,干预措施涉及社会生态模型的多个场所,社区健康工作者在此发挥重要作用。儿童肥胖干预的成功案例包括CATCH项目、SPARK项目和PATH项目。美国相关干预技术和成功经验为全球慢病早期防控提供了希望。

62.6.4 跨部门的沟通与合作

相关政府部门、学术机构、智库、非政府组织参与科学研究和政策制定,以循证研究为决策依据,及时出台相关标准、法规和政策,确定部门责任。强调政策和建成环境的作用,强调农业部门在健康饮食干预策略中的主要作用,综合运用经济、法律手段(如:对甜饮料征消费税等)进行干预。在身体活动方面,邀请地方政府参与,对建成环境进行干预,突出市政设计、土地利用、交通、治安等多部门的参与和配合。

62.6.5 监测和反馈机制

美国有较完善的营养、健康、行为危险因素调查,其中多层次的危险因素和疾病结局监测网络为及时了解和反馈信息、评价项目的干预效果提供了有利条件。多轨并行政策制定机制、基于科学证据的指南和标准的制定程序、严格的立法执法机制,促进了干预策略的及时制定和调整。以CDC为主的不同人群的健康监测平台,为肥胖流行率和行为危险因素的监测提供了很好的政策和行动支撑作用。如:行为危险因素监测系统(behavioral risk factor surveillance system, BRFSS)、NHANES、国家健康访问调查系统(National Health Interview Survey, NHIS)、国家生命统计系统(National Vital Statistics System, NVSS)、YRBSS等。SHPPS能有效监测全国各州、地市及学区、学校支持性环境的变化,其中学校水平的身体活动指标报告及各州身体活动指标报告为政策和环境干预效果评价提供了有力支撑。

(李榴柏　李佳琦　宋　逸)

63 母乳喂养促进案例

63.1　概况

63.1.1　母乳喂养

在千百万年来母乳喂养对于人类乃至所有哺乳动物来说是一种自然行为。在所有的哺乳动物中，完整的生殖周期包括怀孕和母乳喂养，如果没有后者，包括人在内的所有物种都不可能生存下来。随着社会发展，婴幼儿食品和配方奶粉逐渐出现，使得母乳喂养率随工业化进程的推进不断降低。在当今社会中，母乳喂养在中、高、低收入国家都是一个值得关注的问题，并且由母乳喂养不足所带来的影响需得到重视。在高收入国家，由于工业化的冲击、母乳代用品逐渐增多、女性工作需求的增加等原因，母乳喂养率在 20 世纪上半叶开始逐渐下降。在中低收入国家，由于经济的增长、母乳代用品的出现等，越来越多有经济能力的家庭选择配方奶粉。随着家庭收入的增加，母乳喂养的比例呈下降趋势。就国内而言，母乳喂养面临着总体指标较低、母乳喂养率持续下降、地区分布差异较大、母乳喂养投资不足、母乳喂养的健康促进力度仍待加强等问题。发达国家很多年前就已面临母乳喂养率下降的问题，一些国家已经认识到母乳喂养的重要性和必要性，并已采取措施。本节选取德国、加拿大、挪威和澳大利亚4 个发达国家，从法律法规、母乳喂养促进机构、工作及工作场所促进、教育培训和社会文化方面分析母乳喂养健康促进方案的可行性，总结并推广他们在母乳喂养促进方面的经验。

63.1.2　婴儿喂养的分类

婴儿喂养根据是否添加辅食可以分为纯母乳喂养（exclusive breastfeeding，EBF）、优势母乳喂养（predominant breastfeeding）、母乳喂养（breastfeeding）和非母乳喂养（bottle-feeding）。根据 WHO 的定义，婴幼儿喂养可以分为表 63 - 1 所示的几种方式。

63.1.3　母乳喂养的优势

流行病学和生物学上的发现已经验证了母乳喂养对妇女和儿童的益处，不论是对于富人还是穷人。儿童的健康发育是关系着国家命运的重要保证。儿童的早期经历，即生命的头 3 年，对儿童的发展具有深远的影响，不仅影响儿童的学习、健康和行为举止，

表 63-1 婴儿喂养分类准则

婴儿喂养分类	需要婴儿摄入	允许婴儿摄入	不允许婴儿摄入
纯母乳喂养 (exclusive breastfeeding)	母乳(包括挤出的母乳和乳母的乳汁)	滴剂、糖浆、维生素、微量元素、药物元素和药物	其他任何东西
优势母乳喂养 (predominant breastfeeding)	母乳(包括挤出的母乳和乳母的乳汁)作为营养的主要来源	口服补液盐、滴剂、糖浆、维生素、矿物质、药物	其他任何东西,特别是非人乳和以食物为基础的液体
母乳喂养 (breastfeeding)	母乳(包括挤出的母乳和乳母的乳汁)	任何食物或液体,包括非人乳和配方奶粉	无
奶瓶喂养 (bottle-feeding)	任何液体,包括母乳、奶瓶中的半固体食物	任何食物或液体,包括非人乳和配方奶粉	无

甚至影响着最终成人阶段的社会关系、福祉和收入。母乳喂养是为婴儿提供健康生长和发育所需营养的理想方式。作为 WHO 推荐的新生儿完美食物,微黄而黏稠的乳汁在孕期结束时就已经产生,应当在婴儿出生的第一个小时就开始母乳喂养。婴儿出生后第一个小时内进行的母乳喂养十分重要,皮肤接触以及吸吮乳房会刺激母乳产生,初乳又称为婴儿的"第一支疫苗",具有极高的营养价值和抗体含量。研究表明,与出生后 1 小时内开始母乳喂养的新生儿相比,出生后 2~23 小时开始母乳喂养的新生儿死亡风险要高;而出生 1 天后或更长时间才开始母乳喂养的新生儿,死亡风险则高出 2 倍多。WHO 建议在婴儿出生的 6 个月内进行纯母乳喂养,随后继续母乳喂养至 2 岁或更长时间,同时要补充其他适当的食物。对于母亲而言,母乳喂养持续时间较长还有益于母亲的健康和福祉。据估计,将母乳喂养扩大到接近普遍的水平,每年可以预防 5 岁以下儿童 823 000 例死亡(这相当于 13 岁以下儿童死亡的 8%)和乳腺癌 20 000 例死亡。

(1)对儿童的短期影响

母乳喂养的营养优势及其对感染的抵御是众所周知的。母乳是 0~6 月龄婴幼儿生命所需的营养素和能量的最佳来源,对于 6~23 月龄儿童,母乳也是能量和营养素的重要来源。母乳可提供 6~12 月龄婴儿所需的一半或更多的能量,12~24 月龄婴儿所需的 1/3 能量。研究表明母乳喂养可以明显减少婴幼儿多种疾病的患病率,并可以显著降低婴儿死亡率,尤其是在中低收入国家。尽早进行母乳喂养(产后 1 小时),可预防新生儿感染。对于非母乳喂养的婴儿,因腹泻和其他感染导致的死亡风险可能更大。《柳叶刀》杂志的一篇综述表明,对于中低收入国家中的 6 个月以下的婴儿,非母乳喂养与母乳

喂养的婴儿相比,其男婴死亡风险增加了 3.5 倍,女婴的死亡风险增加了 4.1 倍,随着月龄的增加死亡风险逐渐减小。此外,母乳喂养也可以明显降低婴儿猝死综合征(SIDS)。在全球范围内,母乳喂养可以减少多种婴幼儿疾病的发生。与非母乳喂养相比,母乳喂养可以减少婴儿 58% 的坏死性小肠结肠炎(necrotizing enterocolitis,NEC)、约 50% 的腹泻(diarrhoea)、1/3 的呼吸道感染(respiratory infections)和 68% 的牙齿错位咬合(malocclusions)。但值得注意的是,母乳喂养超过 12 个月和夜间喂养会增加婴幼儿患乳牙龋齿的风险。

(2)对儿童的长期影响

在过去 20 年的研究中,母乳喂养可能是调节婴儿机体的重要印记,对婴儿具有潜在的终生影响。在过去 30 年,一系列科学研究发现已经趋于一致并得出结论:儿童、青少年和成人的健康、福祉和生产力等关键因素在孕期和生命的头 3 年已经确定。健康和疾病的发育起源(the developmental origins of health and disease,DOHaD)理论认为许多儿童疾病及成人慢性病的病因都可追踪到生命发育的早期,环境对胎儿和儿童生长发育的作用不仅体现在儿童期,更具有长期的不良效应。婴幼儿期得到母乳喂养的儿童和青少年出现超重或肥胖的可能性较低(降低约 26% 的风险)。对于糖尿病而言,母乳喂养可以一定程度地减少患 2 型糖尿病的风险(降低约 35%)。根据在巴西进行的一项长达 30 年的跟踪调查结果显示,母乳喂养对智力、学业和成年人的收入均有影响。

(3)对母亲的影响

首先,母乳喂养在生育间隔中的作用是公认的。研究表明,母乳喂养,特别是纯母乳喂养和主要母乳喂养可以促进激素的变化,延长哺乳期闭经时间,这是一种自然控制生育的方法,称为哺乳闭经避孕法。

另外,母乳喂养能降低母亲患乳腺癌、卵巢癌、2型糖尿病和心脏疾病的风险。

63.1.4　母乳喂养的影响因素和干预方法

除了少数患有严重疾病的女性不能进行母乳喂养以外,几乎所有女性都具有生物学上的母乳喂养能力。但是母乳喂养的选择及持续时间受到历史、社会经济、文化和个人等各种因素的影响。

社会结构包括影响整个人口的社会因素。其影响因素包括社会的态度、广告、媒体,以及可以购买到的产品;其干预方式为通过立法、政策、媒体的途径来改变社会对母乳喂养的态度,并促进母乳喂养。正怀孕的或正喂养婴幼儿的女性要比社会中的男性或没有孩子的女性更容易受到社会环境因素的影响。这种影响通过卫生服务系统、家庭社区和工作环境等因素来影响母乳喂养,而这些因素又受到社会文化和市场因素的影响(图63-1)。在个体层面上,女性的母乳喂养行为不仅受到自身的年龄、体重、教育程度和自信心的影响,还受到婴儿性别、健康和性格的影响。母乳喂养是母亲和婴儿之间相互联系的一种行为,她们之间相互影响,婴儿是否得到满足将影响到母亲的母乳喂养行为。

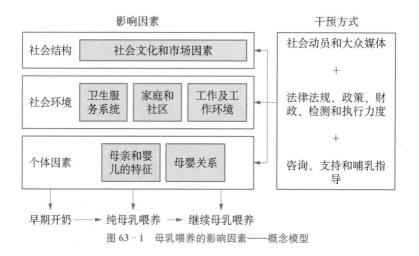

图63-1　母乳喂养的影响因素——概念模型

社会文化和市场因素决定了母乳喂养的社会结构。虽然母乳喂养被认为是最理想的婴儿喂养方式,但在一些场所中,社会公众及工作的同事对母乳喂养的负面态度会影响母亲的选择。另外,一些疾病,譬如孕产妇的高危妊娠、辅助分娩、长时间住院和其他一些孕产妇相关疾病,以及婴儿的早产、低出生体重和新生儿疾病,会导致医院内的母婴分离,从而导致婴幼儿开奶较晚。在家庭中,母乳喂养会受到女性亲属的影响。在许多传统社会中,初乳被认为是有害的而被丢弃。父亲的态度和选择也会影响母乳喂养,父亲支持母乳喂养往往会增加母乳喂养的持续时间。

女性出于工作的考虑是停止母乳喂养的主要原因之一。工作的女性常由于考虑到工作的疲劳、对母乳喂养实用性的怀疑而减少母乳喂养。很多研究表明,工作的尤其是准备在生育后返回工作的女性,往往选择母乳喂养的比例更小。影响母乳喂养选择的另一个原因是产假时间较短,产假时间少于6周导致停止母乳喂养或不进行母乳喂养的概率增加了4倍。

就个人而言,一些母亲决定是否母乳喂养在怀孕后期就已确定。个人对母乳喂养的认识是影响孕产妇选择母乳喂养的重要因素。在婴儿出生后前几周,对母乳喂养的认识不足、外界的支持不足以及对将要面临的母乳喂养困难的担忧是放弃母乳喂养的常见原因。没有成功母乳喂养的母亲在以后的生育中也更少地选择母乳喂养。母亲常常把婴儿哭闹、烦躁、饥饿感及无法安抚的情绪认为是由于乳汁不足引起的,从而引入母乳代用品。同样,吸烟、超重或肥胖,以及抑郁症也是影响母乳喂养的重要因素。

可以针对上文提到的影响因素分别采取不同的干预措施来改善母乳喂养。

63.1.5　母乳喂养的现状

联合国儿童基金会和WHO最新的一份报告指出,全球据估算有7 800万(约3/5)新生儿在出生后1小时内未能得到母乳喂养,因此他们将面临更高的疾病和死亡风险,并且此后继续获得母乳喂养的可能性也会很低。在高收入国家,12个月的婴儿母乳喂养不到 1/5,在低收入和中等收入国家,6 个月至 2 岁的儿童中只有 2/3 接受母乳。

这份报告指出,非洲东部和南部的婴儿出生后 1 小时内的母乳喂养率最高(65%),而东亚和太平洋地区最低(32%)。尽管早开奶非常重要,但种种原因却导致太多新生儿错失良机,其中包括:

1) 喂给新生儿其他食物或饮料,包括配方奶粉。常见的做法包括:丢弃初乳,老人给婴儿喂食蜂蜜,或专业卫生人员给新生儿喂食糖水或婴儿配方奶粉等特定液体。这些会延迟新生儿与母亲的第一次关键性的接触。

2) 选择性剖宫产的增加,埃及的剖宫产率从 2005—2014 年增加了 1 倍以上,从 20% 升至 52%。同一时期,早开奶率从 40% 下降至 27%。一项针对 51 个国家的研究指出,剖宫产出生的新生儿早开奶率明显较低。在埃及,剖宫产出生的婴儿只有 19% 在出生后 1 小时内得到母乳喂养,相比之下,自然分娩的婴儿中 39% 得到母乳喂养。

3) 为母亲和新生儿提供的护理质量差强人意。报告称,熟练的助产人员在场与否似乎不会对早开奶率带来影响。来自 58 个国家的数据显示,2005—

2017 年,尽管住院分娩率增长了 18%,但早开奶率仅提高了 6%。因为在很多情况下,婴儿出生后就被立即与母亲分开,而卫生工作者所提供的指导也很有限。在塞尔维亚,由于母亲在分娩时获得的保健服务得到改善,使得 2010—2014 年,早开奶率上升了 43%。

2016 年,全球范围内估计有 1.55 亿名 5 岁以下儿童发育迟缓(相对年龄的身高偏低),5 200 万名儿童体重身高比例偏低,4 100 万名儿童过重或肥胖。在低收入和中等收入国家,只有 37% 的 6 个月以下的儿童完全是母乳喂养。除少数国家外,高收入国家的母乳喂养持续时间短于中低收入国家。在许多国家,6~23 个月龄的母乳喂养儿童只有不到 1/4 达到了与年龄适当的饮食多样化和喂养频率的标准。

全球范围内,撒哈拉以南的非洲、南亚和拉丁美洲部分地区 12 个月的母乳喂养率最高。然而在大多数高收入国家,母乳喂养率低于 20%,不过不同国家之间也有明显的差异,如英国(<1%)和美国(27%)之间,挪威(35%)和瑞典(16%)之间。根据 WHO 于 2018 年发布的全球母乳喂养数据,全球母乳喂养率与 2030 年的目标还有很大距离(图 63 - 2)。

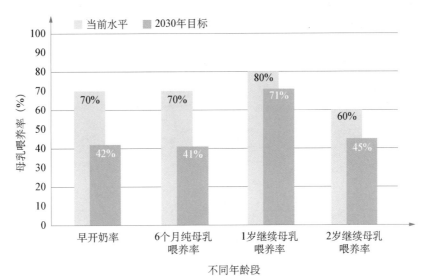

图 63 - 2　WHO 2030 年母乳喂养目标

63.2　婴儿喂养的历史演变

婴儿喂养的历史演变过程包括奶妈喂养(wet nursing)、奶瓶喂养(feeding bottle)和配方奶粉(infant formula)。在奶瓶喂养和配方奶粉出现之

前,奶妈喂养是天然母乳喂养最安全、最常见的替代方式。但由于社会对奶妈喂养的负面看法,加上奶瓶的改进、动物奶的供应增加以及配方奶粉的发展,人工喂养逐渐替代奶妈喂养。此外,配方奶粉广告的增加和安全性的提升促进了其在社会中的普及和使用。19 世纪的工业化导致许多欧洲国家的工人阶

级迅速增长,越来越多的母亲不得不出去工作来养家糊口。从历史上看,发达国家从 20 世纪上半叶开始母乳喂养率逐渐下降,到 20 世纪 60 年代达到最低水平,随后在 20 世纪 70 年代慢慢上升。人们普遍认为,这种下降与婴儿出生的医疗化水平、医学建议的影响以及婴儿配方奶粉的引入有关。相比之下,20世纪 70 年代母乳喂养率的增长通常归因于妇女运动、有关母乳喂养的社会运动的兴起,以及对母乳喂养的健康益处的认识的提升。

以德国为例,在 19 世纪的后 1/3 时期,1 岁以下婴儿的死亡率超过 20%,在有些婴幼儿机构更高,甚至达到 90% 以上。在德意志帝国(German Empire,1871—1918 年)和魏玛共和国(Weimar Republic,1918—1933 年)时期,生育率的开始下降和第一次世界大战的影响,引发了人们对于国家未来人口问题的担忧。儿科医师观察到母乳喂养的儿童存活率更高,出于职业要求开始对母亲进行母乳喂养的宣传。自 19 世纪下半叶,一些医师和化学家开始研发和改进婴幼儿食物,试验各种适合婴幼儿的乳制品,这无疑促进了婴幼儿配方奶粉行业的建立。同时,很多诊所和医院从社会中招募奶妈(nurse)以供应母乳,并且建立了母乳收集设施以保存多余的母乳。从 19世纪早期开始,在德国各地建立了多个母乳库。20世纪 60 年代,西德的母乳收集中心开始减少,最后

一个母乳库也在 70 年代被关闭,但东德仍保留着大量的母乳库。对于东德而言,战后降低婴儿死亡率仍是其面临的主要问题,宣传收集母乳以喂养婴幼儿的情形仍在继续。到 20 世纪 80 年代,由于传染病的传播,世界范围内的母乳库被大规模关闭。1997—1998 年德国进行的第一次全国意义上的调查结果显示,德国西部和东部的母乳喂养存在差异,西部地区的早开奶率为 88.7%,2 个月的纯母乳喂养率下降到 60.5%,6 个月时下降到 13.5%。对于东部而言,早开奶率为 97.1%,到 2 个月的纯母乳喂养率为 52%,6 个月的纯母乳喂养率为 9.3%。母乳喂养仍面临着巨大的挑战。

挪威是西方国家中母乳喂养促进效果较好的国家之一。在第二次世界大战期间(1939—1945 年)及之前,几乎每个挪威儿童都接受母乳喂养,战后母乳喂养率开始下降。随着医院分娩数量的增加及更多可供选择的配方奶粉的出现,母乳喂养的婴儿数量逐渐减少。在 20 世纪 60 年代,只有 20% 的母亲在产后 3 个月仍然继续母乳喂养。随着对母乳喂养的逐渐认识,社会各层开始关注母乳喂养率下降这一现象,更多的母乳喂养信息和更大的兴趣帮助人们选择母乳喂养。到 20 世纪 70 年代初,母乳喂养率再次上升。图 63-3 显示了 1860—1998 年挪威母乳喂养变化趋势。

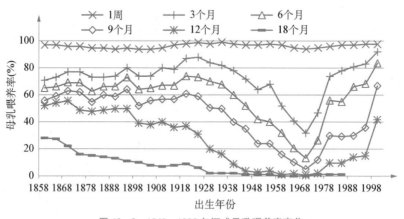

图 63-3 1860—1998 年挪威母乳喂养率变化

63.3 母乳喂养促进

63.3.1 国际母乳喂养促进

20 世纪末,在全球范围内,特别是在工业化国

家,母乳喂养受到社会环境和母乳代用品的多重冲击,为了扭转母乳喂养下降的趋势,WHO 以及联合国儿童基金会做出了很多努力。但母乳代用品的营销仍在破坏为提高母乳喂养率所做的努力。1981 年5 月,第三十四届世界卫生大会(World Health Assembly,WHA)由 118 个国家通过了《国际母乳

代用品销售守则》(International Code of Marketing of Breast-Milk Substitutes),旨在限制不适当的营销做法,减少母乳代用品营销对母乳喂养的影响。WHO 在随后的 30 年(即 1986 年、1990 年、1992 年、1994 年、1996 年、2001 年、2002 年、2005 年和 2008 年)对《国际母乳代用品销售守则》(以下简称《销售守则》)又做出了决议修改和增补。《销售守则》和 WHA 的相关决议认识到了婴儿在生命早期的脆弱性及不适当的喂养做法所带来的风险,这也是世界范围内第一次真正努力试图解决母乳代用品和奶瓶的市场营销所带来的有害影响。WHA 建议每个成员国将《销售守则》的内容纳入自己的治理体系中,并制定相关法律法规,确保母乳代用品的正确使用,以保护和促进母乳喂养。除此之外,国际机构还出台了多种措施以提高母乳喂养率和保障妇女儿童权利。

《伊诺森蒂宣言》(Innocenti Declaration)由各国政府、WHO、联合国儿童基金会和其他组织在 1990 年共同签署,旨在保护、促进和支持母乳喂养。为纪念《伊诺森蒂宣言》的签署,也为了宣传母乳喂养,8 月 1—7 日被提议作为世界母乳喂养周。宣言修订版本于 2005 发布。

根据 1990 年的《伊诺森蒂宣言》,WHO 和联合国儿童基金会于 1991 年发起了"爱婴医院倡议"(BFHI)。该倡议促进了"成功促进母乳喂养十项措施"的实施。倡议内容包括:倡导母婴保健机构通过正式的评估程序成为爱婴医院;所有认证的机构必须收集母乳喂养的统计数据,并且必须接受审核。2008 年,"爱婴医院倡议"扩展到社区医疗机构。

《生育保护公约》(国际劳工组织第 183 号公约)规定:所有工作的妇女至少有 14 周的产假;产假期间要提供必要的薪酬;采取措施确保孕妇或哺乳期妇女没有从事损害母亲或儿童健康的工作;怀孕或产假期间有终止雇佣关系的权利;每个工作日享有 1 次或多次带薪哺乳休息的权利。

《全球婴幼儿喂养策略 2003》(WHO 和儿童基金会,2003 年)发布的目的是通过最佳喂养,改善婴儿和幼儿的营养状况、生长发育和健康,从而改善儿童生存状况。

《成功促进母乳喂养十项措施》于 1989 年由 WHO/联合国儿童基金会联合发布,2018 年发布了新的版本。其内容为倡议所有的医疗机构遵守如下准则:①完全遵守《国际母乳代用品销售守则》和世界卫生大会相关决议。②制定书面的婴儿喂养政策,并定期与员工及家长沟通。③建立持续的监控

和数据管理系统。④确保工作人员有足够支持母乳喂养的知识、能力和技能。⑤与孕妇及其家属讨论母乳喂养的重要性和实现方法。⑥分娩后即开始不间断的肌肤接触,帮助母亲尽快母乳喂养。⑦支持母亲开始并维持母乳喂养,并处理常见的困难。⑧除非有医学生的指导,否则不要为母乳喂养的新生儿提供母乳以外的任何食物和液体。⑨让母婴共处,并实施 24 小时母婴同室。⑩帮助母亲识别并回应婴儿需要进食的迹象。⑪告知母亲使用奶瓶、人工奶嘴和安抚奶嘴的风险。⑫协调出院,使父母及其婴儿能够及时获得持续的支持和照护。

63.3.2 世界各国母乳喂养促进

基于各个国家的情况,并参考国际社会的倡导,大多数国家和地区采取了不同的母乳喂养促进措施。比如,欧盟制定了由各国母乳喂养专家共同参与的行动蓝图,以保护、促进和支持欧洲的母乳喂养。为了便于更好地比较,节选一些发达国家母乳喂养的相关数据(表 63-2)。

表 63-2 发达国家的母乳喂养率的比较

国家	指标(%)		
	早开奶率	6 月龄母乳喂养率	6 月龄纯母乳喂养率
德国	90	51	10~20
加拿大	90.3	54	28
澳大利亚	92	56	14
挪威	99	80~82	2~10
美国	75	44	15
意大利	50	9	2.4
英国	81	25	<1

(1) 国际法规执行情况

上面提到,无论是联合国的下属机构还是地区性组织均推出多重措施来促进母乳喂养。这些项目在一定程度上改善了世界范围内母乳喂养的现状。但这些条例或措施并不是强制性的,只是对国家部门或者医疗机构的建议和倡议。各个国家母乳喂养环境的不同导致这些项目的实施情况在不同国家有很大差异。截至 2016 年 3 月,有 135 个国家已采取不同形式将《销售守则》中的内容或多或少地纳入本国的法律法规中,和 2011 年的 103 个国家相比取得了明显的进展。不过只有 39 个国家有覆盖《销售守则》全部或大部分内容的法规。"爱婴医院"一直是在

全球孕产妇机构中实施和监测《销售守则》的重要参照,所有被认定为"爱婴医院"的机构必须完全符合《销售守则》的相关规定。根据官方数据,4 个国家的法律法规均没有全面覆盖《销售守则》的内容,尤其是澳大利亚,暂时还没有法律法规覆盖这部分内容。

成功实施的案例:2014 年亚美尼亚政府通过了《促进母乳喂养和婴儿食品管理营销管理法》,该新法律涵盖了《销售守则》的所有条款和世界卫生大会相关决议,在某些方面甚至超越了它们。该法律经历了从弥补早期发布的法规中遗漏的方面发展到专门的广告法,但母乳代用品的不当营销依然存在,阻碍了政府实现最佳婴幼儿喂养的行动。包括国际婴儿食品行动联盟(International Baby Food Action Network,IBFAN)在亚美尼亚的附属机构的一些民间团体中认识到,需要对此采取更严格的法律措施。IBFAN 协助起草了新法律草案,在卫生部和儿童基金会的支持下,该法律草案于 2003 年提交议会。2012 年在国民议会母婴健康委员会(Committee for Mother and Child Health of the National Assembly)的领导下,推迟的草案得以恢复。由于有令人信服的证据表明不道德的母乳代用品营销需要加以规范,该法案得到了加强并最终获得了通过。亚美尼亚的经验告诉我们,民间组织在促进母乳喂养的进程中可以发挥重要作用,同时还应有充分的准备、社会和政府组织间的合作,以及充分的耐心和坚持。

1992 年印度实施了《母乳代用品、饲瓶、婴幼儿食品生产、供应和分发管理法案》[The Infant Milk Substitutes,Feeding Bottles and Infant Foods (Regulation of Production,Supply and Distribution) Act ,IMS Act]。2003 年该法案进一步修订,全面禁止 2 岁以下儿童食品的任何形式的促销活动,禁止向医疗保健人员和机构提供赞助以推广产品。IMS 法案被纳入刑法,违反 IMS 方案会被罚款和监禁,并由政府指定的组织和人员执行。虽然执法方面还需要进一步改善,特别是在保健系统方面,但印度政府采取的法案已明显减少了对婴儿和幼儿食品的不当宣传导致的危害。

自 1991—1992 年联合国儿童基金会和 WHO 发起 BFHI 以来,该倡议在世界范围内得到了推广。到 2007 年,全球共有 156 个国家共 20 000 多家医院被认证为"爱婴医院"。实施 BFHI 已被证明可有效提高早开奶率和纯母乳喂养率,并改善母乳喂养的持续时间。

2003 年,WHO 妇幼卫生合作中心(WHO Collaborating Centre for Maternal and Child Health)

收集的数据表明,德国 1 100 家妇产科医院中仅 18 家为"爱婴医院"(3%)。随后德国的一篇论文指出,在 2009 年"爱婴医院"已增加到 37 家。该研究分析了获得"爱婴医院"认证的条件,认为《成功促进母乳喂养十项措施》中的第六项(纯母乳喂养)和第九项(不使用奶瓶、人工奶嘴和安抚奶嘴给母乳喂养的婴儿)是最大的困难。据德国 BFHI 网站信息,2011 年全国"爱婴医院"增至 65 家,截至 2018 年 8 月,共有 98 家。虽然"爱婴医院"所占比例仍然很低,但保持着持续增长的趋势。

挪威是"爱婴医院倡议"的早期实施国之一,在 1996 年全国 56 家妇产医院中有 36 家被认定为"爱婴医院",其中 77%的挪威婴儿出生在"爱婴医院"。自 2005 年起,挪威扩大了"爱婴医院倡议"的内容,将新生儿病房和儿童保健机构也纳入其中。到 2011 年,挪威共有 19 个新生儿病房被认定为"爱婴医院",占全国新生儿病房的 90.5%。澳大利亚的"爱婴医院倡议"于 1995 年开始由澳大利亚助产士学院管理,2006 年将"爱婴医院倡议"改为"爱婴卫生倡议",以便更好地扩展到社区医院。到 2011 年共有 77 家经认证的"爱婴医院",占所有澳大利亚孕产妇机构的 23%,大约有 1/3 的婴儿出生在"爱婴医院"。加拿大母乳喂养委员会(Breastfeeding Committee for Canada)是一个非营利的志愿者组织,是加拿大实施"爱婴医院倡议"的权威机构。同样,由于认识到除了医院以外的医疗机构和社区也需要加强母乳喂养,加拿大母乳喂养委员会将"爱婴医院"改为"爱婴",并应用于社区的母乳喂养计划中。

(2)全国性母乳喂养促进团体

在很多的发达国家和一些发展中国家有专门的母乳喂养促进组织或团体,对医疗机构母乳喂养促进项目的实施和母乳喂养的宣传教育起到很大的推动作用。

挪威倡导母乳喂养的非政府组织是 1968 成立的挪威护理委员会,为进行母乳喂养的母亲提供建议和支持。德国的母乳喂养促进组织为全国母乳喂养委员会,成立于 1994 年,以响应《伊诺森蒂宣言》的倡议。同样地,委员会将向联邦政府提出促进母乳喂养的倡议,并针对有关母乳喂养的问题对医师、助产士、医院工作人员和母亲提出切实可行的建议。加拿大 La Leche 联盟是加拿大第一个促进母乳喂养的国家非政府组织(非营利组织)。澳大利亚母乳喂养协会(Australian Breastfeeding Association)是促进澳大利亚母乳喂养的首要非政府组织,其以母亲护理协会

(Nursing Mothers' Association)的形式成立于1964年。

无论是哪个国家的母乳喂养促进组织,其工作内容都有一定的相似之处。促进母乳喂养,提高母婴健康水平是它们的目标。其工作的主要内容包括3个方面:①向正在喂养婴幼儿或有生育计划的女性及其家庭提供母乳喂养指导,并进行母乳喂养健康教育;②向政府部门提供促进母乳喂养的政策和促进项目方面的建议;③向医疗机构及医师、助产士和护士提供切实可行的建议和技术支持。

德国于1994年成立全国母乳喂养委员会,其目的是为了支持德意志联邦共和国发展一种新的母乳喂养文化,并为母乳喂养成为婴儿的正常饮食做出贡献。孕产妇的母乳喂养建议和婴幼儿期的常见问题的解决建议被翻译成6种语言,发布于母乳喂养委员会网站以供尽可能多的人使用。1998年母乳喂养委员会与德国多个卫生部门和组织联合发布并实施了促进医院母乳喂养的建议,该建议以《伊诺森蒂宣言》为基础,对医院提出10项建议,并特别指出不给母乳喂养的母亲发放母乳代用品。2017年国家母乳喂养委员会讨论了德国标准化的母乳喂养监测方法:通过组织卫生系统各个领域以及结合政治研究的跨学科会议,整合德国母乳喂养的各个领域数据,从而探讨在德国建立标准化的母乳喂养监测系统的可行性。国家母乳喂养委员会在监测系统建立的过程中发挥了不可以替代的作用。

（3）工作及工作场所

随着社会进步和经济发展,参加工作的女性的数量和比例都在不断攀升,而工作又是影响母乳喂养率的重要因素之一。对于工作中的哺乳期女性,一个好的工作环境能支持她继续母乳喂养。同时,合理的产假和对生育权利的保护也能让更多的女性选择母乳喂养并延长母乳喂养时间。《生育保护公约》规定所有工作的女性至少有14周以上的产假,并保证孕妇和哺乳期妇女不得从事有害母亲和儿童健康的工作,确保哺乳期的女性每个工作日至少有1次休息的时间进行哺乳。

德国工作的女性(包括全职和兼职)占66%,其中45%的女性从事兼职工作。德国女性兼职工作的比例比其他大多数欧盟国家要高。德国的政策一向提倡的家庭观念是母亲主导家庭和男性主导工作的传统模式。根据《德国生育保护法》（German Maternity Protection Act),女性有14周的带薪休假,这包括出生前的6周(除非孕妇明确说明他们能够工作)和正常出生后的8周。如果婴儿早产则产

后假期延长到12周。在返回工作时,妇女有权进行母乳喂养而损失工资。2006年通过法律的形式对这部分权利进行了增补和修改,内容包括:父母津贴最多可支付14个月,在父亲和母亲之间自由分配,但每个人至少要有2个月。在新制度下,母亲或父亲可以获得净收入(根据出生前的12个月的情况而定)的67%,但要求有带薪育儿假的父母在婴儿出生后第一周的工作时间不得超过30小时。如果不减少工作时间,将与那些婴儿出生前没有工作的父母得到的一样的最低补贴。根据《联邦父母福利和育儿假法案》规定,父母也可以选择无薪的假期直到孩子3岁,并允许以相同工作条件在假期结束后重返工作岗位。这可以作为共用的假期(父母双方都休假一段时间)或兼职休假。一部分的带薪育儿假(最多12个月)也能够转移到孩子3~8岁。例如,在儿童的上学的第一学年或父母继续生育的时候。同时,德国法律规定进行母乳喂养的母亲有权在工作中抽出时间喂奶,可以选择一次60分钟或者两次30分钟的休息时间,雇主也应提供合适的哺乳场所。

挪威女性的就业率为71%,其中兼职工作率为43%,高于北欧其他国家,接近欧盟的平均水平。挪威于1956年开始首次实施12周带薪产假。到2009年,带薪育儿假再次延长,可以选择全薪的46周或者80%薪酬的56周假期。假期包括3个部分组成:9周的产假(产前3周和产后6周)、10周父亲的假期,以及27周的全薪育儿假或80%薪酬的37周育儿假。根据挪威2010年的调查统计,在有权享受育儿假期的人中,有2/3的女性选择80%薪酬的长假,3/5的父亲选择6周以上的休假。对于没有资格享受育儿假的父母,可以获得一次性的补助。除了带薪休假以外,挪威的每个家长都有权在孩子3岁前享受每年1次的无薪假。工作的母亲可以每天花两次30分钟或一次60分钟的时间进行母乳喂养,但这段时间没有薪酬。在公共服务系统工作的女性有权享受每天最多2小时的带薪哺乳休息时间。

（4）母乳库

母乳是婴儿最理想的食物,母乳库的存在具有多方面的重要意义。捐献的母乳可以用于早产儿、低出生体质量和健康状况不佳的新生儿的恢复。同样,母乳不足或者无法获得母乳的情况下也可以选择正规母乳库的母乳。世界上首家母乳库于1908—1909年建成于维也纳,在随后的1911年和1913年,德国马格德堡和杜塞尔多夫的母乳库相继建立。几乎在同一时间,美国的波士顿和纽约也建立了母乳

库。随后母乳库在北美迅猛发展。但在20世纪80年代中期,由于艾滋病的出现使得大批母乳库被迫关闭。直到90年代,母乳喂养优越性的研究逐渐增多,母乳库再次在全球发展起来。至2014年,北美共有18家母乳库,欧洲有210家母乳库。

全球共有来自27个国家的480~500家正规母乳库,并且母乳库的数量还在继续增加。2018年,欧洲20多个国家有226家正式的、16家筹建的母乳库。西方很多国家的母乳库起步较早,澳大利亚的母乳库建立于1964年,英国的母乳库建立于1980年,挪威的母乳库建立于1941年,美国的母乳库建立于1985年,奥地利的母乳库建立于1909年。虽然很多国家的母乳库在发展过程中经历了跌宕起伏,但经过几十年的发展大都有了规范的运行标准和管理办法,且有一定的相似性。

德国的母乳库建立较早,早期的母乳库中影响较大的是儿科医师Marie-Elise Kayser博士于1919年在马格德堡和1925年在埃尔福特建立的母乳库。埃尔福特的母乳库建立后,开始在全国倡导母乳库的概念,并成了当时德国的母乳收集的培训中心。她于1934年撰写的《母乳库的创建和运行指南》多年来一直被用作德国和国外其他母乳库的工作蓝图。即使在第二次世界大战之后,捐赠母乳的收集和保存在德国也很普遍。在20世纪70年代早期,东德和西德对母乳库的兴趣有所下降,其中最突出的原因是婴儿食品公司纷纷推销婴儿奶制品。新生儿学的进步使人们认识到利用母乳进行早产儿治疗的可行性,导致对供体母乳的需求增加。如今,大多数母乳库都是新生儿重症监护病房(neonatal intensine care unit,NICU)的一部分。到2018年8月,德国境内共有20家正式的母乳库,3家筹建的母乳库。

挪威国家卫生委员会在2002年发布了关于母乳库的运行准则,该指南包括了母乳库的组织结构、筛选标准、处理和分配母乳的程序。根据欧洲母乳库协会(European Milk Bank Association EMBA)的数据,2018年挪威共有12家母乳库,并且由三级NICU管理运行。大多数国家母乳库的母乳都是经过巴氏消毒处理的,但由于挪威艾滋病病毒和乙肝病毒的携带率较低,加上母乳捐献者的定期体检,只有一家母乳库对捐献母乳进行巴氏消毒,消毒后的母乳主要用于低出生体质量(<1 500 g)的早产儿。所有的捐献者都要经过广泛的筛查,每3个月要对捐献者进行艾滋病、乙肝、丙肝、巨细胞病毒和人类嗜T细胞病毒的检测。所有的捐献母乳都会进行细菌检测,任何含有病原体或细菌数过高(>10⁵ CFU/mL)的母乳将会被销毁,而低细菌数(<10⁴ CFU/mL)的母乳将用于最小的早产儿。每个母乳库均有一个完整的系统,能够像血库一样追踪母乳的供受者以及母乳库的情况,并会保证捐献者和接受者的个人信息不会泄露。一些母乳库可以向其他医院供应多余的母乳,但大多数的母乳库优先供应所附属的新生儿机构。母乳库的母乳使用在大多数情况下是免费的,只有在极少数情况下是收费的。

(5)卫生系统与卫生工作者培训

虽然促进母乳喂养是任何母乳喂养政策的基础,但重要的是给予同等或更多的行动来支持母乳喂养服务。个人层面的有效支持意味着所有妇女都能够获得母乳喂养支持服务,即能够在有需要的时候得到来自卫生工作人员、哺乳顾问和母婴支持团体的帮助。

在产科、新生儿或儿科病房以及卫生保健机构中,哺乳咨询指导对母乳喂养起到了极大的促进作用。所有妇女都应该获得有效的支持,特别是母乳喂养困难的妇女更应该及时获得专业的帮助。应该鼓励并帮助母亲在想要停止母乳喂养的时候,积极找出并解决阻碍她们母乳喂养的因素,并通过宣传教育增加母乳喂养经验,确保在以后的育子过程中能更倾向于选择母乳喂养。

几乎每个国家都有针对母乳喂养的卫生工作人员培训,同时这也是认定"爱婴医院"的要求之一。挪威的"爱婴医院"比例很高,母乳喂养工作培训也可以在"爱婴医院"中顺利地开展。此外,为了提高与母乳喂养工作有关的卫生人员的专业能力,挪威的国家母乳喂养中心也积极参与卫生专业人员的继续教育,与海德马克大学学院合作开设了关于母乳喂养培训课程,并为所有医院提供母乳喂养有关的电子学习课程。

在欧洲推行的母乳喂养行动蓝图中,关于母乳喂养的培训也有详细的介绍(表63-3)。2008年修订版的行动蓝图指出,对于所有与婴幼儿喂养的相关的卫生工作者,其就职前和在职过程中都需要加强工作培训,也应审查和开发相关课程及培训材料,以确保工作人员的母乳喂养咨询管理能力达到最佳标准。针对未来会在卫生服务领域工作的学生,加强锻炼其专业能力可以有效促进、支持和保护母乳喂养的战略,改善母乳喂养质量的长期效果,减少在职培训的支出。对在职培训的需求可能会随着培训的进行而逐渐减少,但随着新研究、新知识的出现,

表 63-3 保护、促进和支持欧洲的母乳喂养:行动蓝图——母乳喂养培训计划

推荐目标	责任者	结果
确保卫生相关工作人员及母婴服务志愿者能为母亲及其家庭提供熟练的母乳喂养支持	相关的卫生和社会部门、志愿组织和卫生工作者	审核有能力支持母乳喂养服务的工作人员和志愿者人数,发现并解决存在的缺陷
确保有母乳喂养困难的母亲(包括使用配方奶粉的)有熟练的哺乳顾问特别协助	相关卫生部门、卫生服务提供者和卫生工作者	由母乳喂养协调员和专家,在接受培训和聘用后提供服务,并教导其他工作人员有效管理母乳喂养问题
确保所有母亲均可免费获得婴幼儿喂养支持服务,包括有适当资格的哺乳顾问或其他同等能力的卫生保健人员的服务	相关卫生和社会部门、保险提供者	国家卫生系统和(或)健康保险公司承担母乳喂养支持和哺乳咨询服务的费用
为患病的或早产的婴幼儿母亲提供必要的支持,以确保她们能够有足够的母乳并继续哺乳,或免费提供安全的捐赠母乳	相关卫生和社会部门、机构和组织	母亲无须额外费用
设立国家和地区母乳喂养人才中心,将其作为卫生工作者和母亲的资源中心;这些中心提供包括查阅相关期刊、教科书和材料,以及在线免费获得专家信息的服务	国家和地区卫生部门、母乳喂养委员会	母乳喂养人才中心成立,向所有相关团体传播专业信息
确保那些在生育前已经计划非母乳喂养的母亲查明相关原因,以减少她们之前母乳喂养的失败感,并帮助她们在随后的生育中可以进行更长时间母乳喂养	相关卫生当局、卫生服务提供者、卫生工作者	工作人员和志愿者有能力帮助那些在生育前计划停止母乳喂养的母亲
通过审核和满意度调查,建立常规患者反馈机制,以确定母乳喂养情况及妇幼保健工作人员提供的服务质量	医院和卫生保健部门领导、母乳喂养协调员和哺乳专家	启动了常规患者反馈程序并制订了协议,以发现并解决有待提升的实践活动

总是需要不断培训的。通过采用面向过程的培训可以使他们得到进一步的学习,从而使母乳喂养过程获得更好的咨询和护理,以及更好的卫生专业人员的态度。

(6)社会文化

对于整个社会而言,促进母乳喂养的重点是从母乳喂养优势的科学验证发展到公众知晓,从而形成整个社会支持母乳喂养的文化。从根本上说,这是一个公共卫生问题,需要文化和社会的转变。尽管母乳喂养是母亲的责任,但家庭、社会和国家对母乳喂养的关注和支持也同等重要。我们应该把注意力转移到母乳喂养所需要的社会文化上,让女性选择母乳喂养时有更好的环境和社会支持。

在 20 世纪 90 年代,加拿大卫生部开展了关于母乳喂养态度的焦点小组调查,结果显示:尽管大多数女性都意识到母乳喂养的益处,但许多人认为这种做法并不自然,并且对在公共场合进行母乳喂养感到尴尬。为了改变这一现状,加拿大卫生部于 1994 年制订了一项为期 5 年的社会宣传活动,旨在使公众广泛接受在公共场所的母乳喂养。

63.4 主要经验及推广价值

我国的母乳喂养正面临着多重冲击,国内外奶制品销售商的大力宣传、积极赞助、免费馈赠等营销活动以及人工喂养成本的下降,尤其是配方奶粉销售商对配方奶粉的不当宣传,强化了孕产妇人工喂养的意识,使得母乳喂养促进工作难以开展。经济水平的增加以及工作的需求,越来越多的家庭由保姆或老一辈带孩子,无疑增加了人工喂养的比例。剖宫产的增加和对母乳喂养的认识不足,导致越来越多的母亲放弃母乳喂养或减少母乳喂养时间。我国妇幼卫生保健体系发展较晚,对于妇幼保健人员培训不足,很多地方孕产妇健康教育缺失,社会对妇幼卫生支持设施不够,卫生资源分布不均,使得部分地区的孕产妇不能得到足够的社会支持。

联合国儿童基金会和 WHO 牵头的促进母乳喂养 7 项行动,包括为母乳喂养计划提供资金、管理母乳代用品的营销、工作场所的生育保护、遵守"爱婴医院倡议"、获得母乳喂养咨询和培训、可用的社区支持计划,以及持续监测。

63.4.1 资金

增加对促进、保护和支持母乳喂养的计划和政策的投资。充足的资金对于确保所有妇女的母乳喂养工作得到支持至关重要。世界银行估计，到2025年，50%以上纯母乳喂养的全球目标将需要额外花费57亿美元。这相当于以每个新生儿不到5美元的水平为妇女提供所需的支持。在这笔资金方面，各国可以实施适当的母乳喂养计划和政策。

63.4.2 国际母乳代用品销售守则

全面实施立法和有效执法。当母乳代用品公司积极推销其产品时，会影响妇女选择最佳的喂养方式。政府有义务确保妇女的权利免受商业的有害干扰。国际母乳代用品销售守则（简称《销售守则》）描述了保护、促进和支持母乳喂养所需的对母乳代用品营销活动的限制，并终止了对母乳代用品的不适当推广。政策制定者和立法者应加强制定涵盖守则所有条款的法律法规并有效执行，使妇女能够在喂养时做出明智的决定。

63.4.3 工作场所的孕产妇保护

女性重返工作岗位并继续母乳喂养具有挑战性。就业的妇女不应该在母乳喂养和工作之间做出决定。国际劳工组织建议各国立法，赋予妇女18周的带薪产假权利，并确保她们在重返工作岗位时有继续母乳喂养的时间和空间。至少需要立法使妇女能够在不遭受经济压力的情况下进行母乳喂养。

63.4.4 爱婴医院倡议

在医疗设施中实现成功母乳喂养的10个步骤，概述了分娩设施应如何支持妇女进行母乳喂养。"爱婴"机构为妇女提供母乳喂养所需的支持，同时也帮助那些不能或不选择母乳喂养的妇女使用捐献母乳或安全配方奶粉喂养。2018年，WHO和联合国儿童基金会发布了"爱婴医院倡议"的最新指南，该倡议呼吁各国对所有产妇护理机构采取综合措施，以确保妇女和儿童能获得最佳的护理。

63.4.5 母乳喂养和培训

改善医疗设施中母乳喂养咨询服务。母乳喂养咨询、医疗保健提供者熟练的支持使女性能够在是否进行母乳喂养问题上做出明智的决定。并且如果她决定进行母乳喂养，她会对自己的能力充满信心。

母乳喂养咨询服务还可以提高母亲的技能，并有助于解决喂养困难及可能出现的情况。在医疗机构中提供婴幼儿喂养咨询的国家可以维护妇女获得信息和健康的权力。

63.4.6 社区支持计划

确保母乳喂养的保护、促进和支持网络。对于妇女的社会支持也很重要。母亲和同伴辅导员或社区卫生工作者之间的互动可以帮助她预测并解决可能遇到的问题。需要让女性感受到社区（包括工作场所和公共场所）能够接受她们的母乳喂养的决定。各国应努力确保社区计划能够提供妇女需要的支持和关怀。

63.4.7 监测系统

跟踪政策、计划和资金的工作进展。评估母乳喂养政策、计划和成果的进展，对于确定行动重点和了解工作有效性至关重要。监测母乳喂养目标的进展情况能使各国评估其为了改变喂养行为所做的努力。评估计划和政策有助于找出在支持方面存在的差距，并将精力集中在需要改进的领域。

我国政府和妇幼保健中心也出台了很多法律法规以保障母婴权利，实施健康促进计划以促进母乳喂养，建设逐渐完善的妇幼保健体系。但目前仍有很多方面需要加强，仍然可以从国际促进项目和有经验的国家中学习经验。

根据WHO的报告，我国仅有很少的法规覆盖《销售守则》的内容。我们的身边充斥着形形色色的婴儿配方奶粉的广告，甚至有很多医院接受奶粉厂商的赞助以便在医院推销配方奶粉，对我国提高母乳喂养的计划产生了很大阻碍。我国在母乳喂养代用品管理上的法律法规仍存在不足，尤其是下面这些内容。

婴幼儿配方食品、婴幼儿辅食、母亲奶制品（milk for mothers）等产品覆盖面仍存在空缺；奶制品的覆盖年龄只到4月龄；缺少母乳代用品的部分必要信息；不适当喂养的健康危害，母乳代用品使用不当的健康危害；缺少教育材料所需部分的信息；奶瓶喂养所产生的负面影响；已经决定非母乳喂养后将难以扭转此决定；缺少母乳代用品的标签所需的信息，如卫生工作者的建议、配制说明、致病微生物警告、营养和健康禁令等；监督机制不足。

1992年9月，我国成立了中国母乳喂养技术指导委员会。同年12月，经WHO和联合国儿童基金会委派国际爱婴医院评估小组的评审,并经中国爱婴医院最高审批委员会的批准,中国首批"爱婴医院"诞生。我国开展了创建"爱婴医院"活动,有7 300多家医疗卫生机构被评为"爱婴医院",有力地促进了政府、社会、家庭和医疗机构对母乳喂养的重视和支持。虽然我国有大量的卫生机构被评为"爱婴医院",但仍存在着监管力度不严、母乳喂养促进力度不够、"爱婴医院"的作用未能充分发挥等问题。另外,我国剖宫产率居高不下,不仅影响母婴健康,增加了孕产妇和新生儿的患病率和死亡率,而且浪费了有限的卫生资源。我国的母乳库还处于初步探索阶段,很多地方还没有母乳库的概念,很多人甚至不了解可以通过母乳库捐献的母乳进行喂养婴幼儿,母乳库的母乳捐献量也存在不足。我国大陆地区只有广州和南京等少数几个城市建立了以医院为依托的小型母乳库。借鉴血库的运行,以母乳库依托新生儿病房建立母乳捐献、发放的完整程序,以促进有需要的新生儿的健康发育。目前,我国正计划建设连锁性的中华母乳库。

我国的妇幼卫生工作主要由国家卫生健康委员会下属的妇幼健康司负责,而社会支持较少。社会宣传和健康教育对于提高整个社会对母乳喂养的了解,以及提高公众对于母乳喂养的接受度具有重要作用。同时,母乳喂养的持续进行需要卫生机构和社会组织的技能支持。完善妇幼保健专业的教育教学、提高妇幼保健行业的工作技能、为母亲提供可及的优质哺乳咨询,以及加强妇幼卫生预备人才和在职工作人员的培训,能更好地为母乳喂养提供足够的、持续的动力。2012年,在原国家卫生部、全国妇联和原国家计生委等部委的大力支持下,由中华医学会全科医学分会、中国优生优育协会和中国医疗保健国际交流促进会共同发起的中国第一个全国性的母乳喂养促进与行业管理机构——中国母乳喂养行动联盟(China Alliance of Breastfeeding Action, CABA)成立,旨在组织和团结全国爱婴医院、妇保院所、相关事业单位,以及致力于促进母乳喂养的各类社会组织、民间机构及个人,贯彻和执行国家妇幼健康与母乳喂养行动计划,保护和促进我国母乳喂养事业,大幅提升母婴保健水平,为实现全面建成小康社会目标和夯实中华民族未来竞争力贡献力量。但是由于CABA建立时间较短,对母乳喂养促进的影响力还不足,仍需要时间和空间发展。在公共场合和工作场合,不同地区对母乳喂养的接受度不同,但提供适宜的时间和空间能让母亲不用因公众的目光而停止哺乳。

(杨东见　姜庆五)

64 国外含糖饮料消费和饮用 干预优选案例

含糖饮料在全球范围内定义不完全一致，但主要是指在饮料制作过程中人工添加单糖或双糖，且含糖量在5％以上的饮料。主要的含糖饮料包括碳酸饮料、果蔬汁饮料、运动饮料、茶饮料、含乳饮料、植物蛋白饮料和咖啡饮料等。近年来，过量饮用含糖饮料对健康的影响在全球范围内受到了越来越多的关注。

2015年，WHO综合全球研究结果，发布了《成人和儿童糖摄入量指南》，指出过量饮用高糖饮料增加摄入的总能量，可能会造成摄入更适当营养食品的减少，从而导致不健康饮食、体质量增加，并加剧非传染性疾病风险。与此同时，国内外均有大量研究发现高糖饮料消费与儿童或成人肥胖呈正相关，增加高糖饮料摄入会增加BMI或体质量。在2017年，WHO继续发布了《终止儿童肥胖实施计划》，提出终止儿童肥胖行动框架。其中，第一条具体建议就为"采取行动，实施综合规划，以促进儿童和青少年健康食品的摄入，减少不健康食品和高糖饮料的摄入"。此外，过多的糖摄入与龋齿之间的关联也得到证实。部分研究还指出，经常喝碳酸饮料可能会导致儿童骨骼发育缓慢、骨密度降低，从而影响儿童的骨密度值。过量地饮用含糖饮料也可能增加2型糖尿病的发病风险，加大非酒精性脂肪肝和冠心病的发病风险等。

但反观含糖饮料的流行趋势，情况却不容乐观。无论是发达国家，还是发展中国家，含糖饮料的消费量均呈持续上升趋势。全球含糖饮料消费研究项目结果显示，2010年全球20岁以上成人平均每天消费0.58份（每份约8 oz）含糖饮料，部分拉丁美洲、北美洲国家含糖饮料消费量已接近每天1份。相比于1990年含糖饮料消费数据，2010年加勒比、拉丁美洲及东南亚地区含糖饮料消费量均大幅度提升。我国含糖饮料消费情况虽低于全球平均水平，但近年来无论是含糖饮料消费率还是含糖饮料消费量也均表现出上升趋势。数据显示，2009年我国居民含糖饮料消费率较2004年提高了10％，近30.8％的人群表示每周至少会购买1～2次含糖饮料。而也有数据显示，2014年我国人均含糖饮料消费量更是已高达119 kg，大约是2003年人均消费量（12 kg）的10倍。

全球越来越多的专家学者和政府部门意识到，糖的问题如不加以控制，将逐渐成为下一个烟草问题。故近年来国内外，尤其是高糖饮料较为流行的美洲及欧洲国家和地区，在含糖饮料行为干预上进行了众多尝试与探索。

干预的形式主要有加强健康知识教育，改善社会和物理环境以及争取相关政策法规支持。部分干预项目或在干预操作上，或在干预出发角度上，或在取得的成效上对广大关心含糖饮料饮用行为的健康教育和健康促进工作者有所启发。故本章将选取部分含糖饮料干预案例进行介绍。

64.1 案例 1：改变空间环境，利用人类的"有限理性"

64.1.1 干预方案背景

在探索人类行为的历史上，很长一段时间人们都被看作"理性"的动物，即能辨别出自身行为的价值和效用，并做出对自己最有益的事情。然而科学家通过不断的观察证明，在特定情境下，人们的行为并不能体现出完全"理性"的特质。美国心理学家丹尼尔·卡尼曼曾提出人是靠两套认知系统去理解这个世界。其中一个是出于本能和经验的"直觉思维系统"，其运行速度快，不怎么费脑力，完全出于自主控制状态；而另一个是出于理性思考的"理性思维系统"，其运行速度较慢，需要消耗大量脑力，日常生活中所说的复杂运算就必须依靠此系统。日常生活中，由于"直觉思维系统"运行更快、更直接，所以人们大多数时候使用该系统进行决策。但正因为其运行快，缺少深度思考等特征，会使人被锚定效应、可行性效应及代表性效应所影响，从而在决策时可能出现"错误"的认知，导致个体无法做出"完全理性"的决策。例如经典的亚洲疾病问题。

想象某国正准备对付一种罕见的亚洲疾病，预计该疾病的发作将导致 600 人死亡。现有两种与疾病做斗争的方案可供选择。假定对各方案所产生后果的精确科学估算如下所示：

情景 1：对第一组被试（$N=152$）叙述下面情景：如采用 A 方案，200 人将生还（72% 的被试选择此方案）。如采用 B 方案，有 1/3 的机会 600 人将生还，而有 2/3 的机会无人将生还（28% 的被试选择此方案）。

情景 2：对第二组被试（$N=155$）叙述同样的背景，但将方案改为 C 和 D：如果采用 C 方案，400 人将死去（22% 的被试选择此方案）。如果采用 D 方案，有 1/3 的机会无人将死去，而有 2/3 的机会 600 人将死去（78% 的被试选择此方案）。

通过分析，实质上情景 1 和情景 2 中的方案都是一样的，改变的只是描述方式。但也正是由于这小小的语言形式的改变，使得人们的认知框架发生了改变，由情景 1 的"收益"心态到情景 2 的"损失"心态，从而使决策迥然不同。而在心理学和行为经济学中还有大量类似的体现人类有限理想的实例。

在学者意识到人类的有限理性特点之后，行为经济学家理查德·泰勒又指出，虽然人们会犯错，但人们总是很享受自己的决定。在此观点的指导下，泰勒提出了 Nudge 理论，即在不明显逼迫人们的情况下，利用微小但关键的改变，让人们更容易在事前和事后做出正确的决策。Nudge 理论中提到的"微小但关键的改变"之一就是进行"决策架构"的重新设计：通过设计决策者面对的决策选择项，影响决策者的最终决策。而最常见的"决策架构"的重新设计方法就是"重构环境"，即要求通过对决策发生时决策者面对的决策环境进行改造，以影响人们的"直觉思维系统"或唤醒"理性思维系统"的方式引导个体的最终决策。

近年来，公共卫生学者充分吸取采纳"决策架构"策略，将其大量运用于营养摄取相关的行为干预项目。而根据对决策环境的不同改造，又大致可分为对"环境特性"的改造和对"环境布局"的改造。对"环境特性"的改造是期望通过对环境中提供各种信息能力的改造，利用"直觉思维系统"进行促进健康产品的购买，或唤醒"理性思维系统"，拒绝危害健康产品的消费。主要是对"环境美感""环境功能""产品标签""产品外形"及"产品规格"的重新设计，如增加促进健康产品的美感以及在保证视觉感官相同的情况下，减小危害健康产品的规格等。对"环境布局"的改造主要指改变目标产品布局，以及在环境中加入指示物等。如通过改变目标产品的布局，使推荐的促进健康产品出现在人们的主视区，以期给"直觉思维系统"强烈的刺激，从而期望消费者购买产品时，选择推荐的促进健康的同类产品。

64.1.2 案例简介

2012 年，一项期望通过对超市中含糖饮料环境布局进行重新架构，从而增加消费量的健康行为干预项目在美国费城和威尔明顿市展开。该项目选取两市低收入、少数民族聚集地区的共 8 家超市作为项目开展地，8 家超市两两配对，其中 4 家进行含糖饮料环境布局改造，4 家作为控制组比对干预效果。

环境布局改造的主要策略有：①增加无糖饮料摆放量，即在货柜上放置更多的低能量或无糖饮料，适量减少含糖饮料的摆放量；②主货架产品摆放：将低能量或无糖饮料摆放在与手臂或眼睛同样水平高度的货架上,并将低能量或无糖饮料摆放在同类产品的正中间;③标志物:为推荐的饮料放置宣传板,标明推荐无糖饮料的产品名和价格,并在低能量或无糖饮料产品下放置购买指示物;④次要货架产品摆放:在

所有次要的货架(端口货架、角落空间货架、收银台货架等)仿照主要货架产品摆放策略(策略1和策略2);⑤交叉促进:在其他物品货架上,摆放推荐的低能量或无糖饮料。各项策略的实施情况每周均安排项目观察员进行匿名观察、记录并评估(表64-1)。

表64-1 超市含糖饮料环境布局改造内容

布局	策略				
	增加推荐饮料摆放量	主货架产品摆放	标志物	次要货架产品摆放	交叉推荐
过道饮料区	减少30%的含糖饮料摆放量,将其替代为无糖的同款饮料(例:如果货架本身有32瓶含糖可乐,那就将其中14瓶换成无糖可乐)	将推荐的无糖饮料放在同类商品的正中间,且放置于与视线水平的货架上(例:将含糖可乐与无糖可乐从左到右依次放置:5瓶含糖可乐,7瓶无糖可乐,5瓶含糖可乐)	①为推荐的无糖饮料放置宣传板并每月更新;②为推荐的无糖饮料放置购买指示物	在货架端口或收银处至少将饮料摆放量的50%分给推荐的无糖饮料	在含糖的苏打水货架上摆放矿泉水或纯净水
收银台冷柜	冷柜中放置对等数量的含糖饮料和无糖饮料	将矿泉水或纯净水放在最高的货架,将无糖饮料放在中间两货架,将含糖饮料放在最低的货架	无	无	无

6个月的超市干预方案贯彻度评估显示,超市对干预方案普遍不能进行完全贯彻,部分超市的贯彻度还无法让人满意。而含糖饮料销量数据显示,含糖饮料和低能量饮料的销量在干预组和对照组间虽有差别,但该差别并无统计学意义。而积极的一面是矿泉水与纯净水的销量在干预组与对照组间有明显差别。以某饮料品牌旗下产品销量为例(产品包括普通可乐、低能量可乐与纯净水),在过道区,干预组每周的普通可乐销售量比对照组少了22 706.56 oz,低热量可乐销售量少了2 507.0 oz,而纯净水销售量多了1 690.0 oz。而在收银台冷柜区,普通含糖饮料、低能量饮料与纯净水的销量趋势与过道区基本保持一致,表现为干预组每周普通饮料的销售量比对照组少了13.5件,低热量饮料的销量少了1.5件,纯净水的销量增加了52.5件(表64-2)。干预结果显示,本次干预虽然在减少含糖饮料销量上并不算成功,但在促进纯净水销量上却有明显作用,而究其原因可能与干预贯彻度不够等有关。

表64-2 各干预超市含糖饮料环境布局改造贯彻度(%)

布局	超市1	超市2	超市3	超市4	平均
过道区饮料	19.4±13.4	26.7±11.0	84.5±7.8	82.7±10.7	53.3±35.0
收银台冷柜	38.8±10.5	41.3±14.9	60.1±10.6	26.8±7.0	41.8±13.8

64.1.3 主要经验及推广价值

(1)引入双系统理论进行干预设计

本案例从心理学出发,借鉴行为经济学、营销学相关经验,设计了含糖饮料消费行为的干预方案。虽最终干预形式不算匠心独运,但其闪光点在于借鉴相关理论假设,首先点明了空间环境对人类行为决策的可能的影响机制,并遵循这些影响机制设计了干预方案。在借鉴的理论假设中,经典的心理学双系统理论假设可以为健康教育和健康促进工作者提供新的干预方案设计思路,相比传统的针对"理性思维系统"的干预方案或策略,今后可尝试设计针对"直觉思维系统"的干预方案或策略。而行为经济学家提出的"人们总是很享受自己的决定,干预者需要在不明显逼迫人们的情况下,让他们更容易在事前和事后做出正确的决定"观念,提示健康教育和健康促进工作者,相比于传统的"家长主义"干预方案,今后的干预方案需要向"自由的家长主义"靠拢,即尽可能地寻找微小的、不易察觉的,但对行为影响较大的因素进行改造或干预。诚然,"自由的家长主义"干预方案的设计难度更大,但若能结合双系统假设,优化现有干预措施或方案,也可大大增进干预效果。如本案例中,减少含糖饮料的出现是早已提出的干预策略。但为了避免干预受众的负面情绪,本案例中并没有采取完全或大面积地禁止含糖饮料的出

现,取而代之的策略是部分减少含糖饮料的出现和将目光主要视区留给推荐的低能量饮料或纯净水,以期达到"微弱但重要的"改变,避免干预受众负面情绪对干预效果的影响。

（2）对即时认知的干预

传统的强化知识干预方案,期望影响目标人群对于目标行为的态度、信念等来影响目标行为的发生与否,而本案例的干预方案是对超市含糖饮料的空间布局进行干预,以期减少干预人群接受含糖饮料的刺激,从而减少购买含糖饮料行为的发生。两者都是对认知过程的干预,只是侧重的认知过程阶段不同。知识的强化在于干预人们对于刺激或信息解释、处理能力,一般来说可以获得较稳定的长期影响。而通过环境改造,减少刺激的接受,是对刺激源的干预,存在无法做到每次行为可能发生时都去除或减少刺激的问题。一般来说,知识的强化需要长时间的理论和实践学习,干预实施较困难,而环境的改造相对简单,但一般只能保证对有限的区域进行环境改造。由此可见,环境的改造更多的是对即时认知的影响,而知识的强化是对长远认知的影响。本案例并未对干预人群进行知识强化干预,只是借鉴营销学策略,增加推荐饮料对干预人群的刺激,但也取得了一定效果。这一结果提示我们,在今后面对无法确定干预人群或目标人群,难以进行知识强化教育时,可以首先进行即时认知干预。可必须要提出的是,刺激源的控制和信息处理能力的强化是相辅相成的,想要取得一定干预效果,只有一方面的努力是远远不够的。试想,如果本案例中干预人群没有对低糖饮料或纯净饮用水有基本认识,只是增加低糖饮料和纯净水对干预人群的刺激,干预人群的认知过程也可能会拒绝购买推荐的饮料,从而无法造成该类产品销量的增加。

（3）区别危害健康行为和促进健康行为干预方法

本案例除基于心理学双系统理论,参考行为经济学与营销学的经验,对超市含糖饮料空间环境改造从而干预含糖饮料购买行为,非常重要的一点是其干预方向为倡导促进健康行为——促进低糖饮料或纯净水销量,而不是禁止危害行为——降低含糖饮料销量。在健康相关行为干预操作时,我们需清楚地认识到倡导促进健康行为和禁止危害健康行为的干预策略可能是完全不同的,特别是面对需要长期维持的促进健康行为和需要长期预防的危害健康行为时。由于人类对刺激源的不同反应,以及面对收益和损失的不同感知能力,在进行干预方案设计时,在可能的情况下,我们首先需要考虑干预方向。如禁止危害健康行为,可以利用人类的恐惧心理,但也要面临危害健康行为刺激源增强的风险;而倡导促进健康行为,则要面对人类对收益感知能力不如对损失感知能力强的挑战等。

（4）空间改造面对的困难

从超市干预方案贯彻度评估结果可以看出,本次超市含糖饮料空间环境改造并没有完全得到实施。其原因是部分超市含糖饮料空间环境并不是由超市完全控制,而是由部分商家控制,而商家为了自身利益,拒绝贯彻部分干预方案。从此可以看出,虽然该案例在方案设计之初,是从心理学经典理论假设出发,拟借鉴行为经济学与营销学中的积极经验,但在实际实施中仍无法避免其他资源的支持。该现象再次提醒健康教育和健康促进工作者,干预方案的实施与落实,永远也无法脱离其他社会资源的支持,无论是为了有更好的干预效果还是为了更好地贯彻干预方案,都得从各方面、各个团体、各个组织中寻求合作与帮助。与此同时,本案例在含糖饮料销量干预上乏力的原因可能是:环境改造减少刺激源的策略无法覆盖本身就带有强烈含糖饮料购买意愿的人群。该部分人群在进行饮料购买决策前,就已经产生含糖饮料购买的强烈意愿,含糖饮料环境的改造只是增加其寻找含糖饮料的成本而已(且该成本可忽略不计),从而本案例策略面对该人群时显得干预力度非常乏力。若想对该部分人群进行干预,还需从其他方面进行干预设计。

64.2 案例2:将知识融入故事:H₂GO!项目

64.2.1 干预方案简介

在倡导需要长期坚持的行为时,现今得到广泛共识的最根本的方法还是知识强化。通过知识强化,影响目标人群对于目标行为的态度、信念,从而使目标人群采纳促进健康的行为。传统的知识强化干预,表现形式更多的是说教式的卫生宣教。人类对于说教的形式容易产生抵触情绪,所以简单的说教式的卫生宣教经常无法取得较好的效果。过去关于含糖饮料的卫生宣教,大多仅仅停留于知识的传播,并且没有其他干预方案或策略的配合与支持,也就导致了健康教育或健康促进效果不佳的后果。

与传统的说教式卫生宣教不同,在美国马萨诸塞州,研究者将含糖饮料相关知识融入故事,再以社区为基础,展开了控制青少年含糖饮料摄入的干预活动。研究者认为将知识融入故事能更好地与青少年进行连接,也能让青少年有更好的体验感,从而使青少年在面对相关行为决策时,能更好地接受、储存并调动相关知识。除以之外,该干预以社区为基础,从青少年个体本身到青少年父母,再到社区进行全方位干预,以期能更好地加强干预效果。

该干预在马萨诸塞州的某个提供青少年课后服务的国家级组织展开,主要针对的人群是9~12岁的美国各种族青少年及其父母。该项目共持续6周,干预方案主要为基于小组的每周培训班(每周两次1小时会议)。培训班由训练有素的该青少年课后服务组织的工作人员在该项目网站上提供,每周的干预课程由1小时的健康模块和1小时的叙事模块组成(表64-3)。健康模块的主题包括:学习水的好处、了解不同类型的调味水、明确含糖饮料种类、探索当地的杂货店、找出妨碍饮用纯净水的因素,以及管理触发饮用含糖饮料的因素等。而故事模块内

表64-3 $H_2GO!$ 项目健康模块和故事模块内容

课程	健康模块	故事模块
1	主题:水对你有好处 目标:①鼓励青年在课程期间饮水;②讨论饮用水的好处;③讨论脱水和过度饮水;④设定个人饮水目标;⑤指导青少年如何跟踪记录每日饮水量	主题:编制故事以促进水的摄取 目标:①鼓励青年回想早先健康模块中学习到的有关水的相关信息;②引导青年为其父母/照顾者量身定做有关饮用水的故事
2	主题:重新思考你的饮料 目标:①帮助青少年识别含糖饮料替代饮用品;②小组为单位进行替代饮用品的口味品尝;③鼓励青少年尝试不同的饮料选择;④以小组为单位讨论之前替代饮用品口味品尝的体验	主题:编制故事以鼓励尝试不同的含糖饮料替代饮用品 目标:①鼓励青年回忆上个健康模块中关于他们尝到的不同类型的水的信息;②引导青少年为其父母/照顾者编制尝试不同类型的水的故事
3	主题:查找事实 目标:①指导青少年有关营养标签的知识;②指导青少年进行测量各类含糖饮料中的含糖成分及含糖量;③帮助青少年识别含糖饮料和非含糖饮料	主题:编制故事解释饮料营养标签 目标:①鼓励青少年回忆上个健康模块中有关营养标签、含糖饮料规格以及含糖饮料中含糖量的信息;②引导青少年为其父母/照顾者编制有关阅读营养标签、含糖饮料规格以及含糖饮料中含糖量的故事
4	主题:探索街角商店 目标:①通过阅读标签,在街角商店和杂货店识别不同类型的含糖饮料;②通过阅读标签,在便利店识别不同类型的含糖饮料;③尝试进入商店,但不购买含糖饮料	主题:解释不同类型含糖饮料的音频叙事 目标:①鼓励青少年回忆在上次健康模块中讨论的不同含糖饮料;②引导青少年为其父母/照顾者编制有关不同含糖饮料的故事,并通过音频讲述(如短篇小说、词短剧、说唱、歌曲)
5	主题:水,水,无处不在 目标:①确定在各种条件下喝到纯净水或矿泉水的机会大小;②解释在各种环境中获取水的方法	主题:克服饮水阻碍因素的视频叙事 目标:①鼓励青少年回忆健康模块中讨论过的有关饮用水的阻碍和促进因素;②引导青少年为其父母/照顾者编制有关克服饮水障碍的故事,并通过小组一起录制视频的方式体现出来(如短剧脚本,视频彩排)
6	主题:饮用含糖饮料的触发因素 目标:①识别饮用含糖饮料的触发因素;②集思广益,讨论避免饮用含糖饮料的方法	主题:克服饮水障碍因素和管理饮用含糖饮料触发因素的视频叙事 目标:①鼓励青少年回忆在健康模块5、6中所讨论过的事项;②引导青少年为其父母/照顾者编制有关管理饮用含糖饮料的触发因素的故事,并通过小组一起录制视频的方式体现(如根据需求修改剧本脚本)
7	主题:项目开放日 目标:①庆祝青少年完成项目,颁发证书和奖品;②战略性地展示项目中所编制的故事(如在饮用水设施处和自动售货机处);③播放大家创建的视频和音频;④为所有项目成员举办免费的调味水风味品尝测试	

容则包括回顾健康模块知识,干预控制含糖饮料摄入的知识、态度、技能,以及编制故事并将其以文字、音频和视频的形式展现出来。除课程外,青少年参与者还将收到1个可重复使用的水瓶和1本带有图案的干预小册子。鲜艳的45页的小册子是基于文化和语言为该项目干预对象量身定做的,内容包括干预活动工作表、家长-儿童在家的活动表、有趣的事实和测验,以及水和含糖饮料的消费跟踪表。

为了能更好地达到干预效果,H₂GO! 项目除了以编制故事的形式进行知识强化外,在社会认知理论与健康相关行为的生态学模型的指导下,还设计了针对青少年个体、青少年个体间、青少年父母及课后教育组织的干预方案(图64-1)。

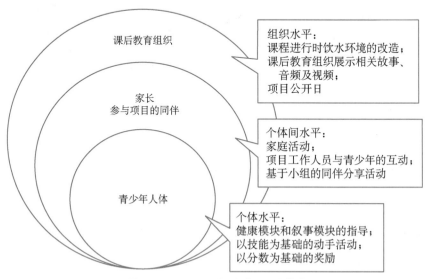

图 64-1 H₂GO! 项目各水平干预策略

64.2.2 主要经验及推广价值

(1) 以故事形式传递知识

H₂GO! 项目中,重在培养参与项目的青少年掌握有关含糖饮料和饮用水的知识,以期影响他们对含糖饮料的态度、信念,从而影响该人群的含糖饮料和饮用水的饮用行为。与其他简单的说教式卫生宣教健康教育方式不同,该项目以某课后教育组织为基础,用故事作为知识的载体,将相关知识以一种青少年更容易接受的方式进行传播。早在20世纪30年代,传播学者就发现信息的传播效果与许多因素有关,其中知识传播的形式对知识传播效果的影响非常大。一般情况下,人们不喜欢说教式的、命令式的知识传播形式,该形式下的传播就算使目标人群获得了知识,也常常无法使目标人群愿意利用这些知识,严重情况下甚至会出现反叛心理。而另外一点需要说明的是,信息传播者对信息传播效果的影响也不可忽视。向青少年传播知识时,若传播者给青少年留下的身份印象是不讲情面的、高高在上的"灌输者",也易造成传播效果不佳,甚至起到相反

作用。故健康教育和健康促进工作者在进行知识强化教育时,务必要注意自己传播知识的方式及对方对自己身份的认可度。H₂GO! 项目利用让青少年自行编制故事、青少年间分享各自故事的形式,生动化知识传播的过程,也使知识传播者的身份被青少年所认可。同时,项目要求根据青少年自身的生活背景,结合学习的含糖饮料和饮用水的相关知识进行故事编制,也进一步使需要被传递的知识更接近青少年的生活,提高了知识与青少年的联系度,从而使青少年能更好地吸收相关知识。利用音频及视频的形式将故事进行展示,利用各种新媒体进行传播的过程,能使青少年反复地接受、思考和储存相关知识。

(2) 多个水平的共同干预

该干预项目中另一个值得借鉴的经验是:以健康相关行为的生态学观点为指导的对各个水平的同时干预。国内外学者都已指出,个体行为是受到多个水平因素影响的,主要包括个体自身、个体间、组织、社区,以及社会和物理环境,而有效的干预应该是同时对各个水平进行同时干预。该项目就在该观点的指导下,对青少年个体、青少年同伴、青少年父

母,以及组织的物理和社会环境都设计了有针对性的干预方案。这些干预方案根据社会认知理论、目标又可分为对含糖饮料和饮用水的相关知识的干预、对含糖饮料和饮用水的相关态度的干预、对饮用含糖饮料和饮用水的行为能力和技能的干预,及对饮用含糖饮料和饮用饮用水具体行为的干预。这些干预方案的具体落实,是一次很好的从理论到实际的具体实践(表 64-4)。

表 64-4 $H_2GO!$ 干预策略的理论依据

干预策略和活动	理论指导下的目标			
	含糖饮料和饮用水的相关知识	含糖饮料和饮用水的相关态度(体验态度和自我效能)	饮用含糖饮料和饮用水的行为能力和技能(自我检测、解决问题能力、自我控制能力)	行为(减少饮用含糖饮料和增加饮用水摄入)
个体水平				
促进识别含糖饮料的能力(调味水味觉测试、杂货店寻找含糖饮料游戏)	√	√	√	√
建立规范(项目成员设定多摄入饮用水,不饮用含糖饮料规范;设定目标和自我监督方案,青少年制订和分享叙事目标的关键干预消息)		√	√	√
说服性的沟通(关于水合作用的演示、含糖饮料含糖量的测试与实验演示)	√	√		√
主动学习(工作人员指导相关行为,与青少年讨论相关经验,并提供反馈:①自我检测含糖饮料和饮用水的摄入;②含糖饮料和饮用水摄入的目标制订;③面对饮用饮用水阻碍因素时的问题解决能力;④管理触发饮用含糖饮料因素的能力	√	√	√	√
强化(基于分数的对参加课程的奖励,分数可以用于换取奖励,工作人员对于做到目标行为的青少年也会给予口头表扬)		√		
指导教学(教导如何阅读饮料营养标签,使用视觉辅助进行教导,如图片日志表和摄影活动,一次只强调一条关键信息)	√			√
个体间水平				
家庭支持(家长、儿童在家共同完成活动,与家长分享故事里的关键干预信息,家长参加项目开放日)	√	√	√	√
同伴教育(参与项目的青少年成员分享故事)		√	√	√
指导下的小组实践(项目工作人员监督参加项目的青少年完成含糖饮料和饮用水饮用日志,相关的小组讨论和小组活动,并给出及时的反馈)	√	√	√	√
社会环境和物质环境水平		√		√
环境重构(在干预期间现场提供饮水杯、水罐、可重复使用的水瓶等,展示项目期间创作的故事、音频以及视频)				
建立规范(在开放日青少年分享他们的故事并邀请所有人参与调味水品尝活动)		√		√

64.3 案例3：含糖饮料消费税

64.3.1 干预方案简介

在1986年健康促进大会上通过的《渥太华宣言》，明确的5个健康促进的优先领域之一就是建立促进健康的公共政策，而有利的税收政策一直以来是健康促进工作在积极争取的支持。由于在香烟控制上的经验以及经济学方面的研究成果，公共卫生学者在面对含糖饮料饮用控制时，也呼吁利用征收消费税来减少含糖饮料的销售。2014年11月，美国加利福尼亚州的伯克利第一个开始在全美征收含糖饮料的消费税。该消费税覆盖的产品范围包括含糖苏打水、能量体育饮料、水果风味饮料、甜水、含糖咖啡、含糖茶以及加入糖浆的任何其他饮料，征收额度为每盎司0.01美元。该消费税的额度之大为全美首次，消费税也会直接加在消费者身上，使消费者在决定购买含糖饮料前就能意识到成本的增加。

而为了验证消费税的征收是否会减少伯克利地区低收入和少数种族居民含糖饮料的消费量，研究者在税收政策实施前和实施后分别对当地低收入和少数种族居民含糖饮料消费情况进行了调查（测量时间分别为2014年7月和2015年8月）。同时，研究者还在美国加利福尼亚州选择了未实施含糖饮料税收政策的奥克兰和旧金山地区进行了含糖饮料消费情况调查，同样在伯克利实施含糖饮料税法前后进行两次调查，以期在与伯克利地区数据比较中更加明确税收政策对低收入和少数种族居民含糖饮料消费的影响。

调查结果显示，在通过征收含糖饮料税法案后，伯克利地区低收入和少数种族人群含糖饮料的消费量下降了21%，而奥克兰和旧金山两地区含糖饮料消费量反倒增加了4%；伯克利地区含糖苏打水消费量下降了26%，而奥克兰与旧金山两地区含糖苏打水消费量却增加了10%；伯克利地区饮用水消费增加了63%，同样比奥克兰和旧金山增加得多。可以看出，在开始征收含糖饮料消费税的1年时间内，税收确实对含糖饮料的消费量造成了显著影响。

研究者除对含糖消费量进行研究外，还对税收政策实施后，个体在含糖饮料征收后感受到的相关行为变化进行了调查，包括是否跨境购买含糖饮料，以及是否更换购买含糖饮料规格等。而结果显示，只有5%的人因为税收的原因，选择更换地区购买含

糖饮料。但有22%的人因为税收的原因，改变了饮用含糖饮料的习惯。另有82%的人由于含糖饮料税收的原因，减少了饮用含糖饮料的频率，以及40%的人由于税收的原因，改变了饮用含糖饮料的规格。这些数据都显示，在含糖饮料消费税征收的前一年内，税收确实改变了伯克利地区低收入和少数种族人群的含糖饮料饮用习惯。

除美国为代表的发达国家外，发展中国家也尝试过征收含糖饮料消费税。其中，墨西哥在2013年9月通过了对含糖饮料征收消费税的法案，含糖饮料消费税会使含糖饮料价格在2013年的基础上再提升10%。2014年1月墨西哥调查数据显示，墨西哥全国范围内含糖饮料价格已提升至预期水平。在此背景下，研究者利用2012年1月—2014年12月墨西哥50 000人的食品消费数据对墨西哥含糖饮料消费税对含糖饮料销量的影响进行评估。结果显示，与税收之前消费趋势相比，税收范围内的含糖饮料人均消费量，在税收半年后减少了5.6%，1年后更是减少了12%；纯净水或矿泉水的人均消费量在半年后增加了7.5%。而若以经济收入作为分类标准，将人群分为低、中、高收入水平，低收入水平的人群1年后人均含糖饮料消费量减少最明显，减少幅度达到了17.4%，中、高收入水平人群减少幅度则分别为5.5%和5.6%。

64.3.2 主要经验及推广价值

（1）倡导政策法规的支持

在全球范围来看，无论是针对烟草、酒精还是非法药品等产品的控制，税收政策都发挥了重大的作用。而通过梳理全球范围内含糖饮料消费税征收情况，以及含糖饮料消费税对含糖饮料销量的影响的情况，我们不难发现税收在控制含糖饮料消费上也可以发挥巨大的作用。作为健康教育和健康促进工作者，我们始终要知晓政策法规支持的重要性，要不断地倡导政策支持、激发社会关注和群众参与。当然，政策法规的颁布与通过不是轻易而为之的事情，所以若想取得强有力的政策法规支持，健康教育和健康促进工作者还需积极与社会各界联系起来。

（2）消费税的近期和远期效果

墨西哥对于含糖饮料税收对含糖饮料销量影响的研究显示，随着时间的推移，税收1年后人均含糖饮料的消费量比半年后人均含糖饮料的消费量减少得更多，显示出税收的长期效应比短期效应更好。这一现象证明了经济学模型中相关假设，即某产品

因税收带来的产品价格的提高,从而导致的产品销量的降低,会随着时间的推移表现得越发明显。对于这一现象,部分行为学家以社会规范效应进行了解释。部分学者认为,税收除了带来产品价格的提高,还带来了一种潜在的社会规范,随着时间的推移,人们可能对于价格的提升带来的成本增加感知越来越模糊,但随之而来的是影响更加强烈的社会规范作用。所以,如何在税收政策制定的同时,利用这个契机,营造相应的社会规范,显得格外重要。

（3）含糖饮料消费税高低的影响

关于如何制定税收一直以来也是危害健康产品税收制定的重要讨论话题。过去部分学者认为关于危害健康产品的税收,必须使该产品的价格在原有的基础上增加 20%,使消费者明显地感知到成本的提高,才有可能降低消费者对于该产品的购买。但美国与墨西哥的实例显示,含糖饮料的税收不需要达到 20%,依然可以有效地减少含糖饮料的销量。在墨西哥,10% 的价格提升,带来了 12% 的销量降低。而在低收入水平人群,该数据更是达到 17%。亦有学者对含糖饮料的价格弹性(由于价格上涨 1% 导致的 SSB 需求变化百分比)进行了测评,研究结果发现,含糖饮料的价格弹性区间为 $-3.87\sim-0.71$,这一结果再次佐证了"含糖饮料的税收可能不需要太大,就可达到有效减少含糖饮料流行"的目的。

（4）征收消费税需要注意的问题

利用税收进行含糖饮料消费的控制也有一定的局限性。征收含糖饮料消费税的目的是使购买含糖饮料成本提高,从而减少居民对含糖饮料的购买。但现实数据显示,不同收入人群对于该政策的反应并不完全一致。可以说,含糖饮料消费税的征收,更多的是影响低收入人群含糖饮料消费情况,而对中、高收入人群的影响较小,且其影响机制可能不是直接由于购买含糖饮料成本的提高。所以通过征收含糖饮料消费税,可能在面对中、高收入人群时会显得比较乏力。此外,含糖饮料消费税是否能完全转化为含糖饮料销售价格的提升,是该干预方案的重点,如若含糖饮料消费税征收无法使含糖饮料价格上升,那此项税收干预政策将无法起到原本设计的作用。如法国政府在 2011 年 8 月决定对苏打水、果味水及水果饮料征税,原因是含有添加糖的饮料可能会危害健康。该项消费税会要求含糖饮料的售价提高 6%。但在之后对法国境内含糖饮料价格的调查显示,税收仅在苏打产品上完成了全部价格转化,到 2012 年 5 月,苏打产品的平均价格上涨达到了预期价格。而调味水和果汁饮料,税收价格转化率仅为 85% 左右,调味水产品价格增加了 6.1 美分,而果汁饮料产品价格仅增加了 4.4 美分,转化率不足 65%。较低的税收与价格提升的转化率带来的势必是控制含糖饮料饮用的干预效果不佳。

64.4　小结

含糖饮料与健康的关系越来越受到人们的重视,关于含糖饮料消费与饮用的干预在全球范围内越来越多,除本篇中提到的干预方案和策略外,健康教育与健康促进工作者还在心理学、行为学及营销学的相关理论指导下,根据目标人群的不同,探索、寻找着新的干预方案与策略。为了帮助人们做到控制含糖饮料摄入这一需要长期坚持的行为,广大的学者、一线工作者还需要更仔细地观察、更发散的思考及更努力地创新。只有这样,方可找到更好的帮助人们长期控制含糖饮料摄入的方法。

（肖成汉）

65 美国体力活动干预

65.1　背景

65.1.1　体力活动对健康的重要性

近几十年来,慢性病在全球大多数人群中呈现出高发态势,且发病率逐年上升。到目前为止,慢性病已经成为各国人群的主要死因,而且它所带来的影响在持续增加。2005年,全球约有3500万人死于慢性病,占了全球总死亡人数的60%。以我国的心血管病为例,根据《中国心血管病报告2016》,我国心血管病占总死亡原因的首位,农村居民中45.01%的死因为心血管病,城市为42.61%,这同时也带来了巨大的医疗卫生负担。作为心血管病高危因素的高血压,情况也不容乐观。我国高血压的患病率1959年为5.0%、2002年为19.0%、2008年为26.6%。因高血压死亡的人数在2010年占全部疾病死亡人数的24.60%,相关卫生费用占直接经济负担的6.61%。虽然国民平均寿命在延长,但是健康状态越来越不容乐观。

大量的国内外研究表明,很多慢性病的发病是与人们的生活方式改变密切相关的。WHO对影响健康的因素进行过如下公式化的总结:健康(100%)＝生活方式(60%)±遗传因素(15%)±社会因素(10%)±医疗因素(8%)±气候因素(7%)。由此可见,生活方式对人的健康有很大的影响。

体力活动(physical activity)作为一种重要的生活方式,是指任何需要能量的、肌肉骨骼运动所产生的躯体活动。常见的体力活动包括散步、跑步、跳舞、和器械运动等。大量的文献表明:经常性的体力活动能够显著地降低高血压等慢性病的发病率。例如,研究显示经常的体力活动至少能够减少中国人31%的高血压发病风险。此外,体力活动也能减少多达26种癌症的发病风险。《中国居民营养与慢性病状况报告(2015年)》也曾指出身体活动不足是我国居民慢性病发生、发展的主要行为危险因素之一。

经常参加体力活动不仅能够降低或者延缓慢性病的发病,相关证据表明其对人们的生命质量也有改善。例如,对于有关节炎的人群来说,经常参加体力活动能够减少疼痛,提高关节功能,从而改善情绪,进而提升该人群的生命质量。

65.1.2　各国广泛开展体力活动干预

鉴于体力活动对提升健康水平有着至关重要

的作用,全球范围内针对不同人群都实施了旨在提高民众体力活动水平的计划。比如 WHO 为了应对持续增长的慢性病负担,采取了名为"饮食,体力活动和健康"的全球战略。各个国家也有类似的战略规划。在这些战略框架下,有政府主导的体力活动干预项目,也有科研机构实施的体力活动干预研究。从各个国家开展的体力活动干预项目来看,以美国的相关研究和实践最为突出。因此,本章主要介绍来自美国的若干个较为成功的体力活动干预项目。

65.2　健康教育模式及实施

在美国,较为著名的体力活动干预项目有每日积极生活(Active Living Every Day,ALED)、积极选择(Active Choices)、提高健康(Enhance Fitness)、保持健康和强壮(Fit & Strong)、轻松散步(Walk With Ease)和社区青少年营养与锻炼(Communities Adolescents Nutrition Fitness,CANFIT)。表 65-1 是对这 6 个干预项目特点的总结,之后是对这些项目的详细介绍。

表 65-1　主要干预项目特点

项目名称	项目周期	项目参与对象	项目主要内容
每日积极生活	12~20 周	前期为患有关节炎的老年人,后来推广到所有老年人群	教练指导下的小组讨论
积极选择	6 个月	50 岁以上的老年人	1 次面对面的交流以及最多 8 次的一对一的电话咨询
提高健康	常年	老年人群	提供伸展运动、柔韧性训练、平衡性训练、低强度有氧操和力量训练操等项目
保持健康和强壮	8 周	前期为久坐且患有骨关节病的老年人群,后来经过整合设计,推广到各种人群	有氧散步和拉伸锻炼＋自我效能管理
轻松散步	6 周	成年人	自我指导下的个人活动或教练带领下的集体活动＋自我效能管理
社区青少年营养与锻炼	不定	弱势社区的青少年群体	①对社区项目进行资助;②对现有资源进行平衡;③对项目进行评估和推广;④对青少年群体学习相关领域进行资助

65.2.1　每日积极生活

(1) 项目介绍

每日积极生活是一项基于科学研究的干预项目,由库伯研究所(Cooper Institute)组织实施,由它还诞生了几个后续的研究。该项目由 CDC、罗伯特·伍德·约翰逊基金会(Robert Wood Johnson Foundation)、美国老龄化理事会(National Council on Aging)、关节炎基金会(Arthritis Foundation)、美国娱乐和公园管理会(National Recreation and Park Association)、美国老龄化管理局(The U. S. Administration on Aging,AOA)和美国国立卫生研究院(National Institutes of Health,NIH)支持和资助。每日积极生活是一项循证行为改变项目。相较于其他体力活动干预项目,它的特点在于不是单纯地开出运动处方,而是解决人们缺乏运动的最根本

的原因。在每日积极生活项目中,主要的内容有教会人们相关体力活动技能和帮助人们有效发展社会支持系统等。具体而言,每日积极生活项目致力于帮助人们:①识别和解决参与对象参加体力活动的障碍(identifying and addressing barriers to physical activity);②增加干预人群体力活动的信心(increasing self-confidence about becoming physically active);③帮助其设立现实可行的体力活动目标以及相应的奖励制度(creating realistic goals and rewards for physical activity);④帮助其发展社会支持(developing social support);⑤帮助其从体力活动的失败中恢复(recovering from lapses in physical activity)。

在具体实施方面,每日积极生活项目会将参与对象分成多个小组,每个小组大概 20 人。小组会每周聚集在一起至少 1 小时,通过学习和讨论来获得

相关技能。这样的小组会议一般持续 12～20 周。会议主要讨论多种多样的、中等强度的,以及高强度的体力活动,并给予每个参与对象必要的背景信息,来帮助其针对自己想要参与的体力活动的类型和量做出适宜的决定。参与对象一般在小组聚会之外自由进行自己选择的体力活动。项目还为小组配备了教练。教练由经过培训并且获得认证的人员担任。他们会给参与对象讲授相关的体力活动课程,再配合人手 1 本的参与手册,参与对象由此能够获得足够的信息来指导和支持自己进行体力活动。

针对教练这个角色,每日积极生活项目创造了一个方便及完整的培训过程。这些培训不仅面向感兴趣的卫生工作人员,完全没有卫生背景的人员也能理解和参加。该培训过程主要包含 3 个步骤:①熟悉参与手册内容。教练首先需要认真阅读参与手册,借此了解参与对象在这本书上能获取到的信息。②完成教练培训课程。每门培训课程将会提供必要的背景信息以及相关指导参与对象的实用材料。课程材料可以通过打印版的形式提供,教练也可以直接从网上下载相关信息。③成功通过在线能力测试。每门课程完成后都有相应的在线能力测试。每次测试一般包含 75 个对错题或者多选题。只有获得一定的分数才能最后取得相关证书。

在培训过程中,主要培训内容包括:项目理念、行为和健康、健康行为方式的案例、4 个主要的理论、跨理论模式(transtheoretical model)、每日积极生活的科学基础、成人学习的原则(principles of adult learning)、促进改变(facilitating for change)、促进的具体细节(nuts and bolts of facilitating)、如何评估项目、如何因地制宜,以及如何管理项目。

对于参与对象而言,每日积极生活并非传统的身体锻炼课程。事实上,参与对象在课程里面并不会参与任何锻炼。该项目主要是教会参与对象如何保持每日参与体力活动,无论是在工作中、在家里、或者是在休假中。参与对象需要事先注册并且和社区内的教练取得联系,然后参加课程。课程中主要帮助参与对象克服心理上的困难,设立现实可行的目标,建立自信和保持积极性。

(2)项目效果和进展

坚持参加完该项目的对象在项目开始前和结束后分别接受了 4 项身体功能测试,结果显示在控制 BMI、种族、基础身体功能状态等变量的前提下,参与对象在 4 项测试中的成绩在参加项目后均得到了显著的提高。类似的结果在其他研究中也得到了证实。比如,一项研究发现参与了每日积极生活的干预组相较于对照组在体力活动水平、有氧耐性、功能性和疼痛等方面都得到了改善。而且这些方面的改善不仅限于项目刚刚结束后,在项目结束后的第 6 个月和第 12 个月,所带来的效果依然明显。由于项目良好的效果及联邦政府机构的支持,该项目目前已经被推广到美国许多地区和州。此外,该项目还和每日健康饮食(Healthy Eating Every Day)一起,作为姊妹项目进行推广应用。

65.2.2 积极选择

(1)项目介绍

积极选择是一个为期 6 个月的体力活动干预项目。该项目实施的背景是:很多美国老年人都倾向于自主选择喜欢/偏好的体力活动在喜欢的场所进行锻炼。研究证实了电话咨询式的体力活动健康干预在各个人群(包括中老年人群)中的安全性,也证实了电话作为一种方便有效的方式在各种类型的体力活动干预中都能够给体力活动咨询和支持带来实质的效果。电话作为主要的沟通交流手段,在体力活动干预咨询中显得异常方便,尤其是每次电话沟通往往都很简短(通常 10 分钟左右),能够让健康教育工作人员腾出更多的时间和精力用于帮助更多的参与对象。在这样的背景下,健康教育人员开发了积极选择这个体力活动干预项目。

项目始于 2001 年,目前已经在 13 个州实施,并且包括加拿大和澳大利亚在内的许多国家也有提供该项目。它主要关注的是 50 岁以上的人群,项目目标是帮助他们将自己喜欢/偏好的体力活动融入日常生活中。项目主要通过电话随访来对参与对象提供远程的指导,并且了解参与对象的反馈。项目给参与对象提供了充足的灵活性来选择何时何地进行体力活动。

项目主要包括 1 次面对面的交流及最多 8 次的一对一的电话咨询。在面对面的交流(通常 30～40 分钟)中,健康教育工作人员与参与对象建立密切关系;讲解重要的项目材料(包括参与对象需要达到的预期目标);形成个人的体力活动计划和目标;讨论参与对象的兴趣、动机、感知到的参与体力活动的益处、感知到的参与体力活动的障碍;讨论进行锻炼的安全性。并且,健康教育工作人员会向参与对象发放 1 本锻炼活动记录本、1 个加速计,以及 1 本参加体力活动的资源指南。最后,健康教育工作人员会与每个参与对象沟通并约定之后的电话沟通时间。面对面交流的主要目的是工作人员与参与对象要根据参与对象现阶段的身体状态、功能性，以及个人偏好，形成个性化的并且可行的锻炼计划。

接下来的 2 个月，参与对象会接到来自项目工作人员的每周 1 次或者每两周 1 次的电话随访。在最后的 4 个月，电话随访的频率会改为每个月 1 次。每次电话咨询的时间大概为 10～15 分钟。电话咨询的内容会根据个人对于体力活动行为改变的准备（包括物资准备和心理准备等）而进行适当的调整，而且电话咨询也会强调和解读社会认知理论（Social Cognitive Theory）的重要概念。在电话咨询中，健康教育工作人员也会和参与对象讨论有关增加体力活动能在健康方面带来的益处，以及与运动有关的损伤。然后，双方会讨论自从上次电话咨询以来参与对象进行的体力活动，以及参与对象目前处在行为改变的哪一阶段。根据这些信息，健康教育工作人员会选择合适的有关认知或者行为的话题进行讨论（比如，感知到的障碍/益处、目标设定和自我监测）。最后，工作人员会评估参与对象是否愿意更改自己设定的活动目标。电话咨询结束后，工作人员会梳理讨论内容并且形成一份非正式报告。电话咨询的主要目的是给项目参与者提供社会支持，协助其解决问题，以及为防止参与者恢复原状做好计划。

除了以上提到的面对面的交流及电话随访是各个地方实施项目时都存在的，还有一些方式在各个地方是有差异的，也就是某些地方有实施，而某些地方没有。比如，很多地方实施该项目时，会通过邮寄的方式发放一些材料（如新闻通讯、自我评估材料等），这些材料往往对于参与对象而言都是有一定帮助的，但是某些地方可能由于时间、人力的限制而做不到。另外，某些地方的项目会提供方法让参与对象对项目产生持续兴趣，这些方法包括提供进行体力活动的资源指南（当地散步的小径、骑自行车路线、公园信息，以及和老年人有关的社区身体锻炼课程等）和赠送精美礼物（钥匙链、水杯及 T 恤等）。更重要的是，某些地方的项目还会提供功能性的测试评估，以及每月 1 次的团队活动，以鼓励参与对象继续留在项目中并坚持锻炼。

（2）项目效果和进展

积极选择项目的结果最早在斯坦福大学的心脏康复部门得到测试。在 26 周后，接受过电话咨询指导体力活动的无并发症的心肌梗死患者在身体机能及坚持锻炼方面都显示出了一定的提高和改善，另外在再次梗死率和退出率方面都保持了较低水平。

这些提高和改善甚至与那些参加了基于团队的、结构性的锻炼课程的患者取得的效果相似。这项测试首次证明了电话咨询指导下的体力活动项目能够成功且安全地帮助低风险的心脏病患者康复，而且该项目相较于其他基于团队的、结构性的锻炼课程而言具有无法比拟的优势：受众群体可以更大，以及相应的花销更低。该项目除了能够改善参与对象的身体活动能力、体重、血脂水平、应对压力时的血压，还被证实能够有效地改善健康相关的心理指标。

由于良好的反馈效果，接下来该项目在更多的人群中得到了测试、验证和推广。这些人群包括但不限于：上班族、超重人群、有久坐习惯的社区老人，以及家庭照料者中的老年人。此外，最近该项目的模式在被适当调整后成功地转变为加利福尼亚州卫生部门的活力老龄化倡议（California Department of Health's Active Aging Initiative）。已经有数十个社区机构实施该倡议，利用电话咨询来指导社区老年人的体力活动干预。这些社区中，44％有相当数量的少数族裔群体，还有大概 31％的社区主要位于农村。

65.2.3 提高健康

（1）项目介绍

提高健康项目以前叫作生命周期健康（Lifetime Fitness）。它是一个循证的、基于社区的体力活动干预项目。该项目始于 1993 年，是由研究机构和华盛顿大学健康促进研究中心、群体健康组织和老年服务公司等一起合作设计的。

提高健康项目最开始是面向老年人群，帮助他们提升体力活动水平，进而提高功能性。发展到现在，它已经涵盖了各个年龄段的成年人群。该项目已经被证实能够增强参与对象的身体力量和活动水平，以及提升情绪。经过认证的讲师主要向参与对象提供伸展运动、柔韧性训练、平衡性训练、低强度有氧操和力量训练操等项目课程的指导。通常情况下，每周开 3 次课，每节课大约 1 小时。

每节课程涵盖的内容较为丰富，主要包含：培训和认证过的讲师的体能展示、5 分钟的热身运动、20 分钟的健身操、5 分钟的降温活动、20 分钟的力量训练、10 分钟的伸展训练、贯穿全节课的平衡训练等。每节课人数一般不超过 25 人。参与对象可以选择与自己相近体能水平的人组队，也可以选择与体能水平不同的人组队。值得注意的是，提高健康项目不要求参与对象自带装备,由此也降低了参与的门槛。此外,不同于很多健康干预项目往往只实施一段时间(比如 8 周),提高健康是一个常年运行的项目,参与对象可以随时加入并且一直坚持下去,保证了项目的可持续性。最后,参加提高健康项目的对象定期在网上报告自己的信息,并且项目会定期反馈结果给参与对象。由此,参与对象可以追踪自己的情况并及时做出调整,而项目方也可以了解项目的有效性并做出评估。

纵观提高健康项目的发展历史,几个关键的支持对于项目的成长有着至关重要的作用。首先,来自国家层面的政策制定者和基金提供者对于该项目提供了必要的支持,将其从一个位于西华盛顿州的区域性项目提升至一个全国性的项目。这些机构还帮助该项目发展了一套综合的在线数据管理平台。该平台收集了大量来自参与对象和参与点的参与数据和结果,而且该平台也支持老年服务公司对工作人员及培训讲师进行管理。换句话说,对内该数据管理平台方便老年服务公司监测项目的实施情况及实施效果,对外该平台有利于用户(参与对象)和基金提供者们了解项目的情况及自己的进展情况。由于参与对象和基金提供者们能够直观地看到自己的提高和项目的进展,他们成了该项目最为有力的支持者。

除了得益于政策制定者和基金提供者的支持,提高健康项目还和最初的合作伙伴保持了持续的、良好的关系,尤其是和华盛顿大学健康促进研究中心的关系。这帮助提高健康项目在科学研究领域获得了大量的关注。许多来自该项目的评估性研究被发表在高水平的杂志上(如 *Preventing Chronic Disease*,*The Journal of The American Geriatrics Society*,*The Journal of Applied Gerontology* 等)。这些发表的论文和研究也帮助该项目持续地对项目本身进行不断完善。此外,得益于和科研人员的密切合作,该项目被推广应用到不同的人群中,适应不同的文化背景的人群。

提高健康项目同时寻求和其他机构的合作,以提升项目的水平。比如和美国运动协会(American Council on Exercise)合作,在体力活动课程发展和训练方面进行加强和完善,保证了该项目的讲师们能够接受到持续的教育,用以解决老年人面临的复杂的健康问题。而且这些持续的教育通过在线的形式进行,确保即使是偏远地区的讲师们也能够获得足够的提升。另外,该项目积极地参与到美国医疗

保险中心(Centers for Medicaid and Medicare Services)的保险体系中,使得该项目能够从保险中心获得大量的补助。最后,该项目还获得了医疗工作人员的支持。许多老年病患者从医师或者护士那里得到项目相关信息,从而加入该项目,不仅提高了项目参与率,也确保了项目的可信度。

(2)项目效果与进展

该项目最开始的预实验是 6 个月,由华盛顿州某老年中心的 100 个老人参加。在预实验结束前,很多参与对象就要求该干预能够作为该中心的一个永久项目被保留下来。最后的结果也证实:不仅参与对象满意度很高,而且各方面的测量数据也较为理想。比如,项目结束后参与对象的社会功能提高了 13%,抑郁改善了 52%,身体机能提升了 35%,而同时期的对照组在这些方面不仅没有改善,反而有所恶化。1999—2014 年,该项目在美国的 34 个州超过 700 个点成功开展,并且已经吸引超过 45 000 人参加。一个小细节值得注意:该项目虽然最初由 3 家机构创建,但是在预实验结束后,由老年服务独立开展该项目。老年服务是一家企业,在开始的时候主要依靠市场营销的手段来推广该项目,但是在2006 年,美国 AoA 认定提高健康项目为最高级别的体力活动循证项目,并进行推广。之后,该项目在美国的各大州开始实施。

65.2.4 保持健康和强壮

(1)项目介绍

保持健康和强壮是一个基于社区的体力活动和行为改变干预项目。该项目提供伸展运动、平衡保持、有氧运动和耐力运动等方面的课程。主要包括健康教育、问题解决和目标设定等内容。该项目主要针对那些经常静坐,同时又患有下肢关节疼痛和僵硬等骨关节病的老年群体。通常情况下,课程一般是持续 8 周,每周 3 次,每次 1.5 小时。类似地,课程也是由经过培训和认证的讲师来提供。以下介绍该项目的发展始末。

保持健康和强壮始于 1998 年。当时,关节炎是最常见的慢性病之一,而且由关节炎导致的功能下降也是患者最常见的主诉之一。因此,在 NIH 的资助下,由 Hughes 等在芝加哥地区开展了一项由 600个老年人组成的前瞻性的纵向研究。研究证实了关节炎是最常见的引起失能或者残疾的原因。研究也测量了参与对象的关节损伤并分析了哪些关节引起了这类问题。结果显示来自下肢的骨关节

炎是罪魁祸首，由此建立了骨关节炎和残疾之间的因果关联。通过文献检索，研究人员发现患有骨关节炎的人往往面临两方面的问题：①参加有氧锻炼困难；②肌肉力量相比同龄人要低得多。由于患有骨关节炎的人往往下肢疼痛，因此他们倾向于拒绝运动。因而形成恶性循环，导致关节越发僵硬、疼痛，肌肉力量更弱，以及体重增加。由此增加了患其他慢性病，比如心脏病和糖尿病的风险。研究人员因此设计了两方面的干预措施，有氧散步和拉伸锻炼。为了让短期的干预能够获得更长久的效果，研究人员与来自健康教育和健康促进领域的专家进行合作，将行为改变领域的理论融入研究设计当中。具体而言，研究人员主要运用的健康教育的理论基础是提高参与对象的自我效能。为此，每节课程的最后 30 min 被设计用来帮助参与对象解决问题，让他们相信自己有能力克服困难并长期坚持锻炼。

（2）项目效果和进展

早期的随机对照试验的结果显示，参加保持健康和强壮的人群（$N=115$）相较于对照组的人群（$N=110$）来说，在每个方面都有提升。比如，参与组的人表示更加有信心进行安全的锻炼，更加有信心能管理自己的疼痛和肢体僵硬等症状。这类提升效果不仅仅体现在项目进行期间（8 周以内），在研究结束 6 个月甚至 12 个月后，参与对象仍然显示出了自我效能方面的提高。

通常的看法是患有骨关节炎的患者是应该被限制活动的，但该研究证实了有效的运动不仅不会增加该人群的疼痛，反而能够让他们获得益处。由于专业性很强，这项研究在当时是依赖于专业的物理治疗师来完成的。这就限制了这种模式被推广应用的可能，因为物理治疗在美国往往是非常昂贵的。在这样的背景下，研究人员在芝加哥南部地区的非裔美国人群中继续开展下一项研究。同样地，将其分为两组，一组超过 200 名参与者，由物理治疗师授课。另一组大约 300 名参与者，由项目培训和认证过的讲师授课。研究结果显示在第八周和第六个月的时候，参与对象的参与率及评估结果都很理想。因此，利用培训和认证过的讲师来进行干预的模式随后得到了推广运用。

之后，保持健康和强壮活动获得了美国疾病预防控制中心的资助，并且与伊利诺伊州和北卡罗来纳州的地区老龄化管理结构进行深度合作。项目开发了许多类型的材料，包括项目执行指导、参与对象手册和讲师手册。项目还开发了互动型的网站。在该网站上，项目方能够追踪参与对象的参与情况，进行项目评估，以及收集所有参与对象在参加项目前和参加项目后的相关结果变量数据。这些结果数据包括 BMI、下肢关节疼痛度和僵硬度、自我效能，以及参与体力活动的情况等。

随后，该项目又被推广应用到芝加哥和凤凰城地区的拉美裔人群中。由于移民到美国的拉美裔人群往往拥有较低的受教育程度，项目的很多材料都被改进。不仅使用西班牙文来代替英文，而且更多地使用图片和故事来进行解释。来自第八周和第六个月的前期研究数据显示，结果较为理想。

该项目还注重和其他项目的可结合性。比如，研究人员还尝试性地将该项目与其他循证的项目如平衡问题（Matter of Balance）和慢性病自我管理项目（Chronic Disease Self-Management Program）进行结合，研究如何让参加过这些项目的人能够继续参加保持健康和强壮项目。

由于该项目在体力活动领域展现出良好的干预效果，因此接下来会更多地纳入饮食和体重管理方面的内容，从而变成一个综合性的健康干预和健康管理项目。新的项目得到了美国国家老龄化研究所（National Institute on Aging）的资金支持。它将体力活动、饮食改变，以及体重管理融合在一起，和之前的项目一样，由 24 个课时组成，但是原先的健康教育课程部分会融入饮食行为改变等信息。现在早期的结果反馈较为理想。此外，该项目组研究人员还正在和伊利诺伊大学芝加哥分校的精神科的研究人员合作，将此项目重新设计，以更好地适应抑郁症患者。主要的研究对象是患有抑郁症并且正在寻求治疗的退伍老兵。具体而言，在新的项目中，研究人员去掉了先前与关节炎有关的材料，替换为与抑郁症有关的信息并将其融入体力活动中。

判断一项循证的干预项目是否成功的标志是它在不同人群、不同地点、由不同人提供的情况下是否能产生一致的结果。就保持健康和强壮这个项目而言，它已经被证明能够在美国白人、非裔美国人和拉美裔美国人，在伊利诺伊州、密歇根州、北卡罗来纳州、得克萨斯州和亚利桑那州，以及在物理治疗师、认证的锻炼指导师和有经验的外行人的指导下产生一致的良好结果。该项目的一大特点是它将结构化的体力活动干预与健康教育理论中的自我效能和行为改变结合在一起，以适应不同的人群。

65.2.5 轻松散步

（1）项目介绍

轻松散步是一个由关节炎基金会开发的基于社区的体力活动干预项目。该项目一般持续 6 周，每周 3 次。经过培训的锻炼导师会在每次课程开始时带领参与对象讨论当天的散步内容和要点，紧接着会安排 10～40 分钟的散步，其间包括热身和降温活动。

该项目由两种形式：自我指导下的个人活动和教练带领下的集体活动。自我指导下的个人活动主要通过发放相关材料给个人，由个人独立完成 6 周体力活动的课程内容；教练带领下的集体活动由接受过关节炎基金会提供的全天培训并获得认证的教练带领，总共进行 6 周，每周 3 次，每次 1 小时的集体活动。该项目主要包括几个方面的内容：帮助参与对象设定目标，制订行动计划，寻找激励机制，以及建立个人克服困难、增加体力活动的信心（增加自我效能）。

（2）项目效果和进展

与之前提到的几个项目类似，该项目也是基于一定的科研评估，并证实是有效的。在该项研究中，研究人员招募了来自北卡罗来纳州城乡地区的 462 个成年人。这些参与对象来自养老院、公共卫生部门、医学中心、风湿病诊所、健身房、退休协会、大学、教堂和其他公司等地方。研究对象的入选条件是年满 18 周岁、自我报告被诊断过关节炎、无严重的身体疾病（比如严重的高血压和糖尿病）、无认知障碍，以及能说英语。参与对象自主选择参加自我指导下的个人活动或者是教练带领下的集体活动。研究对象入组时间是 2008 年 6 月。来自基线的信息通过自填式问卷和研究人员指导下的专业效能测试（performance-based tests）收集。在第六周，也就是项目结束后，研究人员以同样的方式收集了相同的信息，在这基础上，还增加了参与对象的满意度调查。考虑到该项目的可持续性，研究人员在 1 年后以邮寄问卷的方式发放了问卷，用以了解项目的长期效果。研究结果显示参与对象的关节疼痛和僵硬得到了改善，其中关节僵硬在第六周和 1 年后均有所好转。而且，参与对象的疲劳在 6 周后下降了。自我指导下的个人活动和教练指导下的集体活动 2 个组的结果相似。但是，研究发现相较于其他人群，该项目在非裔美国人群的干预效果更好。

由于该项目取得的良好效果，美国疾病预防控制中心将其作为"值得推荐的循证干预项目"进行推广。比如，俄勒冈州的卫生部门就将其应用到本州的人群中。除了良好的效果，该项目的低成本和简单易复制性也是能被俄勒冈卫生部门选中并进行推广应用的原因。作为项目的实际执行方，俄勒冈州立大学的推广服务的研究人员在全州范围内通过电子邮件、会议和口口相传等方式邀请机构参与。参与机构能够得到免费的人员培训、项目资料和技术支持。2012 年 6 月—2014 年 6 月的研究期内，项目总共招募了 598 个参与对象。其中，以女性（82%）、白人（91%）、老年人（平均年龄 68.8 岁）为主。这与同时期俄勒冈州的所有患关节炎的居民在性别、年龄等组成结构上较为一致。所有参与对象中，64% 完成了全部（18 个）课程。研究结果显示，参与对象的疼痛和疲劳都有效地降低了，同时体力活动量增加了，而且参与对象对于参加项目的经历表示满意。

相对于其他同样有效的体力活动干预项目而言，轻松散步是花费最低且最简单的项目。首先，该项目不像其他类似项目会收取专利使用费；再者，可以由志愿者经过培训后来带领参与对象活动，无须人员开销；最后，该项目不要求任何特殊的场所或者装备。

65.2.6 社区青少年营养与锻炼

（1）项目介绍

不同于前面几个都是针对老年人的体力活动干预项目，社区青少年营养与锻炼是一个针对青少年群体的综合性的健康干预项目。它分为几个大的部分，包括营养、锻炼、肥胖预防等。

青少年通常每天需要至少 60 分钟的体力活动来保持健康和预防肥胖。规律的体力活动能够帮助青少年降低患慢性病（如 2 型糖尿病）的风险，从而提升健康水平。此外，还可以帮助其提高学习成绩、提升自尊、降低焦虑水平和合理控制体质量。然而，最近的研究表明，青少年群体中参加体力活动的比率出现了明显的下滑。因此，社区青少年营养与锻炼项目旨在为社区（尤其是低收入社区和少数族裔人群社区）的青少年提供营养和体力活动方面的干预。这些青少年主要是非裔美国人、印第安人、拉美裔美国人、亚裔美国人和太平洋岛民。这些地区的青少年往往缺乏健康的食物和安全的体力活动场所。

社区青少年营养与锻炼项目于 1993 年建立。当时一家食品公司利用欺骗性的和误导性的广告营销含糖的麦片,由此引发了一桩集体诉讼案。加利福尼亚州最高法院认定需要有相应的措施来避免类似事件的发生。因此,一个旨在调查、了解加利福尼亚州低收入、少数族裔青少年营养需求的组织应运而生,也催化形成和建立了社区青少年营养与锻炼项目。

社区青少年营养与锻炼主要通过与社区草根组织合作,帮助他们实现能力和领导力的建设。具体地说,该项目与社区组织合作,帮助他们改善当前制度,帮助他们培养能够长久坚持在岗的领导。同时,该项目还注重同社区成员,尤其是青少年的合作,以了解他们的需求和要求。由于该项目面对的主要人群是少数族裔的青少年,因此注重项目与当地的习俗和文化背景结合是项目的重中之重。

该项目总共有 4 个主要部分:①给那些针对青少年进行营养和锻炼干预的社区项目进行资助;②在考虑社区实际的情况下对现有资源进行平衡;③评估和推广有效的项目到低收入和多种族的社区;④为那些来自项目实施地,攻读营养、体育或公共卫生的学生提供奖学金。以下是对这些部分的详细介绍。

1) 资金支持方面:该项目寻找和邀请了超过400 个社区组织来申请经费。该项目邀请如此多社区组织的原因在于:美国是一个多民族、多文化交叉融合的代表性国家,任何一个项目或者组织都不能完全将自己的工作模式从一个地区/人群复制到另外一个地区/人群,因此社区青少年营养与锻炼项目寻求资助能在文化、语言、种族等背景方面代表美国的社区组织。该项目提供两个层次的资助:第一档是 1 万美元,资助干预计划阶段的组织;第二档是 5 万美元,资助干预实施阶段的组织。所有受资助的项目都需邀请青少年参与设计和实施。此外,还要求项目需得到青少年群体、父母、社区成员和相关机构的支持。受第一档资助(也就是处于干预计划阶段)的机构需要接受相关培训。培训内容包括:焦点小组、营养和体力活动的基础知识、评估青少年营养和体力活动状态的方法、团队引导、项目设计、项目评估。在项目计划的最后阶段,受资助方需要提交完善的项目计划并寻求第二档的资助。要求社区组织提交项目计划不仅有利于社区意识到青少年群体中营养和体力活动干预的重要性,更重要的是在项目设计过程中,让社区的青少年和社区成员行动起来。最后得到第二档资助的项目需要完成的是给社区提供以下条件:在学校、便利店、自动售货机、餐馆等地方有很多健康且低价的食物供青少年选择;增加有氧运动设施和场所的可及性;选出能够以身作则坚持健康饮食和锻炼的榜样(可以是同龄人、家庭成员、社区领导);经受过体力活动等相关培训的青少年形成一个核心团队对其他人进行再培训。

2) 资源平衡方面:社区青少年营养与锻炼项目致力于为社区提供足够的人力资源,以保证足够的技术支持。由于创建一个有利于青少年健康成长的环境需要来自多方的协调与工作,而单个社区组织往往并不具备这样的能力与资源,因此社区青少年营养与锻炼项目方会派遣自己的工作人员、管理团队及项目联盟人员等对社区提供必要的技术协助。对于这些人员有两方面的要求:①他们能够随时满足社区的需要;②他们能够取得社区人员的信任并且了解如何帮助社区人员进行能力建设,而不是简单地进入社区做自己的工作。这些人员的角色主要是帮助社区人员了解哪些工作是需要完成的。

社区青少年营养与锻炼项目联盟由加利福尼亚州各个基层组织的代表组成。这些组织在低收入及多民族地区针对青少年实施过营养或者体力活动方面的干预项目,或者开发过相关材料等。该联盟每年至少举办 2 次会议,其中一次与联盟其他成员和社区青少年营养与锻炼项目的工作人员交流,另外一次与获得项目资助的社区组织分享该领域内最新进展。此外,联盟成员还受邀参加社区组织的培训会议。具体地说,联盟成员的工作内容主要如下:①组织开发针对低收入、少数族裔地区青少年的营养或者体力活动相关的信息产品、材料等;②寻找在营养和体力活动领域内具有典范作用的材料和项目,以期能够改变后适用于目标人群;③对受项目资助的社区组织提供技术支持(比如项目设计、项目评估、和项目传播);④与受项目资助的社区组织分享自己所运行项目的成果与经验;⑤确定目标人群需要的服务与材料;⑥学习那些将项目与当地文化融合得很好的干预;⑦寻找更多的基金以支持更多的项目。

3) 评估和推广方面:社区青少年营养与锻炼项目积极地融入针对受资助方的定性评估中。而且,项目也针对参加干预的青少年进行每年 1 次的调查,以了解实施效果的变化。研究结果将会以"如何做"指南的形式反馈给各个社区参与组织,以帮助他们了解过去的经验与教训。而项目方也会借此评估和分析以往干预项目,进而改进项目的资助制度。评估后,那些被证明有效的项目或者材料会被推广,让更多的人了解优秀的干预项目。

4）提供奖学金方面：该项目会以奖学金的形式资助那些来自项目实施地，攻读营养、体育和公共卫生的学生。奖学金的额度对于本科生和研究生而言都是每年1万美元，至今已经有23位学生受到了资助。该项目提供奖学金的主要考虑有两点：首先是帮助应对营养和体力活动少数族裔专业人员的短缺，再者是帮助低收入的社区进行能力建设。

在这4个部分的支持下，项目的受资助方开展了许多卓有成效的项目：比如在圣莱安德罗，一家叫作Girls Inc.的组织开展了针对非裔青少年的10周的课程。课程内容包括自尊、身体形象、健康饮食、烹饪和体力活动（主要是街舞训练）。参与对象需要在放学后参加这些课程，每周3次。在项目资助的第二年，参与对象就成功地劝使当地学校将街舞变成了体育课的一个重要部分。另外，来自科尔顿足球联赛（Colton Soccer League）的拉美裔青少年在当地卫生部门的帮助下创建了一个俱乐部，并且给足球队的教练和父母培训有关运动、营养方面的知识。再者，蒙特雷县农村地区的初中生则积极地参与到一项重要的决定中。这项决定是有关如何将营养和体力活动融入当地新开设的基于学校的社区中心中。主要的建设内容有烹饪课程、舞蹈课程，以及新的运动联赛。此外，卡拉苏甘社区服务和圣保罗健康行动联盟这两个组织在合作的基础上，积极地说服当地的学校领导将更多的民族活动纳入体育课的课程选项中。比如在丘拉维斯塔，青少年能够学习传统的舞蹈和游戏。而在圣保罗的学校，传统的quebradita舞蹈和营养课程每周可以提供3次。最后，在圣地亚哥郊区的Pauma保留地，当地的印第安青少年正在向部落的长者们学习传统的北美印第安游戏。这些青少年还在社区的帕瓦仪式上推广这些传统的游戏。

（2）项目效果和进展

作为项目规划的一部分，社区组织鼓励当地青少年寻找出居住社区健康的、正面的特质及不健康的、反面的特质，分享他们的营养和锻炼经历，分析某些现象的最根本原因，以及寻找有利于他们自己、同龄人和社区的改进方法。最开始的时候，青少年甚至是卫生工作人员都有怀疑态度，不相信他们的意见能够得到重视。然而随着项目的推进，他们的观点完全转变了。另外，作为项目的重要成果之一，当地的青少年能够针对他们面临的营养和体力活动的环境问题提出有效的解决办法。

虽然起源于加利福尼亚州，但是该项目如今已经在美国全国范围内进行推广应用。它与全国范围内的来自多个领域（比如食品体系、营养、体力活动和社区参与）的专家合作，并且得到了许多卫生和慈善机构的资助。该项目主要扮演的角色是建立社区和政策制定者的沟通桥梁，通过咨询、工作坊和培训的方式将相关社区机构融入进来。

自成立以来，该项目为加利福尼亚州的12个学区和全美44个卫生机构（包括美国疾病预防控制中心、加利福尼亚州教育部门和美国农业部）提供了咨询服务；为全国超过800个学校项目和社区组织提供了营养和体力活动方面的培训、材料支持；为超过200个工作坊培训了5 000多个青年领导和工作人员；为那些致力于提高低收入和少数族裔人群聚集地区的青少年的项目提供了超过100万美元的资金支持。

该项目在今后的规划中提出要致力于提高这些社区健康食物和安全体育锻炼的可及性。在体育锻炼方面，致力于增加社区中心、传统的舞蹈课程、慢跑俱乐部、良好的运动场所，以及传统的体育课程。也致力在地区、州、甚至国家层面改变相关政策和组织来提高目标人群的营养和体力活动水平。项目在今后的规划中强调，要找到现实且实用的办法来吸引目标人群。在项目的最开始充分了解到社区既有的资源，以及社区在各个方面存在的限制。而且为了使项目的成果最大化，提出的以下几点尤其重要：①综合考虑青少年的文化、语言、社会、人口学背景；②寻找那些与民族有关的很有可能激发行为改变的信息，并将其融入干预之中；③注重对青少年的营养和锻炼行为产生影响的多方面因素（比如大众传媒、环境、同龄人和家庭等）；④工作人员需高度可靠且备受青少年的尊敬；⑤将青少年融入项目规划和实施的重要阶段。

65.3　主要经验及推广价值

本章列举的几个体力活动干预的例子都是在美国有着较为重要影响的健康行为干预。虽然各个干预项目有不同的内容，但是也有能够保证其成功的几个共同特点，概括如下。

65.3.1　积极与科研机构合作

积极与科研机构合作能够给项目带来多方面的好处。首先，项目的设计会更加科学合理。这些发表的论文和研究也帮助该项目持续地对项目本身进行不断完善。再者,得益于和科研人员的密切合作,项目能够被推广应用到不同的人群中,适应不同的文化背景。此外,科研人员与项目方合作,或者作为项目方一员,还能对项目效果实施科学的评估,这有利于项目更好地传播,以及吸引更多的资金和政策支持。例如,提高健康项目与华盛顿大学健康促进研究中心合作,对项目进行评估并且在高水平期刊杂志上发表科研成果,得到了该领域内专业人员的广泛认可,由此获得了美国联邦政府机构(如老龄化管理局和医疗保险中心)的关注和资助,进而将项目推广到了美国各大州。

65.3.2　融入健康教育相关理论

基于理论基础的健康行为干预往往能够获得更加理想的成效。在之前介绍的体力活动干预实例中,我们可以看到各个项目都或多或少地融入了健康教育的相关理论基础(如自我监测、自我效能等)。比如,保持健康和强壮项目就引入了健康教育学的自我效能概念。该项目每节课程的最后 30 分钟都被设计用来帮助参与对象解决问题,让他们相信自己有能力克服困难并长期坚持锻炼。相反,如果不引入这类概念,只是单纯地教会参与对象如何锻炼,他们往往很难坚持下去。

65.3.3　相对的人群年龄适用范围

由于各个年龄段的人群对体力活动的认知不同、背景不同、体力活动方式不同等,因此针对他们的干预内容也应该不同。比如,年轻人更适合中强度体力活动,而老年人则适合拉伸类的伸展运动及其他轻体力活动(如散步等)。本章列举的各个体力活动干预项目都对人群年龄适用范围有一定规定。有些是针对老年人的干预,而有些是针对青少年人群的项目。

65.4　小结

经常参加体力活动对慢性病的预防、人群的健康状态和生命质量有着至关重要的作用。因此,《"健康中国 2030"规划纲要》《卫生部办公厅关于开展全民健康生活方式行动的通知》《中国公民健康素养促进行动工作方案(2008—2010 年)》,以及 2016 年 8 月 19—20 日在京召开的全国卫生与健康大会和 2017 年 10 月 18—24 日在京召开的党的十九大,都明确提出要开展包括全民健身在内的全民健康生活方式行动计划,以提升国民的健康素质。本章介绍了美国体力活动干预的经典案例,以供国内开展相关干预参考。本章不仅从干预项目背景、内容、效果等多个维度进行了分析,还总结了这些经典案例的共同特点,有利于今后国内相关干预项目设计时借鉴。

(周峻民)

66 健康促进干预提高结核病发现率

66.1 背景

66.1.1 结核病的流行情况

结核病由结核分枝杆菌感染引起,死亡率在全球传染病中居首位。根据 WHO 报告,2015 年全球新发病例数为 1 040 万,死亡数为 180 万。非洲和亚洲受影响最严重。一些非洲国家的人均死亡率最高。印度、印度尼西亚和中国占世界结核病病例的 40% 以上。中国是结核病疫情较为严重的国家之一,根据 2000 年全国流行病学调查结果,估算全国有活动性肺结核患者 500 万,其中涂阳肺结核患者 150 万,每年约有 13 万人死于结核病。流行病学调查的结果还表明,结核分枝杆菌耐药性问题突出,意味着结核病又将回到"不治之症"的年代,如不采取措施,将造成结核病严重的流行和威胁。

肺结核(肺部感染)是最常见的结核病形式,也是最具感染性的。因为结核分枝杆菌通过吸入咳嗽或打喷嚏时排出的呼吸道飞沫,在人与人之间发生传播。然而,大多数感染结核分枝杆菌的人最初为潜伏性感染,并无明显的临床症状和体征。而仅有少部分人群可发展为活动性结核病。目前认为结核病发病与人类免疫缺陷病毒感染、营养不良和糖尿病等疾病引起的免疫系统损害密切相关。

结核病多发于贫穷、文化层次低、生活方式不健康的人群。早期发现和规律用药是治疗的关键。加强健康教育,倡导健康的生活方式也是预防与治疗结核病的重点。健康教育是有计划、有组织、有系统的社会活动,是以卫生科学为内容和以健康为目的的教育。通过健康教育能提高患者自觉接受督导化疗的意识,提高患者治疗依从性及治愈率,减少传染和发病。

66.1.2 结核病的发现原则及公共卫生意义

大多数结核病传播发生在结核病症状发作和开始治疗之间,因此,结核病早期发现和传染性病例的及时治疗是降低疾病发病率的基础。获得早期诊断,及时开始适当治疗并确保其持续性对于有效的结核病控制策略来说是极其必要的。结核病诊断的延迟会增加社区人群中结核病的传播及结核病患者自身的死亡风险。据估计,未经治疗的痰涂片阳性患者 1 年内平均可感染 10～15 个社区接触者。导致结核病诊断和治疗延误的因素可能与患者自身及医疗服务有关。性别、年龄、教育程度、职业、家庭与医疗机构的距离、合并征和结核病知识不足是和患者相关的一些因素。缺乏诊断资源(如放射性胸片、阴性镜检结果),等待时间和咨询的第一个医疗保健单位是与医疗服务系统有关的因素。

控制结核病的主要策略是早期诊断和及时治疗。被动发现是目前大多数国家结核病控制规划(National Tuberculosis Programmes, NTPs)应用的主要方法。"被动"意味着结核病病例发现完全依赖于患有结核症状的人自己前往医疗机构就医。而这些患者是否能及时前往定点医疗机构就诊,就高度依赖于患者的主动性、知识水平、经济能力、卫生工作者的怀疑程度,以及诊断服务的准确性和有效性。高负担国家的指导方针建议卫生工作者考虑所有咳嗽持续超过两周的人为肺结核患者。但是,大多数被诊断患有肺结核的人在接受检测时已经咳嗽了更长时间。由于与结核病相关的耻辱感、对疾病严重程度的不确定性、与医疗服务机构的距离、医疗服务的可承受性或对当地医疗质量的不良看法,人们可能会推迟寻求治疗。同样,由于缺乏对结核病诊断的认识或培训,或者缺乏适当的检测,卫生工作者也可能会推迟诊断。成功的病例检测还依赖于卫生系统的能力,以便及时诊断和开始治疗。然而,"被动发现"在许多中低收入国家并没有那么有效。被动病例发现的有效性受许多因素的影响,包括患者的就医行为、医护人员的效率和能力,以及实验室设施的质量,未及时发现和治疗结核病可能会加重疾病的严重程度。

66.1.3 健康教育对于结核病发现的作用和意义

系统化的社会教育活动,使大众都能够对结核病的预防与治疗等知识,有更为深入的认识和了解,而且人民群众的健康意识也进一步增强。同时,进一步的知识讲解与认知,也能够提升结核患病患者对病情的理解和认识,并能使其避免传染他人或减少传染给他人的机会。并且,若结核病发现较早,并进行规范化的治疗,则能够提升治愈的几率,使人们

的生活不受疾病的干扰。这也是针对结核病进行健康教育与健康促进工作的根本目的所在。因此,对"加强结核病的健康教育与健康促进"的研究,就具有极大的现实意义。

(1) 有利于结核病发现率的提高

分析 2000 年第四次流行病学调查资料,在 469 例有症状而未去就诊的肺结核可疑患者中,55.4% 的人是因为自己不在乎。其中,没有接受健康教育的患者占 60.4%。而某地区通过对居民和相关医务人员进行结核病知识的健康教育,该地区慢性咳嗽的结核病疑似患者就诊要求查痰的比例上升了 64%,新发结核病患者的登记率上升了 52%。这一结果表明,结核病防治工作难点之一的低发现率是公众对结核病知识的不了解和对结核病的严重性、危害性认识不足所致的,通过健康教育可以有效地提高结核病的发现率。结核病的传播和致病与接触了传染性结核病患者、环境及接触者自身的免疫力有关,痰涂片阳性的肺结核患者是结核病的主要传染源,积极发现并用化学治疗治愈传染性肺结核患者,是当今结核病控制最具成本原效益的疾病控制干预措施,也是控制结核病疫情最有效的措施。提高肺结核患者发现率已成为结核病控制工作中的一项重要指标。结核患者的发现方式主要是因症就诊和转诊,通过实施健康教育使公众知道具有哪些症状就是结核病的可疑者,到哪些专业的结防机构就诊,从而使结核患者做到早发现、早治疗。医疗机构的医务人员做好肺结核可疑者的宣传和转诊工作,从而增强患者对结防机构诊断和治疗水平的信任度,主动到专业结防机构就诊,提高就诊率和患者发现率。

(2) 有利于结核病传染源的控制

传染性肺结核患者是造成结核病在社会传播和流行的传染源,健康教育可以使结核病患者主动规范自己的行为、增强道德观念和社会责任感、培养健康意识,树立健康的责任心,从而有效地实现对传染源的控制。经空气传播是肺结核的主要传播途径。肺结核患者在讲话和咳嗽时从呼吸道排出的含有结核菌的飞沫,健康人吸入肺泡后可能引起感染,每个传染源每年可传染约 10 位密接接触者,痰涂片检查阳性的肺结核患者的传染性更大。通过结核病防治知识的宣传,使患者做到不随地吐痰,咳嗽、打喷嚏或与健康人交谈时用手帕掩捂口鼻,从而降低对周围人群的传染。同时增强人们的道德观念和社会责任感,树立健康意识,实现对传染源的有效控制。健

康教育有利于改善结核病患者心理状态。结核病是以变态反应为主的慢性传染病,其发生、发展与转归在一定程度上取决于机体免疫功能的变化。经常性消极情绪可导致体内神经体液调节紊乱,致使免疫力下降。患结核病后,生活环境和工作环境都发生了变化,加之结核病病程、疗程较长,病情易反复等,造成患者心理压力大,易产生焦虑、孤独、恐惧、自卑心理,甚至拒绝治疗,对自身疾病的恢复失去信心。督导医师和家属要帮助患者建立自信心,并根据患者的心理特征,有针对性地做好心理治疗和护理,使患者以积极、合作、乐观的心态配合治疗,坚信只要坚持规范治疗,结核病是完全可以治愈的。

(3)有利于结核病治愈率的提高

结核病治疗过程中,患者如果不坚持规律用药或不按疗程治疗,必将导致治疗失败。即使后来得到正规治疗,其痰菌阴转率也较低,复发率较高,对结核病控制相当不利。调查显示,接受过健康教育的肺结核患者其化疗规律率显著高于未接受过健康教育者,其治愈率也较高。近年来,国际防治结核病策略已由为非住院肺结核患者实行全面监督化学治疗策略发展为"遏制结核病策略"。合理化疗是迅速消除传染性、阻断传播、治愈患者的首要措施。所有确诊的活动性肺结核患者在全程治疗过程中都应该接受规范化管理。结核病患者文化差异、职业不同、结核病相关知识缺乏,结核病病程长,药物不良反应等因素,易造成患者治疗依从性下降或中断治疗,不能接受督导人员的全程督导,影响治疗效果使治愈率下降,未治愈的患者将作为复治、难治、耐药结核菌株的主要来源严重影响结核病的控制。因此,应对患者进行结核病知识宣传教育,让患者充分认识到规范治疗的重要性和不规范治疗的严重性,从而提高结核病的治愈率。

(4)有利于实现全民预防结核病的目标

在不同目标人群正确了解和认识结核病防治知识的基础上,提高各级政府、专业机构领导对结核病防治工作重要性的认识,在经费投入、活动开展、材料制作与使用等各方面予以大力支持。相关部门和社会团体能够积极参与结核病防治工作。公众提高对结核病的警惕性,了解肺结核病相关知识和国家免费政策。有可疑症状的人能主动到专业机构去检查和就诊,结核病患者能够配合医师的督导治疗。综上所述,健康教育在结核病防控工作中具有举足轻重的作用,只有进一步加强健康教育工作,才能最大限度地巩固和发展结核病防治工作取得的成绩。

采取行政和组织手段,多层次、多渠道做好社会动员和部门协调工作,共同承担和履行对结核病控制的社会责任。全面普及结核病防治知识,使公众充分了解结核病相关知识及国家防治政策,提高自我保护意识,形成全民参与防治结核病的良好氛围,达到有效控制结核病疫情、保障人民群众身体健康的目的。

66.2 中国结核病健康教育模式及实施

结核病是长期威胁人民健康的一种慢性传染病,目前中国实施的是世界银行贷款—英国增款的结核病控制项目。其主要技术核心是通过实施直接督导下的短程治疗(directly observed therapy short course, DOTS)实现高治愈率,最大限度地控制传染源。而传染源成功的治疗管理离不开健康教育。健康教育是一项集思想性、知识性、科学性和艺术性于一体的综合性措施。通过对不同人群进行结核病防治知识的宣传和教育,加深对结核病的预防、治疗及国家有关政策的进一步了解,使广大群众都知道结核病是一种严重危害人民健康的传染性很强的疾病,提高自我保健意识,促进患者治疗。它对提高患者的治愈率、减少耐药病例的发生起着不可估量的作用。

66.2.1 健康教育的方式

1)口头宣讲:具有简便易行、针对性强等优点。小范围具体方式如宣讲、个别谈话、问题解答、防痨咨询等;对领导和行政官员可采取汇报工作或经验交流方式;对综合医疗机构人员则以经验交流或业务讲座等方式为主。

2)文字宣传:利用标语、传单、黑板报、小册子及报纸、杂志等进行宣传。文字要通俗易懂,内容要简明扼要,一事一文。文字宣传材料可以在街头散发,也可在会前、会后散发。

3)宣传画及图像展出:宣传画是普遍采取的宣传形式,且可以迅速普及城乡。而有关结核病方面的图片、图表、模型等可以以展出的形式进行,也可收到良好的效果。

4)文艺表演:此种方式形象生动,寓结核病防治常识于娱乐之中,具有较强的感染力,为群众喜闻乐见,如编排成小品、相声等形式。

5)服务热线各结防机构:可以开通当地服务热线,更方便为群众提供结核病的有关知识,及时为群众解答问题。

6）广播和电视：要借助媒体进行结核病控制工作的宣传，因为电视、广播对于群众来说收视面广、收效大，同时组织政府卫生行政官员、专家到电台、电视台进行宣传，已成为常规健康教育的形式。

7）利用"3·24世界结核病防治日"：要充分利用每年的"3·24"宣传活动，采取一切可行的措施，大造声势，使结核病控制工作家喻户晓，人人关心；也可采用宣传车在农村乡镇、集市等人员比较集中的场所进行宣传活动。

66.2.2　健康教育的对象

在结核病控制项目中，整个社会人群都是结核病健康教育的对象。在实际工作中由于群体之间有文化、经济、职业、环境等差别，结核病健康教育应根据不同的对象就不同的内容采取、不同的方式进行，才能取得良好的社会效果。

各级主管、领导干部要及时向上级领导反映当地的结核病流行状况，以及结核病对人民健康的危害和对社会经济发展的制约，说明结核病控制工作的必要性和重要性，力争各级领导对结核病控制工作的重视与支持，为结核病控制工作的开展提供有力保证。

对人民群众宣传、普及结核病有关的一般科学知识，使他们提高防病意识，了解结核病的基本知识。一旦出现可疑症状，特别是有咳嗽、咳痰等症状，2周以上不消失者就要及时去结防机构就诊，这是结核控制工作中提高患者发现率的重要线索。

结核病患者需要正确认识结核病，树立治愈结核病的信心；坚持按医嘱正规、接受合理治疗，直到彻底治愈；宣传痰检在诊断、治疗中的意义，定期按医嘱痰检；遵循送合格痰标本的要求和时间；了解结核病是如何传染的，防止和减少引起呼吸道传播的行为，不对着别人咳嗽，咳嗽时用手帕盖住口鼻，养成不随地吐痰的好习惯；掌握正确处理痰液的方法。

结核病患者的家属是患者最信赖的人，通过对患者家属的宣教，使家属端正对结核病和结核病患者的态度，并参与患者的整个治疗管理过程。如督促患者按时服药、定期查痰；对患者予以情感上的支持及经济上的援助；让患者树立战胜疾病的信心。结核病健康教育的核心是积极教育不同的人群，增强个人防护意识，改变不正确的认识和行为，提高现症患者的就诊率，以提高患者接受督导化疗管理水平，提高治愈率，减少传染和降低发病率。

66.2.3　教育内容

（1）对不同人群采用不同的宣传内容

对健康人主要宣传预防知识，如肺结核防治知识、卡介苗的预防作用等；对医务人员主要讲解肺结核病防治新观点、新技术、新措施，宣传建立统一病例登记管理制度的有关精神，让他们在发现结核病患者的工作中发挥强有力的作用；对领导主要宣传防治重点、疫情动态，引起他们对结核病防治工作的重视。

（2）防痨宣教

从患者确诊后的首次门诊开始，防痨宣教的主要内容为：①疾病常识宣教。向患者深入浅出地解释肺结核病的病因、诱因、临床症状等，使患者对自己的疾病有大概的了解，能配合医师的治疗，消除其疑虑、恐惧等心理。肺结核是一种慢性传染病，治疗时间长，因此，对初诊患者宣讲时我们强调将道理讲透；对复治患者，则结合病情讲清不坚持用药的利害关系；对排菌患者，告诉他结核病对社会、家庭的危害程度，让家属监督其用药。②有关检查项目的介绍。向患者介绍服药后定期进行各项检查的目的、注意事项、需要配合的要求等，使各项检查能按时顺利进行，以利于疾病的诊断、治疗。③药物知识的宣教。向患者解释药物的治疗作用、用药时间、常见的不良反应、规则服药的重要性等。增进患者对药物的认识，使其密切配合药物的正确使用。④饮食知识的指导。根据肺结核、糖尿病等不同疾病的特点，向患者建议选用利于疾病康复的食物，动员患者戒烟限酒。⑤停服药后的健康教育。当患者即将停药之际，告诉患者及家属注意劳逸结合，以及饮食、预后、定期复查的有关事项，取得患者及家属的配合，避免病情复发。及时进行此项教育至关重要。

（3）健康教育内容

1）致病特点：结核病是由结核分枝杆菌感染引起的慢性传染病。抵抗力下降时，结核分枝杆菌会侵入人体全身各种器官，主要侵犯肺脏。常见症状主要有发热、疲劳不适、盗汗、食欲不振、消瘦等；呼吸系统症状有咳嗽、咳痰、咯血、胸部不适、胸闷等。

2）传染特点：痰中有结核分枝杆菌的患者是主要传染源，通过咳嗽、打喷嚏、大声说话等方式将飞沫扩散在空气中，蒸发后成为含有结核分枝杆菌的"微滴核"，长时间浮在空气中，健康人吸入有结核分枝杆菌的"微滴核"，就可能引起发病。

3)治疗特点:遵医嘱服足6个月抗结核药,结核病是可以治好的,否则结核分枝杆菌就会产生耐药性。若下次肺结核病复发,抗结核病药效果就会很差甚至没有效果。故肺结核病患者一定要服足6个月抗结核药。①用药指导:规律用药是治疗的关键,是提高治愈率、减少复治率、降低传染率的基石。积极说服并督促患者遵医嘱用药,坚持疗程,定期检查服药记录本。②健康生活方式:结核病患者尽可能单居一室。房间要经常开窗通风,保持室内空气新鲜、阳光充足。养成良好的卫生习惯,不随地吐痰,注意营养和休息,忌烟酒和辛辣食物,避免过度劳累和受凉。

66.3 非洲防控案例分析

66.3.1 案例背景

过去20年来,南部非洲的结核病负担空前增加。数学模型和分子流行病学表明,在艾滋病毒感染的情况下,结核病的持续传播是其推动力。以社区为基础的流行率调查显示,社区中存在大量未确诊的结核病患者,随后传染给易感染艾滋病病毒的人群。据估计,世界上80%的艾滋病合并结核病感染病例在南部非洲,南非估计每年结核病发病率超过900/10万。

在公共卫生层面评估结核病干预措施的效果具有挑战性。在现有卫生服务中,提供干预措施的随机研究设计需要将整个社区分配到同一干预组,并且必须要达到相当的样本量来衡量结果,以更好地体现所评价政策的群体效应。比如,在艾滋病高流行地区,评价减轻结核病负担的方法往往可采用在代表性人群中进行观察性研究。ZAMSTAR试验是社区随机试验,包含两项干预措施。其假设为:采取卫生服务以外的干预措施可以显著降低结核病的流行和传播。干预措施已纳入现有的卫生服务,适用于约100万人口,并在社区水平上通过对结核病负担的有力测量(结核病患病率和结核感染发病率)进行评估。本案例分析总结了延迟的程度,并确定影响中低收入国家肺结核快速检测和治疗的因素,因为在中低收入国家中,结核病服务的获取或利用并不是最佳的。本案例分析的目的是通过在初级保健机构和社区人群中实施健康促进,以增加结核病患者的发现。

66.3.2 对象和方法

1)干预组:是指通过在初级卫生保健或社区水平提供诊断服务来改善结核病诊断的任何干预措施。这包括健康教育或健康促进活动,以及在诊所、流动诊所和家庭筛查使用的正式和非正式医务人员的外展服务。

2)对照组:无干预(标准治疗)或替代干预措施,以改善对结核病的诊断。

两组患者常规治疗方案、基本用药原则均相同。对照组给予常规治疗,观察组在常规治疗的基础上给予健康教育指导。采用传统健康教育方法,即患者入院后第一阶段先进行健康评估(生理、心理及掌握结核病知识程度);第二阶段给予知识教育;第三阶段进行健康指导。患者入院后,首先根据患者及家属健康教育的需求,建立教育目标。

3)健康教育:选择针对性的教育方法,协同实施教育计划,进行教育效果评价。对患者需要反复进行讲解、评估、教育评价。通过定期开展健康知识讲座、办宣传栏、印发健康手册、独立跟踪指导等方式(表66-1),使其掌握相关知识并自觉执行,改变不良健康行为,以达到最终目标。教育内容主要包括药物治疗、结核病基本知识、健康生活方式及心理教育等。

表66-1 结核病发现率增加相关的健康促进活动

研究	健康促进活动
Ayles 2013	社区/学校的戏剧、会议、足球比赛、时装表演
Shargie 2006	社区推广者拜访家庭并散发传单
Datiko 2009	卫生站卫生教育会议
Yassin 2013	为宗教领袖、教师和其他利益攸关方举办社区会议、宣传活动和地方电台宣传工作
Joshi 2015	通过安全母性诊所
Oshi 2016	在医院、学校和家庭中分发传单和海报
Reddy 2015	为每个拜访的家庭提供信息、教育和交流材料
Ayles 2013	保健中心的健康教育课程和社区会议
Talukder 2012	保健中心的健康教育课程和社区会议

66.3.3 结局测量的类型

（1）主要结局

检测到的结核病例（微生物学确诊）是指具有抗酸杆菌（acid-fast bacilli，AFB）痰涂片镜检或 GeneXpert MTB/RIF 和/或分枝杆菌培养（固体或液体培养）阳性的结核病患者。

（2）次要结局

开始治疗的肺结核病例均为结核病患者（无论微生物学检查确诊与否），如个体研究所报告的那样开始进行结核病治疗。

诊断时间是指假定结核病患者出现在医疗机构直到完成结核病诊断的时间。

初始结核病筛查试验的假阳性结果是指由于不完善的检测方法或程序，错误地将健康个体归为结核病患者。

前 2 个月内的丢失被归类为早期丢失（在开始结核病治疗之前或在强化治疗期间）。治疗完成是指患者完成了治疗，但在治疗最后 1 个月里及之前，至少 1 次痰涂片或培养结果不是阴性（可能没做痰检，或尚未得出结果）。

结核病治愈指的是肺结核患者在治疗开始时被微生物学确诊，但在治疗的最后 1 个月和之前，至少 1 次具有阴性痰涂片或培养结果。

结核病死亡是指的结核病患者在开始或结核病治疗期间因任何原因而死亡。人群结核病死亡指在主动病例发现策略实施期间，在人群水平上，因任何原因而死亡。项目成本是指诊断每个结核病病例的费用。

长期结核病患病率是指研究人群中结核病流行率（无论微生物学确诊与否）。

66.3.4 主要结果

两个成组随机对照试验（Ayles 2013 ZMB 和 ZAF 以及 Talukder 2012 BGD）及两项非随机研究（Khan 2012 PAK 和 Jaramillo 2001 COL）评估了鼓励参加结核病筛查卫生服务的健康促进活动。这些健康促进活动包括广泛的大众媒体策略（电视、广播、报纸），以及更多的当地社区活动（传单、社区会议、学校戏剧）。

（1）不同健康教育模式对于知晓率的影响

经过不同干预措施的实施证明，宣传手册及宣传短片在提高大众知识知晓率方面都有显著效果，尤其是宣传手册效果最为明显。对照组在干预后，核心知识知晓率情况较干预前无明显变化，在核心知识 5 上反而有所下降。而宣传手册组在干预后，核心知识 1～4 都有显著提高，且总体知晓率由调查前的 37.9% 上升为 82.0%。宣传短片组在干预后，核心知识 1、核心知识 3 和核心知识 4 均有提高，总体知晓率由调查前的 46.3% 上升为 64.1%。且在其他知识方面，两个干预组在症状知晓率、传播方式、相关政策及归口治疗等信息方面的知晓情况也有显著提高。研究结果提示，大众是健康教育的良好接受者，通过干预后都能良好地接受所传播的健康教育知识，这与部分学者研究结果相一致。宣传手册组信息简短、重点突出，便于大众记忆，能在短时间内使大众对结核病的各项主要知识的知晓情况得到提高。宣传短片虽然也对大众知识有显著的提高作用，重点不如宣传手册突出，不便于记忆，在全面提高主要知识知晓情况方面，效果不如宣传手册。

因此，在学校健康教育的过程中，首先可采用宣传手册对大众进行初步的健康教育工作，短期内提高大众对结核病各项主要知识的了解，为系统的学校健康教育工作奠定知识基础。

（2）健康教育对于行为的改变

干预后，对照组对了解肺结核相关知识的意愿无显著变化，而宣传手册组对了解肺结核相关知识及参加相关宣传活动的意愿均有提高，宣传短片组则无显著变化。

在肺结核传播相关的卫生习惯方面，干预后，对照组在随地吐痰、近距离对人大声说话或打喷嚏及经常开窗通风等行为上有明显改善，宣传手册组在近距离对人大声说话或打喷嚏、经常开窗通风、自己生了肺结核提醒周围人前往医院检查等方面均有所改善，宣传短片组在随地吐痰、近距离对人大声说话或打喷嚏方面等方面也有所提高。结果说明，对照组的随地吐痰、对人打喷嚏及开窗通风等卫生习惯在干预前后都处于较好的水平，随着年龄的上升也在继续提高，但并不会改善大众自己生肺结核后提醒周围人及时检查的行为习惯，而通过干预，在提高大众知识的同时也能促使其形成更健康的行为习惯。宣传手册组在显著提高大众知识的同时，也达到了改善大众卫生习惯的效果。

在干预后主动的健康知识传播行为方面，宣传手册组及宣传短片组在干预后主动了解结核病相关知识方面都有显著提高，而对照组则无明显变化；在向他人传播结核病相关知识方面，3 组均有明显提高，且 3 组间存在明显差异，其中以宣传手册组提高最为明显,其次为宣传短片组,最后为对照组。通过初期的宣传手册干预,可使大众在对各项主要知识有所了解后,对结核病产生了深入了解的需求,改变相应的卫生习惯及采取一些有利于健康教育信息传播的行为,如主动了解相关信息和向他人传播信息。但是,单一且短期的健康教育活动并不能达到长期改变大众行为的目的。而宣传短片的形式,信息量大,可作为宣传手册的补充,在提高大众基础知识知晓情况的基础上,予以第二阶段的全面而系统的介绍,有助于巩固大众对结核病的了解,促进短期的行为改变变为长期的卫生习惯。

(3)检测结核病例(微生物确诊)

两项集群随机对照试验均未提供干预对结核病病例检测影响的估计值。Ayles 2013 ZMB 和 ZAF 使用长期结核病患病率作为主要结局,而 Talukder 2012 BGD 仅报告了在干预地区进行测试的人数,而没有在人群水平上的分母。不过,Talukder 2012 BGD 报告说,在干预地区检测到的病例数较多($P=0.001$)。在两项非随机研究中,Khan 2012 PAK 报告在干预期间结核病病例检出率增加了 1 倍(干预期间检出率 343/10 万,而干预前为 176/10 万),但在平行对照区保持稳定(干预期间 46/10 万,干预前 41/10 万)。Jaramillo 2001 COL 仅提供了有关涂片数量、测试人数和通报结核病例数的季度数据。这些数据表明干预期与涂片和测试人数增加之间存在时间关联。但是,结核病病例通报增加不显著。

(4)长期结核病患病率

Ayles 2013 ZMB 和 ZAF 在干预开始后的 3.5~4 年进行了横断面流行率研究。在此时间点上,显示干预对结核病患病率没有影响(干预组 1 012/10 万,对照组 773/10 万,RR 1.31,95%CI 0.75~2.29,1 个试验,12 个集群共 405 788 个参与者,分析 2.1,很低力度的证据)。作者展示了另一项调整多种混杂因素的分析,如结核病和艾滋病患病率、家庭社会经济状况、年龄、性别和吸烟史,但没有表现出差异(RR 1.04,95%CI 0.72~1.51)。

66.3.5 主要结论

结核病外展筛查(有健康促进和无健康促进)以鼓励假定的结核病患者参加医疗服务,可能会增加未确诊结核病高患病率的地区的结核病病例检出率。这显示在 4 个集群随机对照试验中(低确定性证据)。常规结核病诊断外展诊所也可能增加结核病病例检出率(低确定性证据)。

没有足够的证据来确定病例检出的持续改善是否会影响长期的肺结核患病率,因为唯一一项对此进行评估的对照研究发现,经过 4 年的接触者追踪加上强化健康促进干预(非常低确定性的证据)后没有效果。在所有这些试验中,通过外展筛查服务(中度确定性证据)诊断的参与者对治疗成功和丢失有一定影响。

66.4 主要经验及推广价值

发现 70% 的痰涂片阳性肺结核患者和治愈 85% 的痰涂片阳性肺结核患者是 WHO 提出的全球结核病控制的两大战略目标。而我国是全球结核病高负担国家之一,肺结核患者尤其是新发传染性疾病患者的发现率仍很低,必须首先把隐匿在人群中的肺结核患者及时发现出来,同时加强对患者的治疗管理,才能有效控制结核病的流行。而结核病控制工作属于公共卫生范畴,必须全社会积极参与。通过有计划、有组织和有系统的健康教育活动,促进结核病控制工作的持续有效发展。

结核病健康教育在结核病控制工作中具有举足轻重的作用。健康教育的好坏,将直接影响到我国的结核病疫情控制效果。有数据显示:结核病患者在患病前接受过有关结核病的卫生宣传者仅占总患者数的 40%。这提示我们加强结核病健康教育绝不可成为一纸空谈,只有落实到实际工作中,才能发挥作用。事实证明,结核病健康教育是控制结核病行动的先导,充分利用各种宣传方式,加强对结核病防治知识的宣传,增强人们对结核病的防范意识,对降低结核病疫情、加快结核病控制步伐具有十分重要的意义。

66.4.1 我国结核病患者的特点

流调结果显示,我国结核病患者有以下特点:①男性多于女性,青壮年及老年患者较多;②家庭经济水平大多低于当地平均经济水平,经济负担重;③文化水平偏低,女性尤为明显;④多为农林牧渔从业者;⑤绝大多数患者无医疗保障;⑥大部分患者发病前未接受结核病宣传;⑦有症状患者的就诊率偏低;⑧初诊单位多为非结核病专业机构。

66.4.2 结核病健康教育与健康促进的现状

现阶段,虽然世界范围内的医疗水平得到了显著的提升,但结核病仍然是摆在众多国家或地区面前的严峻公共卫生问题。因此,结核病成为我国政府干预和控制的重点传染病之一。以往,由于信息通信技术与医疗水平的限制,结核病在预防与治疗方面的宣传力度不大。尤其是经济相对落后的偏远山区或农村,人们对于结核病的了解和认知还停留在人云亦云的模糊时代。这也导致了结核病高发,并难以有效控制。相关健康知识无法有效传播至偏远地区,使很多患者没有及早发现病情,原本可以治愈的,却错过了早期治疗和控制的时期,最终到了无法挽回的地步。一份来自 2000 年的调查资料显示,我国有近六成的结核病患者,在患病前没有得到相关方面的健康教育。同时,更有超出四成的结核病患者没有了解和意识到病症的严重性,未能进行就医或及时救治,从而失去了宝贵的生命。这在很大程度上表明了结核病的健康教育与健康促进工作落实程度严重不足。由此开始,我国便出台了《结核病防治十年规划》,在 2001—2005 年的 5 年时间里,我国对于结核病的健康教育有相关认识的还不足两成。但到 2010 年,我国已有超过六成的民众能够对结核病知识有一定程度的了解,这说明我国在结核病的健康教育与健康促进工作上,取得了一定程度的进展。现今,由于我国对结核病的健康教育与健康促进工作所投入的经费与人员成倍增长,也促使更多的人逐渐意识到结核病的危害性与进行知识普及的重要性。直至今日,全球结核病预防与治疗水平显著提升,并在每年 3 月 24 日世界结核病防治日上,对结核病知识进行积极的宣导,也使结核病的健康教育工作与促进工作得以明显加强。

66.4.3 结核病健康教育与健康促进存在的问题及解决措施

（1）重视与宣导问题及解决措施

21 世纪初期,我国对于结核病健康教育与促进工作的重视程度得以加强,并制定出与之相关的规划政策。但在部分领导层面和接体政策的扶持力度上,都有所欠缺,这使得结核病的健康教育与健康促进工作难以顺利开展,更导致对结核病知识达到深入了解的民众极为稀少。对此,应从经济相对发达的省市和地区入手,在提升医疗卫生水平的同时,加大对于结核病相关知识的宣导与传播,以此来加强人们的健康意识。并且,由于各级相关领导的重视程度加强,以及相关的政策扶持力度加强,也使对结核病的宣导工作逐步趋于完善。

（2）社会参与人员问题及解决措施

现阶段,我国对于结核病的预防与治疗工作已经具有极高程度的认识,但在各级部门的协调与配合上,仍存在一定的欠缺。这使得结核病的预防与治疗工作在开展的过程中,会受到不同程度的影响和制约。尤其对于卫生部门而言,应将结核病此种具有传染性的疾病当作危害社会的公共卫生问题,仅通过各级卫生部门与机构的单方面工作是远远不够的。对此,应扩大结核病知识的宣导力度,在全国范围内,尤其是针对偏远山区或医疗水平有限的经济不发达地区,做好结核病的健康教育活动,使社会上的爱心人士与具有较高文化水平的志愿者参与进来,形成宣导结核病健康教育的社会团体。唯有如此,才能使结核病健康教育工作得以深入开展。

（3）评估机制的问题及解决措施

对于结核病的健康教育而言,不仅需要进行积极的知识宣导,更需要建立起明确的监测与评估平台,要从健康教育的质量和效率两方面入手。现阶段,我国仍未建立起颇具规模的结核病健康教育评估机制,使得各级地区间的结核病健康评估标准参差不齐。对此,应针对结核病的健康教育与健康促进工作,建立起既统一又完善的评估机制,定期对季报资料进行分析,并定期开展健康教育活动,将此类活动的规模逐渐增大,使之形成既确保质量,又具有高效性的健康评估体系。

66.4.4 健康教育模式探讨

（1）针对不同目标人群,采取不同的方式

开展健康教育在结核病防治健康教育中,要因人制宜、因地制宜,根据不同的对象有针对性地进行健康教育,并贯穿于整个治疗、康复过程。譬如对患者着重宣传如何规律用药、定期复诊,提高其治疗的顺应性;针对结核病防治工作中的"化疗管理是关键性的中心措施",把"化疗"这一技术方案真正落实到每个患者身上;对医务人员的宣传着重于现代结核病控制技术与策略、归口管理和 DOTS 等,提高疫情报告与转诊到位率;对患者家属的宣传着重于如何预防、隔离和帮助患者规范治疗等常识,关爱患者,关注自我保健;对广大民众的宣传则通过广播、电视、报纸等各种媒体,或通过小册子、宣传画、传单等经常性广泛地宣传结核病疫情及预防基本知识;对镇、村领导干部则通过有关会议、文件,着重宣传结核病流行的严重性、危害性和对国计民生的影响等,从而促进政府对结防工作的承诺和支持。

（2）利用多种场合进行相关人员的结核病业务知识培训

见缝插针地开展对门诊医师、放射科医师、乡村医师、学校保健老师及村公共卫生联络员的健康教育。现代结核病控制技术与策略包括肺结核的归口管理、肺结核的发现、报告与登记、治疗。

（3）利用各种传媒进行大众宣传

借助镇妇联召开村妇女主任月会，通过镇有线广播、有线电视等多种媒体和各种场合上卫生课，上街咨询、开展结核病防治知识的宣传。如"3·24世界结核病防治日"，依靠镇政府的支持、媒体的配合，每年围绕不同的宣传主题，在有线广播和有线电视中播送（播放）结核病防治广播稿和碟片。医务人员义诊和咨询，分发《防治肺结核，健康你我他》《防治结核，造福人民》和《结核病防治基础知识要求》等多种宣传资料，唤起人们的警惕，进而做好预防工作，实行患者归口管理。实施直接面视下短程督导化疗管理。

（4）多部门协作

坚持不懈地开展结核病健康教育是一件难度大且需要持之以恒的工作，因此需要紧紧依靠各部门、各方面通力协作，齐抓共管，以"3·24世界防治结核病日"为突击点，与经常性健康教育相结合，全方位、多渠道、多形式开展教育，持之以恒，面向社会，使结核病健康教育进入千家万户，改变其不正确的认识和行为，提高现症患者的就诊率、治愈率，减少感染及发病率。

66.4.5　结核病健康教育的实施措施

（1）建立健全经常性健康教育机制

在健康方面，对医疗和防疫的挑战已经逐渐转向对健康教育和健康促进的挑战。《阿拉木图宣言》中指出，健康教育是所有卫生问题、预防办法和控制措施中最重要的。医院需扩展其自身功能才能适应医学模式的转变。医院应开展经常性健康教育，普及结核病防治知识，使广大群众了解、掌握结核病相关知识，改变人们的不良行为习惯，减少或控制结核病的发病与流行。

（2）实施结核病防治知识的健康教育

在实施结核病健康教育过程中，虽然目标人群各异，但防治结核病的核心知识应当是全民及重点目标人群都应了解和掌握的内容。如：①结核病是通过呼吸道传染的慢性传染病；②结核病的可疑症状有咳嗽、咳痰3周以上或有咯血、血痰等；③痰检

查是发现肺结核病的重要方法；④结核分枝杆菌主要通过肺结核患者咳嗽、咳痰、打喷嚏或大声说话时产生的飞沫传播；⑤得了结核病应及时到结核病防治机构和专科医院进行检查、治疗和管理；⑥只要坚持规律治疗，结核病是可以治好的；⑦结核患者应在医务人员面视下督导用药，确保规则治疗。现代结核病防治工作要求医务工作者，尤其是专业人员既要掌握专业新知识、新技术、新政策，也要掌握现代健康教育的基本理论。要根据个体差异，运用通俗易懂的语言向患者解释结核病的发生、发展、治疗、转归情况，以及所进行的各项检查的意义，引导患者不断提高对结核病规范治疗和管理的重要性的认识。

（3）实施心理健康教育

当结核病患者遭受到疾病伤害，要承受来自经济、社会等方面的压力，尤其要进行隔离治疗时，容易产生孤独感或有受到歧视的心理。适时而恰当的心理健康教育可以指导人们保持正确的认识和态度，克服消极心理，以积极的心态去面对疾病，有助于患者主动配合治疗，有利于疾病的康复。

（4）相关法规政策的宣传教育

提高肺结核患者发现率已成为结核病防治工作中的一项重要指标。综合医院等医疗机构是患者就诊的主要场所。因而，《结核病防治管理办法》和卫生行政部门《结核病归口管理办法》也就成为在医疗机构进行健康教育的一项特殊内容。广东省2006年的中国结核病控制工作月报表显示，医疗机构的患者转诊到位率为41.3%。非结核病防治专业机构因其工作特点，无法对结核病患者的治疗全程予以专业性监督，并且因对结核病防治新知识、新技术、新策略的掌握水平参差不齐，致使规范性化疗及管理不能落实，造成部分病例成为慢性传染源，甚至产生耐多药病例。这部分患者即使后期到结核病防治专业机构得到正规治疗，痰菌阴转率也比较低，复发率较高，对结核病控制策略目标达标极为不利。因此，在非结核病防治专业机构开展有效的结核病健康教育，对减少肺结核，特别是复治、难治、耐药性肺结核病的发生和流行是十分必要的。

66.5　总结

通过建立结核病健康教育与促进的长效机制改变一个人、一个家庭及一个群体的不良生活习惯，建立文明、健康、科学的生活方式，培养健康的心理素

质,不是一朝一夕就能做到的。加上结核病传播的易实现性导致结核病控制工作是一项长期、艰巨的工作,这一切都决定结核病的健康教育必须建立一个以"3·24世界防治结核病日"为中心的重点工作,与平时工作相结合的长效机制。健康教育与促进是实现初级卫生保健的先导,是卫生保健事业发展的必然趋势,也是提高广大群众自我保健意识的重要渠道。它作为一项低投入、高产出、高效益的保健措施,正越来越广泛地被应用到公共卫生的各个领域。《中国结核病防治健康教育材料资源库》的推出就是一个典范,它为各级结核病防治机构提供了内容丰富、形式多样的开展健康教育与健康促进活动的工具。我们相信,只要有政府的高度重视,有各部门的紧密协作,有健全的防痨网络,只要能充分利用资源库的各种材料开展防治结核病的传播及培训活动,通过各种行之有效的宣传方式和声图并茂、通俗易懂的宣传内容,达到80%以上的结核病知识知晓率,有效控制结核病的目标就一定能够实现。

(胡　屹)

67 法国大肠癌筛查案例

67.1 前言

法兰西共和国(République francaise)是一个本土位于西欧的半总统共和制国家,海外领土包括南美洲和南太平洋的一些地区。法国的一级行政区为大区,全国共有 18 个大区(包括科西嘉地方行政区),其中 5 个是海外大区。人口最多的 3 个市镇(巴黎、马赛、里昂)又划分为 45 个市区。大区、省与市镇被称为领土集体,拥有本地议会和行政长官,区与选区则没有这样的设定。

法国男性的平均寿命为 78 岁,女性平均寿命为 85 岁,是欧盟内国民最为长寿的国家之一。法国的医疗保健系统由政府支持的国民卫生保险资助,实施全民医保。在 1997 年 WHO 医保系统排名中,法国位列首位。2000 年,WHO 对各国医保系统的调查评估显示,法国医保系统为"几近最佳的整体医疗保健"。据统计,每 1 000 名法国居民中有 3.22 名医师。2011 年,法国将 GDP 的 11.6%(人均 4 086 美元)用于医疗保健,这个比率高于欧洲平均水平,略低于美国,大约 77% 的医疗支出皆为政府资助的机构所支持。癌症、艾滋病和囊肿性纤维化等慢性病患者均可得到免费治疗。2008 年,法国人均医疗保健支出为 4 719 美元。

结直肠癌是法国较为常见的癌症之一,一般发现时已处于晚期,治疗的效果不佳,因而死亡率较高,成为法国医疗卫生服务系统中一个较为沉重的负担。

67.2 大肠癌筛查项目背景

在法国,结直肠癌(colorectal cancer, CRC)是继前列腺癌和乳腺癌之后的第三大常见癌症,并且是继肺癌后癌症死亡的第二大原因。在女性癌症发病中位列第二,在男性中排名第三。1980—2000 年,

CRC 的新病例数量增加了 50% 左右。这些病例的增加有很大一部分是因为人口老龄化。根据相关数据统计,2011 年有近 40 500 人被诊断为 CRC,有超过 17 500 人死于 CRC。2004 年 16 458 人死于 CRC,2005 年报道有 37 400 个新增病例。法国东部是欧洲发病率和死亡率最高的地区。

CRC 患者的 5 年生存率仅为 56%,尤其是在疾病晚期才进行诊断并治疗的患者,其预后更差。如能得到早期诊断,则治疗效果较佳,预后较好。

CRC 的预防和控制是一个复杂的系统工程,需要在疾病的初期就进行干预。大多数 CRC 起源于腺瘤,多为息肉,从小息肉进展为大息肉(>1cm),然后进展到异型增生和癌症。腺瘤进展为癌平均大概需要至少 10 年的时间。由于发现息肉后通常会切除,所以该时间的估计并不精确。尽管如此,腺瘤较慢的生长速度及较长的进展期为 CRC 筛查提供了机会。如能通过筛查,提早发现并切除腺瘤,则可防止 CRC 的发生和发展,不但降低 CRC 的死亡风险,而且预防癌症的发生,降低发病率。有相关研究随访了 1 418 例患者,观察到这些患者经结肠镜检查后切除了 1 个或多个息肉。在平均 6 年的随访期间,结肠癌发病率比其他研究报道的未切除息肉的患者低 88%~90%,比一般人群低 76%。

在英国、丹麦、美国、瑞典等国家等开展的以人群为基础的随机干预试验(randomized controlled trial, RCT)显示,使用粪便隐血试验(fecal occult blood test, FOBT)进行 CRC 筛查,能减少 CRC 死亡率。这些研究经过 10 多年的随访,认为可以通过 FOBT 的筛查降低 12%~16% 的死亡率。在法国勃艮第地区对 91 200 名对象进行了为期 11 年的跟踪控制试验,观察到 CRC 死亡率降低了 16%。2003 年 12 月,欧盟理事会建议向欧盟成员国实施基于人群的 CRC 筛查计划,目的是尽早在早期潜伏期时将 CRC 的患者群筛选出来,方便其进行早期治疗和干预,从而减轻该群体的 CRC 负担。

在法国,1998 年和 2005 年建立了协商一致会议原则(Haute Autorité de Santé, HAS)。以人群为基础的两年 1 次的试点筛查项目得以通过。2006 年公布的国家建议书中提到,从 2002 年开始对 50~74 岁人群逐步实施。法国健康监测研究所(the National Institut for Health Surveillamce, InVS)是负责癌症筛查项目,尤其是 CRC 筛查试点项目效果流行病学评价的独立公共卫生机构。卫生部和法国国家癌症研究所则协调国家癌症防治政策。

经过前期的试点研究,2008 年 1 月—2009 年 12 月,法国在全国范围内开展了基于人群的 CRC 筛查计划。该计划以两年一次的愈创木脂粪便隐血试验(gFOBT)为基础,将检测套件分发给年龄在 50~74 岁、患 CRC 风险的男性和女性。如果 gFOBT 的检测结果为阳性,则对该个体行结肠镜检查,进一步判断。项目由卫生部和国家健康保险资助,共实施 4 轮,每轮持续 2 年。

67.3 大肠癌筛查模式及实施

67.3.1 项目简介

2002 年,法国启动了一项全国性的试点研究,探索针对人群的大肠癌筛查。项目针对年龄在 50~74 岁的一般风险对象,采用 FOBT 进行两年 1 次的筛查。目标人群会收到邀请函,受邀咨询他们的全科医师,由全科医师提供 FOBT 检测套件,由他们带回家后自行检测。如果检测结果呈阳性,那么他们会需要做一次全面的结肠镜检查进行确诊。2006 年,共有 23 个地区被纳入该研究,涉及超过 500 万人群。

67.3.2 实施概况

(1)实施机构

试点筛查计划由法国卫生部与健康保险基金和法国国家癌症研究所(institnt national du cancer, INCa)在国家层面进行,由当地癌症筛查管理中心(cancer screening management center, CSMC)在法国的每个地区进行规划和组织,由 23 个地方监测中心实施,在地区一级层面进行运作(每个地区 1 个)。这些中心是非营利组织,主要负责全科医师的培训、目标人群的邀请、参加筛查者的跟进和数据收集等相关工作。他们向负责流行病学评估的中央机构报告年度统计数据和指标,这些数据和指标将作为质量保证协议的一部分。

(2)实施程序

邀请名单基于当地健康保险机构的参保名单。在法国,只有 0.4% 的人没有健康保险,因此该邀请程序的覆盖面可以得到保证。监测中心向保险名单中 50~74 岁的男性和女性发送一封信函,邀请他们咨询他们的全科医师,进行免费检测。监测中心要求在 2 年时间内完成整个目标人群的邀请。如果被邀请者没有参加检测,那么在 6 个月之后,监测中心将重新给这些目标受试者寄带有检测套件的信件。

该计划鼓励大量医疗专业人员参与其中：全科医师、胃肠病学家、药剂师和解剖细胞病理学家等。全科医师培训在计划中起着重要作用。监测中心在向人群发送邀请函之前，必须为其所在地区的所有全科医师提供相关信息并组织培训课程。课程的主要内容包括疾病筛查、流行病学研究等。

受邀参与该项目的人群分两种情况：如果患CRC 风险在人群一般水平，将通过邮寄信件的方式，邀请其拜访他们的全科医师，由全科医师提供gFOBT 试剂盒；如果是 CRC 高风险人群（如具有个人或家族结肠直肠腺瘤或 CRC 病史，以及正在治疗炎症性肠病的人）或具有 CRC 遗传易感性的人群（Lynch 综合征或家族性腺瘤性息肉病，后详述），则只需接受胃肠病学家的特定随访，并排除在筛查计划之外。排除在筛查计划之外的人除了 CRC 高风险人群和 CRC 遗传易感性的人群外，还包括经过全结肠镜检查未发现异常的人群，排除时间一般为 5年。CSMC 将收集、汇总所有被全科医师排除的人员或患者的信息。

满足条件的受访人将获得可以在家中检测的套件，从每 3 份连续采集的粪便样品中选取 2 份进行评估和检测。检测时，需要将 2 份样品分别在不同的时间窗口进行 3 次重复检测，这 3 次重复需要使用 3个相同的工具套件，并在完成后将其发送到预付费的回收信封中，并将该信封寄回实验室。

按照上述实验规则进行检测，意味着受试者一共需要完成 6 个窗口的检测，如果 6 个窗口中至少 1个是阳性的，则结果为阳性。如果检测套件使用不当，CSMC 会向该人员发送一个新套件（出于成本考虑，只会再发送一次，如果还是检测失败则排除此人）。如果检测是阴性的，那么该人在两年后会被重新邀请，前提是他在两年后仍然不到 74 岁，并满足该项目的纳入和排除标准。受邀者尚未寄回检测结果且未通知 CSMC 有关排除标准的人员将在初次邀请后 3 个月被提醒。如有必要，将在 3 个月后再次被提醒（在这次提醒中，会在提醒的邮件中加入附加的gFOBT 工具包，以防止受试者的工具包在中途邮寄的过程中丢失）。

分析检测之前如果发现不合格样品，确认样品的质量有问题或者未按照规定时间检测样品（超过14 天），则认定实验结果不合格。结果不合格的人员将被要求完成其他的检测。

最终的 gFOBT 检查结果经确认后发送给患者、全科医师和 CSMC。如果检验结果是阳性，则必须将患者转诊给胃肠病学家，进行结肠镜检查。结肠镜检查由该地区有资质的社区执业内镜医师进行，他们都是专业的胃肠病学家，且操作环境和条件符合法国国家卫生管理局关于内镜检查的要求。在检查过程中，大多数（95%）参与者接受了麻醉师提供的镇静或全身麻醉。如果不适合采用标准结肠镜检查，则考虑使用其他类型的结肠探查，比如计算机断层扫描（CT）结肠检查（图 67 - 1）。

（3）全科医师的作用

在整个检查和筛查的过程中，全科医师的作用至关重要。全科医师的关键作用是确定哪些人因为医学相关原因应被排除在外，并对他们作出相应的解释；为那些满足条件的人进行检测，同时还需要向受试者解释整个筛查过程（试剂盒筛查、结肠镜检查等）；当检验结果为阳性时，要对受试者进行结肠镜检查，并对他们进行治疗、跟踪、随访；他们也会定位患者，给患者一些健康保健上的建议。他们所依据的医疗排除标准如下。

1）新出现消化系统症状的人：应直接向这些人提供结肠镜诊断。

2）CRC 风险高或极高的人：如家族性腺瘤性息肉病（familial adenomatous polyposis, FAP）、遗传性非息肉病性大肠癌、腺瘤、CRC 个人或家族史。

3）过去 5 年内结肠镜检查正常的人。

4）结肠镜检查被认为是明确疾病（如终末期疾病）或暂时无效（如抑郁症）的人。

全科医师必须参加监测中心组织的培训课程，才能注册并参与到该计划之中，接受个性化的培训。每次进行检测，国家都会向全科医师支付相应的费用。约有 2 万名全科医师有意向参与该计划，向患者进行检测和筛查服务。最终超过 80% 的全科医师参与了该计划（即每年进行 1 次或多次检测），也有一些全科医师拒绝参加。

和欧盟其他国家或地区相比，法国直接邮寄FOBT 套件的使用率不是特别高，估算是 26%～34%，远低于其他北欧国家。法国不同的地区的使用率也各有差异，从 7.3%～50.1% 不等。上莱茵省的使用率最高，2012—2013 年估计达到 46.9%。使用率不高可能有文化上的原因。在欧洲和法国的部分地区似乎存在着南北梯度，南方 gFOBT CRC 筛查项目参与情况最差。全科医师的参与是法国大肠癌筛查项目的基石。他们是项目实施的关键，不仅有效增加了 gFOBT 筛查的参与度，而且评估了参与者自身的 CRC 风险，并向参与者推荐最合适的筛查

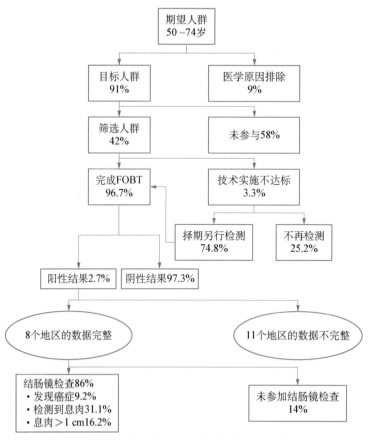

图 67-1 完整的项目实施流程(以第一轮的试点筛查计划为例)

实验,还保证了对 gFOBT 结果阴性的参与者进行重复实验,以及结肠镜检查的持续性。由于全科医师的参与度变化很大,导致法国 FOBT 套件的使用率不是很稳定,2012—2013 年估计为 31.0%。如果没有全科医师的参与,法国 FOBT 套件的采用率可能还会更低(表 67-1)。

表 67-1 法国不同区域的 FOBT 套件使用率情况汇总

区域	项目开始时间	50～74 岁目标人群平均数量	使用率(%)
Allier	2004 年 2 月	104 682	50.4
Bouches-du-rhône	2002 年 12 月	487 462	43.7
Calvados	2004 年 6 月	20 532	32.1
Charente	2003 年 9 月	98 870	50.2
Côte D'or	2004 年 9 月	129 260	47.7
Finistère	2003 年 10 月	238 921	32.0
Hérault	2002 年 12 月	257 880	50.1

续　表

区域	项目开始时间	50～74 岁目标人群平均数量	使用率(%)
Ille-et-Vilaine	2003 年 10 月	217 152	42.8
Indre-et-Loire	2002 年 5 月	149 623	31.1
Isère	2003 年 11 月	277 727	51.1
Mayenne	2004 年 9 月	75 837	32.7
Moselle	2003 年 12 月	268 077	32.2
Nord	2004 年 6 月	593 786	41.0
Orne	2004 年 5 月	82 972	37.3
Puy-de-Dôme	2004 年 5 月	171 516	33.8
Pyrénées Orientales	2003 年 9 月	123 842	54.1
Haut-Rhin	2003 年 1 月	186 200	50.3
Saône-et-Loire	2003 年 11 月	158 455	35.1
Essonne	2004 年 5 月	276 789	40.3
平均使用率		4 742 525	42

尽管 FOBT 套件的使用率并不是特别的高,但由于全科医师的积极参与,法国结肠镜依从性非常高(大约 91%),是 RCT 和"真实世界"研究报道中最高的。法国的全科医师经常能够说服最初拒绝的患者接受结肠镜检查,这也为项目的成功实施提供了保障。

(4)数据的收集和评估指标的计算

在一个筛查项目中,及时有效地进行数据收集和指标计算,能够让我们对该项目的进展情况和过程进行良好和完善的评估,法国 CRC 筛查项目的数据收集过程和指标的定义比较明确,各个部门职责清晰,保障了项目的顺利进行。

筛查阳性者的随访结果及结肠镜检查的数据都主要由全科医师和胃肠病学家为癌症筛查监测中心收集。全科医师向监测中心提供有关"医疗排除标准"的信息,中心阅读实验室向全科医师和监测中心提供有关检测结果的信息,胃肠病学家将结肠镜检查结果的信息传递给全科医师和监测中心。最后,监测中心必须收集有关该计划监测和流行病学评估所需的采用率、检测结果、病变和关键指标的数据,并将其传输给 InVS 等国家机构进行评估。这是规范列表中定义的质量保证协议的一部分。

国家项目指南中公布了阳性检测随访的标准化表格。该表格描述并规定了结肠镜检查质量标准、可能的结肠癌并发症发生率、死亡率、手术情况等。由于各个地区开始进行筛查项目的时间不一样,他们收集数据的方法也不同,那么这些地区在筛查开始时可能并没有足够详细的信息,对筛查项目也没有一个特别完整的了解。他们收集的数据包括性别、年龄、检查结果、结肠镜检查结果和息肉或癌症的病理结果、肿瘤的 TNM 分类、结肠镜检查的不良反应(穿孔、严重出血和死亡)。虽然在研究期间这些数据其实并不全面,比如死亡的情况,但不完整的数据也需要提供。因为这些数据可能包含了一些隐含信息,可以作为其他决策参考源。参与率定义为 50~74 岁年龄组的筛查人数除以目标人群。通过向法国国家统计和经济研究所(INSEE)提供的 50~74 岁的总人口中减去通知监测中心医疗排除的人数来估算目标人群。

CMSC 使用 6 种不同的数据库管理软件包,这些数据库管理软件并非开源的数据库管理软件,而是由 CSMC 内的计算机科学家开发的专用数据库管理软件,提高了数据的安全性和个性化程度。为了确保最高程度的同质性,根据由 InVS 提出的标准格式提取数据。InVS 与 CRC 专家联合编写的国家指南描述了总结计划成果的数据和指标。CRC 筛查和诊断质量保证的欧洲指南(EG)用作指标水平的参考。

67.4 筛查效果

67.4.1 目标人群的参与率

在第一轮的筛查中,来自 23 个地区的 50~74 岁年龄组的目标人口为 4 742 525 人,其中男性 2 192 427 名,女性 2 385 582 名。根据 CSMC 收集的信息,该计划排除了 100 万人,排除率为 10.5%,男性和女性的排除率大体相似。在符合条件的人群中,近 300 万人进行了 FOBT 检测,参与率为 34.3%。女性参与率为 36.2%,高于男性的 32.1%。男性的参与率随年龄增长而增加,从 50~54 岁男性的 27.6% 增加到 70~74 岁男性的 38.2%。女性参与率最高的是 60~64 岁年龄组,达到 40.0%,而 50~54 岁女性的参与率仅为 32.5%。各地区的参与率差异很大,从 16.0%~56.0% 不等,只有 9 个地区达到了 45.0% 及以上。

67.4.2 粪便阴血试验阳性率

在总检测数量(1 118 251)中,3.3%(36 902)的检测结果在技术质量上达不到要求。技术检测失败率有性别差异,男性为 3.2%,女性为 3.4%,并且随着年龄而增长,从 50~74 岁的 2.7% 增加到 70~74 岁的 4.1%。如果检测技术质量不达标,这些人会立即收到包括新检测套件在内的邮件邀请。在这些人中,大概有 75% 的人会参与重复检测,而其他人则选择不再参与检测。

在受检测的个体中,尽管可能进行了多次检测,但也有 1.6% 的人寄回了检测不足的 FOBT。男性和女性的 FOBT 不足率类似。

在经过充分检测的人中,有 82 786 人显示 FOBT 阳性结果。整体的 FOBT 阳性率为 2.8%。男性(3.3%)高于女性(2.4%),首次筛查(男性为 3.5%,女性为 2.5%)高于后续的筛查(男性为 3.1%,女性为 2.3%)。对于两种性别,阳性结果随着年龄的增加而增加,从 50~54 岁男性的 2.8% 到 70~74 岁男性的 4.2%。女性的相应数字分别为 2.0% 和 3.0%。各地区的 FOBT 阳性率变化很大,男性的比率为 2.0%~5.1%,女性的比率为 1.4%~

3.6％。逻辑回归分析证实,性别、年龄、筛查等级和地区是 FOBT 阳性率的重要预测因子。

67.4.3 结肠镜检查的顺应性

在筛查项目开始后的 36 个月中,在阳性检测结果的人中,结肠镜检查率达到 86.2％,男性约为 85.9％,女性约为 86.5％。在剩下的 14％人中,有各种不同的情况,比如拒绝结肠镜检查,患有相应的医学禁忌证或失访,这些因素的具体比例关系尚不清楚。但能够了解到的数据显示,在 FOBT 结果为阳性后,标准结肠镜检查没有医学禁忌证的人比例为 99.0％。

男性和女性对结肠镜检查的依从性相似,依从性良好的比例为 67.5％～95.9％。逻辑回归证实,地区因素是结肠镜检查依从性的重要预测指标。从 FOBT 结果到结肠镜检查延迟的中位数是 58 天,90％的结肠镜检查在 5 个月内进行。有关结肠镜检查质量的信息仅适用于结肠镜检查的 69％;准备内容被认为是良好的占 87％,一般的为 10％,而 3％认为结肠镜检查差。完整结肠镜检查的百分比(结肠镜检查者自我报告的直肠和结肠检查的完整性)为 97％,随年龄增长而下降,从 50～54 岁患者的 98％降至 70～74 岁患者的 96％。导致不完整的结肠镜检查的原因是由于解剖学的占 42％,阻塞性病变的占 26％。其他原因是准备不充分或没有说明。在该评估中,969 名患者进行了除结肠镜检查以外的检查。

一共有 14 696 例结肠镜检在 FOBT 阳性检测结果后进行。在这些参与了结肠镜检查的人群中,大约每 10 例就有 4 例,通过结肠镜检查检测到癌症、1 个或多个腺瘤。这一比例在男性中高于女性(男性 51.1％,女性 29.8％),并且随着年龄的增长而增加,从 50～54 岁人群中的 31.5％增加到 70～74 岁人群中的 51.2％。平均而言,结肠癌检出的癌症百分比为 9.2％(8.0％～10.4％),高风险腺瘤(腺瘤>10 mm)的百分比达到 16.2％(58.0％～21.3％)。结肠镜检查发现腺瘤的总体百分比在女性中为 31.1％～22.1％,在男性中为 38.8％。共有 4 612 名受试者被诊断患有腺瘤。腺瘤检出率达到 7.2％(女性 4.2％,男性 10.9％)。筛查人群的总体癌症检出率为 2.3％(95％CI:2.2％～2.4％),从女性的 1.4％到男性的 3.4％不等。癌症或腺瘤的百分比随年龄增长而增加。对于癌症,70～74 岁年龄组的百分比比 50～54 岁年龄组高 3 倍左右。1 000 名受筛查人的腺瘤检出率随着年龄的增长而增加,从 50～54 岁年龄组的 4.8％增加到 70～74 岁年龄组的 10.4％。癌症检出率随着年龄的增长而增加,从 50～54 岁人群的 0.8％增加到 70～74 岁人群的 4.3％。

67.4.4 诊断阶段

根据 TNM 分类,在诊断时按阶段对癌症进行分类。尽管有国家层面建议,但一些监测中心没有使用该分类,或者在记录数据时,并未完整地记录数据。总体而言,试点计划检测到 1 615 例癌症,1 341 例(83％)有关于分期的信息。其中,23％为原位癌。在 898 例分期侵袭性癌症中,43％为Ⅰ期,24％为Ⅱ期,23％为Ⅲ期淋巴结粘连,10％为转移。

67.4.5 不良事件

在整个筛查期间,共记录了结肠镜检查中发生的 200 例不良事件,其中 32 例是由麻醉或患者的一般情况引起的,168 例是由于结肠镜检查(出血、穿孔等)。记录了 1 例死亡事件。结肠镜检查的全球不良事件发生率约为 0.28％。严重不良事件,即那些需要在检查后住院的患者数据只在部分地区可以获得,其中记录了 57 076 个结肠镜检查和 34 个严重不良事件,严重不良事件的发生率为 0.06％。数据并不是特别完整,所以基于现有的数据不足以对并发症进行详细评估。

67.4.6 诊断试验的效果

在按照性别和筛选轮次对阳性 FOBT 进行检查后的组织学证实的诊断中,总共 45.7％的病例没有发现病变,女性(55.9％)的这一比例高于男性(36.8％)。3.8％的病例结果未知。根据最严重的病变,24 253 人被初步诊断为结肠直肠腺瘤,管状者占 49.8％,管状绒毛占 36.2％,绒毛状占 3.9％,混合或锯齿状占 1.4％,8.7％没有准确的判定。在检测到的腺瘤中,有 14 276 个为 AA(指直径>10 mm,或含有绒毛成分或高度异型增生的腺瘤)。用于检测 AAs 的阳性预测值(positive predictive value, PPV)为 19.6％,男性(24.4％)高于女性(14.2％)。

用于检测癌症的 PPV 为 7.5％,检测到 5 452 种癌症。男性(9.0％)高于女性(5.8％),并且对于两种性别,第一次筛查的比例高于随后的筛查。此外,用于检测癌症的 PPV 随着年龄增长而增加:50～54 岁男性为 4.3％,55～59 岁男性为 6.5％,

60～64 岁男性为 9.5%,65～69 岁男性为 11.2%,70～74 岁男性为 14.1%。女性的相应数字分别为 3.9%、4.9%、5.4%、6.4%和 8.4%。在检测到的 5 452 种癌症中,只有 16 种未被记录为腺癌,癌症类型尚不明确。

67.4.7 筛查项目检出率

整体的 AA 检出率为 4.9%,癌症检出率为 1.9%。男性的 AA 和癌症检出率均高于女性,第一次的筛查结果高于后续的筛查,并且随着年龄的增长而增加。各地区的检出率差异很大。对于男性,AA 检出率介于 3.2%和 13.0%之间,癌症检出率介于 1.3%和 5.8%之间。对于女性,AA 检出率介于 1.4%和 4.6%之间,癌症检出率介于 0.6%和 2.3%之间。性别、年龄、筛查等级和地区是 AA 和 CRC 检出率的重要预测因子。

67.4.8 癌症检测部位

已知 92%的癌症(包括原位癌)检测到肿瘤位置,即 5 027 种癌症。性别之间的定位是不同的。直肠癌的比例在男性(33.3%)中高于女性(29.9%),而位于近端结肠的癌症比例在女性(24.8%)中高于男性(20.9%)。筛查等级对肿瘤定位也有显著影响:近端结肠和直肠中发现癌症比例后续筛查高于首次筛查(男性和女性)。对于女性,在近端结肠中检测到的癌症的比例随着年龄的增加而增加,从 50～74 岁女性的 16.7%增加到 70～74 岁女性的 28.9%。逻辑回归分析证实,性别、年龄和筛查等级是肿瘤定位的重要预测因子。

67.4.9 检测癌症阶段

使用针对腺癌的 UICC TNM 病理学(pTNM)分类建立癌症分期。由于在直肠中检测到的肿瘤易进行辅助放疗,并且可能是低阶段肿瘤,因此仅对结肠腺癌(包括直肠乙状结肠)进行分期。此外,排除了 pTNM 分类缺失数据超过 30%的地区。结肠腺癌分为 21 个区,共有 2 249 种结肠腺癌,其中 27.2%为原位癌,64.1%为侵袭性癌症,8.7%无法分期。男性和女性的阶段分布不同,男性的Ⅳ期癌症比例高于女性。结肠位点的阶段分布也不同。只有 21%的Ⅰ期 43%的Ⅱ期、36%的Ⅲ期和 45%的Ⅳ期腺癌位于近端结肠。性别和肿瘤位置是侵袭性结肠腺癌分期的重要预测指标。

67.4.10 成本效益指标

根据相关研究,利用马尔科夫链模型预测法国两年一轮的大肠癌筛查项目的成本效益学分析表明,两年期间使用 FOBT 可以节省 3 201 个生命年,花费大约为 79 359 152 欧元,相比于粪便免疫化学检测(fecal immunochemical test,FIT)和结肠胶囊内镜(colon capsule endoscopy,CCE)等其他筛查方法,获得了更好的筛查效果,并且在成本和参与时间上获得了一个很好的平衡。

67.5 主要经验及推广价值

法国大肠癌筛查项目是一个较为成功的项目,从项目的结果可以看到,用了较少的经济支出,获得了较大的卫生体系收益和人群健康收益,我们可以从法国的大肠癌项目中获得一些宝贵的经验和教训。

67.5.1 媒体宣传促进参与率的提升

根据欧洲基于人群的 FOBT 试验,为了降低死亡率,参与率应达到 50%或更高,才能达到理想的效果。与其他计划相比,法国计划的第一轮参与率仍然不理想。在法国国家 CRC 筛查计划中,参与率逐渐增加,从 2003 年的 33%增加到 2004 年的 40%和 2005 年的 45%,在全国报道完成后,实施了广泛的广告宣传活动。由于广告和媒体的覆盖,这对于 2007—2008 年举行的 CRC 筛查计划的实施产生了积极影响,参与率进一步提高。超过 80%的全科医师参与该计划,这意味着他们每年提供 1 个或多个 FOBT 检验套件(但具体的数据暂未公布)。其中一些全科医师每年提供的 FOBT 检测数量少于 10 个,但另外一些全科医师每年有超过 100 个 FOBT 的检验。在试点计划期间,只推出了当地媒体宣传活动:在报纸上刊登新闻文章;在广播中宣传筛查活动;在公共场所张贴医疗实践的海报。此外,2006 年 12 月—2007 年 4 月,在 6 个地区使用的自填邮件调查问卷中设立了 FADO(有组织筛查计划的持续性因素),这是一项横断面研究。该研究的目的是根据 CRC 筛查实践分析社会人口统计学和医疗保健获取特征的作用,并描述参与或不参与 CRC 筛查计划的原因。媒体的覆盖和广告是推广法国大肠癌筛查项目的一个重要有力的推手,如果没有广告和媒体的覆盖,那么法国的大肠癌筛查项目就不能够如期顺利进行,民众的参与程度也可能和第一轮一样比较有限。这提示我们,进行大规模的筛查项目应该尽可能地配合新闻、广播和医疗海报等宣传活动,并把握好人群的关注。

67.5.2 排除标准的制订对数据指标的影响

由于医疗因素而未能参加筛查和结肠镜检查的人员的数量因地区的不同而不同。不仅如此,我们还观察到地区之间被排除人员百分比的巨大差异。这是因为在 2005 年之前,在考虑如何去除医学排除的人员的规则上,各个地区的规定是不同的。但在 2005 年之后,各个地区均采用了统一的医学因素的排除决定,尽管在此之前的试点,由于多方系统的协调问题,并没有得到一个准确的数据。但在后续几轮的筛查试验过程中,该缺点得到了一定的改善,说明法国政府在进行这项筛查项目的过程中,能够及时地吸取前面的经验和教训,也说明试点的重要意义;能够在一定程度上将错误局限在一个较小的范围内,从而防止错误造成过大的影响。

67.5.3 信息反馈提升结肠镜检完成率

结肠镜检查完成率达到 86%,高于英国的 82%,意大利的 75.3%。在加泰罗尼亚的西班牙试点计划中,这一比率达到 86.6%。值得注意的是,在百分比较高的地区,可以从医师处获得具体的数据信息。比如说他们可以接收到医师给他们的邮件提醒;也可以通过给医师发送信件和邮件、打电话等方式获取相关的数据;如果实在联系不上医师,全科医师还可以使用挂号信的方式,将具有阳性检验结果的具体数据发送给受试者。这将保证受试者可以获得自己的相关数据和信息,这对于受试者积极参与该大肠癌筛查项目有着极为重要的意义。在法国试点计划中的 14%未接受过结肠镜检查的人中,有些人拒绝接受结肠镜检查。在勃艮第一轮筛查中,未进行结肠镜检查的人的百分比为 12.7%。人们可以自由拒绝,但这一结果也可能反映出人们对筛查阶段缺乏了解(检测和结肠镜检查),或患者的偏好。通过结肠镜检查获得的癌症或腺瘤的发生率与其他研究中报道的相似。

67.5.4 粪便隐血试验方法的缺陷和改进

FOBT 对息肉的敏感性偏低,对临床上重要的病变的特异性相对偏低,所以要对许多假阳性结果进行额外检查,这造成了医疗资源的浪费。尽管该

试验无创且价格便宜,但需每年进行,并且若为阳性,重复的粪便检测并不足够,还需要结肠镜随访。门诊直肠检查获取的标本可能有助于临床诊断,但不足以进行筛查。FOBT 应采用敏感的愈创木酯试验(如 Hemoccult SENSA),在粪便脱水情况下连续检测 3 份标本。早期的愈创木酯试验(如 Hemoccult Ⅱ)的筛查敏感性不够。进行 FOBT 前是否需要饮食限制尚不确定,不过生产商推荐在检查前应避免服用非甾体类消炎药(nonsteroidal antiinflammatory drugs,NSAIDs)[包括每日 1 片(100 mg)以上阿司匹林]7 日、避免使用大剂量(≥1 000 mg/d)维生素 C 和禁止食用红肉 3 日。而这些限制因素并没有在筛查中得以体现,筛查的结果可能具有一定的不准确性。

2012 年 3 月,根据法国国家卫生局和 INCa 的建议,卫生部宣布决定转向全境的免疫化学 FOBT。这一变化将对参与筛选有一个有利的影响,因为有更多的公众接受该检测,其采样技术相比原来的采样技术有更高的安全性。此外,免疫化学 FOBT 的表现高于 gFOBT,可能会增加全科医师的信心及其对该计划的依从性。这一变化也将对评估指标产生重要影响,包括 AAs 和癌症的阳性检测率和检出率。

67.5.5 高风险人群的筛查改进

本次筛查项目中,并没有考虑到对那些本身风险就偏高的人群的筛查,在后续的筛查中,可以考虑增加向高风险人群的筛查,这些人包括高风险遗传综合征患者和具有临床危险因素的患者。

(1) 高风险遗传综合征患者

1) Lynch 综合征(遗传性非息肉病性结直肠癌,hereditary nonpolyposis colorectal cancer,HNPCC):是一种由 DNA 错配修复导致的家族型 CRC,占 CRC 的 2%~3%。Lynch 综合征也会增加除 CRC 外其他癌症的风险,包括:子宫内膜癌、胃癌、卵巢癌、胰腺癌、输尿管和肾癌、胆道癌及脑癌(通常为胶质母细胞瘤)。若个体有 1 名以上的家庭成员在年轻时(通常在 30 多岁和 40 多岁)发生了 CRC 或其他 Lynch 综合征相关性小肠癌、卵巢癌或子宫内膜癌,则应考虑诊断为 Lynch 综合征。

2) 家族性腺瘤性息肉病(familial adenomatous polyposis,FAP):通过常染色体显性遗传,约占 CRC 的 1%。患者从青春期开始出现成百上千个息肉,遍及整个结肠。肿瘤在 20 多岁时开始发生,接近

100％的患者会发生 CRC,通常在 50 岁之前。

（2）具有临床危险因素的人群

1）CRC 或息肉既往史:会增加另一原发性(异时性)癌的发生风险。当前最佳研究表明,有 CRC 病史者,其 CRC 发病率是一般人群的 1.4 倍。腺瘤性结直肠息肉史也会增加 CRC 风险,尤其当息肉为多发、较大或有绒毛状结构时。

2）结肠炎症性肠病（inflammatory bowel disease,IBD):又称溃疡性结肠炎或克罗恩病,与 CRC 风险增加的相关性在病变呈广泛性(全结肠炎)和长期性时被充分证明。癌症发生在异型增生区域内,而非从息肉发展而来。

3）腹部放疗:对于接受过腹部放疗的儿童期恶性肿瘤幸存成人,随后发生胃肠道肿瘤(主要是 CRC)的风险增加。在两项流行病学研究中,因儿童期癌症接受腹部放疗者的 CRC 发病率大约是儿童期未接受放疗者的 11 倍,且前者 CRC 发生在相对较小的年龄(<50 岁)。儿童肿瘤协作组的指南推荐,对于接受了 30 戈瑞(G)或更多剂量腹部放疗的儿童期癌症幸存者,每 5 年进行 1 次结肠镜检查,检查在放疗后 10 年或 35 岁时开始,以靠后的时间为准。

4）年轻时患子宫内膜癌:加拿大的一项人群研究发现,对于 50 岁或 50 岁以前诊断为子宫内膜癌的女性,其 CRC 风险是其他女性的 4 倍。虽然部分这类女性可能有 HNPCC,但即使没有被诊断为 HNPCC,年轻时患子宫内膜癌的女性仍应考虑进行 CRC 筛查。

5）加德纳综合征(CRC 伴良性结肠外肿瘤)和 Turcot 综合征(CRC 伴脑肿瘤):是较少见的遗传综合征。这些综合征似乎是由导致 FAP 或 HNPCC 相同的遗传缺陷表达所致。

6）结肠错构性息肉:虽然错构性息肉很多时候恶性倾向其小,但结肠错构性息肉患者发生结肠癌的风险可能略有升高。

7）前列腺癌放疗:似乎与直肠癌风险增加有关;在一项研究中,风险比为 1.7。

8）50 岁以上感染艾滋病病毒的男性患者:此类人群结肠肿瘤患病率可能高于一般人群。

此外,还有其他危险因素包括:肢端肥大症、肾移植、糖尿病、雄激素剥夺、饮酒和肥胖。

相较于一般风险患者,关于高风险患者应如何进行筛查的证据较弱,目前也没有明确的指南规定该如何对这些患者进行筛查。但我们可以依据 CRC 相关的生物学知识对筛查进行一定的规范,比如:

①若患者有早发 CRC 的风险(如一级亲属在 50 岁前出现 CRC),应较早开始筛查。②若患者有疾病较快进展的风险,应更频繁地筛查。③若患者有出现较近端病变(如 HNPCC)的风险,应进行结肠镜筛查。④若患者有疾病发病率大幅增加的风险(如 HNPCC 或 FAP),应进行结肠镜筛查,这是完整检查结肠最灵敏的试验。

67.5.6 个性化的筛查时间间隔

一般来说,一次性的检查是不够的,需要一个合适的检查和随访的持续性计划。在这点上,法国大肠癌筛查项目,对于持续性的随访、是否有更进一步的计划尚无相关的信息。我们认为,年龄在 80～89 岁阶段,结肠癌发病率明显增加。此外,对于初次筛查使用结肠镜以外方法的患者,必须要愿意进行结肠镜检查以进一步评估异常结果,并在需要时切除息肉。针对我们上面讲到的持续性的随访计划,法国的大肠癌筛查项目还有以下几点可以进行改进。

1）筛查处于恰当年龄段的人群,以发现患病可能性增加的个体。

2）对初次筛查结果阴性的患者,按指定的时间间隔持续筛查。法国大肠癌筛查项目中对这些人进行了不同轮次的筛查,但也可以根据个体进行一定时间间隔的筛查,不一定需要等两年 1 次的统一筛查。

3）运用诊断性试验对异常筛查结果进行跟进,以判断是否存在息肉或癌症,必要时进行活检或切除。

4）持续并高频率地监测高危人群(通常是发现有巨大腺瘤性息肉者)是否有新的病变。

有纵向研究显示,初次筛查后的随访失败率很高,损害了筛查干预的有效性。这种失败的发生正是因为没有对异常的筛查结果进行跟进,或首轮检查完成后未进行持续筛查。有研究表明,在一群 70 岁及以上的退伍军人中,初始 gFOBT 阳性的个体中有 58％ 在 1 年内未进行结肠评估,部分原因在于其共存疾病表明不应开始筛查。患者对每年 1 次粪便检测的依从性偏低。在一个进行了初始筛查性 gFOBT 的有保险的人群中,近 50％ 的人在 2 年内未接受第二次结肠癌的筛查项目。

67.5.7 筛查策略对参与率的影响

在法国大肠癌筛查项目中,只使用了单一的筛查方法,要使筛查效果最大化,只是向患者推荐一个筛查操作是不够的。筛查必须针对合适的患者,以合适的时间间隔恰当进行,并由确保实施患者教育及随访的体系支持。因此,在经济条件允许的情况下,我们推荐进行针对患者的个性化的筛查操作。

在 20 世纪 90 年代,CRC 的筛查率为 20%～30%。到 2010 年时,一项调查研究估计筛查率已增加到 58% 以上。对于有"医疗照顾"保险的患者,初级保健利用度越高,则筛查率越高,CRC 发病率和死亡率越低。2012 年,法国有 55% 的年龄合适的成人一直接受 CRC 筛查。研究表明,收入和教育水平偏低的人群、居住在医疗服务较差的社区的人群,或未入保人群不太可能接受筛查。

筛查参与率增加依赖于很多因素,包括:临床医师的推荐、医患提醒工具、决策辅助手段,以及支持患者教育、监测、延伸服务和随访等计划的员工组织。一项系统评价评估了提升 CRC 筛查质量的策略。它从患者、医疗服务人员或卫生保健系统的层面来考虑干预措施。那些涉及医疗系统改变的计划(如提供患者服务的导览员工,或尽可能地使参与者提交 FOBT 结果的更方便的方法)最为有效,将绝对筛查率从 7% 提高至 28%。一项随机试验纳入了依从性差的患者,发现分配至患者服务导览员工组的患者比对照组有更高的 CRC 筛查率(13.7% *vs.* 7%),但两组的筛查率都偏低。另一项随机试验发现,相比于只向患者提供结肠镜检查,给出筛查项目(FOBT 或结肠镜检查)供患者选择提高了筛查率,尤其是在少数种族/民族参与者中更为显著,这可能是由不同的种族和民族的生活习惯和文化差异导致的。还有一项随机试验发现,相比于标准信息(筛查邀请信和筛查信息),标准信息之外再加上针对社会经济水平最低五分位区间人群的提醒信,他们的筛查率会得到提高,从而降低了筛查的不均等性。这些研究都表明,在筛查的过程中,参与者希望自己能够得到特殊的关注,而非是统一的筛查。当参与者能够获得更加个性化的治疗,或者能够与医护工作人员产生情感上的联系的时候,他们的依从性会相应地升高。

67.5.8　改进的目标

未来的研究应当着眼于提高采用率和坚持重复筛查,尤其是针对 60 岁以下的人群。采用率随着时间的降低是肉眼可见的,尽管采取了一些旨在提高目标人群和全科医师依从性的干预措施,包括每年 3 月份的年度宣传运动、全科医师教育培训、全科医师的财政奖励、每 3 年向全科医师发送他们患者延期

gFOBT 筛查的反馈。全科医师参与和推荐是患者参与 CRC 筛查的有利因素。为什么有些全科医师只有少数患者筛查,还值得进一步研究。一种可能的解释是,一些全科医师因为 gFBOT 筛查的敏感性较低而通过结肠镜检查促进 CRC 筛查。另一个解释可能是法国卫生保健系统的组织使得胃肠病学专家可能因获得经济利益而促进结肠镜检查 CRC 筛查,而不是 gFOBT。需要进一步研究以找出增强全科医师参与的有效干预措施,如设置一个人性化的、友好的提醒系统,对全科医师参与该项目进行评估和反馈。在法国,目前正在评估一些在其他国家和地区中被证明有效的措施,这些措施有一个共同点,即它们都是以客户为中心的干预措施,如患者导航、电话咨询或药剂师的参与。

通过用一定的 FIT 替代 gFOBT 有助于增加采用。然而 FIT 不是万能药,更不是一种革命性的筛查方法,而是一种进化和改进。换句话说,FIT 仍然是 FOBT 的一种形式,并且尚未有研究表明 FIT 能够改善 gFOBT 的采用率下降的问题。我们缺乏关于长期针对大规模人群使用 FIT 的真实世界研究数据。一个小型的荷兰试点地区在第二轮筛查中发现参与度显著减少,然而一个意大利项目以更大的样本量发现使用 FIT 会提高参与度。在一个意大利试点地区涉及一个小型封闭队列并且在单一样品上使用 FIT 的重复实验的依从性估计为 38.3%。间隔时间更长(比如每 3 年 1 次)的 FIT 筛查是否有助于在不减损有效性的前提下提高采用率还需要进一步研究。

在法国筛查项目中,直接邮寄 gFOBT 配件采用率较低(12%～16%),而使用 FIT 比 gFOBT 有着更高的费用,这两者的矛盾似乎不可调和,因此还需要更进一步的成本效益分析来研究、评估法国使用 FIT 或 gFOBT 的效果。节省的成本可以被用来鼓励全科医师参与,作为全科医师的绩效奖励等。这些措施可能对依从性有更大的影响,效果也可能更好。

总的来说,法国大肠癌筛查项目总体上是成功的。在一定的经济投入情况下,尽可能多地筛出了大肠癌患者,并提供了早期干预和治疗措施,使这些患者避免了进一步的病情恶化。同时,也对一些高风险的人群进行了早期筛查,降低了他们后续发展为大肠癌的可能性。这无论对于患者个体本身的健康状况的改善,还是对于节约整个国家的医疗经济成本,都产生了较大的作用。

(李　锐　姜庆五)

REFERENCES 主要参考文献

［1］丁杨,张俊华.从泰国控烟经验看我国控烟工作.中外健康文摘,2008,5(23):82-84.

［2］马冠生,郑梦琪.迫切需要控制儿童含糖饮料消费.中国学校卫生,2017,38(5):641-643.

［3］马骁.健康教育学.2版.北京:人民卫生出版社,2015.

［4］马爱娟,董忠,李航,等.2014年北京市成年人体力活动现况调查.首都公共卫生,2017,11(1):26-28.

［5］王书梅.社区伤害流行现况及干预对策研究.上海:复旦大学出版社,2009.

［6］王书梅.社区伤害预防和安全促进理论与实践.上海:复旦大学出版社,2010.

［7］王书梅.社区学校联动共同应对学生伤害.中国学校卫生,2017,38(10):1441-1443.

［8］王正珍,周誉.运动、体力活动与慢性疾病预防.武汉体育学院学报,2013,47(11):69-75.

［9］王金平,陈燕燕,巩秋红,等.糖尿病和心血管病预防的破冰之旅——大庆糖尿病预防研究30年.中国科学:生命科学,2018,48(08):902-908.

［10］王海雪,朱广荣,温萌萌.北京市某医学院校艾滋病预防与控制选修课教学效果评价.中国艾滋病性病,2016,22(5):345-348.

［11］王维华,马金刚,飒日娜,等.陕西省居民体力活动状况分析.中国慢性病预防与控制,2018,26(07):499-503.

［12］王道,刘欣,徐亮亮,等.GT3X+加速度计测量20～30岁成年人走跑运动能耗的信效度研究.中国运动医学杂志,2015,34(3):291-296.

［13］中共中央,国务院."健康中国2030"规划纲要.2016.

［14］中华人民共和国国务院.突发公共卫生事件应急条例.2003.

［15］中华人民共和国第十届全国人民代表大会常务委员会.中华人民共和国禁毒法.2007-12-29.

［16］中华中医药学会.亚健康中医临床指南.北京:中国中医药出版社,2006:1.

［17］中国卫生部疾病预防控制局.中国成人身体活动指南.北京:人民卫生出版社,2011.

［18］中国心血管病报告编写组.《中国心血管病报告2016》概要.中国循环杂志,2017,32(6):521-530.

［19］中国国家体育总局.全民健身指南.北京:北京体育大学出版社,2018

［20］中国营养学会.中国居民膳食指南(2016).北京:人民卫生出版社,2016.

［21］中国营养学会.中国居民膳食营养素参考摄入量.北京:中国标准出版社,2014.

［22］中国就业培训技术指导中心组织编写.公共营养师(基础知识).北京:中国劳动社会保障出版社,2007.

［23］田娜,付朝伟,徐望红,等.芬兰慢性病防控成功案例分析及启示.中国初级卫生保健.2013,27(2):35-37.

［24］白春学,李为民,陈良安.早期肺癌.北京:人民卫生出版社,2018.

［25］白春学,宋元林,蔡柏蔷.现代呼吸病学.上海:复旦大学出版社,2014.

［26］白春学,赵建龙.物联网医学.北京:科学出版社,2016.

［27］白春学.实用物联网医学.北京:人民卫生出版社,2014.

［28］白春学.牵手健康去旅行.上海:上海文化出版社,2013.

［29］玄泽亮,傅华.城市化与健康城市.中国公共卫生,2003,19(2):236-238.

［30］冯宁,衣雪洁,张一民,等.身体活动不足对成年人体质和健康影响的研究进展.沈阳体育学院学报,2016,35(5):81-87.

［31］吕姿芝.健康教育与健康促进.2版.北京:北京医科大学出版社,2002:40-44.

［32］乔玉成.身体活动水平:等级划分、度量方法和能耗估算.体育研究与教育,2017,32(3):1-12,113.

［33］全国爱国运动卫生委员会.关于开展健康城市健康村镇建设的指导意见.2016.

［34］刘天壤.临床实践中不伤害原则的应用研究.天津医科大学,2016.

[35] 刘文利，元英. 我国中小学性教育政策回顾(1984—2016). 教育与教学研究，2017,31(7):44-55.

[36] 汤强，李森，盛蕾，等. 江苏省成年人体力活动水平及其影响因素分析——基于大样本横断面调查. 体育与科学，2015,36(3):87-91.

[37] 许燕君，马文军，许晓君，等. 广东省成年居民体力活动状况及其影响因素分析. 华南预防医学，2009,35(5):13-16.

[38] 苏畅，黄辉，王惠君，等. 1997-2009年我国9省区18～49岁成年居民身体活动状况及变化趋势研究. 中国健康教育，2013,29(11):966-968,994.

[39] 杜治政. 梳理·整合·开拓·坚守——医学伦理学的回顾与思考. 中国医学伦理学，2018,31(4):410-418.

[40] 杨延忠. 健康行为理论与研究. 北京：人民卫生出版社，2007.

[41] 杨添安，黎彬. 我国工作场所慢性非传染性疾病防控研究. 医学与社会，2011,24(3):59-61,67.

[42] 李文川. 积极、健康、幸福——《2008美国人身体活动指南》新启迪. 中国体育科技，2012,48(6):91-96.

[43] 李可基，张宝慧. 国际组织和各国政府关于运动促进健康政策及措施的分析与比较. 体育科学，2003,23(1):91-95.

[44] 李红娟. 体力活动与健康促进. 北京：体育大学出版社，2012.

[45] 吴晓露，谷道宗，王光荣. 医学伦理学. 山东：山东人民出版社，2009.

[46] 余小鸣，张佳持，石燕燕. 青少年寻求生殖健康服务意愿的健康行为理论研究. 中国行为医学科学，2007,16(2):146-148.

[47] 余金明. 健康行为与健康教育. 上海：复旦大学出版社，2013:143-144.

[48] 辛红，赵群. 公正原则视角下对医患纠纷的思考. 中国医学伦理学，2016,29(4):574-576.

[49] 汪秀琴，熊宁宁，刘沈林，等. 临床试验的伦理审查：知情同意. 中国临床药理学与治疗学，2004,9(1):117-120.

[50] 张怡，杨菁. 关于生殖医学实践中患者隐私保护的探讨. 中国医学伦理学，2015,28(6):860-862.

[51] 张德甫，陈姜，娄晓民，等. 预防艾滋病健康教育应把握的医学伦理尺度. 中国医学伦理学，2005,18(4):74-76.

[52] 陈佩杰，翁锡全，林文弢. 体力活动促进型的建成环境研究：多学科、跨部门的共同行动. 体育与科学，2014,35(1):22-29.

[53] 陈静. 1978—2014年中国性教育政策分析. 青年探索，2015,6(198):70-74.

[54] 陈灏珠，林果为，王吉耀. 实用内科学. 14版. 北京：人民卫生出版社，2013.

[55] 范为民，陈轶英，朱丽萍，等. 江西省城乡居民体力活动调查分析. 江西医药，2015,50(3):216-219.

[56] 林丰，汤捷. 广东省健康教育专业机构人力资源现状分析及公平性评价. 中国健康教育，2013,29(2):141-144.

[57] 林家仕，谢敏豪. 体力活动与健康的剂量——效应关系研究进展. 中国体育科技，2011,47(5):78-85.

[58] 国家卫生和计划生育委员会. 全民健康素养行动规划(2014—2020年). 2014.

[59] 国家卫生和计划生育委员会. 关于加强健康促进与教育工作的指导意见. 2017.

[60] 郇建立. 慢性病的社区干预：芬兰北卡项目的经验与启示. 中国卫生政策研究. 2016,9(7):8-14.

[61] 郑振佺，霍建勋. 健康教育学. 北京：科学出版社，2008.

[62] 郑频频，史慧静. 健康促进理论与实践. 上海：复旦大学出版社，2011.

[63] 郑频频，傅华. 社会营销策略在社区控烟中的应用. 中国卫生资源，2006,9(6):259-261.

[64] 赵驰，任苒. 医学伦理学的新思考. 中国医学伦理学，2018,(1):1-5.

[65] 胡俊峰，侯培森. 当代健康教育与健康促进. 北京：人民卫生出版社，2005.

[66] 胡斌，林烂芳，袁子宇，等. 3种体力活动测量问卷的效度研究. 现代预防医学，2013,40(16):3061-3065.

[67] 胡锦华. 岁月如歌——中国健康教育发展侧记. 北京：北京大学医学出版社，2006.

[68] 钟球. 加强结核病的健康教育与健康促进. 中国防痨杂志，2010,32(9):481-483.

[69] 段文婷，江光荣. 计划行为理论论述. 心理科学进展，2008,16(2):315-320.

[70] 施永兴，王光荣. 缓和医学理论与生命关怀实践. 上海：上海科学普及出版社，2009.

[71] 施永兴，黄长富. 护理院医养结合与管理指南. 上海：上海交通大学出版社，2018.

[72] 施永兴. 临终关怀学概论. 上海：复旦大学出版社，2015.

[73] 姜乾金. 医学心理学. 4版. 北京：人民卫生出版社，2007:13-16.

[74] 祝芳芳，徐凯. GT3X测量身体活动的研究现状. 体育研究与教育，2015,30(S1):104-107.

[75] 埃弗雷特M.罗杰斯. 创新的扩散. 4版. 辛欣，译. 北京：中央编译出版社，2002.

[76] 耿文奎，葛宪民. 突发公共卫生事件监测预警及应急救援. 北京：人民卫生出版社，2008:180.

[77] 贾英男，傅华，李洋. 工作场所身体活动干预健康促进效果研究进展. 环境与职业医学，2013,30(3):222-225.

[78] 钱玲，任学锋. 健康危险行为干预技术指南. 北京：人民卫生出版社，2017.

[79] 陶云华，白玉琴，陈兰英. 糖尿病患者对健康知识个性化需求的调查研究. 护理实践与研究，2015,(2):84-86.

[80] 陶爱军. 论个人医疗信息的隐私保护. 西南政法大学，2010.

[81] 黄春春，陈昭辉. 论医学伦理委员会的意义和发展. 中国医学伦理学，2005,18(2):68-70.

［82］ 常华军. 体力活动研究进展综述. 浙江体育科学,2013,35(5):111 - 115.

［83］ 常春. 健康教育与健康促进伦理学问题的思考. 医学与哲学,2015,36(19):6 - 9.

［84］ 谌丁安,王人卫,白晋湘. 体力活动、体适能与健康促进研究进展. 中国运动医学杂志,2012,31(4):363 - 372.

［85］ 傅华. 健康教育学. 北京：人民卫生出版社,2017.

［86］ 温秋月,卢东民,姜宝荣,等. 我国城市健康城市指标体系的系统评价. 中国循证医学杂志,2018,18(6):617 - 623.

［87］ 谢敏豪,李红娟,王正珍,等. 心肺耐力:体质健康的核心要素——以美国有氧中心纵向研究为例. 北京体育大学学报,2011,34(2):1 - 7.

［88］ 靳雪征. 健康信念理论的建立和发展. 中国健康教育,2007,23(12): 945 - 946.

［89］ 赖珍珍,胡玥,刘文利,等. 小学三年级流动儿童性教育课程效果评价.中国学校卫生,2015,36(8):1150 - 1153;1157.

［90］ 翟晓梅. 临床医疗和临床科研中的知情同意问题. 基础医学与临床,2007,27(1):108 - 112.

［91］ 魏倩,王仕昌. 多部门协作在学校结核病健康促进工作中所发挥作用的研究.中国防痨协会结核病控制专业委员会学术研讨会论文集,2008.

［92］ Almagor T, Eisen J, Harris M, et al. Is the prevalence of childhood obesity in israel slowing down?. Harefuah, 2015,154 (10):620.

［93］ Alva ML. A review of the impacts of different approaches for diabetes prevention and a framework for making investment decisions. Int J Environ Res Public Health, 2018,15(3):522.

［94］ Angell SY, Danel I, Decock KM. Global indicators and targets for noncommunicable diseases. Science, 2012,337(6101): 1456 - 1457.

［95］ Ariza AJ. Expert panel on integrated guidelines for cardiovascular health and risk reduction in children and adolescents: summary report. Pediatrics, 2011,128(Suppl 5):S213.

［96］ Avery A, Bostock L, Mccullough F. A systematic review investigating interventions that can help reduce consumption of sugar-sweetened beverages in children leading to changes in body fatness. J Hum Nutr Diet, 2015,28(Suppl. 1, Sp. Iss. SI):52 - 64.

［97］ Baruth M, Wilcox S, Wegley S, et al. Changes in physical functioning in the Active Living Every Day program of the Active for Life Initiative®. Int J Behav Med, 2011,18(3):199 - 208.

［98］ Bassett DR, Fitzhugh EC, Heath GW, et al. Estimated energy expenditures for school-based policies and active living. Am J Prev Med, 2013,44(2):108 - 113.

［99］ Bauman A , Bull F , Chey T , et al. The International Prevalence Study on Physical Activity: results from 20 countries. Int J Behav Nutr Phys Act, 2009, 6(1):21.

［100］ Belmaker I, Dukhan L, Elgrici M, et al. Reduction of vaccine-preventable communicable diseases in a Bedouin population: summary of a community-based intervention programmeJ. Lancet, 2006,367(9515):987 - 991.

［101］ Belza B, Snyder S, Thompson M, et al. From research to practice: enhancefitness, an innovative community-based senior exercise program. Top Geriatri Rehabil, 2010,26(4):299 - 309.

［102］ Benson VS, Patnick J, Davies AK, et al. Colorectal cancer screening: a comparison of 35 initiatives in 17 countries. Int J Cancer, 2010,122(6):1357 - 1367.

［103］ Berchi C, Dupuis JM, Launoy G. The reasons of general practitioners for promoting colorectal cancer mass screening in France. Eur J Health Econ, 2006,7(2):91 - 98.

［104］ Birenbaum-Carmeli D. Your faith or mine: a pregnancy spacing intervention in an ultra-orthodox Jewish community in Israel. Reprod Health Matter, 2008,16(32):185 - 191.

［105］ Borodulin K, Harald K, Jousilahti P, et al. Time trends in physical activity from 1982 to 2012 in Finland. Scand J Med Sci Sports, 2016,26(1):93 - 100.

［106］ Borodulin K, Vartiainen E, Peltonen M, et al. Forty-year trends in cardiovascular risk factors in Finland. Eur J Public Health, 2015,25(3):539 - 546.

［107］ Brennan LK, Brownson RC, Orleans CT. Childhood obesity policy research and practice. Am J Prev Med, 2014,46(1): e1 - e16.

［108］ Broers V, De Breucker C, Van den Broucke S, et al. A systematic review and meta-analysis of the effectiveness of nudging to increase fruit and vegetable choice. Eur J Public Health, 2017,27(5):912 - 920.

［109］ Brolén P, Ortenwall P, Osterhed H, et al. KAMEDO Report 89: terrorist attack in Bali, 2002. Prehosp Disaster Med, 2007,22(3):246 - 250.

［110］ Callahan LF, Cleveland RJ, Shreffler J, et al. Evaluation of Active Living Every Day in adults with arthritis. J Physi Act Health, 2014,11(2):285 - 296.

［111］ Carlson LE, Taenzer P, Koopmans J, et al. Predictive value of aspects of the Transtheoretical Model on smoking cessation in a community-based, large-group cognitive behavioral program. Addict Behav, 2003,28(4): 725 - 740.

［112］ Carroll KA, Samek A, Zepeda L. Food bundling as a health nudge: investigating consumer fruit and vegetable selection using behavioral economics. Appetite, 2018,121:237 - 248.

［113］ Chapman S. Falling prevalence of smoking: how low can we go?. Tobacco Control, 2007,16(3):145 - 147.

［114］ Chen WY, Rosner B, Hankinson SE, et al. Moderate alcohol consumption during adult life, drinking patterns, and breast cancer risk. JAMA, 2011,306(17):1884 - 1890.

［115］ Clarfield AM, Manor O, Nun GB, et al. Health and health care in Israel: an introduction. Lancet, 2017, 389 (10088):2503.

［116］ Colchero MA, Popkin BM, Rivera, JA, et al. Beverage purchases from stores in Mexico under the excise tax on sugar sweetened beverages: observational study. BMJ, 2016,352(790):h6704.

［117］ Curtice L,Springett J,Kennedy A . Evaluation in urban settings: the challenge of Healthy Cities. WHO Reg Publ Eur Ser,2001,(92):309 - 334.

［118］ Eisinger F, Blay JY, Morère JF, et al. Cancer screening in France: subjects' and physicians' attitudes. Cancer Causes Control, 2008,19(4):431 - 434.

［119］ Ezoe S,Noda H,Akahane N,et al. Trends in policy on the prevention and control of non-communicable diseases in Japan. Health Syst Reform,2017:268 - 277.

［120］ Falbe J, Thompson HR, Becker CM, et al. Impact of the berkeley excise tax on sugar-sweetened beverage consumption. Am J Public Health, 2016,106(10):1865 - 1871.

［121］ Foltz JL, May AL, Belay B, et al. Population-level intervention strategies and examples for obesity prevention in children. Annu Rev Nutr, 2012,32(1):391 - 415.

［122］ Foster GD, Karpyn A, Wojtanowski AC, et al. Placement and promotion strategies to increase sales of healthier products in supermarkets in low-income, ethnically diverse neighborhoods: a randomized controlled trial. Am J Clin Nutr, 2014,99 (6):1359 - 1368.

［123］ Gibson S, Lemyre L, Clément M, et al. Terrorism threats and preparedness in Canada: the perspective of the Canadian public. Biosecur Bioterror, 2007,5(2):134 - 144.

［124］ Glanz K, Rimer BK, Viswanath K, et al. Health behavior and health education: theory, research, and practice. 4th ed. San Francisco, CA: Jossey-Bass, 2008.

［125］ Gofin R, Adler B, Palti H. Screening tests in prenatal care: a national study in Israel. Isr Med Assoc J I, 2004,6(9):535.

［126］ Golden SD, Earp JA. Social ecological approaches to individuals and their contexts: twenty years of health education & behavior health promotion interventions. Health Educ Behav, 2012,39(3):364.

［127］ Grovslien AH, Gronn M. Donor milk banking and breastfeeding in Norway. J Hum Lact, 2009,25(2):206 - 210.

［128］ Heloma A, Puska P. Tobacco control: from North Karelia to the national level. Glob Heart, 2016,11(2):185 - 189.

［129］ Hildebrand M, Neufeld P. Recruiting older adults into a physical activity promotion program: active Living Every Day offered in a naturally occurring retirement community. Gerontologist, 2009,49(5):702 - 710.

［130］ Hinkle AJ. Community-based nutrition interventions: reaching adolescents from low-income communities. Ann N Y Acad Sci, 2010,817(1):83 - 93.

［131］ Hoang VM, Dao LH, Wall S, et al. Cardiovascular disease mortality and its association with socioeconomic status: findings from a population-based cohort study in rural Vietnam, 1999 - 2003. Prev Chronic Dis, 2006,3(3):A89.

［132］ Hollands GJ, Shemilt I, Marteau TM, et al. Altering micro-environments to change population health behaviour: towards an evidence base for choice architecture interventions. BMC Public Health, 2013,13:1218.

［133］ Houston TK, Allison JJ, Sussman M, et al. Culturally appropriate storytelling to improve blood pressure: a randomized trial. Ann Intern Med, 2011,154(2):77 - 84.

［134］ Hu YY, Adams RE, Boscarino JA, et al. Training needs of pediatricians facing the environmental health and bioterrorism consequences of September 11th. Mt Sinai J Med, 2006,73(8):1156 - 1164.

［135］ Ikeda N,Saito E,Kondo N,et al. What has made the population of Japan healthy?. Lancet,2011,378(9796):1094 - 1105.

［136］ IOM (Institute of Medicine). The current state of obesity solutions in the United States: Workshop summary.

Washington, DC: The National Academies Press. 2014.

[137] Joffres M, Falaschetti E, Gillespie C, et al. Hypertension prevalence, awareness, treatment and control in national surveys from England, the USA and Canada, and correlation with stroke and ischaemic heart disease mortality: a cross-sectional study. BMJ Open, 2013,3(8):e003423.

[138] Johnson RK, Appel LJ, Brands M, et al. Dietary sugars intake and cardiovascular health: a scientific statement from the American Heart Association. Circulation,2009,120(11):1011-1020.

[139] Jousilahti P, Laatikainen T, Salomaa V, et al. 40-year CHD mortality trends and the role of risk factors in mortality decline: the North Karelia Project Experience. Glob Heart, 2016,11(2):207-212.

[140] Jur-Savicevic AJ, Mulic R, Ban R, et al. Risk factors for pulmonary tuberculosis in Croatia: a matched case-control study. BMC Public Health, 2013,13:991.

[141] Kaliner E, Kopel E, Anis E, et al. The Israeli public health response to wild poliovirus importation. Lancet Infect Dis, 2014, 15:123-642.

[142] Laatikainen T, Dunbar JA, Chapman A, et al. Prevention of type 2 diabetes by lifestyle intervention in an Australian primary health care setting: Greater Green Triangle (GGT) Diabetes Prevention Project. BMC Public Health, 2007, 7: 249.

[143] Lansdorp-Vogelaar I, Knudsen AB, Brenner H. Cost-effectiveness of colorectal cancer screening. Epidemiolo Rev, 2011, 33(1):88-100.

[144] Library WP. Ministry of health,labour and welfare. Int Rev M,2011,15(3):515-532.

[145] Li Y, Ehiri J, Tang S, et al. Factors associated with patient, and diagnostic delays in Chinese TB patients: a systematic review and meta-analysis. BMC Medicine, 2013,11(1):156-156.

[146] Loprinzi PD, Robert ED. Recent temporal trends in parent-reported physical activity in children in the United States, 2009 to 2014. Mayo Clin Proc, 2016,91(4):477-481.

[147] Murray NG, Low BJ, Hollis C, et al. Coordinated school health programs and academic achievement: a systematic review of the literature. J Sch Health, 2007, 77:589-600.

[148] Ng M, Heming T, Robinson M, et al. Global, regional, and national prevalence of overweight and obesity in children and adults during 1980-2013: a systematic analysis for the Global Burden of Disease Study 2013. Lancet, 2014,384(9945): 766-781.

[149] Ng N, Stenlund H, Bonita R, et al. Preventable risk factors for noncommunicable diseases in rural Indonesia: prevalence study using WHO STEPS approach. Bull World Health Organ, 2006,84(4):305-313.

[150] Omar S, Alieldin NH, Khatib OM. Cancer magnitude, challenges and control in the Eastern Mediterranean region. East Mediterr Health J, 2007,13(6):1486-1496.

[151] Pan L, Freedman DS, Sharma AJ, et al. Trends in obesity among participants aged 2-4 years in the special supplemental nutrition program for women, infants, and children-united states, 2000-2014. MMWR Morb Mortal Wkly Rep,2016, 65 (45): 1256-1260.

[152] Peris M, Espinàs JA, Muñoz L, et al. Lessons learnt from a population-based pilot programme for colorectal cancer screening in Catalonia (Spain). J Med Screen, 2007,14(2):81-86.

[153] Perrone LA, Tumpey TM. Reconstruction of the 1918 pandemic influenza virus: how revealing the molecular secrets of the virus responsible for the worst pandemic in recorded history can guide our response to future influenza pandemics. Infect Disord Drug Targets, 2007,7(4):294-303.

[154] Porter B, Gadassi H, Grossman Z, et al. Community paediatrics in Israel: the 'Goshen' model for change. Archi Dis Child, 2017, 102(9):795-797.

[155] Prochaska JO, Evers KE, Prochaska JM, et al. Efficacy and effectiveness trials: examples from smoking cessation and bullying prevention. J Health Psychol, 2007,12(1): 170-178.

[156] Puska P, Laatikainen T, Korpelainen V, et al. Contribution of the North Karelia project to international work in CVD and NCD prevention and health promotion. Glob Heart, 2016,11(2):243-246.

[157] Puska P, Vartiainen E, Nissinen A, et al. Background, principles, implementation, and general experiences of the North Karelia Project. Glob Heart, 2016,11(2):173-178.

[158] Puska P. Fat and heart disease: yes we can make a change—the case of North Karelia (Finland). Ann Nutr Metab, 2009, 54(1):33-38.

［159］ Regina G, Gretchen AS, Leanne MR, et al. Worldwide trends in insufficient physical activity from 2001 to 2016: a pooled analysis of 358 population-based surveys with 1.9 million participants. Lancet Glob Health, 2018, 6: e1077 - e1086.

［160］ Rhodes KV, Kushner HM, Bisgaier J, et al. Characterizing emergency department discussions about depression. Acad Emerg Med, 2007, 14(10): 908 - 911.

［161］ Rollins NC, Bhandari N, Hajeebhoy N, et al. Why invest, and what it will take to improve breastfeeding practices?. Lancet, 2016, 387(10017): 491 - 504.

［162］ Rubin L, Belmaker I, Somekh E, et al. Maternal and child health in Israel: building lives. Lancet, 2017, 389(10088): 2514 - 2530.

［163］ Schreuders EH, Ruco A, Rabeneck L, et al. Colorectal cancer screening: a global overview of existing programmes. Gut, 2015, 64(10): 1637 - 1649.

［164］ Schütze M, Boeing H, Pischon T, et al. Alcohol attributable burden of incidence of cancer in eight European countries based on results from prospective cohort study. BMJ, 2011, 342(apr07 1): d1584.

［165］ Schwarz NT, Mayer JM, Fuchs M, et al. Colonoscopy results of a French regional FOBT-based colorectal cancer screening program with high compliance. Endoscopy, 2008, 40(5): 422 - 427.

［166］ Shaheen NJ, Peery AF. Cost effectiveness and projected national impact of colorectal cancer screening in France. Endoscopy, 2011, 43(09): 780 - 793.

［167］ Shaukat A, Mongin SJ, Geisser MS, et al. Long-term mortality after screening for colorectal cancer. N Engl J Med, 2013, 369(12): 1106 - 1114.

［168］ Singh GM, Micha R, Khatibzadeh S, et al. Global, regional, and national consumption of sugar-sweetened beverages, fruit juices, and milk: a systematic assessment of beverage intake in 187 countries. PLoS One, 2015, 10(8): e124845.

［169］ Sobue T. Current activities and future directions of the cancer registration system in Japan. Int J Clin Oncol, 2008, 13(2): 97 - 101.

［170］ Sørensen K, Van den Broucke S, Fullam J, et al. Health literacy and public health: a systematic review and integration of definitions and models. BMC Public Health, 2012, 12: 80.

［171］ Strazzullo P, D'Elia L, Kandala NB, et al. Salt intake, stroke, and cardiovascular disease: meta-analysis of prospective studies. BMJ, 2009, 339(7733): 1296 - 1296.

［172］ Tasher D, Rubin L, Grossman Z, et al. Child health care in Israel. J Pediatr, 2016, 177: S107 - S115.

［173］ Tesler R, Harel-Fisch Y, Baron-Epel O. School health promotion policies and adolescent risk behaviors in Israel: a multilevel analysis. J Sch Health, 2016, 86(6): 435 - 443.

［174］ Thai Health Promotion Foundation. Annual Report of the THPF. 2009.

［175］ Thun M, Peto R, Boreham J, et al. Stages of the cigarette epidemic on entering its second century. Tobacco Control, 2012, 21(2): 96 - 101.

［176］ Vartiainen E, Laatikainen T, Peltonen M, et al. Thirty-five-year trends in cardiovascular risk factors in Finland. Int J Epidemiol, 2010, 39(2): 504 - 518.

［177］ Vartiainen E, Laatikainen T, Tapanainen H, et al. Changes in serum cholesterol and diet in North Karelia and all finland. Glob Heart, 2016, 11(2): 179 - 184.

［178］ Victora CG, Bahl R, Barros AJ, et al. Breastfeeding in the 21st century: epidemiology, mechanisms, and lifelong effect. Lancet, 2016, 387(10017): 475 - 490.

［179］ Wilcox S, Dowda M, Leviton LC, et al. Active for life: final results from the translation of two physical activity programs. Am J Prev Med, 2008, 35(4): 340 - 351.

［180］ Winawer SJ. Colorectal cancer screening. J Natl Cancer Inst, 2007, 21(6): 1031 - 1048.

［181］ Wu Y, Huxley R, Li L, et al. Prevalence, awareness, treatment, and control of hypertension in China: data from the China National Nutrition and Health Survey 2002. Circulation, 2008, 118(25): 2679 - 2686.

［182］ Wyatt B, Mingo C, Waterman MB, et al. Impact of the Arthritis Foundation's Walk With Ease program on arthritis symptoms in African Americans. Prev Chronic Dis, 2014, 11(11): E199.

［183］ Zavoral M, Suchanek S, Zavada F, et al. Colorectal cancer screening in Europe. World J Gastroenterol, 2009, 15(47): 5907 - 5915.

［184］ Zindah M, Belbeisi A, Walke H, et al. Obesity and diabetes in Jordan: findings from the behavioral risk factor surveillance system, 2004. Prev Chronic Dis, 2008, 5(1): A17.

AFTERWORD 后记

胡锦华教授在从事健康教育 60 年的历程中,和各个领域健康教育工作者一起奋力,形成了具有中国特色、时代特征的健康教育思想、理论和实践经验。将胡锦华教授的思想、理论和实践融入现代健康教育和健康促进体系,并将其进行系统和科学的总结,将对总结中国健康教育工作的过去、指导现在和引领将来具有重要意义。

中国健康促进与教育协会会长姜庆五教授发起了《胡锦华健康教育学》(拟用名)的编著倡议,该倡议在 2017 年 11 月 18 日由中国健康促进与教育协会社会分会和上海胡锦华健康教育促进中心、中国社区健康联盟护理中心等主办的"中国社区互联网+健康促进与教育萧山论坛"上得到了与会者的积极响应,之后,正式由上海胡锦华健康教育促进中心时任理事长张立强对该书的编著进行总策划。复旦大学公共卫生学院余金明教授和姜庆五教授主编该书,并召开了本书的第一次编委会会议。

胡锦华教授对于本书的编著给予了殷切关怀和前瞻性指导,指出编著的宗旨应把握中国特色和当代特色、理论性结合实践性,但坚决辞让了原定的《胡锦华健康教育学》书名。经与复旦大学出版社商定,书名现定为《现代健康教育学》,书名突出了现代特色,同时也与胡锦华教授提出的编写宗旨完全一致。胡锦华教授和王陇德院士共同担任该书的名誉主编,对本书编著工作给予了巨大的引领、鼓舞、推动和支持。

2019 年上半年,《现代健康教育学》编委会在上海召开第三次编委会扩大会议,会议由编委会主任王磐石主持。20 多位专家成员从全国各地专程赶到上海参会,再次对本书的架构、三级目录、体例、编者名单、时间节点等进行了审定,并提出了宝贵的意见。

本书还被上海市卫生健康委员会健康促进处纳入"健康上海行动",成为首批启动项目,并受到国家卫生健康委员会宣传司专项、上海文教结合"高校服务国家重大战略出版工程""复旦大学上海医学院高水平地方高校试点建设项目——一流公共卫生与预防医学学科建设"等项目的资助。

《现代健康教育学》的编著和发行还得到了保集控股集团有限公司、江西天海药业有限公司、浙江泛亚生物医药股份有限公司等社会各界的热情参与和支持。

当前,正值我国推行"健康中国行动",《现代健康教育学》的问世恰逢其时,它必将为健康中国的建设发挥无可替代的作用,并鼓舞人们不断奋力开展健康教育工作,也必将在中国健康教育发展史上留下光辉的印记。

图书在版编目(CIP)数据

现代健康教育学/余金明,姜庆五主编. —上海:复旦大学出版社,2019.10
ISBN 978-7-309-14613-4

Ⅰ.①现⋯　Ⅱ.①余⋯　②姜⋯　Ⅲ.①健康教育学　Ⅳ.①R193

中国版本图书馆 CIP 数据核字(2019)第 225953 号

现代健康教育学
余金明　姜庆五　主编
责任编辑/王瀛

复旦大学出版社有限公司出版发行
上海市国权路 579 号　邮编:200433
网址:fupnet@ fudanpress.com　http://www.fudanpress.com
门市零售:86-21-65642857　　团体订购:86-21-65118853
外埠邮购:86-21-65109143
上海丽佳制版印刷有限公司

开本 787×1092　1/16　印张 43.5　字数 1280 千
2019 年 10 月第 1 版第 1 次印刷
印数 1—5 100

ISBN 978-7-309-14613-4/R·1761
定价:158.00 元